AF325590

T. 22
26

T. 3219
N. ff. 7

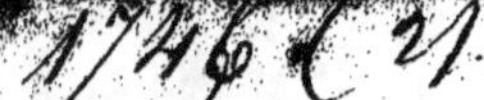

ENCYCLOPÉDIE

DES

SCIENCES MÉDICALES;

PAR MM. ALIBERT, BAYLE, BAUDELOQUE, BEUGNOT, BOUSQUET, BRACHET, BRICHETEAU, CAPURON, CAVENTOU, CAYOL, CLARION, CLOQUET, COTTEREAU, DOUBLE, FUSTER, GERDY, GIBERT, GUÉRARD, HUGUIER, LAENNEC, LENOIR, LISFRANC, MALLE, MARJOLIN, MARTINET, PELLETAN, RÉCAMIER, DE SALES, SÉGALAS, SERRES, AUG. THILLAYE, VELPEAU, VIREY.

M. BAYLE, RÉDACTEUR EN CHEF.

SEPTIÈME DIVISION.

COLLECTION DES AUTEURS CLASSIQUES.

MORGAGNI.

I.

Soixante-troisième Livraison.

PARIS.

AU BUREAU DE L'ENCYCLOPÉDIE,
RUE SERVANDONI, 17.

DÉCEMBRE 1837.

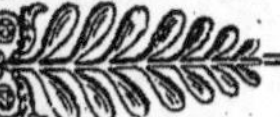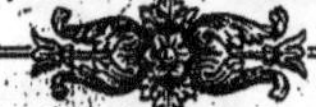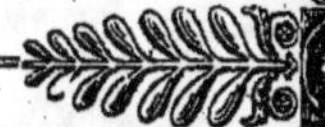

ENCYCLOPÉDIE

DES

SCIENCES MÉDICALES.

PARIS. — IMP. DE BÉTHUNE ET PLON,
RUE DE VAUGIRARD, 36.

ENCYCLOPÉDIE

DES

SCIENCES MÉDICALES;

OU

TRAITÉ GÉNÉRAL, MÉTHODIQUE ET COMPLET DES DIVERSES BRANCHES DE L'ART DE GUÉRIR ;

PAR MM. BAYLE, BAUDELOCQUE, BEUGNOT, BOUSQUET, BRACHET, BRICHETEAU, CAPURON, CAVENTOU, CAYOL, CLARION, CLOQUET, COTTEREAU, DOUBLE, FUSTER, GERDY, GIBERT, GUÉRARD, LAENNEC, LISFRANC, MALLE, MARTINET, PELLETAN, RÉCAMIER, DE SALES, SÉGALAS, SERRES, AUGUSTE THILLAYE, VELPEAU, VIREY.

M. BAYLE, RÉDACTEUR EN CHEF.

SEPTIÈME DIVISION.

COLLECTION DES AUTEURS CLASSIQUES.

MORGAGNI.

I.

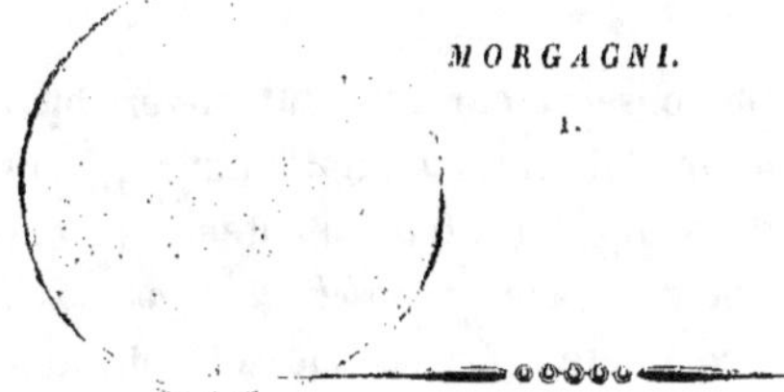

PARIS.

AU BUREAU DE L'ENCYCLOPÉDIE,

RUE SERVANDONI, 17.

1837.

Le Traité *De sedibus et causis morborum*, dont on va lire la traduction, est du petit nombre de ces livres fondamentaux destinés à faire une grande révolution dans la science.

Dans cet immortel ouvrage, Morgagni, son auteur, a véritablement créé une nouvelle et importante branche des sciences médicales, l'*anatomie pathologique*.

Ce n'est pas qu'avant ce grand observateur on n'eût ouvert bien des cadavres, et décrit un bon nombre d'altérations anatomiques ; mais ces observations, d'abord éparses dans une multitude d'auteurs, et ensuite rassemblées par Théophile Bonet dans son *Sepulchretum anatomicum*, étaient généralement vagues, incomplètes, écrites sous l'inspiration des théories les plus diverses, et dépourvues d'une saine critique propre à faire ressortir ce qu'elles contenaient d'important.

Morgagni ne suivit point cet exemple : riche de son propre fonds, et profondément instruit des travaux de ses prédécesseurs , il donna un recueil d'observations sur la plupart des maladies du corps humain, observations d'une admirable fidélité, quoique souvent un peu trop abrégées, et dans lesquelles la description des symptômes et des altérations cadavériques est toujours suivie de discussions savantes et profondes qui ont pour objet de déterminer les rapports qui devaient exister pendant la vie entre ces deux ordres de phénomènes.

Morgagni. TOM. I.

Aussi le Traité du *Siége et des Causes des maladies* est-il peut-être de tous les ouvrages de médecine le plus lu et le plus souvent cité parmi les savants, comme contenant une instruction solide et profonde; et cependant, chose étonnante, ce n'est que de 1820 à 1824 qu'a paru, pour la première fois, une traduction française de cet ouvrage, dont le latin obscur et diffus devait éloigner de sa lecture la grande majorité des médecins.

C'est donc un grand service qu'a rendu à la science le docteur DESTOUET, en se livrant à cette traduction. Malheureusement ce savant modeste venait à peine de terminer ce pénible travail, qu'il succomba aux fatigues qu'il lui avait données.

Nous ne citons pas, comme l'un des traducteurs du traité *De sedibus et causis morborum*, le célèbre professeur DÉSORMEAUX, quoique son nom figure sur les titres de la traduction française, attendu qu'il n'y avait pris aucune part. C'est ce qu'il avait dit à tous ceux qui lui en parlaient, ce que nous a assuré sa famille, et ce qui se trouve confirmé par trois médecins, liés d'amitié avec lui et auteurs de sa biographie (1). Il ne fallait rien moins que ces motifs pour nous décider à omettre le nom si recommandable du savant Désormeaux, en tête de la traduction de DESTOUET, que nous réimprimons. L'érudition et le savoir littéraire de ce professeur auraient sans doute donné un nouveau prix à cette traduction, si ses occupations multipliées lui avaient permis d'y participer.

---

(1) Dictionnaire historique de la médecine, par MM. Dezeimeris, Olivier et Raige-Delorme. *Art*. DÉSORMEAUX.

RECHERCHES

ANATOMIQUES

SUR LE SIÉGE ET LES CAUSES

DES MALADIES,

PAR J.-B. MORGAGNI.

AVANT-PROPOS DU TRADUCTEUR.

Si le flambeau de l'anatomie pathologique eût éclairé dans tous les temps la marche de la médecine, on aurait vu naître et périr beaucoup moins de ces systèmes que l'on rencontre de loin en loin dans l'histoire de notre art. Trop souvent, en effet, l'esprit humain naturellement impatient et avide de découvertes, hâtant prématurément ses efforts, s'est égaré dans de vaines théories, et a retardé les progrès de la science, croyant les avancer. En se jetant ainsi témérairement dans des erreurs imprévues, il se créait, sans le savoir, de nouvelles difficultés, qu'il lui fallait vaincre plus tard, pour revenir à la seule voie de la vérité, l'observation des faits.

Toutefois, ce n'est pas sans de grands efforts que des esprits fermes et peu enthousiastes, résistant avec courage à la propagation des doctrines hypothétiques, qui ne séduisent jamais que des imaginations trop ardentes et faciles, sont parvenus à détruire le prestige de ces productions plus ou moins brillantes, mais nécessairement fragiles et périssables. Au premier rang de ces bienfaiteurs de la médecine et du genre humain tout entier, doivent sans contredit être placés ceux qui ont cultivé, avec autant d'ardeur que de succès, l'étude de l'anatomie pathologique. Honneur soit donc rendu à ces grands hommes qui, luttant contre les préjugés de leur siècle, ou profitant des progrès de la civilisation, ont également ment contribué à affermir sur cette base inébranlable l'édifice médical, désormais inaccessible à toute atteinte systématique ! Honneur surtout à l'immortel Morgagni, dont ce chef-d'œuvre, digne à la fois de l'admiration des savants et de la reconnaissance de l'humanité, s'élève par son mérite et par son utilité, à la hauteur des plus beaux et des plus solides monuments de l'esprit humain !

Nous ne craignons point, en parlant ainsi, de nous attirer le reproche si justement adressé à la plupart des traducteurs, qui, pour donner plus de poids et d'intérêt à leur travail, s'étudient à faire ressortir le mérite de l'ouvrage original par des éloges outrés. La haute réputation dont jouit si dignement parmi nous celui que nous essayons de transporter dans notre langue et de populariser pour ainsi dire, nous met à l'abri de tout blâme à cet égard. Plût à Dieu que l'exécution d'une entreprise aussi difficile ne nous en attirât pas davantage ! mais nous osons compter sur l'indulgence de nos confrères, qui tiendront peut-être quelque compte de nos efforts, et jugeront notre intention avec impartialité.

Depuis long-temps nous nous étions aperçus qu'il existait, pour notre honte, une grande lacune dans notre littérature médicale, et qu'il nous manquait une traduction de l'ouvrage de Morgagni, intitulé : *De sedibus et causis morborum per anatomen indagatis;* nous en étions d'autant plus étonnés que deux nations étrangères, rivales de notre gloire dans l'art de guérir comme dans les autres sciences, l'Allemagne et l'Angleterre, s'étaient empressées de le traduire aussitôt après sa publication, et que la France, où d'ailleurs il n'y a qu'une voix sur l'utilité d'une semblable entreprise, a laissé passer plus d'un demi-siècle sans songer à se l'approprier.

Ce n'est pas ici le lieu de chercher la cause de cette omission; mais peut-être est-il vrai de dire en passant que si nous ne possédons pas encore ce travail, c'est à sa longueur et à sa difficulté qu'il faut l'attribuer. On a dit souvent, et ce n'est pas sans quelque fondement, que la nation française, placée au premier rang des peuples policés et savants, doit cette supériorité à la facilité plutôt qu'aux efforts de son esprit, et qu'elle se distingue plus par les conceptions vives et brillantes que par les entreprises longues et pénibles.

Quant à la difficulté, nous n'aurions point osé la proposer comme un motif de cette lacune, si nous ne l'avions éprouvée par nous-mêmes.

Le style de Morgagni se distingue de celui de la plupart des auteurs de médecine qui ont écrit dans la même langue que lui, par une richesse d'expressions que l'on prendrait pour de la diffusion, si, sans prolixité de mots, comme dit Tissot (1), elle ne dépendait que de l'abondance de choses utiles.

En effet, chaque mot dans cet ouvrage représente, pour ainsi dire, une idée; et l'on reconnaît, quand on y porte plus d'attention, que même ceux qui, au premier abord, paraissaient n'avoir qu'un sens explétif, en renferment un complet, qu'on ne saurait omettre ou modifier, sans nuire considérablement à la véritable pensée de l'auteur. Si à cela on joint la longueur des périodes, souvent entrecoupées par des phrases incidentes qui interrompent la liaison des idées, la profondeur des théories toujours proposées avec le doute philosophique qui caractérise le grand homme, les raisonnements serrés qui se succèdent avec rapidité, et de temps en temps des locutions peu usitées, employées sans affectation, mais d'une intelligence d'autant moins prompte et facile qu'on ne s'y attend pas : si, dis-je, on a égard à toutes ces considérations, on pourra se faire une idée, quoique imparfaite, des difficultés infinies que nous avons eues à surmonter.

Si quelquefois nous avons violé les règles données par les grammairiens, dont la principale est de conserver dans toute traduction, autant que possible, l'ordre de la phrase originale et l'arrangement des mots qui la composent, ce n'est que quand nous n'avons pas pu faire autrement, dans l'intime persuasion où nous sommes que c'est le seul moyen de rendre fidèlement la pensée et l'intention de l'auteur. Nous sommes d'ailleurs convaincus qu'un style haché est peu convenable dans un ouvrage comme celui-ci, où tout, depuis les plus petits détails jusqu'aux idées les plus grandes et les plus élevées, est écrit de la manière la plus large et la plus abondante. C'est assez dire que l'on rencontrera souvent des phrases longues et des répétitions, qui pourront paraître à quelques personnes de grands défauts; mais nous avons mieux aimé courir le risque de mériter ces reproches que de nous exposer à être inexacts en visant à l'élégance.

Ainsi, loin de nous la prétention d'avoir rempli dignement notre tâche; nous aurons atteint notre but et satisfait notre ambition, si, en mettant entre les mains de tous les médecins et de tous les étudiants de notre nation une traduction exacte de ce trésor et de ce modèle parfait

---

(1) Notice sur la vie et sur les ouvrages de J.-B. Morgagni.

1.

d'anatomie pathologique, dont l'original n'est accessible qu'à un petit nombre d'entre eux, nous parvenons à fixer l'attention générale sur l'une des branches les plus importantes de l'art de guérir.

Nous sommes dispensés de parler du plan de l'ouvrage, qui a été exposé par l'auteur, dans sa préface, d'une manière aussi précise que lumineuse. Nous prévenons seulement que les tables que Morgagni a faites avec un soin infini, et qu'il a jointes à ses lettres, ne devant se trouver qu'à la fin du dernier volume de cette traduction, nous avons jugé convenable d'en faire une pour les lettres contenues dans chacun, afin de rendre plus facile la recherche des faits excessivement nombreux qui s'y trouvent rapportés.

NOTA. Nous avons fait des recherches nombreuses et pénibles pour désigner les auteurs cités dans cet ouvrage, par les noms vulgaires qu'ils portaient dans la langue de leur pays. Mais ces recherches ne nous ont pas servi pour tous. En effet, il en est dont nous avons cru devoir conserver les noms scientifiques ou autres, qu'ils s'étaient imposés, et qui sont en quelque sorte consacrés par l'usage dans la bibliographie. On en trouvera aussi d'autres que nous avons désignés de la même manière que Morgagni ; ce sont les médecins et les anatomistes qui ne sont connus dans la littérature médicale, ni par des ouvrages, ni par une grande réputation, comme professeurs, ou comme praticiens.

Au reste, il ne faut pas se flatter d'arriver, à ce sujet, à une exactitude rigoureuse et absolue ; ce serait même vouloir jeter de la confusion dans la science, que d'employer cette méthode d'une manière exclusive. Ainsi, par exemple, tout le monde connaît Rhodion, Forestus, Sylvius, sous ces qualifications ; et si on les désignait par leurs noms vulgaires, Rosslin, la Foret, du Bois, peut-être cela embarrasserait-il quelques personnes : qui se douterait que Melanchton s'appelait Schwartzerde dans la langue de son pays ? On sait qu'il fut un temps où c'était une manie parmi les savants de s'imposer des noms grecs ou latins, et l'on voit que Rhodion, Melanchton, Sylvius, dérivent évidemment de ῥόδιον, *petite rose*; μέλαινα χθών, *terre noire*; sylva, *bois*.

PRÉFACE.

1. Ce que Lucilius, selon Cicéron (1), avait coutume de dire, qu'*il ne voulait pour lecteurs que des hommes qui ne fussent, ni très-ignorants, ni très-savants*, je le répéterais ici moi-même, si, outre le désir que j'ai d'être de quelque secours à ceux qui ne sont pas absolument sans instruction, je ne recherchais en même temps l'appui de ces derniers. En effet, en publiant cet écrit, je me suis proposé un double but : le premier d'être utile aux jeunes étudiants, et le second, qui est le principal, de secourir l'humanité, mais avec l'aide des savants. Cette préface expliquera ma pensée.

2. Si quelqu'un a bien mérité de la médecine et du genre humain tout entier, c'est Théoph. Bonet, lorsqu'il publia, l'an 1679, son ouvrage intitulé *Sepulchretum*. En effet, après avoir recueilli tout ce qu'il put trouver de dissections de cadavres de personnes mortes de maladies, il les mit en ordre, et en forma un seul corps ; de manière que ce qui, se trouvant épars dans une infinité de volumes, n'était auparavant que d'une utilité médiocre, aujourd'hui réuni et coordonné, présente les plus grands avantages. Cet ouvrage, à sa publication, obtint, comme il le méritait, l'approbation presque générale ; et il en parut, l'an 1700, une seconde édition, augmentée au moins d'un tiers, que nous devons aux soins et au zèle de J.-Jac. Manget. C'est de cette édition que je parle, comme étant la plus complète.

3. D'abord, s'il se trouve quelques personnes qui veuillent donner de grands éloges au projet, à l'intention et au travail de ces deux auteurs, je les leur accorde volontiers, et je pense qu'ils les méritent. Mais lorsque je lis dans des écrits, d'ailleurs très-recommandables, que « le *Sepulchretum* a été fait avec un soin incomparable, et que l'on y a recueilli et ramené à des chefs principaux ce qu'il y a de meilleur dans tous les ouvrages, » et d'autres choses semblables ; je voudrais aussi, mais je ne puis partager cette opinion. Je dirai bientôt pourquoi ; toutefois j'aurai toujours présens à la mémoire les éloges que je viens de lui donner. J'ajouterai même que deux hommes ne sont pas capables, quelque laborieux qu'ils soient, d'exécuter une entreprise aussi vaste. On trouve dans l'Iliade, livre quatrième, je crois : « Les Dieux n'ont pas tout donné en même temps aux hommes ; » et dans le douzième : « Le travail de plusieurs est meilleur. »

4. J'admets volontiers et professe ces maximes ; cependant, si l'on doit par la suite entreprendre un ouvrage aussi utile que celui-là, je ne dois pas cacher qu'il reste dans les auteurs, soit anciens, soit modernes, dont quelques-uns ont écrit avant la seconde édition du *Sepulchretum*, qu'il reste, dis-je, dans ceux qui y sont cités comme dans ceux qui n'y sont pas cités, un assez grand nombre d'observations qui ne méritaient point d'y être omises ; tandis qu'il en renferme d'autres qui auraient dû être mises de côté : je veux parler de celles qui, s'y trouvant déjà, ont été répétées par négligence, dans la même section, et quel-

____

(1) L. 2, de Orat.

quefois dans la même page ; et surtout de celles qui ont été défigurées par quelque écrivain imposteur, de telle sorte qu'en n'ayant égard qu'au nom, à la condition et à la patrie des malades, on croirait que ce sont des observations nouvelles ; mais si l'on réfléchit aux circonstances et à la pensée de l'auteur, on voit que ce sont absolument les mêmes que celles qui ont été extraites des auteurs originaux, et qui se trouvent rapportées plus haut. Ajoutez-y les histoires dans lesquelles les personnes, même peu exercées à la dissection des corps sains ou morts de maladies, reconnaissent facilement que l'on a pris pour un état morbide ce qui était naturel, et confondu un genre de lésion avec un autre tout différent, comme un anévrisme avec un abcès. — Des observations semblables, ou devaient être rejetées, ou ne devaient être proposées qu'avec quelque doute. Je ne parle pas de celles qui ne sont pas rapportées dans le chapitre auquel elles appartiennent, de celles qui ne se trouvent pas fidèlement copiées, de celles qui vous laisseront ignorer leur auteur, ou qui vous en indiqueront un faux ; enfin, tout ce que vous voudrez attribuer à la négligence ou à l'ignorance, je le passe volontiers sous silence, quoique les fautes non corrigées puissent entraîner les lecteurs dans des erreurs très-graves, et qu'elles diminuent les avantages du *Sepulchretum*. Mais il est deux choses qui ôtent considérablement du prix à cet ouvrage ; je vais vous en entretenir. En attendant, j'affirme ici que quiconque parcourra mes lettres acquerra facilement la conviction que tout ce que je viens de dire n'a pas été avancé légèrement.

5. Comme il est rare, dans les maladies, surtout dans celles de long cours, qu'il n'y ait pas quelque complication et qu'il ne se joigne pas à l'affection principale plusieurs symptômes différents, leurs observations rapportées en entier, et parmi un si grand nombre d'autres, dans un chapitre auquel elles paraissent principalement appartenir, doivent au moins être citées dans ceux avec lesquels elles ont aussi quelque rapport. Il faut le faire en peu de mots, de manière cependant à indiquer le passage où le lecteur, qui doit les lire en entier, puisse les trouver aussitôt tout entières ; et pour cela, il ne suffit pas de renvoyer, comme le fait le *Sepulchretum*, à la section qui le plus souvent en contient un très-grand nombre. Ainsi, pour me borner à un seul exemple, parmi une infinité d'autres, je ne parlerai que de l'observation de J. P. Lotichius. D'abord elle n'est pas citée dans tous les chapitres où elle devrait l'être ; puis, dans les quatre où elle l'est, et qui sont les suivants : *de la douleur de la tête, Obs.* x ; *de l'insomnie et du cauchemar, Obs.* xi ; *des vertiges, Obs.* vii ; *des convulsions, Obs.* xiii, les renvois n'indiquent partout que la section sur *la mélancolie*. Il faudra donc que le lecteur parcoure celle-ci tout entière, c'est-à-dire cinquante observations dont elle est composée, pour trouver enfin avec difficulté celle qui y est inscrite sous le n° xxxi. Je dis avec difficulté, parce que, dans les quatre chapitres précités, elle commence par ces mots : *un jeune homme*, et dans la section, par ceux-ci : *le domestique d'un marchand*. Et quand il l'aura lue, et qu'il aura reconnu que c'est celle à laquelle on l'a renvoyé, croyez-vous qu'il la trouve là en entier ? Non. Il y manque la cause externe de la maladie, qui est un breuvage administré au sujet, ainsi que d'autres choses dont il ne soupçonnera pas l'omission, si le hasard ne le fait tomber sur le passage de la *douleur de tête*, qui y est relatif, ou, ce qui serait mieux encore, s'il ne lit pas Lotichius lui-même. Mais pour ne considérer ici que ce que j'ai eu d'abord en vue, c'est-à-dire le temps qu'il faut pour trouver ce que l'on cherche, vous voyez que l'ouvrage eût été beaucoup plus utile, si l'observation ayant une fois été rapportée en entier à l'endroit le plus convenable, et désignée par un numéro fixe, tous les renvois des passages où

elle devait être citée eussent indiqué ce numéro, et non pas la section seulement.

6. Il aurait aussi fallu joindre au moins deux tables très-soignées au *Sepulchretum*, pour lui donner beaucoup plus d'utilité. Je me souviens qu'étant à Bologne, lorsqu'on y porta la nouvelle édition de cet ouvrage, j'éprouvai un grand plaisir, en lisant au frontispice : *avec les tables nécessaires.* Mais ma joie ne fut pas de longue durée ; en ouvrant le commencement, je n'en trouvai qu'une, qui ne contient que les titres des observations : et encore ces titres sont-ils souvent tronqués d'une manière cachée, ou visiblement et sans feinte, et se trouvent-ils dans le même ordre que les observations elles-mêmes ; de telle sorte qu'on ne peut pas connaître par elle tous les symptômes et toutes les lésions organiques qui se trouvent décrits dans celles-ci, et que, outre qu'elle ne les désigne pas tous, elle ne les rapporte pas en particulier avec leurs analogues. C'est là ce qui détruit en grande partie les avantages de cet ouvrage immense, qui eût été extrêmement utile, si plusieurs symptômes analogues y étaient présentés de manière qu'on pût facilement les comparer avec quelques genres de lésions, qui ont ou n'ont pas du rapport entre elles, et conclure de là quels sont ceux d'entre ces symptômes qui se lient plus souvent ou plus rarement à ces lésions, ou qui ne se rencontrent jamais avec elles. — Je me souviens que dès lors je ne désespérai pas, en jeune homme qui ose former les projets les plus difficiles et les plus pénibles, de suppléer un jour, si j'en avais le loisir, à ce que le *Sepulchretum* laissait à désirer d'après ce que j'ai dit, et sous d'autres rapports, surtout sous celui des tables. J'avais aussi songé à la méthode à suivre pour exécuter ce dessein ; et, qui plus est, j'avais communiqué cette idée à l'Académie célèbre que l'on appelle aujourd'hui Institut des Sciences.

7. Les autres objets, sous le rapport desquels je disais tout à l'heure que le *Sepulchretum* laisse beaucoup à désirer, ce sont principalement les scholies. J'en trouvais plusieurs trop longues ; mais elles me paraissaient surtout telles, parce que, souvent à la place des choses les plus importantes, je ne rencontrais que des réflexions moins utiles ou moins justes, qui quelquefois même étaient répétées. — Il aurait été plus avantageux de ne pas répéter, même les bonnes choses, et, quand la répétition était nécessaire, d'indiquer par un mot l'endroit où elles se trouvaient déjà ; d'élever à propos des doutes sur certains passages des observations ; de voir en quoi certaines histoires avaient du rapport avec d'autres ; de tirer des conséquences, soit pour la théorie, soit surtout pour la pratique de la médecine ; enfin, d'expliquer ce qui semblait présenter plus de difficulté, non point par des doctrines surannées ou encore incertaines pour la plupart des médecins, mais par des raisonnements vraisemblables, faciles, et, autant que possible, généralement reçus. Au reste, je suis loin de nier que quelques-uns de ces objets n'aient quelquefois été remplis dans les scholies du *Sepulchretum*. D'ailleurs, je n'ignore pas quelles étaient les doctrines dominantes du temps de Bonet ; et il ne s'agit pas ici de le blâmer, mais de rendre son ouvrage plus utile, autant que les circonstances présentes le permettent.

8. Après avoir souvent réfléchi sur tout ce que je viens de dire du *Sepulchretum*, et pendant que je m'occupais, autant qu'il était en moi, de l'idée d'en augmenter quelque peu les avantages, je fus fortement affermi dans mon projet par ce que je lisais dans les écrits nouveaux que les savants publiaient de temps en temps : « Il n'est peut-être aucun ouvrage qui soit plus utile que celui-ci, ni qui mérite davantage l'honneur d'être complété, et d'être conduit jusqu'à notre temps ; » ailleurs : « Il est étonnant combien l'on pourrait y faire d'additions, et combien on pourrait le rendre plus avantageux pour les lecteurs avec une meilleure table ; » et ; pour passer le reste sous

silence : « Le travail de Bonet aurait mérité beaucoup plus d'éloges, et aurait fait infiniment plus d'honneur à son auteur, s'il y avait un peu plus de soin dans le choix des observations, si ces dernières eussent été rapportées à chaque maladie en particulier, comme à des chefs principaux, si les scholies et les notes indiquaient les choses douteuses ou entièrement fausses, et celles qui ont été exposées avec peu d'exactitude par leurs auteurs. » — Maintenant, je ne dois pas passer sous silence ce qui a donné lieu à la composition de mon ouvrage, afin que l'on puisse facilement juger ce que l'on doit attendre de moi, dans une matière qui intéresse les contemporains et la postérité.

9. Après avoir publié les écrits anatomiques de Valsalva et mes lettres qui y sont relatives, je quittai Padoue pendant l'été, comme j'avais l'habitude de le faire dans ce temps-là. J'eus, pendant ces vacances, de fréquents entretiens avec un jeune homme, d'un excellent caractère et de beaucoup de goût pour l'étude de toutes les sciences, principalement de la médecine. Il avait lu ces écrits et ces lettres; et il me ramenait de temps en temps à une conversation qui m'était infiniment agréable, sur Albertini et particulièrement sur Valsalva, mes maîtres, dont il voulait connaître les plus petits détails de la pratique. Il m'interrogeait quelquefois aussi sur mes propres observations, et sur mes idées en médecine. Après lui avoir exposé, au milieu de la conversation et par hasard, comme il arrive dans les entretiens, ce qui avait rapport au *Sepulchretum*, il ne cessa de me faire les plus vives instances, pour m'engager à m'en occuper avant tout, et à remplir la promesse que j'avais faite dans le mémoire sur la vie de Valsalva, de mettre au jour plusieurs observations de ce grand homme qui avaient rapport à cet objet, avec un certain nombre d'autres qui m'étaient propres, et de présenter ainsi le modèle de ce que je désirais dans une nouvelle édition du *Sepulchretum*, qu'il

entreprendrait peut-être lui-même un jour, avec l'aide de ses amis. — Je devais lui écrire familièrement, comme je voudrais, et interposer, dans mes lettres, ce qui avait été le sujet de nos conversations, et d'autres choses semblables, qui, quelque minutieuses qu'elles fussent, ne manqueraient pas de lui faire le plus grand plaisir. Que voulez-vous? Je ne résistai pas. Il me demandait une chose que j'avais promise dans ce mémoire, et qui ne devait pas rester sans utilité, si je réussissais selon mes vœux. J'espérais, en effet, qu'en publiant par la suite mon ouvrage, après l'avoir revu, je pourrais faire naître un jour l'idée d'un même genre de travail, à des personnes bien plus capables que moi de l'exécuter. Dans cette intention, de retour à Padoue, je fis un essai de quelques lettres que j'envoyai à cet ami. Deux choses me prouvèrent qu'elles ne lui furent pas désagréables : d'abord, parce qu'il ne cessa ses instances, pour m'engager à poursuivre mon travail, qu'après m'avoir amené successivement à lui adresser soixante-dix lettres ; ensuite, parce qu'il ne voulut point me les renvoyer, lorsque je les lui demandai pour les revoir, avant de lui avoir donné ma parole sacrée que je n'en retrancherais rien.

10. On comprend pourquoi, après avoir dit au commencement que je ne voulais point pour lecteurs de mes lettres des hommes *très-ignorants*, j'aurais ajouté, ni *très-savants*, si elles ne contenaient que ce que mon ami voulut que j'y conservasse; ce qui ne peut être utile qu'à de jeunes étudiants. Mais je ne puis point dire ici, comme *Lucilius* (1) : « Je ne me soucie pas que *Persius* lise ceci ; je veux que ce soit *Lelius Decimus*. » Au contraire, je désire pour lecteurs des *Persius*, c'est-à-dire des hommes très-savants, qui, laissant le reste aux *Lelius Decimus*, c'est-à-dire aux jeunes gens qui ne sont pas sans

_____

(1) Cic., l. c.

instruction, n'examinent que mon projet et mes vœux; si mon travail ne leur déplaît pas, je demande leur approbation; et s'ils croient que l'on puisse faire mieux, qu'ils ajoutent leurs conseils et leurs exemples aux miens, afin que l'on retire du *Sepulchretum* le plus grand avantage possible. Pour leur fournir les moyens de parvenir plus facilement à ce double but, j'exposerai le plan de ce travail aussi brièvement qu'on peut le faire dans un sujet aussi vaste, aussi compliqué, et qui exige la plus grande clarté.

11. Pour les observations (car c'est par elles que je commencerai, pour conserver l'ordre que j'ai adopté jusqu'ici), j'ai indiqué dans leurs chapitres propres celles des auteurs anciens et modernes qui manquent dans le *Sepulchretum*, quoiqu'elles eussent pu s'y trouver, et celles qui ont été publiées depuis la seconde édition de cet ouvrage jusqu'à ce moment; j'ai cité toutes celles qui se présentèrent à ma mémoire pendant que j'écrivais. Je dis ceci pour que tout le monde sache qu'il en reste beaucoup à ajouter. En effet, d'un côté, je n'ai pu me rappeler toutes celles que j'avais lues dans les livres : de l'autre, je n'ai pu en extraire aucune de ceux que je ne connaissais pas, et il y en a beaucoup que je ne connaissais pas, soit parce qu'ils ne sont point parvenus jusqu'à nous, dans ces temps de calamité qui ont affligé l'Europe, soit parce que je ne sais pas assez bien la langue dans laquelle ils sont écrits; et en général, je n'ai pas grande confiance dans les traducteurs, quels qu'ils soient, sur des objets de cette nature. Je n'ai pas manqué de faire connaître, autant qu'il a été en moi, dans chaque section du *Sepulchretum*, excepté dans un petit nombre des premières, les observations qui y sont répétées, soit par négligence, soit parce que l'auteur s'est laissé tromper par la supercherie de celui qui les avait changées; ni d'indiquer celles dans lesquelles on décrit un état naturel pour un état morbide, ou bien une maladie pour une autre; ni enfin, de signaler les fautes graves commises par le défaut de soin des imprimeurs. Il me semble que ce travail, dont les plus petits détails sont souvent d'une grande importance, ne serait pas d'un médiocre secours pour ceux qui voudraient faire une nouvelle édition du *Sepulchretum*. — Plût à Dieu que j'eusse pu être aussi utile au lecteur, lorsque, d'après un renvoi, il trouve telle ou telle observation décrite en entier sans aucune indication précise de son numéro, ou lorsqu'il est accablé par la longueur des scholies, qui, loin de parler de choses importantes, ne contiennent que des futilités, des répétitions, des choses fausses ou extrêmement douteuses. Je l'en ai prévenu quelquefois; mais il m'eût fallu un temps infini pour le faire partout. Je n'ai pas besoin de dire à ceux qui le savent que je n'ai pas eu le loisir de faire des tables, qui y seraient aussi nécessaires qu'elles exigent un travail long et pénible. Les personnes justes trouveront, j'ose l'espérer, que j'en ai assez fait, à mon âge, sans le secours de personne, pas même d'un élève ou d'un secrétaire, soit pour ce que je viens de dire, soit pour les autres objets qui n'ont été qu'indiqués plus haut, et qui vont être exposés par ordre, et d'une manière plus claire. J'ai montré du moins, par mon exemple, quel qu'il soit, comment je conçois que le *Sepulchretum* peut être rendu un jour plus complet et plus utile.

12. Je rapporte donc des observations inédites jusqu'à ce jour. Un très-grand nombre appartiennent à Valsalva; plusieurs à d'autres de mes amis; la plus grande partie me sont propres. Par bonheur pour mon maître et par rang de mérite, je donne la première place aux siennes dans tous les chapitres. Je les ai recueillies avec le même soin que je recueillis autrefois ses autres écrits, comme il a été dit dans sa vie. Celles qui étaient en italien, je les ai traduites en latin; et je les ai toutes transcrites, comme je savais qu'il en avait eu le désir, avec une fidélité telle que si j'avais quelque doute sur le véritable sens de

l'auteur, comme il m'arrivait quelquefois, je rapportais ses propres paroles, sans rien retrancher ni ajouter, excepté ce que j'avais appris de sa bouche; c'est ce qui est arrivé dans un petit nombre d'observations qu'il m'avait racontées avec soin et qu'il n'avait pas écrites. Les autres qui lui appartiennent, je les ai prises dans ses feuilles réunies ou séparées. Après en avoir extrait les observations, les expériences et les autres choses importantes qui s'y trouvent, je les ai rendues, marquées et numérotées, comme elles étaient auparavant, à son gendre Louis Montefani, homme recommandable, qui est bibliothécaire de l'Institut des Sciences de Bologne. Cependant, si quelqu'un voulait les comparer avec mes descriptions, et me demandait comment il pourrait se reconnaître dans une si grande quantité de papiers, je me ferais un plaisir de le satisfaire; je lui montrerais même les lettres dans lesquelles mes amis m'ont communiqué leurs observations; ils sont tous d'une bonne foi, d'un savoir et d'un zèle reconnus.

Quant à celles qui me sont propres, je n'ai jamais manqué de nommer l'année, le mois, le lieu, les personnes présentes et celles qui m'aidaient, à moins que je n'eusse déjà donné des renseignements suffisants à ce sujet. Non seulement j'ai parlé de l'âge et du sexe, mais encore, autant que la chose m'a été possible, des autres circonstances que Peyer (1) exige dans la description d'une maladie, et en particulier des moyens curatifs. Cependant, soyez prévenu que, toutes les fois que je ne dirai pas que Valsalva ou moi avons ordonné un traitement, vous ne devez pas plus nous l'attribuer que les causes externes et les symptômes de la maladie, car je rends compte également de tout. J'ai cru que je devais surtout prendre garde, en décrivant la dissection des cadavres, de tomber dans le défaut que j'ai blâmé

dans certaines descriptions des autres, et de proposer comme des effets morbides ce qui n'était que naturel, ou qui ne sortait pas de cet état, comme certaines variétés. Je me suis aussi appliqué à ne point diviser les histoires, et à les décrire tout entières. Si quelquefois, mais rarement, j'ai jugé à propos de les rapporter par parties séparées, ou de les citer, ce qui est bien plus ordinaire, j'ai toujours eu l'attention d'indiquer le passage lui-même, dans lequel on peut trouver sur-le-champ le reste de l'observation ou l'observation entière. Je n'en ai répété aucune, pas même celles que j'avais autrefois consignées dans mes autres écrits. Car je suis comme Ulysse dans Homère (1), « Je n'aime pas à répéter ce que j'ai déja dit. » En effet, c'est de cette manière que l'on allonge trop les histoires, et non point lorsqu'on décrit avec soin tout ce qui a rapport aux causes antécédentes de la maladie, à ses symptômes (et plût à Dieu qu'on pût toujours parvenir à leur connaissance complète), ou aux lésions des parties observées sur le cadavre. Il est même souvent des motifs pour noter d'une manière exacte, relativement à tous ces objets, non-seulement ce qui est, mais encore ce qui n'est pas, comme je l'ai fait moi-même.

13. Que dirai-je de la longueur des scholies? Je n'ignorais pas que la plupart des lecteurs ne les aiment pas, et que quelques-uns les désapprouvent; quoique je voie que Peyer, qui est du nombre (2) de ces derniers, en a fait une qui a sept pages de plus que l'observation elle-même (3). Mais je dis d'abord que tout ce qui n'est pas observations dans mes lettres ne constitue pas des scholies; et ensuite, que je ne pouvais pas être court, si je ne voulais point y omettre ce que j'ai dit, qu'un grand nombre de celles du *Sepulchre-*

---

(1) Meth. hist. anat. medic., c. 2 et 3.

(1) Odyss., l. 12, in fin.
(2) Meth. cit., c. 5, in fin.
(3) *Ibid.*, c. 6.

tum laissent à désirer (1). En effet, il m'a fallu au moins citer une quantité presque infinie d'observations qui devaient y être ajoutées, et faire connaître les fautes nombreuses que l'on rencontre dans celles dont il était déjà composé, relativement au choix, à la description, à la disposition et à la manière de les désigner, fautes qui résultent ou de l'abondance des matières, ou de la négligence des imprimeurs. Peut-être me demanderez-vous si je n'en ai pas commis quelquefois moi-même. Je le croirais, et je ne parle pas seulement de celles qui dépendent des ouvriers, dont j'étais trop éloigné pour pouvoir les empêcher, mais encore de celles que je blâmais principalement dans les scholies du *Sepulchretum* : je veux parler d'un choix de doctrines et d'opinions faciles, vraisemblables, généralement reçues, et les moins contestées, dont je devais me servir pour expliquer les observations. — Pour moi, je suis homme à croire, autant que qui que ce soit, que rien de ce qui tient à l'humanité ne m'est étranger, en cela comme dans toutes les autres choses. Cependant, ne perdant pas de vue celui à qui j'adressais mes lettres, j'ai fait tous mes efforts pour n'employer que des explications faciles, claires, presque vulgaires, au moins, dans le temps où je commençai à écrire, et pour ne point m'enfoncer dans des raisonnements abstraits, difficiles et extraordinaires. En effet, j'était déjà fort avancé dans mon travail, lorsqu'il s'éleva tout-à-coup des points de controverse ; et, comme il m'eût été trop pénible de revenir sur ce que j'avais fait, je crus qu'il suffirait de me conduire, dans ce qui me restait à écrire, de manière que personne ne pût se plaindre, attendu surtout que je laissais à chacun, alors et auparavant, le droit de donner des explications à sa manière, quand il n'approuvait pas les miennes. — Au reste, ce n'est pas là le but principal de cet ouvrage ; je ne tiens qu'aux observations : le reste, approuvez-le, ne l'approuvez pas, je ne m'y oppose pas plus que s'il ne m'appartenait pas. D'ailleurs, il y a à craindre, lorsque nous parlons d'après notre opinion, quoique nous ne nous éloignions pas de la vraisemblance, que quelqu'un ne nous applique cette pensée d'Homère (1) : « Il a dit beaucoup de mensonges, en disant des choses vraisemblables. » Ainsi, je n'ai pas été long dans les explications ; et j'ai plus volontiers entremêlé mes scholies de choses relatives à la pratique de la médecine, à son histoire et à celle de l'anatomie, et enfin aux autres études du jeune homme à qui j'écrivais, comme pour détourner un instant son attention de l'aspect hideux des maladies et des cadavres. — Si vous réfléchissez bien à tout cela, et que vous ne le confondiez pas avec des scholies, vous verrez que ce qui leur appartient réellement n'est pas aussi considérable ; ou si néanmoins vous trouvez qu'elles soient longues, laissez-les à mon *Lelius* ; et songez que ces objets et d'autres, qui vous déplairont dans mes lettres, me déplaisent peut-être aujourd'hui, mais que je m'étais engagé envers lui à n'en rien retrancher.

14. Avant de parler des tables que j'ai jointes à cet ouvrage, ne vous attendez pas que je répète ici ce que j'ai écrit dans la préface de mes Lettres anatomiques. Ce qui y est dit (2) suffit pour faire comprendre pourquoi j'ai été si lent à composer celles-ci, qui ressemblent aux autres sous plusieurs rapports, et pourquoi j'ai préféré le genre épistolaire. Si vous n'êtes pas satisfait de ce qui s'y trouve, ajoutez aux autres causes de ma lenteur, la meilleure de toutes, mon âge, tellement avancé depuis cette époque, que j'ai près de quatre-vingts ans l'année où je publie ces lettres, après les avoir revues aussi bien que je l'ai pu. Quant à la raison pour laquelle j'ai écrit

----

(1) Supra, n. 7.

(1) Odyss., l. 19.
(2) N. 1, et seq.

par lettres, ce n'est pas tant d'après l'exemple des médecins anciens et modernes (quoique Manardus (1) compte parmi eux Archigènes et Themison, dont l'un, au témoignage de Galien, composa onze livres de lettres médicales, et l'autre, dix, selon Paul), que d'après celui des plus grands anatomistes que j'ai cités dans l'autre préface (2), et qui en ont publié de beaucoup plus longues que moi. D'ailleurs, cela doit vous paraître moins étonnant, à présent que je vous ai fait connnaître ce qui a donné lieu à leur composition (3), et que les lettres elles-mêmes indiquent clairement, en différents endroits, celui à qui je les adressais. C'était le genre convenable, car il s'agissait d'écrire à un jeune ami des choses dont mes élèves pussent profiter. Pline le jeune (4) termine une de ses lettres à Tacite par ces mots : « Autre chose est écrire à un ami, autre chose est écrire en général. » Il la publia néanmoins avec les autres, sachant bien que chacun, en la lisant, verrait qu'elle n'avait pas été faite pour tout le monde. — De ce que vous voyez ces lettres divisées par livres, ne croyez pas que j'en aie une autre idée que de mes Lettres anatomiques (5). Je persiste dans la même opinion; et il me semble que cela se voit assez, par l'ordre des numéros qui les désignent, et qui se suivent d'une manière non interrompue, malgré cette division. De plus, cela m'a donné beaucoup de facilité et de commodité pour faire les tables et pour citer en différents endroits, suivant le besoin, telle ou telle lettre. Peut-être cela sera-t-il avantageux aussi pour les autres. Quant à cette division en livres, et à leur titre, je me suis déterminé à les adopter pour des motifs bien différents. Les libraires le désiraient : ce mode de distribution était nécessaire, parce qu'il est adopté dans le

Sepulchretum dont il était question ; enfin cela s'accordait parfaitement avec une idée très-juste dont je vais vous faire part.

15. Si, dans ma jeunesse, je ne négligeai pas de donner à la première Académie des Sciences qui me reçut dans son sein des témoignages publics de ma reconnaissance, qui furent reçus avec cette bienveillance qu'elle avait montrée auparavant à me combler de bienfaits, que son secrétaire, qui est en même temps celui de l'Institut des Sciences de Bologne, le célèbre Fran. Mar. Zanotti, a consacrés dans l'histoire élégante (1) qu'il a écrite de cette dernière Académie ; pouvais-je, sur le bord de la tombe, mourir tout-à-fait ingrat envers les cinq sociétés savantes, les plus célèbres de toute l'Europe, qui ont eu l'extrème bonté, et m'ont fait l'honneur extraordinaire de m'admettre parmi leurs membres? Ainsi, comme je n'avais et n'espérais d'avoir jamais d'autre moyen de me montrer reconnaissant envers elles, que de choisir quelqu'un pour offrir à chacune un exemplaire de cet ouvrage avec l'expression de ma gratitude et de mon respect, et pour la prier de l'agréer tel qu'il était, avec l'honnêteté qui la caractérise, je crus ne devoir pas laisser échapper ce moyen et cette occasion ; et, pour que cela fût connu de tout le monde, il arriva par hasard que le nombre des livres dans lesquels mes lettres s'étaient divisées, comme d'elles-mêmes, répondait à celui des Académies, de manière que je pus les faire tous précéder d'une lettre qui fût l'expression de mes sentiments envers chacune d'elles. — Je n'ai adopté d'autre base, pour l'ordre des dédicaces, que le temps de ma réception dans chaque Académie. Pour que tout le monde fut plus porté à les lire, j'ai accompagné mes démonstrations de reconnaissance et de respect, de différents objets de sciences; et de ces cinq lettres,

____

(1) L. 1. Epist. med. 1.
(2) N. 3.
(3) N. 9.
(4) L. 6. Epist. 16.
(5) Præf. indicat., n. 3.

(1) Comment. de Bonon. Sc. Ins., t. 1, ubi de ejus Academia, c. 1, et seq.

j'ai fait presque autant de préfaces, dans lesquelles je démontre l'utilité de la dissection des corps, après la mort suite de maladie. Dans la première, je réfute l'opinion de quelques médecins, qui ont osé élever des doutes sur cette utilité, et j'indique aux anatomistes, qui établissent le siége et la cause de la maladie d'après la dissection, les moyens de se tenir en garde et d'éviter des erreurs faciles qui s'offrent à eux. Dans la seconde, je prouve cette même utilité par le consentement unanime des médecins qui ont fleuri depuis l'antiquité la plus reculée dans toutes les nations civilisées, en parlant du mérite particulier de chacun à ce sujet, et en nommant par ordre la plupart d'entre eux. Je n'ai garde d'oublier ceux qui eurent, avant Bonet, l'idée de composer un *Sepulchretum* de leurs propres observations ou de celles des autres. La troisième sert principalement de réponse à ceux qui prétendent que les dissections sont inutiles, parce qu'elles ne peuvent pas nous faire connaître les causes premières des maladies, qui restent cachées et tout-à-fait inaccessibles à nos sens; comme si elles ne servaient pas à en découvrir certaines qui sont évidentes à l'intérieur, et que leur connaissance fût inutile, parce que, même quand on les connaît, il est un nombre assez considérable de maladies qu'on ne guérit pas. Dans la quatrième, je cherche lequel est le plus utile, de faire l'ouverture des corps, après une maladie plus rare (car j'en ai fait quelques-unes dans ce cas) ou après une maladie plus commune. Enfin, dans la cinquième, je démontre que, s'il est utile de disséquer les corps, soit sains, soit morts de maladie, il est bien plus nécessaire de disséquer ces derniers. Tous ces objets, qui ne devaient pas être passés sous silence pour des motifs différents, s'ils eussent été traités dans cette seule préface, l'auraient rendue extrêmement longue; et elle l'est déjà convenablement par les choses essentielles qu'elle renferme.

16. Il me reste à parler des tables. J'en ai fait quatre : la première est très-courte, la dernière très-longue. Celle-là n'indique que le sujet de chaque lettre et son rang; et je n'ai point eu à délibérer sur ce rang, puisque je devais nécessairement suivre celui qui a été adopté par Bonet, qui, comme la plupart des médecins de son temps, a imité Alexandre de Tralles. Ce dernier, d'après la remarque de Freind (1), ayant trouvé les maladies décrites par les autres auteurs absolument sans aucun ordre, les classa successivement de la tête aux pieds. J'ai dû commencer par la douleur de tête, à l'exemple de Bonet, quoique j'eusse mieux aimé parler d'abord de l'apoplexie, maladie sur laquelle j'ai un grand nombre d'observations et de notes, qui auraient pu vous donner une idée plus nette et plus juste de ce que cet ouvrage renferme. — La dernière table est très-abondante en matières, parce qu'elle indique en particulier tout ce qui peut paraître digne de quelque remarque, soit pour l'anatomie des corps sains ou morts de maladie et pour son histoire, soit pour quelques points de controverse, pour des variétés et des objets moins ordinaires, soit pour des préceptes et des observations de médecine, soit enfin pour les auteurs des dissections qui n'étaient pas encore connues, et qui ne m'appartiennent pas. — En effet, j'ai été fidèle à mon habitude de rendre franchement à chacun ce qui lui appartient, en citant la plupart des auteurs modernes les plus célèbres qui ont rendu des services à la science ou à moi-même (plût à Dieu qu'ils vécussent tous), et en désignant quelques erreurs échappées aux anciens seulement ou à ceux du moins qui n'existent plus, afin que les jeunes gens ne s'en laissent point imposer par leur autorité. Parmi ces objets se trouvent principalement indiqués les passages du *Sepulchretum*, où il m'a semblé qu'il y avait des additions, des corrections, des retranchements à faire, mais surtout des additions, et que j'ai cru ne devoir pas pas-

------

(1) Hist. med. ad A. 500.

ser sous silence, parce qu'il entrait dans mon sujet d'en parler.

17. Mais si quelque chose tend au même but, ce sont assurément les deux autres tables, la seconde et la troisième. Je les ai faites, moins pour que l'on puisse facilement retrouver les observations contenues dans cet ouvrage, qu'afin que, si elles obtiennent l'approbation des savants, elles puissent donner la même facilité pour toutes les histoires et les autres objets qui se trouvent déjà ou que l'on pourrait ajouter dans le *Sepulchretum*. Elles ont ainsi une utilité plus complète. — L'une d'elles indique ce qui a été observé pendant la vie, l'autre, après la mort; de telle sorte que si un médecin ou un anatomiste, remarquant, l'un un symptôme singulier ou autre dans une maladie, l'autre une lésion sur un cadavre, veulent savoir à quelle lésion interne répond le plus ordinairement le symptôme, ou quel symptôme a précédé la même lésion dans d'autres cas analogues, ils trouveront sur-le-champ, en jetant les yeux, celui-là sur la première, celui-ci sur la seconde, l'observation qui rend compte de tous les deux, si je les ai observés tous les deux. Cela sera d'autant plus facile que, quand j'ai été obligé de m'étendre sur ces objets, je ne les ai pas indiqués sans un certain ordre. — Ce ne sont pas seulement les symptômes et les maladies que la seconde table (qui est la première des deux dont il est question) fait connaître : elle contient, en outre, des choses que j'ai jugé très-important d'y ajouter ; comme les causes externes et éloignées, le régime, le veuvage, la virginité, la jeunesse, la vieillesse, enfin la profession et le travail : de sorte que si quelqu'un voulait écrire sur les maladies des jeunes filles, des enfants, des vieillards et des artisans, à l'exemple de Ramazzini, soit pour continuer son ouvrage, soit pour en faire un nouveau, il y trouverait les affections auxquelles les uns et les autres, et même d'autres artisans sont sujets, ainsi que les lésions organiques que l'on rencontre ordinaire-

ment sur leurs cadavres. Je n'ai point omis, dans la troisième table, suivant les circonstances, ce qui a rapport à la quantité et à l'état du sang et des autres humeurs. Je n'ai pas même négligé de parler, du moins dans la quatrième table, d'après les notes nombreuses et soignées de Valsalva, de ce qu'il avait remarqué sur les vaisseaux lymphatiques, et des expériences qu'il avait faites sur les épanchements d'eau dans les cavités du corps.

18. Au reste, de même que toutes mes observations sont peu nombreuses relativement à celles que renferme le *Sepulchretum*, de même ces dernières peuvent devenir bien plus propres à remplir les divers buts d'utilité que j'ai indiqués, si un homme zélé fait des tables à peu près sur ce modèle pour celles qui s'y trouvent déjà, et s'il est imité par les auteurs qui publieront par la suite d'autres histoires. Ce n'est pas très-difficile ; pour moi, j'ai composé les miennes très-commodément. Aussitôt que j'avais écrit une observation, ou une scholie, ou une remarque, chacune avec son numéro invariable, je rapportais tous leurs détails à leurs tables respectives, pendant que je les avais encore présents à l'esprit. Ainsi, guidé par elles dans un ouvrage si long et par cela même plus digne d'excuse, s'il s'y est glissé des choses contre ma volonté (et il doit s'y en être glissé beaucoup), je me mettais facilement en garde contre les répétitions ; et, après la confection entière de mes lettres, je n'ai eu ni la peine ni l'ennui de ce travail. Il y a un autre avantage, c'est que, si on imprime cet ouvrage sous un autre format, mes tables ne deviendront pas inutiles, et continueront à donner les mêmes indications, comme il est facile de le voir par la dernière édition de mes Lettres anatomiques. — Il n'y a qu'un inconvénient qui pourrait en résulter, et je l'ai éprouvé quelquefois ; je veux parler de la trop grande longueur de certains articles. En effet, quand je voulais ajouter quelque chose, et bientôt après quelque autre chose encore, et que je ne pouvais pas changer l'ordre des nu-

méros, ayant reconnu d'une part, après la publication de la première partie de mes *Adversaria*, l'excellence de la méthode suivie et non interrompue des anciens, et de l'autre voyant combien les notes nuisent aux lecteurs et aux auteurs en faisant perdre le fil des idées en affaiblissant le discours, la marque presque généralement adoptée aujourd'hui n'a pas pu me convenir, et j'ai mieux aimé causer quelquefois de l'ennui par trop de longueur à ceux qui me liront, que de détourner leur attention. Quoi qu'il en soit (et je ne désapprouve pas complètement l'usage des notes; j'avoue même qu'il a été fort utile aux écrivains qui ont éprouvé, comme moi, ce que j'ai dit ailleurs (1) avec Pline le jeune : « Combien il est difficile d'ajouter de nouveaux membres à un corps achevé, sans mettre le désordre dans ceux qu'il a déjà »), il ne peut point arriver à l'égard des observations qu'ayant une fois décrit avec soin tout ce qui a rapport à une maladie et aux lésions trouvées sur le cadavre, on soit obligé d'y faire de grandes additions. Or, ce sont uniquement les observations qu'ont pour objet ces deux tables que je désire pour le *Sepulchretum*, et qui doivent être faites, ou d'après la méthode qui a été indiquée, ou d'après une meilleure que les savants feront connaître. Je leur adresse les plus vives instances, afin qu'ils veuillent bien le faire pour l'amour du bien public, et je les supplie presque aussi ardemment, s'il y a quelque chose dans ce livre et dans ce modèle d'un vieillard qui ne soit pas tout-à-fait indigne de leur approbation, de daigner le confirmer de leur propre autorité qui est si puissante, et de lui donner ainsi un nouveau poids. « Un discours, dit Euripide (1), tenu par des hommes inconnus ou par des hommes célèbres, n'a pas le même effet. »

Au gymnase de Padoue, le 30 août 1760.

----

(1) Præf. ad Epist. anat., n° 8.

(1) *In Hecuba.*

A

CHRIST.-JAC. TREW,

MÉDECIN ET ANATOMISTE CÉLÈBRE,

J.-B. MORGAGNI;

Salut,

Depuis l'an 1708, où la célèbre Académie des Curieux de la Nature de Vienne voulut bien m'associer à ses membres, j'ai toujours eu l'intention de lui témoigner, par un acte public, ma reconnaissance pour un si grand honneur accordé à ma jeunesse. Mais un nouveau genre de vie que j'embrassai bientôt après, et différentes occupations qui se succédèrent les unes aux autres, me permirent à peine de lui en donner quelques légères marques. Elle daigna les agréer avec une bienveillance qui alla jusqu'à me décorer d'un nouveau titre, et me nommer son adjoint, par les soins de son président, l'an 1732. Je sentis et je sens encore que tant de bonté me liait à elle de plus en plus; et, depuis lors, je ne désire rien tant, puisque mes moyens ne peuvent répondre à ma volonté, que d'avoir au moins quelqu'un qui exprime à ces académiciens célèbres les sentiments de gratitude dont je suis pénétré envers eux, en leur offrant cet ouvrage, témoignage à la fois du respect que je leur porte, et de mon zèle à imiter, autant qu'il a été en moi, leurs utiles travaux dans la description des maladies et de la dissection des cadavres. Mais dans quel autre que vous, illustre Trew, pourrais-je espérer de trouver la volonté et le pouvoir de remplir à cet égard mon intention et mes vœux? Vous, dont j'ai éprouvé plus d'une fois l'extrême honnêteté (ce que tout le monde sait par vos immortels écrits), et dont la dignité et le crédit auprès de tous, et surtout auprès des académiciens, égalent les éminentes vertus. D'ailleurs, ces hommes si recommandables par leur bonté ne peuvent entièrement désapprouver ce livre, dans lequel ils trouveront très-souvent, pour peu qu'ils daignent l'ouvrir et le parcourir, leurs noms ou ceux de leurs ancêtres, dont il est entré en grande partie dans mon projet de citer et de recommander les observations.

En effet, à peine les *Ephémérides* de ces académiciens avaient-elles commencé à paraître, que Th. Bartholin (1) comprit qu'elles seraient un dépôt précieux, qui fournirait abondamment de quoi enrichir l'anatomie pathologique; et personne n'ignore combien d'objets Bonet et Manget en ont extrait, l'un pour composer le *Sepulchretum*, l'autre pour l'augmenter. Moi-même, en parlant des sources où il fallait puiser, pour faire des additions nouvelles à ce *Sepulchretum*, j'ai dû indiquer la plupart des objets qu'elles contiennent et que ces auteurs n'auraient pas manqué de prendre, si tant d'autres

____

(1) De Anat. pract. ex cadav. morb. adorn. consilium (art. XIII).

volumes de l'Académie des Curieux de la Nature avaient été publiés avant l'une ou l'autre édition de leur ouvrage. Je n'ai pas négligé non plus, dans la même circonstance, de faire connaître d'autres sources, ni de citer, entre autres, avec des éloges mérités, le *Commercium litterarium*, recueil précieux, au mérite duquel vous avez tant contribué; ni d'indiquer des observations très-utiles relatives à mon sujet, qui s'y trouvent rapportées, et qui appartiennent à vous ou à d'autres hommes célèbres. — L'opinion des grands maîtres en médecine exposée dans la préface de l'ouvrage de Bonet, surtout de ceux qui florissaient alors dans l'Académie des Curieux de la Nature, et confirmée non-seulement par l'exemple de leurs successeurs, mais encore par l'ardeur de leur zèle à la propager, prouve combien la dissection de corps morts de maladies, jointe à l'histoire de ces dernières, est utile aux médecins, et par suite à l'humanité tout entière : parmi ceux-ci, pour ne pas en citer tant d'autres, on compte Crist. Lou. Goekel (1) et J. Ada Reimann (2), hommes du premier mérite. Cependant ils professaient tous la médecine dogmatique. J'ai même vu leurs adversaires, les empiriques, qui étaient en même temps des détracteurs ardents de l'anatomie plus détaillée, ne pas désapprouver celle dont je parle ici et qu'ils nomment anatomie *pratique*, et dire que c'est *la véritable lumière de la médecine*. — La force de la vérité la plus évidente leur arrachant cet aveu, cette concession doit nécessairement leur faire approuver aussi l'anatomie plus détaillée, sans laquelle on ne saurait reconnaître ni le siége, ni la nature des maladies, surtout dans certaines parties, telles que les yeux, les oreilles, et autres d'une structure aussi délicate. De quelle école sortent-ils donc, et quelle espèce d'hommes sont-ils, ce petit nombre de médecins qui annoncent hautement qu'il ne faut pas avoir une

grande confiance dans la dissection des cadavres, que les empiriques, de même que les dogmatiques, regardent comme d'un si grand secours pour découvrir les causes des maladies? Ce sont des demi-savants pleins de présomption, quelques oisifs, des hommes délicats, des sceptiques dont il n'y a plus rien à espérer ; peut-être même y en a-t-il pour qui le motif d'une semblable opinion est la crainte qu'on ne découvre quelquefois par ce moyen leurs erreurs dans le diagnostic des maladies. — Cependant il n'est pas difficile de convaincre ceux d'entre eux qui sont plus modérés, qui font quelque concession et qui aiment la vérité. En effet, c'est ordinairement sur les raisons suivantes qu'ils fondent leurs doutes. On peut trouver sur les cadavres, disent-ils, des lésions qui ne se soient opérées que pendant ou après la mort ; dans quelques cas ces lésions sont moins l'effet de la maladie que d'un mauvais traitement; dans d'autres enfin, elles ne sont pas la cause, mais l'effet de la maladie, de sorte que ce sont les effets de la maladie, et non la maladie elle-même, qui sont souvent la cause de la mort.

Je ne nie rien de tout cela ; et, qui plus est, j'admets et je professe presque entièrement la même doctrine dans ces Lettres. Mais je dis qu'on ne peut, pour ainsi dire, se tromper à cet égard, que quand on le veut bien. Or celui-là est dans ce cas, qui n'est pas encore assez versé dans l'anatomie de cadavres sains, qui a la témérité d'établir des principes sur un trop petit nombre de dissections de corps morts de maladies, et qui, enfin, ne fait aucune attention aux circonstances antécédentes de l'affection, à la suite et à l'ordre des symptômes. En effet, quiconque se sera exercé à la dissection de corps sains, souvent et en différents temps, et aura remarqué, par exemple, quelles sont les concrétions polypeuses que l'on trouve assez souvent sur ces cadavres, et quels changements produisent sur eux les différentes saisons de l'année si on diffère trop long-temps

(1) Eph. N. C. Cent. 6, obs. 94.
(2) Act. N. C. Tom. 1, obs. 170.

leur ouverture ; celui-là ne s'en laissera pas imposer par ce qui survient pendant ou après la mort, et saura distinguer ces sortes d'accidents d'avec les lésions qui n'ont pu se former que dans l'espace de plusieurs mois ou de plusieurs années, et d'une manière insensible. — Il ne tombera pas non plus facilement dans les autres erreurs, si, après avoir disséqué un grand nombre de corps morts de maladies, il compare soigneusement les choses contre nature qu'il aura trouvées sur chacun, avec ce qui a précédé pendant la vie, ou ce qui a accompagné la maladie. Les circonstances antécédentes sont des causes évidentes, qui tantôt sont héréditaires, et tantôt accidentelles comme d'autres maladies ; et parmi ces dernières, il faut surtout avoir égard aux plus graves et aux plus fréquentes. Ce qui accompagne la maladie, ce sont des symptômes ; et si on examine attentivement leur nature, leur suite, leur ordre, leur durée, et qu'on les compare avec les lésions observées sur les cadavres et avec les circonstances antécédentes de la maladie, il ne sera pas aussi difficile, la plupart du temps, de distinguer les lésions qui auront causé la maladie d'avec celles qui auront été produites par elle, comme l'a clairement démontré un auteur qui énuméra et examina autrefois (1) avec soin celles de ce dernier genre, Jos. Ferd. Guglielmini, fils de Dom. Guglielmini, qui fut, pendant sa vie, l'ornement de ce gymnase et de cette Académie.

S'il reste encore quelques doutes, ils seront dissipés ou du moins bien affaiblis par ce que je faisais entrevoir auparavant, et ce que Glisson, cité par Bonet dans sa préface, avait dit avant moi : c'est que, si, après avoir examiné un grand nombre de corps morts de la même maladie, on les compare entre eux, les vices contre nature trouvés également sur tous seront la cause de la maladie ;

et ceux qui différeront sur les différents sujets en seront l'effet. Il ne sera pas sans utilité, si je ne suis dans une grande erreur, de connaître cet effet lui-même, et de noter s'il se présente plus souvent ou plus rarement dans la même maladie, afin de savoir quelle affection est produite plus fréquemment par une autre, et de soupçonner, d'après la nature des symptômes qui auront commencé à se réunir aux premiers, qu'elle existe déjà. Nous pourrons par là nous opposer en même temps, autant que possible, à cette maladie secondaire, qui quelquefois cause ou accélère la mort. Mais, comme je le disais, et comme tout le monde en convient, le meilleur moyen de dissiper tous les doutes et de ne pas se tromper, c'est de disséquer un grand nombre de corps morts d'une seule et même maladie. En effet, tous n'auront pas succombé à un même genre de mort ; ils n'auront pas tous été disséqués dans le même temps de l'année, ni à un égal intervalle du moment de la mort ; on ne pourra pas accuser pour tous un mauvais traitement ; et il n'y aura pas eu sur tous les mêmes dispositions intérieures à des effets morbides.—Mais vous savez tout cela aussi bien et beaucoup mieux que moi. Ainsi, non-seulement vous ne trouverez pas étonnant que j'aie rapporté plus d'une fois, et même autant que j'ai pu en recueillir, des exemples, éclairés par la dissection, d'une seule maladie et même d'une seule de ses variétés ; mais encore vous m'accorderez votre approbation qui est d'un si grand poids, pour en avoir cité un bien plus grand nombre encore, appartenant à d'autres, et surtout à des membres de votre Académie, afin qu'on les compare avec les miens. Si, comme je vous en ai déjà prié, vous offrez, avec l'extrême honnêteté qui vous caractérise, à ces hommes célèbres les sentiments de ma reconnaissance et de mon respect envers vous tous, ce sera, illustre Trew, le comble de vos bienfaits envers moi. Adieu.

A Padoue, le 31 août 1760.

---

(1) Præl. ad Bonon. anat. de recto morbos. cad. judic. feren.

RECHERCHES

ANATOMIQUES

SUR LE SIÉGE ET LES CAUSES

DES MALADIES.

LIVRE PREMIER.

DES MALADIES DE LA TÈTE.

1ʳᵉ LETTRE ANATOMICO-MÉDICALE

DE J.-B. MORGAGNI A SON AMI.

DE LA DOULEUR DE TÈTE.

1. La promesse que je vous ai faite, je la remplis, et je commence par la douleur de tête. Mais ne vous attendez pas à trouver dans cette lettre toutes les causes de cette affection, qui se sont offertes sur les cadavres à Valsalva, ou à moi : la plupart d'entre elles trouveront leur place dans les suivantes, les unes dans un endroit, les autres dans un autre. En effet cette douleur se joint à la plupart des maladies du reste du corps, et de la tête elle-même. Il y a plus, c'est qu'elle seule ne produit presque jamais la mort. D'où il résulte que je n'ai à vous entretenir ici que d'un très-petit nombre d'observations, dans lesquelles elle précéda les autres incommodités, ou en fut elle-même la principale. Je vais commencer par deux exemples de Valsalva, relatifs à ces deux cas ; les voici :

2. Un enfant âgé de treize ans, de beaucoup d'esprit et d'intelligence, avait perdu une sœur et un frère morts de phthisie, et avait lui-même éprouvé, l'année précédente, une inflammation du poumon gauche. Il est pris d'une douleur de tête sus-orbitaire, et des yeux eux-mêmes dont les parties environnantes laissaient écouler une matière visqueuse. Le lendemain il délire, ses yeux se fixent sur les assistants, il rejette par le vomissement quelques viscosités. Ensuite il est agité tout-à-coup de mouvements convulsifs, après quoi il tombe dans une

2.

espèce d'affection soporeuse ; cependant il est souvent réveillé par les convulsions, accompagnées de la difficulté de respirer. Enfin il meurt.

Examen du cadavre. Tous les viscères du ventre étaient sains ; cependant l'estomac contenait un liquide érugineux ; la vessie était remplie d'urine, et la vésicule du fiel, de bile. — Le poumon droit n'était point adhérent à la plèvre ; mais il renfermait dans son sommet, vers la clavicule, un tubercule, presque de la grosseur d'une noix, dans lequel étaient de petites cavités, remplies d'une matière semblable, par sa couleur et par sa mollesse, à la substance médullaire du cerveau. Peut-être si l'enfant eût vécu plus long-temps, aurait-il été le germe de la maladie qui avait causé la mort de son frère et de sa sœur. Le poumon gauche qui, comme je l'ai dit, avait été attaqué d'inflammation un an auparavant, était adhérent à la plèvre dorsale. Le péricarde contenait plus de deux onces de sérosité ; le ventricule droit du cœur renfermait une petite concrétion polypeuse. Le reste du sang n'était nullement coagulé, quoique l'ouverture ne fût faite que dix-sept heures après la mort. — La dure-mère était teinte d'une couleur cendrée près des vaisseaux sanguins. En l'arrachant de l'apophyse qu'on appelle *crista galli*, elle se déchira, et il s'échappa un peu de sérosité sanieuse : il s'en écoula au contraire environ une once de limpide, de l'endroit où passaient les nerfs optiques. D'ailleurs le cerveau était sain dans toutes ses parties ; et la glande pinéale fixait les regards des spectateurs par sa grosseur extraordinaire.

3. Vous concevez que cette dernière particularité, surtout chez un enfant très-spirituel, ne manqua pas d'être notée dans un temps où l'on regardait presque généralement cette glande comme le siége de l'âme pensante. Au reste, le commencement de la maladie fut marqué par la douleur de la tête et des yeux ; son accroissement, par les vomissements, les convulsions, l'assoupissement ; et sa terminaison, par les mêmes convulsions, qui furent, à ce qu'il paraît, la cause immédiate de la mort. Peut-être aussi cette affection commença-t-elle d'une manière imperceptible. Car il est possible que la douleur, le délire, les vomissements fussent l'effet de convulsions légères, comme la plénitude des deux vessies fut la conséquence du délire, état dans lequel l'on est insensible au stimulus de l'urine, et où l'on

refuse ordinairement des aliments qui, en comprimant la vésicule, déterminent la sortie de la bile qu'elle renferme. Néanmoins, il paraît qu'une partie de cette dernière humeur avait été poussée dans l'estomac par les efforts du vomissement, ce qui donna lieu à la couleur érugineuse des matières rejetées. Les mêmes convulsions qui, en comprimant le cerveau, laissaient après elles l'assoupissement, l'interrompaient aussi, en revenant de temps en temps, par l'irritation qu'elles causaient. — Mais la sérosité qu'on trouva à la partie antérieure de la base du cerveau était-elle l'effet ou la cause des convulsions ? On peut admettre l'une et l'autre supposition. Car, soit que la cause des convulsions, cachée dans la structure des nerfs et des méninges, eût donné lieu à l'épanchement de la sérosité, en comprimant les vaisseaux et en retardant le cours du sang ; soit que l'épanchement existant primitivement eût produit d'abord de légères convulsions et des douleurs, en irritant les méninges vers le bas de la région frontale, et aux environs des nerfs optiques : ces deux explications faciles à saisir sont également admissibles. En effet, de ce que la sérosité était limpide, il ne s'ensuit pas nécessairement qu'elle ne fût pas nuisible ; puisqu'il est certain que les sels les plus corrosifs ne troublent en aucune manière la limpidité de l'eau dans laquelle ils ont été dissous. D'ailleurs la sérosité n'était pas entièrement limpide ; elle était en partie sanieuse. Je chercherai dans d'autres histoires (1) analogues à celle-ci la source de cette sanie, soit qu'elle fût purulente en effet, soit qu'elle ne le fût qu'en apparence. Voici l'autre observation de Valsalva.

4. Un homme d'environ quarante ans était sujet, depuis plusieurs années, à une douleur de l'hypochondre droit qui revenait périodiquement, et à des vomissements qui accompagnaient souvent cette douleur, et qui dégénéraient quelquefois en passion iliaque avec délire. Il était également sujet à de fréquentes céphalalgies, qui devenaient souvent atroces, et étaient accompagnées d'un afflux fort incommode de matière séreuse à la surface des yeux. Enfin, peu de temps après un grand excès de vin, la douleur

____

(1) Infra, num. 13, et Epist. 5, n. 5 et 13.

habituelle de l'hypochondre et les vomissements étant revenus, et l'un et l'autre symptôme ayant été apaisés par une onction qu'un empirique lui fit faire sur le ventre, il éprouve aussitôt une grande chaleur à l'intérieur et à l'extérieur de la tête ; la même onction est pratiquée sur celle-ci, et il est pris d'une douleur très-violente : il s'y joint du délire et des mouvements convulsifs. Ces derniers symptômes s'apaisant, ou du moins cessant d'être sensibles, il meurt apoplectique avec la difficulté de respirer, de l'écume à la bouche, et un pouls fréquent, fort et plein.

Examen du cadavre. La face du cadavre était pâle ; les membres étaient contractés, soit par l'impression de l'air qui était très-froid, soit par les convulsions antérieures. Le péricrâne, vers le sinciput, était épaissi par les humeurs qui s'y étaient concentrées, en forme de *gélatine*. Il y avait de la sérosité entre la pie-mère et le cerveau, et dans les ventricules de ce viscère.—Le ventre ne présenta rien de remarquable ; cependant il y avait un peu de sérosité stagnante dans sa cavité, et le foie était dur.

5. Ce qui se trouve à la fin de cette histoire répond à ce qui a été dit au commencement. La dureté du foie indique que la cause de la douleur qui revenait périodiquement dans l'hypochondre droit était évidemment dans ce viscère, qui sécrétait une bile de mauvaise qualité. Toutes les fois que la surabondance de cette humeur, qui se trouvait dans la vésicule, se répandait abondamment dans le duodénum, elle excitait, dans cet intestin et dans le voisinage, des douleurs qui, troublant plus ou moins la contraction des membranes intestinales, donnaient lieu souvent au vomissement, et quelquefois à la passion iliaque. Mais lorsque enfin la douleur eut été apaisée, et le vomissement arrêté, d'autant plus mal à propos qu'il servait utilement à rejeter au dehors les causes du mal augmentées par le dernier excès de vin, une partie de ces causes se porta facilement à la tête, qui était affaiblie par les douleurs dont elle avait été le siége. Ce principe morbifique aurait peut-être pu se dissiper en partie par le moyen de la chaleur ; mais, retenu par cette onction imprudente, il se fixa d'un côté, sous forme de gélatine, sur le péricrâne qu'il distendit violemment ; et de l'autre, pénétrant dans l'intérieur du crâne jusqu'aux lieux qui ont été indi-

qués, et irritant la pie-mère, qui recouvre le cerveau et tapisse les ventricules, il donna lieu à ces douleurs atroces, au délire, aux mouvements convulsifs, enfin à l'apoplexie. Cependant, si vous aimez mieux croire que ce principe fut ici l'effet que la cause, comme dans l'explication précédente, je ne m'y oppose pas.

6. A ces deux observations j'en vais joindre une troisième qui, quoiqu'elle n'appartienne pas à l'espèce humaine (c'est celle d'une brebis), n'en mérite pas moins d'être décrite ici, attendu surtout qu'on lit dans le *Sepulchretum* (1) de Bonet, à l'endroit où il parle des signes de la douleur, des histoires à peu près semblables de brebis et d'autres animaux.—Cette brebis fuyait son troupeau ; plusieurs fois chaque jour, et par intervalles, elle tournait autour d'elle-même ; elle ne voulait pas qu'on lui touchât la tête, et, ne pouvant supporter ce contact, elle faisait tous ses efforts pour s'y soustraire. Valsalva, l'ayant vue par hasard, fut curieux de connaître la cause d'une douleur si vive, l'acheta et la disséqua. Il ne trouva aucune trace de maladie ailleurs qu'au cerveau. D'abord pendant qu'il retirait ce viscère du crâne, il s'écoula quelques gouttes d'eau acidule, de l'endroit où les procès mamillaires (2) s'approchent de l'os ethmoïde ; et quand il le sépara de la glande pituitaire, il s'échappa une plus grande quantité d'eau ordinaire. Ensuite, étant parvenu, en coupant la masse cérébrale, jusqu'aux ventricules latéraux, il y vit un follicule contenant beaucoup d'eau, et formé par une membrane qui paraissait être un prolongement de la pie-mère, avec la différence qu'il contenait dans son épaisseur quelques corps extrêmement petits qui ressemblaient à la substance médullaire du cerveau. Les racines du follicule naissaient du fond du ventricule droit, au-dessous duquel on voyait, partout où elles s'étendaient, une altération fort étendue de la substance environnante du cerveau, soit médullaire, soit corticale. Enfin, tout le cer-

---

(1) Lib. 1, sect. 11, obs. 8 et seq.

(2) Les procès mamillaires, dont la plupart des anatomistes de nos jours ne font aucune mention, sont de petits renflements que présentent les nerfs olfactifs avant de s'engager dans les trous de la lame criblée de l'ethmoïde. (*Note des trad.*)

veau était extrêmement mou, et les nerfs, qui en naissent, ne l'étaient pas moins. Après l'examen de ces objets, la partie de l'os ethmoïde qui correspond aux procès mamillaires se présenta tellement corrodée par l'écoulement continuel de l'eau qui sortait de l'intérieur du crâne, qu'il y avait un passage libre entre cette cavité et le nez.

7. Vous pourrez lire un exemple qui ne diffère pas beaucoup de celui-ci, dans le *Sepulchretum* (1), ou plutôt dans la 38e et non la 37e observation de P. Borelli (2), car Bonet a omis, en la transcrivant, certaines choses qui n'ont pas été rétablies par l'autre éditeur, malgré les préceptes de Peyer (3). Comme ce n'est pas le seul endroit où j'aie remarqué des fautes de cette espèce, il serait à désirer qu'un homme zélé fît une nouvelle édition de cet ouvrage, en ayant le soin de comparer auparavant les divers objets qu'il renferme avec ceux des livres originaux. — Une jeune fille avait été longtemps tourmentée par une douleur excessive du sommet de la tête. Borelli trouva dans son crâne un abcès contenant environ deux livres d'eau très-limpide, et adhérent aux tubercules quadrijumeaux et à l'infundibulum. D'un lieu qui était si profond et si caché qu'on ne trouva l'abcès qu'avec peine, la douleur s'étendait jusqu'au sommet de la tête, où elle se faisait particulièrement sentir. —Ceci confirme, jusqu'à un certain point, ce que j'ai avancé ailleurs (4), d'après Malpighi, et jette du doute sur ce que dit Arch. Piccolhomini (5), que le siège des douleurs que l'on éprouve *dans la partie basse et profonde du cerveau*, est la pie-mère qui tapisse ses ventricules latéraux. Cela peut être vrai quelquefois, mais il faut faire attention à ce que je viens de citer, et réfléchir que les autres ventricules qui sont plus profondément situés que les deux latéraux sont tapissés par la même méninge, ainsi que la base du cerveau; et que, au-dessous de cette membrane, pour ne pas citer d'autres parties, se trouve la tente du cervelet, qui se porte à droite et à gauche jusqu'aux côtés de la selle turcique, et est tellement tendue, que par cela mê-

me elle peut être sujette à de très-vives douleurs, soit par la nature irritante d'un liquide épanché, soit par son poids, soit par la distension excessive à laquelle il donnerait lieu par sa quantité. Des observations prouvent aussi avec quelle force les autres parties des méninges sont comprimées dans ce dernier cas; elles devraient être ajoutées à la première section du *Sepulchretum*. Je citerai, entre autres, celles qui ont été recueillies par Behrens (1) et Preus (2). — A peine ces deux anatomistes arrivèrent-ils avec le scalpel aux ventricules du cerveau, que le liquide que ces cavités renfermaient jaillit avec une certaine impétuosité, tant il était abondant, et tant les parois de ces ventricules et la pie-mère qui les tapisse le poussaient avec force! Aussi n'est-il pas étonnant que la violence des douleurs de tête arrachât à l'un des sujets des cris horribles, comme à un homme en délire, et que l'autre, transportée de fureur, se soit précipitée dans un puits.

Preus fit voir, par cette observation et par deux autres (3), que le côté de la tête qui était seul ou le plus douloureux, était aussi celui dont le ventricule était seul ou le plus distendu par la sérosité, qui quelquefois était très-limpide, sans pour cela être moins nuisible que celle qui était jaunâtre. En effet, le liquide le plus limpide peut cacher des parties irritantes, comme je l'ai déjà dit (4), et comme le prouve une observation de Cohausen (5), dans laquelle le côté droit du cerveau (car c'est vers ce côté que des douleurs très-vives s'étaient principalement portées) semblait, pour ainsi dire, nager dans une grande quantité de sérosité *âcre, salée et très-limpide*. — Cette sérosité, dans d'autres cas, par exemple dans celui que rapporte J. Franc (6), qu'elle fût limpide ou non, paraît n'avoir contenu aucun corps irritant, et n'avoir été nuisible que par la pression qu'elle exerça; car, bien qu'à l'ouverture du crâne on trouvât tout rempli d'eau, la douleur de tête avait néanmoins été *obtuse*. Mais, pour en revenir à la brebis, il

---

(1) Lib. 2, sect. 1, obs. 46.
(2) Hist. medico-phys., cent. 1.
(3) Meth. hist. anat. med., c. 1 et seq.
(4) Epist. anat. 13, num. 7.
(5) L. 5, anat. prælect. 3.

(1) Act. Nat. cur., t. 2, obs. 31.
(2) Eph. N. C., cent. 3, obs. 14, n. 3.
(3) Eph. N. C., cent. 3, obs. 14, n. 1 et 2.
(4) N. 3.
(5) Act. cit., t. 7, obs. 74.
(6) Eph. N. C. Dec. 3, A. 3, obs. 72.

est vraisemblable que la méninge qui tapissait le fond du ventricule droit, ayant été séparée peu à peu de la substance cérébrale par l'épanchement séreux qui s'était formé d'une manière insensible, et emportant quelques parcelles de cette substance éparse qui lui étaient restées adhérentes, s'était transformée en un follicule. Quant à l'acidité d'une partie de la sérosité, qu'on reconnut par le goût, elle se trouve confirmée par ce qui a été dit plus haut, que l'eau répandue dans l'intérieur du crâne peut quelquefois, même en irritant, donner lieu à des maladies de la tête. Pour ce qui regarde la dégénération putride d'une partie du cerveau et la grande mollesse de toute sa substance, qui n'empêchait pas l'animal de vivre et d'exercer des mouvements, j'aurai occasion, je pense, d'en parler ailleurs (1). Enfin l'érosion de l'os ethmoïde ne doit pas être passée sous silence sans quelque réflexion.

8. Si l'on avait trouvé par hasard quelques animalcules dans le cerveau de cette brebis, comme on trouva une communication du crâne dans le nez, et par conséquent de celui-ci dans le crâne; certes j'en aurais été beaucoup moins étonné que lorsque je lis tant d'histoires recueillies dans le *Sepulchretum* (2), faisant mention de lombrics et d'autres vers, de punaises, et, s'il est permis de le dire, de scorpions, trouvés dans l'intérieur de crânes humains sans aucune lésion de leurs parois, et leur attribuant des douleurs de tête. Mais les unes manquent de témoignage; d'autres n'ont pas été examinées avec tout le soin nécessaire; quelques-unes, si on les compare avec les livres d'où elles ont été extraites, font voir qu'elles ont un but tout différent, comme celle qui y est rapportée d'après Fernel (3).—En effet, si vous lisez l'observation dans cet auteur, vous serez surpris qu'en transcrivant un passage, surtout si court, on ait omis quelques objets qui ne devaient pas l'être; et si vous examinez, en médecin habile, le sens de ce qui précède immédiatement, vous reconnaîtrez facilement que les deux vers dont il y est question furent trouvés hors du crâne, dans les cavités des fosses nasales. Il faut croire que parmi les vers rejetés par le nez, d'après

les scholies de ces observations du *Sepulchretum*, les uns y avaient vécu, et que les autres s'y étaient glissés de l'estomac pendant le sommeil. Il est certain que des vers se développent assez souvent dans les cavités qu'on appelle sinus frontaux, particulièrement chez les brebis, qui s'agitent lorsqu'elles en sont tourmentées; de sorte que quelqu'un qui aurait vu celle dont il a été question, tourner ainsi autour d'elle-même, aurait pu croire, avant la dissection, qu'elle était attaquée de cette maladie.

Il arrive même quelquefois, dans l'espèce humaine, que des vers nichés dans ces sinus, occasionnent des douleurs de tête, comme l'ont rapporté autrefois les Arabes, d'après l'opinion des médecins indiens, et spécialement Avicenne (1), qui en a décrit aussi les symptômes et le traitement. Ces objets sont à peu près notés dans ces scholies du *Sepulchretum*, qui de plus citent Æginète (liv. 4, chap. 57), passage dans lequel cet auteur « accorde que des vers excitent des douleurs, mais non qu'ils prennent naissance dans le cerveau. » On y voit malgré cela des observations incroyables, qui y sont même confirmées (2) par la raison que, puisque des vers peuvent naître de matières putrides dans ces sinus, il n'est pas douteux qu'il n'en puisse naître d'un abcès dans l'intérieur du crâne. C'est une erreur qu'on doit facilement pardonner dans un temps où Vallisnieri (3) n'avait pas encore fait connaître par sa rare sagacité à observer, ni Réaumur confirmé, dans son incomparable histoire des insectes (4), que les vers du nez des brebis sont produits par des mouches.

Puis donc qu'il est certain que les vers, chez les brebis et chez les autres animaux de cette espèce, sont portés du dehors dans les narines, et qu'on n'en trouve pas dans leur cerveau, tandis qu'on en rencontre si souvent dans leurs fosses nasales, comment pourrons-nous croire, au contraire, que dans l'espèce humaine on en ait observé tant de fois dans le cerveau, quand il est si rare qu'ils aient leur siége dans le nez? Pendant la vie, la voie de communication du nez

---

(1) Epist. 9, n. 15, 16, 19.
(2) Sect. hac. 1, obs. 116 et seq.
(3) Path., l. 5, c. 7.

(1) Can., l. 3, f. 1, tr. 2, c. 3, 7, 31.
(2) Ad obs. 117.
(3) Vid. præsertim oper. in-fol., t. 2, p. 4, Epist. ad Gimmam.
(4) Tom. 4, mém. 12.

dans le cerveau n'est point ouverte comme celle qui existe du nez dans les sinus frontaux ; elle est même si bien fermée par des filets nerveux, des vaisseaux et des membranes, que la fumée même de tabac qu'on aspire, ni, à plus forte raison, sa poudre, quelque fine qu'elle soit, ni, bien moins encore, les petits insectes de cette espèce, même aussitôt après leur naissance, ne pourraient y passer. Cependant il fut un temps où l'on assurait, d'après des dissections, que la poudre, et, ce qui est bien plus fort, la fumée de tabac, avaient pénétré dans le crâne. Vous pourrez lire ces histoires, qui sont également décrites dans le *Sepulchretum* (1). Mais vous y verrez que l'une d'entre elles est rejetée comme fausse ; que d'autres sont expliquées de différentes manières, et que toutes sont réfutées par plusieurs qui suivent immédiatement et qui prouvent le contraire. On pourrait, si c'était nécessaire, en ajouter d'autres à ces dernières, entre autres celle qui se trouve dans la dixième centurie de l'Académie des Curieux de la Nature de Vienne (2).

9. Mais, me direz-vous, faudra-t-il croire qu'on n'ait jamais trouvé dans la cavité du crâne aucun animalcule, ni aucune trace de poudre ou de fumée de tabac ? Pour moi, je pense que ceux qui écrivent qu'ils ont vu effectivement de telles choses s'en sont laissé imposer le plus souvent par la supercherie de quelqu'un, ou par le hasard, ou par le défaut de soin. En effet, vous connaissez les mains trompeuses de ces charlatans ; quelqu'un, même averti d'avance, ne s'aperçoit qu'avec la plus grande peine du moment où ils font passer un objet à un endroit où ils ne semblent point avoir intention de l'envoyer ; que serait-ce, s'il n'était point prévenu, où s'il était attentif à toute autre chose ? Le hasard lui-même trompe également : par exemple, il peut arriver que les éponges dont on a coutume de se servir, après l'ouverture du crâne, pour essuyer le sang ou pour enlever une humeur quelconque, y laissent de petits insectes qui leur sont adhérents. Mais le plus souvent, c'est par défaut de soin qu'on se trompe, et qu'on prend une légère concrétion polypeuse blanche et ronde pour un lombric.

En effet, il est très-rare et très-difficile qu'un vrai lombric vivant parvienne, en rampant, par la voie dont je parlerai ailleurs, jusque dans le sinus de la faux, où il est dit que Duverney (1) en observa un, si toutefois il le vit lui-même. Tantôt ce sont de très-petites concrétions d'une certaine humeur, éparses çà et là, telles que celles que j'ai vues plus d'une fois (2) dans l'urètre de l'homme, auprès des orifices de la glande prostate, ou dans la prostate (3) même, qu'on prend sans s'en douter pour de petits grains un peu humides de tabac, auxquels d'ailleurs ils ressemblent parfaitement par la couleur et par la forme ; tantôt la poudre la plus fine de cette plante peut se porter ou du moins être poussée par la force de l'inspiration dans les sinus frontaux, ou même y descendre lorsque la tête est penchée, et de là être entraînée dans le crâne par la scie ou le scalpel que l'anatomiste enfonce à travers cet endroit pour en faire l'ouverture ; dans d'autres cas enfin, quelque petit conduit étroit, flexueux, et par cela même moins remarquable, établit une communication entre un ulcère extérieur et l'intérieur de cette cavité, et y laisse pénétrer des animalcules pendant la vie ou après la mort. — Je passe sous silence d'autres cas à ma connaissance, car il n'est pas nécessaire d'en entasser ici un plus grand nombre, pour vous surtout, qui connaissez l'histoire des insectes, et qui savez très-bien si les punaises, par exemple, et les scorpions, étroitement enfermés, de manière à être privés d'air, si les charançons, si d'autres petits insectes, privés de la nourriture qui leur est propre, peuvent vivre et se développer. Certes, depuis que l'on s'est occupé de cette histoire avec plus de soin, et que l'on a porté une attention plus scrupuleuse à l'examen de chaque objet, il n'a paru aucune observation semblable, ou du moins il n'en a paru qu'en très-petit nombre, qui n'ont été confiées qu'à très-peu de personnes. — Il n'est jamais arrivé à Valsalva, qui a examiné un nombre presque infini de têtes, ni à moi qui n'en ai peut-être pas disséqué beaucoup moins que lui, de rencontrer ces sortes d'objets que tant de médecins ont écrit avoir vus autre-

---

(1) Sect. cad. 1, obs. 82, et l. 4, S. ult. obs. 1.
(2) Obs. 89.

(1) Hist. de l'Acad. royale des sciences, an. 1700.
(2) Epist. 44, n. 20.
(3) Epist. 24, n. 23.

fois. Aussi, si j'avoue que dans le nombre il y en a quelqu'un qui n'ait pas été trompé ou qui ne se soit pas trompé lui-même, croyez que je fais cet aveu plutôt par respect que par conviction. Ne vous étonnez pas de ce que l'on dise qu'après de très-violentes douleurs de tête, il n'a paru rien autre chose qu'un lombric, ou des animalcules qu'on aura trouvés dans le crâne, ou qu'on aura aperçus pendant qu'ils en sortaient, car il est beaucoup de ces douleurs dont les causes sont hors de cette cavité; ou, si elles y ont leur siége, elles ne tombent pas facilement sous les sens, et même leur échappent quelquefois. Que dirai-je si on ne les cherche pas? comme dans ce cas où un lombric étant sorti du nez d'une moribonde, l'on crut qu'il venait du cerveau, comme s'il n'eût pas pu s'être glissé des intestins dans les fosses nasales. Que dirai-je si on cherche d'autres causes que celles que l'on a déjà trouvées dans le cerveau même, et que l'on accuse en même temps qu'elles de très-petits vermisseaux, qu'on aperçoit le lendemain dans l'eau où l'on a fait macérer une partie de la substance cérébrale?

Elles étaient vives aussi les douleurs que deux vers, de l'espèce des chenilles, causaient, avant qu'ils fussent rejetés par le nez; et cependant, deux hommes très-savants, Littre (1) et Maloet (2), qui les virent, n'eurent aucun soupçon sur le cerveau, et ne doutèrent pas qu'on ne dût rapporter leur siége dans l'un des sinus frontaux, où un petit germe aurait été porté par une forte inspiration. L'opinion de Henckel (3) fut également que deux petits vermisseaux, semblables à des charançons, qui firent cesser des douleurs de tête atroces, en sortant par la même voie, avaient été attirés dans les fosses nasales, en pressant trop fortement contre les narines des fleurs dans lesquelles leur germe se trouvait caché, et en les sentant avec une inspiration profonde, comme on le fait imprudemment. Avant lui, Gahrliep (4), ayant vu des vermisseaux dont la sortie par le nez avait produit le même soulagement, conclut qu'ils étaient nés d'une mouche, de ce qu'ils étaient tout-à-fait semblables à

ceux qui sont engendrés par ces insectes. C'est avec raison que tous ces praticiens ont pensé que ces vers n'avaient pris naissance ni d'une manière putride, ni dans la cavité du crâne; mais que de très-petits œufs, ou, pour ainsi dire, des rudiments d'insectes ayant été apportés du dehors dans le nez, ils s'y étaient développés. — Les deux hommes célèbres que j'ai cités en premier lieu ne sont pas bien d'accord sur la nature des moyens à employer pour expulser les vers du nez, ni sur la manière de les mettre en usage. Il est peut-être d'autant plus difficile de terminer entièrement le différend, que les vers sont tantôt d'une espèce et tantôt d'une autre, comme vous voyez, et qu'il ne paraît pas qu'on puisse les chasser ou les attirer au dehors toujours par le même moyen. Quoi qu'il en soit, vous aimerez à connaître, par les histoires médicales, les remèdes et les méthodes qui ont servi à en expulser le plus grand nombre. A ces observations, vous en joindrez une qui se trouve dans les Actes de l'Académie, déjà citée (1), et une autre qui est consignée dans le *Commercium litterarium* de Nuremberg (2), mais surtout celle qui est dans les préliminaires des Instituts (3) de médecine du grand Boerhaave, où il rapporte avoir guéri une jenne fille, dont tous les sinus de la membrane pituitaire étaient remplis de vers. — Cependant, comme la plupart du temps, c'est dans les sinus frontaux que les vers séjournent, ce qui est annoncé par une douleur très-incommode ayant son siége primitif et principal à la région de l'un ou l'autre sinus, et souvent accompagnée du sentiment d'un petit insecte qui ronge et se remue, Littre conçut l'idée d'en venir enfin à une opération chirurgicale, qui ne serait ni dangereuse ni difficile, sur l'os frontal, dans le cas où tous les autres secours auraient été absolument inutiles. Mais je ne doute pas qu'il n'ait eu en vue la même que celle que César Manget, comme je l'ai appris de Vallisnieri, pratiqua autrefois, et qui consista à trépaner l'os jusqu'au sinus, et à retirer de celui-ci, au grand étonnement des spectateurs, un vers qu'il avait prédit y exister : cette opération eut pour effet de faire cesser heureusement

---

(1) Hist. de l'Académie royale des sciences, an. 1708.
(2) Ibid. An. 1733.
(3) Act. N. C. D. 3, obs. 110.
(4) Eph. N. C. D., 3. A. 8, obs. 141.

(1) Act. C. N., t. 4, obs. 30.
(2) A. 1739, hebd. 21, II, n. 3.
(3) Ad § 792.

une douleur contre laquelle tous les autres moyens avaient échoué. — Si Vallisnieri eût fait connaître les détails de cette guérison, d'après l'écrit inédit de l'auteur, comme j'en ai témoigné l'espoir dans les *Adversaria* (1), je saurais peut-être, entre autre choses qui méritent d'être connues, si l'opérateur fut aussi heureux à refermer le sinus qu'il le fut à détruire la douleur. Celse (2), et après lui des chirurgiens cités par Palfyn (3), ont fait observer combien cela est difficile. Les causes de cette difficulté et les graves inconvénients qui résultent de ce que les sinus restent ouverts ont été notés par le même Palfyn, et aussi par le célèbre médecin Nic. Rosen (4), que j'ai vu en relisant cette lettre ; vous trouverez dans ces deux auteurs de quoi choisir, pour comparer avec l'opinion de Verheyen (5), qui paraît désigner le même apothicaire que Palfyn, et pour ajouter à ce que j'ai avancé (6) sur la remarque de Celse à ce sujet. — Du reste, si vous cherchez d'autres exemples de vers trouvés dans le crâne, comme on le disait, ou rejetés des fosses nasales, vous pourrez en lire qui sont relatifs à ces deux cas, parmi les observations que Daniel Le Clerc (7) a rapportées, souvent avec des réflexions judicieuses ; et vous en trouverez du second cas seulement dans les histoires qui ont été citées ou recueillies par Jean Salzmann (8), qui

(1) VI. Animad. 90.
(2) De medicina, l. 8, c. 4.
(3) Anat. du corps hum., l. 2, tr. 4, ch. 15.
(4) Dissert. de oss. calv., p. 1, n. 28.
(5) Nous avons à Louvain, dit Verheyen, un apothicaire qui a depuis plusieurs années l'un des sinus frontaux ouvert en dehors ; cette ouverture a été faite en lui enlevant une partie assez considérable de l'os frontal avec la membrane qui tapissait auparavant cette cavité, et qui doit la tapisser dans l'état naturel. Il lui est toujours resté un trou remarquable, qu'il couvre continuellement d'un emplâtre très-épais ; et aussitôt qu'il enlève cet emplâtre, il sent sa respiration devenir très-difficile, parce qu'une partie de l'air destiné à entrer dans les poumons s'échappe par ce trou. (Anat. corp. hum., l. 1, tr. 4, c. 16.)
(6) Epist. Cels. 4.
(7) Hist. lat. lumb., c. 13.
(8) Dissert. de verme encusso, § 4, 5, 6, 11 et seq.

n'a point négligé de parler des symptômes et des moyens curatifs.

10. Je vais maintenant vous décrire trois observations qui me sont propres, et dans lesquelles la douleur de tête exista avant les autres incommodités, ou en fut la principale. La suivante est relative au premier cas. — Un mendiant qui avait toujours été insensé, mais qui était tombé depuis peu dans un état de démence telle qu'il jetait le pain qu'il avait demandé, éprouvant habituellement des douleurs de tête, avait été reçu à l'hôpital. Il était certain qu'il avait été sujet auparavant à des céphalalgies, et qu'il avait alors des obstructions dans le ventre. Après sa mort, qui eut lieu par je ne sais quelle fièvre dont il fut pris, son corps fut transporté dans l'amphithéâtre d'anatomie, l'an 1728.

Examen du cadavre. Le cadavre était maigre, et ne présentait rien de remarquable dans le ventre ni dans la poitrine, à l'exception de l'obstruction de la rate. En enlevant la calotte du crâne, après l'avoir coupée circulairement, je remarquai qu'il y avait une très-forte adhérence entre le côté gauche de la région frontale et la dure-mère, dont une petite portion, en cet endroit, d'une forme à peu près elliptique, n'était point membraneuse, mais avait un caractère intermédiaire entre l'os et le ligament. Tandis que le cervelet était mou et flasque, et la moelle allongée peu ferme, le cerveau était dur (disposition ordinaire chez les insensés), quoique les ventricules latéraux continssent de l'eau limpide, mais en petite quantité, et que les plexus choroïdes fussent décolorés et qu'ils offrissent à leur partie postérieure des vésicules, peu nombreuses à la vérité, mais remplies d'eau de la même qualité. Enfin, à la face antérieure de la glande pinéale, était adhérent un corps jaune qui, comprimé entre mes doigts, me fit éprouver la sensation de grains de sable, dont ce corps aurait été entremêlé.

11. Ces différents états ont rapport à différents objets, comme le prouveront par la suite quelques-unes de ces lettres (1). Mais ce qui n'appartient, je pense, qu'à la douleur de tête, c'est ce que la dure-mère présenta. En effet, quelle que fût la cause, soit interne, soit externe (et je n'en trouvai aucun vestige),

(1) Vid. VIII, n. 13.

de l'endurcissement presque osseux de cette portion de la méninge, on est porté à croire que, toutes les fois que le sang, par sa quantité, ou par sa turgescence, ou par l'accélération de son mouvement dans la tête, faisait effort contre les parois des vaisseaux qui se dirigeaient vers cette partie, il devait résister à l'obstacle qui lui était opposé, et distendre les fibres de la dure-mère qui environnent ces vaisseaux. Vous verrez que ce n'est à aucune autre cause qu'on rapporte dans le *Sepulchretum* (1) *les céphalalgies cruelles auxquelles avaient été sujets des individus sur lesquels les deux méninges étaient tellement unies, dans un espace souvent large de deux doigts, que les orifices des vaisseaux étaient entièrement fermés.* — Il est vraisemblable aussi que les obstacles de cette nature, en s'opposant au cours du sang et des autres liquides qui traversent sans interruption les méninges, occasionnent des douleurs périodiques quelquefois, c'est-à-dire, toutes les fois qu'il s'arrête une portion de liquides assez considérable pour pouvoir donner lieu à la distension des méninges, ou qu'ils séjournent assez long-temps, pour que, s'étant corrompus par la stagnation, ils puissent irriter ces membranes, dont les fibres se contractant pour l'une ou l'autre de ces raisons, poussent avec force dans les ramifications latérales et plus étroites cette première portion, qui est remplacée par une autre, laquelle s'arrête et est chassée de la même manière ; et ainsi de suite sans qu'il y ait d'interruption , jusqu'à ce que ces petites ramifications latérales soient devenues enfin assez ouvertes par l'impulsion si souvent réitérée des liquides, pour qu'il ne s'y arrête plus rien.

De telles douleurs annoncent une terminaison funeste (2), ou bien leur guérison est souvent difficile ; ce qui est d'autant plus à craindre qu'elles reviennent plus constamment à la même heure : cela indiquerait-il que les petites ramifications latérales résistent avec plus de force à l'effort qui tend à les dilater? Je me souviens qu'étant encore jeune homme, je donnai des soins, dans mon pays, à un de mes camarades, nom-

mé Laur. Bagattrini, sujet depuis peu de temps à une migraine externe, mais des plus violentes, qui revenait tous les matins à la même heure, c'est-à-dire à la douzième, comme nous comptons, nous autres Italiens. Quoi que je fisse, je n'obtenais rien, ou qu'une légère diminution dans la durée et dans l'intensité des douleurs; car la migraine revenait à cette même heure, et, qui plus est, avec la même violence, s'il se commettait quelque écart dans le régime. Après avoir inutilement employé, pendant plusieurs jours, tous les autres moyens, je n'en pus triompher qu'en provoquant des sueurs avec une légère décoction de bois sudorifiques, qui augmenta modérément le mouvement et l'impulsion des liquides en circulation. J'avais lu que ce moyen avait également réussi à Baillou (1) contre des migraines intolérables, qui revenaient tous les matins à la même heure. — Il y avait certainement dans ce jeune homme quelque chose d'héréditaire ; car sa mère, à l'âge de plus de soixante-dix ans, avait été prise, peu de temps avant lui, d'une céphalalgie si violente, qu'après avoir perdu la vue d'un œil, elle restait tourmentée par de grandes douleurs qui revenaient alors par intervalles ; mais, comme elles ne commençaient pas toujours au même endroit, et qu'elles se faisaient sentir, tantôt au sommet de la tête, tantôt dans l'intérieur du nez (dans ce dernier cas, la malade éprouvait du soulagement en reniflant du lait chaud), et que d'ailleurs elles ne revenaient pas à la même heure, il me fut un peu plus facile de la guérir que son fils. Après cela, elle recouvra aussi peu à peu la faculté de voir. La saignée du bras, entre autres moyens, fut utile , non pas tant par la quantité de sang qui fut tiré à la malade, d'après mon ordonnance, que par celui qu'elle perdit en bien plus grande abondance dans son sommeil, pendant lequel la bande s'était relâchée ; de sorte qu'il arriva, même à une femme de cet âge, à peu près ce que Vallisnieri (2) observa dans la suite sur une sexagénaire. Mais revenons aux dissections.

12. Une jeune femme, fille d'une épileptique et épouse d'un homme pauvre, après s'être beaucoup échauffée dans un voyage, au mois de février, fut prise

---

(1) Sect. hac. 1, obs, 12.
(2) Vid. Eph. N. C. Cent. 3, obs. 14, n. 1 et 3, et dec. 3, A. 7, append. 74, obs. 75.

(1) Epid., lib. 2, const. hyem., ann. 1575.
(2) Eph. N. C. Cent. 5, obs. 7.

d'une grande douleur de tête et d'une fièvre aiguë. Elle était souvent taciturne, sans délire, et mourut dans l'espace de trois ou quatre jours. Comme elle allaitait, et qu'elle était dans ses mois malgré cette circonstance, on avait différé la saignée si long-temps, que son état s'aggravant sans que le pouls et les forces fussent affaiblis, on lui tira du pied une demi-livre de sang, qui forma très-promptement un caillot fort épais ; après quoi, il arriva par hasard qu'elle mourut subitement. Sa tête fut apportée à l'amphithéâtre, pour que j'en fisse la dissection, l'an 1738 ; le reste n'y fut pas transporté, malgré mon désir.

Examen du cadavre. La face interne de la voûte du crâne était d'un brun rougeâtre ; la face externe de la pie-mère, à l'endroit où cette membrane couvre la partie la plus élevée du cerveau, était enduite d'une matière peu abondante, mais répandue partout d'une manière égale, jaunâtre, un peu épaisse, et en tout d'une apparence telle que, quoiqu'elle n'eût pas d'odeur, elle nous parut être du pus, aux médecins et chirurgiens présents, et à moi. Du reste, nous ne pûmes trouver nulle part, sur les méninges, ou dans le cerveau qui était pâle, aucune trace de lésion, ni rien qui indiquât la source de cette matière.

13. Si c'était du pus, dirons-nous qu'il avait été puisé dans une autre partie du corps par les vaisseaux sanguins, et transporté en cet endroit, d'après les réflexions qu'on lit dans le *Sepulchretum* (1) sur un exemple de douleur de tête ? Certes je serais bien fâché encore pour ce motif, de n'avoir pas eu à ma disposition le reste du corps pour faire des recherches à ce sujet, si les circonstances n'étaient pas différentes dans les deux cas, et si je n'avais connaissance d'autres observations dans lesquelles, comme dans celle de Valsalva qui a été rapportée plus haut (2), on ne trouva du pus en aucun autre endroit qu'auprès du cerveau, qui d'ailleurs était sain dans sa substance. Est-ce donc des orifices des méninges qui échappent à la vue, et d'où s'exhale habituellement, dans l'état naturel, une humeur en petite quantité et limpide dont elles sont humectées, que fut exprimée par la force de la maladie cette matière puriforme, comme il arrive souvent que les glandes de l'intestin rectum et de la vessie en expriment, dans le ténesme et dans la dysurie ? Car il n'est pas permis de croire, par cette douleur si excessive de la tête, ni par la douleur de la face du crâne qui était contiguë à la dure-mère, que les méninges fussent exemptes de maladie.

14. Cette couleur me rappelle l'histoire d'une autre femme dont je disséquai la tête au commencement de l'année 1717. Affectée d'abord d'une maladie vénérienne, prise ensuite de fièvre avec des douleurs de tête atroces, et de délire, elle était morte de ces derniers symptômes à l'hôpital de Padoue.

Examen du cadavre. Le crâne ouvert présenta aussi une couleur d'un rouge noirâtre en quelques endroits. La partie de la dure-mère, qui est très-près de la région moyenne de la partie supérieure du sinus latéral droit, devenue fort épaisse, était tout-à-fait adhérente à l'autre méninge, et même à la substance cérébrale ; et ces trois corps, en cet endroit, étaient à demi putréfiés, et présentaient une couleur blafarde et cendrée qui était surtout remarquable à la portion corticale du cerveau. La partie du cervelet située au-dessous était tellement unie à l'une et à l'autre méninge ; quoique dans une étendue moins considérable (de deux travers de doigt environ), qu'en retirant ce viscère de la cavité de la dure-mère, la partie correspondante de sa substance resta adhérente à cette méninge. On voyait les vaisseaux rampants à travers la pie-mère, plus gros que dans l'état naturel, et distendus par un sang noir, tel que celui qui se trouva dans les sinus de la dure-mère. En coupant par morceaux la substance médullaire du cerveau, il se présentait çà et là de petits vaisseaux sanguins, en grand nombre et plus apparents qu'à l'ordinaire. Les ventricules latéraux étaient tout-à-fait remplis d'une eau brunâtre, et leurs faces étaient teintes de la même couleur. Enfin la glande pinéale plus ferme, plus grosse et plus blanche qu'elle n'est ordinairement, me parut renfermer dans son intérieur des espèces de petites cellules.—Je ne passerai pas non plus sous silence une circonstance qui mérite d'être ajoutée à une observation rare qui se trouve dans les Mémoires de l'Académie Impériale de Pétersbourg (1) ; c'est que depuis sa nais-

---

(1) Sect. hac. 1, obs. 4.
(2) N. 2.

(1) T. 7, p. 222 et seq.

sance, ou du moins depuis sa première enfance, cette femme avait le crâne disposé de manière que la partie postérieure du côté droit présentait une courbure plus grande que la même partie du côté gauche. Aussi la cavité droite et l'hémisphère du cerveau qu'elle renfermait étaient-ils évidemment plus développés en cet endroit qu'à gauche. La même chose s'est offerte à mon observation sur une autre femme (1), et ce dernier cas me parut d'autant plus remarquable que toute la cavité du crâne était conformée obliquement, de manière que la tempe droite qui était plus concave répondait à la tempe gauche qui avait moins de surface, et réciproquement que le côté droit de l'occiput qui avait moins de surface répondait au côté gauche qui était plus concave. Mais, quoique les ventricules latéraux du cerveau fussent aussi entièrement remplis d'eau trouble chez cette femme, son histoire n'appartient point à ce sujet, et sera décrite ailleurs pour cette raison (2).

15. En effet, il n'est pas certain pour moi que cette femme eût été sujette à des douleurs de tête, de même que j'ignore si celle dont l'histoire vient d'être décrite en entier en éprouvait avant d'être prise de la fièvre ; quoique je sache très-bien d'ailleurs *que la mauvaise conformation de la tête est regardée comme très-propre à produire des douleurs de longue durée.* Ces paroles sont rapportées dans le *Sepulchretum* (3), où le nom de leur auteur, qui est Rolfinck (4), a été omis par négligence. — Mais pour revenir à l'histoire qui a été décrite, si cette femme, et cette autre jeune épouse dont j'ai parlé auparavant (5), eussent été des hommes habitués à fumer presque continuellement du tabac, cette couleur brune, ou noirâtre, observée à la face interne de leur crâne, aurait facilement paru à quelques personnes, surtout autrefois, devoir être rapportée à la fumée de cette plante; car nous avons vu plus haut (6) qu'il s'est trouvé des médecins qui lui attribuaient cet effet.

Pour moi, comme cette couleur était mêlée d'un peu de rougeur, je ne doutai point qu'elle n'eût été produite par la stagnation du sang. En effet, quoique la femme eût la maladie vénérienne, il n'y avait pourtant nulle part, dans le crâne, aucune trace de carie, qu'on aurait été en droit de soupçonner à cause de ces douleurs atroces (bien que la face extérieure de la tête n'en donnât aucun indice, soit par quelque tumeur, soit par sa couleur), d'après d'autres observations, et surtout d'après celle d'une fille publique très-belle, dont je me souviens que l'histoire me fut racontée, l'an 1704, à Bologne, par Novesi, qui la consigna ensuite dans ses écrits (1). — Il suffit pour se rendre parfaitement raison des douleurs aussi bien que de la stagnation du sang, qui, parcourant çà et là des vaisseaux excessivement fins, revient, comme on le verra ailleurs, de la lame interne de la voûte du crâne dans les ramifications vasculaires de la dure-mère, il suffit, dis-je, de l'épaississement de cette membrane et de son adhérence avec l'autre méninge, même d'après l'explication que j'ai proposée un peu plus haut (2).

16. Cependant, pour que vous compreniez d'une manière plus complète combien les adhérences de cette nature peuvent, en opposant un obstacle au sang, produire des douleurs de tête, réfléchissez que, les vaisseaux sanguins étant des veines ou des artères, le sang qui parcourt celles-ci, parvenu à l'endroit où son cours est ralenti, est nuisible nonseulement par la distension, mais encore par la percussion qu'il exerce Je m'explique, autant il y a de pulsations artérielles, autant de fois le sang frappe les méninges, et avec d'autant plus de force que le passage est plus difficile. C'est ainsi que Brunner (3) attribua aux vibrations artérielles de cruelles douleurs de tête sur un homme dont la dure-mère présentait d'un côté et d'autre des verrues de la grosseur d'un pois, et surtout aux environs des ramifications des artères ; mais il n'avait égard qu'à la force de distension, sans tenir compte de celle de la percussion. — Au reste, les douleurs de tête ont pour causes, non-seulement les adhérences dont l'effet est de

---

(1) Vid. ut in aliis quoque, Epist, 62, n. 15.
(2) Epist. 12, n. 2.
(3) Sect. hac 1, sub obs. 46.
(4) Ord. et Meth. cognosc. dolor. cap. 1, 2, s. 2, art. 2, p. 1, c. 24.
(5) N. 12.
(6) N. 8.

(1) Lettres L. 6.
(2) N. 11.
(3) Eph. N. C. Cent. 1, obs. 69.

rétrécir les vaisseaux qui les traversent, mais encore tout ce qui, soit en piquant et en produisant des convulsions, soit en comprimant, peut produire le même résultat. C'est en piquant qu'agissait cette petite pointe osseuse située entre les méninges, dont il est question dans l'observation 3, an. 7, déc. 3, *Eph. Cæsa. Nat. Cur. Acad.* C'est au contraire en comprimant que causait des douleurs une exostose dans l'intérieur du crâne, dont un exemple se trouve décrit dans l'observation 253, de la même déc. de l'an. 10, cas dans lequel le sang avait séjourné si long-temps dans les méninges, que ces membranes avaient presque l'épaisseur d'un travers de doigt, et qu'elles ressemblaient à de la chair boursouflée ; il y en a un autre exemple dans la Cent. 6, obs. 21, et plusieurs dans la scholie ajoutée à celle-ci : mais le plus remarquable, c'est celui de la 99e obs. du vol. 2, des Actes de la même Acad. Je vous cite à dessein des histoires consignées dans les ouvrages moins anciens de cette Académie, parce que je vois qu'un très-grand nombre d'autres, extraites des livres qu'elle avait publiés avant la seconde édition du *Sepulchretum*, ont été rapportées autrefois dans celui-ci, comme elles le méritaient.

17. Les exemples ne manquent pourtant pas dans d'autres ouvrages, pour être ajoutés à ceux du *Sepulchretum* : tels sont deux cas assez remarquables que je rapporterai ici ; ils sont relatifs à la dissection de la femme dont il s'agit. En effet, ils prouvent qu'une trop grande quantité de sang, en distendant les vaisseaux de l'intérieur du crâne, produit des douleurs de tête. L'un appartient à Cowper ; vous le trouverez dans l'Anatomie anglaise du corps humain, ou, si vous ne l'avez pas, dans les Actes des érudits de Leipsick (1) : vous pouvez lire l'autre dans le *Commercium litterarium* (2). Dans la première de ces deux observations il est question d'un homme qui, depuis sa plus tendre enfance, avait été sujet à cette douleur dont nous parlons ; les vaisseaux de la dure-mère avaient pris un si grand développement, qu'ils égalaient l'épaisseur d'une plume :

et ne croyez pas que cet état se fût opéré dans les derniers temps, c'est-à-dire à l'approche de la dernière maladie qui fut une apoplexie ; apprenez combien au contraire il était ancien : les traces que les vaisseaux avaient imprimées à la face interne du crâne étaient si profondes et si larges, qu'elles étaient proportionnées à l'épaisseur même de ces vaisseaux : à cette histoire vous pourrez en joindre une autre de Baier (1) à peu près semblable. Dans la seconde observation, il s'agit d'une femme également tourmentée, dès sa première jeunesse, par de cruelles douleurs de tête, qui étaient d'autant plus violentes, que le sang devenait plus abondant ou plus agité. Il faut savoir que le rein droit, qui n'était pas dans sa situation naturelle, pressait tellement l'aorte et la veine cave, vers les dernières vertèbres des lombes, qu'à l'endroit où celle-ci reçoit le sang de l'iliaque gauche, il s'était formé une varice dont le diamètre était presque double de celui de la veine, preuve bien évidente que le sang avait dû se porter vers les parties supérieures, et particulièrement vers la tête, avec d'autant plus d'abondance, qu'il éprouvait plus de difficulté à descendre. Vous comprenez bien que ces deux exemples ont pour but de faire voir que les douleurs très-vives dont notre femme était tourmentée peuvent aussi être attribuées à une quantité de sang assez considérable, pour que les vaisseaux de la pie-mère et ceux du cerveau qui sont plus petits me parussent distendus et plus gros qu'à l'ordinaire.

18. Les autres objets que j'ai décrits dans cette histoire, ou ont déjà (2) été expliqués, comme ce qui a rapport aux épanchements d'eau dans les ventricules, ou le seront ailleurs, parce que la douleur de tête, comme je l'ai dit au commencement, est presque toujours compliquée avec d'autres affections. Voilà ce que j'avais à vous écrire pour le moment sur cette incommodité, me proposant de traiter de la même manière d'autres sujets, si ce premier essai ne vous est pas désagréable. Adieu.

(1) Act. N. C., t. 3, obs. 121.
(2) N. 3.

---

(1) Ann. 1699, M. feb. ad tab. 91.
(2) Ann. 1744, hebd. 43, I.

IIe LETTRE ANATOMICO-MÉDICALE.

DE L'APOPLEXIE EN GÉNÉRAL, ET DE L'APOPLEXIE SANGUINE EN PARTICULIER.

1. Vous m'écrivez que la lettre que je vous ai dernièrement adressée sur la douleur de tête vous a fait plaisir; mais que celle que vous attendez sur l'apoplexie, et ensuite sur le reste des maladies vous seront d'autant plus agréables, que chacune d'elles est plus grave et plus dangereuse. Vous me demandez en même temps s'il est vrai que l'apoplexie soit plus fréquente dans ce siècle, attendu que vous voyez deux savants médecins être d'une opinion contraire à ce sujet, et, ce qui paraîtra étonnant, en appeler l'un et l'autre à l'autorité du même auteur, de Corn. Celse.

2. Pour commencer par cette dernière difficulté, on ne peut nier qu'on ne lise ceci dans Celse (1) : *Nous voyons rarement aussi des hommes frappés, dont le corps et l'esprit sont dans un état de stupeur. C'est l'effet quelquefois de la foudre, et quelquefois d'une maladie que les Grecs appellent* ἀποπληξία, *apoplexie.* Mais on ne peut pas nier non plus qu'après avoir proposé en très-peu de mots le traitement de ces individus *frappés*, il n'ajoute (2) : *Mais la paralysie est une maladie fréquente en tous lieux; tantôt elle attaque tout le corps, tantôt quelques parties. Les anciens auteurs l'appelèrent apoplexie dans le premier cas, et paralysie dans le second; maintenant je vois qu'on appelle cette affection toujours paralysie.* Pour que vous ne croyiez cependant pas que cette apoplexie, qu'il dit avoir été fréquente en tous lieux et qu'on avait coutume d'appeler alors paralysie, fût plutôt une paralysie de tout le corps qu'une véritable apoplexie, réfléchissez que non-seulement tout le corps était paralysé, de sorte qu'on pouvait l'appeler *paraplexie* (3), mais encore que les fonctions intellectuelles étaient suspendues. Car, dans le traitement de cette affection, Celse (4) prononce bientôt que si, *après*

la saignée, le mouvement et les facultés intellectuelles ne reviennent pas, il ne reste plus d'espoir. Ne puis-je pas ajouter que la paraplexie (1) *succédant souvent à l'apoplexie*, si la première était fréquente, il faut nécessairement que la seconde ne fût pas rare? — Qu'était-ce donc, me direz-vous, que cette apoplexie dont Celse parle en premier lieu, dans laquelle le corps et l'esprit étaient dans un état de stupeur, et qui se voyait rarement? Si Mercuriali (2), et d'autres médecins très - savants, avant et après lui, n'eussent pas cru que c'est la véritable apoplexie, que Celse désigne dans ce passage (quoiqu'il donne le nom de *attonitus, frappé,* à l'homme et non à la maladie, comme l'a remarqué Rubeus (3)), j'aurais peut-être depuis longtemps osé douter si ce mot ἀποπληξία est entier ou corrompu. Car, en composant mes dernières lettres sur Celse, j'ai soupçonné de temps en temps qu'il avait indiqué dans ce passage quelque autre maladie, comme la catalepsie, ou une autre analogue, que nous voyons rarement, dans laquelle le corps et l'esprit sont dans un état de stupeur, et qui est quelquefois produite par la foudre, ce qui a donné naissance à l'expression propre de *frappé* (4).

J'espérais pouvoir confirmer mon soupçon et puiser quelque moyen de correction dans Cœlius Aurelianus, qui, ayant parlé de la catalepsie (5) plus longuement qu'aucun des anciens parvenus jusqu'à nous, a fait connaître ceux qui distinguèrent les premiers cette maladie de toutes les autres, et qui lui donnèrent ce nom, ainsi que la méthode de traitement adoptée par chacun d'eux. Mais, empêché par la brièveté du temps et retardé par une contradiction qui est peut-être la faute des copistes (on y lit d'abord qu'Asclépiade *l'appela catalep-*

---

(1) De Medicina, l. 3, c. 26.
(2) Initio seq., c. 27.
(3) Vid. Galen., apud Gorrœum defin. med., τὸ II.
(4) Cit. c. 27.

(1) Apud Gorrœum, loc. cit.
(2) Prælec. patav., l. 1, c. 19.
(3) Annot. in cit. Cels., c. 26.
(4) Servius ad v. 172, l. 3, Æneid.
(5) Acut. morb., l. 2, c. 10, 11, 12, et chronic., l. 2, c. 5.

sie, et bientôt après qu'*il ne lui donna pas de nom nouveau, mais que ce furent ses sectateurs qui la nommèrent ainsi*); j'ai cru qu'il serait trop long de discuter ce point. Je n'ai pas non plus jugé à propos de comparer le traitement de Celse avec celui de Thémison, qui avait vécu peu de temps avant lui. Ce que j'ai omis, je vous conseille de le faire, non pas tant à cause de moi que par respect pour l'opinion d'un homme aussi recommandable que Gérard Van-Swieten, premier médecin de l'empereur. En feuilletant le troisième volume de ses Commentaires (1), qu'il a eu la bonté de m'envoyer, pendant que je revoyais cette lettre, j'ai vu avec plaisir que nous avons eu l'un et l'autre la même idée sur le sujet qui nous occupe. Si vous n'adoptez pas notre opinion, vous imaginerez un moyen pour nous faire comprendre comment une seule et même maladie se voit rarement et est fréquente en tous lieux.

3. Mais Hippocrate et les autres observateurs ont confirmé que l'apoplexie était fréquente, et avant et après Celse : le premier, parce que si elle eût été rare, il ne l'aurait pas mise au nombre des maladies qui se déclarent ordinairement en grande partie *dans les temps de pluies* (2), *ou pendant l'hiver* (3); les autres, parce que, en citant les sentences de ce dernier, non-seulement ils ne les ont pas révoquées en doute, mais encore les ont confirmées par leurs propres observations. C'est ainsi que Houillier (4) a rapporté qu'il avait vu un grand nombre d'apoplectiques *pendant une constitution atmosphérique froide, et dans laquelle régnait le vent du midi*. C'est ainsi, pour ne pas être trop long, que Forestus (5) dit dans ses observations : *La constitution atmosphérique était alors pluvieuse, et le vent du midi régnait ; aussi depuis le commencement de décembre jusqu'au 18 de ce mois, il périt beaucoup de monde d'apoplexie et de convulsions*. Il dit même en général, que *l'apoplexie, loin d'être rare, est très-fréquente en Hollande, son pays, où le climat est froid et humide ; qu'elle est également commune dans les lieux qui sont froids, soit par leur position géographique, comme Florence, Lucques, Bologne où il avait habité pour faire ses études, soit par la nature du pays, comme l'Allemagne et l'Angleterre*. Or ces deux médecins ont fait ces remarques environ cent cinquante ans avant le commencement de ce siècle; ou si Forestus les a faites un peu plus tard, Zacchini (1), à qui il a emprunté la plus grande partie de ces passages en cachant le nom de l'auteur, ne les a certainement pas faites après cette époque.

4. Ne croyez cependant pas que je dise ceci pour nier ce que je me rappelle très-bien, qu'au commencement de ce siècle, les morts subites étaient devenues si fréquentes, que le peuple, frappé de la nouveauté de cette calamité, en était effrayé. Mais voici ce que je dis : ce qui arriva de nos jours était aussi arrivé dans d'autres temps, après des intervalles plus ou moins longs, suivant certains états de la température, tels que ceux qui ont été cités pour exemples, et d'autres que j'indiquerai quand il en sera temps (2); et cela est arrivé plus ou moins souvent, suivant que la situation des lieux, le tempérament et le genre de vie s'accordaient plus ou moins avec la température. Il exista un temps où parmi les autres maladies pestilentielles, qui avaient pour cause peut-être l'infection de l'air des lieux voisins, mais bien certainement le changement d'une vie laborieuse en une vie oisive et voluptueuse, *l'apoplexie faisait de très-grands ravages*, comme vous l'apprendrez dans Agathia (3). Cet auteur, en faisant la description (4) d'une autre peste qui se manifesta dans le même siècle (le sixième), parle des autres genres de mort, et dit qu'*il périt un très-grand nombre de personnes, comme si elles eussent été frappées d'une forte apoplexie*. Ajoutez à cela que les morts subites qui eurent lieu au commencement de notre siècle n'eurent pas toutes l'apoplexie pour cause, et que plusieurs furent produites par la syncope, et quelques-unes par la suffocation. Enfin (et la dissection apprit également ceci, ce qui rassura l'esprit du peuple, très-porté à attribuer une si grande fréquence de

---

(1) In Boerh. aphor., § 1007.
(2) Sect. 3, aph. 16.
(3) Ibid., aph. 23.
(4) De morb. int., l. 1, c. 7, in schol.
(5) Obs. medic., l. 10, obs. 70.

(1) Vid. Init. c. 9, Comm. in Ras.
(2) Epist. 3, n. 13, 29.
(3) De bello goth., l. 2.
(4) L. 5.

morts subites à une cause commune et inconnue, répandue d'une manière invisible dans l'atmosphère), enfin, dis-je, voici ce que j'ajoute : ceux qui périrent en grand nombre d'apoplexie le même mois, et même le même jour, neprésentèrent pas tous les mêmes lésions dans le cerveau, qui était affecté d'une manière sur les uns, et d'une autre toute différente sur les autres ; ce qui provenait de causes également différentes, qui, loin d'être toujours récentes, étaient quelquefois fort anciennes, comme l'avaient annoncé des incommodités antérieures.

5. En effet, quoique la cause prochaine de toute apoplexie, qui est la maladie même, paraisse être une, je veux parler de la diminution subite des mouvements intérieurs qui s'opèrent dans le cerveau, lorsque nous agissons, nous sentons, nous pensons, diminution assez considérable quelquefois pour s'approcher de très - près de la cessation de ces mouvements, ou même pour passer incontinent à cette cessation, il est cependant un grand nombre de causes différentes qui peuvent la produire ; et parmi elles les unes tombent sous les sens, et les autres leur échappent entièrement. Je tâcherai d'expliquer les dernières par des conjectures, autant que possible, dans les endroits où les circonstances m'y forceront. Quant aux premières, qui ordinairement s'offrent à nos recherches d'une manière évidente dans l'intérieur du crâne, je ferai en sorte de les décrire avec clarté, après en avoir fait la division.

6. Les causes évidentes consistent le plus souvent dans le sang, ou dans la sérosité, et quelquefois dans d'autres choses. Mais renvoyant à la fin les causes les plus rares, je m'occuperai d'abord de ces deux premières espèces, qui sont les plus fréquentes. Ce sont elles qui, ayant été observées plus fréquemment, ont donné lieu à cette division si connue de l'apoplexie, en apoplexie sanguine et en apoplexie séreuse. Ceux qui l'ont blâmée, l'ont fait en partie, je crois, parce qu'ils avaient alors plus d'égard à la cause continente qu'aux causes efficientes, et qu'à l'avantage qui naît de celles-ci pour le pronostic et pour le traitement ; en partie parce qu'ils prenaient l'épanchement de la sérosité pour l'effet, non pour la cause, point que j'ai discuté et que je discuterai ailleurs (1) ; et en par-

tie aussi parce qu'ils s'étudiaient à rejeter, comme toutes les autres opinions des anciens, celle-ci, qui était si généralement adoptée autrefois, qu'on croyait communément qu'il n'y avait presque d'autre apoplexie que celle qui dépendait d'une sérosité épaisse, embarrassant les ventricules du cerveau. Mais souvent, par dédain pour les doctrines anciennes, on est allé au-delà de la justice,

7. Mais, quoique la plupart des médecins pensassent ainsi, néanmoins les plus savants n'ignoraient pas que les pères de la médecine avaient connu l'apoplexie sanguine. Je ne rapporte pas les passages d'Hippocrate et de Galien; vous les avez dans le *Sepulchretum* (1), ainsi que les paroles de Turritanus (2), qui, dans le quatorzième siècle, approuvait quelqu'un de ces passages. D'autres, surtout des Italiens, dans les quinzième et seizième siècles, marchèrent sur les traces de ce dernier ; on peut citer entre autres, Math. de Gradi (3), Jacq. Berenger (4), Léon. Zacchini(5), et principalement P. Salius Diversus (6), qui était d'un pays voisin du mien, et qui a écrit un chapitre tout entier, intitulé : *De l'Apoplexie sanguine.* Ils avaient des idées différentes à ce sujet, et aucun d'eux, si ce n'est peut-être Salius, qui encore regardait ce cas comme rare, ne crut que l'apoplexie avait lieu de la manière dont nous voyons qu'elle s'opère souvent, et qu'Avicenne (7) avait autrefois indiquée, lorsqu'en parlant de la cause de la seconde et de la plus fréquente espèce d'apoplexie par réplétion, il pensa que c'était *une humeur sanguine ou une humeur pituiteuse, répandue tout-à-coup auprès des ventricules,* et que *l'épanchement* de cette dernière *était le plus fréquent.* — Peu de temps avant l'époque où Salius écrivait, un autre Italien, nommé Léon. Botalli, et un Français, Louis Duret, dont l'ouvrage fut publié plus tard, avaient vu du sang épanché dans les ventricules des apoplectiques, comme les paroles de l'un et de l'autre, qui se trouvent rapportées dans le *Se-*

---

(1) Epist. 1, n. 3, et epist. 4, passim.

Morgagni.

---

(1) L. 1, s. 2, in add. in schol. ad. obs. 1 et 14.
(2) Ibid.
(3) Prax. tr. 11.
(4) Isag. ubi de anat. part. coll.
(5) C. 9, cit.
(6) C. 2, de affect. part.
(7) Canon., l. 3, F. 1, tr. 5, c. 12.

pulchretum (1), le démontrent clairement ; de sorte qu'il est fort étonnant qu'un médecin, homme d'ailleurs d'une grande érudition, Gaspard Hoffmann (2), ait fait cette question : *Quelqu'un a-t-il jamais vu les ventricules remplis de sang dans l'apoplexie?* — D'un autre côté, Prosper Martianus (3) pensa que l'apoplexie est produite si fréquemment par du sang non épanché dans les ventricules ou dans une autre partie de l'intérieur du crâne, ou du moins par une autre cause qu'une *humeur froide*, qu'il ne balança pas à affirmer que *de trois espèces d'apoplexie, une seule, qui de plus est rare, doit être rapportée à des humeurs froides, d'après le conseil d'Hippocrate.* Si à cela vous ajoutez que Varoli (4), répondant à Mercuriali, en appela à la dissection de ceux qui mouraient apoplectiques, et qu'il s'exprima ainsi d'après sa propre expérience : *On ne trouve pas (je vous prie de me croire) dans les ventricules de leur cerveau une plus grande quantité de matière secrétée qu'on n'en trouve ordinairement sur tous les autres;* si, dis-je, vous ajoutez cela à ce qui précède, vous comprendrez clairement que, non-seulement il y a eu, avant les temps modernes, des médecins qui connurent l'apoplexie sanguine, mais encore qu'il s'en trouva quelques-uns qui enseignèrent que l'apoplexie par épanchement de sérosité sécrétée et épanchée dans les ventricules ne survenait que rarement, pour ne pas dire jamais.

8. Cependant il est prouvé d'une manière certaine que cette maladie doit être attribuée tantôt au sang et tantôt à la sérosité, non-seulement par une quantité très-considérable d'observations recueillies dans le *Sepulchretum,* mais encore par un très-grand nombre d'autres, publiées depuis la seconde édition de cet ouvrage. Je rapporterai quelques-unes de ces dernières dans la suite, suivant que l'occasion s'en présentera, et je n'indiquerai ici que celles qu'un médecin a consignées dans une lettre, dans le même temps et dans le même pays (en France) que Duret et Botalli : il était Italien, à ce qu'il paraît, et ce n'était

pas un homme ordinaire. Ses autres écrits mériteraient d'être mis au jour par le savant Targioni (1), qui a copié ceci de lui et nous l'a transmis : « J'ai » vu sur mademoiselle de Mauvoysin, qui » est morte épileptique et apoplectique » à la fois, à la suite d'un accouchement, » et dont j'ai fait l'ouverture, le ventri» cule gauche du cerveau entièrement » rempli d'un sang aqueux, séreux, pu» tride et d'une mauvaise couleur, et les » artères du plexus rétiforme gonflées, » ainsi que les veines, qui étaient comme » insoufflées et noirâtres ; de même aussi » que M. de Boyssy, grand écuyer de » France, avait le ventricule droit tout » entier rempli de sang. C'est donc avec » raison que Lampridius dit, en parlant » de César Sévère, qu'il mourut d'un » coup de sang, qu'on appelle *apoplexie.* » Car, à l'ouverture d'un grand nombre » d'apoplectiques, j'ai vu du sang extra» vasé dans le ventricule. » — Ne trouvez pas mauvais de ce qu'en écrivant pour lui, il lui ait échappé, faute de mémoire, comme il arrive souvent, de prendre Sévère pour Lucius Verus et Lampridius pour Sextus Aurelius Victor, qui dit, en parlant de Verus dans un abrégé (2), qu'*il mourut d'un coup de sang, maladie que les Grecs appellent* ἀποπληξία; d'où vous voyez aussi que l'apoplexie sanguine était connue au quatrième siècle; ou si, par hasard, vous êtes du nombre de ceux qui pensent que cet abrégé est d'un auteur incertain, jetez les yeux sur l'histoire d'Eutrope (3), écrite dans le quatrième siècle et avant cet abrégé; vous y lirez que « Verus mourut, frappé subitement d'un coup de sang, cas de maladie que les Grecs appellent ἀποπληξία. » Certes, l'apoplexie de Verus ne fut pas autre qu'une apoplexie sanguine, d'après ce que Julius Capitolinus (4) avait déjà rapporté, dans le troisième siècle, de sa vie, de sa maladie, de son traitement et de sa mort, en faisant la description du repas et de ses coupes. Il raconte que, « non loin d'Altino, ayant été attaqué subitement dans sa litière d'une maladie qu'on appelle *apoplexie,* on l'en retira, et qu'après lui avoir ôté

---

(1) Sect. cit., obs. 11, n. 2, et obs. 16.
(2) Vid. Schol. ad cit. obs. 11.
(3) Adnot. in Hippoc. de morbis, l. 2, vers. 64.
(4) De nervis opticis, epist. 2.

(1) In fine della descriz. d'un tumore follic.
(2) Hist. Aug. epitom. in M. Antonino.
(3) Hist. rom., l. 8.
(4) In Vero Imperat.

du sang, on le transporta dans cette ville, où il mourut, après avoir vécu trois jours sans parole. » A côté de ce passage de Capitolinus, il ne faut pas omettrs ce qu'Egnatius (1) a noté un peu au-dessıs de l'endroit où le même historien a rapporté cette apoplexie de Verus, pour nous faire comprendre de plus en plus combien cette maladie était fréquente dans le seizième siècle : « L'apoplexie, dit-il, était déjà très-fréquente et très-commune par les excès qu'on faisait dans le vin et dans les plaisirs de l'amour, pendant les années où je faisais ces commentaires. »

Mais j'en reviens à prouver qu'il existe aussi des apoplexies séreuses, d'après les écrits du même observateur, qui a dit avoir vu sur *la plupart* des apoplectiques du sang épanché dans les ventricules du cerveau. Au milieu de ce que j'ai rapporté plus haut, il a intercallé ceci : « Je l'ai vu, sur d'autres sujets morts d'apoplexie, rempli d'une eau très-limpide, lors cependant qu'il aurait dû être entièrement vide de toute chose.» — Au reste, vous allez voir que ce qu'il dit de l'une et de l'autre espèce est très-clairement confirmé par les observations que je rapporterai, d'abord d'après les notes de Valsalva, et ensuite d'après les miennes ; cependant je ne décrirai pas ici, comme vous voyez que cela a été fait pêle-mêle dans le *Sepulchretum*, celles dans lesquelles l'apoplexie fut consécutive aux blessures de la tête et aux coups reçus sur cette partie : je les renvoie à leur endroit propre. Quant à celles qui ont déjà été publiées par chacun de nous deux, je ne ferai que les citer. Malgré cette omission, cette lettre serait très-longue, si je ne me contentais d'y rapporter les dissections qui ont rapport à l'apoplexie sanguine, et encore ne s'y trouveront-elles pas toutes, en renvoyant aux lettres suivantes celles de cette espèce qui me resteront, avec les histoires qui appartiennent à l'apoplexie séreuse.

9. Je commencerai par un très-grand personnage, dont l'histoire, pour cette raison, a été décrite par Valsalva avec plus de soin. Ant. Franc. Sanvitali, cardinal S. R. E., d'une taille moyenne, ou un peu plus que moyenne ; d'une corpulence charnue, d'un teint très-coloré, livré à l'étude et à des occu-

pations graves, sujet à la goutte, avait commencé quelques années auparavant à éprouver par intervalles une irritation à la gorge qui l'excitait inutilement à cracher, ainsi que des mouvements convulsifs à la face et aux mains. Enfin, à l'âge de cinquante-cinq ans, habitant depuis deux mois un pays montagneux, où le vent du midi soufflait très-souvent, et dont le climat lui avait été une autre fois extrêmement nuisible, éprouvant d'ailleurs des inquiétudes et des chagrins, et se trouvant à l'approche du solstice d'hiver de l'année 1714, il fut attaqué d'une affection *vertigineuse*, dont il fut guéri ; néanmoins il montrait beaucoup de tristesse et de penchant pour le sommeil. Le vingtième jour environ, l'affection vertigineuse revint, et emmena avec elle le vomissement. L'une et l'autre de ces incommodités s'apaisèrent bientôt, ainsi qu'une violente douleur de tête qui leur avait succédé. Mais, le lendemain, à la même heure où il avait eu des vertiges, après avoir perdu presque entièrement le sentiment et le mouvement dans la partie gauche du corps, il reste comme enseveli dans un profond sommeil. Cependant la respiration est naturelle ; mais le pouls est fréquent, grand et fort : on irrite inutilement les membres du côté gauche ; toutefois, les mêmes irritants, appliqués à la plante du pied droit, et secondés par les remèdes qu'on a coutume de faire respirer, le réveillent légèrement, de sorte qu'il indique d'une manière exacte certains objets par des signes, et en désigne même quelques-uns en les nommant. Ces irritants réussissent surtout après les saignées, et particulièrement le sixième jour de l'apoplexie, où la veine jugulaire droite ayant été ouverte par l'ordre de Valsalva, environ quatre heures après, les sens internes se réveillèrent, et l'usage de la parole se rétablit pendant plus d'une heure. Le même réveil, mais plus manifeste et plus long, eut lieu, pour ainsi dire à la même heure, la nuit suivante ; mais ce fut le dernier ; car, depuis lors, le malade, allant insensiblement de plus en plus mal, fut pris de mouvements convulsifs, par intervalles, dans le côté droit, principalement au pied et à la main, en outre à tout le visage, surtout aux yeux, et peut-être aussi au cœur lui-même (car le pouls était souvent entièrement suspendu pendant le même temps) ; il mourut enfin, au retour de ces derniers symptômes, vers le commencement du dixième jour,

----

(1) Annot. ad Capitolini M. Antonin. phil.

Examen du cadavre. Dans le ventre et dans la poitrine tout était dans l'état naturel. Mais le cerveau était mou ; il y avait peu de sérosité dans le ventricule gauche, tandis que le ventricule droit contenait deux onces et plus de sang coagulé. Le plexus choroïde de ce côté était déchiré, et il y avait, vers la partie postérieure de la paroi externe du ventricule, une érosion qui ressemblait à un ulcère profond.

10. Plusieurs choses se réunirent dans ce grand personnage pour le disposer à l'apoplexie, l'étude, les occupations graves, le chagrin, la goutte elle-même, qui souvent amène après elle une affection calculeuse, et d'autres fois une affection apoplectique. Lisez, si vous voulez, entre autres, les histoires (1) d'un Prince et d'un Comte, tous les deux goutteux et tous les deux apoplectiques ; et remarquez qu'outre des calculs qu'on trouva dans la vessie de l'un et de l'autre, les ventricules latéraux du cerveau de l'un contenaient de la sérosité, et ceux de l'autre, qui appartient principalement à ce sujet, un épanchement sanguin. L'apoplexie du cardinal fut annoncée par plusieurs des signes communs que Cœlius Aurelianus (2) a rassemblés ; antérieurement par des mouvements convulsifs des mains, de la face, et même de la gorge à mon avis, et en dernier lieu par des vertiges répétés, qui furent suivis de penchant au sommeil, de tristesse et d'une violente douleur de tête : ces derniers symptômes indiquèrent une apoplexie si prochaine que les vertiges peuvent jusqu'à un certain point être regardés comme une légère attaque d'apoplexie, qui fut suivie le lendemain, à la même heure, d'une autre attaque plus forte. Ce qui pouvait faire présumer que l'apoplexie était sanguine, c'étaient la surabondance du sang annoncée par un teint très-coloré, et sa raréfaction causée par le vent du midi, surtout sur un vieillard dont les vaisseaux déjà endurcis par l'âge même, et resserrés par l'approche de l'hiver, étaient très-exposés à la rupture par cette double cause.— L'apoplexie ne fut cependant point forte, ni au commencement, ni dans ses progrès, comme l'indiquèrent l'état de la respiration, la non extinction totale du sentiment et du mouvement, même dans le côté gauche du corps, et l'usage de la parole recouvré deux fois avec celui des sens internes ; mais ensuite la déchirure ayant augmenté dans le cerveau, et l'épanchement sanguin étant devenu plus considérable, l'apoplexie devint mortelle.

L'état fébrile du pouls qui constituait peut-être une véritable fièvre, comme semblaient l'annoncer la rémission des symptômes observée quelquefois à la même heure et ensuite leur exacerbation, ne fut point utile, quoiqu'il se fût manifesté dès le commencement même ; il fut au contraire nuisible, en agitant et en poussant le sang avec plus de vitesse et de force : de sorte que parmi les remarques nombreuses et variées que les interprètes d'Hippocrate et d'autres médecins, soit anciens, soit modernes, nous ont transmises sur la fièvre qui survient dans l'apoplexie, et qui, d'après l'opinion du praticien Werlhof (1), ne la guérit par elle-même que très-rarement, celle-ci paraît surtout applicable ici ; c'est que, quoiqu'elle soit quelquefois utile dans l'apoplexie séreuse, elle est plutôt nuisible dans l'apoplexie sanguine. Au contraire, on retira tout l'avantage possible de la saignée, surtout de celle de la veine jugulaire du côté droit, comme Valsalva, qui était accouru de Bologne, la prescrivit savamment d'après ses propres observations sur les hémiplégiques (2), qui furent également confirmées par la dissection de ce sujet. En effet, la lésion existait dans la partie droite du cerveau, tandis que la partie gauche du corps était paralysée : vous verrez que cette disposition se trouva aussi dans les dissections suivantes. Mais relativement à la saignée de la veine jugulaire, je voudrais que vous fissiez attention aussi à ce que Valsalva fit pour qu'on ne pût pas lui objecter ce qu'on objecte quelquefois à un grand nombre de ceux qui emploient ce moyen sur les apoplectiques. Il ne faut pas, dit-on, en mettant une bande autour du cou, augmenter la difficulté de respirer, qui est nuisible par elle-même dans cette maladie, parce qu'elle oppose un obstacle au sang qui doit revenir du cerveau ; et si on emploie le moyen recommandé par Heister (3), qui consiste à laisser la bande très-lâche en la tirant en

---

(1) Eph. N. C. Cent. 4, obs. 169.
(2) Acut. morb., l. 3, c. 5.

(1) Vid. Comm. lit. A, 1736, hebd. 49, in fin.
(2) Tract. de aure, c. 5, n. 8.
(3) Instit. chirur., p. 2, s. 1, c. 7, n. 1.

bas vers la poitrine, de sorte qu'elle comprime les veines jugulaires sans comprimer la trachée-artère, cette compression même nuit au retour du sang. D'un autre côté, la méthode approuvée de nos jours par quelques médecins, et décrite autrefois par Bérenger (1), n'est point applicable sur un apoplectique; et si elle l'était, elle serait nuisible, d'un côté, par la gêne de la respiration qui s'opposerait à la descente du sang, et de l'autre par la ceinture qui, en serrant le ventre, ferait qu'il se porterait une bien plus grande quantité de ce liquide vers le cerveau. Aussi Valsalva fit-il ouvrir la veine jugulaire de notre apoplectique, dont la respiration était restée naturelle, et dont la quantité de sang se trouvait diminuée par les saignées précédentes; en sorte qu'il y avait alors moins de danger dans la compression de la jugulaire (quoique je sache qu'il ne se servit dans une autre circonstance que de celle que l'on opère avec un doigt), que d'espoir dans son ouverture. Il y avait d'ailleurs moins à craindre qu'on n'eût besoin d'une bande plus serrée pour arrêter ensuite le sang.

Quant à ce que d'autres objectent en outre, qu'à la vérité la saignée de la veine jugulaire dégorge *immédiatement* les vaisseaux du cerveau, mais que l'artère carotide y en apporte par cela même une quantité d'autant plus grande : assurément Valsalva, qui n'ignorait pas que ce n'est pas la veine jugulaire externe qu'on ouvre au cou, mais bien l'interne, qui rapporte immédiatement le sang du cerveau, savait aussi que la carotide interne, qui apporte le sang au cerveau, répond à cette dernière veine et non à la première, et que l'artère carotide externe, qui arrose les parties de la tête situées hors du cerveau, répond à la veine jugulaire externe. Ainsi la saignée de la veine jugulaire externe diminuant la résistance de ces parties, il passe pour cette raison plus de sang par la carotide externe, et celui qui est porté au cerveau par la carotide interne est moins considérable. Je ne crains pas ici que vous disiez qu'il y a des communications entre les veines jugulaires externe et interne. Car vous voyez par là qu'il n'arrive pas que le sang soit tiré immédiatement du cerveau, et bien moins encore qu'il

en soit tiré une quantité aussi considérable que celle qu'on tirerait par l'ouverture de la veine jugulaire interne, si on pouvait la pratiquer, parce que celle-ci est la continuation des sinus dans lesquels le sang veineux du cerveau se rend, et qu'elle est d'un calibre plus considérable que l'externe, et à plus forte raison que les petites branches de cette dernière, dont je reconnais volontiers la communication avec ces sinus; j'admets même, si vous voulez, que la veine occipitale est quelquefois du nombre de ces branches. Vous trouverez (1), comme le dit Heister (2) déjà cité, que j'ai recommandé de tirer du sang de cette dernière veine, à cause de cette communication immédiate, dans plusieurs affections du cerveau, et spécialement dans une maladie soporeuse, opiniâtre et très-difficile; je ne vais pourtant pas jusqu'à comparer cette saignée opérée par le moyen de ventouses, à celle des veines du bras ou de la jugulaire, quand il s'agit d'attaquer vivement une apoplexie sanguine, comme quelques personnes pourraient le croire en lisant Hoffmann (3). Au reste, Hoffmann a bien fait de ne pas négliger de rappeler à ses lecteurs ce genre de secours fort approuvé *dans les maux de tête* par Soranus, comme je m'en suis aperçu depuis (4), et *dans les affections chaudes du cerveau* par le célèbre médecin Ingrassia; il est même nécessaire quelquefois dans l'apoplexie, comme vous l'apprendrez dans l'observation de Zacutus, que j'ai citée autrefois. Il rapporte qu'un jeune apoplectique, dont *le pouls était si faible, qu'il semblait devoir mourir dans quelques heures, étant incapable de supporter des moyens plus actifs, fut rétabli par une ventouse scarifiée deux fois profondément à l'occiput.* Mead (5), célèbre médecin anglais, confirme aussi que ce moyen est très-puissant, *ayant éprouvé plus d'une fois qu'il avait été d'un très-grand secours sur des apoplectiques dans le plus grand danger.*

Mais personne n'a écrit avec plus de détails et de soin sur ce moyen qu'un célèbre professeur d'Allemagne, aussi hon-

---

(1) Isagog. in anat. ubi de anat. aliq. part. colli.

(1) Adv. anat. vi, animad. 83.
(2) Sect. cit., c. 5, n. 2.
(3) Med. ratio, t. 4, p. 2, s. 2, c. 7, Thes. ther., § 3.
(4) Episi. anat. 4, n. 11.
(5) Monit. med., c. 2, s. 1.

nête à mon égard que Méad, Aug.-Fréd. Walther, qui, dans une dissertation publiée *sur les scarifications de l'occiput, utiles dans plusieurs maladies de la tête,* prouve effectivement leur utilité, par les observations des autres, et surtout par les siennes, non-seulement dans l'apoplexie sanguine, mais encore dans d'autres maladies, parmi lesquelles il cite la frénésie, la parafrénésie, les affections convulsives et soporeuses, l'épilepsie elle-même, l'ophthalmie opiniâtre, l'angine, les vertiges, les céphalalgies rebelles quoique sympathiques dès le principe, pourvu que ces maladies dépendent du sang. Pour ce qui regarde l'apoplexie sanguine, outre ces deux auteurs modernes, je voudrais que vous lussiez Arétée (1), ce grand maître de l'antiquité dans l'art de guérir. Voici les préceptes qu'il donne pour le traitement de cette affection : « Lorsque la maladie traîne en longueur et que la tête est malade, il faut appliquer une ventouse à l'occiput, et tirer du sang abondamment : car ce moyen est plus utile que l'ouverture de la veine, et n'affaiblit nullement les forces, etc., etc. » Mais revenons aux observations de Valsalva.

11. Un homme âgé de soixante ans, d'un tempérament sanguin et d'une bonne constitution, tombe par hasard en se promenant, et se frappe violemment la tête contre la terre. Légère stupeur, contusion au front, écoulement abondant et précipité de sang par le nez, et paralysie consécutive du membre supérieur du côté gauche, avec perte totale du sentiment et du mouvement; on le transporte à l'hôpital de Sainte-Marie *de la Vie* de Bologne. Il y présente les symptômes suivants : rougeur foncée de la face, respiration laborieuse, pouls dur et médiocrement accéléré; tout le reste dans l'état naturel, à l'exception de la paralysie dont il a été parlé. Le quatrième jour, aphonie, et mort au commencement du cinquième.

Examen du cadavre. Tout était en bon état dans le ventre et dans la poitrine; et l'os frontal même, en mettant de côté un peu de sang qui était resté stagnant entre lui et les téguments, à la suite de la contusion, ne présentait aucun indice sensible de lésion. Après l'ouverture du crâne, la dure-mère n'offrit autre chose qu'une légère trace de

contusion qui ne s'était pas étendue jusqu'à l'autre méninge ; enfin, on trouva dans le ventricule droit du cerveau environ deux onces de sang coagulé ; il y avait une telle érosion du corps cannelé et d'une partie du plexus choroïde, qu'il ne restait que quelques vestiges du premier.

12. Ne croyez pas qu'ayant oublié mon projet, j'aie rapporté ici une apoplexie qui aurait dû plutôt trouver sa place parmi celles qui résultent de coups reçus sur la tête. Quoique ces dernières aussi, comme vous le verrez (1) en son lieu, confirment merveilleusement ce que je disais plus haut (2) avoir été observé par Valsalva dans les dissections des hémiplégiques; je n'en ai cependant pas besoin pour le moment. Mais j'ai décrit ici cette histoire, parce que nous avons, l'auteur et moi, une opinion différente sur cette apoplexie. Car je n'attribue pas l'attaque à une chute fortuite, mais plutôt la chute à l'attaque, m'appuyant sur un argument dont ne put point se servir Laubius (3), pour détruire un semblable doute dans un cas à peu près analogue. Cet argument pour moi, dans l'observation proposée, c'est la nature de la lésion cachée dans le cerveau, et semblable à celle que vous avez lue dans l'histoire précédente. Dans ces deux cas, il survint enfin une apoplexie mortelle, comme il a été expliqué plus haut (4); mais, plus légère d'abord, celle qui enleva entièrement à ce dernier homme la faculté du mouvement et du sentiment dans son membre supérieur, paraît lui avoir enlevé un moment, en commençant, au moins la faculté du mouvement dans le membre inférieur, et avoir provoqué sa chute subitement. Au reste, quelque opinion que vous embrassiez, vous verrez toujours cette doctrine que Valsalva soutenait, confirmée par cette observation, mais plus encore par celle que je vais rapporter immédiatement d'après le même auteur.

13. Une femme de soixante-dix ans avait la mémoire extrêmement affaiblie depuis plusieurs mois; elle ne voyait pas toujours les objets placés dans une certaine position, et à peine soulevait-

---

(1) De morb. acut. cur., l. 1, c. 4.

(1) Epist. 51.
(2) N. 10.
(3) Eph. N. C. Cent. 9, obs. 63.
(4) N. 10.

elle ses pieds en marchant. Il y avait un an qu'elle avait été attaquée subitement de je ne sais quelle affection de la tête, dont elle était promptement guérie, lorsque, en mangeant, elle tombe tout-à-coup paralysée de toute la partie gauche du corps et du bras droit. La respiration est tout-à-fait naturelle ; la couleur de la face, naturellement pâle, n'est presque point altérée. Il ne se manifeste aucune convulsion, mais la tête tombe comme si la femme était morte : elle ne donne aucun signe d'intelligence, ni de sentiment, si ce n'est qu'elle se contracte un peu pendant qu'on lui ouvre la veine jugulaire droite. Elle vécut l'espace de neuf heures.

Examen du cadavre. Les ventricules du cerveau étaient remplis de sang liquide. Il y avait une érosion considérable dans celui du côté droit, aux environs du bord externe, soit du corps cannelé, soit de la couche du nerf optique : il y en avait une autre dans celui du côté gauche ; mais elle n'intéressait que le bord de cette dernière, et encore ne l'intéressait-elle que légèrement. A peine put-on observer le plexus choroïde. Toutes les autres parties étaient saines.

14. Vous voyez comme, dans cet exemple, la partie du cerveau la moins lésée répondait au côté du corps qui était le plus paralysé, et réciproquement ; vous voyez aussi quelle lésion des couches des nerfs optiques répondait au vice de la vision. On peut encore tirer d'autres inductions de cette histoire. — Salius (1) a décrit avec soin plusieurs caractères, afin de pouvoir reconnaître l'apoplexie sanguine, et la distinguer de celle qui est produite par *des humeurs froides* : ces caractères ne sont point du tout à dédaigner, à moins qu'on n'oublie que les symptômes de cette espèce doivent être considérés, non chacun séparément ou en petit nombre, mais plusieurs conjointement. En effet, quelqu'un qui n'aurait égard, pour prononcer que l'apoplexie dépend d'une *humeur froide*, qu'à ces circonstances : *si c'est un vieillard, si c'est une femme, si la face, au lieu d'être rouge, est pâle,* celui-là se serait grossièrement trompé dans le cas de cette femme septuagénaire qui était pâle. — Je dis ceci, parce que je me souviens qu'une religieuse,

ma parente, âgée de quatre-vingts ans, ayant été attaquée d'une légère apoplexie qui menaçait de devenir plus grave, je ne balançai pas, tout jeune que j'étais, à embrasser l'opinion d'un médecin qui pensait qu'on devait lui tirer du sang et mettre en usage les remèdes tempérants, préférablement à celle de quelques autres qui, désapprouvant ces moyens, indiquaient un traitement contraire : eux, considéraient l'âge ; nous, les autres signes qui annonçaient une apoplexie sanguine. Le succès justifia notre opinion ; car nous sauvâmes deux fois la malade par notre méthode, qui aurait pu être défendue avec plus d'avantage contre nos adversaires, si on eût connu alors l'observation de Lancisi (1) sur un vieux marchand, chez lequel les symptômes les plus graves d'une apoplexie menaçante furent mitigés par une hémorrhagie nasale d'environ onze livres, et entièrement dissipés quinze jours après par une autre hémorrhagie de quatre livres.

Si vous n'aviez eu égard qu'à l'âge, dans les deux observations qui ont été décrites avant celle-ci, et dans deux autres qui vont l'être bientôt, vous auriez dit que l'apoplexie n'était pas sanguine. J'ai maintenant sous les yeux vingt-trois exemples de cette espèce d'apoplexie, recueillis en partie par Valsalva et en partie par moi, en y comprenant les deux qui sont rapportés dans les Lettres anatomiques (2) ; et il arrive par hasard que dans tout ce nombre je n'en trouve que trois qui appartiennent à des jeunes gens et quatre à des hommes faits. Quoiqu'il soit vrai qu'on voit plus souvent les apoplexies des vieillards dégénérer en paralysies chroniques, et celles des jeunes gens devenir promptement mortelles, cependant j'ai vu le contraire, et je l'ai vu assez souvent. J'ai observé moi-même, et je sais que d'autres ont souvent remarqué que les apoplexies dépendantes d'un épanchement sanguin dans l'intérieur du crâne sont très-graves et très-promptement mortelles ; mais ce ne sont pas les seules, et elles ne sont pas toutes dans ce cas, du moins pendant toute la durée de la maladie. En effet, la femme dont l'histoire a été décrite en dernier lieu ne vécut pas plus de neuf heures, tandis que le grand person-

---

(1) L. et c. cit. supra, ad n. 7.

(1) De sub. mort., l. 2, c. 5, n. 8.
(2) Epist. 13, n. 19 et 25.

nage dont j'ai parlé d'abord vécut jusqu'au dixième jour, de sorte qu'il paraît que l'épanchement de sang ne s'opéra pas les premiers jours de la maladie, mais plutôt le dernier, comme je l'ai dit plus haut (1) ; et c'est pour cela que j'ai confirmé par l'état des symptômes, et surtout par celui de la respiration, qui était naturelle, que l'apoplexie n'avait pas été forte dès le principe. Car vous savez que c'est suivant que cette fonction s'écarte plus ou moins de l'état naturel, que les médecins se règlent principalement pour établir les degrés de l'apoplexie plus forte ou plus faible, quoiqu'il n'y ait presque rien en médecine qui soit constant et invariable ; et vous voyez que la respiration de notre femme était non-seulement *régulière* et *égale*, comme celle d'une autre qui fut disséquée par Veratti (2), et dont l'histoire est comparable à celle-ci, mais encore entièrement naturelle ; tandis que vous pourrez facilement juger avec quelle lenteur la mort suivit l'épanchement de sang dans les ventricules du cerveau, sur un vieillard dont voici l'histoire.

15. Un vieillard avait été attaqué d'une affection apoplectique long-temps avant sa mort, et depuis lors toute la partie droite de son corps était restée paralysée.

Examen du cadavre. A l'ouverture du crâne, on trouva une érosion à la partie inférieure du ventricule gauche, ainsi qu'au plexus choroïde, autour duquel étaient des concrétions polypeuses de sang ; de sorte que cette apoplexie paraissait avoir commencé par l'érosion de ces deux parties, et par du sang qui, pour cette raison, s'était épanché dans la cavité du ventricule.

16. Si Valsalva paraît présenter des choses étonnantes dans cette histoire, on trouvera bien plus étonnantes encore celles qui sont rapportées dans le *Sepulchretum* (3), d'après Wepfer, autre auteur d'une très-grande autorité. *Du sang se répandit impunément sur un noble Polonais*, non-seulement dans l'intérieur du crâne et des méninges, mais encore *dans la substance du cerveau*, comme il le dit, *sans apoplexie ni aucun en-*

semble de symptômes graves. Mais, dit celui qui a copié ce passage, *nous rapportons avec raison de telles choses*, comme Wepfer lui-même, *parmi les plus rares.* Cependant Brunner (1), homme d'un excellent jugement, ayant guéri une femme d'une apoplexie, près de cinq ans avant sa mort, ne balança pas à rassembler des preuves, soit de ce qu'il avait remarqué pendant la vie, soit de ce qu'il trouva dans le cerveau après la mort, pour démontrer pourquoi il paraissait qu'il y avait eu dès cette époque du sang épanché dans la substance même du cerveau. Or, *trois petites cavernes formées anciennement, qui étaient alors comme calleuses et cicatrisées*, furent trouvées par lui-même dans l'un des hémisphères, *autour du corps cannelé, qui, pour cette raison, parut flasque, d'une couleur obscure et jaunâtre, comme s'il eût été atrophié.* Remarquez aussi avec moi que des lésions qui ne différaient pas beaucoup de celle-là se sont présentées à des observateurs très-recommandables, mes amis, Ant. Leprotti et à Jan. Planci. — Voici ce que Planci m'écrivit de Rimini, au mois de mars de l'année 1721 : « Je disséquai, il y a peu de jours, le cadavre de cet homme qui, au mois de juin dernier, vous consulta à Padoue, sur une hémiplégie du côté gauche, qui avait succédé à une forte attaque d'apoplexie. Il n'est pas mort de cette maladie, mais d'un anévrisme du cœur et des gros vaisseaux environnants, que vous me paraissez avoir reconnu dès lors, d'après les remèdes que vous lui aviez proposés. Au reste, l'hémisphère droit du cerveau, du côté de la tempe, présentait une érosion qui semblait avoir été produite par une espèce d'abcès ; car il y avait en cet endroit une perte de substance d'environ quatre travers de doigt en largeur, et d'un doigt et demi en profondeur. La couche du nerf optique la plus voisine était plus petite de deux tiers que celle du côté gauche ; elle était en outre jaunâtre, et telle que si elle avait formé une cicatrice. »

J'ai moi-même une observation qui m'est propre sur cet objet ; j'ai eu occasion de la faire avant de revoir ces lettres que vous m'avez renvoyées ; vous la recevrez (2) avec quelques autres. J'ai trouvé aussi par hasard une observation

_____

(1) N. 10.
(2) Comm. Bonon., Sc. Acad., t. 2, p. 1, in medicis.
(3) Schol. ad obs. 6, in addi. ad sect. 2, l. 1.

(1) Ibid., in Schol. ad obs. 12, n. 3.
(2) Epist. 3, n. 6.

de J. Guill. Albrecht (1), qui rencontra sous un crâne déprimé trente ans auparavant, mais jamais perforé, et sous les méninges, qui étaient intactes, une cavité dans le cerveau, qui recevait facilement un doigt, et qui résultait de la destruction d'une portion notable de la substance médullaire : comme un tel désordre ne put s'opérer sans le déchirement des vaisseaux sanguins, il ne doute pas que du sang épanché et une matière purulente n'eussent été résorbés et portés dans les veines par les seules forces de la nature. — Mais ces cas sont rares, dites-vous, et contraires à l'opinion presque généralement reçue : car combien y a-t-il de médecins qui n'annonceraient la mort, dans un cas où le sang serait épanché et renfermé dans la substance même du cerveau? Oui, ces cas sont rares, même très-rares, quoiqu'ils ne le soient pas autant que vous le croyiez auparavant. C'est pourquoi il est convenable que je les rappelle, non pas pour faire oublier qu'il faut surtout avoir égard à ce qui arrive le plus communément en médecine, mais pour qu'on ne nie pas que ce qui est arrivé quelquefois peut arriver encore. C'est à peu près dans le même dessein que j'ai cité ailleurs (2) quelques dissections d'apoplectiques, et que j'en ai même rapporté deux avec de longs détails, l'une de Valsalva, l'autre de moi, qui prouvent, comme celle d'un enfant léthargique, qui se trouve décrite dans le *Sepulchretum* (3) d'après Forestus, que quelquefois on trouve la lésion dans le cerveau, du même côté que la paralysie du corps, quoiqu'il soit évident, d'après les observations de Valsalva que j'ai rapportées, que le contraire arrive le plus souvent, pour ne pas dire toujours. Bien que cet auteur n'ait pas écrit tous les cas d'apoplexie sanguine qu'il aurait pu, il nous reste cependant ceux que j'ai déjà décrits et ceux que je vais décrire immédiatement.

17. Un vieillard âgé de soixante-dix ans tombe tout-à-coup par terre; la partie gauche du corps est privée de la faculté du mouvement et du sentiment, et le côté droit est agité de grands mouvements convulsifs. La face devient rouge : à peine un jour s'est-il écoulé qu'il meurt.

Examen du cadavre. A l'ouverture du crâne on trouve du sang coagulé entre le lobe postérieur droit du cerveau et la dure mère, et de la sérosité comme concrétée dans l'intervalle des vaisseaux sanguins de l'autre méninge : celle-ci incisée laisse écouler un peu de sérosité.

18. Si vous demandez pourquoi, sur les cinq apoplectiques dont les histoires ont été décrites, ce dernier, chez lequel la lésion était plutôt auprès du cerveau que dans ce viscère même, est le seul qui ait été agité de grandes convulsions dans le côté correspondant; puisqu'il n'est point dit que le premier en eût éprouvé de violentes, et qu'il n'en est pas question dans les observations des trois autres, et même qu'il est positivement exprimé que la femme n'en éprouva point, quoique les lésions, même celles de la substance du cerveau, fussent beaucoup plus considérables sur tous ces derniers : il n'est point du tout facile de vous en dire la cause; à moins que vous ne croyiez que le sang coagulé et la sérosité n'avaient pas plus comprimé le cerveau qu'irrité les méninges, avec lesquelles ils étaient en contact sur cet apoplectique seulement; et que, de même que les parties droite et gauche des méninges ne s'entrecroisent pas comme les fibres du cerveau, et descendent tout droit avec la moelle de l'épine et les nerfs, chacune de son côté; de même le côté du corps correspondant à la partie des méninges irritée avait été agité de mouvements convulsifs : ou si l'irritation s'était propagée jusqu'au côté opposé, les muscles de cette partie étant paralysés, n'avaient pu être mis en mouvement. Mais si vous adoptez cette explication, voyez d'où vous ferez dépendre l'irritation des méninges sur le premier apoplectique, qui éprouva quelques convulsions, quoiqu'elles ne fussent pas aussi considérables; réfléchissez en même temps à quelques-unes des histoires qui suivent, dans lesquelles, bien qu'il ne manquât point de cause pour irriter les méninges, Valsalva n'a pourtant noté aucun mouvement convulsif; mais je tâcherai une autre fois de faire des recherches sur ceci avec plus de soins.

19. Un homme de cinquante-huit ans, d'une bonne constitution, et très-adonné à l'usage du tabac, tombe subitement en cousant des souliers. Il ne parle point; il ne remue aucune partie. Son visage pâlit, puis jaunit un peu comme celui

____

(1) Obs. anat. circa duo cadavera, § 13.
(2) Epist. anat., 13, n. 19 et 25.
(3) L. 1 s. 3, obs. 34.

d'un ictérique, et bientôt redevient pâle: quelque peu de salive sort de sa bouche. Il meurt dans l'espace d'un quart d'heure.

Examen du cadavre. Tout était sain dans le ventre et dans la poitrine ; cependant la partie inférieure des poumons était adhérente au diaphragme et au dos; ils étaient eux-mêmes rouges : celui du côté droit était si engorgé de sang, qu'il en sortit avec impétuosité une grande quantité par un endroit déchiré. — On trouva dans le crâne beaucoup de sang coagulé dans la pie-mère, au-dessus de la partie antérieure de la surface du cerveau, surtout du côté droit. On vit un peu de sang avec un léger grumeau dans le ventricule droit et dans le ventricule gauche du même sujet ; le plexus choroïde, quoique sain, pouvait paraître avoir contracté une inflammation.

20. Passons actuellement aux observations d'épanchement sanguin autour du tronc de la moelle épinière et dans le cervelet. — Un domestique, âgé d'environ vingt-deux ans, d'un caractère intelligent, d'une forte santé, infatigable au travail, suit la voiture de son maître, en courant très-rapidement, dans le fort de l'hiver et par un temps de neige; tout son corps est couvert d'une sueur abondante : sans changer de chemise, il retourne le soir à ses occupations. Mais le lendemain matin, en sautant de son lit, il perd connaissance, et tombe par trois fois. Après qu'il est relevé, il se plaint d'une douleur profonde de la tête, et surtout de l'occiput : bientôt il est pris de fièvre avec un sentiment de lassitude et de douleur dans tout le corps. Le jour suivant on le purge avec les pilules de Galien. Le troisième jour on lui tire du sang, mais inutilement ; car la maladie s'aggravant approchait d'une affection léthargique. Le cinquième jour, après lui avoir fait des scarifications sur la peau des épaules, on lui tire du sang avec des ventouses. Le huitième jour le malade est pris subitement d'aphonie, et reste couché pendant une heure dans une immobilité semblable à celle des apoplectiques ; après cela la douleur de l'occiput s'exaspère et s'étend même avec la plus grande violence aux épaules et à toute la longueur de la colonne épinière ; le neuvième jour on pratique une saignée à l'autre bras, à la suite de laquelle les symptômes semblent éprouver une rémission, jusqu'à ce que l'attaque d'apoplexie se renouvelant, la mort survienne.

Examen du cadavre. On ne trouva rien dans la poitrine, si ce n'est une concrétion polypeuse d'une moyenne grosseur, renfermée dans le ventricule droit du cœur. Au ventre, l'épiploon était tombé dans le scrotum du côté gauche, de manière à former une épiplocèle ; et toute la substance interne du testicule de ce côté était changée en un corps membraneux. — On arriva donc à la tête qui était le siége de la maladie, et l'on trouva, à l'endroit où la moelle sort du crâne, du sang grumeleux, qui s'était écoulé par une déchirure du tronc de l'artère carotide interne. Les ventricules du cerveau contenaient une grande quantité d'eau un peu salée; mais ceux du côté gauche et du côté droit contenaient en outre une portion de sang coagulé. Enfin, dans l'épaisseur des cuisses de la moelle allongée étaient çà et là un grand nombre de petits corps qui ressemblaient à des grains de millet, avec la différence qu'ils étaient transparents.

21. Ces petits corps me rappellent *les papilles de la grosseur de petites têtes d'épingles*, que Brunner (1) vit sur un apoplectique, à la partie postérieure du ventricule droit, dans lequel du sang séreux s'était accumulé, et qu'*il avait déjà observées quelquefois, quand le cerveau était malade, à la surface des ventricules, qui d'ailleurs était unie et polie ; on les aurait presque prises pour de petits conduits par lesquels passait une humeur dont la source était dans le même cerveau.* C'est à ceci que se rapporte, peut-être par la raison de la ressemblance de la cause externe et antérieure, une observation rapportée par Malpighi (2), et recueillie par Bonfils : *Un cheval, après un violent exercice, dans lequel il s'était échauffé, ayant été exposé pendant l'hiver à l'air et au vent qui soufflait avec force, périt ; toute sa plèvre était hérissée de vésicules très-nombreuses et remplies d'ichor.* — Les autres objets que j'ai décrits dans l'histoire de Valsalva, à l'exception de ce qui appartient à l'épiplocèle dont il sera question ailleurs (3), non-seulement annoncent une maladie très-grave de la tête, mais encore font connaître ses causes internes : je veux parler de

---

(1) Vid. Sepul. in add. ad sect. cit. obs. 12, et in schol. ad obs. 5.
(2) Epist. de struct. gland.
(3) Epist. 43, n. 12.

cette grande quantité d'eau un peu salée qu'on trouva dans les ventricules avec du sang coagulé, et surtout du sang épanché et réduit en caillots, existant dans un endroit tel, qu'il comprimait en même temps l'origine de la moelle de l'épine, le cervelet et par suite le cerveau, et qu'il était en contact avec les méninges, de sorte qu'on se rend raison de l'affection léthargique et apoplectique, et de la douleur profonde qui s'étendait jusqu'à l'occiput, et de là jusqu'à toute l'étendue de l'épine. Il est même étonnant que la mort ne survint pas beaucoup plus tôt, comme sur d'autres sujets chez lesquels un épanchement de sang s'était fait à peu près dans les mêmes endroits, par exemple, sur un matelot dont vous pourrez lire l'histoire dans les Actes de l'Académie des Curieux de la Nature de Vienne (1), et sur un homme dont je vais vous décrire immédiatement l'observation, à moins que, sur le domestique dont il a été parlé, la déchirure de l'artère carotide, étant moins considérable au commencement, ne laissât pas échapper d'abord autant de sang qu'il s'en écoula à la fin.

22. Un homme d'environ soixante ans, quoique sujet à des vertiges qui lui causaient des chutes fréquentes, buvait avec intrépidité du vin généreux. Un jour enfin qu'il paraissait bien portant, si ce n'est que ses joues étaient plus enluminées qu'à l'ordinaire, on le trouva, après son dîner, couché mort par terre, les membres supérieurs fortement contractés; on remarqua qu'il avait évacué des matières fécales.

Examen du cadavre. Pendant qu'on incisait antérieurement la dure-mère, il s'échappa de l'eau limpide qui était entre elle et la pie-mère. Celle-ci, qui se trouvait un peu pâle, offrait dans l'intervalle de ses vaisseaux une concrétion *gélatineuse* de sérosité. Dans les ventricules latéraux, quelques glandes des plexus choroïdes avaient un si grand développement qu'elles égalaient le volume d'une grosse lentille : mais il y avait dans celui du côté droit deux grumeaux de sang. On trouva du sang tellement coagulé dans l'une et l'autre partie du cervelet, mais surtout dans la partie gauche (car il y en avait jusqu'à une once), qu'il ressemblait à un corps solide, comme polypeux; la portion du cervelet

qui entourait cette espèce de corps était putréfiée.

23. Ce qui avait précédé et ce qu'on trouva dans la tête du cadavre prouvent que la mort subite fut produite par une apoplexie sanguine. Cependant cette grande contraction des membres supérieurs semble indiquer que des convulsions s'y joignirent aussi en partie. Quant à ce que l'apoplexie survint lorsque le sujet paraissait bien portant, cela vient de ce que ceux qui sont menacés de cette maladie ou de toute autre résultant de la rupture des veines ou des artères, *sont suspects*, et, pour me servir des expressions de Celse : *ils doivent leur bienêtre* (1). En effet, moins le cœur et les artères se contractent avec force, moins aussi il y a de danger pour cette rupture; au contraire, plus ils poussent le sang avec force, comme chez ceux qui jouissent d'une bonne santé, plus les parties affaiblies des vaisseaux sont en danger. J'ai vu assez souvent ce raisonnement confirmé par l'observation, mais jamais d'une manière plus évidente que sur un orateur sacré dont je rapporterai la mort subite, causée par une apoplexie sanguine, dans la lettre suivante (2).

24. Au reste, il est démontré par le fait même que l'apoplexie qui vient d'être décrite fut très-forte; et l'évacuation alvine, si nous avons égard à l'opinion de quelques médecins (3), l'indique clairement. En effet, ils prétendent qu'à moins qu'une apoplexie ne soit extrêmement forte, le sphincter de l'anus ne se paralyse pas, même quand toutes les autres parties du corps sont paralysées. Pour moi, quoique je remarque qu'il peut quelquefois ne pas paraître paralysé et l'être en effet, parce que les matières excrémentitielles dures et en petite quantité ne sont pas plus chassées par l'impulsion des intestins et des muscles abdominaux, affaiblis sur les apoplectiques, que retenues par la force du sphincter; cependant, je ne nie pas que cette force ne se conserve assez considérable, comme l'indique souvent la rétention de ce que l'on injecte dans les intestins, et cela, par le moyen de la communication des mêmes nerfs qui entretiennent l'action de la plupart des viscères, et surt ut des

<hr>

(1) Tom. 2, obs. 109.

(1) De medic., l. 2, c. 2.
(2) N. 17.
(3) Vid. Sennert, med. prat., l. 3, p. 2, s. 2, c. 11.

poumons et du cœur. — Il ne paraît pas qu'on puisse nier que ces nerfs ne reçoivent leurs esprits du cervelet, sinon spécialement, du moins en partie. Or, le cervelet est d'autant plus rarement lésé que le cerveau dans l'apoplexie, qu'il est plus petit que lui. En outre, quoiqu'il soit un peu lésé, on peut croire qu'il lui est possible de continuer à animer ces nerfs plus long-temps ; d'abord parce qu'il paraît sécréter d'autant plus d'esprits, pour une portion déterminée, qu'il a reçu une plus grande quantité de substance corticale ; ensuite parce qu'il est conséquent que les voies par lesquelles il fait passer les esprits dans ces nerfs soient d'autant plus ouvertes qu'il a commencé cette fonction avant le cerveau, quand tout était dans une extrême mollesse, car il y a des anatomistes qui ont remarqué qu'il est formé bien long-temps avant le cerveau : or, ce qu'il a commencé alors, il a toujours continué à le faire ensuite, sans aucune interruption, pendant le sommeil, et, à plus forte raison, pendant la veille.

Mais plus ces nerfs sont nécessaires pour conserver les mouvements et la force, plus aussi tous ces mouvements et cette force, et par conséquent la vie elle-même, se détruisent promptement, lorsque ces voies si larges et qui apportent tant de ces esprits sont fermées, c'est-à-dire lorsque le cervelet est lésé : et cela arrive d'autant plus vite que celui-ci est lésé d'une manière plus grave et plus subite, ce qui a lieu lorsque le sang s'est épanché tout-à-coup et en assez grande quantité auprès du cervelet, ou plutôt dans le cervelet même. Car ne vous étonnez pas de ce que la substance qui environnait le sang parut putréfiée, et ne croyez pas pour cela que le déchirement se fût opéré d'une manière moins subite. En effet, il est possible que quelque parcelle du cervelet se dispose au déchirement d'une manière insensible et pour ainsi dire latente, et que, lorsque ce déchirement arrive enfin subitement, on aperçoive dans les parties circonvoisines une lésion qui, quoique récente, simule néanmoins une espèce d'érosion ancienne. Une autre de mes lettres (1) vous fera sentir ceci.

25. Plût à Dieu que je pusse quelquefois prédire, ou plutôt deviner ce que Valsalva me raconta autrefois avoir deviné, mais qu'il n'a laissé par écrit nulle part, à ce que je sache. Un homme était mort d'apoplexie (c'était le portier des serviteurs de Marie) ; à l'inspection du corps nu, il annonça qu'on trouverait la cause de l'apoplexie dans le cervelet : l'ouverture confirma sa prédiction. — Je me souviens d'avoir aussi conjecturé (2) de quel côté était la lésion du cerveau, en n'examinant que le côté du corps sur lequel un apoplectique tomba. Mais je ne conçois pas clairement comment, à l'inspection du cadavre, on peut conjecturer que la lésion existe dans le cervelet ou dans le cerveau, quoique je soupçonne, d'après ce que j'ai dit en passant, de l'interruption prompte de la respiration par la lésion du cervelet, et des déjections alvines et d'autres considérations analogues, qu'on puisse faire des recherches sur cet objet. Harder conclut, il est vrai, *par la lividité de la face et des lèvres, et par des stries de sang répandues çà et là de mille manières, le long et sur les côtés de l'épine du dos, qu'il y avait eu aussi suffocation chez un apoplectique mort subitement, sur lequel on trouva du sang grumeleux et adhérent autour du cervelet* ; observation que vous trouverez dans le *Sepulchretum* (3). Mais, d'après la sagacité que je vous connais, vous ferez des recherches moins incertaines. Mes observations sur l'apoplexie sanguine se trouveront dans la lettre suivante ; celle-ci est assez longue. Adieu.

____

(1) Epist. 3, n. 3.

(2) Advers. anat. vi, animad. 84, et Epist. anat. vii, n. 6, et xiii, n. 16.

(3) Vid. in add. ad Sepul., l. 1, s. 2, obs. 5, cum schol.

IIIe LETTRE ANATOMICO-MÉDICALE.

FIN DE L'APOPLEXIE SANGUINE.

1. Je vous ai exposé, dans la lettre précédente, les observations d'apoplexie sanguine recueillies par Valsalva; je vais, comme je vous l'ai promis, vous rapporter les miennes dans celle-ci.

2. Une femme de Venise, âgée de cinquante-cinq ans, d'un teint fleuri, plutôt grande que petite, et plutôt grasse que maigre, dont le ventre en outre était devenu autrefois si gros, à la suite d'un de ses accouchements (car elle était mère de plusieurs enfants), qu'il l'empêchait de vaquer avec agilité et facilité à la plus grande partie des affaires de son ménage, était sujette à de grandes coliques. Comme elle prétendait qu'elle ne pouvait pas, à cause de ces douleurs, faire usage de vin mêlé d'eau, elle en buvait de tout pur et sans modération. Elle était déjà engourdie et portée au sommeil, lorsque, dans les derniers jours, soit pour cette dernière cause, soit parce qu'elle souffrait de la tête, elle faisait aussi entendre que le bruit l'incommodait beaucoup. Enfin, vers la troisième heure de la nuit, comme elle disait qu'elle n'était pas bien, qu'elle se plaignait particulièrement d'une douleur à la tempe et à l'œil droits, et qu'elle appelait du secours, elle fut frappée d'apoplexie, étant assise, de manière qu'elle tomba sur le côté gauche, et qu'elle ne perdit le mouvement de la main droite qu'une heure après. Cependant elle vomit le vin, qu'elle n'avait pourtant pas bu ce jour-là en plus grande quantité qu'à l'ordinaire, avec des efforts faibles et impuissants. On ne lui donna d'autre secours, à ce que j'ai pu apprendre, que de la mettre dans son lit : quand elle y fut placée, elle commença à avoir la respiration stertoreuse; et, après avoir vécu jusqu'à la sixième heure de la nuit, on la trouva le matin morte et froide, de sorte qu'on pensait qu'elle avait expiré vers la neuvième heure ; mais c'était dans la saison froide, avant le milieu de février de l'année 1708.

Examen du cadavre. Je fis l'ouverture du cadavre avec le célèbre anatomiste J. Dom. Santorini, en présence d'autres savants, mes amis. L'abdomen était gonflé, surtout par de la graisse, ainsi que l'épiploon. Le colon presque tout entier était pour ainsi dire semblable à celui d'un chien, tant ses cellules étaient peu nombreuses et rares ! Il était même, dans une grande étendue, beaucoup plus étroit qu'il ne doit l'être. Avant de se changer en rectum, il se contournait vers l'ombilic, en formant des circonvolutions plus grandes qu'à l'ordinaire. Une mauvaise odeur s'exhalait, comme dans les gangrènes commençantes des intestins ; et en effet les intestins grêles étaient çà et là d'une couleur de sang foncée. Quoique ce fût dans la saison que j'ai indiquée, et que l'ouverture ne fût faite que trente heures après la mort, il restait encore un peu de chaleur dans le ventre. La rate aussi était parsemée, à sa surface seulement, comme de quelques petites gouttes de sang; du reste, elle était saine. La vésicule du fiel, plus contractée qu'il ne convenait, contenait de la bile comme sanguinolente. Le foie, comme s'il eût été attaqué autrefois d'inflammation, était uni au diaphragme par plus de points qu'à l'ordinaire, et d'une manière irrégulière ; sa face supérieure était livide çà et là, tandis que l'inférieure l'était presque partout, mais peu profondément : le reste était blanchâtre. L'artère splénique présentait, à un de ses côtés, une sorte de déversoir hémisphérique, osseux, et qui semblait rempli de sang coagulé. — Il y avait, dans le péricarde, une quantité médiocre d'eau un peu sanguinolente; il n'y avait aucune concrétion polypeuse dans le cœur ni dans les gros vaisseaux, qui ne contenaient que du sang qui n'était ni plus épais ni plus liquide que dans l'état naturel. Les valvules de l'artère aorte étaient très-dures vers la partie inférieure de leur circonférence, et très-voisines de l'ossification. Les poumons étaient sains au toucher, mais un peu trop rouges en quelques endroits. — Avant d'ouvrir la tête, nous remarquâmes, aux environs de la bouche, une grande tache, formée de manière que nous ne savions pas si elle avait été faite par le vin que la femme avait rejeté, ou par du sang qui serait également sorti par la même voie.

La bouche elle-même (ce qui assurément n'avait pas été remarqué aux premières heures de l'apoplexie) était contournée du côté droit ; et ce n'était pas l'effet de convulsions, car, outre que les membres et le cou étaient très-flexibles, quand je remis la bouche dans sa situation avec la main, les parties suivirent avec facilité et sans aucune résistance, et restèrent à la place où je les avais ramenées : de sorte que la paralysie paraissait s'être jointe aussi au côté gauche du visage. — Aussitôt après l'ouverture du crâne, que nous jugeâmes plus épais que dans l'état naturel, nous vîmes du sang à travers la dure-mère, au-dessous de laquelle il était épanché. Ce sang, comme nous nous en aperçûmes bientôt en disséquant, couvrait toute la surface de l'hémisphère droit du cerveau : car il était partout coagulé, en forme de lame continue, même sous la base de ce viscère. Après avoir enlevé cette lame, non-seulement nous vîmes çà et là les vaisseaux sanguins de la pie-mère engorgés à droite comme à gauche, mais encore nous remarquâmes deux ou trois trous dans cette membrane, à l'endroit où elle couvrait le côté externe de l'hémisphère droit. Ces trous, qui n'étaient pas très-petits, étaient ceux par lesquels le sang dont je viens de parler était sorti pour s'épancher entre les deux méninges. En effet, ils conduisaient dans une grande cavité, formée dans la substance médullaire de ce même hémisphère, dans le sens de sa longueur, entre son côté externe et le ventricule latéral, de telle sorte qu'elle avait deux travers de doigt en largeur, et six ou plus en longueur. Cette cavité, circonscrite par des parois inégales et comme corrodées, et remplie de sang grumeleux, communiquait, vers sa partie postérieure, avec ce ventricule, dans lequel était passée une médiocre quantité de sang, dont une petite portion avait traversé dans le ventricule gauche, à travers une rupture de la partie postérieure du septum lucidum ; le sang, dans l'un et l'autre ventricule, était coagulé en forme de lame. Mais il semblait qu'il y avait eu aussi ailleurs quelque autre vaisseau rompu, parce qu'il se trouvait en outre sous la tente du cervelet (au-dessous de laquelle vous n'ignorez pas qu'il ne peut rien pénétrer, dans l'état naturel, de la cavité de la portion de la dure-mère qui embrasse le cerveau), une petite lame de sang d'une épaisseur médiocre, mais d'une étendue telle, qu'elle

couvrait le cervelet tout entier. Il y avait même du sang autour de la moelle de l'épine, dans le canal vertébral, à toute la profondeur où l'œil pouvait voir, en regardant d'en haut. Du reste, la couleur de certaines parties du cerveau était légèrement jaunâtre : les plexus choroïdes étaient flétris et comme privés de sang ; les sinus de la dure-mère étaient vides.

3. Le sang, pour commencer par lui, se répand quelquefois dans le canal vertébral, et de là reflue vers le cervelet ; d'autres fois il descend de la cavité du crâne dans ce canal ; dans quelques cas aussi, il peut sortir des vaisseaux rompus dans l'un et dans l'autre, pour s'épancher dans tous les deux. Un exemple très-remarquable du premier cas a été noté par Boerhaave (1) sur un cabaretier, qui, en raison de cette espèce d'épanchement, fut d'abord attaqué d'une paraplégie, et bientôt après d'une apoplexie. Si une quantité assez considérable de sang épanché dans le canal vertébral n'en sort pas, la maladie devient mortelle par la compression *d'un grand nombre de nerfs de la moelle épinière, qui donnent naissance aux rameaux du nerf intercostal*, et par conséquent *par la cessation du mouvement des parties intérieures, comme l'avait autrefois bien conjecturé Duverney* (2), qui avait observé un autre cas analogue ; et, quoiqu'il s'y joigne une paraplégie, *les fonctions intellectuelles se conservent cependant, et il ne survient pas une véritable apoplexie.* — Mais dans le cas que j'ai rapporté, comme il y avait eu des symptômes précurseurs, qui annonçaient que le cerveau était disposé à l'apoplexie, et que je trouvai une lésion propre de ce viscère assez remarquable, il n'y a pas de raison pour croire que l'apoplexie eût lieu par le reflux du sang du canal vertébral dans le crâne ; cependant je ne décide pas si quelque partie du sang épanché passa du crâne dans le canal, ou au contraire du canal dans le crâne, ou s'il s'épancha en même temps dans l'une et l'autre cavité. Si donc, mettant ceci de côté, comme étant incertain, je renvoie à leur endroit propre (3) les choses qui ont rapport à d'autres sujets, et particulièrement aux coliques, il reste dans cette

---

(1) Prælec. ad instit., § 401.
(2) Vid. Duhamel, R. S. c. Acad. hist., l. 3, s. 5, c. 2, n. 1.
(3) Epist. 53, n. 3.

histoire deux objets qui méritent surtout d'être examinés. L'un est relatif à un point de doctrine confirmé par Valsalva, car, sur cette femme aussi, la paralysie étant du côté gauche, la lésion du cerveau se trouva du côté droit. L'autre regarde cette lésion elle-même; et il s'agit de chercher quelle fut sa cause, et comment elle s'opéra. Je commencerai par ce dernier point, et je ne dirai quelques mots du premier que lorsque j'aurai rapporté plusieurs observations qui sont dans cette lettre.

C'est une doctrine des plus anciennes, remarquée par Varoli (1), et expliquée à sa manière par Martianus (2), qui rapportait la cause de l'apoplexie *à une matière âcre et rongeante*, que celle qui fut clairement émise par Hippocrate, ou du moins par l'auteur du livre sur les glandes (3), qui dit : *Si le cerveau est rongé, ... il en résulte une maladie qu'on appelle en grec apoplexie.* Or, il semble qu'il n'y a jamais de plus grande érosion au cerveau, que lorsqu'on trouve dans sa substance, ou dans les vides qui existent dans son intérieur, de grandes cavités contre nature, semblables à celle que j'ai décrite sur cette femme, pleines de sang, et dont les parois sont déchirées et saignantes d'une manière si hideuse qu'elles ne ressemblent à rien tant qu'à des ulcères profonds et rongeants ; aussi voyez-vous que Valsalva s'est servi des mots érosion et corrosion, et de la comparaison même d'ulcère profond, dans les quatre premières dissections qui ont été rapportées dans la lettre précédente (4). Ne croyez cependant pas que ces lésions fussent de véritables ulcères du plexus choroïde, ou des faces des ventricules latéraux les plus proches de lui, qui auraient graduellement augmenté, de manière à présenter à la fin une étendue aussi considérable. Ne cherchons pas ici à savoir si ces parties peuvent supporter long-temps des maladies de cette nature, sans que la vie et la plupart des fonctions vitales en souffrent ; il suffit de faire observer que, quoiqu'on dissèque si souvent tant de têtes de sujets prédisposés à l'apoplexie sanguine par la même cause, jamais on ne rencontre de ces ulcères

commençants et encore petits, dans les parties qui viennent d'être citées, tandis qu'on les trouve toujours tout formés et assez grands sur des sujets qui ont succombé à la grande violence de la même maladie.

Cependant je ne nie pas, je reconnais même volontiers que c'est à une matière rongeante qu'est dû le commencement de ces énormes dilacérations ; mais je dis que ce commencement, dépendant, soit de l'érosion, soit du déchirement des membranes d'un seul ou de plusieurs vaisseaux, qui portent le sang à travers la substance cérébrale, est si petit et si caché, qu'il ne m'est jamais arrivé encore de le voir, quoique j'aie disséqué si souvent et coupé dans tous les sens tant de cerveaux d'hommes de toute espèce. Quelle est donc, dites-vous, la raison pour laquelle elle produit si promptement de si grands ravages, et forme des cavités si considérables? Je l'expliquerai, après vous avoir décrit une ou deux autres observations de la même nature.

4. Un portefaix âgé de quarante ans, bien musclé, et n'ayant, disait-on, jamais éprouvé aucune maladie, était mort d'apoplexie, à la quatrième heure de la nuit.

Examen du cadavre. On me livra le cadavre par ordre de l'autorité, pour le disséquer, l'an 1734. J'en fis l'examen avec d'autant plus de soin que le sujet, à l'exception du cerveau et de quelques autres parties en très-petit nombre, était plus propre à l'observation, et que moi-même j'avais plus de temps, ayant déjà presque fini mes démonstrations. Je puis donc bien vous assurer qu'il n'y avait rien en lui qui ne fût dans l'état naturel, si ce n'est les choses que je noterai, et encore toutes n'étaient-elles pas contre nature. — En effet, la peau de tout le corps était brune ; mais c'était sa couleur naturelle, puisque la face, à l'exception de quelques points où elle était livide, était beaucoup moins brune que le reste du corps ; elle était même blanche, en comparaison des autres parties. L'intestin colon était partout très-fortement contracté, excepté à ses deux extrémités où il était distendu par de l'air. Quoique je ne fisse l'ouverture que le lendemain du jour de la mort, et que ce fût au mois de février, à peine cet intestin fut-il mis de côté, que je vis les viscères situés près des lombes fumer encore. Mais parlons de ce qui était évidemment contre nature. — L'extrémité

<hr>

(1) De nervis opticis, Epist. 2.
(2) Anat. in Hippoc. de Gland., vers. 103.
(3) N. 9, edit. Marinell.
(4) N. 9, 11, 13, 15.

même de l'iléon dont la face interne, mais non pas en entier, était d'un rouge un peu livide, était gonflée ; le foie était dur et ressemblait à l'extérieur, par sa couleur, à du marbre un peu rouge, tacheté de blanc ; à l'intérieur, il était semblable à un foie bouilli ; ses lobes étaient partout extrêmement petits. Il présentait en outre un trou, résultant d'une perte de substance qui paraissait exister depuis la naissance sur sa face convexe, à la distance d'un pouce du bord inférieur ; ce trou s'ouvrait dans l'enfoncement destiné à recevoir la vésicule du fiel, de sorte que, quand on y regardait par cette face, on voyait l'extrémité du fond de celle-ci. Cependant la vésicule n'était pas plus courte qu'il ne convenait ; mais, contractée au milieu de sa longueur, et dilatée ensuite de nouveau, elle tournait son fond en haut et en avant : voilà pourquoi on pouvait l'apercevoir par ce trou. Dans cette vésicule était contenue une bile d'un vert noirâtre, de manière cependant qu'elle colorait le papier en un jaune sale ; et vers son fond se trouvèrent des calculs noirs de différente forme, mais tous tellement irréguliers, qu'on pouvait les comparer à des fragments d'un corps dur, dont les éclats se sépareraient au hasard si on le brisait. L'un d'eux, approché aussitôt d'une flamme, ne prit point feu, mais crépita ; les autres, jetés dans l'eau, s'enfoncèrent tous, après n'avoir resté que quelques instants à la surface. Ils étaient tous petits : un seul, un peu plus gros que les autres, était caché dans le conduit cystique ; mais il était lui-même si petit, qu'il ne pouvait pas empêcher le passage de la bile : ce qui prouvait qu'elle avait accès dans les intestins, c'est que, quoique le tubercule qui forme l'extrémité du conduit biliaire dans le duodénum, et le petit frein placé ordinairement à côté de lui, ne fussent pas remarquables, les déjections alvines étaient teintes d'une couleur un peu verte. Les reins parurent petits relativement au reste du corps. — Quelques-unes des valvules des orifices du cœur, qui reçoivent le sang veineux, coupées par les faces qui se regardent entre elles, laissèrent voir, auprès de leur bord, des espèces de petites glandes, qui étaient formées à l'intérieur d'une substance dense et ferme. Mais je quitte le ventre et la poitrine, pour passer enfin au cerveau, où vous m'attendez. — L'hémisphère droit du cerveau offrait un commencement d'épanchement sanguin, sous la pie-mère, dans cette partie où il touche antérieurement l'hémisphère gauche : ses vaisseaux étaient aussi plus engorgés que ceux de ce dernier, dans lequel (et c'est pour cela que ses vaisseaux étaient moins distendus) était cachée à l'intérieur, vers la partie moyenne, une grande cavité, creusée dans la substance médullaire, dans le sens de sa longueur, et remplie de sang très-noir à demi coagulé. Les parois de cette cavité, non-seulement étaient déchirées de tous côtés, mais encore s'ouvraient, dans le ventricule gauche, par un trou qui traversait le corps cannelé et recevait le bout du doigt. Il semblait qu'il s'était écoulé, par cette voie, beaucoup de sérosité sanguinolente, qui remplissait ce ventricule, et celui du côté droit, où elle était passée à travers une rupture du septum lucidum. La voûte était intacte, ainsi que les plexus choroïdes ; les vaisseaux du cervelet étaient aussi très-engorgés dans tout le côté gauche.

5. Si ce qu'on disait était vrai (et l'examen même des viscères ne le contredisait pas beaucoup), que cet homme n'avait jamais éprouvé aucune maladie, on peut juger facilement, par l'état du foie, de quel orage, comme c'est l'ordinaire, et peut-être de quelle longue affection il était menacé, après un calme de tant d'années ; mais une maladie très-aiguë, qui l'enleva subitement, prévint cette tempête. — Mais croirons-nous que cette maladie très-aiguë fut produite par ces calculs trouvés dans la vésicule du fiel ? Certes il y a beaucoup de médecins qui ont attribué (1) l'apoplexie aux calculs de cette vésicule, en citant leurs propres observations ou celles des autres qui en ont trouvé sur des apoplectiques. Je pourrais augmenter le nombre de ces observations par d'autres encore, et même par des miennes (2). D'un autre côté, Wietbrecht (3), ayant trouvé dans la même maladie et dans la même vésicule dix calculs anguleux, dont deux étaient assez gros, fait cette question : *Des calculs de cette nature peuvent-ils être regardés comme les auteurs de l'apoplexie ? Pour moi, ajouta-t-il, je vois un si grand vide dans un semblable raisonnement, que je n'ose pas le rem-*

---

(1) Vid. Eph. N. C. Cent. 4, obs. 169.
(2) Epist. IV, n. 13, et V, n. 6, 19.
(3) Comm. litt., ann. 1734, Hebd. 9, n. 2.

plir. En effet , il faudrait la plupart du temps déduire , par une suite multipliée de causes et d'effets , une explication longue et qui ne serait pas sans difficultés. Je croirais pourtant qu'il en faut excepter les cas que Fréd. Hoffmann (1) a indiqués : ce sont ceux où le malade a été sujet à *des douleurs calculeuses de la vessie et de la vésicule du fiel*, telles, qu'ayant donné lieu à des contractions spasmodiques dans le ventre , elles ont comprimé les vaisseaux voisins , et retenu dans les parties supérieures plus de sang qu'il ne convenait. Le portefaix dont il est question, n'ayant, dit-on, jamais rien éprouvé de tout cela, je diffère de parler (2) de ses calculs vésicaux et de ceux de plusieurs autres sujets, chez lesquels la lésion fut lente, et faible la plupart du temps, pour insister ici, comme je me le suis proposé, sur les cas d'une marche très-rapide et très-grave : en voici un troisième exemple.

6. Une femme de quarante ans , adonnée au vin, avait été frappée d'apoplexie ; elle était paralysée des deux côtés, à la suite de cette attaque, lorsqu'on la transporta à l'hôpital de Padoue , où elle mourut promptement.

Examen du cadavre. Comme la chaleur était extraordinaire pour la saison (ce n'était pas encore le milieu du mois de mars de l'année 1740), je n'examinai à l'hôpital même presque aucune autre partie que la tête. La cavité du crâne me parut étroite relativement à sa longueur. Il y avait un polype sanguin dans le sinus de la faux. Les vaisseaux de la pie-mère étaient assez distendus pour que les plus gros parussent noirâtres, et que les plus petits s'aperçussent très-bien , comme s'ils eussent été injectés avec de la cire rouge. Le cerveau et le cervelet étaient mous , et la pie-mère suivait facilement la main qui l'enlevait de leur surface. En coupant le cerveau par morceaux , non-seulement on voyait çà et là des points et des filaments rouges, même en plus grand nombre qu'à l'ordinaire ; mais encore je trouvai dans la substance médullaire de chaque hémisphère une cavité. L'une, située au côté externe de la couche du nerf optique droit, était d'une forme et d'une grosseur telles, qu'elle pouvait à peine contenir une très-petite

prune ; ses parois se touchaient, excepté dans une partie qui était remplie d'une espèce de gluten brunâtre ou de mucus à demi desséché. L'autre cavité, ample dans tous les sens , surtout dans celui de la longueur, puisqu'elle était aussi longue que le ventricule gauche, au côté externe duquel elle était située, était remplie d'un sang semblable à celui que j'ai décrit (1) sur le portefaix : une petite partie de ce sang avait passé dans ce ventricule, et de là dans le troisième, par un double trou qui communiquait de cette cavité dans le ventricule gauche, l'un à la partie antérieure de la paroi externe de celui-ci , et l'autre à la partie postérieure. Le ventricule droit, dont le plexus choroïde était un peu pâle, contenait une petite quantité d'eau, sans aucun mélange de sang.

Après avoir renversé le cerveau, je remarquai, sur le tronc de l'artère dans lequel se déchargent les vertébrales, une petite tache blanche, d'une forme ellyptique; en l'examinant avec soin, je trouvai, non pas comme je croyais, un commencement d'ossification, tel qu'on le voit le plus ordinairement, mais quelque chose de plus mou, qui existait dans les parois mêmes de l'artère, plus en dedans qu'en dehors, quoiqu'il n'y eût aucune proéminence, ni intérieurement, ni extérieurement. Enfin, en jetant les yeux sur la glande pituitaire, dans la selle, j'observai qu'elle était extrêmement petite. Tout ce que j'ai décrit ici, je le fis voir à plusieurs élèves qui étaient présents.

7. Je fus fâché d'une chose qui arrive trop souvent pour les personnes du peuple, pour les paysans et pour les étrangers, c'est de n'avoir pu savoir d'une manière positive, relativement au portefaix et à la femme, si, après l'attaque d'apoplexie, les deux côtés furent également paralysés, ou s'il n'y en eut qu'un, et quel était celui-là ; car il paraît que, dans l'un et l'autre cas, c'est le côté droit qui fut attaqué de paralysie. Mais je fus plus fâché au sujet de la femme, de ce que personne ne put me dire si elle avait été frappée d'apoplexie une autre fois. Car je crois qu'une paralysie, ou une faiblesse, avait pu lui rester dans les membres du côté gauche, lorsque je considère cette cavité plus petite que je vous ai décrite, et que je compare cette observation avec celles qui ont été citées

____

(1) Med. ratio, t. 4, p. 2, s. 1, c. 7, Thes. path., § 10.
(2) Épist. 37, n. 27.

(1) Supra, n. 4.

4

dans la lettre précédente (1) , surtout avec celle de Brunner, qui trouva aussi un peu d'humeur dans des cellules de la même nature. Mais ce que personne n'aurait pu dire, c'est-à-dire de quelle manière se formèrent, avec tant de promptitude, ces grandes cavernes regorgeantes de sang (2), je vais entreprendre de l'expliquer par des conjectures, comme je vous l'ai promis plus haut.

8. Rien n'est plus naturel, quand on examine ces cavernes dans le cerveau et le sang à demi coagulé qui y est épanché en grande quantité, ou qui en est sorti pour se répandre dans le voisinage, que de se représenter à la mémoire les ruptures des anévrismes de l'intérieur de la poitrine ou du ventre , et de penser que des accidents semblables arrivent quelquefois dans le crâne, surtout lorsque des apoplexies très-graves sont précédées de symptômes qui suffiraient pour faire naître cette idée. C'est ainsi que l'apoplexie, qui enleva dans l'espace de douze heures notre collègue, le célèbre Bern. Ramazzini, fut précédée de deux anévrismes, qui n'étaient pas plus gros qu'une fève, et qui s'étaient développés, exemple rare, absolument au même endroit du dos de chaque main, au sommet de l'angle qui sépare le pouce du doigt indicateur. Je me souviens que cet excellent vieillard me les montrait souvent (ils s'étaient formés dans les dernières années de sa vie), et me rappelait ce qu'il avait éprouvé auparavant, savoir de violentes palpitations de cœur, et une migraine non moins cruelle qui leur succéda. Phil. Masieri, chirurgien qui avait de l'expérience, comme le prouvent ses ouvrages, trouva, disait-il, sur lui, lorsqu'il était déjà vieux, une chose étonnante, la séparation des sutures du crâne. Je sais bien qu'il y en a beaucoup d'exemples rapportés par Bonnet (3), Ettmüller (4) , Stalpart (5) , Helwich (6), Platner (7) et l'illustre Haller (8) ; mais je ne sais pas combien de ces exemples avaient pour sujets des septuagénaires, comme Ramazzini ; et je n'ignore pas combien il est difficile de séparer les sutures sur les vieillards, même avec tous les moyens de l'art, ce qui d'ailleurs est confirmé par Bergenius (1). Enfin, l'apoplexie de Ramazzini fut précédée d'un autre accident qui succéda aux palpitations et à la migraine, et qui persista jusqu'à sa mort ; je veux parler de la perte de la vue d'un œil , et bientôt après de l'autre. — Lorsque je réfléchissais sur toutes ces incommodités, qu'il me communiquait par l'opinion bienveillante qu'il avait de moi, il me semblait très-vraisemblable que la même cause qui avait donné lieu autrefois aux palpitations de cœur, ayant produit la migraine interne, quelques artères de l'intérieur du crâne, peut-être même des plexus choroïdes, avaient été affectées par la stagnation du sang, due à des contractions douloureuses, de la même lésion que celle qu'on voyait aux deux mains; que cette lésion, faisant peu à peu des progrès, avait comprimé les couches des nerfs optiques, et causé la cécité ; et qu'enfin, les membranes de ces artérioles s'étant rompues, et le sang s'étant épanché dans les ventricules, il survint une apoplexie mortelle.

9. Comme on ne fit pas la dissection du cadavre, je ne sais si mes conjectures étaient fondées ou non ; ce que je sais, c'est que, si quelqu'un veut rapporter à des anévrismes ou à des varices les cavernes que j'ai décrites dans la substance même du cerveau, il doit prendre garde, pour les motifs exposés plus haut (2), de regarder ces cavernes elles-mêmes comme des cavités d'un véritable anévrisme ou d'une varice , qui seraient parvenues progressivement à ce degré de développement. Il est bien préférable et beaucoup plus conforme à cette extrême finesse des membranes, particulière aux vaisseaux qui rampent dans le cerveau, de croire que, dès qu'elles sont parvenues, d'une manière lente ou prompte, à une légère dilatation, à peine remarquable, ou même invisible, elles se rompent tout-à-coup, et qu'il se forme des cavernes plus vite ou plus lentement, plus grandes ou plus petites, suivant le calibre du vaisseau, l'étendue de la rup-

---

(1) N. 16.
(2) Cavernas hujusmodi. Vid. etiam Epist. 60, n. 2 et 6, in cerebro et cerebello.
(3) Sepul., l. 1, s. 1, obs. 92, et schol. et append.
(4) Prax., l. 2, s. 2, c. 3, art. 7.
(5) Cent. 1, obs. 1, et schol.
(6) Eph. N. C. Cent. 10, obs. 31.
(7) Disp. de oss. epiphys., § 37.
(8) Ad Boerhav., prælect., in instit., § 304, note h.

---

(1) Meth. cran. ossa dissuendi.
(2) N. 3.

ture, la quantité et l'impétuosité du sang qui pousse sans cesse par derrière, et aussi suivant la mollesse du cerveau ; et que c'est d'après le déchirement plus ou moins grand des parois vasculaires et le lieu de ce déchirement , qu'elles sont tantôt fermées, et tantôt ouvertes dans les ventricules ou en dehors, c'est-à-dire à la surface du cerveau, ou même dans ces deux parties à la fois. Car l'extrême mollesse du cerveau cède et reçoit le sang qui le pousse ; c'est ainsi que l'apoplexie survient en même temps que la caverne se forme : tant que la force du cœur et des artères ne s'affaiblit pas, cette caverne augmente, et avec elle l'apoplexie ; à moins qu'un médecin, ou plutôt quelque circonstance extrêmement rare, venant au secours du médecin, ne survienne et n'empêche les progrès ultérieurs (1) de celle-ci. La masse et le poids du sang épanché dans la caverne, ou de celle-ci dans le ventricule, peuvent aussi quelquefois, même après la mort, rompre quelque petite partie, comme le septum lucidum qui est très-mince, surtout lorsqu'on agite la tête du cadavre, ou qu'on l'incline du côté sain du cerveau.

Au reste, ce que j'ai dit de la formation de la caverne résultante de l'épanchement qui a lieu par la rupture d'un petit vaisseau, causée par la distension, s'applique, comme vous le jugez facilement, au cas où le sang s'épanche à la suite de l'érosion du vaisseau. Car les vaisseaux du cerveau, comme ceux des autres parties, sont sujets à plus d'une espèce de lésion ; et cela est quelquefois évident sur ceux qui sont un peu plus gros, comme je le ferai voir plus bas (2) ; j'ai même déjà décrit le commencement d'un vice particulier d'une de ces artères , sur la femme dont j'ai rapporté la dissection un peu plus haut (3).

10. Je n'ignore pas que Brunner, dans l'observation (4) que j'ai souvent citée, désignant une caverne semblable , à ce qui paraît, par le nom de *grande ouverture ou de fissure*, ajoute qu'il *vit ailleurs des artérioles malades, ou anévrismatiques, qui paraissaient avoir répandu une aussi grande quantité de sang.* Mais il ne dit rien de la situation de ces artères, ni du diamètre de l'anévrisme. Wepfer, plus clair sur ce point (son observation se trouve aussi dans le *Sepulchretum* (1)), décrit une *cavité* ou *antre*; et, quoiqu'il se serve de l'exemple d'*anévrisme*, il n'entend cependant pas la chose autrement que moi, à ce que je vois, et il n'appelle pas cette affection un véritable anévrisme, mais il la nomme assez heureusement un anévrisme *bâtard* (2) ; de sorte que, si, dans des explications de cette nature, il faut plutôt s'en rapporter au jugement des autres qu'au sien, j'aime mieux que vous embrassiez l'opinion d'un homme aussi recommandable que la mienne. Mais passons à d'autres histoires.

11. Ant. Tita, celui qui publia ici, l'an 1713, le catalogue des plantes du jardin *Mauroceni*, fut un des premiers qui moururent à Padoue, au commencement du mois de mai de l'année 1729, où presque chaque jour, au milieu de l'effroi général, on voyait la mort frapper ses victimes subitement, ou dans l'espace de quelques heures; c'était après des saisons qui avaient été long-temps un peu froides et humides (car l'automne , l'hiver et le printemps jusqu'à ce moment, avaient été pluvieux); la chaleur était revenue tout-à-coup, et se faisait alors sentir pour la première fois. Tita était âgé de soixante-treize ans, mais encore robuste et bien musclé, d'une taille carrée et un peu gras; accoutumé à vivre en plein air et à boire du vin pur, sans s'enivrer, il était devenu sujet, depuis quelques années, à des ophthalmies, et s'était plaint dernièrement à mon collègue Ant. Vallisnieri d'une plénitude de tête. Après avoir passé toute la journée du quatre mai exposé au soleil, qui était ce jour-là plus chaud qu'à l'ordinaire, et avoir soupé le soir comme à son ordinaire, il s'écrie tout-à-coup qu'il est pris d'une grande maladie, et perd aussitôt le mouvement des membres du côté gauche et l'usage de la langue, au point qu'on ne comprenait qu'avec peine la plupart de ses paroles. Appelé aussitôt, j'accours promptement auprès de lui (j'étais son voisin) ; je trouve ce qui vient d'être rapporté : l'homme avait sa connaissance ; la couleur de la face, la respiration , la chaleur du corps étaient dans l'état naturel, ainsi que le

<hr>

(1) Vid. Epist. 2, n. 16.
(2) N. 22.
(3) N. 6.
(4) 12. in addit. ad s. 2, l. 1, Sepul.

(1) 18, s. cit.
(2) Ibid. in schol.

4.

pouls, qui avait de la force et de la résistance ; il ne se plaignait en outre d'aucune douleur, ni d'aucun embarras de tête, si ce n'est qu'il lui semblait qu'il était assoupi. Pendant que je réfléchissais à cette dernière circonstance, et plus encore à ce que j'ai raconté auparavant, craignant une attaque beaucoup plus forte, j'envoie chercher un prêtre par une personne, et un chirurgien par une autre ; je lui fais tirer aussitôt une quantité convenable de sang du bras sain ; j'ordonne qu'on prépare un lavement purgatif, et de l'huile de succin pour la lui faire respirer de temps en temps ; mais je refuse formellement l'esprit de sel ammoniac, de crainte qu'il n'excitât, plus qu'il ne convenait, le mouvement du sang, que je prédis pouvoir causer la mort du malade ; je confie le reste à ses médecins, que je savais être en marche pour venir, et je retourne chez moi. Quelqu'un d'entre eux voulut exciter le vomissement ; et j'aurais été moi-même de cet avis, si je n'avais eu égard qu'aux mêmes circonstances que lui. Mais bientôt après les secousses auxquelles le vomitif donna lieu, vers la cinquième heure de la nuit, la maladie devint plus grave que celle que j'ai décrite, au point que la parole se perdit entièrement, et que la respiration commença à devenir stertoreuse, avec de grands mouvements, qui étaient convulsifs à ce que je pense, et avec de grands efforts. C'est pourquoi il mourut le lendemain matin.

Examen du cadavre. Le Grand-Préteur ordonne que la tête soit disséquée en ma présence, le 6 mai. La dure-mère était beaucoup plus fortement adhérente au crâne qu'à l'ordinaire, et il fallut une grande force pour l'en arracher. Le crâne était noirâtre à cause de la plénitude des vaisseaux, mais des plus petits ; car le sinus de la faux était vide. Les vaisseaux sanguins de la pie-mère étaient distendus ; le ventricule droit l'était considérablement. En effet, il contenait tant de sang noir et coagulé, qu'il aurait renfermé un œuf de poule ; ce sang occupait la partie postérieure du ventricule et la partie voisine de ce même ventricule, qui descend en avant avec l'hippocampe. Il y avait du sang aussi dans les autres trois ventricules, mais en bien moindre quantité, et il était fluide, de manière que je crus que c'était plutôt de la sérosité très-sanguinolente, exprimée de ce sang coagulé et répandue dans ces ventricules. Le cerveau était sain, et la substance de ses hémisphères était intacte, en sorte qu'on ne voyait nulle part d'où une si grande quantité de sang était sortie. Quoique les plexus choroïdes offrissent, vers la partie postérieure des ventricules latéraux, surtout du côté droit, des vésicules remplies d'eau, d'une telle grosseur que je ne me souviens pas d'en avoir vu de plus volumineuses (elles égalaient le volume de grains de raisin très-gros), néanmoins l'endroit où nous trouvâmes la plus grande quantité de sang coagulé nous fit juger, comme la chose la plus vraisemblable, qu'il s'était écoulé à la suite de quelques ruptures des vaisseaux du plexus gauche et de son voisinage.

12. Pour commencer par ces vésicules, vous lirez dans le *Sepulchretum* (1) que Wepfer en vit aussi d'assez grosses dans les mêmes plexus, et une entre autres qui était solide, mais qu'il ne les regarda pas comme la cause, ou du moins comme la cause prochaine de l'apoplexie (2) ; et que Warton (3), ayant de même trouvé souvent sur des apoplectiques les glandes des mêmes plexus tuméfiées et les ventricules du cerveau remplis de sang, ne leur attribua d'autre effet que d'avoir causé cet épanchement, en empêchant la circulation dans les vaisseaux de ces glandes. Peut-être croirez-vous cela confirmé par une observation de Drelincourt (4), qui trouva sur une apoplectique ces plexus non-seulement remplis de *vésicules aqueuses, très-tuméfiées, réunies et agglomérées*, mais encore rompus dans leur milieu, de manière qu'il s'en était écoulé beaucoup de sang. — Mais, que ce soit cela ou autre chose aussi, comme je le crois, qui donna lieu à la dilatation et à la rupture des vaisseaux sur Tita, certes vous comprenez combien, du moment que la rupture commença à s'opérer et le sang à s'épancher, il fallait se garder de pousser le sang par des mouvements violents et des secousses intempestives. Je ne saurais croire que Brunner (5), après avoir délivré heureusement une femme d'une première attaque d'apoplexie, par la sai-

---

(1) Sect. 2, cit. obs. 40.
(2) Ibid., in schol.
(3) Ibid., obs. 10, § 2, cum schol.
(4) Ibid., obs. 12.
(5) Obs. sæp. cit. 12, in addit. ad eamd. sect.

gnée et *par tous les moyens qui pou-vaient produire une dérivation de la tête*, se soit félicité d'avoir, dans une seconde attaque, *fait respirer la vapeur d'une allumette soufrée*, ou *excité la toux deux ou trois fois* avec une liqueur versée dans la bouche de la malade; du moins, lorsqu'il trouva, après la mort, qui ne tarda pas à survenir, la plupart des ventricules du cerveau remplis de sang, et ce viscère lui-même fendu dans son intérieur par l'impétuosité de ce liquide.

C'est ainsi que l'histoire d'une dissection très-analogue, par les circonstances principales, à celle de Tita, et que vous connaîtrez plus bas (1), vous apprendra quels auraient été, dans une apoplexie de cette espèce, les effets de l'éternument et du vomissement sur cet ambassadeur danois, dont Wietbrect (2) a transmis l'observation. Pour moi, craignant, d'après les circonstances antécédentes, que l'excitation du sang ne précipitât la mort, j'empêchai, dans l'apoplexie de Ramazzini, dont il a été parlé, qu'un médecin assez connu, de la secte des empiriques, ne mît dans la bouche du malade un vomitif, qui n'aurait pas pu être avalé; et j'aurais également résisté à celui qui, après mon départ, employa ce moyen sur Tita. Mais, direz-vous, il fallait retirer de l'estomac par le vomissement les aliments que ce dernier avait pris depuis peu à son souper, de crainte que, passant dans les voies de la circulation, ils n'augmentassent la quantité et l'impétuosité du sang. Assurément c'était une chose désirable, si on eût pu la pratiquer sans donner lieu à des efforts. Dans le cas contraire, il fallait d'autant moins l'essayer, que l'on pouvait rendre inutile, par des saignées prophylactiques, l'augmentation du sang qui devait résulter de cette cause; tandis que le danger présent de la rupture des vaisseaux, qui devait augmenter par les efforts et les secousses, et celui de l'épanchement de sang, ne pouvaient nullement être empêchés.

J'ai connu un homme de très-haute naissance, et ce n'est pas le seul (3), d'un tempérament éminemment sanguin, qui fut enlevé par une apoplexie des plus fortes, pendant les efforts qu'il

faisait pour aller à la garde-robe; Valsalva l'a vu aussi, et a confirmé le fait par la dissection, comme je l'ai rapporté ailleurs (1). C'est ici la place d'une observation d'Adolphe (2), sur une apoplexie mortelle *à la suite d'un effort violent et intempestif*, par lequel une femme en couche s'était rompu l'un des plexus choroïdes, d'où était résulté un épanchement de sang, qui avait violemment comprimé le cerveau. Le célèbre Van-Swieten (3) a démontré combien le sang, pendant les efforts, est poussé en plus grande quantité dans les vaisseaux de ce viscère, et combien en même temps il en revient en plus petite quantité. Il y a même des exemples (4) de rupture des vaisseaux du cerveau déjà distendus, *par une légère commotion, comme par une chute, un soufflet, une inclinaison de tête, etc., etc.* S'il exista un temps *où beaucoup de personnes expiraient subitement en éternuant* (5), je ne saurais croire que cet accident ait pu avoir une cause plus facile. Si donc des ruptures de vaisseaux qui n'existaient pas encore ont été produites par des secousses, combien la même cause pourra-t-elle augmenter davantage celles qui sont déjà commencées! Pour ne rien dire de l'abus des liqueurs échauffantes, ou autres, qui donnent au sang une très-grande excitation, et que des médecins, qui n'établissent aucune différence entre l'apoplexie séreuse et l'apoplexie sanguine, font non-seulement respirer, mais encore avaler dans l'apoplexie, je suis étonné qu'un médecin qui a été célèbre pendant sa vie, et qui d'ailleurs professait avec raison la même doctrine que ses confrères, relativement à tous les autres moyens que je crois devoir éviter ici, se défiât si peu de ces spiritueux, que, dans l'hémorrhagie du cerveau, dont je parle, il recommanda surtout l'esprit de sel ammoniac, dont il faisait porter dans l'intérieur des narines avec une plume la partie volatile, qu'il ordonnait même d'insouffler dans ces cavités avec un tuyau.

13. Il faut dire aussi quelque chose de

---

(1) N. 18.
(2) Comm. lit., an. 1734, hebd. 9, n. 2.
(3) Vid. etiam, infra, n. 22.

(1) Epist. anat. 13, n. 19.
(2) Act. N. C. t. 1, obs. 241.
(3) Comment. in Boerh., aph. § 1010.
(4) Vid. Schol. ad obs. 1, sect. cit. Sepulchr.
(5) Vid. apud Stradam, prolus. acad., l. 3, prol. 4, p. 3.

l'état de cette température, pendant laquelle Tita et d'autres moururent par la rupture des vaisseaux sanguins. Ces vaisseaux sont menacés d'un grand danger dans la rigueur de l'hiver, ou dans la chaleur de l'été; ici, parce que le sang se dilate; là, parce que les vaisseaux, surtout ceux des parties extérieures, se resserrent, de sorte que ceux des parties intérieures sont obligés d'en recevoir une quantité proportionnellement plus grande, qui se trouve encore augmentée par le défaut de la transpiration insensible. Mais cependant, lorsqu'on arrive insensiblement et comme par degrés, à un froid très-rigoureux ou à une chaleur extrême, les vaisseaux se resserrant, ou se dilatant avec le sang, d'une manière également insensible, il y a un peu moins de danger, que lorsque l'un ou l'autre arrive subitement, comme dans le temps dont je parle. Alors en effet l'atmosphère, devenue chaude tout-à-coup, avait donné au sang une expansion extraordinaire, parce que les vaisseaux n'étaient pas encore dilatés, à cause de la température un peu froide, qui avait duré très-long-temps dans les saisons précédentes, et que le sang n'avait pas diminué par cette perspiration qui échappe à nos yeux. En outre, les fibres des vaisseaux étaient aussi faibles que possible, à cause des pluies, qui avaient également duré long-temps, et se trouvaient par cela même plus exposées à la rupture.

D'après tout ce qui a été dit, vous voyez ce que doivent éviter pendant ces températures ceux qui sont menacés de ce danger en général. Mais ceux qui ont à craindre en particulier pour le cerveau doivent prendre de plus d'autres précautions; celle, entre autres, de ne pas tenir l'esprit tendu, surtout lorsqu'ils sont couchés; parce que, autant le sang a de facilité à monter vers la tête, dans cette position, autant il a de difficulté à descendre. C'est ainsi que j'ai connu à Bologne un savant qui, s'il s'occupait le matin, dans son lit, de méditations profondes, comme le font ordinairement les hommes de lettres, perdait bientôt après, quand il se levait, quelques gouttes de sang par le nez. Car défiez-vous des arguments de ceux qui disent que *la force de gravitation est ici de nulle valeur, à raison des autres puissances qui donnent le mouvement au sang*; et prenez garde de leur faire des concessions, non-seulement jusqu'à oublier l'avantage que

les médecins habiles retirent de la situation élevée de la tête, pour détourner un trop grand afflux de sang vers cette partie, dans certaines maladies ou dans certaines prédispositions à les contracter, mais encore jusqu'à perdre de vue une chose que personne n'ignore, savoir, avec quelle promptitude la face rougit et s'échauffe, quand la tête est baissée.

14. Un vieillard, qu'un large ulcère, situé à l'une des jambes, forçait depuis long-temps à rester assis, en demandant l'aumône auprès de la porte de l'église Saint-Antoine, accoutumé à beaucoup manger (comme j'apprends que c'est l'habitude de la plupart de ces malheureux); mais à ne faire aucun mouvement, ou à n'en faire que très-peu, pour le motif déjà énoncé, fut frappé d'une apoplexie qui lui enleva l'usage des facultés intellectuelles, qui lui paralysa la langue et la moitié gauche du corps, et le fit périr dans cet état en trois ou quatre jours.

Examen du cadavre. A l'exception de la tête que je fis garder, j'ordonnai qu'on enterrât tout le reste du cadavre, qui exhalait une odeur fétide, dont les intestins hideux étaient d'une couleur verte et brune, et qui, par conséquent, n'était point propre aux leçons d'anatomie que je faisais à l'hôpital, au mois de mars de l'année 1741. La tête étant donc sur le point d'être ouverte, pour chercher la cause de cette apoplexie, au milieu d'un grand concours de savants et de jeunes étudiants, je remarquai par hasard une légère contusion à l'extrémité antérieure du muscle temporal gauche : après avoir pris des informations à ce sujet, et avoir eu connaissance qu'elle s'était faite, lorsque l'homme, au moment de l'attaque d'apoplexie, était tombé de sa chaise, je ne balançai pas à prédire que, si la cause de cette apoplexie tombait sous nos yeux, et qu'elle ne consistât pas dans la sérosité, nous la trouverions certainement, d'après une de mes conjectures indiquée dans la lettre précédente (1), dans la partie opposée du crâne, c'est-à-dire dans la partie droite. Je fus beaucoup plus ferme dans ma conjecture, lorsqu'on ajouta, ce que je ne savais pas encore, que l'homme avait été paralysé du côté gauche du corps, comme je l'ai dit plus haut. Enfin le crâne fut ouvert, et pendant cette opération il s'écoula de l'eau qui n'était pas en très-petite quantité;

____

(1) N. 25.

aussitôt toutes les parties situées au-dessous de la voûte de cette cavité se présentèrent plus rouges qu'à l'ordinaire. Après avoir mis de côté la dure-mère, dont le sinus supérieur contenait une petite concrétion polypeuse, non-seulement les vaisseaux de l'autre méninge parurent plus engorgés à droite qu'à gauche, mais encore on voyait, sur l'hémisphère droit seulement, du sang à demi coagulé, qui paraissait s'être écoulé de quelqu'un de ces vaisseaux, et s'être répandu de là en bas ; car on trouva également entre les deux méninges, au-dessous de la base de la partie antérieure du lobe postérieur droit du cerveau, un peu plus de sang, aussi à demi coagulé.

Il n'y avait de sang épanché dans l'intérieur du crâne que celui que j'ai indiqué, et qui pouvait être contenu à peu près dans deux cuillers. Les assistants virent tout cela, ainsi que les autres objets qui parurent d'un moindre intérêt, et qui se réduisirent à ce qui suit. Une humeur comme *gélatineuse* se voyait à travers la pie-mère : non-seulement les vaisseaux de la substance médullaire paraissaient çà et là comme une infinité de points, vomissant du sang, mais encore ceux qui rampent à la surface des ventricules latéraux étaient distendus : il n'y avait pas beaucoup d'eau dans ces derniers : cependant plusieurs vésicules existaient à la partie postérieure des plexus choroïdes ; mais elles n'étaient pas des plus grosses ; toutefois elles parurent un peu plus petites dans le ventricule droit que dans le ventricule gauche, comme aussi il y avait moins d'eau dans le premier que dans le dernier. Du reste, ces plexus, loin d'être décolorés, contenaient dans leur milieu, même plus de sang qu'à l'ordinaire ; enfin, vers la partie antérieure de la base de la glande pinéale, il y avait quelque chose de jaunâtre, mais qui n'était pas dur.

15. Que l'habitude de beaucoup manger et de ne faire aucun exercice puisse donner lieu à une pléthore de sang, et de mauvais sang, surtout lorsqu'il existe un grand ulcère, de la surface duquel des parcelles putrides et corrosives se glissent dans les veines ; cela se conçoit facilement, comme d'autres choses dont je passe souvent l'explication sous silence. D'un autre côté, je démontrerai ailleurs (1) pourquoi et comment peut être

nuisible, même une petite quantité de sang, épanchée tout-à-coup dans l'intérieur du crâne : car les autres objets qui furent remarqués sur le cerveau se rencontrent souvent aussi quand il n'y a point eu d'apoplexie. Quant à ce que l'épanchement existant à droite donna lieu à la paralysie du côté gauche, cela s'accorde avec les observations de Valsalva et avec presque toutes les miennes, dont les unes, relatives à d'autres espèces d'apoplexie, seront décrites ailleurs (1) ; mais pour les autres qui ont rapport à l'apoplexie sanguine, elles sont dans la lettre précédente (2) et dans celle-ci (3) ; vous y trouverez au moins celles que nous avons écrites, lui et moi. Il y en aurait un bien plus grand nombre, si, lorsqu'il s'agit d'observations semblables, qui doivent être rapportées avec leurs circonstances, j'avais suffisamment pris l'habitude de me confier à ma mémoire, après un certain laps de temps. Ainsi, à la place de celles que j'omets pour cette raison, je vous en décrirai ici une, qui est commune à Valsalva et à moi ; car j'ai observé la maladie, et lui a disséqué la tête avec moi ; mais il n'a publié de cette histoire que ce qui convenait alors à son sujet (4). Voici comment je l'avais notée pour me la rappeler.

16. Un homme âgé de quarante ans, sujet à des vertiges causés par l'abus du vin, fut frappé d'apoplexie vers le commencement de février de l'an 1703. Transporté presque à la même heure à l'hôpital de Sainte-Marie *de la Vie* de Bologne, pendant que j'y étais, comme je m'y trouvais alors tous les matins, il paraissait être un peu soulagé sans avoir reçu aucun secours. Les médecins ordonnent de lui faire de fortes frictions sur les jambes et sur les pieds, de lui mettre sous le nez de l'esprit de sel ammoniac, et même de lui en verser dans la bouche quelques gouttes avec une eau appropriée, et de le saigner au bras ; on le saigna au bras gauche (la paralysie de ce côté était la plus forte). Pendant qu'on exécutait ces ordres, l'homme fut pris deux fois de tremblements, et commença à remuer les joues et la bouche ; la paralysie semblait faire des progrès de plus

_____

(1) Epist. 4, n. 32 et seq.

(1) Epist. 11.
(2) Ep. 2, n. 9, 11, 13, 15, 17.
(3) N. 2, 11, 14.
(4) Tract. de aure, c. 2, n. 14 in fin.

en plus. Mais bientôt de légers mouvements convulsifs se manifestant dans la partie droite, l'attaque d'apoplexie revint avec plus de violence le même jour, et emporta l'homme vers la seconde heure de la nuit.

Examen du cadavre. Pendant qu'on séparait la tête du tronc, il s'écoula beaucoup de sang, dont une partie était sortie aussi par la bouche. Alors Valsalva me dit : Cette apoplexie, si mes observations ne me trompent, a sûrement été produite par le sang, et c'est l'hémisphère droit du cerveau qui est lésé. Pendant ce temps-là, nous aperçûmes très-distinctement, en relevant les enveloppes communes du crâne, des vaisseaux sanguins, même des plus petits, sur les membranes qui l'embrassaient immédiatement. Mais nous vîmes bientôt que ceux qui rampaient à travers les méninges étaient plus distendus, surtout ceux de la partie gauche de la pie-mère ; il y avait en outre sur le sommet de l'hémisphère de ce même côté quelque peu de sang épanché, qui ressemblait à une sugillation noire. Lorsque nous arrivâmes aux ventricules latéraux, j'admirai la vérité de la prédiction de Valsalva, car il y avait bien quelque portion de sang épanché dans celui du côté gauche, mais il semblait y être passé de celui du côté droit. En effet, nonseulement ce dernier contenait une quantité beaucoup plus considérable de sang noir et coagulé, mais encore on y voyait une grande ouverture, de laquelle il était sorti ; cette ouverture était semblable à celle que quelqu'un aurait faite, en enfonçant un couteau grossier, au côté externe du corps cannelé et de la couche du nerf optique, et en retournant l'une et l'autre de ces parties sur la voûte et sur le troisième ventricule. Pour les autres objets relatifs à la voie du sang qui s'était écoulé par la bouche, vous trouverez des détails assez étendus dans Valsalva (1).

17. Il n'est pas facile de dire pourquoi les médecins aimèrent mieux faire pratiquer la saignée au bras qui était le plus paralysé : était-ce pour une raison semblable à celle que Baglivi admettait, comme vous le voyez dans le *Sepulchretum* (2), ou pour d'autres ? Les observations de Valsalva, qui donnent du poids au précepte et à la doctrine d'Arétée (1), n'existaient pas encore : *Il faut*, dit celui-ci, *examiner les parties paralysées sur un apoplectique, et voir si la paralysie est du côté gauche ou du côté droit ; car il faut, comme on le dit vulgairement, tirer du sang des parties saines ; de cette manière en effet, le sang descend facilement : de cette manière aussi, on fait une dérivation de la matière, des parties lésées*, c'est-à-dire, de l'hémisphère lésé du cerveau ; car il avait enseigné lui-même, comme l'indique un passage de cet auteur, que j'ai cité ailleurs (2), que la partie lésée du cerveau répondait au côté sain du corps, et non à celui qui était paralysé. — Quant au précepte et à la doctrine que j'ai fait connaître par les paroles d'Arétée, OEder (3) croit le précepte bon ; il éclaire et confirme cette première raison, que le sang coule plus facilement des veines du bras sain que des veines du bras paralysé : mais il rejette l'autre raison, quoique appuyée sur les observations de Valsalva qu'il reconnaît comme véritables, pour le seul motif qu'elle est fondée sur la doctrine vulgaire de la dérivation, qu'il avait entrepris de combattre avec toute la science et toute la force possibles. Aussi a-t-il nié qu'il résultât des observations de médecins recommandables, et, entre autres, d'une de Paul Salani, la conséquence qu'il nous avait semblé en résulter pour cette doctrine à Valsalva et à moi (4). Mais il fait connaître en quoi son opinion diffère de la mienne avec tant d'honnêteté, que je me croirais impoli, si je ne soumettais à son jugement ce peu de mots. Nous avons craint, Valsalva et moi, d'attribuer au hasard ce que Salani a vu, quand nous avons remarqué que cela est d'accord, non-seulement avec quelques observations que Valsalva a citées, et d'autres encore que je passe sous silence, comme je l'ai dit, mais encore avec le raisonnement, puisque les veines du bras droit communiquent plus directement avec la veine jugulaire interne droite, que celles du bras gauche ; c'est-à-dire que leur déplétion semble favoriser davantage la déplétion de cette jugu-

____

(1) Tract. de aure, c. 2, n. 14 in fin.
(2) In addit. ad cit. 2, sect. obs. 13.

(1) De morb. acut. cur., l. 1, c. 4.
(2) Epist. anat. 13, n. 17.
(3) Dissert. de dir. et rovuls. per. v. s., § 29.
(4) Epist. modo indicata, n. 24.

laire, et, par conséquent, celle des veines, qui, des parties droites du cerveau, se déchargent dans les sinus du même côté. Or, nous avons cru qu'on pouvait comprendre assez clairement que Salani pratiqua la saignée au bras, par la raison qu'il n'est pas dit dans la conversation établie par Valsalva et par moi sur l'hémiplégie, qu'elle doive être pratiquée à aucun autre endroit. Je ne me serais donc pas attendu qu'un homme aussi honnête eût dit que je n'admets pas, avec Segner, son président (1), médecin et professeur d'une très-grande autorité, *l'opinion commune, qui est absolument sans aucun danger*, relativement à ce que *des auteurs exacts ont proposé sur le choix des veines à ouvrir dans les maladies; ce qui n'est pas d'une certitude absolue, mais du moins d'une grande probabilité.* Je reviens à notre dissection.

Vous me demanderez peut-être si d'autres que nous ont rencontré des choses semblables, et s'ils ont trouvé la cause interne de l'hémiplégie dans le côté opposé du cerveau, et non dans le même. J'ai cité ailleurs Wepfer (2) et Baglivi (3), qui ont fait cette remarque avant Valsalva, et qui l'ont négligée, comme une circonstance dépendante du hasard. Mais depuis que l'observation de Valsalva a été connue, je ne doute pas que beaucoup de médecins n'aient vu la même chose : je sais même que quelques-uns (4) l'ont observée. Dans le courant de l'année où je confirmai la doctrine de Valsalva, sur cette femme de Venise dont il a été question au commencement (5), j'appris que ce que j'avais trouvé sur elle, on l'avait vu dernièrement aussi dans cette ville sur un homme, avec la différence que la cavité que le sang s'était formée dans l'hémisphère opposé à la paralysie, avait versé celui-ci entre les méninges, après avoir rompu la pie-mère, mais non pas dans le ventricule, comme dans mon observation, quoique d'ailleurs elle en fût très-près. A peine avais-je connaissance de ce fait, que je reçus de Venise une lettre que je garde encore, et dans laquelle Alex. Boni, médecin habile et mon respectable

ami, m'annonçait ce qu'il avait vu lui-même; qu'un moine frappé d'apoplexie en prêchant, de telle sorte qu'il ne remua que la main gauche pendant le temps qu'il vécut depuis l'attaque (l'espace de quatre heures au plus), avait dans le ventricule gauche du cerveau trois onces de sang coagulé pour le moins, et les parois de ce même ventricule déchirées ; tandis que celui du côté droit était intact, et ne contenait qu'une petite portion de sang, qui y était passée du ventricule gauche, par une rupture du septum lucidum. C'était cet orateur sacré, cité dans la lettre précédente (1), sur le compte duquel j'appris en outre à Venise, où je retournai peu de temps après, qu'après être resté plusieurs jours sans prêcher, parce qu'il se plaignait d'être moins bien portant, il assura le jour de sa mort à ceux de sa maison, qu'il ne s'était jamais mieux trouvé que dans ce moment, et qu'il monta, droit et gai, sur un lieu élevé, pour commencer un discours qu'il ne devait point finir.

Il se présenta alors à mon esprit l'histoire du roi Attale (2), qui, *exhortant à Thèbes les Béotiens à faire alliance avec les Romains, tomba demi-mort dans l'assemblée même, de sorte qu'il expira peu de temps après.* Il vécut cependant encore non-seulement des heures, mais des jours; car (3) *on le porta malade de Thèbes à Pergame, où il mourut à sa soixante-onzième année :* cet âge, joint à la faiblesse des forces, le rendit moins sujet à une apoplexie violente, si toutefois ce qu'on lisait au commencement du 33e livre, dans l'ancien manuscrit de Bamberg, est un fragment de Tite-Live. Car il est ainsi conçu : *Attale parla le premier. Ayant commencé..... trop vieux et trop faible pour soutenir les efforts de la parole, il se tut et tomba.....: paralysé d'une partie de ses membres ; et ce n'était pas la violence de la maladie, mais plutôt la faiblesse de ses membres qui parut mettre alors sa vie en danger.* Le moine, au contraire, n'avait pas plus de cinquante ans, et était d'une très-grande force, surtout le jour où, les efforts de la parole s'étant joints à la pléthore sanguine, annoncée par l'état de la face et par l'habitude de tout le corps, il fut frappé, au

---

(1) In Epist. Dissert. citatæ subnexa.
(2) Add. quæ infra, Epist. 11, n. 10.
(3) Epist. anat. 13, n. 22.
(4) Vid. quæ mox, n. 18.
(5) N. 2.

(1) N. 23.
(2) Apud Livium, hist. l. 37.
(3) L. 33.

milieu de son discours, d'une apoplexie violente, et mourut promptement, d'après ce qui a été exposé dans la lettre précédente (1), et même dans celle-ci (2), un peu plus haut.

18. Vous savez, si vous vous rappelez ce que j'ai écrit ailleurs (3), que j'ai égard, non-seulement à l'âge, mais aussi à d'autres circonstances, quand il s'agit de la cause interne et de l'issue de l'apoplexie. Un maréchal ferrant (4), septuagénaire, mais gras, périt en six jours d'une attaque d'apoplexie, avec une paralysie de tout le côté droit. Cependant on en trouva la cause dans un sang noir, qui, épanché au loin par une rupture de la branche latérale gauche de l'artère carotide, qui était dilatée, avait désorganisé l'hémisphère gauche du cerveau de toutes parts, jusqu'à l'intérieur des ventricules. Il s'y était joint d'autres lésions qu'il serait trop long de décrire. Il ne faut cependant pas omettre une énorme tumeur, adhérente au rein gauche, remplie d'une grande quantité de sang, et offrant une substance *placée par lames*; de sorte qu'elle pouvait faire naître le soupçon de l'existence d'un anévrisme dans l'une des branches de l'artère émulgente, auquel un autre anévrisme plus petit, comme je l'ai conjecturé plus haut (5), en parlant de Ramazzini, répondait dans cette branche latérale de la carotide. Au reste, de quelque nature que fût cette tumeur, on ne saurait assurément nier que l'aorte placée au-dessous d'elle, et comprimée, ne reçût moins de sang; et que celui-ci, pour cette raison, ne se portât en haut, en plus grande quantité, pour dilater et rompre enfin quelque vaisseau du cerveau.

Ainsi donc, si nous reconnaissons sur un apoplectique la compression d'une artère inférieure, l'âge, quelque avancé qu'il soit, ne nous fera pas dire que l'apoplexie ne peut pas être sanguine. Il faut qu'il y eût aussi sur l'ambassadeur danois, dont il a déjà été fait mention (6), quelque autre disposition, qui devait se joindre à un état du foie *tendant à l'induration*. En effet, attaqué subitement, à l'âge de soixante-quatre ans, d'une para-

lysie du côté gauche, et bientôt après d'une apoplexie, il mourut dans l'espace de huit heures, c'est-à-dire plus tôt que le maréchal, parce qu'il s'était fait un épanchement d'une grande quantité de sang. Mais, outre des hydatides qui se trouvaient en grand nombre dans le plexus choroïde, il y avait dans le ventricule droit du cerveau, *plus de quatre onces de sang grumeleux, d'où était résulté un désordre étonnant dans cette cavité.*

Je voudrais cependant vous faire remarquer aussi que ces deux observations s'accordent parfaitement avec celles de Valsalva, si on a égard, d'une part, au côté paralysé, et de l'autre, à la lésion de l'hémisphère opposé du cerveau. Vous en trouverez d'autres qui s'accordent également avec elles, entre autres celle d'un homme (1) qui, quoique déjà vieux, était prédisposé à l'apoplexie sanguine par son tempérament, par son ancienne profession, et par des écarts de régime commis depuis peu de temps. — Mais peut-être voudriez-vous savoir autre chose; et d'abord, comment il se fait que, dans presque tous les exemples que j'ai décrits ou cités dans cette Lettre et dans la précédente, d'après l'observation de Valsalva, d'après la mienne, ou d'après celle des autres, ainsi que dans les deux histoires, dont l'une de Valsalva, l'autre de moi, ont été rapportées dans la 13e Lettre anatomique (2); comment il se fait, dis-je, que dans presque tous ces exemples, surtout dans ceux où ces cavités contre nature sont citées, ou peuvent être conjecturées d'après des indices non équivoques, celles dans lesquelles le sang s'était accumulé ou desquelles il était sorti, aient été trouvées, ou dans le corps strié, ou dans la couche du nerf optique, ou dans ces deux parties, ou auprès de l'une ou de l'autre, ou même de toutes deux, et, dans ce dernier cas, assez souvent avec la perforation et le déchirement de l'une et de l'autre, ou de l'une des deux. Vous voudrez savoir ensuite pourquoi, dans un cas rapporté par Wepfer (3), une cavité s'étendait jusqu'au front, à travers le lobe antérieur, tandis qu'on n'en a jamais trouvé aucune qui s'étendît jusqu'à l'occiput, à travers le lobe postérieur; et enfin,

----

(1) N. 23.
(2) N. 12.
(3) Epist. 2, n. 14.
(4) Act. helvet., vol. 1.
(5) N. 8.
(6) N. 12.

----

(1) Eph. N. C. Cent. 9, obs. 3.
(2) N. 19 et 25.
(3) Sepulchr. sect. hac. 2, obs. 18.

pourquoi ces exemples étant au nombre de quinze, les cavités furent dix fois à droite, deux fois à droite et à gauche, et trois fois seulement à gauche.

Assurément, ou le hasard est pour beaucoup dans tout cela, quoiqu'il ne paraisse pas en être ainsi au premier abord, ou, si une suite bien plus considérable d'observations décrites avec soin fait voir que les choses se passent ainsi le plus ordinairement, il faudra en chercher attentivement la cause dans la structure du cerveau, ou dans la distribution de ses vaisseaux intérieurs, et examiner, par exemple, si des vaisseaux en plus grand nombre, ou d'un plus gros calibre, se porteraient aux environs des lieux que j'ai indiqués. C'est ainsi qu'une fois, en coupant horizontalement par morceaux les corps striés, je me souviens d'avoir remarqué à la partie antérieure du côté externe de chacun, comme une petite fossette dans laquelle on voyait très-manifestement un vaisseau sanguin; je me souviens aussi qu'une autre fois, en coupant ces corps obliquement et lentement, je fis voir dans le même côté plusieurs fils rougeâtres, parallèles entre eux, et plus gros qu'ailleurs; c'étaient des vaisseaux sanguins. A cela semble se joindre, à cause des cavités elles-mêmes des ventricules qui sont si voisins, une plus faible résistance à la perforation de leurs parois. Mais lorsque, par ces explications, ou par d'autres analogues, vous aurez conjecturé la cause de ce qui faisait le sujet de vos deux premières questions, vous serez peut-être moins embarrassé pour la troisième (1), quand vous aurez réfléchi que la plupart des parties du côté droit du corps sont, chez le plus grand nombre des individus, plus souvent en mouvement que celles du côté gauche, et que, par conséquent, les vaisseaux non-seulement de ces parties, mais encore de toutes les autres qui sont du même côté, sont plus souvent en action, et se dilatent davantage, à cause des communications et des sympathies.

19. Quant aux observations de Valsalva, qui ont tant de fois été citées et confirmées, savoir que si les parties gauches du corps sont paralysées, la lésion du cerveau est à droite, et réciproquement, je ne pense pas que vous ayez d'autres explications à me demander. Car vous savez que ce que j'avais à dire sur les auteurs anciens et modernes qui ont expliqué ce phénomène, sur quelques exceptions, sur des additions, et sur d'autres choses qui y ont rapport, je l'ai consigné presque en entier dans la lettre anatomique (1) que j'ai citée un peu plus haut, de sorte qu'il ne convient pas de le répéter ici. Je puis seulement ajouter une ou deux réflexions relatives à ces deux premiers objets. — Si vous lisez ce qui a rapport aux auteurs anciens, dans Hoffmann (2) qui dit : *Telle fut l'opinion d'Arétée avant Galien..... que Cassius, médecin philosophe (probl. 41), embrasse. Thomas Rod. à Veiga...... nomme aussi Haly Abbas et Félix, que je n'ai pas lus; et même je ne sais pas ce que c'est que ce Félix :* si, dis-je, vous lisez ce passage, je ne voudrais pas que vous crussiez que j'ai omis dans ce Félix un auteur très-ancien, qui devait être nommé avec Arétée et Cassius; car ce Félix, que Hoffmann ne connaissait pas, est ce même Cassius, appelé Cassius Félix par quelques-uns, comme vous pourrez le voir, même dans *Lindenus Renovatns* (nouvelle édition de Vanderlinden) (3). — Pour les exceptions, voici ce qui leur appartient, ou ce qui sert du moins à l'éclaircissement de cette doctrine confirmée par Valsalva; c'est que, quoique la lésion organique, si elle existe, et qu'elle tombe sous les sens, se trouve dans la partie opposée du cerveau, quand un côté du corps est paralysé, cependant, il ne s'ensuit pas réciproquement que, toutes les fois qu'une lésion existe dans l'une ou l'autre partie du cerveau, le côté oppposé du corps soit paralysé. Car il peut se faire que cette paralysie ne survienne nullement alors, par la même raison qui fait que quelquefois les deux parties du cerveau étant lésées, ni l'un, ni l'autre côté du corps n'est paralysé; soit que ces lésions se soient opérées sans un déchirement ou une compression soudaine du cerveau, soit pour une autre cause, que je tâcherai de reconnaître et d'exposer, quand je rencontrerai des observations de cette espèce.

____

(1) Vid. tamen Epist. 11, n. 12, imo. Epist. 62, n. 7, 9, 11.

(1) 13, ab n. 14, ad 27.
(2) Comm. in Galen. de us. part., lib. 10, cap. 12, etc.
(3) De script. medic., l. 1. (Vid. Cassius Felix.)

Maintenant, renvoyant ces derniers à leur endroit propre, je vais décrire les autres qui ont rapport à l'apoplexie sanguine.

20. Un homme, déjà proche de la vieillesse, était mort d'apoplexie, non pas subitement, mais plusieurs jours après l'attaque. Je ne pus savoir positivement s'il était hémiplégique ou non, et bien moins encore ce qu'il avait éprouvé habituellement avant l'apoplexie. J'appris seulement que, pendant qu'il était couché, durant l'attaque, il n'avait pas la respiration difficile, et que son pouls était fort.

Examen du cadavre. Le cadavre fut livré à l'amphithéâtre, sur la fin de janvier de l'année 1731. Les viscères de l'abdomen, examinés avec soin, ne présentèrent rien de remarquable; mais voici les objets contre nature, ou qu'on peut regarder comme tels, trouvés dans la poitrine. Les poumons étaient partout adhérents à la plèvre. Le cœur était si gras, quoique le sujet n'eût pas d'embonpoint, qu'en le regardant par sa face antérieure, on ne voyait que de la graisse. La valvule de la veine coronaire était adhérente de tous côtés, et perforée de petits trous, comme je l'ai décrit dans la xve Lettre (1) anatomique. Enfin, l'artère vertébrale gauche naissait de l'arc même de l'aorte, entre la carotide et la sous-clavière gauches : en faisant voir à l'amphithéâtre qu'elle naissait de cet endroit, et non pas de la sous-clavière, comme à l'ordinaire, j'avertis qu'on pouvait peut-être aussi rapporter, jusqu'à un certain point, à cette disposition la cause de l'apoplexie de cet homme. Quelques jours après, en ouvrant la tête, pour me conformer à l'ordre de nos exercices, dans le même lieu, je trouvai et je fis voir environ une demi-livre de sang épanché entre la dure-mère et la pie-mère, ou plutôt entre la dure-mère et une autre petite membrane, telle que l'arachnoïde : cette petite membrane, devenue un peu plus épaisse en cet endroit, répondait avec l'épanchement sanguin, à la région antérieure de l'os temporal gauche, et à son voisinage. En outre, il y avait, presque au milieu de la faux, un os renfermé dans la duplicature de ce repli, plus proche du bord inférieur; il était placé en long, et présentait, dans cette dimension, plus de trois tra-

vers de doigt; il avait près d'un doigt et demi de hauteur; il était médiocrement et inégalement épais; car, tandis qu'il était mince dans toute sa circonférence, et que ses deux extrémités paraissaient se terminer en une simple lame, composée de fibres osseuses parallèles, ses faces droite et gauche, et particulièrement l'une, présentaient des espèces de grosses bulles, comme on peut mieux le voir chez moi, où je garde encore l'os enveloppé, comme il était alors, par la membrane de la faux, qui lui est très-étroitement unie de toute part. Enfin, la branche postérieure droite des carotides, à la base du cerveau, était plus grosse que dans l'état naturel; la branche gauche était très-petite, et ne communiquait pas avec les rameaux qui naissent de l'artère, dans laquelle les vertébrales se réunissent. Quoique j'aie vu assez souvent cette première disposition sur d'autres sujets (elle existait sur le cerveau d'un hydrocéphale que je disséquais alors), ainsi que cette extrême petitesse de l'un des vaisseaux ou de tous deux, ce qui est bien plus ordinaire; quoique enfin j'aie remarqué qu'il n'y avait aucune communication entre les branches dont j'ai parlé, j'ai néanmoins voulu vous en entretenir ici, pour vous faire comprendre que, si quelque autre chose avait été digne de remarque, je ne l'aurais pas passée sous silence.

21. J'aurai occasion de parler ailleurs (1) des autres lésions, et entre autres de l'adhérence complète des poumons à la plèvre, sans difficulté de respirer. Je fus très-fâché, après avoir trouvé un os aussi volumineux dans la faux, de ne pouvoir apprendre de personne de quoi cet homme se plaignait les années qui précédèrent l'apoplexie. Car, depuis que Franc.-Ant. Catti, anatomiste napolitain, qui ne méritait pas de rester inconnu, comme je vois qu'il l'a été, de tous ceux qui ont parlé des auteurs de médecine et d'anatomie (c'est lui qui a rapporté (2) la première dissection d'un utérus de femme partagé réellement en deux parties), recueillit aussi le premier, l'an 1557 (3), une observation de faux *dégénérant*, en quelque partie, *en un os dur*, Botalli (4), Horn (5),

---

(1) N. 20.

(1) Epist. 16.
(2) Isag. anat., c. 20.
(3) Isag. anat., c. 3.
(4) Obs. anat. 2.
(5) Annot. ad camd.

Scheid (1), Wepfer (2), Cheselden (3), Vater (4), Gohl (5), Mayer (6), et plusieurs autres dont je nommerai bientôt quelques-uns, en ont publié d'autres que j'ai lues en entier, ainsi que celles qui se trouvent dans les histoires et dans les Mémoires de l'Académie Royale des Sciences de Paris (7) : cependant, je ne me souviens pas qu'on ait jamais parlé d'un os aussi volumineux que celui qui a été décrit plus haut, si on fait abstraction, dans un si grand nombre de cas, de quelques faux, dans l'une desquelles Riolan (8) dit qu'il y avait *un os large de quatre doigts* ; telle était encore celle que Volckamer (9) trouva *entièrement osseuse, jusqu'à la moitié de sa longueur*, mais surtout celle qui fut observée dans cet Amphithéâtre d'anatomie, *dans un état complet d'ossification*, par Offredi (10) : on croirait que Henr. Alb. Nicola (11) en vit une semblable à celle-ci, s'il n'ajoutait que Volckamer et Offredi *avaient observé*, l'un *le même cas*, l'autre *un cas semblable* ; de sorte qu'on ne sait pas s'il veut parler de toute la faux, ou d'une grande partie de ce repli, lorsqu'il dit qu'il la trouva *complètement osseuse :* vous aurez aussi quelque doute de cette espèce, quand vous lirez une observation dans laquelle ce mot *complètement* ne se trouve pas. — Au reste, si je fus fâché de ce que personne ne pût me dire ce que je désirais savoir, relativement à l'homme sur lequel je trouvai cet os, ce n'est pas que je crusse ou que je croie encore qu'il en avait éprouvé quelque grande incommodité, si ce n'est peut-être un sentiment de pesanteur et de tiraillement ; c'était au contraire parce que je vou-

lais confirmer par ma propre observation ce que j'avais recueilli du silence, ou même du récit positif de la plupart de ceux que j'ai nommés, qu'à moins que les os développés dans la faux, ou auprès d'elle, ou ailleurs que dans les méninges, sans dépasser les bornes de la grosseur et du poids de ceux qu'on a trouvés jusqu'à présent ; à moins, dis-je, que ces os ne soient conformés et situés de manière à piquer les membranes, ils ne donnent lieu ordinairement, par eux-mêmes, à aucune incommodité grave, pas même à un sentiment continuel de douleur : d'après cela, je pense qu'il faudrait voir si les observations de Volckamer et d'Offredi, et d'autres histoires analogues, s'accordent avec certains usages attribués à la faux.

22. Je ne nierai cependant pas que des os de cette espèce, ou d'autres, qui se forment et croissent contre nature, ne puissent quelquefois donner lieu à des maladies internes de la tête, et spécialement à l'apoplexie, s'il s'y joint d'autres causes. Car d'abord j'ai trouvé sur un vieillard de Tridente (1), qui avait eu, il n'y avait pas bien longtemps, une légère attaque d'apoplexie, et qu'une autre attaque très-forte avait enlevé en un instant, pendant qu'il allait à la garde-robe, à la suite d'un purgatif qu'il avait pris depuis une heure tout au plus ; j'ai trouvé, dis-je, non-seulement le ligament sacro-sciatique ossifié, comme je l'ai dit dans la troisième partie de mes *Adversaria* (2), mais encore un osselet dans la substance même du cœur, à l'endroit que couvre l'une des valvules mitrales ; il était d'une épaisseur médiocre, mais d'une telle longueur, qu'il dépassait un travers de doigt dans cette dimension : la face interne de l'aorte était couverte çà et là de plusieurs petites lames osseuses ; de sorte que si j'avais eu la faculté de disséquer les parties cachées de la tête, il est extrêmement vraisemblable que j'y aurais également trouvé des os. Ensuite, j'ai rencontré sur plusieurs vieillards apoplectiques les membranes des vaisseaux du cerveau endurcies, en plus d'un endroit, par de petits fragments osseux, qui s'y étaient développés ; j'ai surtout vu cette disposition dans les membranes des carotides, à l'endroit où elles

---

(1) Dissert. de duobus ossiculis in apopl.
(2) Exercit. de loco affect. in apopl.
(3) The anat. of the hum. body, tab. XI.
(4) Abr. in diss. qua osteogenia, etc. in procem. et in progr. quo observ. calculor.. etc.
(5) Apud eumd. in cit. progr.
(6) Comm. litter., an. 1731, specim. 42. n. 2.
(7) Ann. 1711, 1713, 1754 et 1706.
(8) C. 31, Comment. in Galen. de ossib.
(9) Eph. N. C. Decad. 1, A. 6, obs. 71.
(10) Earumd. Decad. 2, A. 1, obs. 127.
(11) Dec. obs. illust. anat., obs. 5.

(1) De quo Epist. 43, n. 28.
(2) Animadv. 45.

formentune si grande courbure sur les côtés de la selle turcique. — C'est sûrement sur des têtes de cette espèce, que Cortesi avait vu (1) ces objets contre nature, lorsqu'il écrivit, comme s'il n'avançait rien qui ne fût tout-à-fait dans l'état naturel, *qu'il y avait dans la cavité de ces artères, à l'endroit où elles touchent la glande pituitaire, deux choses dignes de remarque, et qui n'avaient été observées par personne jusqu'alors; premièrement de petites cellules, et en second lieu de petits osselets* (étaient-ils tels que ceux qui en imposèrent dans la suite à Riolan (2)?) *semblables à ceux qu'on trouve aux articulations des doigts, et qu'on appelle sigmoïdes* (sesamoïdes)... *mais les artères contiennent en elles des osselets, nonseulement dans cette partie, mais encore dans d'autres, comme l'expérience elle-même l'a prouvé jusqu'ici: je pense,* dit-il, *que cela n'a pas été fait sans une grande prévoyance de la part de la nature, qui veille constamment à ce qu'elles soient en quelque sorte ouvertes et élevées pour qu'elles puissent soutenir la dilatation.*

Pour moi, je vois que la nature a si bien réglé ce qui a rapport à la circulation du sang, soit ailleurs, soit dans le cerveau, que, s'il survient malgré cela, par la violence d'une maladie, quelque chose qui retarde l'entrée ou la sortie de ce liquide, plus qu'il n'a été déterminé par elle, et qui ralentisse par là son mouvement, cela ne peut se faire sans quelque préjudice. Le premier de ces deux effets est produit aussi par les artères, qui sont moins susceptibles de se contracter et de presser le sang, lorsque des os se sont développés dans leurs propres parois; et le second a pour cause tout ce qui diminue le diamètre des canaux veineux, ou qui leur enlève certains petits conduits détournés, qui reçoivent jusqu'à un certain point, suivant leur destination, une partie du sang dont ces canaux regorgent. C'est ainsi que la substance osseuse, augmentant dans les crânes des vieillards, ferme quelques petits trous; par exemple, comme je l'ai dit ailleurs (3), ceux qui permettent la communication entre les veines occipi-

tales et les sinus latéraux : c'est la même raison, à mon avis, qui fait qu'un plus grand nombre de personnes de cet âge sont sujettes aux maladies de la tête. Mais des causes de plus d'une espèce peuvent rétrécir les canaux veineux. On doit compter parmi ces causes, si nous en croyons Scheid (1), les petits os qui se forment dans la faux, et qui, *par leur poids, tirent en bas en quelque sorte, et tendent ce repli; d'où le sinus longitudinal... continu à la faux, se trouvant plus étroit, ne laisse pas un passage suffisant au sang dont il regorge.* Si l'on croit que cet effet fut produit par *le poids, quoique peu considérable,* d'un des osselets de Scheid, on doit croire à plus forte raison qu'il le fut par le mien, qui le surpassait en grosseur et en pesanteur.

23. Cependant cet auteur pense avec raison que, pour qu'un rétrécissement de cette espèce eût causé dans le crâne l'épanchement sanguin qu'il trouva lui-même sur son apoplectique, *il avait fallu nécessairement que le sang,* par une cause quelconque, s'y fût porté en plus grande quantité. Moi aussi je pense la même chose, à l'égard de mon apoplectique, d'autant plus volontiers, que le sang se portait avec plus d'impétuosité dans les artères du cerveau. En effet, comme les membranes de celles-ci, d'après ce que j'ai déjà dit (2), sont trop minces pour modérer cette impétuosité, et par là moins propres à presser le sang, des anastomoses ont été établies pour affaiblir le mouvement impétueux de ce liquide, entre les carotides et les vertébrales, qui forment les unes et les autres plus d'une flexuosité, avant d'arriver au cerveau : mais il existe, en outre, une autre disposition que je voudrais vous faire remarquer; c'est que les artères vertébrales naissent des sous-clavières, et non pas, comme les carotides, de l'arc même de l'aorte, contre lequel le sang, poussé par le cœur qui en est si près, frappe avec tant d'impétuosité, que cet endroit est le siège le plus fréquent des anévrismes. Or, la vertébrale gauche naissait, sur mon apoplectique, non de la sous-clavière, mais de l'arc même de l'aorte, et se rendait avec sa collatérale dans l'artère, qui communiquait par une

---

(1) Miscell. medic. Dec. 1, c. 7.
(2) Animadv. in Bartholin. anat., l. de Venis, cap. 2, in fin.
(3) Epist. anat. 4, n. 11.

(1) Diss. supra ad n. 21, cit. quæst. 4 et 5.
(2) N. 9.

grande anastomose, comme je l'ai déjà dit, avec la carotide droite, et nullement avec la carotide gauche ; de sorte que, plus l'impétuosité du sang pouvait être affaiblie par celle-là, moins elle pouvait l'être par celle-ci, qui même ne la modérait en aucune manière. Ainsi, le sang se répandait dans la partie gauche du cerveau avec plus d'impétuosité ; il ne faut donc point s'étonner si les membranes des plus petits vaisseaux de ce côté s'étant affaiblies de plus en plus, et le rétrécissement du sinus longitudinal ayant augmenté avec l'os dont il est question, le sang se soit enfin épanché, non-seulement à gauche, mais encore en avant, parce qu'il devait se diriger de la partie antérieure vers l'endroit où se trouvait un obstacle. — Je n'ignore pas que la même artère vertébrale a été trouvée par d'autres aussi, et par moi-même dans d'autres circonstances (1), tirant son origine de l'arc de l'aorte; mais je n'ai pu savoir si les individus qui présentaient cette particularité avaient été sujets, ou non, à des maladies de la tête, et je ne me souviens pas que cela ait été noté par ces auteurs : il en est de même de la grande anastomose de l'artère basilaire avec l'une des carotides, et non point avec l'autre. Je sais (2) d'ailleurs qu'un osselet s'était développé sur un homme, qui ne s'était jamais plaint malgré cela de douleur de tête, à la partie supérieure du sinus longitudinal ; et je conçois que ce sinus dût en être comprimé et rétréci : toutefois je ne me rappelle pas si toutes ces circonstances se trouvèrent en même temps réunies sur lui, comme sur mon sujet. En voilà assez sur cet apoplectique.

24. Un enfant de Bologne, âgé de quatorze ans, ayant les cheveux noirs, tourmenté habituellement par des lombrics, très-sujet au saignement du nez, soit qu'il fît de l'exercice, soit qu'il restât assis auprès du feu, buvant de l'esprit-de-vin un peu plus souvent qu'il ne convenait surtout à cet âge, devenu tout-à-coup, sans aucune cause apparente, de vif et de gai qu'il était, un peu lent et moins intelligent, fut trouvé, peu de jours après (il avait montré le matin, et même pendant le dîner, au milieu de ses parents, sa gaîté et son amabilité ordinaires), couché dans son lit, qu'il avait sali en vomissant, et se serrant la tête de temps en temps avec ses mains, comme s'il en souffrait; il était sans parole, et il fut bientôt après sans mouvement. Un médecin appelé fait ouvrir la veine, ce qui parut le soulager tant soit peu. On lui mit aussi sous le nez de l'esprit de sel ammoniac, et on lui en fit boire quelques gouttes. Bientôt il retombe dans le premier état de paralysie et d'engourdissement, de manière cependant qu'il paraît, d'après certains signes, comprendre quelquefois ce qu'on dit. Le pouls est petit et intermittent, la respiration difficile; il y a un peu d'écume à la bouche. C'est pourquoi on ordonne des ventouses : comme il ne les avait point senties au dos, on les lui appliqua aux cuisses ; et alors il les sentit si bien, que non-seulement il poussait des cris confus, mais encore qu'il essayait de les écarter avec sa main. Cependant, les symptômes que je viens d'énoncer persistant, et les premiers revenant bientôt après, il mourut vers la neuvième heure de la nuit.

Examen du cadavre. En examinant le cadavre, le lendemain, qui était le 23 décembre 1703, je remarquai que la partie postérieure des jambes et des cuisses, ainsi que d'autres parties sur lesquelles le sujet avait été couché, étaient devenues très-livides, par le sang qui y était resté en stagnation. De même, en incisant les téguments de la tête, qui fut la seule partie que je disséquai, et en les écartant, il s'écoula du sang noir et liquide en plus grande quantité qu'à l'ordinaire. Je ne vis que quelques petites gouttes de sang de la même nature, dans le sinus de la faux, qui était vide de toute autre chose. Il y avait un peu de sérosité dans les ventricules latéraux, et dans le troisième. Mais je trouvai, sous le cervelet, dont la substance parut plus molle que dans l'état habituel, à peu près au milieu de sa base, environ deux cuillerées de sang noir et coagulé.

25. Si cette histoire vous eût été décrite ici en premier lieu, comme je l'avais notée autrefois parmi les premières, pour me la rappeler, vous trouveriez plus de réflexions relatives, soit à cette dernière gaîté et au traitement, soit à la dissection. Comme ces objets ont déjà été exposés, en partie dans cette lettre (1), en partie dans la précédente (2),

----

(1) Epist. 15, n. 22, et epist. 56, n. 10 et 21.

(2) Comm. litt., A. 1737, hebd. 34.

(1) N. 2.

(2) N. 21 et seq.

il ne convient pas de les répéter ici.
Il suffit d'avertir que, s'il y a quelque
différence entre cette histoire et d'autres
de cette espèce, qui ont été rapportées
ailleurs, comme celle qui se trouve dans
mes Lettres anatomiques (1), il faut en
chercher la raison dans le lieu, dans le
temps, dans la manière, et dans la quan-
tié de sang épanché autour du cervelet,
et comparée avec la grosseur du crâne et
celle de ce viscère, qui varient suivant
les âges. Mais cette observation a été
mise ici à la fin, pour qu'elle répondît
par ordre, comme toutes les autres, autant que possible, aux histoires d'apoplexie sanguine empruntées à Valsalva.
— Cependant, comme l'apoplexie sanguine peut avoir lieu non-seulement
par l'épanchement de sang, mais encore
par sa stagnation et son accumulation
dans les vaisseaux du cerveau, je veux,
avant de terminer, vous donner un exemple de cette dernière variété.

26. P. Fasolati, sculpteur de Padoue,
ayant terminé sa soixante-unième année,
d'un embonpoint encore remarquable,
et n'étant sujet à aucune incommodité,
mourut de la manière suivante, dans le
même temps que Tita (2), et un jour
après lui. Il n'avait fait aucun travail;
il n'avait éprouvé aucun chagrin, auquel du reste il avait été plusieurs fois
en proie en d'autres circonstances; il
ne s'était plaint de rien. Après avoir
même soupé copieusement (car il mangeait beaucoup d'habitude), et avoir dit
qu'il voulait se coucher plus tôt qu'à
l'ordinaire, ce qu'il fit, il fut trouvé deux
heures après, par sa femme qui était
couchée avec lui, et qui se réveilla par
hasard, non-seulement mort, mais encore froid, dans la première position
qu'il avait prise en se mettant au lit.
Examen du cadavre. — Le lendemain,
pendant qu'on incise les téguments de la
tête, pendant qu'on coupe le crâne circulairement, il s'écoule beaucoup de
sang; cependant, il n'y en avait point
d'épanché dans l'intérieur; d'ailleurs,
point de rupture, point de lésion dans
aucune partie de la substance du cerveau
ou du cervelet, qui, au toucher, était
également dans l'état naturel. Les ventricules latéraux contenaient de l'eau
presque limpide et en petite quantité,
dont quelque partie parut aussi s'écouler

des côtés du cervelet, qui était intact,
comme je l'ai dit : venait-elle du canal
vertébral? Mais une quantité de sang
liquide, telle que je ne me souvenais
pas d'en avoir jamais vu dans l'intérieur
du crâne, distendait tellement tous les
vaisseaux situés autour du cerveau et du
cervelet, que je remarquai un engorgement très-considérable (1), même des
plus petits, qui ordinairement sont extrêmement fins.

Je fis néanmoins ouvrir la poitrine.
Les poumons, quoique celui du côté gauche fût fortement adhérent aux côtes,
étaient sains. La couleur de la graisse
dans le médiastin était brune; je crois
que cette couleur dépendait de la stagnation du sang dans les plus petits vaisseaux.
Le péricarde contenait de l'eau sanguinolente, en assez petite quantité. Le
cœur était gros; ses vaisseaux propres
étaient gorgés de sang, ainsi que les oreillettes; ce liquide s'écoula en grumeaux,
pendant que je séparais le cœur des gros
vaisseaux, pour mieux examiner celui-ci
hors du cadavre : il y avait aussi du
sang grumeleux et noir dans les ventricules du cœur, mais il n'était pas en
grande quantité. La valvule mitrale droite était blanche; quelques-unes des semi-lunaires étaient blanches aussi; la
première était beaucoup plus dure que
dans l'état ordinaire, et les dernières ne
l'étaient que peu : cependant la nature
membraneuse, dans les unes et dans les
autres, avait pris un caractère comme
ligamenteux. À la partie moyenne de la
face postérieure du cœur se trouvait une
petite membrane blanche, qui ressemblait à une hydatide rompue. La face extérieure de l'oreillette droite présentait
des taches blanches. Du reste, l'aorte et
les autres vaisseaux, autant que je pus
le voir, étaient dans l'état naturel.

27. Je n'ignore pas qu'il peut vous
sembler qu'il eût été peut-être plus convenable de rapporter cette mort plutôt à
la syncope qu'à l'apoplexie, lorsque vous
considérez (outre qu'elle survint subitement) non-seulement le refroidissement
si prompt, même dans cette saison, et
quoique dans le lit, mais encore les objets qui ont été remarqués dans le cœur.
Cependant, pour commencer par ces
derniers, et pour les comparer avec cette
énorme quantité de sang qui existait dans
le crâne, j'ai vu assez souvent des lé-

<hr>

(1) XIII, n. 23.
(2) Vid. supra, n. 11.

(1) Vid. etiam epist. 60, n. 12.

sions du cœur un peu plus considérables que celles dont je viens de parler, sur des sujets qui n'avaient jamais éprouvé une défaillance, même légère, ni, à plus forte raison, aucune syncope très-forte. Quant à cette surabondance de sang dans le crâne, que je ne me souviens pas d'avoir vue dans aucun autre cas, Galien lui-même enseigne (1) qu'elle donne lieu à l'apoplexie : *Les apoplexies proviennent de cette manière*, écrit-il ; *c'est-à-dire de ce que beaucoup de sang se porte avec impétuosité dans le principe de la vie* ; et Salius-Diversus (2), qui le premier, comme je l'ai dit dans la Lettre précédente (3), a écrit un chapitre particulier sur l'apoplexie sanguine, pensa qu'elle n'avait presque jamais lieu que *par une trop grande réplétion des veines, des artères et des sinus du cerveau, en raison de laquelle la constriction augmentant (d'où les esprits non-seulement ne peuvent pas passer, mais encore sont étranglés et suffoqués), est cause que le sentiment et le mouvement se perdent subitement, avec la cessation des principales facultés, et qu'il survient ainsi une apoplexie véritable et complète.*

En effet, une si grande quantité de sang ne put, sur ce sujet, être contenue dans tous les vaisseaux que le crâne embrasse, non-seulement sans comprimer violemment en dedans et en dehors la masse cérébrale (ces vaisseaux se trouvant environnés, d'une part, des os de cette cavité, qui ne cédaient point, et de l'autre, de la substance molle du cerveau et du cervelet), mais encore sans intercepter le mouvement même du sang, et la sécrétion des esprits qui ne peut avoir lieu sans lui, en resserrant les petits vaisseaux qui ne tombent pas sous les sens. Toutefois il ne paraît pas que cela puisse arriver au cervelet, comme je l'ai dit ailleurs (4), sans une prompte cessation de la respiration et des mouvements du cœur, c'est-à-dire sans une mort instantanée, qui, si vous voulez, fut produite dans ce cas par une syncope, mais par une syncope qui provenait de la tête et non du cœur ; ou, si elle provenait aussi du cœur, à cause des lésions de ce

viscère qui ont été décrites, elle dépendait beaucoup plus de la tête que du cœur. Mais dès que c'était une syncope, de quelque endroit qu'elle provînt, il n'y a pas de raison pour s'étonner de la promptitude du refroidissement, quoique je pense que ce que la femme qui avait chaud prit pour du froid était une diminution de la chaleur. — Vous ne vous tromperez pas beaucoup, selon moi, si vous appelez apoplexies du cervelet ces sortes de syncopes, que Hérophile (1) paraît avoir principalement indiquées, lorsqu'il dit : *que la mort subite, qui survient sans aucune cause apparente, a lieu par la paralysie du cœur*, car ce que l'apoplexie du cerveau produit dans le reste du corps, celle du cervelet le produit dans le cœur, et celle de ces deux viscères dans toutes les parties ; telle fut, je pense, celle de cet homme, puisque je trouvai une cause de compression dans l'un et dans l'autre, et qu'il n'y avait eu antérieurement aucune des incommodités qui précèdent ordinairement la syncope, dépendante du cœur lui-même, ou des vaisseaux les plus voisins.

28. Si vous m'objectez qu'on n'avait non plus remarqué aucune des incommodités qui précèdent souvent l'apoplexie, je l'avouerai ; mais en même temps je soutiendrai que c'est une difficulté de moins pour moi, qui rapporte cette apoplexie, non à un vice organique du cerveau ou du cervelet, mais à la congestion et à la compression des vaisseaux sanguins de l'un et de l'autre. L'homme avait beaucoup de sang, comme le prouvaient suffisamment l'extérieur de son corps et l'habitude qu'il avait de beaucoup manger. Après avoir soupé copieusement, il se couche plus tôt qu'à l'ordinaire, c'est-à-dire qu'il comprime avec son estomac, devenu proportionnellement plus pesant, l'aorte, qui apporte le sang aux parties inférieures, de sorte qu'il se porte une grande quantité de ce liquide vers les parties supérieures, quantité d'autant plus grande que, plus la position du corps, dans le décubitus, est favorable à la montée du sang, plus elle s'oppose à sa descente, comme je l'ai déjà prouvé (2).

Si l'estomac distendu ne comprime pas le tronc même de l'aorte, il comprime du

---

(1) Vid. apud Salium de affect., part. C. 2.

(2) Ibid.

(3) N. 1.

(4) Epist. 2, n. 24.

(1) Apud Cœlium, Aurelian. chron., l. 2, cap. 1.

(2) N. 13.

moins ses branches, soit immédiates,
soit médiates, et gêne les mouvements du
diaphragme, de manière à rendre la respiration moins facile, et à empêcher le
sang de descendre aussi facilement de la
tête. Maintenant représentez à votre mémoire ce que la nature a établi pour que
le sang se portât au cerveau avec moins
d'impétuosité, et par conséquent avec
moins de célérité et d'abondance (j'ai
parlé plus haut (1) de la plupart de ces
objets). Car, de cette manière, vous concevrez mieux qu'une fois admis tout ce
que je disais tout-à-l'heure, il y a d'autant plus de danger pour la congestion
sanguine dans ce viscère, que la nature
a pris plus de précautions pour l'éviter.
Si quelqu'une des choses qu'elle a établies, même depuis la naissance, est
changée, comme lorsque le sang arrive
au cerveau avec trop d'impétuosité, à
cause du trajet trop court qu'il doit parcourir, ce qui arrive sur ceux qui ont le
cou court, appelés par Cœlius (2) *parvi-
colles* (*à petit cou*) et qui sont, par cela
même, exposés à l'apoplexie sanguine :
alors il survient facilement dans les vaisseaux sanguins du cerveau, non-seulement des congestions, mais encore des
ruptures. Avec quelle plus grande facilité ces congestions s'opèreront-elles,
lorsque plusieurs choses seront changées
tout-à-coup et simultanément sur un
homme, tel que celui dont j'ai décrit
l'histoire! Car, à ce que j'ai déjà dit, il
faut joindre ce qui résulte des remarques
de Ridley et des miennes, indiquées autrefois dans mes *Adversaria* (3), et dépendantes de quelques réservoirs détournés des sinus, de leur séparation en deux
parties (4), et surtout de leur situation à
la base du crâne. En effet, comme toutes
ces dispositions, et d'autres auxquelles il

faut ajouter la dilatation remarquable de
la veine jugulaire interne, à son origine,
ont pour effet de retarder le retour du
sang du cerveau, certaines causes de ce
retard sont considérablement favorisées,
comme il a été dit alors, par la position
même du crâne, lorsque le corps est en
supination, ce qui rend les congestions
de sang plus faciles, et ce qui fait aussi,
je crois, que ceux qui meurent subitement, par la difficulté du mouvement de
ce liquide, soit que cette difficulté dépende de son épaississement, ou de sa
lenteur, ou de sa surabondance, périssent
pour la plupart dans le lit.

29. Mais, direz-vous, pourquoi, puisque les circonstances étaient les mêmes
auparavant, le même accident n'arriva-
t-il pas plus tôt sur cet homme, quoiqu'il
eût souvent soupé copieusement, et qu'il
se fût couché quelquefois même de meilleure heure? Oui, la plupart des circonstances, à la vérité, existaient auparavant, mais non pas toutes; et je ne parle
pas seulement de la force des vaisseaux,
qui diminue tous les jours de plus en
plus, sur les vieillards, mais encore (et
ce point est le principal) de cette constitution atmosphérique, qui causa par sa
rigueur la mort subite de tant d'autres
personnes dans ce même temps. Car,
après un froid long et d'une rare conti-
nuité, qui dura pendant l'hiver, pendant
l'automne précédent, et pendant le printemps suivant, la chaleur se fit sentir
alors pour la première fois, et, loin de
revenir graduellement, elle s'était portée
tout-à-coup à un degré extrême, de sorte
que le sang se dilatant subitement pour
cette raison, il arrivait ce qui arriverait
si les vaisseaux étaient distendus par une
quantité de sang devenue double tout-à-
coup. Comme j'ai déjà donné (1) des explications suffisantes à ce sujet, il n'est
pas nécessaire de les répéter.

30. Il est plus à propos de vous indiquer, outre les observations que j'ai citées de temps en temps dans ces deux
lettres, les histoires relatives à l'apoplexie sanguine, qui ont été publiées : je
ne les énumérerai pas toutes; mais voici
celles qui se présentent actuellement à ma
mémoire. Trois d'entre elles, dont deux
sont rapportées dans les Actes des Erudits de Leipsick (2), d'après Denys, ont
pour sujets des princes. Dans ces deux

---

(1) N. 23.
(2) Lib. 2, cit. paulo supra, c. 12.
(3) Advers. 6, animad. 6.
(4) Morgagni entend par *duplicatio sinus* la séparation d'un sinus en deux parties. « J'ai observé dans quelques circonstances, dit-il au passage qui vient
d'être cité, le sinus longitudinal double,
quelquefois en plusieurs endroits, d'autres fois en un seul lieu; cette disposition
dépendait d'une paroi particulière, ajoutée dans l'intérieur, à l'un de ses côtés,
dans un espace qui égalait dans certains
cas deux travers de doigt : je me souviens
de l'avoir vue aussi une fois dans le quatrième sinus. »

---

(1) N. 12.
(2) Ann. 1711, M. septem.

dernières, l'apoplexie avait été produite par un épanchement de sang dans les ventricules du cerveau ; dans la troisième, qui se trouve parmi celles du *Commercium litterarium* (1), elle avait pour cause une congestion de sang dans les veines et dans les artères de ce viscère, qui faisait que le cerveau tout entier, au-dessous de la pie-mère, était livide et engorgé. A côté des deux premières doit être rangée celle de la femme d'un berger, qu'on lit dans les Actes (2) de l'Académie des Curieux de la Nature de Vienne, ainsi peut-être que deux autres qui n'ont été qu'esquissées par Dom. Gagliardi (3) ; l'une sur un vieillard gras, qui n'avait presque aucune trace de cou, et qui était très-adonné à l'esprit-de-vin ; l'autre sur un sujet devenu apoplectique à la suite de la suppression d'une hémorrhagie nasale, opérée avec des poudres astringentes ; à cette même classe appartient bien certainement, puisqu'elle a été recueillie par celui qui la rapporte, celle d'un prêtre pléthorique qui, pendant qu'il consultait un médecin sur une douleur de tête qui durait depuis long-temps, tomba mort subitement en parlant ; de sorte que ce fut inutilement que celui-ci tira sa lancette pour le saigner ; il trouva les ventricules latéraux du cerveau aussi remplis de sang que possible. Ce médecin était le savant J. Bapt. Molinari, dont j'aurais cité ailleurs qu'ici l'excellent *Essai sur l'apoplexie* (1), s'il eût été publié dans le temps où je vous écrivais ces lettres.— Voilà les observations qui ont été mises au jour depuis la seconde édition du *Sepulchretum*. Mais il en existe une, entre autres, qui avait paru avant cette édition, et qui mérite de ne pas être passée sous silence, précisément parce que l'apoplexie dépendait d'une cause externe. En effet, qui aurait pu croire qu'un enfant de la campagne, que son maître en colère saisit à la tête et tira vivement à lui, en le secouant, dût être frappé d'apoplexie par cette seule cause, et mourir la nuit suivante? Cependant Slevogt (2) vit ce cas et découvrit la cause de l'accident, car il trouva au sommet de la tête, par où l'enfant avait été saisi, le péricrâne arraché du périoste, et observa du sang s'étendant au loin dans la dure-mère, ainsi qu'un épanchement du même liquide, entre les lobes du cerveau jusque dans les ventricules, provenant de la rupture des vaisseaux qui unissent cette membrane aux parties sous-jacentes. Vous avez donc aussi dans cet exemple quelque chose de plus que ce que j'avais promis sur l'apoplexie sanguine. Si j'apprends que ce que je vous ai écrit ne vous a été ni inutile, ni désagréable, je passerai avec plus de plaisir ensuite à d'autres sujets. Adieu.

____

(1) Ann. 1744, hebd. 3, n. 2.
(2) Tom. 3, obs. 121.
(3) Dell' infermo istruito, p. 2, veglia 22 et 25.

(1) Part. 2, S. 1, n. 9.
(2) Diss. de dura matre, § 14.

IVe LETTRE ANATOMICO-MÉDICALE.

DE L'APOPLEXIE SÉREUSE.

1. Lorsque je vous ai écrit, dans la seconde lettre (1) que je vous ai envoyée, qu'il ne fallait pas désapprouver cette fameuse distinction de l'apoplexie, en apoplexie sanguine et en apoplexie séreuse, je n'ignorais pas ce qui empêchait des hommes très-savants, soit anciens, soit modernes, de reconnaître cette dernière. Je ne suis pourtant pas homme à croire qu'il faille rapporter tout de suite la maladie à cette espèce, toutes les fois qu'on trouve de l'eau dans le crâne d'un apoplectique. Bien plus, je vous permets volontiers de regarder, à votre volonté, comme dépendants d'une autre cause, tous les cas de cette espèce, que je vais vous décrire, et qui ont été recueillis par Valsalva ou par moi; pourvu qu'à votre tour vous m'accordiez, 1° que ce que je vous ai écrit dans cette même lettre (2), d'après Varoli, qu'*on ne trouve pas dans les ventricules du cerveau des apoplectiques plus de matières sécrétées qu'on n'en trouve communément dans tous les autres*, est bien loin d'être vrai sur un assez grand nombre de sujets, quoiqu'il en ait fait l'épreuve lui-même sur ceux que le hasard lui a fait disséquer; 2° que cette eau, bien qu'elle ne produise pas la maladie sur quelques-uns, l'augmente cependant, et que les médecins, pour cette raison, ne doivent ni la méconnaître, ni la négliger; 3° enfin, qu'elle peut, non-seulement quand elle est abondante, mais encore quelquefois quand elle est en petite quantité, être la cause de l'apoplexie, et pour plus d'une raison; ce que je ne négligerai pas de vous démontrer de temps en temps dans les endroits convenables. Si vous réfléchissez à tout cela, vous comprendrez très-clairement, je pense, pourquoi j'ai conservé cette distinction de l'apoplexie, et dans quelle intention je vous envoie des his-

toires si nombreuses et si variées, en commençant, comme j'en ai l'habitude, par celles que j'ai trouvées dans les notes de Valsalva.

2. Vous n'ignorez pas, pour l'avoir appris ailleurs, ou du moins dans la vie de Valsalva, écrite par moi, ce que c'était que Valère Zani. Vous allez connaître ici, à son sujet, d'autres choses relatives à ce qui nous occupe en ce moment; elles ont été notées avec d'autant plus de soin, que Valsalva était souvent, et même presque tous les jours, auprès de lui. Une apoplexie avait enlevé le père de Zani; un calcul vésical avait fait périr son oncle, qui était plus que septuagénaire; lui-même avait beaucoup d'embonpoint; ses chairs étaient molles, son cou charnu et court, sa face très-rouge; il menait une vie sédentaire, s'occupait constamment de littérature, et vivait somptueusement, suivant l'habitude des nobles. Ayant terminé sa quarantième année, il commença à éprouver les symptômes des calculs, qu'il rendait en urinant, et en même temps une sécrétion abondante de salive d'un goût salé, à la suite de laquelle toutes ses dents abandonnèrent leurs alvéoles. A l'âge de soixante-un ans, cette sécrétion salivaire cessa; mais il devint sujet de temps en temps à des douleurs gravatives de la tête. Enfin, dans le courant de sa soixante-troisième année, qu'il n'accomplit pas, après avoir observé religieusement le jeûne solennel des quarante jours, qu'il n'avait pas observé les années précédentes, à cause de l'état de sa santé chancelante, il commença à se plaindre d'une douleur en urinant: cette douleur devint ensuite plus vive, et était périodique le plus ordinairement. Car, chaque mois et quelquefois même plus souvent, elle revenait à la fin d'une grande évacuation d'urine aqueuse, accompagnée de la difficulté d'uriner, et durait quelques jours. Il s'y joignit, après des affections morales, des douleurs gravatives de la tête, qui co-existè-

____

(1) N. 6 et seq.
(2) N. 7.

rent à la fin, avec la diminution et la faiblesse du mouvement, dans la partie droite du corps. A l'arrivée de l'automne, les pieds devinrent œdémateux : la peau de celui du côté droit s'étant déchirée, laissa écouler une grande quantité de sérosité limpide, qui, se coagulant par la chaleur du feu, ressemblait à l'albumine de l'œuf. Le malade, loin d'être soulagé par une évacuation aussi considérable de sérosité, allait plus mal. Car d'abord il devint assoupi, ensuite, à l'approche du solstice d'hiver, pendant que le vent du midi soufflait, on le trouva sans parole, et la partie droite presque immobile, puisqu'il ne la remuait que quand on la piquait très-vivement, et encore ne la remuait-il que faiblement. Après avoir pris plusieurs gouttes d'esprit de sel ammoniac, il put parler de nouveau, et remuer la partie droite presque avec facilité : un quart-d'heure après, il fut pris une seconde fois d'aphonie, de manière cependant qu'il faisait entendre qu'il comprenait tout ce qu'on disait ; de temps en temps aussi il prononçait quelques paroles, mais avec effort et à voix basse. Enfin, il mourut le cinquième jour, d'une affection apoplectique de cette espèce.

Examen du cadavre. A l'ouverture du ventre, on trouve l'estomac gonflé par de l'air, les reins mous, mais sains, et la vessie également saine ; cependant elle renfermait une pierre du volume d'un œuf de petite poule, d'une forme à peu près ovalaire, mais déprimée, d'une surface rugueuse, d'une couleur roussâtre, et non blanchâtre, comme l'était celle de l'oncle du sujet. — Les poumons furent trouvés dans l'état naturel, si ce n'est qu'ils étaient rouges ; le cœur était gros, et son ventricule droit contenait un petit commencement de concrétion polypeuse ; le sang était si liquide qu'il sortit avec impétuosité, comme si le corps eût été vivant, de la branche iliaque qui avait été ouverte par hasard un peu auparavant. — La dure-mère parut ridée : il y avait sous la pie-mère, entre les sillons du cerveau, une sérosité si limpide, qu'elle ressemblait à du verre très-transparent, avant que cette méninge eût été incisée. Il semblait qu'il y avait plus de sérosité dans l'hémisphère droit que dans l'hémisphère gauche. On trouva aussi jusqu'à deux onces d'une eau analogue dans les grands ventricules ; mais celle-ci avait un goût salé. Quoiqu'on ne pût pas recueillir

une grande quantité de toute cette sérosité qui se trouvait dans le crâne, surtout dans un état de pureté, on en fit cependant trois parties : l'une d'elles, mise sur du feu, s'évapora entièrement ; une autre, mêlée avec l'esprit de sel ammoniac, fut agitée d'une légère commotion, et il se précipita bientôt, au fond du vase, un peu de sang avec lequel elle se trouvait mêlée ; la troisième ne fut point troublée par l'esprit de vitriol (acide sulfurique étendu d'eau). Du reste, le plexus choroïde du ventricule droit avait une vésicule de la grosseur d'une aveline, tandis que celui du côté gauche en avait de petites. Enfin, les artères, soit carotides, soit vertébrales, offraient partout, dans leur membrane interne, de petits corps épars çà et là, blancs, fermes ; mais tous n'avaient pas la même fermeté, qui approchait, dans la plupart, de celle du cartilage, et dans quelques-uns seulement, de celle de l'os.

3. Zani fut principalement affecté d'une double maladie, l'une et l'autre héréditaires à ce qu'il paraît. Mais nous verrons ailleurs (1) ce qui a rapport à la pierre de la vessie. Maintenant, occupons-nous seulement de ce qui a trait à l'apoplexie dont il mourut, quoiqu'elle fût incomplète. Valsalva pensa qu'il devait en chercher la cause dans l'épanchement séreux. Il s'était proposé autrefois, comme je l'ai appris dans ses notes, de faire des expériences nombreuses et variées, relativement à la cause de l'apoplexie, pour savoir si on pourrait la produire artificiellement, en injectant dans les artères carotides des animaux tels ou tels corps ; si, après la ligature de ces vaisseaux, l'animal continue à sentir ; si le sang des sujets apoplectiques diffère de celui des autres, et en quoi il en diffère ; enfin, comment est nuisible la sérosité qu'on trouve souvent épanchée dans leur crâne, et quelle différence il y a entre elle et celle que l'on rencontre souvent aussi dans les cas de douleur de tête. — Vous voyez comment il essaya de reconnaître l'état de la sérosité sur Zani ; il ne la trouva point *concrescible* au feu, comme quelques-uns pensent qu'elle l'est, et comme l'était celle qui s'était écoulée du pied auparavant. Mais vous comprenez en même temps combien il faut prendre de soins et de précautions pour qu'elle ne se mêle

____

(1) Epist. 42.

avec aucun corps; car un peu de sang pendant la dissection peut facilement se réunir avec elle; vous comprenez surtout quelle longue suite d'expériences est nécessaire, et avec quelle habileté et quelle adresse elles doivent être faites. — Pendant que ces expériences n'existent pas encore, s'il est permis de faire des conjectures et de porter son attention sur ce qu'il y a de plus évident, on peut croire que cette sérosité donne lieu, tantôt à la douleur de tête, tantôt à l'apoplexie; mais que, suivant sa quantité et son acrimonie, elle produit la première ou la seconde, et la seconde enfin après la première. C'est ainsi que vous pouvez lire, dans le *Sepulchretum* (1), qu'une dame, sujette depuis long-temps à la migraine, fut emportée par une apoplexie, et qu'on trouva dans son crâne *environ cinq livres médicinales d'une eau jaunâtre, médiocrement salée.* Comparez cette dame avec Zani, et tous deux avec l'homme dont j'ai parlé dans ma première lettre (2), qui, après des douleurs de tête, mourut apoplectique, et sur lequel on trouva de la sérosité autour du cerveau et dans le cerveau même. Quoiqu'il ne soit pas question, dans ce dernier cas, du goût salé de l'eau, qui a été noté dans les deux premiers, on ne doit pas plus croire que cette qualité lui manqua, qu'il n'est croyable qu'on ne chercha point à la reconnaître. De même, de ce qu'on ne trouva pas une aussi grande quantité de sérosité sur les deux autres que sur la dame, il ne faut pas rejeter ce qui avait été avancé, avant d'avoir lu l'histoire suivante et les réflexions que j'y ajouterai.

4. Un professeur public de droit de Bologne dont la rougeur de la face tirait sur la couleur plombée, âgé d'environ soixante ans, s'étant plaint depuis un mois, soit d'une faiblesse, soit d'une douleur d'estomac, qui abattait tellement ses forces qu'il était obligé de se reposer très-souvent, même pendant une courte promenade (car le repos le soulageait), se trouvant par hasard assis, le quatrième jour après le premier quartier de la lune de mars, pendant que le vent du midi soufflait, dans la grande église de Saint-Pétrone, tomba tout-à-coup en poussant un cris confus, et en faisant une certaine contorsion avec son corps. La face était très-livide; il avait de l'écume aux environs de la bouche; des matières fécales étaient rendues; aucun mouvement ne s'opérait; c'est pourquoi il mourut dans l'espace d'une petite heure.

Examen du cadavre. Peu de temps après la mort, la face pâlit; cependant vingt-quatre heures après, le derrière des oreilles et quelques autres parties du corps présentaient encore quelque lividité. Pendant qu'on retirait le cerveau du crâne, il s'écoulait de la sérosité en quantité médiocre. Les vaisseaux sanguins du cerveau n'étaient pas très-engorgés; mais à côté de quelques-uns d'entre eux était une concrétion *gélatineuse* de sérosité. On isolait facilement la pie-mère. Tout le cerveau était très-mou, et d'une couleur telle pour ainsi dire que si on l'eût lavé; ses ventricules latéraux contenaient de la sérosité en quantité à peine remarquable, mais d'un goût salé.—A l'ouverture de la poitrine, les poumons se présentèrent comme teints d'encre; cependant ils n'étaient point adhérents à la plèvre. Le péricarde contenait une quantité convenable d'eau; le cœur était flasque, et ses ventricules n'offraient rien de remarquable. Non loin de ce viscère, l'aorte présentait quelques petites écailles osseuses.

5. Valsalva n'examina pas le ventre; je crois qu'il ne le fit pas, parce qu'il pensa que cette affection de l'estomac, comme cet homme l'appelait, appartenait à la mollesse du cœur; car, dans plusieurs villes de notre pays, les malades qui ne connaissent pas l'anatomie ont coutume de désigner par le nom d'estomac le bas de la région antérieure de la poitrine. Un cœur de cette espèce ne paraît pas avoir été capable de pousser le sang avec force, surtout lorsqu'il y affluait avec plus de célérité, comme cela arrivait pendant la promenade, et c'est peut-être à la faiblesse du cœur que cette couleur noire des poumons appartenait. Quoi qu'il en soit, il est possible que l'apoplexie qui enleva l'homme en si peu de temps (parce qu'il pouvait moins résister avec un cœur flasque et un cerveau mou), fut produite par cette sérosité, peu abondante, il est vrai, mais salée, et piquant par conséquent la pie-mère, par laquelle les ventricules sont également tapissés; de sorte que, à raison de cette circonstance, le commencement de l'attaque fut comme un accès d'épilepsie, qui aurait bientôt dégénéré en apoplexie : *Car il n'est pas incompatible qu'une seule et même hu-*

(1) L. 1, s. 2, obs. 45.
(2) N. 4.

meur produise, tantôt l'apoplexie, et tantôt l'épilepsie, puisqu'on observe chaque jour que la plupart des épileptiques sont emportés par une apoplexie qui survient. Voilà ce que dit avec vérité Martianus (1), au passage où il enseigne, d'une part, *que tous les mouvements convulsifs dépendent d'une irritation;* et de l'autre, qu'Hippocrate *pensa qu'il est impossible que le cerveau n'entre pas en convulsions, lorsqu'il est irrité par cette matière âcre;* et en effet, il est positivement exprimé, dans le passage de l'auteur ancien qu'il cite, *que l'apoplexie survient, si le cerveau est rongé;* car il en résulte non-seulement que *l'intelligence se perd* (c'est-à-dire, comme l'explique très-bien Martianus, qu'elle ne comprend pas), mais encore que le cerveau *entre en convulsions, et y entraîne tout le corps.* — Vous voyez donc que ce que je pense, d'après l'opinion de ces grands hommes, n'est pas hors de vraisemblance; savoir que l'apoplexie peut être produite par de la sérosité, même en petite quantité, pourvu qu'elle soit irritante, c'est-à-dire par des convulsions, et par conséquent par la constriction des canaux du cerveau, qui succède à cette irritation. — D'après cela vous savez de quelle manière je crois qu'on peut expliquer les quatre ou cinq observations très-courtes de Valsalva, que je vais rapporter tout de suite, sans aucune réflexion. En effet, soit que vous lisiez que l'apoplexie ne fut pas complète, et que la mort ne s'opéra pas très-promptement, lorsque la sérosité était assez abondante, comme dans les deux premiers exemples; soit que vous remarquiez qu'avec très-peu de sérosité les choses se sont passées, tantôt de cette même manière, comme dans le troisième, tantôt d'une manière tout-à-fait contraire, comme dans les deux autres : vous croirez que, dans tous ces cas, je considère moins la grande ou la petite quantité de la sérosité, que je ne conjecture la différence de son goût salé et de son acrimonie sur les différents sujets.

6. Un homme mince, âgé de quarante ans, avait une fièvre aiguë. Vers le neuvième jour de la maladie, il perd, pendant la nuit, la faculté de parler. Quand on l'interroge, il ne donne aucun signe d'intelligence. Tous ses membres ne conservaient que peu de mouvement et de sentiment : sa face n'était pas rouge. Enfin il meurt vers le treizième jour.

Examen du cadavre. On trouva le cerveau dans l'état naturel, si ce n'est qu'il y avait de la sérosité stagnante entre ce viscère et les méninges, et que les ventricules en étaient remplis.

7. Un autre homme de soixante ans, d'un teint jaunâtre, avait long-temps porté des ulcères aux jambes. Ces ulcères s'étant presque desséchés, il est pris d'aphonie, avec de l'engourdissement, et une diminution de la sensibilité dans toutes ses facultés, et meurt le lendemain.

Examen du cadavre. On trouva de la sérosité entre les méninges de la moelle de l'épine et du cerveau, et dans les ventricules de ce dernier.

8. Une femme, qui était sourde auparavant, perdit, le 31 décembre, la faculté du mouvement, et le même jour son pouls devint insensible. Elle était froide dans tout son corps; cependant le côté gauche gardait encore quelque chaleur, surtout dans les parties supérieures. Elle respirait tantôt plus vite, tantôt plus lentement; mais le plus souvent l'inspiration était facile et prompte, tandis que l'expiration était tardive et bruyante. Elle vécut trois jours dans cet état.

Examen du cadavre. Le sang était liquide dans toutes les parties. Il y avait un peu de sérosité épaisse dans les ventricules du cerveau.

9. Une femme de cinquante-sept ans est prise du froid de la fièvre, auquel succèdent de la chaleur avec de la soif, et un sentiment de douleur et de faiblesse dans le corps. La fièvre revient deux fois par jour avec les mêmes symptômes : en outre, le second jour, le pouls est inégalement intermittent; mais le troisième, l'intermittence cesse. Pendant ce temps, les urines étaient abondantes et semblables à celles des personnes en bonne santé. Leur quantité diminue dans les progrès de la maladie. Le cinquième et le sixième jour, la fièvre revient, non pas deux fois, mais trois fois, et avec des symptômes très-violents; tels que la difficulté de la respiration, une douleur de tête, une grande soif, une extrême sécheresse de la langue, qui cependant conserve une bonne couleur. La femme dort bien la nuit du sixième au septième jour; elle se lève le matin pour faire son lit, et les forces alors se sou-

______

(1) Annot. in lib. Hipp. de gland., vers. 103.

tenaient, de son propre aveu. La fièvre, dont l'invasion avait lieu le matin les autres jours, ne revient pas. La douleur de tête s'était entièrement dissipée : la malade se croyait déjà guérie ; le pouls résistait convenablement aux doigts qui pressaient l'artère : cependant la face avait quelque chose de cadavéreux. Elle prit bien son repas : mais elle avait plus de soif qu'à l'ordinaire. Ensuite elle s'entretint gaîment avec une autre femme. A peine celle-ci s'en était-elle allée, que sa fille la trouva morte, en rentrant dans la chambre. Le lit était inondé d'urine.

Examen du cadavre. Presque toute la peau du cadavre offrait des taches violettes, surtout au dos et sur les membres. A l'ouverture du ventre, on trouva l'estomac petit, les intestins et les reins un peu engorgés de sang d'une couleur vive, la rate mollasse, la vésicule du fiel contenant un peu de bile. Les poumons, nulle part adhérents à la plèvre, engorgés, parsemés de taches noires, présentaient par derrière une couleur rouge, qui était due au sang. Le ventricule droit du cœur contenait une petite concrétion polypeuse. Au reste, là comme partout ailleurs, le sang était extrêmement liquide. Pendant qu'on séparait le cerveau de la moelle de l'épine, il s'écoula une sérosité épaisse. Aux environs de la pie-mère était une concrétion *gélatineuse* ; il y avait tant soit peu de sérosité dans les ventricules. Le cerveau lui-même était un peu mou.

10. Quoique j'eusse promis de ne rien ajouter à ces cinq observations de Valsalva, je ne puis cependant m'empêcher de témoigner un moment mon étonnement avec vous, de ce que la mort survint dans ce cas d'une manière inattendue, après une telle rémission des symptômes. En effet, bien que j'avoue que cette affection eût les caractères non équivoques, non-seulement d'une maladie grave et aiguë, mais encore de celles qu'on appelle malignes, cependant cet état des forces qui est décrit sur cette femme, déjà très-proche de la mort, ne paraît pas beaucoup s'accorder avec cette malignité. Toutefois, si nous considérons tout avec attention, comme nous devons le faire, il existait d'autres symptômes qui devaient avertir le médecin de la malade, quel qu'il fût, de ne pas se fier à cette rémission ; mais au contraire de regarder la maladie comme d'autant plus suspecte. La femme était mieux. Mais qu'était-ce que cette soif extraordinaire ?

Qu'était-ce que cette couleur cadavéreuse de la face, à laquelle nous devons toujours faire attention ? Enfin quelle sorte d'évacuation avait éprouvé depuis peu le corps de la malade, et quels signes favorables avaient existé antérieurement, pour qu'un changement aussi considérable ne dût pas paraître contre nature ? C'est que cette matière nuisible, qui avait produit des désordres çà et là auparavant, en causant de l'irritation, s'était retirée dans une seule partie du corps, qui est la plus importante, le cerveau ; elle n'avait pas été corrigée à propos, ou arrêtée par le quinquina, qu'on n'employait pas encore dans ce temps contre les fièvres de cette nature. A ce sujet je me souviens d'avoir heureusement prévenu avec cette écorce certains accès de fièvre maligne, qui ressemblaient à des attaques d'apoplexie ; ils étaient périodiques, et seraient sans doute revenus sans cela, comme sur d'autres individus qui en moururent : c'était sur le noble comte M. Ant. Trenti, et S. R. E. le cardinal J. F. Barbadici, évêque de Padoue. Mais ceci appartient à un autre sujet (1). — Maintenant, comme vous pouvez soupçonner que la matière qui causa la mort, en donnant lieu à de l'irritation et à des convulsions dans le cerveau de cette femme, n'était pas en petite quantité (car non-seulement il y avait un peu d'eau dans les ventricules, mais encore on trouva, outre une concrétion *gélatineuse* aux environs de la pie-mère, de la sérosité épaisse qui, pendant qu'on séparait le cerveau de la moelle de l'épine, s'écoula peut-être du quatrième ventricule, qui est très-près de là) ; et comme l'observation du jurisconsulte, qui vous a été rapportée plus haut (2), présente quelque doute semblable, apprenez enfin une cinquième histoire, commune à Valsava et à moi, qui a pour sujet un habitant de Bologne, dont il a été fait mention dans la septième lettre anatomique (3) à cause de la dureté de son ouïe.

11. Un homme d'environ soixante-dix ans, d'un visage pâle, d'une ouïe dure, sujet de temps en temps à des vertiges et à des faiblesses, éprouvant en outre un tremblement, qu'on attribuait à ce qu'il maniait du vif-argent depuis

(1) Epist. 49, n. 50 et 51.
(2) N. 4.
(3) N. 6.

plusieurs années, portant enfin une grande entérocèle dans la partie droite du scrotum, jouissait du reste d'une telle santé et d'une telle vigueur, qu'il se livrait aux plaisirs de l'amour avec sa femme, moins âgée que lui, avec la plus grande ardeur, et comme un jeune homme. Il s'y était livré la veille du jour où, après s'être promené, plein de gaîté, et bien portant d'esprit et de corps, avec un homme grave, on le trouva mort sur le chemin, une heure et demie, tout au plus, après que ce dernier l'eût quitté.

Examen du cadavre. Nous remarquâmes que les membres supérieurs étaient extrêmement raides et contractés, et qu'il y avait un peu de chaleur vers le bas des côtes droites, quoiqu'il y eût vingt-quatre heures que le sujet était mort. Nous ne touchâmes pas au ventre. — Nous examinâmes et nous maniâmes avec soin les viscères et les vaisseaux de la poitrine : tout y était sain. Nous remarquâmes que la bouche était contournée du côté droit. Il y avait anssi du même côté une sorte de sugillation ; mais nous ne pûmes savoir d'une manière certaine si elle était le résultat du coup que l'homme s'était donné en tombant, ou bien si elle était due à du sang qui se serait écoulé en cet endroit après la mort, à cause de la position de la tête. Le sang était liquide partout ; et il n'y avait sur le crâne, ni dans son intérieur, rien qui répondît à cette sugillation. Le cerveau était mou, flasque, décoloré ; nous aperçûmes, en écartant la dure-mère, un peu plus de sérosité dans sa substance que dans les ventricules. Les plexus choroïdes présentaient des vésicules tuméfiées, comme ils en présentaient souvent. L'artère vertébrale gauche offrait, très-près de sa réunion avec celle du côté opposé, de très-petites lames, dont quelques-unes étaient tendineuses, et d'autres cartilagineuses : une partie d'entre elles représentait jusqu'à un certain point la nature osseuse.

12. Si vous mettez de côté ces dernières circonstances, et d'autres qui, quoiqu'elles puissent seconder les causes de l'apoplexie, ne se rencontrent cependant pas sur la plupart des apoplectiques, il restera cette petite quantité de sérosité, à laquelle vous pourrez rapporter la cause des convulsions du cerveau, dont l'existence fut si bien démontrée par la contorsion de la bouche, et par l'extrême rigidité et la contraction des mem-

bres supérieurs. — Comme l'apoplexie enleva subitement plusieurs habitants de Bologne, pendant ces quinze jours du mois de mai de l'année 1704, il est moins étonnant que cet homme périt de cette maladie, lui qui était sujet par intervalles à des vertiges et à des faiblesses, qui éprouvait un tremblement continuel, et qui, en outre, faisait à son âge tant d'excès dans les plaisirs vénériens. Je suis fâché de ne point me rappeler assez maintenant quelle fut la constitution atmosphérique de cette saison et de la précédente, quoique, nous trouvant au mois où la chaleur, jusqu'alors plus modérée en Italie, augmente souvent pour la première fois, il soit vraisemblable que quelques-unes des circonstances que j'ai dit (1) avoir existé dans le mois de mai de l'année 1729, se réunirent dans cet autre mois de mai, par la raison surtout que d'autres individus périrent d'une espèce d'apoplexie différente de celle qui enleva cet homme, c'est-à-dire d'un épanchement sanguin dans la cavité du crâne : parmi ces derniers, se trouva un noble sénateur de Bologne. Mais comme Valsalva n'a rien laissé de plus que moi, relativement à cette saison, je n'en parlerai pas ; et après avoir décrit ses observations, je vais rapporter les miennes, comme j'ai résolu de le faire, en commençant par celle d'un grand personnage.

13. J.-Bapt. Anguissola, évêque très-respectable, d'une taille élevée, d'une couleur tirant sur le roux, sujet à des affections des voies urinaires, avait plus de soixante ans, lorsque, l'an 1707, un ancien ulcère, qu'il portait à une jambe, s'étant fermé, il fut pris d'abord d'une syncope dans son bateau (car il se trouvait à Venise, où il remplissait la mission qui lui avait été confiée par le souverain pontife) ; ensuite il tomba chez lui, dans sa chambre, sans aucune cause ; enfin, il fut frappé d'apoplexie, de telle sorte que les médecins annonçaient une mort très-prochaine. Néanmoins, comme tout cela s'était passé vers le milieu du mois de juillet, il ne mourut pas avant le milieu du mois d'août. Cependant, on lui fit prendre des purgatifs, on le saigna au pied, au bras, à la main, au front ; on lui appliqua les vésicants sur la peau ; on lui mit une ventouse sur le sommet de la tête ; on lui administra les médicaments qu'on appelle spiritueux, et d'au-

____

(1) Epist. 5, n. 11 et 13.

tres de cette espèce. Malgré cela, on ne put jamais obtenir que le malade recouvrât la faculté de parler, et de mouvoir les parties du côté droit du corps qui étaient paralysées. Sur ces entrefaites, une fièvre de l'espèce des fièvres putrides se déclara : on employa contre elle le quinquina. On soupçonna aussi une inflammation de la poitrine. Enfin, il se forma un abcès à l'un des côtés du menton : on l'ouvrit avec un bistouri, peu de jours avant la mort, et il en sortit peu de matière. Enfin, la respiration stertoreuse, qui avait existé auparavant, augmentant les derniers jours, il mourut. J'appris tout cela de ses intimes amis, lorsqu'ils me prièrent d'assister à la dissection, qui fut faite par Rinaldi père et fils, en présence d'autres médecins.

Examen du cadavre. Après avoir incisé l'abdomen et écarté les lambeaux, la face convexe du foie se présenta parsemée comme de stries oblongues, d'un rouge brunâtre, qui s'étendaient depuis la partie supérieure jusqu'à l'inférieure; du reste, cet organe était sain : cependant il y avait dans la vésicule trois ou quatre calculs, comme je l'ai rapporté dans la première lettre anatomique (1). Tous les autres viscères étaient dans l'état naturel, si on en excepte la vessie urinaire, quoique, étant contractée sur elle-même, ses membranes parussent, peut-être pour cette raison, plus épaisses qu'elles ne l'étaient en effet. On ne trouva non plus aucune lésion dans les viscères de la poitrine. Car je pensai qu'il y avait erreur de la part de quelques personnes, qui ne doutèrent pas que les poumons, qui n'étaient ni durs, ni engorgés, ni adhérents à la plèvre, présentaient un état morbide dans la couleur noirâtre de leur face dorsale; et vous le penserez comme moi, parce que vous n'ignorez pas que cette disposition est commune à presque tous les cadavres, comme l'avait indiqué même autrefois Christ. Guarinoni (2); c'est-à-dire que le sang se porte bientôt, après la mort, à cet endroit, où son poids l'entraîne, lorsque le corps est en supination. — Pendant qu'on enlevait les téguments du crâne, on remarqua une rougeur, qui existait encore sur le péricrâne, à l'endroit où la ventouse avait

été appliquée; et, pendant la dissection, il s'écoula de l'eau de sa cavité. Après l'avoir ouvert et avoir mis la dure-mère de côté, on voyait çà et là au-dessous de l'autre méninge, dans les anfractuosités du cerveau, une sorte de *gélatine* d'une couleur cendrée : les vaisseaux occupant la surface du cerveau et du cervelet étaient un peu plus engorgés de sang que dans l'état ordinaire. Il n'y avait rien à dire sur la substance du cerveau, si ce n'est peut-être qu'elle était molle. Du reste, je vis de l'eau dans tous les ventricules, mais il n'y en avait pas beaucoup.

14. L'engorgement des vaisseaux du cerveau et du cervelet, sur cet évêque, me fait naître deux idées. Ce que j'ai dit plus haut (1), que l'eau, même en petite quantité, pourvu qu'elle soit irritante, peut produire l'apoplexie, était fondé sur ce qu'elle peut donner lieu à des convulsions, et par conséquent resserrer les canaux du cerveau. Je voudrais maintenant que vous ajoutassiez à cela, que cette constriction doit devenir d'autant plus nuisible que ces canaux ont déjà été resserrés en partie, ou le sont encore dans le même temps, même par une autre cause ; par exemple, par le sang, qui distend outre mesure tous les vaisseaux qui sont dans l'intérieur du crâne. — Vous tirerez de là une autre conséquence : c'est qu'il faut examiner jusqu'à quel point on doit admettre la doctrine de certains médecins célèbres, qui prétendent que la saignée est inutile, et même nuisible, dans l'apoplexie séreuse, et aussi nuisible qu'elle est utile dans l'apoplexie sanguine, d'après une pensée de Celse (2), qu'ils expliquent ainsi : *Si tous les membres sont fortement paralysés, la soustraction du sang tue, ou guérit.* Cela ne saurait être contesté, si l'apoplexie dépend uniquement de l'eau: c'est comme si on voulait guérir une ascite par la saignée. Mais lorsque le sang, qui distend les vaisseaux, augmente la constriction opérée par l'eau, qui n'est pas en grande quantité, ne diminuera-t-on pas, en toute sûreté, cette constriction par la saignée?

15. Je ne parle pas ici de l'hydropisie du cerveau, dans laquelle l'eau est en grande quantité, et le sang peu abondant été puisé; de sorte que, si l'on dimi-

---

(1) N. 48.
(2) Vid. Sepulchr., lib. 4, s. 1, in addit., obs. 8 et 13.

(1) N. 5.
(2) De Med., l. 3, c. 27.

nue celui-ci, les parois des vaisseaux se touchent complètement, sous le poids de la sérosité, et interceptent tout-à-fait la circulation languissante du sang. Il faut alors, autant que possible, donner de la force à ce dernier, et de l'énergie aux fibres du cerveau et des méninges, qui sont relâchées comme celles qu'on fait macérer dans de l'eau, en administrant les remèdes internes et externes que j'ai dit (1) devoir être évités dans l'apoplexie sanguine. Ainsi, si une apoplexie survient à un homme d'une mauvaise constitution, je n'irai pas imprudemment recourir à ce genre de secours, dont l'abus produit souvent un état de mauvaise santé, qui est quelquefois la cause de l'apoplexie elle-même. Car vous trouverez, dans Zacutus (2), que cet accident a été noté par Galien et par Avicenne, après une soustraction excessive de sang ; enfin, c'est aussi à cela que peut se rapporter une observation de Trew (3). Je n'aurai pas non plus recours à ce moyen, surtout si un homme vieux, faible, affecté d'une maladie de la tête, idiopathique et non sympathique, ayant été envoyé aux eaux acidules par des médecins imprudents (à l'opinion desquels je me suis opposé, lorsque j'ai pu), est frappé d'apoplexie à son retour : car vous verrez dans le *Sepulchretum* (4), que ce que le raisonnement conjectural indique, savoir que *le cerveau est alors délayé par une grande quantité d'eau*, se trouve confirmé par l'observation. Mais au contraire, lorsque j'ai soupçonné que l'engorgement des vaisseaux co-existait avec la sérosité, je n'ai pas hésité à tirer du sang. Ainsi, un prêtre, mon compatriote, dont le frère cadet, à ce que j'ai appris, fut emporté par une apoplexie, pendant que j'écrivais ceci, était sujet tous les ans à des affections convulsives des hypochondres, dont il était ordinairement délivré par des déjections aqueuses ; ces évacuations ayant commencé l'an 1711, et s'étant bientôt arrêtées, il fut pris d'une douleur gravative de la tête, à laquelle se joignit une stupeur soudaine et l'aphonie. Je fus appelé, et aussitôt je fis ouvrir la veine au bras : le sang coulait encore, qu'il recouvra la faculté de par-

ler ; les facultés morales se rétablirent par l'emploi des autres moyens convenables que je ne négligeai pas, et par une seconde saignée qui fut pratiquée le même jour. Car mes conjectures me portèrent, il est vrai, à penser que quelque partie de la sérosité, qui ne continuait pas à sortir par les intestins, s'était épanchée dans l'intérieur du crâne ; mais je crus en même temps que les vaisseaux sanguins du ventre étant rétrécis, comme cela arrive souvent dans les affections convulsives des hypochondres de cette nature, ceux du cerveau devaient, par cela même, se trouver plus distendus par le sang. Je me suis comporté de cette manière aussi sur d'autres sujets avec le même succès ; et j'aurais tenu la même conduite sur la plupart de ceux dont je vais vous rapporter immédiatement les observations, si j'avais été appelé auprès d'eux, ou plutôt, si la violence de la maladie eût laissé le temps d'appeler quelqu'un pour les traiter.

16. Un jeune homme de Venise, âgé de vingt-neuf ans, bossu et adonné au vin, vendait au bas peuple je ne sais quels comestibles qu'il portait dans toute la ville. Pendant qu'il faisait son commerce, un jour du mois d'octobre de l'année 1707, il chancela d'abord dans la rue même, et tomba mort bientôt après, ayant la face livide, et le vin qu'il avait bu lui sortant par la bouche et par les narines avec une humeur sanguinolente.

Examen du cadavre. En examinant le cadavre le lendemain avec le célèbre Santorini, nous trouvâmes les bras un peu raides et contractés, le corps sale et hideux, et en outre la cicatrice récente d'un bubon à l'une des aines. Ensuite nous ouvrîmes le ventre : le foie et la rate étaient gros ; mais celle-ci parut mollasse, et celui-là un peu dur et blanchâtre. Le pancréas présentait aussi de la dureté. L'estomac étendait ce qu'on appelle l'antre (1) du polyre, en le dirigeant en bas, jusqu'au-dessous de l'om-

---

(1) Epist. 3, n. 11 et 12.
(2) De Medic. princ. hist. l. 1, hist. 5, in paraphr.
(3) In Act. N. C., t. 4, obs. 136.
(4) L. 1, s. 2, obs. 48.

(1) L'antre du pylore, d'après Willis, est une espèce de réduit oblong, situé près de l'orifice pylorique, dans lequel la masse alimentaire se loge et reste, jusqu'à ce que de nouveaux aliments, moins élaborés qu'elle, parce qu'ils ont été introduits plus tard dans l'estomac, viennent prendre sa place. (*Note des Trad.*)

bilic même : la partie de l'intestin colon, qui ordinairement est tendue au-dessous de l'estomac, était fort étroite, et descendait plus bas que l'ombilic, par le milieu du ventre, dans le sens de sa longueur. Toutes les vertèbres, depuis les dernières cervicales jusqu'au sacrum, étaient bien plus éloignées de la situation naturelle que tous ces viscères. Car toute la longueur de la portion de la colonne épinière, située entre ces deux extrémités, était tellement courbée du côté gauche, que le milieu de la concavité de cette courbure était distant de plus de sept travers de doigt, d'une ligne droite qui aurait été tirée entre ces deux extrémités. En outre, la face antérieure de l'épine était elle-même tournée à gauche, au point que les apophyses postérieures des vertèbres occupaient presque le côté droit de celle-ci. Il suivait de cette disposition que les côtes gauches couvraient aussi l'épine par derrière avec leur extrémité, mais que, se courbant ensuite brusquement en avant, et embrassant le côté de la colonne, elles laissaient entre ce côté et elles, dans la cavité de la poitrine, une espèce de fissure très-étroite qui s'étendait dans toute la longueur de cette cavité. L'aorte descendante imitait cette courbure de l'épine ; et il n'y avait aucun doute que la situation de l'estomac et celle du colon, qui ont été décrites, n'en dépendissent aussi en grande partie. Mais vous concevez facilement combien, pour cette raison, la cavité de la poitrine était et plus courte et plus étroite. Car, quoique le thorax fût beaucoup plus convexe en avant qu'à l'ordinaire, cependant la situation des côtes gauches lui ôtait beaucoup de sa largeur. D'un autre côté, l'épine et le sternum, qui représentaient chacun un segment de cercle, rapprochaient d'autant plus la voûte du diaphragme de la partie supérieure de la poitrine, qu'ils étaient plus courbés ; de sorte que la base du cœur, qui était gros, n'était que très-peu éloignée de la gorge, par sa partie la plus élevée. Il y avait un peu de sang coagulé dans les ventricules du cœur, et une concrétion polypeuse dans l'oreillette droite, mais elle était petite. Les poumons étaient adhérents à la plèvre de côté et d'autre antérieurement, et par leur lobe supérieur postérieurement ; cette adhérence avait lieu au moyen de membranes fines et molles. Il existait de l'écume dans les bronches ; elle était même rougeâtre en quelques points, mais

en très-petite quantité ; du reste, les poumons, l'aorte et le larynx étaient sains.

Après avoir enlevé la voûte du crâne qui était épaissi, et avoir incisé les sinus de la dure-mère, nous aperçûmes dans celui de la faux une très-petite concrétion polypeuse, et dans celui du côté droit, du sang amassé en grumeaux. Les petits vaisseaux sanguins étaient engorgés, mais particulièrement ceux qui rampent dans la pie-mère, à la partie droite et inférieure du cerveau. On voyait de tout côté, sous cette membrane, de la sérosité dans les anfractuosités du cerveau, de sorte qu'elle suivait facilement la main qui l'arrachait, sans se déchirer. Mais il ne sortit point d'eau du canal vertébral, et on n'en trouva que peu dans les ventricules latéraux : néanmoins la pâleur des vaisseaux qui rampent dans les parois des ventricules, et celle des autres qui forment les plexus choroïdes, prouvaient que ce n'était pas la première fois que de la sérosité s'était accumulée dans ces dernières cavités. Les plexus présentaient en outre quelques vésicules pleines d'eau. Du reste, le cerveau et le cervelet étaient en très-bon état ; et leur substance, loin d'être molle, surtout celle du cerveau, était très-ferme.

17. Il n'aurait point été étonnant que quelque vaisseau sanguin se fût rompu dans l'intérieur du crâne, dans une conformation semblable, où le cœur et le cerveau étaient si rapprochés, et où les courbures de l'aorte rendaient la descente du sang si difficile, surtout sur un jeune homme adonné au vin. Il est donc moins surprenant que la distension des vaisseaux qui rampent dans la pie-mère se joignît à l'épanchement d'eau existant sous cette membrane, et qu'elle augmentât la constriction opérée par la sérosité. Mais si vous me demandez pourquoi cette fermeté si remarquable du cerveau ne s'opposa pas à la constriction, pour empêcher du moins qu'elle ne fît périr l'homme en un instant, je crois que la cause put en être celle-ci : comme la substance corticale du cerveau est ordinairement moins ferme que la substance médullaire (et c'est surtout d'après celle-ci que nous jugeons de cette qualité, parce que, se trouvant agglomérée, elle s'offre à l'anatomiste par portions beaucoup plus considérables), plus la substance médullaire était dure sur ce jeune homme, plus la constriction de

la substance corticale était forte, puis-qu'elle se trouvait, d'une part, au-dessus de la substance médullaire qui était plus ferme qu'elle, et de l'autre, au-dessous de l'eau et du sang qui la comprimaient; ou bien, si vous n'admettez pas cette première cause, réfléchissez que le cervelet étant composé en très-grande partie de substance corticale, et se trouvant ordinairement pour cette raison moins ferme que le cerveau (et cette disposition existait certainement sur ce jeune homme), plus le cerveau opposa de résistance à la compression par sa fermeté, moins le cervelet put en opposer à cause de sa plus grande mollesse. En effet, comme l'épanchement séreux et la distension des vaisseaux sanguins s'étaient joints à la masse du cerveau, et que, les parois osseuses du crâne ne cédant point, le cerveau lui-même avait dû céder (mais moins ici, à cause de sa fermeté, que sur un autre sujet), il fallait nécessairement que la plus grande violence s'exerçât sur le cervelet, d'où j'ai prouvé ailleurs (1) que la mort peut survenir de la manière la plus prompte.

18. Je voudrais que vous ne fussiez pas surpris non plus de ce que, ayant déjà attribué à l'eau l'irritation et par suite les convulsions, j'en fais maintenant dépendre la compression. Car les convulsions et la compression produisent également les effets fâcheux de la constriction. Or, il n'est pas douteux que l'eau n'exerce une compression, si l'on a égard à sa nature et à son poids, et qu'elle n'irrite et ne donne lieu à des convulsions, si on considère son acrimonie. Ainsi, la même eau peut assez souvent produire la compression et les convulsions, et retarder le cours du sang dans les plus petits vaisseaux, en donnant lieu à la compression ou aux convulsions, ou à ce double effet à la fois; d'où les plus gros vaisseaux s'engorgent et augmentent la compression. Maintenant vous pourrez juger des causes d'une apoplexie plus ou moins grave, et d'une mort plus prompte ou plus lente, d'après la réunion de toutes ces circonstances, comme sur ce jeune homme, chez lequel la rigidité et la contraction des bras attestaient qu'il y avait eu aussi des convulsions, ou d'après leur non réunion, comme sur l'homme dont je vais parler immédiatement, et chez lequel on ne remarqua aucun signe de convulsions.

19. Un palefrenier, âgé de près de soixante ans, grand, d'un embonpoint remarquable (car il était accoutumé à beaucoup manger et à boire de même), avait déjà été porté trois fois à l'hôpital de Padoue : une fois, pour des fièvres qui ne furent ni longues, ni graves; une seconde fois, pour une apoplexie, après la guérison de laquelle il était sorti; et la troisième fois (c'était l'été dernier), pour une inflammation de la poitrine, pendant laquelle il avait présenté les symptômes évidents d'une incontinence d'urine. Enfin, il y fut transporté une quatrième fois pour une seconde apoplexie; mais celle-ci était évidemment devenue incurable par le retard et par le défaut de soins. Car on le trouva au milieu de décembre, dans la saison où le froid était très-rigoureux cette année (1725), après avoir passé un jour sans que personne le vît; on le trouva, dis-je, le lendemain à l'entrée de la nuit, frappé d'apoplexie à un coin de l'étable, et couché tout nu dans la couverture dont il s'était enveloppé l'avant-veille. Il était paralysé du bras droit plus que de toute autre partie, il levait la tête et faisait effort pour parler. Malgré cela on ne put le sauver : car, soit que l'eau devenue plus âcre par le retard, ou augmentée, si vous voulez, par un nouvel épanchement, eût produit une autre attaque plus forte, soit qu'elle l'eût portée au dernier degré insensiblement, en exerçant une compression de plus en plus considérable, il mourut vers la fin de la nuit, dix heures après avoir été trouvé en cet état.

Examen du cadavre. J'examinai le cadavre pendant plusieurs jours avec le plus grand soin (c'était aussi à cause des jeunes étudiants) : voici les choses remarquables qu'il présenta. A l'ouverture du ventre, la vessie urinaire se présenta aussitôt, tandis que l'épiploon ne s'aperçut qu'après l'avoir cherché; car il était tout-à-fait caché entre l'estomac supérieurement, et l'intestin colon inférieurement. L'estomac était très-contracté, chose étonnante sur un homme comme lui, même après avoir resté aussi long-temps sans manger. Du reste il était sain, si ce n'est qu'il présentait à l'extérieur, au milieu de sa face postérieure, un tubercule presque rond, de la même couleur que ce viscère, et qui parut, quand on le coupa, être composé de la même substance que la plupart des fibres

_____

(1) Epist. 2, n. 24.

de l'estomac. Alors ayant tourné mes yeux et mes mains du côté de la vessie, qui, après avoir poussé les intestins grêles en haut, s'étendait presque jusqu'à l'ombilic, je la trouvai toute couverte de graisse et distendue par de l'urine, qui distendait également les uretères et les reins, que je découvris bientôt après. Ces derniers étaient couverts aussi d'une graisse très-abondante, dure et extrêmement adhérente à ces organes. Tous les deux avaient leur surface extérieure inégale, où ils présentaient quelques traces d'ulcération, soit ancienne, soit récente. Mais la substance intérieure qui environnait leur cavité était d'autant moins épaisse que celle-ci était plus grande qu'à l'ordinaire ; est-ce parce que l'urine, y ayant séjourné très-souvent, avait affaibli ses parois en les distendant ? Ou plutôt n'était-ce pas l'effet d'une érosion, comme il y en avait quelques indices un peu obscurs ? Tout cela était plus apparent sur le rein droit, qui avait en outre une cellule d'une grandeur médiocre, saillante en partie à l'extérieur, creusée en partie dans la substance du rein, et remplie d'une humeur semblable à de l'urine. Les uretères aussi étaient toutes deux développées, comme je vais l'exposer ; mais la gauche l'était un peu moins que la droite. Car cette dernière, à l'endroit où elle sortait du rein, égalait un petit œuf de poule, tronqué à son sommet : dans presque le reste de son étendue, son calibre surpassait de beaucoup celui de la portion du tronc de l'artère aorte, qui est voisine des iliaques, si ce n'est qu'elle se contractait un peu, près de son insertion dans la vessie, et qu'elle ne recevait qu'avec peine le bout du petit doigt, à l'extrémité de son orifice. Outre cette excessive dilatation, elle présentait une longueur telle, qu'en l'étendant, elle dépassait trente travers de doigt ; car elle formait d'un côté et d'autre un grand nombre d'angles : il semblait au premier abord qu'il y avait des valvules intérieures dans ces endroits anguleux ; mais cette apparence cessait tout-à-fait, du moment qu'on étendait l'uretère en ligne droite. L'épaisseur de ses membranes avait aussi augmenté avec sa largeur et sa longueur ; ce qui m'engagea à faire sur leur structure quelques recherches, qu'il n'est point convenable de décrire ici. Les membranes de la vessie étaient également plus épaisses qu'à l'ordinaire, et son fond, en quelques endroits, com-

mençait pour ainsi dire à s'ulcérer. Ces circonstances, le gland de la verge, qui était à nu (car la peau qui le recouvre ordinairement était rejetée en arrière, comme dans le paraphimosis), et je ne sais quel obstacle existant à une assez petite distance de l'extrémité du gland, qui s'opposait à l'introduction d'un stylet, mais qui disparaissait aussitôt, à l'endroit où l'urètre se séparait bientôt des corps caverneux ; tout cela fit que je fendis celle-ci dans toute sa longueur, en commençant par l'extrémité vésicale, et que je l'examinai avec plus de soin : mais je ne trouvai aucune lésion, à l'exception de quelques lignes blanches, oblongues, situées obliquement, un peu au devant de l'un des côtés de la caroncule séminale, et de deux autres semblables, que je remarquai à la distance d'environ trois travers de doigt, de l'extrémité du méat urinaire.

Après avoir enlevé le sternum, les poumons parurent, de part et d'autre, affaissés du côté du dos, de manière qu'ils laissaient tout-à-fait à découvert le médiastin, qui contenait beaucoup de graisse. Celui du côté droit était très-fortement adhérent à la plèvre, dans presque toute l'étendue de ses faces latérale et postérieure : il en était de même de toute la surface des ventricules et de l'oreillette droite du cœur, à l'égard du péricarde ; mais l'adhérence de celui-ci était plus forte avec le ventricule droit qu'avec le ventricule gauche. Un sang noir et semblable à de la poix presque liquide était contenu dans chacun de ces derniers (celui qui s'était écoulé en grande quantité, lorsque la veine cave fut ouverte auprès du diaphragme, et qui était également noir, ressemblait à de la poix plus liquide.) Les artères carotides, à la région du cou, étaient très-grosses. Mais l'aorte elle-même, tous les vaisseaux et tous les viscères que je ne nomme pas à dessein, et que j'ai coutume d'indiquer par mon silence, étaient dans l'état naturel : les muscles même étaient d'un beau rouge et d'une superbe apparence, non-seulement par leur couleur, mais encore par leur masse. — Je ne disséquai le cerveau que sept jours après la mort. Cependant je le trouvai tout entier d'une dureté très-remarquable, quoique le cervelet ne fût que médiocrement ferme, et qu'il y eût de l'eau en grande quantité dans l'intérieur du crâne : car, outre que je ne pus d'aucune manière écarter les petites lames du cervelet, il s'en était écoulé de l'intérieur de cette cavité, après que celui-ci eût été séparé du cou ; il s'en écoulait aussi pendant qu'on le sciait circulairement, et il y en avait encore sous la pie-mère ; enfin, j'en trouvai également en assez grande quantité dans les ventricules latéraux, en disséquant moi-même le cerveau à sa place, comme je le fais le plus souvent.

C'est ainsi que j'ai pris l'habitude de disséquer, soit pour connaître d'une manière plus certaine le siége naturel et la situation des parties, comme je l'ai noté autrefois dans les *Adversaria* (1) (d'autres l'ont fait après moi, et les anciens l'avaient fait autrefois, je pense, puisqu'ils ont peint souvent le cerveau disséqué, non-seulement hors du crâne, mais encore dans cette cavité), soit aussi pour que, s'il y a un épanchement d'eau ou de sang liquide dans les ventricules, ces fluides ne changent pas de place, ou ne s'écoulent pas en grande partie, pendant qu'on manie et qu'on remue le cerveau de mille manières, et qu'on opère la rupture de l'infundibulum. J'ai même donné le précepte, pour empêcher que le sang non coagulé ne s'écoule pas des sinus eux-mêmes, après l'ouverture des veines jugulaires et surtout de la veine-cave supérieure, de commencer par la tête, toutes les fois qu'on le peut, la dissection des corps de cette espèce ; mais ce n'est pas toujours possible, ni même avantageux pour d'autres motifs, comme dans cet exemple. Aussi fus-je moins surpris de trouver tous les sinus vides, ainsi que les réservoirs qui sont près de la selle turcique. Je remarquai cependant que les vaisseaux qui rampent à travers la pie-mère étaient plus distendus qu'il ne convenait ; toutefois il semblait qu'ils l'étaient plutôt par de la sérosité et par de l'air que par du sang. Mais je reviens aux ventricules : je trouvai, dans la duplicature du septum lucidum, tant soit peu d'eau, et dans les plexus choroïdes dont la couleur n'était pas effacée, des vésicules remplies également d'eau. Enfin, après avoir renversé le cerveau, je remarquai que les deux branches postérieures des artères carotides, qui, pour l'ordinaire, sont très-petites, étaient si dilatées, que, si elles étaient telles dans l'état naturel, à peine le dessin que Willis (2) en a fait serait-il répréhensible. Les pe-

tits rameaux qui naissent de l'artère dans laquelle les vertébrales se déchargent, et qui communiquent avec ces branches, n'étaient pas moins dilatés qu'elles. Mais, en outre, celui du côté gauche était blanchâtre en un endroit, et l'artère vertébrale gauche l'était également près de sa réunion avec celle du côté opposé. Après avoir ouvert ces deux vaisseaux, à cause de cette particularité, je trouvai aux endroits indiqués un petit corps blanc, un peu épais, un peu dur, et déjà presque cartilagineux ; comme il faisait une saillie dans leur face intérieure, il devait nécessairement boucher en partie leur cavité, car la face externe de l'un et de l'autre vaisseau était égale et ne proéminait nullement en ces endroits. C'est pourquoi cette lésion paraissait appartenir en quelque sorte, non-seulement à l'ossification, mais encore aux excroissances intérieures des vaisseaux. Enfin, pendant que je cherchais à enlever la glande pituitaire de sa place, il s'en exprima, par une légère pression, un mucus très-clair, jaunâtre, comparable à celui qui existe à l'orifice de l'utérus, avec la différence qu'il n'était pas aussi visqueux ; il était assez abondant, eu égard au volume de la glande : on aurait cru qu'une partie assez considérable de celle-ci s'était changée en ce mucus ; car il en restait une petite portion irrégulière, qui était dans l'état naturel au toucher et à la vue, tandis que le reste du corps et son appendice ne se voyaient nulle part. Du reste, l'infundibulum, dont j'avais coupé un peu auparavant tout ce qui pouvait être vu en regardant en dehors, ne différait pas de son état ordinaire.

20. Plus l'histoire a été longue, plus les réflexions sont courtes ; car j'aurai occasion de parler ailleurs (1) des lésions que j'ai décrites dans les reins, dans les uretères, dans la vessie, dans l'urètre. Il suffit d'en tirer ici une seule conséquence, évidemment relative à la mort. Comme cet homme avait peut-être bu beaucoup plus qu'à son ordinaire, et qu'il s'était fait par les pores invisibles de la peau une perspiration moins abondante que de coutume, à cause de la saison qui était très-froide ; comme, d'un autre côté, les voies et réservoirs urinaires (ces parties se contractaient d'autant moins sur un homme assoupi, qui devint bientôt apoplectique, qu'elles étaient moins suscep-

---

(1) VI, animad. 10.
(2) Cerebr. anat., fig. 1.

(1) Epist. 42, n. 19 et 20.

tibles de sentiment et d'action , à cause des lésions décrites plus haut), étaient déjà distendus par une grande quantité d'urine ; et comme enfin l'art n'avait pas évacué celle-ci, soit parce que la graisse du ventre ne laissait pas voir la tumeur de la vessie, soit parce que la connaissance antérieure de l'incontinence d'urine empêchait de soupçonner l'existence de cette tumeur : toutes ces circonstances firent, je crois, que les organes urinaires étant très-distendus, et ne pouvant rien recevoir de plus de la sérosité qui résultait de la boisson prise avec excès, et qui surabondait dans le sang, ce qui restait se porta avec impétuosité vers le cerveau, ou s'y écoula goutte à goutte, et fit périr ainsi cet homme. Or, vous concevrez pourquoi elle inonda principalement le cerveau , par l'apoplexie qui avait eu lieu précédemment , et par la lésion des artères qui étaient en rapport avec ce viscère , et peut être même par celle de la glande pituitaire : j'ai indiqué ailleurs (1) en passant, comment la première de ces lésions peut être nuisible ; j'indiquerai plus bas (2) comment l'autre peut l'être également. — On conçoit facilement que l'oreillette droite du cœur, à cause de son adhérence avec le péricarde , put ne point pousser le sang dans le ventricule correspondant, avec toute la force voulue par la nature, et que le sang, par cette même raison, revint avec moins de facilité, soit des autres parties du corps, soit du cerveau. Du reste , il est à croire que cette forte adhérence du cœur au péricarde, et du poumon droit à la plèvre, commença à se former lors de l'inflammation de la poitrine, dont l'homme avait été attaqué l'été dernier, quoique je n'aie pu savoir rien de certain depuis ce temps, relativement à son pouls et à sa respiration, qui avaient été alors ce qu'ils sont ordinairement dans les inflammations de cette espèce. — Il faut enfin ajouter à cette histoire que le frère de cet homme, gras comme lui, périt de même d'apoplexie deux ans après, également au mois de décembre. On me raconta qu'on avait trouvé sur son cadavre les poumons adhérents à la plèvre, et l'artère aorte ossifiée çà et là dans la poitrine. Ce que je crus facilement , car je vis, en disséquant les organes génitaux et urinaires du même sujet, le

tronc de toute l'aorte ventrale, offrant des lésions en plusieurs endroits , et ossifié. Je remarquai que la vessie était d'une telle ampleur et d'une telle forme, que je compris qu'elle avait été souvent distendue par une trop grande quantité d'urine. Les autres parties , principalement celles qui sont contenues dans le crâne, avaient été enterrées avant la dissection des viscères que je viens de nommer. La lésion de l'aorte me rappelle l'histoire d'un autre apoplectique, sur lequel on trouva cette artère viciée, mais à un moindre degré.

21. Un prêtre de Vérone, nommé Ferrarini, qui avait été jugé phthisique autrefois à Venise, et qui avait été sujet à la migraine à Padoue, dix années avant l'époque actuelle, à laquelle il avait terminé sa quarante-troisième année , était blond, d'un visage un peu trop rouge par intervalles, d'une habitude de corps mince, sans être maigre ; et , quoiqu'il parût vif et gai , il était en proie à de grands chagrins qu'il dissimulait ; c'était d'ailleurs un homme porté à la colère : il se plaignait habituellement de douleurs dans la poitrine , et il en indiquait le siége , en portant sa main sur le sternum. Il avait même dit la veille à un chirurgien qu'il n'était pas bien portant, et qu'il voulait en conséquence profiter au plus tôt de la saison favorable, pour prendre des remèdes ; or, c'était le mois de mai, où Tita (1) et autres (2) étaient morts subitement dans cette dernière ville ; mais la température étant devenue sèche et chaude, il y avait déjà neuf jours que cet accident n'était arrivé à personne. Cependant il soupa gaîment avec ses hôtes , mais sobrement; car il n'avait pas coutume de faire des excès dans le boire et dans le manger , soit pour la quantité, soit pour la qualité des aliments. Néanmoins on le trouva mort dans son lit, le lendemain matin de très-bonne heure ; il était couché en supination , dans l'attitude d'un homme qui dort, sans écume à la bouche, mais avec une telle rigidité des bras, qu'on ne pouvait les écarter sans violence : je me transportai dans sa maison avant le soir, avec mes collègues, les premiers professeurs de médecine , pour faire l'examen du cadavre.

----

(1) Epist. 2, n. 22.
(2) N. 36.

(1) Epist. 3, n. 11.
(2) Ibid. n. 26, et epist. 26 et n. 35.
Vid. ibid. et n. 17.

Examen du cadavre. La face, le cou, le dos et les côtés étaient d'une lividité rougeâtre. Je fis ouvrir d'abord la tête. Pendant qu'on l'ouvrait, il s'écoula une assez grande quantité de sang d'une couleur presque sale. La dure-mère, près de la suture sagittale, était noire par le sang qui se trouvait en assez grande quantité dans le sinus de la faux, sans former aucune concrétion polypeuse. Les vaisseaux de la pie-mère étaient distendus par du sang, ainsi que ceux qui rampent à travers les parois des ventricules latéraux, et dans la partie la plus élevée des plexus choroïdes, qui du reste étaient pâles. La substance médullaire du cerveau était brunâtre; j'aurais cru que cette couleur dépendait de la quantité du sang (car les vaisseaux sanguins se voyaient çà et là à travers cette substance), si je n'avais vu sur d'autres sujets les vaisseaux en plus grand nombre, et le sang en plus grande abondance, quoique cette substance fût blanche. Il y avait de l'eau en assez grande quantité dans les ventricules; j'en vis aussi beaucoup dans le canal des vertèbres cervicales. Il n'existait aucune lésion apparente dans le cervelet, ni dans le cerveau, ni rien aux environs de celui-ci, qui appartînt spécialement à la migraine, à laquelle l'homme avait été sujet autrefois, et qui peut-être était extérieure. — Il n'y avait rien de remarquable dans les poumons, si ce n'est beaucoup de sang. Le péricarde ne contenait presque pas de sérosité. Le ventricule droit du cœur renfermait une concrétion polypeuse, embarrassée en partie dans les fibrilles des valvules tricuspides, longue de trois ou quatre doigts, et large d'un doigt et demi, et d'une structure très-compacte; de sorte que ceux qui admettent facilement l'existence des polypes auraient pu la prendre pour un corps de cette espèce, formé avant la mort. Il y avait aussi avec elle du sang noir à demi coagulé, tel que celui qui se trouvait dans l'oreillette voisine. Le ventricule gauche contenait du sang moins coagulé, et en plus petite quantité; ses colonnes étaient comme enflammées, et les valvules semi-lunaires présentaient un peu plus de dureté que dans l'état naturel; le tronc de l'aorte, depuis le cœur jusqu'à l'endroit où il commence à descendre, était inégal dans sa face externe, et s'élevait çà et là jusqu'à un certain point en forme de truffes; mais sa face interne, dans toute cette étendue, n'offrait qu'une surface rugueuse, dont deux endroits seulement, qui même étaient très-circonscrits, présentaient des traces d'ossification encore incomplète. Tout le reste de cette artère, le long du dos, et ses branches ascendantes, avaient une surface naturelle. Le ventre n'offrit aucune lésion remarquable; je ne retirai, de l'examen de cette cavité, que l'évaluation approximative de l'heure à laquelle le sujet était mort. En effet, comme l'estomac ne contenait plus d'aliments, et qu'on n'apercevait, à travers le mésentère, aucun vaisseau lacté, on était porté à en conclure qu'il n'avait pas expiré bien long-temps avant qu'on ne l'eût trouvé mort.

22. Je pensai que ce prêtre était mort d'apoplexie à la suite d'un épanchement d'eau dans le crâne, qui, en produisant en même temps des convulsions (ce que la rigidité des bras indiquait) et une compression augmentée par la stagnation d'un certaine quantité de sang, aurait donné lieu à la constriction du cerveau et du cervelet. Cette couleur brune de la substance médullaire venait à l'appui de mon opinion : car quel que fût le corps qui, déposé çà et là entre les fibres du cerveau, lui donnait cette teinte, plus il occupait d'espace dans le crâne, plus la constriction devait être nuisible. Je crois aussi que la lésion de l'aorte, comme je l'ai dit ailleurs (1), contribua à produire l'apoplexie : car les soupçons que vous pourriez avoir sur la syncope sont suffisamment affaiblis par les objets qui furent observés dans le crâne, et par la lividité rougeâtre de la face, pour ne rien ajouter de plus. Ne vous en laissez pas facilement imposer par cette concrétion polypeuse : car je confirmerai ailleurs (2) avec un homme très-célèbre, And. Pasta, à qui je porte une très-grande amitié pour son rare mérite, depuis qu'il était ici mon auditeur, qu'il peut s'en former même de plus grandes et de plus compactes que celle-là, après la mort, et que la plupart se forment effectivement ainsi; ceux qui dissèquent avec soin un grand nombre de cadavres de cette espèce ne me contrediront point. Mais ce prêtre avait coutume d'indiquer le siége des douleurs qu'il éprouvait dans la poitrine, en portant la main sur le sternum : j'entends; mais l'aorte ne manquait pas de lésions à la portion qui ré-

Morgagni. TOM. I.

(1) Epist. 3, n. 22.
(2) Epist. 24.

pond profondément au sternum dans cette cavité. Au contraire, la gaîté et la vivacité indiquaient que le ventricule droit du cœur n'était point embarrassé de cette concrétion pendant la vie.

23. Mais, comme je vois que quelques auteurs ont accordé aux polypes une grande influence sur la production de l'apoplexie, je ne dois pas passer ici sous silence ce que je pense et ce que j'ai reconnu à ce sujet. Les concrétions polypeuses furent aussi remarquées par les anciens anatomistes, et entre autres par Coitier (1), qui a écrit *avoir retiré des sinus de la dure-mère d'une femme frénétique, et, en d'autres circonstances, du cerveau des pendus, des fibres ou des filaments épais, semblables à des lombrics, et composés d'une humeur blanche;* il dit aussi en *avoir retiré de semblables des ventricules du cœur;* et soyez persuadé que c'est de là qu'est née l'erreur de beaucoup de médecins, qui ont dit avoir vu des vers dans le cerveau et dans le cœur. D'un autre côté, Nymmann, ayant trouvé des concrétions de cette espèce aux environs du pressoir d'Hérophile, pensa que ce réservoir, d'où l'on croyait que le sang se portait dans tout le cerveau, était fermé par elles, et que l'apoplexie avait lieu de cette manière. Vous trouverez ce point de doctrine de Nymmann rétabli dans le *Sepulchretum* (2), d'après les lois de la circulation du sang, de manière que ces concrétions se forment, non aux environs du pressoir, mais à l'origine des veines jugulaires internes, et qu'elles s'opposent au sang qui doit revenir du cerveau, et non point à celui qui doit aller dans ce viscère : cela, à ce que l'on pense, *arrive très-fréquemment chez les apoplectiques.* Vous trouverez aussi au même endroit, que, si des concrétions de cette espèce, s'étendant du cœur dans les artères, viennent à se rompre par une violente agitation du sang, à l'occasion d'une cause quelconque, et à être poussées en haut par l'impétuosité de ce dernier, elles doivent parvenir jusqu'aux parties plus étroites et jusqu'aux endroits des artères carotides et vertébrales, qui ne peuvent nullement céder, et empêcher par là tout accès du sang au cerveau. Vous verrez (3) même qu'on n'y a

pas omis ce que Fracassati avait dit qu'on avait trouvé sur les cadavres des apoplectiques qui furent disséqués par l'ordre du grand-duc d'Etrurie, c'est-à-dire des concrétions de sang dans les vaisseaux sanguins des poumons et dans les ventricules du cœur. Mais, si nous voulons dire la vérité, Fracassati a avoué lui-même, dans cet endroit (1), que *cette affection néanmoins devait être regardée, non comme une apoplexie, mais comme une syncope.* — Quant à ces deux points de doctrine déjà cités, quand bien même l'on accorderait que des concrétions polypeuses existent dans les vaisseaux pendant la vie, il n'arriverait cependant pas facilement que toutes les voies par lesquelles le sang se porte au cerveau ou sort de ce viscère fussent en même temps entièrement fermées; à moins que presque tous les vaisseaux du corps, artériels et veineux, et les cavités du cœur, ne fussent remplis de sang coagulé; et encore, dans ce cas, surviendrait-il plutôt une syncope lente qu'une apoplexie soudaine.

J'ai souvent trouvé sur les cadavres des concrétions de cette espèce, même dans les vaisseaux du cerveau; mais le hasard a fait qu'il ne m'est arrivé que très-rarement d'en rencontrer sur les apoplectiques; à peine en ai-je vu quelquefois de petites, comme vous l'apprendrez dans la lettre précédente, dans celle-ci et dans la suivante; de sorte que je ne puis nullement confirmer par mes propres observations que cela soit *très-fréquent* sur les apoplectiques, tant s'en faut qu'il me soit arrivé ce que le *Sepulchretum* (2) dit être arrivé à quelqu'un *qui trouva de ces concrétions sur tous les individus morts d'apoplexie qu'il ouvrit, ou dans le cœur, ou dans le cerveau, ou dans tous les deux à la fois.* Vous niez donc, me direz-vous, ce que Martianus (3) a avancé, qu'Hippocrate pense que *la stagnation du sang avait lieu dans les veines et dans les artères de tout le corps; mais que dans l'apoplexie, c'étaient principalement celles du cou et de la poitrine qui étaient interceptées.* Je nie seulement (ou plutôt ce n'est qu'un doute de ma part) ce que beaucoup de médecins, depuis Martia-

---

(1) Obs. anat.
(2) L. 1, s. 2, obs. 1, cum schol.
(3) In additam. ad sec. cit. obs. 1.

(1) Dissert. de cerebro.
(2) Sect. cit. obs. 37, § 1.
(3) Annot. in Hippoc., l. 2, de morbis, vers. 64.

nus, regardent comme certain et comme très-fréquent, relativement à l'explication dont il a été parlé un peu plus haut, malgré les anciennes expériences de Galien, que Salius (1) leur oppose, et qui doivent faire croire que l'interception même des vaisseaux du cou ne produit l'effet dont il s'agit que jusqu'à un certain point. Mais il serait trop long, d'après mon plan actuel, de comparer ici ces expériences avec celles de Valsalva ; ainsi cela est renvoyé à un autre endroit (2). Je vais maintenant rapporter le reste des histoires d'apoplexie de l'espèce qui nous occupe.

24. Un charcutier, qui avait sa boutique vis-à-vis la porte de l'arsenal public de Venise, à la force de l'âge, d'une bonne constitution, et un peu gras, n'était plus aussi gai qu'autrefois, depuis une maladie qu'il avait faite quelques mois auparavant, cependant il ne se plaignait d'aucune incommodité de la tête, qui d'ailleurs n'avait pas été le siége de cette première affection. Le 4 août 1708, sans aucune cause antérieure apparente, si ce n'est peut-être un excès de nourriture, qu'il commit même les derniers jours de sa vie, il lui survint un gonflement très-considérable à la joue gauche, qui s'étendait jusqu'au-dessous du menton et de l'oreille. Il n'en resta pas moins dans sa boutique, et il travaillait et mangeait comme à son ordinaire. Le 6 du même mois, à peine fut-il sorti de son lit, où il avait très-bien dormi pendant la nuit, et à peine se fut-il habillé, qu'il se promena deux ou trois fois dans sa chambre, d'un pas grand et précipité, et s'assit brusquement ; mais comme on lui demandait comment il se trouvait : « Hé, hé, hé, répondit-il, » et il mourut subitement sur la place.

Examen du cadavre. La dissection fut faite avant le soir par le célèbre Santorini, en présence du premier médecin, dont il remplissait les fonctions dans ce temps-là, et d'autres hommes de l'art, au nombre desquels j'étais moi-même. Les membres étaient un peu raides, l'abdomen très-gras, ainsi que l'épiploon, le mésentère et le médiastin. Une partie des intestins grêles, dans l'étendue de plus d'un empan, était tachetée de lividités. La rate était grosse, mollasse, et présentait à sa face convexe quelques taches larges et blanchâtres. La face concave du foie était çà et là d'un rouge livide ; son bord était livide ; toute sa substance résistait au scalpel beaucoup plus que dans l'état naturel. — Les poumons engorgés et pesants remplissaient presque entièrement la cavité du thorax ; ils étaient cependant beaucoup moins pesants qu'ils n'étaient engorgés, parce qu'ils contenaient une grande quantité d'air et peu de sérosité : aussi avaient-ils la mollesse et la couleur naturelles. Le péricarde renfermait une quantité médiocre de sérosité sanguinolente. Il n'y avait rien de polypeux dans les sinus, ni dans les oreillettes, ni dans les vaisseaux du cœur ; nous y remarquâmes au contraire du sang tout-à-fait liquide, ainsi que dans les deux ventricules, dans l'artère pulmonaire et dans l'aorte. Mais le diamètre de celle-ci, presque aussitôt après son origine, parut plus gros que dans l'état naturel. — Avant d'ouvrir le crâne, on chercha à reconnaître la nature et le siége plus profond de cette tumeur dont j'ai décrit l'extérieur. La glande parotide elle-même était saine ; seulement les membranes dont elle était couverte avec les parties voisines étaient surtout grasses et engorgées d'une sérosité stagnante. Le sang lui-même qui était également stagnant, et même comme extravasé, à ce qui semblait, avait tacheté la face postérieure du pharynx et d'autres parties intérieures du cou. Quand je vis ces désordres, je fis un signe à Santorini, pour qu'il enlevât le pharynx, la trachée-artère, le larynx et leurs annexes, afin de pouvoir examiner aussi ces objets. Nous vîmes donc les membranes qui tapissent la racine de la langue, les amygdales, et tout l'extérieur du larynx, très-engorgés d'une sérosité visqueuse et jaunâtre, de telle sorte cependant que les amygdales elles-mêmes et l'intérieur des deux conduits que je viens de nommer étaient dans l'état naturel. Tandis que Santorini enlevait ces parties, les veines jugulaires internes s'étaient montrées distendues par beaucoup de sang. Cependant, un chirurgien ayant ouvert le crâne, on trouva les vaisseaux qui rampent sur la surface du cerveau et du cervelet, ainsi que ceux qui se portent sur le corps calleux, plus engorgés qu'à l'ordinaire d'un sang également liquide ; de sorte qu'on ne vit point du tout de sang coagulé dans cette dissection ; mais il se présenta de l'eau sous la pie-mère, qu'on enlevait avec facilité pour cette raison ; il y en

____

(1) De affect. particul., c. 2.
(2) Epist. 19.

6.

avait aussi en assez grande quantité dans les ventricules, et il en sortait beaucoup du canal vertébral. Les plexus choroïdes offraient des vésicules un peu plus grosses que celles qu'ils présentent ordinairement ; cependant ils n'étaient point eux-mêmes décolorés : la substance du cerveau et du cervelet, loin d'être molle, était convenablement ferme, ce dont je voulus m'assurer moi-même avec mes doigts.

25. Si cet homme n'était pas mort en parlant, et qu'il eût fait quelques efforts pour respirer au moment de la mort, j'aurais cru qu'il avait succombé plutôt à une suffocation qu'à une apoplexie. Pendant qu'on faisait l'examen de son cadavre, il se présenta à mon esprit, comme c'est l'ordinaire, la dissection d'un autre homme, dont le cas était semblable à celui-ci sous quelques rapports : je l'avais faite à Bologne deux ou trois ans auparavant, en présence du célèbre Jac. Barth. Beccaria, aujourd'hui professeur au Gymnase et à l'Académie de l'Institut des Sciences de cette ville, et même président de cette dernière, et avec un autre médecin également très-expérimenté, Her. Manfredi, qui remplissait alors les fonctions de médecin adjoint avec autant de zèle que de distinction à l'hôpital de Sainte-Marie *de la Mort*. Nous livrant à cette époque à l'étude de la médecine, et liés d'amitié, nous faisions ensemble la visite des malades, et nous cherchions aussi ensemble les lésions cachées sur les cadavres : je désire donc que vous sachiez, non-seulement que ces deux hommes célèbres ont été les témoins de mes travaux, mais encore qu'ils les ont partagés, dans presque toutes les observations que je rapporte, comme ayant été faites par moi dans cet hôpital.

26. Un paysan, âgé de quarante ans environ, en proie à de nombreux et cruels chagrins, causés par un grand malheur, fut pris enfin d'une fièvre ardente au commencement de décembre de l'année 1705, et avait été reçu à l'hôpital dont j'ai parlé tout à l'heure. Quelques jours après, la chaleur et la sécheresse de la langue parurent éprouver une rémission. D'un autre côté, les artères qui avaient été molles au commencement, et qui s'élevaient d'une manière inégale dans les différentes pulsations, présentaient alors un pouls encore plus inégal. Le matin du 17 décembre, le pouls était en plus mauvais état et plus

faible. Les yeux étaient fixes et immobiles, symptôme qui s'était aussi manifesté au commencement. La soif persistait également : mais c'était la seule chose dont il se plaignait ; et même lorsqu'on lui demanda en particulier, s'il éprouvait une chaleur intérieure, ou quelque autre chose dans la tête, dans la poitrine, dans le ventre ou ailleurs, il répondit négativement ; à peine, ajouta-t-il d'une voix lente et basse (il parlait bas habituellement), mais nette sans être rauque, que la tête lui paraissait un peu lourde. Il n'y avait pas encore une demi-heure qu'il avait fait cette réponse, qu'il mourut subitement, en contractant en haut la lèvre supérieure, sous les yeux des domestiques, pendant qu'il buvait de l'eau, qui avait été prescrite par le médecin, et qui lui avait servi de boisson ordinaire les jours précédents. On accourut aussitôt aux cris de ces derniers : on essaya avec soin de tâter le pouls, pendant que le corps était encore chaud, partout où il peut se faire sentir, pour voir s'il restait encore quelque peu de vie ; mais ce fut en vain : l'homme était déjà tout-à-fait mort.

Examen du cadavre. Le lendemain, en disséquant le ventre, je remarquai qu'il y avait dans cette cavité un peu plus de sérosité que dans l'état ordinaire : l'épiploon était tellement contracté en haut, qu'il était entièrement caché sous l'angle des côtes gauches. L'intestin colon, à l'endroit où il se contourne pour se continuer avec le rectum, était placé devant l'ileum, sous lequel il est caché ordinairement, de manière qu'il touchait les os pubis presque à leur milieu, et qu'il s'appuyait sur la vessie qui était remplie d'urine. Les membranes extérieures de l'intestin jejunum étaient parsemées de tâches d'un rouge livide, mais rares et petites, qui laissaient écouler des gouttelettes de sang liquide quand on les piquait légèrement. L'ileum était un peu rouge, et un peu dur en deux endroits : l'un d'eux (car j'oubliai de fendre l'intestin à l'autre) présentait un ulcère large de deux doigts, long de trois ; cet ulcère, après avoir rongé la membrane interne, était parvenu jusqu'à la membrane musculeuse ; cependant sa surface était nette, et ses bords n'étaient point tuméfiés. Le foie était livide à l'une de ses extrémités ; mais cette lividité ne descendait pas très-profondément dans son tissu. Je fis sortir de la vésicule du fiel, qui avait une forme extraordinaire, une bile épaisse, trouble et assez semblable à de l'eau dans laquelle on aurait récemment lavé de la chair. La rate était grosse et mollasse. — Il y avait dans les deux côtés de la poitrine, ainsi que dans le péricarde, un peu d'eau sanguinolente. Les poumons, si ce n'est que les bronches semblaient contenir un peu plus d'humeur que dans l'état ordinaire, étaient sains, quoique l'un fût adhérent à la plèvre, et que tous deux fussent noirâtres à leur partie postérieure; cette dernière circonstance était due à la même cause qui faisait que, à l'extérieur, le cou, tout le dos, et les autres parties sur lesquelles le cadavre avait été couché, étaient extraordinairement marquées d'un rouge livide. Le sang, au lieu d'être coagulé ou formé en grumeaux, était entièrement liquide dans tout le corps; car je le vis sortir dans cet état, de l'aorte ouverte près du diaphragme, et d'un petit nombre de vaisseaux du cou, desquels il s'échappa de toute part, pendant que je séparais la tête du tronc. Il était également liquide, sans la plus petite concrétion polypeuse, dans le cœur qui était très-flasque, et qui avait toutes les valvules du ventricule gauche un peu dures dans différents endroits, comme elles le sont ordinairement avant de s'ossifier.

Le cerveau était aussi très mou, et l'on voyait sous la pie-mère de petites bulles en quelques endroits, et partout de l'humidité. Il y avait un peu d'eau légèrement sanguinolente dans les ventricules latéraux : cependant les vaisseaux qui rampent dans leurs parois, et les plexus choroïdes eux-mêmes n'étaient point pâles. Des vésicules, remplies d'un liquide très-limpide, se trouvaient à la partie postérieure des deux plexus. Enfin, la glande pituitaire était tellement petite et contractée, qu'il semblait qu'elle n'existait pas. — Après l'examen de ces parties, je voulus, comme j'ai l'habitude de le faire dans quelques cas semblables, examiner aussi le larynx et les parties voisines. Les dents de l'une des mâchoires étaient appliquées si étroitement et avec tant de force contre celles de l'autre, qu'il fallut employer la plus grande violence et les plus grands efforts pour les désunir; cependant les autres parties n'étaient ni raides, ni tendues, et rien d'apparent, à l'exception de la lèvre supérieure que l'on avait remarquée, comme je l'ai déjà dit, se contracter en haut, au moment de la mort, n'annonçait qu'il

y avait eu des convulsions. Enfin, aussitôt après avoir ouvert la bouche, il se présenta une tumeur à peu près de la grosseur d'une noix, occupant avec la gencive à laquelle elle était continue la partie droite du palais, à l'endroit où l'une des dents molaires était extrêmement cariée ; cette tumeur était remplie de pus parvenu en partie à l'état de coction. La membrane qui recouvre le voile du palais et les parties contiguës, ainsi que l'extérieur du larynx jusqu'au sommet de l'épiglotte, était livide au dernier degré, déchirée, et laissa voir, après qu'elle eut été incisée, une infinité d'espèces de cellules, dont les parois minces et un peu rouges étaient distendues par une sorte de *gélatine*. Ce qui était au-dessous de ces cellules paraissait être sain ; mais la face interne du larynx, près de la glotte, était teinte d'une couleur rougeâtre, et les côtés mêmes de la glotte, qui du reste avaient la couleur blanchâtre ordinaire, étaient beaucoup plus rapprochés qu'ils ne le sont habituellement.

27. Vous voyez que le sang était liquide dans toutes les parties chez ce paysan, comme chez le charcutier; vous voyez aussi avec quelle facilité une tumeur s'étant également développée sur tous les deux, à l'un des côtés de la bouche, il se fit une accumulation de sérosité épaisse dans les membranes celluleuses qui recouvrent l'extérieur du larynx et les parties voisines. Cette collection de sérosité aux environs du larynx me fit d'abord soupçonner que le paysan était mort suffoqué, attendu surtout qu'il avait expiré en buvant; mais ce soupçon s'évanouit aussitôt, à l'idée qu'on n'avait point remarqué qu'il eût fait des efforts au moment de la mort, pour essayer s'il pourrait respirer de quelque manière. Il me resta donc à croire qu'il était mort plutôt subitement d'une apoplexie causée par des convulsions. En effet, les convulsions, soit des muscles de la lèvre supérieure, soit surtout de ceux de la mâchoire inférieure, sont un indice de celles qui eurent lieu d'une manière cachée dans le crâne ; et il n'est pas étonnant que cet homme périt aussi promptement, lui dont le cœur était très-flasque, et qui avait la substance du cerveau extrêmement molle, ce qui fut reconnu après la mort par le toucher et la dissection, et ce qui était indiqué auparavant par la stupeur du sujet qui ne sentait point que sa vessie était remplie d'urine, que l'ile un

était ulcéré, que sa gencive et son palais étaient dans l'état que j'ai décrit, que les membranes extérieures du voile du palais et même du larynx étaient le siége d'une accumulation de sérosité épaisse. Cependant vous ne serez point étonné qu'une médiocre quantité d'eau ait pu donner lieu à des convulsions ; car vous savez que même quelques gouttes d'une humeur âcre en produisent de très-fortes, si elles s'arrêtent sur quelque nerf. Or, vous ne pouvez vous empêcher de reconnaître l'âcreté de cette eau qui se fixa tout-à-coup, à la suite d'une fièvre de cette nature, sur le cerveau et sur ses membranes, parce que c'étaient les parties les plus faibles du sujet. Si javais eu quelqu'un, comme autrefois Valsalva, pour goûter les humeurs trouvées sur les cadavres, ou si l'idée m'était venue, en disséquant, de faire la même recherche d'une autre manière, qui n'est peut-être pas tout-à-fait incertaine, je vous dirais très-volontiers ce que j'aurais découvert à ce sujet. Maintenant recevez de bon cœur ce que je puis vous communiquer ; ou, puisque le sang était liquide dans ces deux observations, comme dans la plupart des autres histoires d'apoplexie que j'ai décrites dans cette lettre (1), voyez si vous voulez admettre avec Lancisi (2) une surabondance de sels âcres et irritants, du moins sur quelques-uns des sujets.

28. Une femme sexagénaire, retenue depuis plusieurs années dans son lit pour une contraction des muscles qui donnent le mouvement aux membres inférieurs, mais du reste assez bien portante, ayant mangé un peu plus qu'à son ordinaire, surtout les jours précédents, tourne les yeux tout-à-coup, et meurt aussitôt.

Examen du cadavre. J'examinai avec soin le ventre, le thorax, le crâne, à l'hôpital des incurables de Bologne, l'an 1704, à ce que je crois ; et je ne trouvai dans aucune de ces cavités rien qui pût paraître contre nature, si ce n'est de l'eau en médiocre quantité.

29. Quoique la contorsion des yeux soit un symptôme de convulsions, cependant, si vous aimez mieux admettre dans ce cas la compression, ou la compression et les convulsions en même temps, je ne m'y oppose pas. Mais peut-être doute-rez-vous, ici et plus haut, que j'aie raison d'accorder tant d'influence à la compression produite par de l'eau, surtout lorsqu'elle est en petite quantité. Car d'abord vous n'ignorez pas qu'il y a des auteurs qui prétendent que les ventricules du cerveau contiennent tant soit peu d'eau dans l'état naturel ; ensuite vous voyez qu'elle ne peut certainement pas être plus abondante que dans l'hydrocéphale interne, et que néanmoins Vésale, (1) qui trouva sur une petite fille de deux ans affectée de cette maladie, *près de neuf livres d'eau,* assure qu'*elle avait conservé l'intégrité de tous ses sens jusqu'à la mort, et que ses articulations avaient été à la vérité lâches et faibles, mais non point paralysées :* vous savez en outre très-bien par beaucoup de dissections, même par celles qui se présentent dans le *Sepulchretum,* qu'on a trouvé dans l'intérieur du crâne des tumeurs qui n'avaient été suivies d'aucune apoplexie.

Mais, pour commencer par ce dernier point, j'ai moi-même noté autrefois dans mes *Adversaria* (2), que j'avais vu sur trois os d'un crâne des excroissances de substance osseuse, qui faisaient une saillie considérable en dedans, et qui comprimaient le cerveau, sans que cette compression eût donné lieu, je ne dis pas à l'apoplexie, mais à aucune autre maladie. Toutefois j'ai averti en même temps que je croyais que cela venait de ce que la compression s'était opérée peu à peu, et avait augmenté de même : je le crois encore, et je pense que vous le croirez aussi, car il existe une infinité d'exemples qui prouvent que, si l'augmentation comme la diminution de la compression s'opèrent insensiblement et par parties, les animaux la supportent impunément, ou sans un grand préjudice, même lorsqu'elle est considérable; mais que, si elles s'opèrent d'une manière subite et simultanée, ils ne la supportent point lors même qu'elle existe à un degré bien inférieur. Or, il en est de l'hydrocéphale interne comme des tumeurs de cette nature : car vous n'ignorez pas qu'elle a coutume de se former peu à peu, et que c'est ainsi que s'accumula cette quantité d'eau dont parle Vésale (*dans l'espace de sept mois, plus ou moins*) : je ne dis

---

(1) N. 2, 8, 9, 11.
(2) De subit. mort., obs. phys. anat. 4 .in schol., n. 4.

(1) De corp. human. fabr., l. 1, c. 5. Vid. et Sepuchr., l. 1, S. 16, obs. 6.
(2) VI. animad. 84.

rien des os du crâne, qui cèdent lorsque cette espèce d'hydrocéphale commence. Enfin, de même que j'avoue que les ventricules du cerveau sont humides dans l'état naturel, de même les observations que j'ai recueillies assez souvent sur différents cadavres prouvent qu'ils ne contiennent pas sur tous et toujours autant d'eau que j'en ai trouvé sur les apoplectiques, chez lesquels j'ai dit qu'elle était en médiocre quantité. S'il en est ainsi, vous ne pouvez vous empêcher d'admettre que la compression du cerveau ne soit funeste à ceux chez lesquels il n'existe presque point d'eau, lorsqu'il s'en épanche ou s'en accumule une certaine quantité subitement ou en très-peu de temps; surtout s'il s'y joint d'autres causes qui compriment en même temps le cerveau. Je vous ai indiqué plus haut une partie de ces dernières causes; je vous ferai connaître les autres, lorsque je vous aurai décrit l'histoire suivante.

30. Un paysan du territoire de Bologne, âgé de plus de soixante ans, portait aux jambes depuis long-temps des ulcères sordides dont il désirait ardemment la guérison. Il trouva donc un chirurgien trop complaisant, quoiqu'il fût d'une assez mauvaise constitution, et qu'il n'eût des évacuations alvines que tous les six jours au moyen de lavements; et il en était venu au point, au bout de trois mois, que ses ulcères nettoyés se guérissaient. La cicatrice n'était pas encore fermée, qu'il se mit à se plaindre tout-à-coup d'une grande faiblesse de la tête; et en effet, le pouls était petit et très-languissant. Le lendemain matin les artères avaient recouvré leur force, et le malade avait pris de la nourriture avec assez de plaisir. Mais le troisième jour il délira pour la première fois, bientôt après il perdit le sentiment du toucher dans tout le corps : cependant, lorsqu'on lui demandait le bras pour tâter le pouls, il le donnait encore : ensuite on remarqua des symptômes de convulsions dans les deux bras. Enfin, privé entièrement de la faculté du sentiment et du mouvement, il mourut avec la respiration stertoreuse. Après sa mort, une humeur jaune s'écoula de ses deux narines en médiocre quantité.

Examen du cadavre. Je fis l'ouverture du cadavre en présence de Valsalva, au commencement de l'an 1705. Les muscles de l'abdomen étaient d'une très-belle couleur, de même que la graisse assez abondante qui les recouvrait et qui était interposée entre eux ; mais sur les côtés de la colonne épinière, à la région des lombes, les cellules de la membrane adipeuse contenaient de l'eau au lieu de graisse. L'intestin colon descendait de l'hypochondre droit au-dessous de l'ombilic, en passant devant les intestins grêles, et de là en se recourbant allait gagner l'hypochondre gauche. Les autres gros intestins, et celui-là surtout, étaient distendus çà et là par des matières fécales dures; le foie était parsemé de très-petites taches d'une couleur rousse (semblable en cela à du marbre tacheté), et exhalait une forte odeur. La vésicule était comme contractée, et contenait peu de bile; du reste, le foie lui-même n'était pas plus dur que dans l'état ordinaire, mais il était un peu plus gros. La rate était très-volumineuse, et d'un aspect hideux : elle présentait de grandes taches oblongues et noires, comme si elles dépendaient d'une inflammation; mais cette disposition n'était qu'extérieure, car à l'intérieur ce viscère n'était pas en mauvais état. Les vésicules séminales étaient également noirâtres à l'extérieur. Il y avait sur chaque testicule, dans l'intérieur même de la tunique vaginale, une grosse hydatide; mais celle du côté gauche était la plus volumineuse : elles occupaient la partie moyenne, et elles étaient sans adhérence et libres presque de tout côté : le liquide qu'elles contenaient, exposé au feu dans une cuiller d'étain, ne se coagula pas; mais il s'évapora, ne laissant qu'une espèce de pellicule. Du reste, il y avait peu d'eau dans les cavités du ventre et de la poitrine. Le poumon droit était adhérent à la plèvre dans une grande étendue inférieurement et postérieurement, au moyen de toiles membraneuses; celui du côté gauche l'était de la même manière, à la partie supérieure et latérale : ils étaient néanmoins tout-à-fait sains, même dans ces endroits, ainsi que les autres viscères que je passe sous silence à dessein. Pendant que je séparais les vertèbres cervicales des vertèbres dorsales, il s'écoula de l'eau goutte à goutte de la cavité de ces dernières. A l'ouverture du crâne, je vis aussi de l'eau entre la dure-mère et la pie-mère, et sous cette dernière.

31. Il est différents objets dans cette histoire, qui, appartenant à d'autres sujets, seront expliqués chacun en son lieu : je les rapporte tous ici, comme je le fais toutes les fois que je le puis, en même temps que les choses relatives à ce

qui nous occupe maintenant, pour ne point tronquer les observations, comme on l'a fait souvent dans le *Sepulchretum*. Si les apoplexies séreuses se formaient toujours peu à peu et aussi lentement que celle-ci, ou que celle qui a été décrite par le célèbre Trew (1) sur un autre vieillard qu'il disséqua lui-même, et d'autres de cette espèce ; ce que dit Martianus (2) serait complètement vrai, *que l'apoplexie qui a lieu par l'afflux des humeurs froides n'attaque pas subitement, comme les autres*. Mais de même que j'ai fait voir dans la lettre précédente (3), que quelques-unes des apoplexies produites par le sang avaient augmenté insensiblement, de même j'ai rapporté dans celle-ci la plupart des apoplexies formées par l'eau, qui ont attaqué subitement (4). A ces dernières vous pouvez en joindre d'autres, spécialement celle qui a été décrite par Brunner, et qui se trouve consignée dans le *Sepulchretum* (5), et parmi toutes celles qui ont été observées après l'édition augmentée de cet ouvrage, cette autre apoplexie séreuse (6), qui fit périr un vieux soldat, chez lequel il ne s'était manifesté aucune incommodité qui eût principalement rapport à cette affection ; il était allé à la campagne le jour même où, s'étant couché après son souper, il fut frappé si subitement, que sa femme le trouva mort dans son lit.

32. Au reste, si cette apoplexie que j'ai décrite en dernier lieu, et qui fut accompagnée de quelques symptômes de convulsions (et cela n'est pas contraire à la raison, puisqu'elle avait pour cause, à ce qui paraît, une eau chargée de parcelles corrosives, qui s'en allaient auparavant par les ulcères des jambes, comme dans les histoires semblables que j'ai rapportées plus haut, d'après les notes de Valsalva et d'après les miennes) ; si, dis-je, cette apoplexie avait été produite par de l'eau qui n'eût pu être nuisible que par la compression, et que cette eau eût été en quantité médiocre, comme elle l'était en effet, on ne manquerait pas de moyens pour faire concevoir comment de l'eau, sans être abondante, aurait pu exercer une grande compression. Car la quantité de sérosité qui ne serait pas considérable pour les autres sujets pourrait l'être pour quelques-uns ; pour ceux, par exemple, dont la cavité du crâne se trouve trop étroite naturellement ou par quelque cause accidentelle, soit antécédente, soit concomittante, au moment où l'épanchement d'eau se forme ou augmente. — Ne croyez pas que je donne comme certaine, parmi les causes de cette seconde espèce, qui sont accidentelles, celle que Piccolhomini (1) met en avant sans aucun doute, *que le cerveau est dans un tel état de turgescence dans la pleine lune, à cause de l'humidité, qu'il remplit entièrement la cavité du crâne*. En effet, quoiqu'il ne faille point nier témérairement cette influence, à raison de l'observation de Fallopia (2), elle n'est point clairement démontrée pour moi, comme l'est au contraire celle du sang qui, comme il a été dit plus haut (3), distend outre mesure tous les vaisseaux du cerveau par une cause quelconque. Si à cette distension des vaisseaux vous ajoutez la force augmentée par hasard dans le même temps, avec laquelle les artères dilatées par intervalles successifs élèvent le cerveau, vous concevrez avec d'autant plus de facilité que l'espace de l'intérieur du crâne se trouve diminué, que vous supposerez une plus grande augmentation de cette force.

Mais que les vaisseaux soient distendus par le sang pendant que l'eau s'épanche, ou qu'ils l'aient été long-temps auparavant, cela revient au même. Ainsi, ce soldat dont je parlais (4), et que sa femme trouva mort dans son lit, quoiqu'il se fût couché très-bien portant, avait aussi les vaisseaux de la surface du cerveau engorgés de sang ; et cependant il paraît qu'il n'y avait ni engorgement de ces vaisseaux, ni épanchement d'eau, lorsqu'il gagna son lit. D'un autre côté, les vaisseaux qui forment les plexus choroïdes, étant convertis chez un marchand (5) bossu en un corps tuméfié, un peu dur, et de couleur de chair (changement qui

---

(1) Act. N. C. t. 4, obs. 135, cum schol.
(2) Annot. in Hipp., l. 2. de morb., vers. 64.
(3) N. 11, 20, 24.
(4) N. 4, 6, 9, 11, 16, 21, 26, 28.
(5) L. 1, sect. 2, in addit., obs. 11.
(6) Comm. litt., ann. 1741, hebd. 44, n. 1.

(1) Anat. prælect., l. 5, lect. 1.
(2) Tract. de vuln., c. 12.
(3) N. 14.
(4) N. 31.
(5) Comm. lit., ann. 1737, hebd. 46.

ne peut s'opérer en peu de temps), prouvèrent suffisamment que la mort subite qui avait enlevé cet homme n'était pas survenue seulement à cause de cette circonstance (car elle aurait eu lieu beaucoup plus tôt), mais aussi à cause d'un épanchement d'une grande quantité d'eau limpide qui, ayant trouvé la cavité du crâne déjà diminuée par ce corps tuméfié, put occuper très-promptement l'espace qui restait, et anéantir subitement la vie, en comprimant profondément le cerveau. Mais toutes ces causes et d'autres analogues appartiennent à la seconde des deux espèces que j'ai indiquées.

Quant aux causes de la première espèce, c'est-à-dire celles qui rétrécissent continuellement la cavité du crâne sur certains sujets, puisqu'elles existent depuis la naissance, ou depuis les premières années de la vie, il faut les rapporter à la masse trop considérable du cerveau et du cervelet, relativement à la capacité du crâne, ou au contraire aux dimensions trop petites de celui-ci, relativement à cette masse. Si ce défaut de proportion (ἀσυμμετρία) se remarque assez souvent entre les autres parties, pourquoi n'existerait-il pas aussi quelquefois entre celles-là? Lorsque je parlai pour la première fois dans mes *Adversaria* (1) de la différence de la capacité du crâne chez les différents individus, pour éclairer le point de doctrine dont il est ici question, j'y avais été conduit, si vous désirez le savoir, par la différence de l'excavation quelquefois très-profonde que j'avais souvent remarquée sur les différents crânes, dans les sillons destinés à recevoir les vaisseaux qui font saillie à travers la dure-mère. Mais la cause de ma conjecture encore secrète fut pleinement confirmée et développée par Hunauld (2), homme d'une très-grande sagacité, qu'une mort prématurée a enlevé à l'Académie royale des Sciences de Paris et à moi-même, comme je l'ai appris, pendant que j'écrivais ceci, par une lettre du célèbre Réaumur, qui est si honnête à mon égard. Car Hunauld a remarqué assez souvent que les sutures sagittale et coronaire se serrent et se soudent prématurément sur les crânes des enfants, et que les os ne cédant nul-

lement pour cette raison, le cerveau en augmentant de volume est pressé, et tellement comprimé, qu'un enfant sur lequel il vit ces deux sutures entièrement effacées lui présenta des excavations plus profondes qu'à l'ordinaire dans les os du sinciput et du front, pour recevoir les anfractuosités du cerveau.

Puisqu'il en est ainsi, vous voyez bien quelles sont les causes qui peuvent exister constamment, ou survenir accidentellement sur certains sujets, et qui font, en diminuant l'espace, que l'eau, qui n'est pas très-nuisible sur ceux chez lesquels les mêmes causes n'existent pas, s'étant répandue tout-à-coup, ou se trouvant augmentée promptement, produit l'apoplexie par la compression, même plus vite que ne le ferait une quantité presque égale de sang épanché sur ceux dans le crâne desquels il y aurait plus d'espace. — Je n'ignore pas qu'il est des hommes d'un très-grand mérite qui ne veulent admettre aucun vide dans les grandes cavités du corps, et qui les supposent tellement remplies, que rien ne peut y être ajouté. Ce n'est pas ici le lieu d'écrire longuement et avec soin, pour voir si l'on est obligé de croire que le crâne est entièrement rempli, lorsque l'appendice qui est une continuation de cette cavité, c'est-à-dire la colonne vertébrale, n'est pas remplie dans toute son étendue par l'appendice du cerveau même, c'est-à-dire par la moelle de l'épine; car, comme vous le savez, elle s'amincit tellement, surtout dans une portion assez considérable, qu'elle ne peut pas être contiguë à la portion de la dure-mère qui lui correspond. Ce n'est pas non plus le moment d'examiner si le corps calleux, dont la face inférieure, qui forme la voûte des ventricules latéraux, n'est point convexe, se place sur les corps striés et sur les couches des nerfs optiques (éminences qui forment la base et les côtés de ces ventricules (1)), de manière à ne laisser absolument aucun intervalle; ni de chercher s'il n'y a aucun espace entre les côtés du quatrième ventricule qui sont si saillants, ni entre les faces concaves des parties antérieure et postérieure de ce ventricule, ni dans le canal qu'on appelle *passage* au même ventricule; enfin, je ne disserterai pas pour savoir s'il n'existe aucun vide par où pourrait s'écouler un peu d'hu-

---

(1) VI. animad. 84.
(2) Hist. de l'Acad. royale des Sc., ann. 1734.

(1) Advers. indic. animad. 10.

meur des ventricules à l'infundibulum et à la glande pituitaire, qui tous deux pourraient paraître sans cela avoir été créés sans aucun but d'utilité. Je m'abstiens de faire ici des recherches à ce sujet, attendu que ce qu'ils avouent avec ingénuité peut suffire pour le moment ; savoir : *que le cerveau a des cavités, de manière qu'il peut tantôt se relâcher, quand ces cavités sont vides, et tantôt être comprimé, quand elles sont pleines ; et ailleurs, que les artères d'aucune partie ne sont plus dilatables que celles qui sont contenues dans le crâne, mais qu'elles sont serrées par lui ; que quand le sang, en trop grande quantité, remplit les artères de la pie-mère, celles-ci occupent plus d'espace, et que cet espace est enlevé aux autres parties de l'encéphale ; que c'est pour cela que la boisson des liqueurs spiritueuses produit le sommeil.* Ainsi cet espace qu'ils reconnaissent eux-mêmes, et qui peut, disent-ils, tour à tour diminuer et revenir à son premier état, sans sortir des bornes de la nature, je ne doute pas qu'il ne varie, comme toutes les autres choses, sur les différents sujets ; et que par conséquent ceux chez lesquels il est un peu plus grand ne doivent pas éprouver, pour la même quantité d'eau épanchée, la même compression ni un effet aussi fâcheux que ceux chez lesquels il est un peu plus étroit.

33. Mais peut-être partagez-vous l'opinion de ceux qui prétendent que l'épanchement d'eau n'est jamais la cause de l'apoplexie, mais l'effet de la même cause qui la produit, c'est-à-dire du sang qui reste en stagnation dans les vaisseaux du cerveau ou de ses environs. Je me suis rendu moi-même jusqu'à présent à l'avis de ces savants, dans ma première lettre (1), et surtout dans mes *Adversaria* (2), de sorte cependant que je ne leur ai pas fait plus de concessions que n'en exigent d'autres hommes sages, qui disent que les choses se passent *la plupart du temps* de la manière dont ceux-là l'établissent. J'ai donc fait dans la lettre que je vous écris maintenant à peu près ce que font, dans le barreau et dans les procès, les hommes habiles qui, pour obtenir de leurs adversaires ce qui est juste, exagèrent quelquefois un peu leurs prétentions. Il me suffit en effet que l'eau puisse être la cause de l'apoplexie dans quelques circonstances, en produisant des convulsions ou la compression, ou en donnant lieu simultanément à ces deux effets. — Si, usant de la liberté entière que je vous ai donnée dès le commencement (1), vous ne voulez pas attribuer à l'eau, dans toutes les histoires que j'ai rapportées, autant d'influence que j'ai paru moi-même lui en accorder, du moins ne la lui refusez pas dans quelques-unes, et réfléchissez aux raisons que j'ai données pour m'efforcer de prouver que l'eau avait réellement produit l'apoplexie, ou du moins avait pu la produire. Si vous croyez que ces raisons ne soient d'aucune valeur, et que vous aimiez mieux regarder l'épanchement d'eau comme l'effet que comme la cause, prenez garde que votre raisonnement ne vous conduise, malgré vous, à ne pas regarder non plus l'épanchement de sang comme la cause de l'apoplexie.

Ceux qui ont admis cette dernière opinion ne paraissent pas avoir assez réfléchi que les épanchements sanguins ne dépendent pas toujours de la rupture des vaisseaux distendus, ni la rupture de la stagnation présente du sang ; car les tuniques des vaisseaux peuvent non-seulement être perforées par une érosion, comme je l'ai écrit ailleurs (2), mais encore être entièrement rompues tout-à-coup par un choc quelconque, même léger, qui survient lorsque déjà elles ont été considérablement amincies par la stagnation antérieure du sang (et cette circonstance est la plus fréquente), ou par son impétuosité. Mais les apoplexies qui sont la conséquence d'un épanchement sanguin dépendent-elles de ce que le sang s'arrête dans les vaisseaux, ou de ce qu'il comprime le cerveau hors des vaisseaux ? Nous savons d'une manière certaine que l'art et le hasard ont fait voir ce que peut par elle-même la compression du cerveau, soit sur des animaux, soit sur des hommes auxquels une partie assez considérable de crâne avait été accidentellement enlevée : car la main pressant sur le cerveau donnait lieu aux symptômes de l'apoplexie ; et quand on l'ôtait, ceux-ci se dissipaient insensiblement. — Pour ne nous point écarter de la compression du cerveau

---

(1) N. 5.
(2) Advers. indic. animad. 84.

(1) N. 1.
(2) Epist. 3, n. 3.

dépendante d'un épanchement de sang, songez à ce que des chirurgiens ont souvent observé, ou plutôt lisez-le dans le *Sepulchretum* (1). *Ceux qui étant entièrement privés de tous leurs sens et du mouvement, sont délivrés d'une mort très-certaine par la seule opération du trépan, prouvent que la compression produite par la stagnation du sang entre les méninges suffit pour donner lieu à l'apoplexie.* Vous pouvez aussi tirer de ces exemples une conséquence que vous opposerez à ceux qui reconnaissent bien que l'apoplexie peut être produite par la compression, mais seulement par celle qui comprime le cerveau presque de toutes parts, et non pas en un seul endroit. Ces auteurs ont également contre eux les faits anatomiques, comme les deux qui ont été cités par le célèbre Van-Swieten (2). En effet, il est évident que deux cuillerées de sang épanché, ou même une seule, ne peuvent pas comprimer le cerveau de tous côtés. Si à ces exemples vous joignez celui qui m'est propre et qui a été rapporté dans la lettre précédente (3), vous concevrez que deux cuillerées de sang peuvent produire l'apoplexie, en ne comprimant qu'une partie du cerveau, même extérieurement. Mais vous apprendrez, par ce qui a été dit un peu plus haut (4), de quelle manière une quantité assez peu considérable de sang peut donner lieu à de grands effets.

34. Si donc l'épanchement sanguin, en comprimant le cerveau, donne lieu à l'apoplexie, l'épanchement séreux le pourra également s'il est assez considérable, on pourra du moins la déterminer, en se réunissant à quelque autre cause qui ne serait pas capable de la produire elle seule : par exemple, si pendant que le sang s'arrête dans les vaisseaux, sans être encore en assez grande quantité pour pouvoir causer l'apoplexie, il se fait un épanchement séreux, cet épanchement sera, si vous voulez, l'effet de cette stagnation du sang ; mais la compression qui sera augmentée par l'épanchement séreux sera la cause dernière de l'apoplexie. — Au reste, quoique j'en agisse généreusement avec vous dans cette dissertation, pour que vous ne croyiez cependant pas que, penchant peut-être davantage vers l'un des côtés (ce dont je suis fort éloigné), j'aie accordé à l'eau, à droit et à tort, plus d'influence qu'il ne convient, j'omets ici en partie et je renvoie en partie à un autre endroit les autres histoires des apoplectiques dans le crâne desquels j'ai trouvé de la sérosité, pour vous rapporter enfin un cas dans lequel je vis beaucoup d'eau, quoique l'apoplexie n'eût point existé. Après vous avoir exposé cette histoire, et avoir ajouté à son occasion quelques mots sur l'une des manières, parmi un très-grand nombre d'autres, dont l'eau s'accumule dans le cerveau, je terminerai cette lettre qui est déjà trop longue.

35. Un vieillard presque octogénaire, ayant eu autrefois des ulcères aux jambes (ce que des cicatrices prouvaient encore), et dont la peau de presque tout le corps était alors couverte de pustules hideuses, est reçu à l'entrée de la nuit à l'hôpital de Sainte-Marie *de la Mort* de Bologne. Le pouls n'était pas fréquent, mais il avait peu de force, de l'inégalité, et n'était pas également sensible aux deux bras. Les yeux étaient brillants et fixes, et semblaient regarder des objets différents. Interrogé s'il souffre de la tête, s'il éprouve de la pesanteur ou de la somnolence, il répond négativement. Il dit qu'il avait vomi, et pendant ce temps-là sa langue paraît embarrassée. Cependant il conserve sa raison, ainsi que l'usage de ses sens, et la faculté du mouvement. La nuit il va insensiblement plus mal : c'est pourquoi il meurt le lendemain matin.

Examen du cadavre. Dans le ventre tout était sain, si ce n'est que les viscères étaient beaucoup plus humides qu'à l'ordinaire, le foie un peu blanchâtre et dur, et la vésicule du fiel remplie de bile un peu noire ; enfin, l'intestin colon (si vous croyez que cela ait quelque rapport à notre sujet) était contracté sous l'estomac dans l'étendue d'un pouce. Il y avait onze heures que l'homme était mort ; et, quoique le cadavre eût resté en plein air, et que le temps fût froid (car c'était au milieu du mois de décembre de l'année 1705), néanmoins les intestins étaient encore chauds. Les poumons étaient partout adhérents à la plèvre ; pendant qu'on arrachait celui du côté gauche, il s'écoula de l'eau ; mais on ne put savoir d'une manière certaine en quel endroit elle avait été en stagnation. Le sang était liquide dans le cœur, comme ailleurs.

(1) L. 1, s. 2, obs. 9, in schol.
(2) Comment. in Boerh., aph., § 1010, t. 3 et 4.
(3) N. 14.
(4) N. 32.

Quand la tête eut été coupée, il s'écoula de l'eau goutte à goutte par le grand trou du crâne, et il y en avait certainement partout dans cette cavité, mais surtout sous la pie-mère dans toute son étendue; car elle se voyait à travers cette membrane, comme une salive écumeuse, mêlée çà et là de petites bulles. Les plexus choroïdes présentèrent quelques vésicules remplies d'eau; cependant ils n'avaient point été décolorés par celle qu'on trouva dans les ventricules. Le cerveau était mou, et la glande pituitaire presque nulle.

36. Soit que l'espace fût très-ample dans ce crâne relativement à la masse cérébrale, soit que les vaisseaux de celle-ci (il ne me fut pas possible de remarquer leur engorgement, et le pouls avait indiqué qu'il ne devait pas exister) ne fussent nullement engorgés, soit que l'accumulation de cette eau se fût opérée d'une manière tout-à-fait lente et insensible, il n'y eut ici aucune apoplexie, comme vous voyez, quoique la sérosité fût abondante dans le crâne. Il serait plus facile d'expliquer comment elle s'était accumulée, si surtout les ventricules en eussent contenu, au lieu d'une médiocre quantité, une quantité très-abondante, et si les plexus eussent été décolorés. En effet, en regardant la glande pituitaire réduite à cette extrême petitesse, on pourrait soupçonner qu'elle ne remplissait pas aussi bien ses fonctions, comme nous voyons la glande mammaire, le thymus, les testicules, se rapetisser d'autant plus que leurs fonctions ont cessé depuis plus long-temps. Or, si l'usage de la glande pituitaire est de recevoir à travers l'infundibulum l'humeur qui s'écoule goutte à goutte des ventricules, pourquoi n'y aurait-il pas eu beaucoup plus d'eau dans ceux-ci, et pourquoi les plexus n'auraient-ils pas présenté des signes d'une macération bien plus longue, si je puis ainsi parler? Ces signes, ainsi qu'une grande quantité d'eau, manquèrent aussi sur le laboureur et sur le palefrenier dont il a été question (1); et cependant cette glande était rapetissée sur le premier comme sur le vieillard dont je parle, et offrait en outre une désorganisation sur le second.—Que conclure de là? Faut-il révoquer en doute l'usage qu'on attribue généralement à la glande? Ou plutôt, puisque cet usage est indiqué d'une manière non équivoque par la structure même et par la situation des parties, doit-il être expliqué de quelque manière particulière? Et ne pourrait-on pas supposer que les lésions de la glande qui furent observées sur ces trois sujets s'opposaient, il est vrai, à l'écoulement de l'humeur des ventricules, mais non pas autant qu'il nous semblait qu'elles devaient s'y opposer? parce que, s'il existe en outre des voies, telles que celles que beaucoup d'anatomistes croient exister, ou d'autres quelconques moins manifestes à la vérité, mais en plus grand nombre, il peut sortir par ces voies une partie de l'humeur des ventricules. De cette manière en effet, à moins que ces dernières ne soient obstruées en même temps, les ventricules ne seront pas remplis d'eau; et, si le contraire a lieu, il surviendra une grande hydropisie du cerveau. C'est pourquoi de même que je pense qu'elles étaient fermées sur l'hydrocéphale chez lequel Hunauld (1) ne trouva aucune lésion sensible ni de la glande pituitaire ni de l'infundibulum, de même je croirais qu'elles étaient obstruées sur un hydrocéphale chez lequel il n'y avait *aucune trace de la glande pituitaire*, comme vous le verrez dans le *Sepulchretum* (2), et beaucoup plus encore sur un autre qui, d'après le même ouvrage (3), avait cette glande *flasque et assez grosse;* il en est à peu près de même d'un troisième et d'un quatrième dont les observations (4) y sont également décrites ou citées, et sur l'un desquels il y avait dans cette glande *une humeur onctueuse, mais très-claire, s'attachant à un stylet comme de la glu;* tandis que sur l'autre *elle était entièrement remplie, à l'endroit correspondant à l'infundibulum, d'une espèce de gélatine visqueuse de la grosseur d'une petite fève.*

Je pense donc que les autres voies étaient fermées aussi dans tous ces cas, mais qu'elles ne l'étaient pas de la même manière sur les trois apoplectiques dont j'ai parlé plus haut, pas plus que sur celui dont on lit l'histoire dans le *Sepul-*

---

(1) N. 26 et 19.

(1) Mém. de l'Acad. royale des S., an. 1740.

(2) L. 1, s. 16, obs. 7.

(3) Obs. 8. Vid. tamen de utraque hac obs. epist. 12, n. 4.

(4) Cit. sect. 16, in addit. obs. 12, et in schol. ad eamdem in fine.

chretum (1), et sur lequel on trouva *dans la glande pituitaire, qui était deux fois plus grosse que dans l'état ordinaire, un sinus plein de mucus qui s'était concrété en une gélatine jaunâtre et transparente.* Car dans ces exemples je n'attribue à la glande d'autre effet que *d'avoir contribué à l'accumulation de l'eau;* c'était aussi l'opinion de l'auteur de cette dernière observation, Wepfer (2), qui l'a consignée dans la partie des scholies qui a été omise dans le *Sepulchretum*, de même que son nom. — Si vous comparez avec soin cette observation et les deux d'hydrocéphale que j'ai citées en dernier lieu, avec celle du palefrenier (3), pour ce qui regarde l'affection de la glande pituitaire, vous comprendrez facilement que l'accumulation d'un mucus visqueux n'est pas très-rare parmi les maladies de ce corps. C'est peut-être aussi à cette lésion qu'il faut rapporter la tumeur de l'espèce des stéatomes, que le même Manfredi, que j'ai déjà cité (4), trouva dans une glande l'an 1707. Vous concevrez également

que ces autres voies peuvent quelquefois aussi être bouchées par ce mucus, si, en lisant la dissection d'un hydrocéphale que Pechlin a décrite dans le *Sepulchretum* (1), *vous remarquez que, sous une très-grande quantité de sérosité très-limpide, il y avait au fond des ventricules une lymphe visqueuse et pituiteuse qui s'était attachée comme du gluten aux parois de la substance médullaire et aux bords des ventricules.*

37. Au reste, l'occlusion de l'infundibulum empêche l'écoulement de l'humeur de tous les ventricules du cerveau dans la glande pituitaire, comme Brunner (2), Littre (3), et d'autres, au nombre desquels est le célèbre de Haller (4), disent en avoir vu des exemples; cependant il faudrait voir jusqu'à quel point pourrait être empêché l'écoulement de cette humeur des ventricules latéraux, par la réunion des bords de la voûte à la base de ces ventricules, ou par leur application très-étroite contre celle-ci. Mais je finis ici ma lettre, comme je l'ai promis. Adieu.

---

(1) L. 1, s. 2, obs. 41.
(2) Obs. ex cadaver. apopl., in auct. hist. 16.
(3) Supra, n. 19.
(4) N. 25.

(1) In cit. addit., ad s. 16, obs. 5.
(2) Ibid., obs. 12.
(3) Mém. de l'Acad. royale des Scienc., an. 1707.
(4) Icon. anatom., fascicul. 7, in explic., tab. 1, ad P, not. C.

Vᵉ LETTRE ANATOMICO-MÉDICALE.

DE L'APOPLEXIE QUI N'EST NI SANGUINE NI SÉREUSE.

1. Boerhaave (1) a très-bien dit, selon son habitude : *L'apoplexie se divise en apoplexie sanguine et en apoplexie pituiteuse; mais cette division n'est pas complète, puisqu'il y a encore l'apoplexie séreuse, l'apoplexie atrabilaire, l'apoplexie polypeuse, et d'autres.* J'ai, à peu de chose près, la même opinion, parce que j'ai été également instruit par l'examen anatomique des corps morts de cette maladie. C'est pourquoi, lorsque j'ai divisé (2) l'apoplexie en apoplexie sanguine et en apoplexie séreuse, je n'ai pas divisé la maladie elle-même, mais plutôt les dissections les plus fréquentes des apoplectiques faites par d'autres, et spécialement par Valsalva et par moi, ayant du reste franchement avoué qu'outre le sang et la sérosité, on trouve encore quelquefois d'autres causes d'apoplexie, dont je vais vous faire connaître quelques-unes dans cette lettre, comme je vous l'ai promis alors. Mais j'ai préféré le nom de séreuse à celui de pituiteuse, parce que j'ai eu également égard aux cas les plus fréquents. — En effet, de même que je ne doute pas que Columbus (3) n'ait dit la vérité, lorsqu'il a écrit qu'*il avait disséqué plus d'une fois des sujets qui étaient morts d'une forte apoplexie, et qu'il avait trouvé dans leur cerveau une grande quantité d'eau, claire à la vérité, mais glutineuse* ; de même je crois qu'il a vu ce qui se présente le moins souvent. à moins que vous ne pensiez qu'il ait plutôt considéré l'apparence que la nature de l'eau, qui se montre fréquemment sous la pie-mère (4) semblable au premier aspect à de la *gélatine*. Au reste, s'il a trouvé de l'eau d'une nature qui représentât effectivement la pituite, que l'on regardait alors généralement comme la cause de l'apoplexie, il a fort bien fait de rejeter les observations de cette espèce dans le livre qu'il a intitulé : *De ce que l'on trouve rarement en anatomie.* Et Varoli (1) (dont il est peut-être plus convenable d'interpréter de la manière suivante le passage que j'ai cité ailleurs (2)), n'a pas moins bien fait s'il entendait parler de cette même pituite, lorsqu'on a dit qu'*on ne trouve pas une plus grande quantité de matières sécrétées dans les ventricules du cerveau des apoplectiques, qu'on n'en trouve communément sur tous les autres.* Mais hâtons-nous de remplir notre promesse, en commençant par deux histoires de Valsalva.

2. Un homme de trente ans, d'un tempérament sanguin, mince, portant une hernie, et très-adonné au vin et au tabac, commença à souffrir de la partie gauche de la tête, particulièrement vers l'occiput. Cette douleur fut suivie d'une autre douleur et d'une faiblesse des muscles du cou du même côté. La fièvre fut d'abord forte, mais ensuite elle parut éprouver une rémission. Cependant le pouls devint non-seulement rare, mais encore faible, et peu résistant ; en même temps aussi les forces commencèrent à s'affaiblir, de manière que tous les mouvements du corps étaient déjà difficiles; l'aphonie même, après un délire interrompu, s'y joignit, et le malade ne put plus se remuer, jusqu'à ce que mourant lentement il expira enfin après le quatorzième jour.

Examen du cadavre. Pendant qu'on retire le cerveau du crâne, on remarque à la base de ce viscère un peu de matière purulente : après l'avoir essuyée, on en aperçoit encore au même endroit pendant qu'on manie le cerveau. Elle sortait des ventricules par l'infundibulum; car celui du côté gauche, et surtout celui du côté droit, en regorgeaient. En effet, il y avait dans le corps strié de celui-ci un trou, avec lequel communi-

---

(1) Aph. de cognosc. morb., § 1012.
(2) Epist. 2, n. 6.
(3) De re anat., I. 15.
(4) Vid. Epist. 6, n. 12, 13.

---

(1) De nervis optic., epist. 2.
(2) Epist. 2, n. 7, et epist. 4, n. 1.

quait un ulcère sinueux, occupant le tiers de la substance qui formait la base du cerveau à droite. A gauche, il n'y avait aucune lésion dans ce viscère. Après l'examen de ces objets, on disséqua le scrotum à cause de la hernie, et l'on trouva les intestins si fortement adhérents au testicule et aux membranes environnantes, qu'il eût été absolument impossible de les remettre à leur place.

3. Si le sang épanché se convertissait en pus, en comparant cette dissection avec celles qui ont été décrites (1) dans la IIIe Lettre, il vous semblerait peut-être que cette apoplexie aussi fut produite par un épanchement de sang, qui d'abord se serait creusé cette cavité dans la substance du cerveau, et qui bientôt s'étant changé en pus, se serait répandu, après avoir rompu le corps strié, dans le ventricule placé sur ce dernier, et de ce ventricule dans l'autre. Mais comme le sang épanché reste ce qu'il est, sans se convertir en pus, ce qui est prouvé par d'autres observations que j'ai rapportées ou que je dois rapporter ailleurs (2), il vaut mieux conjecturer qu'un abcès, s'étant développé insensiblement dans le cerveau, excita une fièvre forte lorsque le pus se formait de la matière que cet abcès contenait, et qu'après sa formation la fièvre éprouva une rémission (3), comme c'est l'ordinaire; mais que bientôt après, s'étant frayé une route à travers le corps strié, le pus se répandit abondamment dans les ventricules et donna lieu à cette affection de l'espèce des apoplexies. Il existe une observation de Laubius (4), que je dois évidemment citer aussi ailleurs, et qui pourrait se comparer avec celle-ci (quoique ce ne fût que long-temps après la fièvre ardente que l'apoplexie eut lieu par la formation du pus), si le foyer de ce dernier eût été plus clairement indiqué. Car il paraît qu'il s'écoula de l'hémisphère gauche du cerveau sur la portion pierreuse du temporal; mais on ne voit pas aussi bien en quel endroit, *vers les couches* (car il s'agit de toutes les deux, comme le mot même l'exprime, ainsi que l'affection antérieure des deux yeux dont je ne parle pas), en quel endroit, dis-je, *vers les couches des*

nerfs optiques, le pus était renfermé auparavant. Cependant la source de cette matière purulente est bien plus obscure sur un autre sujet que Valsalva disséqua, et qui avait succombé sinon à une véritable apoplexie, du moins à une affection de cette espèce; car les choses se passèrent de la manière suivante.

4. Une femme âgée de plus de quarante ans fut affectée, à la suite d'une grande diminution de l'écoulement menstruel, d'une tumeur cancéreuse qui se manifesta à sa jambe gauche. Cette tumeur étant presque ulcérée, et d'autres ulcères s'étant formés sur la même jambe, elle fut prise d'une douleur assez vive et d'une fièvre presque continue. Il y avait déjà un an et plus qu'elle était dans cet état, lorsque, ennuyée de ses longues souffrances, elle pria Valsalva de lui amputer la jambe, puisqu'il n'y avait aucun moyen de la guérir. Celui-ci y consentit, et pratiqua heureusement l'opération; mais quarante-trois jours après l'amputation, une couleur livide se manifesta au moignon, et persista pendant deux jours : au moyen d'un emplâtre préparé avec des substances émollientes et volatiles, la couleur vive se rétablit. Cependant la fièvre devient plus grave, et dégénère en fièvre aiguë. La parotide du côté droit s'élève et se tuméfie au point que, pendant plus de vingt-quatre heures, elle empêche la déglutition même des aliments liquides. Mais des sueurs abondantes étant survenues, la fièvre diminue, la parotide se résout, et tout semble se passer heureusement. Cependant la fièvre aiguë étant revenue vers le trentième jour, à la suite d'un écart de régime, fut coupée de nouveau par des sueurs, après avoir duré plusieurs jours. Ces accidents que je viens de raconter n'empêchèrent nullement que la cicatrisation ne fît des progrès de jour en jour, et que la guérison ne touchât à sa fin. Mais environ trois mois après l'amputation, la femme étant déjà sortie de son lit, il se déclara une affection de l'espèce des apoplexies. En effet, la diminution du sentiment et du mouvement dans tout le côté droit du corps s'était jointe à du délire et à des convulsions. Quoique ces symptômes parussent pendant quelques jours éprouver une rémission de temps en temps, ils revinrent néanmoins avec plus de violence et emportèrent la malade.

Examen du cadavre. A l'ouverture du crâne, on trouva beaucoup de pus

---

(1) Vid. præsertim n. 4.
(2) Epist. anat. 13, n. 23, et epist. anat. med., 2, n. 15.
(3) Hippoc., s. 2, aph. 47.
(4) Eph. N. C. Cent. 7, obs. 39.

stagnant dans le ventricule gauche du cerveau; et cependant on ne remarqua aucune lésion dans ce viscère même. Mais on pouvait soupçonner que la matière qui se portait auparavant à la jambe s'était transportée à la tête.

5. Cependant l'explication de cette conjecture est difficile et obscure. En effet, la matière qui autrefois se portait à la jambe devenait du pus dans les ulcères de cette partie; mais on ne trouva nulle part aucun ulcère dans le cerveau. Ou, si nous croyons qu'une partie de la matière purulente s'était portée de ces anciens ulcères de la jambe dans les voies du sang, pourquoi ne s'écoulait-elle pas plutôt vers la plaie qui n'était pas encore entièrement guérie? J'aimerais infiniment mieux conjecturer que la matière s'était amassée, pendant la durée des fièvres aiguës, dans quelque partie intérieure du corps, et qu'il s'y était formé un abcès, si Valsalva lui-même n'avait assez clairement prouvé, par le soin qu'il mettait à visiter la femme et à chercher la cause de tous les phénomènes qui survenaient, qu'il n'avait rien existé de semblable, puisqu'il jugea à propos de ne disséquer aucune autre partie du corps que la tête. Comment donc expliquer ce fait? croirons-nous que c'était plutôt une humeur puriforme que du pus véritable? Les grandes connaissances de Valsalva en chirurgie ne nous le permettent pas, car il écrit positivement qu'il trouva du pus. Il vaut donc mieux attendre des lumières de quelque autre histoire, que de donner maintenant quelques conjectures au hasard et avec précipitation. Mais en attendant passons à la description de quelques observations qui me sont propres : les deux premières vous paraîtront répondre jusqu'à un certain point aux deux de Valsalva, que je viens de rapporter.

6. Une femme de Padoue, nommée Zacoba, épouse d'Aug. Zanardi (car le nombre de treize côtes, que je trouvai à chacun de ses côtés, m'engagea à demander son nom et à le noter, ce que je ne fais pas ordinairement pour les personnes du peuple), fut frappée d'apoplexie, à l'âge de cinquante-neuf ans. Une fièvre grave survint : on la transporta à l'hôpital, où elle vécut quelques jours. Quoiqu'elle ne pût point parler, elle semblait néanmoins comprendre le premier jour; car elle présenta d'elle-même son bras sain aux médecins pour le faire toucher : c'était le bras gauche.

Les membres du côté droit étaient privés du sentiment et du mouvement; ils semblaient en outre être contractés par des convulsions. Les paupières de l'œil droit étaient de même rapprochées, de manière qu'il paraissait presque fermé. La face était rouge. La déglutition des liquides n'était pas difficile.

L'examen du cadavre. Après la mort de la femme, j'entrepris d'autant plus volontiers, après avoir appris ces détails, de disséquer le cadavre pour l'instruction des jeunes étudiants, qu'ils s'attendaient, s'il y avait quelque vice organique dans le cerveau, à le voir du côté gauche, d'après les observations de Valsalva, confirmées alors par moi dans une lettre que j'avais mise dernièrement au jour (1). C'est pourquoi ils assistèrent en grand nombre, avec plusieurs savants, aux autres dissections et à celle-ci qui fut faite avec soin, et qui nous occupa plusieurs jours. Mais je ne décrirai guère ici que ce qui était contre nature, ou contre l'état ordinaire. Avant tout, je remarquai une nutrition inégale dans les différentes parties du corps, qui, du reste, était d'une taille ordinaire. En effet, tandis que le tronc et les cuisses étaient gras, les jambes, les pieds et surtout les membres supérieurs étaient maigres. Il y avait treize heures que la femme était morte, lorsque le ventre fut ouvert, dans une saison froide (car c'était dans les derniers jours de l'année 1740); cependant les viscères fumants conservaient encore une chaleur âcre, même une heure après.

L'épiploon était retiré vers l'estomac, qui paraissait petit, tandis que les intestins grêles et une partie des gros intestins étaient un peu gonflés par de l'air. Mais les premiers avaient été refoulés en haut par la vessie, qui était distendue par de l'urine, et qui, quoiqu'elle ne fût couverte que de sa propre graisse, s'élevait de six doigts au-dessus des pubis. Lorsqu'on la comprimait avec la main, à peine en faisait-on sortir goutte à goutte une urine qui ressemblait à de l'eau de lessive, sans cependant être fétide. Les vaisseaux sanguins, à l'orifice postérieur de l'urètre et à quelque distance au-dessus de lui, étaient très-distendus par du sang, et noirâtres; ils se continuaient, en présentant la même apparence, mais à un degré un peu moindre, dans une

_____
(1) Epist. anat. 13.

très-grande partie de la face interne de l'urètre ; de sorte qu'il était facile de voir non-seulement que ces parties avaient été enflammées, mais encore qu'elles étaient très-voisines de la gangrène. La face interne de la vessie était même parsemée de points rouges. Je vis dans la cavité de l'utérus un peu d'humeur jaunâtre. Il n'y avait plus rien de remarquable dans les viscères du ventre, si ce n'est que la vésicule du fiel était très-engorgée d'une bile qui était brune en apparence, mais qui colorait en un jaune très-prononcé, couleur dont était teinte la portion de l'intestin colon voisine de la vésicule. Dans la bile étaient quelques concrétions petites et molles ; l'une d'elles cependant avait pris la consistance d'un calcul ferme, dur, d'un diamètre égal à celui du bout du petit doigt ; sa surface était partout granulée ; mais elle avait une forme ronde, et était assez semblable à une de ces confitures de semence de coriandre et de sucre, préparées de manière qu'elles présentent une surface un peu inégale ; avec la différence que la concrétion était d'une couleur cendrée, et qu'elle avait quelque chose de transparent.

Le poumon droit était adhérent à la plèvre dans une grande étendue, et son sommet présentait à sa partie postérieure une telle désorganisation (peut-être dépendait-elle d'une lésion ancienne), qu'il s'en écoulait une humeur fétide. Après avoir essuyé cette humeur, et avoir enlevé les viscères de la poitrine et du ventre, je remarquai et je fis voir deux choses qui, quoiqu'elles n'appartiennent point à la maladie, méritent cependant, à cause de leur rareté, de ne pas être passées sous silence ; l'une a rapport au diaphragme, l'autre aux côtes et aux vertèbres. Le diaphragme offrait deux trous très-rapprochés, mais distincts, pour le passage des veines du ventre dans le thorax. Car, outre le plus grand qui se trouve sur tous les sujets, et qui est destiné à laisser passer le tronc même de la veine-cave, il y en avait un autre, près du bord antérieur du premier, par lequel passait l'une des veines hépatiques, pour se porter dans le tronc de la veine cave ; un peu plus haut que dans l'état ordinaire, c'est-à-dire au-dessus du diaphragme. Quant aux côtes, elles étaient au nombre de vingt-six ; car il y en avait de chaque côté une petite au-dessous de la douzième, qui était unie au corps de la première vertèbre lombaire d'une manière mobile ; elle était si courte qu'elle

n'avait pas plus de deux travers de doigt de long, tandis que la douzième, des deux côtés, paraissait plus longue qu'à l'ordinaire. Il y avait aussi six vertèbres des lombes, ou si vous aimez mieux compter la première parmi les vertèbres dorsales, à cause seulement de son union avec les petites côtes (car elle était semblable aux autres vertèbres lombaires dans tout le reste), il y en avait treize dorsales et cinq lombaires. Mais le corps de la cinquième de ces dernières, ayant la grosseur et la forme ordinaires, avec les mêmes apophyses, dont la postérieure cependant était un peu plus petite, était situé de manière qu'il était incliné en avant et à droite. Le cartilage qui séparait cette vertèbre du sacrum avait moins de hauteur qu'à l'ordinaire ; et, outre qu'elle était continue avec cet os par son bord gauche, elle avait encore avec lui d'autres moyens d'union. En effet, une sorte d'aile osseuse, qui s'avançait des deux côtés, remplissait, en laissant un trou pour le passage des nerfs, presque tout l'intervalle qui sépare les apophyses transverses de la vertèbre, et les parties supérieures des côtés de l'os sacrum, auxquels la partie inférieure de cette aile était étroitement unie par *ginglyme*. Mais l'os sacrum était un peu court, et sa face antérieure, qui était peu concave, se contournait un peu à droite en descendant. Du reste, on ne trouva rien contre l'état ordinaire sur aucune autre vertèbre que sur l'inférieure, depuis la tête jusqu'à elle.

Mais passons à la tête, qui est la partie pour laquelle cette dissection fut principalement faite. Pendant qu'on ouvrait le crâne, il s'écoula de la sérosité en assez grande quantité. Après avoir enlevé la voûte, je disséquai le cerveau à sa place, et je remarquai d'abord que la dure-mère était épaissie. Tous les vaisseaux de l'autre méninge étaient distendus par beaucoup de sang, comme si je les avais injectés. Ce sang était noir, comme partout ailleurs sans être très-liquide. Sous la même membrane, on apercevait dans les anfractuosités du cerveau une eau limpide ; j'en trouvai bientôt après de la même nature dans les ventricules latéraux seulement, et pourtant les plexus choroïdes n'étaient point décolorés, quoiqu'ils présentassent des vésicules remplies d'eau, dont l'une était de la grosseur d'un très-petit grain de raisin : elle appartenait au plexus gauche. Après avoir enlevé celui-ci, je remarquai que la couche du nerf optique n'avait pas la couleur naturelle, comme celle du côté droit, mais qu'elle était brune. Alors je coupai le cerveau par morceaux, et je trouvai tout le reste de sa substance dans le meilleur état ; seulement la substance médullaire, qui se trouvait au côté externe de la couche gauche que j'ai indiquée, était très-molle, comme liquéfiée, et mêlée avec une humeur sanguinolente, mais d'une couleur sale ; de sorte qu'on aurait dit qu'elle était parvenue à une entière putréfaction, si elle avait eu une odeur fétide. Cette lésion occupait un peu plus d'espace que n'en aurait pu occuper une très-grosse noix ; et la couleur de l'humeur sanguinolente était plus apparente au milieu de la partie désorganisée. Ceci fut d'autant plus facile à observer, que le cerveau, comme je l'ai déjà dit, avait ailleurs sa couleur naturelle ; d'un autre côté, non-seulement ce viscère était plus dur que le cervelet, mais encore sa dureté était extraordinaire partout, et principalement dans tout l'hémisphère droit. Le seul endroit que j'ai désigné avait une couleur un peu rougeâtre, et la substance y était comme en dissolution.

7. Je crois que cela était un abcès *sui generis* (1) (Avicenne (2) admet aussi l'apoplexie par *une réplétion d'abcès*), dont les effets étaient augmentés sur la femme en question par l'épanchement d'eau et par la distension des vaisseaux sanguins. Or, l'abcès se forma aux environs du lieu où j'ai indiqué ailleurs (3) que se trouvent le plus souvent les grandes lésions organiques qu'on rencontre sur les apoplectiques ; c'était aussi à cet endroit qu'était située la lésion résultante également d'un abcès, sur l'homme qui est le sujet (4) de la première obervation de Valsalva. Vous voyez d'ailleurs que cette même histoire, la suivante(5), et celle-ci qui m'est propre, confirment sa doctrine, puisque la lésion existait dans l'hémisphère opposé au côté du corps paralysé.

8. Mais l'inflammation de la vessie sur notre apoplectique, qui avait ce viscère distendu par une aussi grande quantité d'urine, me rappelle la grande accumulation du même liquide, dont vous vous souvenez que j'ai fait la description dans l'histoire du palefrenier (1), et celle non moins considérable qui se fit dans la vessie d'une vieille femme, dont je vous rapporterai ailleurs l'observation (2), et qui mourut également d'apoplexie. D'après ces observations et d'autres analogues, vous concevez sans peine avec quelle facilité il peut arriver que les apoplectiques qui vivent quelque temps éprouvent un surcroît de maux par une rétention d'urine, à laquelle on fait d'autant moins d'attention que les malades qui peuvent avaler ne prennent que peu de chose (mais ce sont des liquides), et que souvent l'urine, coulant goutte à goutte par l'affaiblissement du sphincter et mouillant le lit, ceux qui les servent se reposent sur ces indices, de sorte qu'ils ne croient pas devoir avertir les médecins de cet accident. Il sera donc du devoir de ces derniers d'ordonner de palper la partie inférieure du ventre de temps en temps, afin que, s'il s'y manifeste une tumeur qui indique que l'urine n'est pas évacuée, ils l'évacuent eux-mêmes par quelque moyen, et, si le cas l'exige, par l'introduction d'une sonde d'argent, opération qui est très-facile sur les femmes.

9. Mais peut-être attendez-vous aussi quelque chose de moi, sur les deux objets dont j'ai parlé en passant, à cause de leur rareté. Je vous dirai donc ce que je fis remarquer alors, comme j'en ai l'habitude, à ceux qui étaient présents. Pour ce qui regarde les deux trous observés sur le diaphragme, dont l'un donnait passage à une des veines hépatiques qui allait ensuite se réunir à la veine-cave dans la poitrine, cela est rare à la vérité ; mais ce qui est bien plus rare, c'est que j'avais fait voir cette même particularité trois fois dans l'espace de deux mois, en 1728, savoir, deux fois dans l'amphithéâtre, au mois de février, et une autre fois, le mois suivant, à l'hôpital. Mais, non-seulement j'ai vu deux trous dans le diaphragme , comme sur ces trois cadavres, mais encore j'en ai vu trois deux fois (3), de manière que le plus grand donnait passage à la veine-cave, et les deux plus petits à deux veines hépatiques. Une fois, à Bologne, l'an 1700, sur un diaphragme que je disséquai avec Valsalva, et dont la démonstra-

---

(1) Vid. Epist. 9, n. 16 et seq. usque ad 20.
(2) Canon., l. 3, f. 1, tr. 5, c. 12.
(3) Epist. 3, n. 18.
(4) Supra n. 2.
(5) N. 4.

(1) Epist. 4, n. 19.
(2) Epist. 56, n. 12.
(3) Vid. et Epist. 60, n. 6.

tion fut faite dans le cours public d'anatomie (je conserve encore le dessin grossier que je fis moi-même de ce muscle); l'autre fois, à Padoue, l'an 1726. Je n'ai fait mention, dans la première lettre anatomique (1), que de cette dernière observation, parce que je ne me suis pas rappelé la plus ancienne, comme cela arrive ordinairement : au reste, c'est ce passage que le savant et habile anatomiste Alb. de Haller (2) désigne, lorsqu'il confirme *que ce que j'ai observé est plus rare.*

10. Quant au nombre des côtes, je n'en ai vu onze (3) qu'une fois, et treize qu'une autre fois ; et je reconnais la vérité des paroles de Galien (4), lorsqu'il dit que *cela est si rare, qu'à peine trouve-t-on ce nombre de côtes une fois sur mille.* Cependant il a enseigné avant tous que le premier nombre se rencontre plus rarement que le second. Pour l'autre nombre, c'est-à-dire pour le nombre treize, Arch. Piccolhomini (5) regarde comme vrai ce que le même auteur avance : *Que, de toute antiquité, on a observé que, si les côtes dépassent le nombre naturel, elles ne le dépassent que d'une, à l'un des côtés, et non pas de deux.* Columbus (6) aussi avait trouvé *une petite côte seulement,* outre les vingt-quatre, comme ce qu'il a ajouté l'explique, et comme les notes qui sont à la marge le confirment. Cependant, pour ne pas parler de Bauhin (7), que Piccolhomini ne pouvait pas avoir lu, et qui rapporte avoir trouvé treize côtes de chaque côté, disposées de manière qu'il y en avait huit vraies à gauche et six fausses à droite, il pouvait du moins savoir que Colombus avait vu aussi postérieurement (8) *vingt-six côtes,* et que Fallopia (9) avait trouvé *sur deux cadavres le nombre des côtes porté de chaque côté jusqu'à treize, par deux qui étaient si petites, qu'elles semblaient être plutôt des éléments de côtes que des côtes mêmes.* Mon observation s'accorde très-

bien avec ces paroles de Fallopia , et avec ce qu'il ajoute également, *que l'articulation qui se trouve sur le reste des hommes, à la douzième vertèbre du dos, n'avait point varié sur ces cadavres.* Quant à ce qu'il dit qu'*il trouva treize vertèbres dorsales* et *quatre lombaires seulement* (ce que Columbus et Bauhin ont passé sous silence), vous voyez très-clairement jusqu'à quel point cela diffère de mes observations. En effet, quoi-qu'il y ait quelques circonstances qui pourraient faire soupçonner que la cinquième vertèbre que j'ai décrite appartenait au sacrum, cependant, si vous faites attention à la plupart des objets, ou plutôt si vous jetez les yeux , même pendant que vous serez occupé de quelque autre chose, sur les os que je garde encore, vous reconnaîtrez au premier aspect, sans le moindre doute, que cette vertèbre doit plutôt être mise au nombre des vertèbres lombaires.

Si j'ai été un peu long dans la description de cette observation, ce n'est pas que j'ignore qu'il existe un très-grand nombre d'anatomistes qui ont vu des variétés semblables après ceux que j'ai nommés; mais je ne veux pas qu'en lisant cette histoire, vous regrettiez ce que la plupart d'entre eux ont omis. Car vous savez que c'est parce qu'on n'avait pas parlé du lieu où les treizièmes côtes avaient été trouvées, que Hunauld (1) entreprit d'expliquer leur origine ; de manière que son explication est applicable aux cas où elles se trouvent à l'endroit où lui-même les a vues, c'est-à-dire au-dessus des deux côtes supérieures, mais non pas à ceux où elles sont situées au lieu où je les ai observées, c'est-à-dire au-dessous des deux inférieures. Vous n'ignorez pas d'ailleurs ce que quelques-uns soupçonnent, savoir : que, lorsqu'on les trouve en cet endroit, elles ne sont autre chose que les apophyses transverses de la première vertèbre lombaire, qui sont un peu plus longues qu'à l'ordinaire; et que ce ne sont point de véritables côtes indépendantes de ces apophyses, et unies d'une manière mobile, comme je l'ai fait voir. Mais revenons aux objets qui sont tout-à-fait contre nature.

11. Un sarcleur, qui avait l'habitude de se gorger de vin, ayant été pris d'aphonie, mourut dans l'espace de deux

---

(1) N. 26.

(2) Dissert. de musc. Diaphr. ad § 7, litt. c.

(3) Vid. Advers. anat. 2, animad. 32, in fine.

(4) De anat. admin., l. 8, c. 1.

(5) L. 8, anat. prælect. 8.

(6) De re anat., l. 1, c. 19.

(7) Anat., l. 2, c. 8.

(8) L. 15.

(9) Obs. anat.

---

(1) Mém. de l'Acad. royale des Sc., an. 1741.

7.

jours. Voilà tous les renseignements que purent avoir sur son compte Alex. Boni, que j'ai cité ailleurs, d'autres savants médecins de Venise, et les jeunes gens adonnés à l'étude de l'anatomie, qui me prièrent, sur la fin de mars de l'an 1708, de disséquer moi-même le cadavre qui leur avait été livré, et de leur faire voir avec soin la structure du cerveau.

Examen du cadavre. Les viscères du ventre étaient en bon état. Il y avait un peu d'eau sanguinolente dans le côté gauche de la poitrine. Les poumons étaient pesants, et jetaient de l'écume quand on les pressait ; d'ailleurs leur substance était saine ; le cœur était mou ; le ventricule droit, l'oreillette voisine et l'artère pulmonaire contenaient des concrétions polypeuses ; il n'y en avait aucune du côté gauche, et le ventricule de ce côté ne renfermait qu'un peu de sang à demi-coagulé. Les parties que Valsalva (1) appela plus tard les digues des valvules semi-lunaires étaient plus élevées, et présentaient presque la dureté du cartilage. Il y avait du sang liquide en assez grande quantité dans l'aorte et dans les carotides ; il s'en trouvait beaucoup, qui était également liquide, dans l'artère pulmonaire.— Pendant qu'on séparait la tête du cou, il sortit de l'eau du canal vertébral. Bientôt après il s'en présenta une grande quantité sous la pie-mère, avec l'apparence d'une sorte de gélatine. Mais ce qui frappait surtout les regards, c'était une espèce de sanie blanche, étendue sur la surface des lobes antérieurs du cerveau. Cette matière, examinée avec soin, parut être en effet de la sanie, mais de la sanie inodore, existant dans la substance même de la pie-mère ; tandis que la surface du cerveau était entièrement saine, autant que nos sens pouvaient en juger. Cette méninge suivait facilement la main qui l'enlevait ; et le cerveau, le cervelet et les nerfs étaient d'une extrême mollesse. Tous les vaisseaux, même les plus fins et les plus intérieurs, étaient distendus par du sang ; mais les sinus, surtout les plus grands, contenaient des concrétions polypeuses. Je remarquai que les ventricules latéraux contenaient un peu d'eau, et que la couleur des plexus choroïdes était effacée. Enfin, la glande pinéale présentait un très-petit fragment d'une matière un peu dure.

12. Mes *Adversaria* (1) vous empêcheront de vous arrêter à ce petit fragment de la glande pinéale ; car j'y rapporte que j'ai souvent observé (et d'autres l'ont observé comme moi) un état semblable de cette glande ; et vous verrez que cela se trouve confirmé dans mes lettres (2). Ne croyez cependant pas que je ne regarde pas cet état comme un état morbide ; je pense que c'est une maladie, mais une maladie dont les effets sont très-obscurs et incertains, parce que, tantôt elle n'est annoncée par aucun symptôme, tantôt elle est précédée de signes qui varient, et tantôt elle se joint à différentes lésions du cerveau. J. Salzmann, connu pendant sa vie pour un médecin très-savant, après avoir rassemblé, avec plus de soin qu'on ne l'avait fait jusqu'alors, dans une dissertation sur *la glande pinéale se changeant en pierre*, presque tous les exemples alors existants de cette glande devenue calculeuse, ne douta (3) nullement qu'elle n'eût été la cause de douleurs de tête intolérables ou de démence, dans trois cas où elle était entièrement changée en pierre : le premier fut observé sur une homme par Pheil, et se trouve dans Schenck ; le second le fut sur une fille par Drelincourt, et est consigné dans Manget, et le troisième sur un vieillard par King, et se lit dans les Actes anglais. Mais il n'est pas certain que la pierre de Pheil fût la glande même ; d'un autre côté, King trouva en même temps des lésions plus considérables dans le cerveau ; et Drelincourt vit la glande non-seulement changée en pierre, mais encore grosse comme un œuf de poule, de sorte que si c'eût été une hydatide, ou quelque autre chose, elle aurait dû produire de très-grands désordres par sa propre masse.

Pour ce qui regarde la nature de cette maladie, quelques savants, et spécialement J. Val. Sheid, dans sa Dissertation (4), où du reste je vois qu'il a eu le merite d'être le premier des observateurs célèbres qui ont soutenu que le cerveau qu'on croyait pétrifié n'était qu'une concrétion osseuse ; ces savants, dis-je, ont pensé que cette matière un peu dure,

---

(1) Dissert. anat. pri., n. 10.

(1) VI, animad. 9.
(2) VI, n. 12, X, n. 17, XI, n. 11.
(3) Thes. 15.
(4) De duob. ossic. in cerebr. apopl., quæst. 2 et 3.

trouvée dans la glande pinéale, devait également être rapportée plutôt à la nature des os qu'à celle des calculs. Je n'oserais pas dire le contraire pour les petits corps que nous n'avons vus ni Scheid ni moi ; mais je puis affirmer que ceux que j'ai trouvés moi-même se séparaient le plus souvent, quand je les serrais entre mes doigts, en espèces de petits grains de sable, rudes au toucher, et qu'ils étaient par conséquent friables, caractère que cet auteur lui-même donne comme le principal pour distinguer les calculs des os. Ajoutez à cela ce que j'écrirai ailleurs (1), que j'ai trouvé quelquefois dans l'intérieur de cette glande une matière muqueuse et jaunâtre, et que j'ai vu souvent une matière de la même nature et de la même couleur hors de la glande, à sa face antérieure, et surtout à la partie antérieure (2) de sa base ; tantôt cette matière n'était pas dure ou ne l'était que peu ; tantôt on sentait manifestement, quand on la comprimait entre les doigts, qu'elle contenait déjà de petits graviers rugueux ; sur d'autres cadavres, chez lesquels elle se trouvait dans les mêmes endroits, où elle formait évidemment de petits grains (3), ou elle manquait elle-même ; mais il y avait alors de petits corps un peu durs (4). Or, comme ces petits corps, situés soit à l'extérieur, soit à l'intérieur de la glande, se sont offerts à moi, et non-seulement à moi, mais encore à Vieussens (5), à Laubius (6), à Salzmann (7), avec presque la même couleur jaunâtre ou jaune, que la matière sablonneuse ; n'est-il pas plus vraisemblable de croire qu'au lieu de petits os ce sont des calculs, qui s'accroissent insensiblement aux dépens des petites parties terreuses et aqueuses de cette matière, qu'ils absorbent de plus en plus ? Attendu surtout que tous ceux qui en ont vu, à l'exception d'un très-petit nombre, les ont appelés *grains de sable* et *cailloux* ; et ce ne sont pas seulement les auteurs cités par Salzmann, mais encore les autres qui ont écrit, soit avant, comme Pech-

lin et Brunner que Haller (1) désigne, soit après, comme on peut le voir dans les Actes de l'Académie (2) des Curieux de la nature, de Vienne : dans ce nombre, il ne faut pas oublier un homme célèbre, Phil.-Conr. Fabritius (3), ni, puisque je ne puis pas les nommer tous en particulier, celui que j'ai lu tout nouvellement, l'ingénieux Martinetti (4), qui trouva trois *calculs* de cette espèce en disséquant le cadavre de l'archevêque de Ravenne.

Mais, si pendant que je m'occupe de mes observations particulières sur les calculs qui se trouvent hors de la glande, vous jetez les yeux sur l'auteur qui paraît avoir parlé de cet objet long-temps avant tous les autres, vous direz : les médecins anciens les regardèrent comme de petits corps osseux ou cartilagineux. Cet auteur, c'est Galien qui, dans son livre (5) *sur les administrations anatomiques* dont le sujet ne promet rien de semblable (ce qui a fait, je crois, que ses paroles n'ont été citées par personne, que je sache, à ce sujet ; peut-être parce que la plupart des écrivains les ont comprises de la manière dont les a entendues Vésale (6), que Riolan (7) a repris sur ce point), rapporte qu'on chercha de son temps *si quelque chose de cartilagineux ou d'osseux appartenait d'une manière inhérente à la glande du cerveau, que les Grecs appellent* κωνάριον, *à cause de sa ressemblance avec une toupie ou avec un pignon ; et s'il existait dans tous les cœurs, ou seulement dans ceux qui étaient gros, une petite partie cartilagineuse ou osseuse.* Ne soyez pas étonné de ce que Galien place l'une et l'autre de ces questions au nombre des questions *frivoles* ; car lui-même a prouvé, soit dans ce même ouvrage (8), soit dans celui qui est intitulé *de l'Usage des Parties* (9), que la seconde présente de l'utilité, puisqu'il l'a traitée avec des détails assez longs, qui vous feront comprendre très-clairement dans quel sens il a employé le mot

---

(1) Epist. 21, n. 24.
(2) Epist. 1, n. 10, epist. 3, 14, n. epist. 8, n. 9, epist. 14, n. 35.
(3) Epist. 8, n. 6.
(4) Epist. 7, n. 15, epist. 8, n. 15.
(5) Neurogr., l. 1, c. 11.
(6) Eph. N. C. Cent. 9, obs. 63.
(7) Diss. cit. thess. 13.

(1) Ad. prælect. Boerh., § 296, not. p.
(2) T. 5, obs. 68, et t. 6, obs. 14.
(3) Idea anat., pract., sect. 4.
(4) Littera della separaz. degli umori.
(5) 4, c. 1.
(6) De corp. hum. fabr., l. 1, c. 6.
(7) In l. Galen. de ossib. post., c. 32.
(8) L. 7, c. 10.
(9) L. 6, c. 19.

frivole : vous saurez, d'ailleurs, d'après Riolan (1), pourquoi il a blâmé la première. Quant à moi, je regarde aujourd'hui les os qu'on trouve dans l'une et l'autre partie, non pas comme créés d'après les lois de la nature, mais comme développés contre elles : j'avoue même, par les raisons que j'ai indiquées, que ce que j'ai trouvé jusqu'à ce jour auprès de la glande comme dans la glande m'a semblé le plus souvent être moins un os qu'une concrétion semblable à un calcul : à ces raisons ajoutez celles-ci, que des concrétions vertes peuvent naître plus facilement d'une matière verte (car Vesti (2) a trouvé aussi en cet endroit les pierres de cette couleur), que des os verts ne peuvent se former spontanément dans quelque partie. Au reste, s'il me tombe encore quelquefois sous la main de ces petits corps, je ne me contenterai pas de considérer leur dureté, ou, comme autrefois, leur vapeur en les faisant brûler; je me propose de faire d'autres expériences pour chercher à reconnaître leur nature ; en attendant j'abandonne là le sujet, comme je l'ai fait ailleurs.

13. Je dois encore être plus réservé sur la source véritable de la sanie dont j'ai parlé dans l'observation en question. Je soupçonnerais qu'elle avait été transportée des poumons dans le crâne, si j'avais trouvé en eux quelque lésion autre que la pesanteur; car c'est ainsi, à ce qui paraît d'après différentes observations et d'après ce que le célèbre Hipp.-Franç. Albertini disait avoir remarqué sur un perruquier, qu'elle s'est transportée quelquefois du crâne dans les voies urinaires. Après être resté longtemps exposé au soleil, ce perruquier, ayant été pris d'une douleur de tête, d'un sentiment de poids sur le sommet de cette partie, de fièvre, de délire, de convulsions, de léthargie, enfin de paralysie, fut guéri par une abondante évacuation d'urine, qu'il rendit tout-à-coup, et dans laquelle le pus se précipitait : il souffrit encore pendant quelques années de la tête; mais il jouissait d'une bonne santé lorsqu'on me fit ce récit. Pourquoi donc le pus ne passerait-il pas (comme j'ai dit que je l'aurais soupçonné sur le sarcleur) des poumons mêmes ou de la plèvre dans le cerveau? ce dont Duret

ne douta point, et ce que Ambroise Paré observa, à ce qu'il paraît, comme vous pouvez le voir dans le *Sepulchretum* (1).

14. Mais, outre le pus formé dans le cerveau ou transporté dans ce viscère, je soupçonne beaucoup, d'après des dissections que je vais vous décrire immédiatement, qu'il est d'autres causes qui n'ont encore été que peu remarquées, et qui peuvent quelquefois produire l'apoplexie, ou contribuer à la produire. La première de ces dissections, quoique je n'y aie point assisté, vous sera néanmoins rapportée comme si je l'avais faite moi-même; car elle eut lieu en présence de Nic. Mediavia, prosecteur public, et docteur très-distingué de ce gymnase de philosophie et de médecine, en qui j'ai autant de confiance qu'en moi-même, à raison de la bonne foi, du zèle et de l'assiduité que je lui connais depuis trente-huit ans, époque à laquelle je commençai à lui apprendre l'anatomie : non-seulement il a assisté à presque toutes les dissections que j'ai faites à Padoue pendant tout le temps que j'ai indiqué, mais souvent il a disséqué avec moi et m'a aidé dans mes exercices de la manière la plus louable et la plus utile. Il avait donc été lui-même le médecin d'office d'un homme qui était malade à l'hôpital de Padoue : après sa mort, il ordonna qu'on en fît l'ouverture en sa présence, et le même jour (24 mars 1740) il me fit le récit suivant.

15. Un vieillard qui portait un ulcère à l'une des jambes fut pris tout-à-coup d'une douleur de tête. Comme le cerveau paraissait menacé de quelque danger, il fut saigné aussitôt (c'était le matin). Néanmoins, à huit heures du soir, il fut frappé d'apoplexie, avec une paralysie des membres du côté droit. A cette paralysie se joignit celle de toutes les parties inférieures, et en peu de jours l'homme mourut.

Examen du cadavre. A l'ouverture du crâne, l'artère à laquelle se réunissent les vertébrales, et celles qui passent en droite ligne sur le corps calleux, furent trouvées distendues par du sang : il n'en était pas de même des autres vaisseaux. Les ventricules latéraux contenaient de l'eau en assez grande quantité, et les plexus choroïdes étaient pâles. Le septum lucidum était rompu à la partie

---

(1) C. cit.
(2) Apud Salzmann, thes. cit. 13.

(1) L. 1, s. 1, obs. 40.

antérieure. Mais ce qui fixa surtout les regards, c'était la couleur extrêmement brune de toute la substance médullaire de l'hémisphère droit ; celui du côté gauche ne la présentait pas.

16. En entendant ce récit, je me rappelai aussitôt l'observation du prêtre de Vérone, qui mourut subitement d'apoplexie, et sur lequel je remarquai, comme je vous l'ai écrit (1) ailleurs, que toute la substance médullaire du cerveau avait une couleur brune. Quel que soit le corps qui donne cette teinte à cette substance blanche (et j'avertis alors qu'il ne paraissait pas que ce fût le sang), ne faut-il pas le mettre au nombre des causes de l'apoplexie? Car sur ce vieillard, il est vrai, la première paralysie eut lieu du même côté que le changement de couleur de la substance cérébrale, et non pas du côté opposé ; mais vous savez que la doctrine de Valsalva, quoique généralement vraie, souffre cependant quelques exceptions (2). Mais passons à des choses moins obscures.

17. Il y avait à Venise un Ethiopien âgé de trente ans environ, bien musclé et bien portant, si ce n'est qu'il était devenu sujet, dans ces derniers mois, à une langueur d'estomac, à laquelle se joignait une légère sueur. Cependant cette langueur se dissipait aussitôt qu'il avait pris de la nourriture. Vers le m'lieu du mois de juillet de l'année 1708, pendant qu'il causait gaîment avec ses amis, après son déjeuner (car c'était le matin), et qu'il se disposait, pendant qu'il était debout, à sonner de la trompette avec eux, comme il en avait l'habitude, il tomba en arrière d'une manière si graduée et si lente, que ses amis auraient pu facilement croire que c'était une plaisanterie de sa part, s'ils n'eussent remarqué, pendant qu'il tombait, quelques tremblements dans tout le tronc de son corps. Mais l'homme mourut à l'instant même de sa chute.

Examen du cadavre. Santorini me pria, comme il en avait l'habitude, d'assister à l'ouverture du corps. Il y avait douze heures environ que le sujet était mort. Les membres supérieurs du cadavre étaient un peu raides ; le cou était plus noir que le reste du corps, comme si le sang y était en stagnation ; les yeux ressemblaient à ceux d'un homme vi-

vant. Dans le ventre, tout parut être dans l'état naturel, à l'exception de l'épiploon qui était court, de la base du foie qui était livide, et de la membrane de la rate devenue tendineuse à un endroit de sa face convexe et comme blanchâtre. C'est pourquoi rien ne fixa plus nos regards qu'une infinité de vaisseaux lactés, distendus par le chyle et noueux, embrassant d'un côté, par un grand nombre de racines, les intestins grêles jusqu'à la partie opposée au mésentère, et de l'autre se dirigeant vers son centre, dans lequel on voyait des glandes qui étaient grosses et très-allongées. Comme nous allions ouvrir la poitrine, nous fûmes étonnés de la dureté extraordinaire, surtout à cet âge, des cartilages qui unissent les côtes au sternum. Les poumons étaient parfaitement sains, quoique quelques points de la face latérale de celui du côté droit et toute la partie supérieure du gauche, fussent adhérents à la plèvre par le moyen de liens membraneux, et que tous deux continssent dans leur intérieur un peu plus de sérosité qu'à l'ordinaire. Il y avait aussi dans le péricarde une plus grande quantité d'eau trouble qu'il ne convenait. Cependant le cœur avait sa fermeté naturelle, et le sang était liquide dans ses cavités, ainsi que dans l'aorte, et surtout dans l'artère pulmonaire. On voyait, à travers la face externe de toute la portion pectorale de l'aorte, de petits vaisseaux sanguins très-remarquables. Enfin, nous mîmes le cerveau à découvert, et nous aperçumes de l'eau sous la pie-mère ; il y en avait aussi plus qu'à l'ordinaire dans les ventricules latéraux, et surtout dans celui du côté gauche : cependant les plexus choroïdes conservaient leur couleur et ne présentaient point d'hydatides, et le cerveau avait une fermeté convenable : mais les vaisseaux et les sinus, plutôt vides que pleins, contenaient du sang sans la moindre concrétion ; de sorte que nous ne trouvâmes nulle part sur ce cadavre du sang coagulé. Au reste, nous ne vîmes en aucun endroit, si ce n'est dans l'intérieur du crâne, l'objet pour lequel j'ai entrepris principalement de vous décrire cette histoire, c'est-à-dire que les vaisseaux sanguins qui passent sur le corps calleux, et dont il a été question dans la dissection précédente, étaient distendus par de l'air mêlé avec un peu de sérosité. De même, l'artère formée par la réunion des vertébrales, qui suit la base de la moelle allongée, et d'autres vais-

(1) Epist. 4, n. 21.
(2) Epist. 2, n. 16.

seaux situés à la partie supérieure de la surface du cerveau, se voyaient également distendus par de l'air qu'ils renfermaient.

18. Quoique (si toutefois vous approuvez ce qui a été exposé dans la Lettre précédente) cette mort survenue aussi subitement puisse être expliquée par d'autres causes qui paraissent avoir existé dans l'intérieur du crâne; cependant, soit que vous pensiez qu'elles ne satisfassent pas ici complètement, soit que vous croyiez qu'il faille surtout avoir égard à cette dernière, toutes les fois qu'elle se présente, je ne vous cacherai pas ce que j'en pense; ou plutôt je vous dirai ce que je soupçonne sur cette cause, en tenant compte de ce qui a été proposé et discuté à son sujet par les Italiens au commencement de ce siècle. Je le ferai d'autant plus volontiers, que ce n'est pas seulement dans ce cas, mais aussi dans quelques autres, que j'ai remarqué du sang écumeux et parsemé de bulles d'air. — Il est donc certain qu'il y a, même dans l'état naturel, de l'air dans les humeurs, et spécialement dans le sang. En effet, sans parler des autres preuves qui laissent du doute, si, après avoir très-fortement lié des deux côtés une portion de vaisseau, de veine, par exemple, sur un animal vivant, et l'avoir séparée, on la place sur la machine de Boyle, l'air environnant sera enlevé, et celui qui est renfermé avec le sang distendra ce vaisseau; s'il en était autrement, la force de l'air dans lequel nos corps sont plongés et par lequel ils sont pressés de tous côtés, arrêterait, en comprimant les vaisseaux, le mouvement du sang, qui est protégé par un effort proportionné de l'air qui est mêlé avec ce dernier; car, semblable à celui qui est extérieur, lorsqu'*il a été forcé contre nature*, pour me servir des expressions de Platon (1), *il résiste comme lui, d'après l'ordre de la nature, et fait effort pour revenir dans le sens opposé* : c'est pourquoi ni l'un ni l'autre ne l'emportant, tout reste en bon état.

Mais pour être utile au sang de cette dernière manière, et de quelques autres qu'il n'est pas nécessaire de rappeler ici, et pour ne lui être nullement nuisible, il faut que l'air soit divisé en parties très-petites qui s'interposent comme il convient, d'une manière invisible, entre les plus petites parties du sang, et qui s'y dissolvent pour ainsi dire. Car, si elles se dégagent du milieu de ces dernières, et qu'elles se rencontrent les unes et les autres, elles se réunissent promptement en parties plus considérables, parfaitement semblables en cela aux petits globules de vif-argent, et se faisant une espèce de tunique du sérum du sang qui est un peu glutineux, elles forment des bulles remarquables; ou bien, pour emprunter une seconde fois les expressions de Platon (1), *de l'air enfermé dans de l'humidité qui l'enveloppe tout-à-coup forme des cloches qu'on ne peut pas apercevoir séparément, à cause de leur petitesse; mais viennent-elles à s'unir et à former une masse plus considérable, elles deviennent remarquables.* — Or, le mouvement des parties du sang est empêché par ces petites cloches, ou, après leur rupture, par l'air lui-même dégagé et devenu libre, si toutefois il est interposé en quantité assez considérable, entre ces parties; car il ne permet pas à celles qui sont derrière lui de toucher celles qui sont en avant, ni de leur communiquer l'impulsion donnée par le cœur et par les grosses artères : et lui-même enfin étant moins propre à recevoir cette impulsion, quand il a été poussé avec peine dans des artères un peu plus petites, éprouve une bien plus grande difficulté à vaincre les obstacles ultérieurs; c'est ce que les anatomistes observent si, dans les injections qu'ils font, il se trouve de l'air enfermé qui oppose une résistance. Pendant que cet air distend les plus petits vaisseaux, il en rétrécit d'autres qui lui sont contigus, et affaiblit considérablement la force de contraction de ceux qui éprouvent une distension excessive. — Puisque les choses se passent ainsi, il paraît que si l'air assiége la plupart des petits vaisseaux d'une partie, le mouvement du sang et les effets qui en dépendent s'interrompent dans cette partie. Supposez donc que ce soit dans le cerveau, et vous concevrez aussitôt pourquoi l'apoplexie est produite par cette cause : alors vous donnerez des éloges à Houllier (2), qui dit avec raison que *les apoplexies ont lieu aussi, lorsque les artères carotides sont interceptées dans le plexus rétiforme par de l'air ou par quelque autre chose*; vous louerez en-

----

(1) In Timæo.

(1) In Timæo.
(2) Comment. in Hipp., s. 3, aph. 25.

core plus Hippocrate (1) lui-même qui s'exprime ainsi : *Si des vents en grande quantité parcourent tout le corps, l'homme tout entier est foudroyé; s'ils n'en parcourent qu'une partie, cette partie est frappée*; et, un peu plus bas, à l'endroit où il rapporte aussi l'épilepsie aux vents, lorsque beaucoup d'air s'est mêlé dans tout le corps avec le sang : *Car alors*, dit-il, *il se forme beaucoup d'obstacles de mille manières dans toutes les veines; et lorsque l'air s'est avancé dans les veines plus épaisses et plus remplies de sang, et qu'après s'être ainsi avancé il reste trop long-temps, il empêche le cours du sang, s'arrête en différents endroits, pénètre plus lentement dans certaines parties, et plus vite dans d'autres.* Peut-être me demanderez-vous ici de quelle manière l'air se dégage des molécules du sang avec lesquelles il est mêlé, pour produire ces désordres. Je vous dirai aussi quelles sont mes conjectures à ce sujet, lorsque je vous aurai décrit et expliqué une dernière histoire, dans laquelle de l'air fut trouvé, non-seulement dans les vaisseaux de l'intérieur du crâne, mais encore dans tous, et en grande quantité.

19. Un pêcheur de Venise, à la fin de sa quarantième année, grand, portant une hernie, sujet à des affections venteuses du ventre, ayant été pris tout-à-coup dans sa barque de ces dernières, y mourut subitement.

Examen du cadavre. Je fis l'ouverture du corps le lendemain, qui était un des jours du commencement du mois d'octobre de l'année 1707, avec mon ami, le célèbre Santorini, que j'ai cité plus haut. Le ventre était tuméfié par l'air qui distendait l'estomac et les intestins. Le premier de ces viscères, un peu rouge, avait les veines qui se déchargent dans la gastro-épiploïque très-engorgées. Cependant le tronc lui-même de la gastro-épiploïque, qui était unique sur ce cadavre, était tellement tuméfié, qu'il égalait partout la grosseur de mon doigt indicateur. Mais à peine fut-il incisé qu'il se désenfla; car il contenait beaucoup d'air avec très-peu de sang, qui était écumeux et noir. L'extrémité des intestins grêles était rouge dans l'étendue d'un empan; mais ils présentaient une couleur gangréneuse dans une partie qui avait environ trois travers de doigt de

long, et qui s'enfonçait en forme de petit arc dans le sac herniaire; cependant leur tissu était encore assez ferme, et semblable en cela à celui des autres intestins. La même couleur, mais un peu moins prononcée, se faisait remarquer dans le sac, qui tenait lâchement embrassé l'intestin, avec lequel il n'était nullement adhérent; ce sac était formé par le péritoine, qui s'était relâché très-près de la gaîne des vaisseaux spermatiques, mais hors de cette gaîne quelle qu'elle soit. Non loin de là, au-dessus du milieu à peu près des os pubis, il y avait un autre sac qui n'était pas plus grand, qui recevait habituellement aussi un intestin, mais qui alors était vide. La face concave du foie était livide de tous côtés, mais à une petite profondeur. La vésicule du fiel contenait de la bile d'un jaune noir, et un calcul qui ressemblait à une mûre par sa noirceur, par sa surface grenue et par sa grosseur : ce calcul, approché aussitôt d'une bougie allumée, ne prit point feu. La rate était grosse sans être molle; le pancréas était un peu dur. Avant de toucher les viscères, nous avions remarqué dans la cavité abdominale de la sérosité sanguinolente, en quantité telle qu'il fallut l'enlever avec des éponges. — Il n'y avait rien de semblable dans la cavité thorachique. Mais le péricarde était tellement adhérent au cœur de tous côtés, qu'en l'arrachant on déchira ce dernier viscère en quelques endroits. Le cœur était flasque et gros. Ses ventricules contenaient du sang noir, écumeux, à peine coagulé dans quelque partie; il y en avait aussi de la même nature dans l'oreillette droite, qui contenait en outre une concrétion plus compacte, quoique petite. Il n'y avait pas une seule veine dans tout le corps, en quelque endroit que nous examinassions, qui ne fût distendue par du sang noir et écumeux : nous en trouvâmes même un peu dans l'aorte, et dans les carotides à la région du cou. D'un autre côté, le tronc de l'artère pulmonaire était très-tuméfié, non-seulement par du sang, mais encore par de l'air. Les poumons étaient sains, quoique la face interne de la trachée-artère fût enduite d'une humeur putride, d'une couleur cendrée, semblable à celle du tabac. La face interne de la trachée-artère à la région du cou, et plus encore celle du larynx, ainsi que les parties voisines, étaient d'un noir livide et gangréneux. Pendant que nous examinions ces objets,

----

(1) De flatib., n, 19 et 21.

du pus liquide s'écoula en médiocre quantité, comme d'un abcès rompu, de l'ouverture postérieure des fosses nasales dans le pharynx.

Dans la cavité du crâne, les sinus et surtout les vaisseaux qui parcourent la dure-mère, étaient gorgés d'un sang noir et écumeux; et tous ceux (même les plus petits) qui rampent à travers la pie-mère, soit à la base du cerveau, soit sur le reste de sa surface, soit dans les ventricules, en étaient également très-distendus. Il s'écoulait même de toutes parts de la substance du cerveau et du cervelet, coupés dans tous les sens, des gouttes de sang plus grosses que je n'en avais jamais vu. Il y avait un peu de sérosité entre les deux méninges; il y en avait un peu plus sous la pie-mère; c'est pourquoi, quand on enlevait cette membrane, elle suivait sans aucune difficulté. Les ventricules latéraux contenaient une quantité médiocre de cette même sérosité; cependant les plexus choroïdes, bien qu'ils eussent à leur partie postérieure un grand nombre de vésicules très-distendues par de l'eau, étaient rouges; et la substance du cerveau, loin d'être molle, était très-ferme. — Au reste, nous remarquâmes sur ce même cadavre deux objets qui ont été décrits dans les *Adversaria* (1); le premier est une cavité située dans l'intérieur de l'origine de la moelle épinière, d'une telle grandeur, que, n'en ayant jamais rencontré aucune, ni avant ni après, qui lui fût comparable, du moins près de cet endroit, je reconnus très-bien alors, il est vrai, qu'elle était hors des bornes de la nature; mais aujourd'hui je ne doute pas qu'elle n'eût été considérablement agrandie par l'air qui se dilatait; le second est la membrane interne du scrotum qui, étant composée de cellules qui communiquent toutes entre elles, était également très-gonflée d'air. Ce gonflement était d'autant plus remarquable, que le scrotum, qui était à peine tuméfié avant que nous touchassions le cadavre, était parvenu à ce degré d'extension extraordinaire pendant le court espace de temps que dura la dissection. Or, cette ouverture fut faite d'autant plus promptement, que l'odeur gangréneuse du ventre ne put être longtemps supportée par moi, ni par ceux qui m'aidaient à disséquer.

20. J'ai entendu raconter et j'ai lu des histoires de dissections semblables en partie à celle-ci. Ainsi je me souviens que Valsalva rapportait qu'il avait trouvé sur un cadavre toutes les veines et le cœur distendus par de l'air, mais il n'a point consigné cette observation dans ses écrits, et il ne disait pas à quel genre de mort l'homme avait succombé. Je sais aussi, d'après le célèbre Verdries (1), que Pechlin, dont je n'ai pas en ce moment les observations entre les mains, *vit sur le cadavre d'un homme qui avait enfin succombé à de grandes douleurs de ventre, et à des oppressions de poitrine, non seulement l'abdomen et l'estomac remplis d'une grande quantité d'air, et distendus comme des outres, mais encore.... la voûte du cœur avec l'oreillette droite.... extrêmement développée par beaucoup d'air (elle était deux fois plus grande que dans l'état naturel, sans contenir la moindre quantité de sang); en outre toutes les veines du corps, la coronaire même, contenaient çà et là de l'air, et montraient à l'œil une chose extraordinaire, consistant dans la disposition alternative d'un liquide rouge et d'un fluide aériforme, comme on peut le voir dans certaines espèces de thermomètres. Le célèbre Hen. Grœtz (2) parle d'une femme morte malheureusement à la suite de lipothymies continuelles, d'angoisses, d'anxiétés, sur laquelle on ne trouva pas une seule goutte de sang dans les cavités du cœur; mais on voyait ce viscère tout entier descendu par de l'air; vous auriez dit une tympanite du cœur.* Enfin Ruysch (3) affirme avoir trouvé sur une femme *morte subitement, le cœur d'une grosseur étonnante, à cause de l'air dont il était rempli, sans contenir presque aucune goutte de sang; ce qui fut mis en évidence avec la pointe d'un scalpel: en effet, en enfonçant cette pointe, le cœur s'affaissait aussi subitement que le ferait une vessie remplie d'air, qu'on piquerait avec le même instrument.* Mais tous ces auteurs ont trouvé ce que je n'ai pas vu moi-même: savoir le cœur distendu par de l'air. Ruysch pensa même que la femme dont il parle était morte, *parce qu'une trop grande quantité d'air rassemblée dans le cœur empêcha le sang de parvenir jusqu'à ce viscère.*

---

(1) VI, animad. 14, et IV, animad. 1.

(1) Dissert. epist. de infl. ureter.
(2) Disp. de hydr. pericard. in procem.
(3) Respir. ad epist. probl. 16.

21. Il paraît que c'est à ce genre de mort qu'il faut aussi rapporter celle qui survient, lorsqu'on injecte de l'air dans les veines des animaux, expérience que Brunner (1) appelait Wepférienne. Et en effet Verdries (2), déjà cité, dit que cette *expérience fut inventée par Wepfer qui, en soufflant de l'air, avec la bouche seulement, dans la veine jugulaire, renversait quelquefois et tuait un bœuf d'une grosseur extraordinaire;* d'ailleurs Rod. - Jacq. Camerarius (3) avoue qu'il fut porté par le même Wepfer à faire des expériences semblables à celles par le moyen desquelles il avait tué un mouton et une vache. Mais si Wepfer est l'auteur de cette expérience, il faut qu'il la fît bien long-temps avant que ceux-ci écrivissent; et cependant je ne me souviens pas d'avoir rien trouvé de relatif à cet objet dans aucun des ouvrages qu'il publia avant l'année 1667 : or, c'est cette même année que Redi (4) écrivant à Stenon, lui rappelle qu'ils avaient fait l'un et l'autre la même expérience qui avait fait périr tout de suite deux chiens et un lièvre, et, dans l'espace de trois minutes quarante-cinq secondes, une brebis et deux renards. C'est pourquoi il affirmait depuis lors que, la plupart du temps, la cause de l'intermittence du pouls devait être rapportée à quelque grosse bulle d'air passant dans le cœur : il donna cette opinion dans une consultation (5) pour un malade qui avait le pouls intermittent.

Mais, qui que ce soit qui ait fait le premier cette expérience, même avant Redi, Ant. Vander-Heyden fait les remarques suivantes dans les observations qu'il publia l'an 1683 (6), après avoir injecté en différentes circonstances de l'air dans la veine crurale sur des chiens : *Ce fluide, passant par l'abdomen en faisant du bruit, arrive au cœur en un instant; le chien est pris de convulsions, la respiration et les mouvements du cœur, autant qu'on peut en juger, s'arrêtent, de manière que le chien étant comme mort est disséqué. Alors il ne s'écoule point de sang des vaisseaux intercostaux. Après l'ouverture de la poitrine, on observe les mouvements de l'oreillette droite du cœur, qui continuent pendant long-temps. Le cœur est très-dilaté avec l'oreillette droite; et, quand le cône formé par les ventricules est tronqué, il s'échappe avec impétuosité d'abord de l'air pur, puis du sang écumeux, et enfin du sang liquide.* On comprend facilement, d'après les expériences de Brunner et de Camerarius, que Vander-Heyden n'injecta pas assez d'air, ou du moins qu'il ne différa pas d'ouvrir le chien aussi long-temps qu'il était nécessaire pour que l'animal fût entièrement mort.

En effet, Brunner, (1) ayant commencé l'expérience de la même manière, et ayant entendu du bruit dans les entrailles, vit le chien (qui fut bientôt comme pris de tétanos, qui respirait très-précipitamment, et qui était couché comme s'il allait expirer) se lever néanmoins quelque temps après; alors, ayant répété l'expérience dans l'intervalle d'une heure, il força le chien, qui éprouva bientôt des convulsions *opisthotoniques*, à périr après avoir rendu des excréments : la plupart de ses vaisseaux étaient engorgés de sang; et, comme il n'y avait point d'air dans les artères, ce fluide se trouvait accumulé dans la veine-cave et dans les oreillettes.

D'un autre côté, Camerarius (2), injectant de l'air dans les veines jugulaires, d'abord en petite quantité et doucement, et après un certain intervalle avec plus de force, ne remarqua jamais aucune roideur dans les membres, ni aucune secousse, mais plutôt du relâchement, et toujours une sorte de paralysie : il observa que le chien n'aboya point d'abord, qu'il fut tranquille, et que sept minutes et demie après il revint à lui d'une manière insensible; tandis que, lorsque l'air fut injecté avec plus de force, il poussa des aboiements, et était mourant après avoir eu la respiration très-fréquente; ce qui le forçait de tenir la gueule ouverte. Il disséqua l'un de ces chiens (car il avait fait la même expérience sur deux), et il trouva les ventricules et les vaisseaux du cœur tellement gonflés d'air, que le péricarde était entièrement rempli par le cœur, et que les vaisseaux coronaires contenaient plus de ce fluide que de sang; mais l'oreillette droite surtout, qui n'aurait pu d'aucune manière être plus dilatée qu'elle ne l'était, ne contenait point de sang, tan-

---

(1) Eph. N. C. Dec. 3, A. 4, obs. 73.
(2) Dissert. cit.
(3) Eph. cit. dec. 2, A. 5, obs. 53.
(4) Opere tom. 5.
(5) Consulti medici.
(6) Cent. obs. med., obs. 90.

(1) Comm. in Panct. secund., c. 9.
(2) Obs. cit. 53.

dis que les ventricules ouverts laissaient écouler, avec de l'air, du sang tout-à-fait liquide et écumeux. Enfin, dans toutes les parties du corps, les artères et les veines offraient des bulles très-apparentes, jusque dans leurs plus petits rameaux.

Harder (1) injecta aussi de l'air dans l'une des veines jugulaires d'un chien, mais avec plus de force : l'animal, après avoir aboyé un moment, cessa aussitôt de respirer : il l'ouvrit et trouva le cœur extrêmement distendu ; cependant les parois de ce viscère, après avoir été percées, s'affaissèrent aussitôt : elles étaient flasques et affaiblies, et ne contenaient que très-peu de sang écumeux. Il vit également partout de petites bulles écumeuses.

Enfin l'expérimentateur Sprœgel (2), d'après ce que j'ai appris en relisant ceci, injecta dans la même veine d'un petit chien une médiocre quantité d'air ; mais l'animal étant mort en peu de temps, après quelques légères convulsions, il trouva l'oreillette droite du cœur et le ventricule correspondant très-distendus par ce fluide, de même que toutes les veines du ventre. Après avoir souvent répété cette expérience sur des chiens qui étaient morts tout de suite et qu'il disséqua, il affirme qu'il semble alors que le cœur est tellement gonflé d'air, qu'il ne peut pas se contracter ; d'où résulte aussitôt la cessation du mouvement du sang, qu'il vit toujours dans un état liquide, et même plus liquide qu'à l'ordinaire, au lieu de le trouver coagulé, comme quelques-uns ont dit d'une manière affirmative qu'il l'était, et comme quelqu'un dit l'avoir vu dans le poumon ; car, pour ce qui regarde Bohn (3), il me semble qu'il a entendu parler, non du changement que l'air injecté produit dans le sang, mais de la promptitude avec laquelle il cause la mort (car c'est de cette promptitude qu'il parlait), lorsqu'il dit que *l'animal est tué comme par un très-puissant coagulateur, ou par un autre poison.* Je ne passerai cependant pas non plus sous silence que Vallisnieri (4), ayant répété les expériences de Redi, observa non-seulement que les chiens mouraient plus promptement et avec une plus petite quantité d'air, que les brebis, les moutons et les béliers, mais encore que les brebis ne mouraient pas, si on n'en injectait que peu.

22. J'ai voulu rapporter tous ces détails pour qu'il soit plus facile de voir ce qu'il y a de commun et de différent dans les effets, suivant les différentes veines dans lesquelles l'air est injecté, suivant sa plus ou moins grande quantité, suivant son impulsion, et enfin suivant la différente nature des animaux, c'est-à-dire suivant la différente disposition de leur sang et des voies que ce liquide parcourt. Il est même des animaux dans le sang desquels on distingue çà et là, dans l'état naturel, beaucoup de bulles d'air ; on peut citer à ce sujet les tortues : Redi, (1) ayant trouvé d'abord sur celles de mer, même pendant leur vie, les vaisseaux sanguins remplis de sang froid, et ce liquide mêlé avec une grande quantité de bulles d'air, fut fort étonné, et résolut de faire la même recherche sur les tortues de terre et de rivière ; il paraît que Caldesius (2), ayant fait dans la suite cette recherche, à l'instigation de Redi, je pense, vit sur toutes, à travers les tuniques de toutes veines que leur finesse rend transparentes, ces bulles flottant en grand nombre dans leur sang, qui, en effet, est toujours froid, et qui se coagule de même que celui des autres animaux. Pour moi, j'ai vu d'une manière certaine ces bulles sur la tortue de terre, comme sur celle de mer : Lancizi (3) en a vu en outre beaucoup sur les vipères, sur le poisson appelé *cyprinus pigus*, et sur les carpes du lac de Garde, ainsi que sur le hérisson de terre, espèces d'animaux à sang froid, dont presque tous ont les mouvements du cœur très-opiniâtres. C'est peut-être à cela que se rapporte ce qui a été noté un peu plus haut (4), que les brebis, qui ont le sang plus froid que les chiens, sont aussi moins affectées que ces derniers de l'injection de l'air dans les veines. Cependant, pour ne point passer trop promptement à des conséquences générales, contre lesquelles très-souvent un assez grand nombre de naturalistes ne se tiennent pas suffisamment en garde, il faut que l'on sache que c'est en vain

----

(1) Apiar., obs. 25, in schol.
(2) Experim. circa venena, § 42.
(3) Circ. anat., progr. 4.
(4) Suppl. al giorn. de letter., t. 3, art. 2.

(1) Cit., t. 5.
(2) Oss. anat. int. alle Tartarughe.
(3) De mot. cord. postul. 15, in schol., et l. 1, s. 1, c. 2, digr. 1.
(4) N. 21.

que j'ai cherché des bulles d'air dans le sang du serpent, qui est de la même espèce que la vipère.

23. Mais, en revenant aux animaux à sang chaud, et par cela même à ceux qui se rapprochent davantage de notre espèce, on voit évidemment que tous ceux que l'on a disséqués après leur mort causée par l'injection de l'air, ont présenté ce fluide accumulé en grande quantité dans les ventricules du cœur, ou dans ses oreillettes, et distendant tellement les parois de ces cavités, que ceux qui ont vu ces effets, comme Brunner (1), Camerarius (2), Harder (3), Sproegel (4), s'accordent à dire qu'il empêchait les contractions des parois de ce viscère, à cause de leur extrême et constante distension, de la même manière que l'urine empêche la contraction de la vessie, quand elle la remplit outre mesure. Harder a même pensé que les fibres de ces parois se trouvent également affaiblies par la même cause; et Vander-Hayden (5), si l'on y fait bien attention, avait eu la même opinion que lui. — Si, comme vous devez le faire, vous transportez ces résultats aux observations de Valsalva, de Pechlin, de Grœtz et de Ruysch, que j'ai citées plus haut (6), et qui ont pour objet la distension du cœur humain par de l'air, vous ne pourrez vous empêcher de rapporter à l'interruption des fonctions de ce viscère la mort des hommes comme celle des animaux.

24. Si j'avais trouvé les ventricules du cœur ou ses oreillettes distendus par de l'air sur le pêcheur dont je vous ai rapporté l'histiore (7), je croirais qu'il avait succombé absolument au même genre de mort. Mais maintenant, quoique j'admette que la circulation du sang fût empêchée dans les gros vaisseaux voisins de ce viscère, à cause de l'air que je vis dans l'artère pulmonaire qui était distendue par lui d'une manière aussi extraordinaire, cependant, comme je ne trouvai en aucun autre endroit les vaisseaux aussi remplis de sang écumeux qu'au cerveau et au cervelet, je ne crois pas

agir contre la raison, en attribuant l'apoplexie et la mort subite, dans ce cas, à l'interruption du mouvement du sang, causée par les bulles d'air, qui assiégeaient les plus petites artérioles de cette partie, qui affaiblissaient leurs tuniques en les distendant, et qui, en même temps, comprimaient l'origine des nerfs. — Il existe encore d'autres dissections d'apoplectiques, dans le cerveau desquels on trouva les vaisseaux contenant de l'air. J'en citerai plus bas deux (1), qui ont été faites par Brunner. D'ailleurs J. Guill. Albrecht, professeur d'anatomie à Gottingue (2), ayant été pris tout-à-coup d'un assoupissement qui lui enleva aussitôt le sentiment et la voix, et qui le fit périr dans l'espace de deux jours, de sorte qu'il se trouva des médecins qui pensaient qu'on devait donner à cette affection le nom d'apoplexie, présenta bien évidemment de l'air dans les vaisseaux du cerveau. Cependant il existait sur ces trois sujets d'autres causes qui auraient pu donner lieu à l'apoplexie, même sans cet air, et qui peuvent vous faire croire qu'il augmenta leur force en se joignant à elles, et qu'il ne les produisit pas lui-même. Mais, sur l'Éthiopien (3) et sur le pêcheur dont il s'agit ici, il n'y avait de causes comparables à celles-là, que l'air : la même réflexion s'applique bien mieux encore à une femme qui, bien portante en apparence comme l'Éthiopien, était tombée morte subitement : car, en disséquant son cadavre avec soin, selon son habitude, pour chercher la cause de cette espèce d'apoplexie, le célèbre anatomiste Phil.-Conr. Fabritius (4), non-seulement trouva la substance du cerveau ferme, comme moi sur ces deux sujets, mais encore ne vit pas une goutte, je ne dis pas de sang, mais même de sérosité, de sorte qu'il confirma en termes formels que toute apoplexie véritable, qui était promptement funeste, ne devait pas être rapportée à un épanchement de sang ou de sérosité, ou à la congestion des vaisseaux sanguins du cerveau; car sur cette femme les artères et les veines du cerveau, et les sinus de la dure-mère, ne contenaient point de

______

(1) Eph. N. C. dec. 5, A. 2, obs. 223.
(2) In schol. ad obs. 53, cit. supra ad n. 21.
(3) Schol. ibid. cit.
(4) § 42, cit.
(5) Obs. ibid., cit. 90.
(6) N. 20.
(7) Supra, n. 19.

(1) N. 30.
(2) Comm. litt., ann. 1736, hebd. 12, n. 1.
(3) Supra, n. 17.
(4) Propemptic. ad dissert. J. Barth. Hoffmanni,

sang; *mais ils étaient distendus par de l'air.*

25. Il ne me reste maintenant, pour tâcher de satisfaire à votre demande (1), que de voir s'il est possible d'expliquer par des conjectures comment l'air se dégage des molécules du sang avec lesquelles il est exactement mêlé, et comment il forme tout-à-coup un aussi grand nombre de bulles. Littre (2) a supposé que l'air reste intimement mêlé avec toutes les humeurs de notre corps, tant que celles-ci conservent leur mouvement naturel et leur liquidité ; et que, si ces deux qualités diminuent, aussitôt l'air se sépare d'avec elles. C'est pourquoi, ayant trouvé sur les cadavres des personnes mortes après de grandes pertes de sang, la plupart des ramifications veineuses remplies d'air (3), il attribuait deux causes à cet effet, et plaçait la suivante au premier rang : l'air avait recouvré sa liberté dans ces cas, à cause de la lenteur du mouvement du sang, produite par l'anéantissement des forces, à cause de son épaississement que Littre voyait effectivement lui-même, et à cause de sa densité; cet effet avait été favorisé par les molécules de sang qui, pour se rapprocher et se condenser, avaient dû chasser l'air qui se trouvait interposé entre elles. Mais si je n'ajoutais à ces suppositions d'un homme recommandable par sa grande expérience, d'autres considérations qui, je pense, éclaireraient son opinion, il s'ensuivrait évidemment que nous verrions beaucoup plus souvent de l'air libre dans les vaisseaux des cadavres. Toutefois je n'ajoute rien ici, parce que je ne trouvai point de sang coagulé sur l'Éthiopien, et que je n'en vis que quelque petite portion sur le pêcheur; de sorte qu'il faut que je cherche quelque autre explication. Cependant il ne sera pas inutile d'avoir fait connaître celle de Littre. Car, comme le même effet peut quelquefois dépendre de différentes causes sur différents sujets, et que celui-ci se présente *le plus souvent sur ceux qui meurent subitement*, comme Ruysch (4) l'enseigne, vous aimerez sans doute à connaître un certain nombre de ces causes, afin de choisir dans les différents cas celle qui, eu égard à toutes les circonstances, paraît le plus convenir au sujet.

26. Comment considérerons-nous aussi la seconde cause, qui, quoiqu'elle n'ait point rapport au dégagement de l'air, a trait cependant à sa trop grande quantité dans le sang, à laquelle nous avons égard Ruysch et moi : comment, dis-je, considérerons-nous la seconde des deux causes que Littre avait imaginées, ou plutôt qu'il avait indiquées jusqu'à un certain point d'après Mery, si nous parlons uniquement de cette dernière? Celui-ci (1), en effet, après avoir piqué la veine cave d'un chien vivant, au-dessus des veines émulgentes, et avoir remarqué qu'en même temps qu'elle rendait du sang elle se remplissait de bulles d'air, qui revenaient avec ce liquide des racines de la veine, et qui étaient d'autant plus grosses qu'il restait moins de sang, ne douta pas que ces bulles ne fussent produites par de l'air, qui, après avoir passé, par l'acte de la respiration, dans la veine pulmonaire, était porté de là avec le sang dans le ventricule gauche, dans l'aorte, et enfin dans les racines de la veine cave. Or, cette explication était d'autant plus facile et d'autant plus commode pour Mery, qu'il niait que l'air reçu dans le sang, même dans l'état naturel, par le moyen de la veine pulmonaire, se mêlât intimement avec celui-ci, qui en contenait déjà suffisamment par celui qui s'était mêlé avec les boissons et les aliments, et avec le sang formé par eux. Ainsi il pensait que cet air intimement mêlé avec le sang, comme le sel l'est avec l'eau dans laquelle il a été dissous, sortait par quelques émonctoires avec les humeurs séparées du sang ; mais que l'autre air introduit par le moyen de la veine pulmonaire, semblable à du sel qu'on ajouterait dans de l'eau qui en serait déjà saturée, ne se mêlait jamais avec le sang, qu'il ne pouvait par conséquent sortir des vaisseaux sanguins que lorsqu'il était parvenu avec lui dans l'artère pulmonaire, et qu'il s'en allait par la même voie par laquelle il était entré, c'est-à-dire par la trachée-artère. — Au reste, Mery lui-même (2) avait eu autrefois une autre opinion, et avait pensé

---

(1) Supra, n. 18, in fin.
(2) Hist. de l'Acad. royale des Sc., ann. 1714.
(3) Mém. de la même année.
(4) Resp. ad epist., probl. 16.

(1) Mém. de l'Acad. royale des Sc., ann. 1707.
(2) Vid. Duhamel, R. Sc. Acad. hist., l. 4, s. 2, c. 3, n. 12 et 13.

que l'air introduit dans les poumons se mêlait exactement avec le sang dans les veines de ces viscères, et *qu'il se dissipait par la perspiration insensible*, pour ne point empêcher, par une augmentation trop considérable, la contraction du cœur ; que c'était parce que cette perspiration s'opérait très-lentement dans la tortue, que l'air était très-abondant dans ses vaisseaux. Dans cet état de choses, de même que Littre embrassait l'ancienne opinion de Mery dans l'ordre naturel, de même il approuvait sa nouvelle doctrine dans les cas où le sang avait diminué et s'était épaissi à la suite de grandes hémorrhagies ; de sorte qu'il niait aussi lui-même que l'air se mêlât alors intimement avec le sang, et qu'il faisait passer les bulles de ce fluide dans les racines des veines par le même chemin que Mery.

27. Il n'est ni nécessaire ni convenable d'examiner ici avec soin tout ce qui a rapport aux voies par lesquelles l'air parvient jusqu'au sang ou s'en sépare, puisque, pour répéter ce que Celse (1) dit à un autre sujet, *ce point a été et est souvent traité par les médecins, dans un grand nombre de volumes et avec de grandes contestations*. Il exista autrefois et il existe encore des savants qui prétendent que l'air est reçu dans le corps, même par les pores de la peau, et qu'il en sort par la même voie : ils disent qu'Asclépiade avait ce phénomène en vue lorsqu'il accordait tant d'efficacité aux frictions, par lesquelles il se proposait de faire sortir l'air qui avait séjourné trop long-temps dans le corps et qui s'y était corrompu, et de permettre l'entrée à un air nouveau et salutaire. Il en est aussi parmi eux qui font entrer et sortir ce fluide par la trachée-artère, surtout de la manière que J.-Alph. Borelli (2) a indiquée le premier, et d'après laquelle l'air se mêlerait avec une humeur aqueuse, et s'y dissoudrait pour ainsi dire : ce qui lui donne de la facilité, à ce qu'ils croient, pour entrer dans les veines et dans les vaisseaux lymphatiques. On est étonné que quelques-uns d'entre ces médecins qui admettent le passage de l'air par les poumons et par la peau, ne reconnaissent pas également qu'il se mêle intimement avec le chyle, dans lequel on peut le démontrer de la même manière que j'ai dit (1) qu'on peut prouver son existence dans le sang: car ou ils ne parlent pas de cette dernière circonstance, ou même ils nient formellement le fait.

Je n'ignore pas qu'il existe, d'un autre côté, des médecins qui témoignent ouvertement une opinion différente de celle de presque tous ceux-là. Et, pour ce qui regarde les poumons eux-mêmes, je me souviens très-bien d'avoir entendu un célèbre docteur dire que, si on met dans de l'eau médiocrement chaude des poumons quoique très-frais, après avoir coupé leurs vaisseaux à la base du cœur, et qu'on y souffle même beaucoup plus d'air qu'il n'en entre ordinairement par une inspiration fréquente, on ne voit pas la plus petite bulle dans l'eau ; preuve bien évidente que l'air lui-même ne parvient en aucune manière dans la veine pulmonaire. Cependant, depuis que, faisant autrefois à Venise, avec quelques-uns de mes amis, des expériences nombreuses et variées sur certaines parties des animaux et des hommes, j'ai vu, après avoir enflé les poumons, surtout en soufflant de l'air à plusieurs reprises et en prolongeant long-temps le souffle, mais sans violence, j'ai vu, dis-je, le tronc de la veine pulmonaire rempli d'une humeur écumeuse ; et depuis que j'ai lu différents auteurs, et, en dernier lieu, de Berger (2), qui assure que l'eau injectée dans les bronches, sans aucune violence, passe dans la même veine avec de l'écume, et que, quand elle est injectée par l'une des branches de l'artère pulmonaire, elle revient par les bronches : depuis lors, je ne suis plus aussi éloigné de l'opinion de ceux qui ont pensé nonseulement que l'air s'introduit par cette voie (du moins de la manière dont Borelli l'a indiqué) dans le sang, par une infinité de petits trous épars çà et là, pour se mêler avec lui d'une manière plus exacte, mais encore qu'il se sépare de ce liquide par cette même voie. Je dis que je ne suis plus aussi éloigné de cette opinion ; car, quoique je puisse répondre à quelques-unes des objections qu'il est possible de faire à ce sujet, je ne crois pas pouvoir répondre également à toutes les autres. Si vous le pouvez, non-seulement vous êtes assez avancé pour concevoir, avec Littre, comment

---

(1) De Medicina in præf.
(2) De mot. animal., p. 2, prop. 115.

(1) Supra, n. 18.
(2) Physiolog. med., l. 1, c. 4.

il se fait que l'air se trouve en grande quantité dans le sang après de grandes hémorrhagies, mais encore peut-être aussi pour conjecturer pourquoi le même phénomène a lieu quelquefois, lors même que des hémorrhagies n'ont pas existé antérieurement.

28. En effet, si les petits conduits par lesquels l'air doit se séparer du sang viennent à être rétrécis ou bouchés par une cause quelconque, tandis que les voies par lesquelles il s'introduit dans ce liquide restent ouvertes (car celles-ci appartiennent, non pas à l'artère pulmonaire, comme ces premiers conduits, mais à la veine du même nom), vous voyez certainement qu'il s'accumulera une trop grande quantité d'air dans le sang, et vous sentez combien Thom. Bartholin (1) a été près de cette conjecture, lorsqu'il a dit : *Il se sépare sur les hommes en bonne santé, pendant l'expiration par cette artère, une espèce de fumée qui n'est autre chose qu'une réunion de molécules d'air, formées dans le sang du cœur et du reste du corps;* ou, comme il l'avait dit auparavant : *Cette espèce de fumée n'est autre chose que de l'air et du vent superflus dans le sang cru; lesquels, d'après Hippocrate et Galien, étant également nuisibles dans les veines, s'ils ne sont pas évacués avec la fumée par le commun ventilateur du corps, non-seulement donnent lieu à différents symptômes de douleurs, mais encore peuvent rompre les veines ou former une tuméfaction dans tout le corps, s'ils y séjournent.* On peut dire que Platon (2) lui-même s'éleva à la hauteur non-seulement de cette idée tout entière, mais encore de celle que j'exposerai par la suite. Je vais rapporter ici volontiers ses paroles : *Lorsque le gardien de l'air, dit-il, qui est comme un poumon de provision, bouché par une fluxion, ne nous fournit pas des soupiraux libres et faciles, que, d'un côté, il n'est renvoyé aucune portion d'air, et que, de l'autre, il en est reçu plus qu'il ne faut, alors les parties qui manquent de respiration et de rafraîchissement se flétrissent; mais celui qui est reçu en excès, étant passé dans les veines, les parcourt séparément, et liquéfie le corps.* Et bientôt après : *Souvent aussi il se développe de l'air dans le corps, lors-* *que les chairs sont séparées et raréfiées; comme il ne peut se dégager au-dehors, il cause les mêmes douleurs que l'air qui est entré d'ailleurs; mais il produit de grandes douleurs, lorsque, se répandant autour des nerfs et des petites veines du voisinage, il enfle ces parties.*

29. Mais, de même que toutes ces explications et d'autres analogues peuvent trouver leur application en différentes circonstances, de même je crains qu'elles ne la trouvent point dans les histoires que j'ai rapportées, dans lesquelles le sang n'était éloigné de l'état ordinaire, ni par sa densité, ni par la lenteur de son mouvement, ni par la diminution antérieure de sa quantité, et dans lesquelles enfin il n'y avait eu précédemment aucun indice d'occlusion ou de constriction des conduits aériens dans les poumons. Mais il y avait eu des signes antérieurs d'une mauvaise coction, ou, si vous voulez, de cette solution qui s'opère dans l'estomac et dans les intestins ; car l'Éthiopien avait été sujet à des langueurs d'estomac, et le pêcheur à des affections venteuses du ventre. Est-ce donc que les mauvaises digestions auraient donné lieu, pour la raison indiquée par Brunner (1), ou pour quelque autre, à un trop grand nombre de bulles d'air, qui, mêlées avec le chyle, auraient précédemment dilaté, d'une manière insensible, les orifices des veines lactées, au point qu'étant enfin devenues très-nombreuses, elles se seraient précipitées en masse dans le sang avec le chyle? Ou bien, puisque se trouvant libres et dégagées, comme j'ai dit (2) qu'elles le devenaient dans les vaisseaux sanguins, elles pouvaient obstruer ces veines et fermer le passage à travers l'étroitesse des glandes du mésentère, croirons-nous plutôt que, s'étant mêlées intimement avec le chyle, en nombre d'autant plus considérable que la matière chyleuse séjournait plus long-temps dans l'estomac et dans les intestins à cause des langueurs dont ils étaient le siége, elles seraient parvenues dans les voies du sang, et auraient enfin commencé dans ces voies à se débarrasser et à se dégager par quelque cause extraordinaire, qui aurait aidé cette séparation contre nature? En effet, pourquoi ce que nous voyons hors de nous, c'est-à-

---

(1) Diatr. de pulm. subst., s. 2.
(2) In Timæo.

(1) Gland. dubden., c. 10.
(2) Supra, n. 18.

dire, la même humeur ne donner naissance à aucune bulle, ou en produire un très-grand nombre, suivant qu'on mêle avec elle tel ou tel corps, pourquoi, dis-je, la même chose ne pourrait-elle pas arriver aussi quelquefois dans les veines? Nous voyons également que les autres humeurs qui sont hors du corps donnent naissance, pendant leur corruption et leur putréfaction, à un nombre de bulles proportionné à la fétidité. Or, l'histoire nous apprend assez par elle-même combien était fétide l'odeur qui s'exhalait du corps du pêcheur, et par combien de signes se manifestèrent subitement la corruption et même la putréfaction. Il est certain, en effet, que des molécules d'air continuaient à se dégager çà et là sous nos mains et sous nos yeux, après s'être débarrassés de certaines espèces de liens qui paraissent les retenir tant que le sang conserve son état naturel : or, il est possible que, quelquefois avant la mort, quelques-unes de ces molécules commencent à se dégager, si toutefois elles ne se dégagent pas entièrement.

30. Mais l'Éthiopien présentait des signes plus obscurs de putréfaction ; et les bulles, qui étaient en plus petit nombre, n'étaient remarquables que dans les vaisseaux du cerveau ; et pourquoi ne l'étaient-elles que dans ces vaisseaux? est-ce parce qu'on pouvait mieux les voir à travers leurs parois qui sont formées de tuniques plus fines que celles de tous les autres vaisseaux sanguins, qu'à travers les parois des autres? Cela ne dépendrait-il pas plutôt d'une cause particulière à ces mêmes vaisseaux, par exemple, de leur extrême étroitesse qui, en retenant des bulles même très-petites, les forcerait, en se réunissant à d'autres, à devenir plus grosses et plus remarquables, et à distendre les parties voisines des vaisseaux? Enfin il ne me serait pas facile de dire si cela était un effet du hasard. Si vous aviez pu me faire autrefois cette

question, lorsque la doctrine sur les vapeurs était généralement en honneur, et que l'on avait coutume de comparer la tête à *à un alambic*, j'aurais été porté à vous en donner l'explication, et à interpréter d'une manière peut-être plus convenable une sentence d'Avicenne (1), en la comparant avec ce que j'avais vu sur l'Éthiopien : cet auteur pensait que la douleur de tête *venait le plus souvent de ce que les artères apportaient à cette partie des vapeurs nuisibles.* Mais maintenant je vois (et vous pouvez le voir aussi dans le *Sepulchretum* (2)) qu'un homme très-savant, Brunner, qui a traité en partie avant moi le même sujet, n'a point donné l'explication du phénomène. En effet, après avoir trouvé, en faisant l'examen des cadavres des deux sujets (c'étaient des apoplectiques), sur les côtés du cerveau de l'un *les artères très-dilatées et presque vides, et les veines également très-remarquables et contenant de l'air* ; et après avoir vu de même *de l'air dans les veines de l'autre, qui se rendent au sinus longitudinal, et l'avoir poussé d'un côté et d'autre avec le bout du doigt* ; il ne dit pas un mot de cet air dans les scholies qu'il a mises à la suite de ces deux dissections, quoiqu'il parle longuement des autres objets qu'il avait remarqués sur ces cadavres, soit parce qu'il y avait dans le cerveau d'autres causes d'apoplexie plus évidentes que celles-là, soit parce qu'il semblait qu'on pouvait plus facilement expliquer, d'après ces dernières, pourquoi il y avait de l'air dans les vaisseaux voisins, soit aussi parce qu'il croyait ne devoir rien hasarder témérairement sur un sujet qui n'avait pas encore été traité par d'autres. Je ne veux donc pas que vous me croyiez plus téméraire que lui. Adieu.

---

(1) Canon., l. 3, fen. 1, tr. 2, c. 1.
(2) L. 1, s. 2, in additam. obs. 11 et 12.

VIe LETTRE ANATOMICO-MÉDICALE.

DES AUTRES AFFECTIONS SOPOREUSES.

1. Vous m'écrivez que la lettre que je vous ai dernièrement adressée vous a fait d'autant plus de plaisir, que je me suis plus étendu sur ce qui a rapport à la recherche de la quantité d'air trouvée dans le sang. Je me félicite d'avoir rempli vos vœux à cet égard ; mais je voudrais en même temps vous faire remarquer que si je continue ainsi à m'appesantir sur des conjectures et sur des explications, je ne trouverai pas facilement le temps de vous communiquer un très-grand nombre d'observations de Valsalva et de moi, qui me restent à vous rapporter sur les autres maladies : or, ce dernier objet était mon but principal, lorsque j'ai commencé à écrire ; et ce but est plus digne de vous et de moi. Ainsi désormais je donnerai moins de temps aux conjectures dont je ne pourrai point démontrer la vérité ; mais je m'appesantirai principalement, si vous le trouvez bon, sur les histoires qu'il m'est partout possible de vérifier, quoique je n'aie que peu d'observations qui appartiennent à la section (1) qui suit immédiatement dans le *Sepulchretum*, *sur les autres affections soporeuses*, et que je n'en aie aucune qui ait rapport aux deux sections suivantes (2) qui traitent *de la catalepsie*, *des rêves et du cauchemar*, affections sur lesquelles le *Sepulchretum* même ne contient que très-peu d'histoires. — Le cauchemar et les rêves effrayants qui l'accompagnent ordinairement sont fort rares, et ne causent point la mort avant d'avoir dégénéré en d'autres maladies. La catalepsie est une affection beaucoup plus rare encore ; et enfin les autres affections soporeuses, abstraction faite de l'apoplexie, sont fréquentes à la vérité, mais n'existent pas seules, puisqu'elles se joignent presque toujours à d'autres maladies, et spécialement aux fièvres. C'est pourquoi je parlerai peut-être ailleurs plus longue-

ment des *affections soporeuses*. Il y a plus, c'est que, quoique les histoires que je vais rapporter ici aient été notées d'une manière particulière, cependant ce n'est que jointes à d'autres presque toujours, qu'elles ont enlevé les malades. J'en décrirai d'abord cinq qui appartiennent à Valsalva ; quatre d'entre elles se trouvent dans ses écrits, et il me raconta lui-même autrefois la cinquième, qui est celle par laquelle je vais commencer.

2. Al. Ralta, frère d'un sénateur de Bologne, d'un âge avancé, sujet depuis long-temps à une affection hypochondriaque et à des vertiges, avait commencé, l'été de l'année 1705, à avoir une soif extraordinaire, lorsqu'il fut pris tout-à-coup au mois de novembre, autant que je puis me le rappeler, de la maladie que je décrirai en peu de mots. A un pouls qui était en bon état se joignait du délire, et le principal symptôme fut une très-grande somnolence. Cet homme d'une très-haute noblesse mourut de cette affection dans l'espace de deux jours environ.

Examen du cadavre. A l'ouverture du ventre et de la poitrine, on trouva tout dans l'état naturel ; et, quoiqu'il s'exhalât une odeur semblable à celle qu'on remarque dans les affections vermineuses, et qui faisait pleurer les uns et éternuer les autres, on ne vit cependant des vers nulle part. On ouvrit le crâne, et l'on trouva de l'eau *gélatineuse* dans les anfractuosités du cerveau ; il y avait aussi de la sérosité dans les ventricules, et à l'endroit où la moelle allongée descend dans le canal vertébral ; mais elle était de part et d'autre en petite quantité.

3. Il paraît qu'il se joignit à l'affection *comateuse* une fièvre de mauvais caractère, quoique peut-être aussi la mort fût accélérée par l'état du cerveau, sujet depuis long-temps à des incommodités, et par cela même moins capable de résister à la cause morbide qui s'était fixée sur lui. Si l'on avait trouvé des vers quelque part, comme l'odeur semblait en

---

(1) L. 1, 3.
(2) 4 et 5.

indiquer la présence, vous trouveriez dans le *Sepulchretum* une histoire (1) que vous pourriez comparer avec celle-ci ; car une affection soporeuse causée par des vers enleva, même plus promptement, une jeune fille de onze ans. Vous verrez aussi que Baillou dit dans le même ouvrage (2) que la même cause produit quelquefois des assoupissements graves, même sur les adultes. Mais continuons, et voyons également une affection qui se joignit à une fièvre d'une espèce maligne, et qu'on pouvait rapporter au carus.

4. Une femme d'environ vingt-cinq ans avait été prise d'une fièvre maligne, avec surdité dès le commencement. Au dix-septième jour il se déclara en outre une affection soporeuse, qui devint si grave, que, quand on interrogeait la malade, elle n'ouvrait pas les yeux et ne répondait point. Elle mourut.

Examen du cadavre. On trouva le cerveau parfaitement sain, seulement il s'était écoulé un peu de sérosité par l'infundibulum, pendant qu'on enlevait ce viscère. Mais il y avait dans la cavité du tympan et dans les sinuosités voisines une matière sanieuse.

5. J'ai fait observer ailleurs (3) que Valsalva avait souvent trouvé le tympan rempli d'eau sur des sujets sur lesquels la surdité était survenue dans des maladies aiguës. Mais ici la surdité avait commencé avec la fièvre, et dépendait d'une sanie. Or, la doctrine des anciens (4) qui faisaient consister la léthargie dans l'inflammation du cerveau et dans un abcès, enseigne qu'il y a quelquefois du pus dans la tête des léthargiques, et les observations rapportées dans le *Sepulchretum* (5) le confirment. En relisant une de ces observations, qui a pour sujet un enfant, mort d'une douleur de tête accompagnée d'assoupissement, sur le cadavre duquel il sortit du pus de la cavité du crâne par les narines, il me vint à l'esprit une autre histoire que m'avait racontée un médecin, que je cite souvent avec raison, Hipp.-Franç. Albertini. Un curé, après être resté longtemps exposé au soleil (car il vivait à la campagne), fut pris d'une violente fièvre double tierce continue, à laquelle s'étant joints ensuite du délire et des convulsions, il éprouva une léthargie telle, que les médecins l'ayant abandonné comme étant dans un état désespéré, on crut qu'il allait mourir le quatorzième jour ; et ce même jour, après avoir rendu une grande quantité d'urines, et avoir sué copieusement, il fut presque entièrement délivré de la fièvre. Mais, comme la léthargie persistait néanmoins, Albertini, voyant que la maladie générale était guérie, mais non point l'affection particulière de la partie dans laquelle il soupçonnait qu'un abcès était caché (et il pensait qu'il existait antérieurement, parce qu'il savait que la maladie avait commencé par une douleur au front), osa, pour me servir des expressions mêmes du narrateur, tenter la rupture de l'abcès, en mettant sous le nez du malade de la poudre de tabac, et en lui disant de l'aspirer. L'éternument fut provoqué de cette manière, et il s'échappa par le nez du pus sanguinolent en assez grande quantité. Le malade fut donc débarrassé par ce moyen, et il se portait déjà bien le vingt-unième jour, si ce n'est pourtant qu'il était sujet à des vertiges, à des sifflements d'oreilles et à d'autres incommodités de cette espèce, qu'il éprouva pendant quelques années encore. Mais quand Albertini me fit ce récit, il jouissait d'une bonne santé.

Il serait à désirer que les têtes de ceux sur lesquels on fait des observations semblables tombassent après leur mort entre les mains d'un anatomiste zélé, qui n'ignorât pas ce qui aurait précédé (comme je vous ai écrit dans ma seconde lettre (1) que cela était arrivé quelquefois), afin qu'il pût clairement constater par la vue que le pus était sorti de la cavité du crâne, et non pas des sinus de la membrane pituitaire. Mais ce vœu, que l'on ne peut remplir que rarement, étant ici mis de côté, il ne se trouvera, parmi une aussi grande quantité d'observations qui ont été recueillies dans le *Sepulchretum*, si vous faites abstraction des exemples des blessés comme je le fais ici, qu'un très-petit nombre d'histoires dans lesquelles on remarqua du pus dans la cavité du crâne après des affections soporeuses. On y lit au contraire que c'est de l'eau que l'on trouva la plupart du

---

(1) Sect. hac 3, obs. 42.
(2) In schol.
(3) Epist. anat. 7, n. 6.
(4) Vid. apud Senn. med. præl., l. 1, p. 2, c. 20.
(5) Sect. 3, cit. obs. 31, 33, 34.

(1) N. 16.

temps : ce que vous remarquerez aussi dans ces observations de Valsalva et de moi, soit que la sérosité fût en petite quantité, comme dans celles qui précèdent, soit qu'elle fût abondante comme vous allez le voir dans celle qui suit immédiatement.

6. Un jeune homme de quinze ans, sujet à des vertiges, tombe tout-à-coup par terre, avec la perte des fonctions de tous ses sens. Il revient à lui une heure après, ayant les mouvements de la langue un peu embarrassés. Dans l'intervalle de peu de jours, il est pris d'une fièvre aiguë, à laquelle se joint une affection soporeuse avec de légers mouvements convulsifs : la face est rouge. Enfin il meurt.

Examen du cadavre. On trouve beaucoup de sérosité stagnante dans le cerveau.

7. On pourrait ajouter d'autres observations d'eau trouvée dans le crâne après des affections soporeuses, à celles que j'ai dit tout à l'heure se trouver en aussi grand nombre dans le *Sepulchretum* d'après plusieurs auteurs : mais je n'en citerai que deux qui ont été recueillies par deux anatomistes, l'un ancien et l'autre moderne. Jac. Sylvius (1) a écrit qu'*il avait vu, sur quelques sujets qui étaient morts du carus ou de la léthargie, les ventricules du cerveau entièrement remplis d'une humeur séreuse.* D'un autre côté, Guil. Cheselden (2) assure qu'il a toujours trouvé le cerveau rempli d'eau sur les léthargiques.

8. Un homme adonné au vin, qui approchait de la soixantaine, attaqué d'une fièvre aiguë, et transporté à l'hôpital seulement à la fin de sa maladie, était couché dans un état de stupeur, de sorte qu'il ne répondait qu'à peine à ceux qui l'interrogeaient. Il jetait souvent ses couvertures, comme s'il éprouvait une grande chaleur ; et quand on le touchait, on le trouvait à peine chaud, et même il était froid aux extrémités du corps. Tantôt le pouls était entièrement imperceptible, tantôt on le sentait, mais il était dur, petit, intermittent. Cependant la respiration était naturelle. Les derniers jours s'étant passés dans cet état, il mourut près du quatorzième.

Examen du cadavre. A l'ouverture du ventre et de la poitrine, l'estomac et les intestins se présentent teints d'une légère rougeur, comme dans le commencement d'une inflammation, tandis qu'on trouve du sang épais, mais liquide, dans les ventricules du cœur. Après l'ouverture du crâne, pendant qu'on incise la dure-mère et qu'on enlève le cerveau, il s'écoule de la sérosité limpide, mais en petite quantité. Il y avait également de la sérosité de la même nature, au-dessous de la pie-mère qui présentait une légère trace d'inflammation, dans les sillons qui s'enfoncent entre les anfractuosités du cerveau. Enfin on trouva dans les ventricules latéraux un peu de sérosité teinte d'une couleur de sang.

9. Cette fièvre était une *lipyrie*, comme l'indiquent les symptômes que l'on observa pendant la vie, et les lésions que l'on trouva après la mort. Or, si vous mettez de côté l'inflammation observée sur l'estomac, sur les intestins et sur la pie-mère, qui se rapporte à cette affection, et qui parut plus légère parce qu'elle était *erysipélateuse*, à mon avis, il restera l'eau à laquelle vous attribuerez cette stupeur, qui était si considérable que, semblable à un homme à demi endormi, le malade ne répondait qu'à peine à ceux qui l'interrogeaient. Mais les fréquents excès de vin avaient d'une part fourni la matière de l'inflammation, et de l'autre disposé le cerveau, en l'affaiblissant, à la sécrétion de cette eau : le jeune homme dont j'ai parlé tout à l'heure avait aussi été disposé à cette sécrétion par des vertiges qu'il éprouvait souvent auparavant, et enfin par une attaque d'apoplexie.

10. Un homme sexagénaire est pris d'une douleur au côté gauche de la poitrine : il se couche sur le dos. Vers le dixième jour, il se déclare en outre une affection soporeuse, par laquelle les fonctions de tous les sens internes sont entièrement suspendues : à peine le malade fait-il quelques mouvements, et quand il se remue, il ne le fait qu'avec peine et avec lenteur. On lui irrite fortement les pieds, mais il ne donne aucun signe de sensibilité. Enfin il meurt.

Examen du cadavre. Dans la poitrine, induration du poumon du côté gauche ; concrétion polypeuse dans le ventricule droit du cœur. Dans le crâne, commencement d'une concrétion *gélatineuse* aux environs des vaisseaux qui rampent à travers la dure-mère : on trou-

---

(1) Calumn. de puls., 28.
(2) The anat. of the hum. body bock 3, ch. 14.

ve un peu de sérosité dans les ventricules du cerveau.

11. La douleur de la poitrine et l'induration du poumon annoncent l'inflammation de celui-ci ; le reste indique une léthargie très-grave, dégénérant en apoplexie incomplète qui se termina par la mort. Vous conclurez, d'après Hippocrate, d'après Baillou et d'autres qui sont cités (1) dans le *Sepulchretum* (2) pour des observations de cette espèce, avec quelle facilité la léthargie et l'inflammation des poumons se compliquent l'une l'autre. C'est à ce même objet qu'appartiennent, outre une observation que je vous décrirai ailleurs (3), deux autres histoires qui me sont propres, et que je vais mettre à la suite des cinq que je viens de rapporter d'après Valsalva.

12. Un vieillard âgé de soixante-neuf ans, pâle, et se plaignant déjà depuis quelque temps d'une légère douleur à la région cervicale, fut reçu, après que cette douleur eût augmenté, à l'hôpital de Sainte-Marie *de la Mort* de Bologne. Les forces étaient affaiblies, le pouls était également petit et fréquent ; le malade, qui d'ailleurs voyait et entendait bien, était lent à comprendre et à agir, comme un homme à demi endormi. Ce dernier symptôme persista pendant toute la durée de la maladie ; et même il augmenta, lorsque tous les autres et surtout la douleur du cou eurent diminué en peu de temps d'une manière assez remarquable. Mais quelques jours après, il se plaignit d'une douleur de poitrine, qui s'était déclarée pendant la nuit : il en indiquait le siége en portant sa main sur le sternum. C'est pourquoi on lui tira aussitôt quelques onces de sang de la main, et l'on employa en outre, à l'intérieur et à l'extérieur, ce que l'on met ordinairement en usage au début d'une inflammation de poitrine. La douleur se dissipa après cela, dans l'espace d'un jour, de sorte que le malade ne se plaignit jamais dans la suite de cette incommodité ni d'aucune autre à la région de la poitrine. Cependant, à la cessation de la douleur, succéda la respiration stertoreuse, dépendante d'une humeur qui causait un certain bruit dans la trachée-artère ; elle dura deux jours, pendant

lesquels le pouls devint vibrant. Le malade, interrogé souvent et avec soin s'il souffrait et en quel endroit, ne répondit enfin que pour faire entendre que ta tête lui paraissait lourde, et qu'il lui semblait qu'on le piquait à l'intérieur de la tempe droite. Cependant, quoique la respiration stertoreuse eût cessé, et qu'il pût se coucher sur le côté qu'il voulait (mais il se couchait plus souvent sur le côté droit), et enfin que la vibration du pouls eût aussi diminué ; néanmoins je n'étais pas content de cet état, et ce n'était pas sans raison. Car, quatre ou cinq jours après la cessation de la douleur (c'était vers le milieu de janvier de l'année 1706), je le trouvai le matin encore plus absorbé et plus semblable à un homme à demi endormi ; le pouls et les forces étaient affaiblis, et la nuit suivante, peu de temps après avoir fait son petit souper selon son habitude, il poussa un profond soupir, commença aussitôt à rendre l'âme, et mourut dans l'espace d'une heure.

Examen du cadavre. A l'ouverture du ventre, je trouvai le foie blanchâtre et un peu dur, et la vésicule du fiel très-distendue par de la bile ; l'estomac était placé plus bas qu'à l'ordinaire ; cependant il était sain. Le côté droit de la poitrine contenait une assez grande quantité de sérosité trouble, et comme sanieuse en partie ; mais le côté gauche en contenait peu, et elle était sanguinolente. Le poumon de ce dernier côté était adhérent à la plèvre latérale en quelques points, par des membranes, et présentait supérieurement sur sa surface une petite partie dure, qui paraissait être une lésion ancienne : du reste, il était médiocrement distendu par l'air ; et quand on le coupait, il laissait écouler beaucoup d'humeur écumeuse (cette humeur venait-elle du poumon droit par les bronches, attendu que la substance de ce dernier était dure et compacte, comme vous allez l'apprendre tout de suite?) ; car ce poumon supérieurement paraissait putréfié à la partie par laquelle il était adhérent à la plèvre ; tout le reste, qui était la partie de beaucoup la plus considérable, était très-dur, très-tuméfié, et surchargeait la main qui le soulevait. A l'extérieur ce viscère avait une couleur de chair ; à l'intérieur aussi, à quelque endroit qu'on le coupât, il paraissait composé de petits morceaux de chair durs, qui formaient comme autant de globules, et il était parsemé çà et là de vais-

---

(1) Sect. hac. 3, obs. 39, 48, in addit., obs. 4.
(2) In schol. ad cit., obs. 39.
(3) Epist. 21, n. 35.

seaux devenus noirâtres par le sang qu'ils renfermaient : c'est pourquoi la partie la plus élevée du lobe supérieur était entièrement noire, à cause des vaisseaux très-nombreux qui s'y trouvent. Il s'écoula beaucoup d'humeur putride de ce poumon droit, après qu'il eut été disséqué. Les orifices des quatre cavités du cœur contenaient autant de concrétions polypeuses, qui s'étendaient de là dans les troncs des vaisseaux correspondants, et même dans les branches de ces troncs, comme je le vis d'une manière évidente dans la veine pulmonaire et dans l'artère du même nom. Les plus grosses de ces concrétions étaient les deux qui se portaient dans les veines voisines des oreillettes ; elles se déployaient même dans ces dernières, surtout celle du côté droit. Elles étaient toutes composées en très-grande partie d'une substance blanche, ténace et comme fibreuse.

A l'ouverture du crâne, il se présenta dans le sinus de la faux une petite concrétion polypeuse, composée de la même substance que ces dernières. Il y avait une assez grande quantité d'eau entre les méninges. Il y en avait aussi beaucoup sous la pie-mère, dans les sillons du cerveau ; de plus je m'aperçus, en examinant avec plus d'attention, qu'il y en avait également une grande quantité dans l'épaisseur de la substance membraneuse de la même méninge, qui formait, par l'écartement de ses fibres, comme de petites cellules muqueuses ; c'est pourquoi je remarquai que l'eau qui était renfermée dans ces cellules ressemblait, il est vrai, à de la gélatine, mais qu'elle était réellement liquide. Les ventricules latéraux contenaient un peu d'eau sanguinolente ; les vaisseaux qui rampent sur leur surface, ainsi que ceux qui forment les plexus choroïdes, n'étaient point pâles ; il y avait des hydatides à la partie postérieure de ces derniers. La glande pinéale, qui n'était nullement molle, renfermait dans son épaisseur un petit corps inégal, de la grosseur d'un petit grain de poivre, d'une substance un peu dure, mais qui n'était ni osseuse, ni cartilagineuse, ni évidemment calculeuse. Le cerveau et les nerfs n'étaient pas très-mous ; le cervelet parut un peu pâle. A peine s'écoula-t-il quelques gouttes d'eau du canal vertébral.

13. S'il était permis de recueillir quelques-unes des paroles d'Hippocrate, qui sont comme des oracles, et de les approprier à notre sujet ; certes, parmi tout ce qu'il a écrit (1) sur les léthargiques, ceci conviendrait à l'histoire en question. *Assoupis, décolorés,.... avec un pouls insensible,..... ils se plaignent d'une douleur à la région cervicale.... Tous ceux qui sont sauvés deviennent presque purulents* (c'est-à-dire, d'après l'interprétation de Duret, qu'il se forme des vomiques dans les poumons), *à moins qu'ils ne soient auparavant précipités dans le tombeau par une péripneumonie causée par la descente de la matière purulente, et par l'anéantissement des forces résultant de la léthargie.* Quelque sens que l'on doive donner à ces paroles, et surtout à cette descente de la matière, il est certain que le vieillard dont j'ai parlé mourut en même temps d'une péripneumonie et de l'anéantissement des forces causé par l'affection soporeuse. En effet, comme je le démontrerai ailleurs (2) longuement, la tuméfaction du poumon, sa densité, sa dureté, sa pesanteur, dépendent d'une péripneumonie qui ne peut se résoudre. C'est pour cela aussi que j'ai jugé, dans la dernière histoire de Valsalva, qu'il y avait eu une inflammation du poumon, d'après l'état d'endurcissement dans lequel je le trouvai après des douleurs de poitrine (3). Or, cette inflammation ne put pas se résoudre sur un vieillard faible et à demi endormi, parce qu'il ne pouvait ni n'essayait d'expectorer la matière qui était encore mobile, et qui causait du bruit dans les bronches. Aussi n'étais-je point satisfait d'avoir vu cesser, d'abord la douleur, et bientôt après la respiration stertoreuse, parce que je conjecturais qu'un très-grand danger pouvait facilement se cacher sous cette apparence de repos. Ce danger devint encore plus grand, parce qu'il y avait dans le sang languissant du sujet beaucoup de matière qui tendait à se coaguler, dès qu'il se reposait, ce qui fut démontré après la mort par ces concrétions polypeuses qui étaient si nombreuses et si considérables. Il ne faut pourtant pas rapporter à une concrétion ce corps comme muqueux, qui se trouva sous la pie-mère, car c'était bien de la *gélatine* en apparence, mais de l'eau liquide en réalité ; et tout ce qui était comme mu-

---

(1) In Coac. prænot. Dureto interp., l. 1, n. 145.
(2) Epist. 20 et 21.
(3) Supra, n. 11.

queux appartenait à des parcelles et à des fibres de la méninge, séparées ou déchirées.

Je ne doute pas que cette apparence n'en ait quelquefois imposé à moi et aux autres, quoique Wepfer eût dû faire naître des soupçons à ce sujet, puisque, après avoir vu plus d'une fois (1) *de la gélatine* au même endroit, il dit que *l'ayant incisée avec un scalpel, il s'en était écoulé de l'eau.* A la vérité, il n'a pas dit d'où provenait cette apparence; mais moi-même, après avoir fait observer cette circonstance, je ne me suis pas inquiété du véritable siége de l'eau. J'ai cru devoir vous le dire ici franchement, afin que, toutes les fois que j'écrirai dans ces lettres que j'ai trouvé de l'eau sous la pie-mère, ou que je nommerai cette même méninge dans les endroits où la nature ne l'a pas séparée de l'arachnoïde, vous sachiez que je les comprends l'une et l'autre dans un seul et même nom, à la manière des anciens, et afin que, vous souvenant de cette grande quantité de *nœuds fibreux* par lesquels Ruysch (2) a fait connaître que les deux membranes sont confondues, vous puissiez croire avec les anatomistes modernes qu'il s'accumule de l'eau dans les interstices de ces nœuds relâchés. Au reste, l'eau se trouva en aussi grande quantité dans la cavité du crâne de notre vieillard, soit parce qu'un sang comme le sien devait couler lentement, soit parce que ce liquide contient une grande quantité de sérosité à cet âge, et que la tête est plus faible, comme le prouve l'état languissant des forces. Ainsi, ce qu'on lit dans le livre qu'on met au nombre de ceux d'Hippocrate, et qui est intitulé : *De la Structure de l'homme* (3), que, *lorsque le cerveau est rempli d'humeurs froides, il en résulte une affection appelée léthargie qui attaque le sujet,* vous le voyez confirmé; si vous prenez ces paroles dans une acception un peu plus étendue, par cette dissection et par toutes celles qui se trouvent dans cette Lettre, ainsi que par deux autres qui appartiennent également à des affections soporeuses, et qui ont été rapportées dans les Ire (4) et IIe (5) Lettres; vous le

verrez peut-être encore confirmé par d'autres dissections, du moins par celle à la description de laquelle je passe, puisque ce que j'avais à dire sur les petits corps durs qui se rencontrent assez fréquemment dans la glande pinéale a été exposé dans la Lettre précédente (1).

14. Un étranger, qui paraissait âgé de cinquante ans, mourut au mois de mars de l'année 1717, à l'hôpital de Padoue, d'une inflammation des poumons avec une affection soporeuse qui dura quatre jours.

Examen du cadavre. La tête séparée du tronc, et les organes génitaux enlevés, me furent apportés, parce que je désirais alors faire quelques recherches sur la structure de ces deux parties, par le soin de deux hommes célèbres (ils avaient l'habitude de me faire porter des cadavres) qui m'aidaient à cette époque dans la plupart des dissections, et qui, dans la suite, furent mis comme ils le méritaient au nombre des professeurs publics; c'étaient J. Pontedera et J. B. Volpie. Comme les signes de l'inflammation des poumons avaient été très-manifestes, je n'étais pas curieux d'examiner les viscères de la poitrine, et ils ne le furent pas eux-mêmes. L'état des parties génitales portait à croire, comme vous l'apprendrez d'après ce qu'elles présentaient de particulier (je les ai décrites ailleurs, et je les décrirai une autre fois), que cet homme n'avait jamais joui des plaisirs de l'amour. — Mais je remarquai dans le cerveau, quoique je fusse occupé d'autres choses, ce qui a rapport au sujet qui nous occupe, c'est-à-dire de l'eau dans les ventricules; j'en vis aussi en plusieurs endroits sous la pie-mère; elle était jaune et en grande quantité : d'un autre côté, les vaisseaux distendus par du sang contenaient çà et là des concrétions polypeuses.

15. Vous voyez, comme je l'ai déjà dit, qu'il y avait de l'eau aussi dans le crâne de cet homme, mais elle était jaune, comme sur une jeune fille comateuse, comme sur un sarcleur dont un profond sommeil s'emparait de temps en temps, et comme sur un enfant léthargique, dont vous trouverez l'histoire des dissections dans le *Sepulchretum* (2). N'allez pourtant pas pour cela condamner tout

---

(1) Sepulchr., l. 1, s. 2, obs. 47, et s. 15, obs. 3.

(2) Respons. ad epist., probl. 9.

(3) N. 3.

(4) N. 2.

(5) N. 20.

(1) N. 12.

(2) Sect. hac. 3, obs. 12 et 43, et in addit., obs. 1.

de suite ce qui se trouve rapporté dans le même ouvrage (1), d'après Ch. le Pois, *que le sérum du sang est soporeux, s'il se mêle avec une sécrétion muqueuse du cerveau, ou avec toute autre humeur que la bile.* Car la jeune fille avait eu précédemment des accès d'épilepsie ; l'enfant avait éprouvé une grande douleur de tête ; et ce n'était pas seulement alors que le sarcleur avait eu un mauvais sommeil et de mauvaises veilles, mais il y était sujet de temps en temps ; peut être aussi, si quelqu'un avait pris des informations avec plus de soin, aurait-il appris quelque chose de semblable à l'égard de l'homme dont je viens de rapporter l'histoire. Je n'ignore cependant pas ce qui est rapporté dans le même volume (2), que Fran. Sylvius plaçait dans la bile même, parce qu'elle est extrêmement amère, comme l'opium, *une très-grande vertu narcotique ; qu'il* n'est pas rare de trouver dans les têtes des léthargiques d'autres choses que de l'eau ; qu'on y observe principalement la distension des vaisseaux causée par le sang ; et qu'*on voit même sur certains sujets (3) le cerveau assez sec, et sans aucune trace d'hydropisie ou de collection séreuse, dont les léthargiques sont affectés la plupart du temps.* Je ne nie rien de tout cela ; j'ajoute même volontiers que j'ai entendu raconter que des chiens qui étaient tombés dans l'assoupissement après avoir avalé de l'opium, avaient présenté tous les vaisseaux du cerveau extrêmement engorgés de sang ; cependant je dis qu'il est utile, il est vrai, de savoir que les affections soporeuses ont lieu de différentes manières par différentes causes sur différents sujets, mais qu'il est plus utile de connaître, d'après les autres observateurs aussi, ce que l'on trouve *le plus souvent* après ces affections.

16. Maintenant que j'ai assez parlé de la sérosité qui se rencontre le plus ordinairement dans le crâne, je vais dire quelque chose aussi de la distension des vaisseaux (je crus également moi-même qu'elle existait dans cette affection soporeuse, dans laquelle j'ordonnai (4) avec un grand avantage d'ouvrir les veines

occipitales, et j'avoue qu'on l'a assez souvent observée en même temps qu'un épanchement d'eau, comme le confirment aussi les Actes de l'Académie de Vienne (1), et d'autres observations (2) qui me sont propres), je vais, dis-je, parler de cette distension, attendu surtout qu'elle existait sur l'homme dont il est question. Je suis porté à croire que le sang s'arrêta dans les veines de l'intérieur du crâne en quantité d'autant plus grande que le sujet en avait davantage, et qu'il passait moins de ce liquide à travers les poumons enflammés ; car ces veines, privées de l'appui de muscles environnants, reçoivent le sang des artères, dont les tuniques sont très-fines, et qui ne peuvent ni le presser ni le pousser fortement par derrière. Or, plus le sang reste en stagnation, plus il s'en sépare de sérosité, si rien ne s'y oppose, et plus le cerveau est comprimé par l'un et l'autre liquide ; mais plus cette compression est considérable, plus aussi l'assoupissement est profond, et si la compression augmente encore, l'assoupissement dégénère en apoplexie. C'est pourquoi Sennert (3) dit que si le carus augmente, au point que la respiration soit lésée aussi, *l'apoplexie est imminente.* Boerhaave (4) dit même formellement que *le carus est une légère apoplexie, et la léthargie une espèce d'apoplexie plus légère.* Je rappelle ceci pour que vous ne vous étonniez pas de me voir admettre maintenant pour causes des affections soporeuses, les mêmes que celles que j'ai énumérées parmi celles de l'apoplexie. Mais vous parviendrez suffisamment par vous-même, d'après ce qui a été dit dans la IVe Lettre (5), à conjecturer pourquoi les mêmes causes paraissent quelquefois plus considérables dans les têtes de quelques personnes mortes de ces affections, que dans celles d'autres sujets qu'une apoplexie a enlevés ; pour moi, je ne veux pas, comme je l'ai dit au commencement, me livrer dans cette lettre à de trop longues conjectures. Recevez ma résolution en bonne part ; adieu.

<hr>

(1) Volum. I, obs. 152, et IV, obs. 39.
(2) Epist. 10, n. 17.
(3) Medic. pract., l. 1, p. 2, c. 32.
(4) Aphor. de cognosc. morbis, § 1045 et 1047.
(5) N. 31.

<hr>

(1) Sect. eadem, obs. 8, in schol.
(2) Ibid. in schol., ad obs. 13.
(3) Obs. 30.
(4) Advers. 6, animad. 83.

VIIᵉ LETTRE ANATOMICO-MÉDICALE.

DE LA FRÉNÉSIE, DE LA PARAFRÉNÉSIE ET DU DÉLIRE.

1. Vous comprenez facilement, par les raisons que je vous ai données au commencement de la Lettre précédente, pourquoi je dois passer sous silence les deux sections qui suivent les *affections soporeuses* dans le *Sepulchretum*. Or, ces raisons sont à peu près les mêmes que celles pour lesquelles je ne parle pas non plus de la section qui vient immédiatement après elles, et qui est intitulée : *Des veilles contre nature*. Car ces dernières ne sont pas seules, lorsqu'elles causent la mort, mais elles sont jointes à des maladies plus graves. C'est pourquoi vous ne trouverez, parmi toutes les observations qui sont rapportées dans ce même ouvrage, aucun exemple dans lequel il ne soit question que de veilles. Cependant ces exemples se réduisent à huit; il n'y en a même pas ce nombre : car la septième observation est la même que la quatrième. Je suis plus étonné de cette seule erreur qui n'a point été remarquée dans l'espace de si peu de lignes, que d'un plus grand nombre de répétitions qui se trouvent dans la section suivante (la septième) qui est plus longue. Dans cette dernière, en effet, l'observation trente-cinquième n'est pas autre que la vingt-troisième, ni la trente-quatrième que la vingt-neuvième. Plût à Dieu que la même négligence ne se fît pas remarquer dans les trois sections précédentes; certes on aurait pu s'apercevoir facilement que, dans la première, l'observation trente-deuxième ne diffère pas de la seizième, ni la trente-quatrième de la dix-neuvième, ni la soixante-troisième de la trente-cinquième, ni la quatre-vingt-cinquième de la quarante-quatrième, ni la cent troisième de la quatre-vingt-quinzième; que, dans la seconde section, la vingt-huitième observation ne diffère pas de la vingt-quatrième, ni la vingt-deuxième de celle qui se trouve la deuxième dans les additions; et que, dans la troisième section, la vingt-troisième observation ne diffère pas de la vingtième, ni la trente-huitième de la

cinquante-quatrième. Si ces erreurs se sont présentées à moi pendant que j'étais occupé d'un autre objet, il est vraisemblable qu'en cherchant avec soin, on en trouverait un plus grand nombre. Mais ceux qui publieront une troisième édition de cet ouvrage verront ces fautes et d'autres de cette espèce; pour moi, afin de revenir à mon sujet, je passe à cette septième section que j'ai dit être la suivante, pour rapporter des exemples de veilles avec d'autres maladies : elle traite *de la frénésie, de la parafrénésie et du délire*. J'ai trouvé dans les écrits de Valsalva quatre histoires qui ont principalement rapport à ces affections : les voici.

2. Un jeune homme, âgé de vingt ans environ, était couché à l'hôpital de Ste-Marie *de la Mort* de Bologne. Il avait, il est vrai, une fièvre lente avec de la soif ; mais son urine et son pouls étaient pour ainsi dire semblables à ceux des personnes en bonne santé; de sorte que la maladie paraissait légère. Cependant, vers le huitième jour, il se déclara en outre un grand délire qui dura sept jours. Quoique ce délire cessât, le malade n'en restait pas moins couché comme un insensé; quelquefois seulement il paraissait avoir sa raison pour un moment. Enfin il meurt.

Examen du cadavre. L'extérieur du cadavre tendait un peu à la lividité, surtout au-dessous des ongles des mains ; la chair musculaire avait aussi plutôt une teinte brunâtre que sa couleur rouge naturelle. Le sang était également noirâtre et épais, mais liquide.

Tout était sain dans le ventre et dans la poitrine, si ce n'est qu'il n'y avait aucune trace d'eau dans le péricarde. A l'ouverture du crâne, on remarqua une concrétion *gélatineuse* qui accompagnait les côtés des vaisseaux sanguins rampants à travers la pie-mère. Cette méninge s'étant déchirée à la base du cerveau, il s'écoula une certaine quantité d'eau semblable par sa couleur et par son épaississement, au sérum du lait de vache.

3. Il est clair que cette fièvre qu'on appelle *maligne*, et le délire qui se joignit à elle, étaient une frénésie. Mais pourquoi n'y avait-il aucune inflammation dans les méninges, ni aucune distension des vaisseaux? Croirez-vous que cette distension existant auparavant se dissipa lorsque la frénésie se changea en démence, et que ce fut pendant ce temps, à cause de la lenteur du mouvement du sang dans les vaisseaux distendus, que cette quantité d'eau fut sécrétée? Mais vous ne trouverez dans les deux observations suivantes rien de relatif à la distension des vaisseaux dans les méninges.

4. Un homme d'environ trente-cinq ans est pris d'une douleur à la poitrine avec de la fièvre. La douleur se dissipant, le délire se joint à la fièvre : ce délire, pendant les progrès toujours croissants de celle-ci, persiste jusqu'à la mort, qui arrive vers le onzième jour.

Examen du cadavre. A l'ouverture de la poitrine, on trouve la partie postérieure des poumons un peu dure et rouge, et une concrétion polypeuse dans chacun des ventricules du cœur : mais celle du ventricule gauche était presque la plus grosse, ce qui étonna Valsalva, qui avait toujours remarqué jusqu'alors que la concrétion la plus considérable se trouvait dans le ventricule droit. — Pendant qu'on enlevait le cerveau du crâne, il s'écoula un peu de sérosité des méninges. Il y avait une concrétion polypeuse dans chacun des grands sinus de la dure-mère. Toute la masse cérébrale était molle ; le plexus choroïde du ventricule gauche était très-tuméfié et comme variqueux.

5. Ce n'est pas ici le lieu de parler des causes et des différences des concrétions polypeuses. Mais la cause qui avait commencé à produire une péripneumonie sur cet homme, paraissait, après s'être transportée à la tête et y être restée jusqu'à la mort, avoir donné lieu à une inflammation remarquable des méninges. Cependant elle ne l'avait point fait ; et ces espèces de varices qui n'existaient que sur l'un des plexus choroïdes étaient évidemment une lésion ancienne.

6. Un portefaix attaqué d'une fièvre ardente éprouvait une grande douleur de tête, à laquelle le délire succéda.

Examen du cadavre. Après la mort, on trouva entre les deux méninges un peu de sérosité, dont une partie s'était concrétée en forme de *gélatine* dans l'intervalle des vaisseaux sanguins. Le sinus de la faux contenait une concrétion mince et longue. Du reste, tout le cerveau était dans l'état naturel.

7. Un homme âgé de trente-cinq ans est pris d'une grande fièvre ; il délire ; ses yeux brillent, son pouls est fort et fréquent. Enfin il meurt.

Examen du cadavre. Le cerveau est en bon état, si ce n'est que ses vaisseaux sont considérablement engorgés de sang, et que les ventricules contiennent un peu de sérosité. A l'exception de quelques concrétions polypeuses contenues dans le cœur, tout le sang de ce cadavre était liquide.

8. Pour que vous ne soyez pas étonné de ce que Valsalva ne vit point les vaisseaux du cerveau distendus sur les autres délirants dont il a été parlé (celui-ci excepté), relisez tous les exemples relatifs au même sujet, que j'ai rapportés d'après lui dans les lettres précédentes (1) (car le délire aussi est du nombre des affections qui, quoiqu'elles puissent quelquefois causer la mort, même sans être compliquées avec quelques maladies plus graves, se joignent néanmoins le plus souvent à d'autres); vous n'en trouverez aucun dans lequel il ait remarqué la distension des vaisseaux du cerveau, tandis qu'il trouva de l'eau dans le plus grand nombre. Il est vrai que ces délires ne furent pas le plus souvent tels que celui que l'on croit accompagner l'inflammation des méninges. Cependant il existe, même dans le *Sepulchretum*, quelques observations (2) dans lesquelles il n'y avait aucune véritable inflammation, quoiqu'elle fût très-présumable ; et si les vaisseaux étaient distendus, *ils n'étaient engorgés que d'un sang aqueux et pituiteux*. On y trouve même rapportées les dissections et l'opinion (3) de Willis, qui pensait que les affections soporeuses sont plutôt produites par l'inflammation des méninges que la frénésie, à cause de la compression du cerveau causée par la stagnation du sang, et que si on trouve cette inflammation après une frénésie, on ne la trouve que lorsque la frénésie a dégénéré en carus ou en léthargie. Au contraire, vous verrez que, dans la plupart des observations de frénésie ou de

---

(1) I, n. 2 et 4 ; V, n. 2 et 4 ; VI, n. 2.
(2) Ex. gr. 13, 14, 16, hujus septimæ sect.
(3) Ibid. obs. 1, cum. schol.

délire, qui ont été rapportées dans cette section du *Sepulchretum*, il est question de l'inflammation des méninges, ou du moins de la distension de leurs vaisseaux, quoique les sujets n'eussent point été pris d'assoupissement avant la mort. — Au reste, il y a des savants qui adoptent l'opinion de Willis, jusqu'au point de reconnaître que la frénésie n'est pas toujours produite par l'inflammation des méninges; mais ils croient qu'on ne peut pas nier que le cerveau, ou du moins sa substance corticale, ne soit toujours enflammée dans la frénésie. C'est cependant ce que niait formellement Henr. Meibomius, anatomiste du plus grand mérite, lorsqu'il avança cette proposition (1) : *Dans la frénésie, la substance même du cerveau n'est point enflammée.* Pour moi, non-seulement je ne nie pas qu'elle est enflammée quelquefois, mais encore je puis ajouter à l'appui de cette opinion d'autres observations à celles qui sont dans le *Sepulchretum*; par exemple celle de Lanzoni (2), qui trouva sur un jeune homme mort d'une fièvre maligne avec délire, *le cerveau parsemé de tous côtés de taches noires avec la lividité de ses membranes* (indices non équivoques d'une inflammation antérieure), et une autre de Mogling (3), qui vit *le cerveau d'un frénétique enflammé partout le long de ses membranes, et sphacélé en quelque partie, avec les ventricules remplis d'une grande quantité de sérosité.*

Mais, après avoir cité ces observations et d'autres, je ne pourrai passer sous silence le grand nombre de celles dans lesquelles on ne trouva dans le cerveau aucune trace d'inflammation : et ce sont, pour ne pas m'éloigner du *Sepulchretum*, presque toutes celles que je vois mises en avant pour prouver que la frénésie a existé sans inflammation des méninges. Je voudrais surtout vous faire remarquer, entre autres, celle dans laquelle le grand anatomiste Coiter (4) dit : *Je ne pus trouver aucune inflammation, ni dans les membranes, ni dans la substance du cerveau.* Joignez à cela ce qu'un autre habile prosecteur observa, et qu'il faut lire dans Rhodion (5) même,

plutôt que dans le *Sepulchretum*. Car Rhodion, après avoir avancé qu'il avait trouvé sur un frénétique les méninges et le cerveau enflammés, dit : *Mais Fab. Bartholeti, homme zélé et plein de franchise, m'a avoué qu'il avait vu sur plusieurs cadavres de frénétiques la pie-mère enflammée sans aucune lésion du cerveau.* Si vous avez de la peine à croire que la substance corticale même ne contracta pas alors quelque lésion, à cause de sa contiguité avec la méninge, gardez-vous cependant de penser que, toutes les fois que la substance corticale du cerveau est enflammée, il y a frénésie; car le même Willis, qui a souvent remarqué qu'il n'y avait pas eu de frénésie lorsque les méninges étaient enflammées, dit au même endroit (1) : *Qu'elle avait manqué aussi quelquefois, lorsqu'il trouva la surface extérieure du cerveau attaquée d'une tumeur phlegmoneuse.* Il y a encore d'autres observations qui confirment cette assertion, et, entre autres, celle qui se trouve dans le quatrième livre du *Sepulchretum* (2). Car la *pie-mère était aussi elle-même rouge, et il y avait au-dessous d'elle du pus un peu épais et rougeâtre; cependant le malade ne délira point du tout.* — Que faut-il donc conclure de cela? C'est que, lorsque vous aurez réfléchi à tout ce qui a été dit, vous en reviendrez nécessairement à cette idée, que les causes du délire paraissent être différentes en différentes circonstances, et qu'elles produisent tantôt une maladie, tantôt une autre, en agissant différemment sur les différents individus, suivant la nature du sang et des humeurs, suivant la partie du cerveau qui est affectée, suivant l'état de ce viscère, soit constitutionnel, soit dépendant de maladies antérieures, suivant d'autres circonstances analogues, suivant aussi la réunion de plusieurs de ces circonstances ou de toutes ensemble. Ainsi, il y aura sur quelques-uns inflammation du cerveau, sur un plus grand nombre inflammation des méninges, ou du moins distension des vaisseaux, qui ne sera pas assez considérable pour pouvoir plutôt comprimer qu'irriter; sur d'autres, ce sera un épanchement d'eau, mais d'eau irritante; car je suis de l'avis de Bonet (3), ou de ce-

---

(1) Coroll. 4, in calce. Exerc. de observ. rariorib.
(2) Eph. N. C., dec. 3, A. 9, obs. 113.
(3) Earumd. cent. 6, obs. 22.
(4) Sect. hac 7, Sepulchr., obs. 16.
(5) Cent. 1, obs. med. 40.

(1) Obs. 1, cit.
(2) Sect. 3, obs. 10, § 7.
(3) Sect. hac 7, l. 1, in schol. ad obs. 27.

lui, quel qu'il soit, qui dit que *la sérosité pure et sans acrimonie n'est pas capable de produire le délire*; sur plusieurs enfin, pour ne point parler d'autres causes, ce seront à la fois l'une et l'autre de celles qui ont été nommées en dernier lieu. C'est à ce dernier objet que se rapportent quelques observations qu'on peut lire dans le *Sepulchretum* (1), et plusieurs des miennes dont quelques-unes vous ont été décrites ou le seront dans d'autres lettres. Mais en voici cinq que je vais vous rapporter immédiatement.

9. Un vieillard, âgé de quatre-vingts ans, fut reçu à l'hôpital de Sainte-Marie *de la Mort* de Bologne, pour différentes incommodités; mais ces incommodités étaient légères. Pendant son séjour dans cet hôpital, son pouls devint non-seulement plus fréquent et plus vif, mais encore plus plein que ne semblait le comporter son âge. Ajoutez à cela qu'il commença à délirer et à éprouver de fréquents tremblements, comme convulsifs, dans la mâchoire inférieure et dans les membres. Interrogé alors quelle espèce de mal il éprouvait à la tête, il dit clairement qu'il y sentait un poids; il répondit négativement sur tout le reste. Mais, ayant continué, pendant quinze ou seize jours, à délirer et à éprouver les tremblements que j'ai indiqués, le pouls enfin, qui, par intervalles, avait été petit, devint plus petit encore; et, à partir de ce moment, la respiration étant devenue stertoreuse, il mourut en délirant.

Examen du cadavre. A l'ouverture du ventre et de la poitrine, qui fut faite quatorze heures après la mort, l'on trouva les viscères encore chauds, quoique le cadavre eût été exposé pendant tout ce temps à un air froid (c'était au commencement de l'année 1706). Les intestins étaient un peu rouges aux endroits où ils se touchaient entre eux et à leur face interne; le bord du foie était livide; enfin la rate était très-mollasse, et la membrane qui couvrait sa face convexe était fort épaisse et comme cartilagineuse : voilà ce qu'on trouva dans le ventre. — Dans la poitrine, le poumon droit était adhérent à la plèvre par son côté inférieur; il avait à son sommet une petite portion dure, dans laquelle on voyait, après qu'elle eut été disséquée, tous les vaisseaux du poumon obstrués et desséchés, de sorte que je regardais cela comme la trace d'une lésion ancienne. Les parties inférieures et surtout postérieures des deux poumons étaient non-seulement noires, comme à l'ordinaire, mais encore un peu dures. Le péricarde ne contenait que très-peu d'eau; mais le cœur renfermait deux concrétions polypeuses; l'une était jaunâtre et visqueuse dans le ventricule droit, et devenait blanche et plus dure dans l'oreillette et près de l'orifice de l'artère pulmonaire, dans laquelle pourtant elle ne pénétrait pas; l'autre, qui était dans le ventricule gauche et à l'origine de l'aorte, était blanche et dure. Les valvules de cette dernière, et celles qu'on appelle mitrales, présentaient çà et là des points durs, sans être néanmoins ossifiés. Mais quand on examinait à l'extérieur le tronc de l'artère elle-même, à l'endroit où il descend le long des vertèbres, on voyait une grande distension des petits vaisseaux qu'elle contient; et, quand on l'examinait à l'intérieur, on remarquait çà et là de petites écailles dures, déjà osseuses en quelques points; il y avait aussi de ces écailles dans l'aorte ventrale et à une de ses branches supérieures; mais, près du cœur, elles étaient moins dures : en outre, entre ces petites écailles, la tunique interne manquait en quelques endroits, dans lesquels la tunique voisine paraissait ulcérée, corrodée, et changée en fragments saillants d'une substance rouge et putride.

Pendant que nous nous disposions à ouvrir le crâne, et que nous enlevions les muscles temporaux, nous remarquâmes qu'ils étaient très-maigres : je crois que cela venait de ce que depuis long-temps ils ne se contractaient pas fortement, parce que le sujet était un vieillard qui n'avait presque plus aucune dent. Pendant qu'on séparait la tête de la partie supérieure de l'épine, il ne s'écoula pas beaucoup d'eau du canal vertébral, tandis qu'il en sortit une grande quantité du grand trou occipital. C'est pourquoi on trouva bientôt après la dure-mère considérablement ridée. Cependant, au-dessous de la pie-mère, dans les anfractuosités du cerveau, il y avait de l'eau semblable à celle dans laquelle on aurait récemment lavé de la chair; il y en avait aussi quelque portion de la même nature dans les ventricules latéraux, dont les vaisseaux cependant n'é-

______

(1) Sect. eadem, obs. 16, et in addit., obs. 1.

taient point pâles; j'avais même remarqué que plusieurs de ceux qui rampent à travers la pie - mère étaient engorgés d'un sang noir et coagulé : le sinus de la faux contenait une concrétion polypeuse mince et longue. Au reste, quoique le crâne et le cerveau exhalassent une odeur désagréable que je ne saurais définir, la substance du cerveau et du cervelet était saine, si ce n'est que celle du dernier était très-molle, et que celle du premier ne l'était pas considérablement.

10. Vous voyez que la distension des vaisseaux de la pie-mère co-existait avec l'épanchement d'eau, même sur un vieillard qui était d'un âge tellement avancé que l'aorte était ossifiée en quelques endroits, et qui avait eu un délire continuel à la vérité, mais non pas furieux. Cependant passons de cet homme, par lequel j'ai commencé à dessein, à un autre vieillard qui n'était pas aussi âgé, et qui eut un délire moins tranquille, parce que je trouverai ailleurs une occasion plus favorable pour faire des réflexions sur les autres objets qui furent remarqués sur le corps du premier.

11. Un potier âgé de soixante-dix ans, gai de caractère, intrépide buveur, après avoir éprouvé des chagrins, et avoir travaillé de son métier plus qu'à l'ordinaire, et plus que ne le comportait son âge, fut pris en même temps de fièvre et d'une vive douleur au côté gauche. C'est pourquoi il fut aussitôt reçu au même hôpital, vers le commencement d'avril de la même année 1706, et saigné au bras gauche. Le quatrième jour, la fièvre augmenta considérablement; mais le sixième, il s'y joignit un délire si violent, qu'il fut nécessaire d'attacher le malade pour l'empêcher de sauter de son lit. Le pouls était fréquent, mais égal, la respiration difficile, l'expectoration nulle : c'est pourquoi, tous les symptômes empirant malgré la saignée du pied qui fut pratiquée le même jour, il mourut le lendemain avec la respiration stertoreuse, couché en supination, et tout couvert de sueur.

Examen du cadavre. La face du cadavre, les épaules et les bras étaient aussi jaunes que ceux des ictériques; les autres parties l'étaient aussi, mais à un moindre degré : les flancs présentaient un peu de lividité. — A l'ouverture du ventre, nous remarquâmes que l'épiploon était très-court et retiré en haut : la membrane de la rate qui recouvrait le bas de sa face

convexe, était très-dure ; le foie était uni au diaphragme par toute sa face convexe, excepté par son bord et par les parties voisines; on remarquait sur cette face, dans une certaine étendue, une couleur livide, tandis qu'une grande partie de la face concave présentait la même couleur, ainsi que le tissu voisin dans la profondeur de deux lignes; le reste était pâle et tacheté comme du marbre ; mais toute la substance était un peu dure. Il y avait de la bile en petite quantité dans la vésicule, et elle ressemblait à du sang corrompu ou à de l'eau trouble dans laquelle on aurait lavé de la chair : aucun obstacle ne s'opposait à ce qu'elle descendît dans l'intestin duodénum, et la couleur des matières que les intestins contenaient prouvait qu'en effet elle y était descendue. Ceux-ci étaient gonflés d'air, et la graisse qui leur était adhérente avait une couleur jaune, ainsi qu'une très-petite quantité d'eau qui se trouvait dans la partie la plus déclive du bassin. La portion d'intestins grêles qui se trouvait dans cette excavation était d'un brun rougeâtre, de même aussi que la portion voisine des uretères. La vessie et l'urine, dont nous la trouvâmes distendue, étaient jaunes, tandis que les vaisseaux sanguins du côté du col de ce viscère étaient engorgés à la partie postérieure et interne. C'est dans les parois de cette vessie que je vis ces cellules et ces espèces de hernies, qui, ayant été décrites dans les *Adversaria* (1) avec des réflexions sur leur cause, ne doivent pas l'être ici de nouveau, attendu surtout que vous pouvez en voir un bien plus grand nombre avec leurs dessins dans Heister (2), homme d'une très-grande expérience et mon excellent ami. J'ajouterai ici une seule chose : c'est qu'ayant eu le soin de demander aux personnes de la maison de ce potier et à ses amis, s'ils savaient qu'il se fût jamais plaint de quelque incommodité de la vessie, ils me répondirent que non. Ils me firent cette même réponse à l'égard d'une hernie variqueuse disposée de la manière suivante. Un grand nombre de veines dilatées et épaissies embrassaient de tous côtés l'un des testicules, dont le tissu était si serré, qu'il ne fut pas possible de développer ses petits canaux, comme il est facile de le faire ordinairement; il y avait,

---

(1) III, animad. 36.
(2) Instit. chirurg., tab. 32, f. 1 et 2.

en outre, au-dessus du testicule, un petit corps osseux. Tout cela était enveloppé par la tunique vaginale, qui était adhérente de toutes parts, excepté à la partie supérieure, où étaient deux vésicules remplies d'une eau jaune. La tunique vaginale était également adhérente à l'autre testicule, si ce n'est à l'endroit où se trouvait le corps de l'épididyme ; car il y avait là un espace rempli d'eau de la même nature. Ayant alors tourné mes regards du côté de la verge, je ne vis, ni sur le gland, ni sur le prépuce, aucune trace de frein ; tout y était uni, et l'on ne voyait que quelque chose de blanchâtre à l'endroit où il avait dû être; peut-être y avait-il été autrefois. Après avoir fendu l'urètre d'un bout à l'autre, je ne vis rien qui mérite d'être noté ici, si ce n'est quelques petits grains semblables à du tabac, qui étaient situés sur les côtés de la caroncule séminale, et qui paraissaient être collés avec cette caroncule elle-même. Alors ayant disséqué la glande prostate, je trouvai dans son épaisseur, de quelque côté que je la coupasse, des grains semblables, soit dans la partie gauche, soit dans presque toute la partie droite.

Comme nous nous disposions à ouvrir la poitrine, nous remarquâmes d'abord que les cartilages qui unissent les vraies côtes inférieures au sternum faisaient une saillie en dehors du côté droit, comme s'il y avait eu quelque chose en dedans qui les eût poussés à l'extérieur. Cependant il n'y avait rien : c'est ce qui me fit soupçonner que cette disposition devait être rapportée aux contractions trop fortes du muscle pectoral pendant l'enfance du sujet, et aux efforts qu'exigeait peut-être l'apprentissage de son métier. Tout était sain dans la cavité thoracique du côté droit ; mais il y avait beaucoup d'eau jaunâtre dans le côté gauche : après qu'elle eut été enlevée, il se présenta à nos regards, sur la surface du poumon, comme des fragments épars, qui semblaient appartenir à une membrane épaisse, jaune, et qui se laissait très-facilement déchirer ; de sorte que je pensai, quoiqu'elle représentât un tissu réticulaire formé en elle-même, que ce n'était qu'une concrétion des parcelles les plus épaisses qui nageaient dans cette eau jaune. Il y avait surtout de larges fragments de la même nature à la face inférieure du lobe inférieur du poumon, et entre les deux lobes ; mais le lobe inférieur presque tout entier était dur et pe-

sant ; et, en le disséquant, je trouvai qu'il était composé d'une substance dense et semblable, non à celle du poumon, mais à celle du foie ; de manière que vous concevrez, d'après ce que j'ai rapporté dans la Lettre précédente (1), même sans que je vous le dise, que cet homme avait été affecté d'une péripneumonie. Mais il paraissait que l'inflammation avait commencé à passer à l'état de suppuration : car la substance était blanchâtre au lieu d'être rouge, et il s'écoulait une matière blanche et épaisse par quelques orifices, que je présumai être le résultat de la section des bronches. Cependant le lobe supérieur, rempli dans sa partie supérieure d'une sérosité écumeuse, était au même endroit noir et dur ; mais il était tellement dur, qu'on aurait cru que c'était une lésion plutôt ancienne que récente : dans le reste de sa substance, ce lobe était presque desséché, et ne différait pas beaucoup de l'état sain. Au reste, il était adhérent à la plèvre, sur les parties latérale et antérieure, par plusieurs espèces de digitations séparées, rouges et épaisses, mais membraneuses. Néanmoins l'adhérence n'était nulle part plus forte qu'à la partie supérieure : la plèvre y était épaissie, et pouvait facilement être arrachée des côtes : on l'arrachait également avec facilité, à l'endroit où elle correspondait au lobe inférieur, et où elle était un peu épaisse et rouge. La face externe du péricarde, du côté gauche seulement, était rouge par le sang dont les plus petits vaisseaux étaient engorgés ; il contenait un peu d'eau qui était jaune. Dans l'oreillette droite, était une concrétion polypeuse épaisse ; il y en avait une autre qui était cylindrique, dans l'artère pulmonaire et dans ses branches, et une semblable dans l'aorte; l'oreillette et le ventricule gauches n'en étaient pas entièrement dépourvus. La substance de toutes ces concrétions, regardée dans le sens de la longueur, était en partie sinueuse et jaune, en partie fibreuse et un peu rouge. Au-dessus des valvules de l'aorte, et sous sa tunique interne, étaient de petites lames osseuses : je remarquai aussi que les demi-anneaux, non-seulement de la trachée-artère, mais encore du commencement des bronches, étaient ossifiés antérieurement, c'est-à-dire à leur partie moyenne, de sorte qu'ils étaient peu flexibles, et

---

(1) N. 12 et 13.

qu'en les cassant on voyait, au milieu de cette partie, quelque chose qu'on pourrait regarder comme un commencement de moelle.

Arrivé enfin à la dissection du cerveau, je vis, dans le sinus latéral gauche, dans le quatrième, dans le premier, et dans quelques veines qui communiquent avec ce dernier, une concrétion polypeuse blanchâtre, ferme et mince. Mais les autres vaisseaux qui rampent à travers la pie-mère, même dans la partie qui recouvre le cervelet, étaient tellement distendus par du sang, que les petits troncs étaient gonflés, et que les plus petits rameaux étaient très-apparents. Cependant cette disposition n'existait que du côté gauche; et les petits vaisseaux qui traversent la substance médullaire du cerveau, ainsi que ceux qui rampent sur les parois des ventricules latéraux, ne paraissaient point être engorgés. D'ailleurs les plexus choroïdes n'étaient point pâles, quoiqu'ils présentassent dans leur intérieur des hydatides, et qu'il y eût un peu de sérosité dans les ventricules. Il y avait, au contraire, une très-grande quantité d'eau à l'extérieur, dans les anfractuosités du cerveau. Vue à travers la pie-mère, elle ressemblait à de la gélatine; mais celle-ci n'existait réellement nulle part, et ce n'était que de la sérosité liquide.

12. Ne vous attendez pas que cette histoire soit suivie d'une explication aussi longue qu'elle. En effet, elle renferme différentes choses qui ont rapport à d'autres sujets; je ne négligerai pas de parler de chacune en son lieu dans d'autres Lettres; mais il ne fallait pas les omettre ici, afin de ne pas tronquer l'histoire. Vous voyez que le délire se joignit à une péripneumonie, et même à une pleuro-pneumonie, ce qui est souvent (1) arrivé sur d'autres sujets, dont je renvoie les histoires à d'autres Lettres. Mais j'ai mieux aimé rapporter celle-ci à présent, parce que le délire fut très-violent, et même tel qu'on pourrait l'appeler, d'après la sentence d'Hippocrate (2), frénésie promptement *funeste par l'inflammation du poumon*. Je sais même d'une manière certaine que, dans certaines épidémies d'inflammation des poumons qui ont régné ici, et spécialement dans celle de l'hiver de l'année 1754, tous ceux chez lesquels il se joignit du délire à cette inflammation (et cela arriva sur plusieurs) périrent, ce qui fut un motif de plus pour décrire l'heureuse guérison (1) d'une femme attaquée de l'une et l'autre affection. Au reste, ce n'est pas qu'on ne guérisse quelquefois; mais dans ce cas les deux maladies étaient violentes et accompagnées de symptômes très-graves, et néanmoins elles cédèrent à des déjections alvines abondantes très-fétides et d'une couleur noire rougeâtre, que la malade rendit pendant plus de quatre jours. Or, pour en revenir au potier, le poumon, la plèvre et le péricarde étaient enflammés à gauche, et la pie-mère l'était du même côté, circonstance qui n'a point été remarquée, que je sache, par d'autres, mais qui ne doit peut-être pas être expliquée d'une manière différente que la rougeur plus prononcée de la joue qui est du même côté que le poumon malade, et que d'autres choses semblables, qui se font κατ' ἴξιν, *directement*, comme le disent les interprètes d'Hippocrate, et entre autres Duret (2) lorsqu'il explique le passage suivant de cet auteur : *Les péripneumoniques chez lesquels la langue devient blanche et sèche toute entière ont une inflammation des deux poumons; quand il n'y en a que la moitié, l'inflammation n'existe que du côté que l'on considère.*

Mais cette manière d'expliquer le phénomène, quoique très-difficile et très-obscure, ou du moins très-incertaine si on a aussi recours aux nerfs (on peut le voir dans les écrits de ceux qui se sont efforcés de l'inventer, soit avant nous, soit de notre temps), peut néanmoins quelquefois présenter un peu moins de difficulté, comme dans ce cas, où il est croyable que cette partie supérieure du poumon gauche put, à raison de son ancienne dureté, augmentée par la turgescence dépendante d'une sérosité écumeuse, et par la compression due à l'épaississement de la plèvre en cet endroit, put, dis-je, presser légèrement la veine sous-clavière gauche, et par conséquent retarder le retour du sang de la partie gauche de la tête, qui d'ailleurs est regardée comme plus faible que la partie droite. Quoi qu'il en soit (car je n'ignore pas ce que l'on peut objecter;

____

(1) Vid. et Jacotii, comment. in coac., sect. 2, l. 1, aph. 21.
(2) Sect. 7. aph. 12.

(1) Act. N. C., tom. 8, obs. 63.
(2) In coac., l. 2, c. 16, n. 31.

mais, quelque petite concession que vous me fissiez, cela me suffit pour une chose semblable), vous voyez du moins que ce que j'avais dit de la distension des vaisseaux de la pie-mère, jointe à l'épanchement séreux, était vrai aussi sur ce frénétique. Je vais maintenant faire voir que cette distension fut même plus considérable (et elle n'était pas sans eau) sur un parafrénétique.

13. Un homme grand et maigre, cardeur de chanvre, sujet par son métier à des inflammations de poitrine (il disait qu'il en avait déjà éprouvé six ou sept, une fois avec des vomissements d'une matière bilieuse et verte, une autre fois avec du délire), avait contracté depuis peu de temps, par la poussière qu'il avait avalée en cardant, une lésion des organes de la voix, telle qu'il semblait plutôt crier que parler; mais comme, pour ce motif, il avait choisi un chanvre moins chargé de poussière, et qu'il l'avait cardé loin de ses camarades, il avait déjà presque entièrement recouvré sa voix, lorsque, s'étant fatigué en portant un fardeau, il fut pris d'un froid fébrile et d'une douleur pungitive vers la mamelle gauche. C'est pourquoi il fut transporté au même hôpital que les deux sujets précédents, vers le milieu de février de la même année. Comme il avait pris chez lui de l'huile fraîche d'amandes douces, et qu'il avait été saigné au bras gauche, on lui tira de nouveau du sang de l'autre bras, car la respiration était difficile et l'expectoration nulle. Il se couchait le plus souvent sur le côté affecté. Il avait eu des vomissements bilieux et verts. Le cinquième jour, il se déclara une frénésie gaie, sérieuse, de temps en temps furieuse, au point qu'il crachait au visage de ceux qui l'approchaient. Le médecin le fit saigner à la jambe, près du talon, et lui fit appliquer sur la tête rasée un cataplasme qu'il sera plus à propos de faire connaître lorsque je parlerai des maniaques (1) ; cependant des mouvements convulsifs commencèrent à se manifester; ils furent d'abord légers, comme dans les soubresauts des tendons du carpe, puis ils devinrent plus forts. A la fin, la respiration n'était pas difficile, et, quand on interrogeait le malade, il répondait qu'il n'éprouvait nulle part aucune douleur ni aucun malaise; mais pendant ce temps-là il poussait des cris

____

(1) Epist. 8, n. 8.

et urinait dans son lit sans s'en apercevoir. Enfin, le pouls étant devenu plus faible, mais jamais inégal, il mourut peu de temps après la fin du septième jour.

Examen du cadavre. Le côté droit du cou était livide ; dans le ventre, le bord du foie l'était également dans une certaine étendue, mais à une petite profondeur. La vésicule contractée contenait de la bile en petite quantité, qui présentait une couleur de tabac délayé. L'estomac était sain, le pancréas épais et un peu dur. — Il n'y avait point de sérosité épanchée dans la poitrine. Le poumon droit était très-étroitement uni à la plèvre de toutes parts, vers les côtes et du côté du diaphragme, par des membranes intermédiaires ; au contraire, le poumon gauche ne l'était qu'en quelques endroits, et antérieurement. Mais aussi, le premier était dans l'état naturel, tandis qu'une partie du second, qui se trouvait de beaucoup la plus considérable, présentait un état morbide. En effet, le lobe supérieur, d'ailleurs assez sain, était décharné, et contenait à son sommet un pus blanc qui était enfermé dans un tubercule. Cet état et les adhérences aussi nombreuses et aussi fortes du poumon droit paraissaient devoir être rapportés aux inflammations précédentes; mais la rougeur, la dureté, la pesanteur du lobe inférieur, la densité de son tissu, et, à sa partie supérieure, le pus ou la matière puriforme qui s'écoulait par les orifices des bronches divisées ; tout cela indiquait l'inflammation actuelle, qui commençait à passer à l'état de suppuration. La plèvre du même côté paraissait aussi enflammée dans presque toute son étendue; car tous les petits vaisseaux sanguins étaient très-remarquables, et on arrachait très-facilement cette membrane des côtes par une seule traction. D'ailleurs le diaphragme, seulement dans la partie qu'on appelle son centre tendineux et qui correspondait au poumon gauche, avait ses vaisseaux, même les plus petits, tellement distendus, qu'il n'y avait pas de doute qu'il n'eût été enflammé en cet endroit. Le péricarde contenait un peu de sérosité rougeâtre et trouble. Des concrétions polypeuses, nées dans les ventricules, traversaient tous les orifices du cœur, et s'étendaient dans les vaisseaux; elles étaient toutes d'un tissu ferme, à l'exception de l'origine de celle qui parcourait l'artère pulmonaire; cette portion, qui se trouvait dans le ventricule droit, était très-épaisse, mais d'une substance jaunâtre et comme muqueuse.

Pendant qu'on coupait la tête, il sortit de longues portions de sang coagulé des veines jugulaires, comme les épées sortent de leurs fourreaux. Les vaisseaux des méninges étaient distendus par le sang, autant qu'ils pouvaient l'être. Une concrétion polypeuse, blanchâtre et d'un tissu compacte, occupait non-seulement le sinus de la faux, mais encore s'avançait jusque dans la plupart des veines qui communiquent avec lui. Il y avait du sang coagulé dans les trois autres grands sinus de la dure-mère. Tous les vaisseaux de la pie-mère, même les plus petits, étaient si engorgés de sang, que cette membrane était très-rouge dans toute son étendue. Il y avait de la sérosité au-dessous des anfractuosités du cerveau ; il y en avait aussi dans les ventricules latéraux ; cette dernière était rougeâtre, mais en petite quantité. La partie postérieure des plexus choroïdes offrait des hydatides nombreuses et assez grosses. Au reste, non-seulement le sang qui distendait les vaisseaux rampants sur la surface des ventricules latéraux les rendait beaucoup plus remarquables qu'ils ne le sont ordinairement, mais encore, quand on ratissait légèrement les corps striés et les couches des nerfs optiques, ou que l'on coupait plus profondément, soit ces parties, soit d'autres quelconques de la substance médullaire, on voyait distinctement partout les vaisseaux engorgés de la même manière ; au contraire, on n'en pouvait distinguer presque aucun dans la substance corticale du cerveau ou du cervelet, qui fut disséquée.

14. Ramazzini (1) nous a appris combien est nuisible la poussière qui, en s'élevant du chanvre pendant qu'on le carde, est entraînée dans la trachée-artère et dans les poumons, et donne lieu souvent par là à une toux continuelle et à une affection asthmatique chez les ouvriers. Mais il est évident par l'histoire précédente qu'elle produit aussi quelquefois, selon l'état du sang, des maladies aiguës des poumons, qui laissent après elles d'autres affections chroniques, ou qui font périr elles-mêmes les malades. En effet, notre homme, après être guéri d'une première inflammation du poumon, ne laissa pas à ce viscère, en continuant de travailler, le temps de se ré-

tablir parfaitement ; c'est pourquoi il en éprouva ensuite plusieurs autres, jusqu'à ce que quelqu'une d'entre elles, n'étant pas bien guérie, laissa comme un commencement de phthisie, ce qui fut prouvé par la maigreur, par le ton aigu de la voix, et surtout par cette collection de pus qui était comme enfermé dans un tubercule. Enfin à cette dernière affection se joignit une pleuro-pneumonie, et à celle-ci une frénésie et même une parafrénésie, qui firent périr le sujet. Au reste, je dis parafrénésie, sans la faire dépendre, comme peut-être elle en dépend, d'une inflammation très-grave du diaphragme, accompagnée de ces symptômes atroces que Boerhaave (1) décrit ; c'est pourquoi je ne m'embarrasse point dans les controverses qui ont été savamment discutées dans le *Commercium litterarium* (2). Il me suffit que vous entendiez ici par ce mot une affection que vous puissiez, jusqu'à un certain point, rapporter à une parafrénésie.

En effet, si vous entendez par parafrénésie (3) un délire qui survient sans que la tête ait été attaquée la première, certainement ici l'inflammation de la plèvre et du poumon avait existé primitivement ; si, au contraire, vous entendez par ce mot un délire résultant de l'inflammation du diaphragme, je trouvai celui-ci également enflammé. Ne croyez cependant pas que je fasse nécessairement dépendre le délire d'une lésion de ce muscle et de son inflammation ; car je connais l'observation de Fernel (4) qui prouve le contraire, et qui est plus ancienne que celles de Willis, qui se trouvent rapportées dans le *Sepulchretum* (5). Bien plus, comme ni l'un ni l'autre de ces deux auteurs ne parlent d'une manière positive et spéciale de l'inflammation de la partie du diaphragme que considèrent uniquement ceux qui rapportent le délire à l'inflammation de ce muscle, c'est-à-dire du centre aponévrotique, et que tous deux décrivent les lésions de la partie charnue, j'ai vu moi-même cette partie tendineuse enflammée aussi, quoiqu'il n'eût existé

---

(1) Diatrib. de morb. artif., c. 26, *Morgagni.*

(1) Aph. de cognosc. morb., § 909.

(2) Ann. 1736, hebd. 22, n. 2 ; hebd. 41, n. 1 ; hebd. 52, n. 2 ; et ann. 1737, hebd. 16, n. 1.

(3) Vid. Sennert. med. pract., l. 1, p. 2, c. 6.

(4) Pathol., l. 5, c. 11.

(5) Sect. hac 7, obs. 1.

qu'un peu de confusion dans les idées, et un léger délire à la fin de la maladie, comme je l'indiquerai (1) quand je traiterai de la péripneumonie. Cependant il y a dans le *Sepulchretum* deux observations (2), dans l'une desquelles on trouva le diaphragme en suppuration après du délire, et dans l'autre ce muscle attaqué d'une inflammation grave après une frénésie ; la première est de Blasius, la seconde de Lélius à Fonte. En voyant l'un et l'autre auteur parler aussi de mouvements convulsifs que j'ai également notés, et en me rappelant ce que Galien (3) écrit à ce sujet, *que ceux chez lesquels le diaphragme est enflamme sont exposés aux convulsions*, je réfléchis alors que Blasius avait trouvé non-seulement une inflammation à la partie inférieure du foie, mais encore une concrétion polypeuse dans le sinus de la dure-mère, dans lequel j'en avais moi-même observé une qui s'étendait dans les mêmes veines, et je crus qu'il ne serait pas tout-à-fait inutile de lire ces observations dans les ouvrages originaux. Mais j'eus plus de peine que je ne retirai d'utilité en les cherchant, à cause d'une note équivoque qui désigne la sixième partie de Blasius et à cause d'un faux numéro qui indique 132 au lieu de 130 dans les Consult. de Lélius. Néanmoins je trouvai quelque chose à corriger dans l'observation de l'un, et à ajouter dans celle de l'autre. D'un autre côté, je me suis assuré que Blasius, qui ouvrit la tête (car Lélius ne le fit pas), ne dit rien effectivement de l'inflammation de la pie-mère, de sorte que vous aurez dans son observation un exemple de parafrénésie plus clair que dans la mienne, dans laquelle cette méninge était tellement enflammée, sinon primitivement, du moins consécutivement, que je ne me souviens pas d'avoir jamais vu cette inflammation portée à un plus haut degré. Mais, quoi qu'il en soit, faisons voir que le délire s'est joint aussi à l'inflammation de la dure-mère, ou au moins à une affection qui approchait de l'inflammation.

15. Une femme avait été long-temps auparavant à l'hôpital de Padoue pour un coup reçu sur la tête, et en était sortie guéric. Ensuite elle fut prise de fièvre ; elle délira, et mourut.

Examen du cadavre. La tête seule ayant été portée au gymnase, vers la fin du cours public d'anatomie, que je faisais l'an 1746, je disséquai avec soin le cerveau à sa place. Je ne trouvai nulle part aucune trace de ce coup. J'enlevai la dure-mère, dont la face interne était parsemée de plusieurs taches rouges, semblables à des gouttes de sang. Mais les vaisseaux sanguins de la pie-mère étaient engorgés ; et, au-dessous d'elle, il y avait de la sérosité en quelques endroits, tandis qu'il n'y en avait pas dans les ventricules. Les plexus choroïdes contenaient des vésicules à leur partie postérieure. Devant la glande pinéale se trouvait un peu de matière jaunâtre. Le reste était sain, si ce n'est que le cervelet était très-mou. Je ne trouvai dans aucun vaisseau aucune trace de concrétion polypeuse.

16. Il est certain que dans les délires violents on trouve non-seulement les vaisseaux de la dure-mère *extrêmement engorgés*, d'après l'expression de Slevogt (1), mais encore son tissu assez souvent enflammé : c'est à cela que vous pourrez rapporter ces taches rouges de la même membrane. Au reste, outre la plénitude des vaisseaux, il y avait sur cette femme de l'eau sous la pie-mère, de même que sur l'homme dont parle Valentini (2) ; cet homme, mort d'une fièvre et d'un délire violents, *présenta aussitôt sous la pie-mère*, avec un engorgement extrême des veines dans tout le cerveau, *beaucoup de pituite et d'eau jaunâtre, condensée comme de la gélatine.* Mais, pour ne pas citer d'autres exemples d'eau trouvée dans le cerveau des délirants, je dirai seulement que j'ai rapporté plus haut (3), d'après Mogling, un cas dans lequel les ventricules aussi étaient remplis de beaucoup de sérosité. Cela me rappelle maintenant une de mes conjectures ; pour que vous puissiez plus facilement la juger, il est nécessaire de prendre les choses d'un peu plus haut. — Au commencement du mois de février de l'an 1711, des fièvres de mauvais caractère commencèrent à se répandre dans mon pays. Le pouls sur tous les malades, même sur les jeunes gens les plus robustes, était extrêmement petit, faible, obscur et caché ; chez la

---

(1) Epist. 21, n. 35.
(2) Sect. cit., obs. 15 et 37, l. 2, s. 4, obs. 19.
(3) De puls. ad tyr., c. 11.

(1) Dissert. de dura matre, § 29.
(2) Eph. N. C., cent. 10, obs. 94.
(3) N. 8.

plupart il se manifestait beaucoup de soubresauts convulsifs aux carpes, et une affection soporeuse; chez quelques-uns enfin , on remarquait des sanglots, un abattement extrême des forces avec la lividité de la face et des doigts, et d'autres symptômes analogues. J'observai le premier ces fièvres, et, malgré tout ce que je viens de dire, je sauvai de la manière la plus heureuse, avec le secours de Dieu, des malades qu'on regardait déjà comme perdus sans ressource; je citerai entre autres le Patricien Corn. Denti, qui eut pendant long-temps des évacuations abondantes d'urine, et Igna. Garavini, artiste habile, qui fut soulagé par des déjections alvines; ils vivaient encore tous deux ces dernières années. Vers la fin de février , les soubresauts , les sanglots et la lividité ne se joignaient plus à ces fièvres; mais le délire commença à les accompagner, sans cependant être violent, et il ne se manifestait que lors de l'exacerbation de la fièvre. Ceux même qui éprouvèrent ce symptôme guérirent, entre autres un prêtre de l'ordre patricien , nommé Tull. Castellini : je me rappelle que ce dernier n'ayant éprouvé aucun soulagement après des évacuations de l'espèce de celles dont je viens de parler, ni après des sueurs qui durèrent long-temps , commença enfin à se trouver un peu moins mal après qu'il eût rejeté par la bouche un lombric rougeâtre, cylindrique, qui avait plus d'un empan de long , et qui était plus gros qu'une plume à écrire. Enfin, au mois de mars, quoique les fièvres fussent accompagnées de symptômes moins alarmants en apparence , et que l'état du pouls et de la langue, bien différent de ce qu'il était sur les premiers sujets , parût donner de l'espoir, il survenait, après une douleur de tête, un délire plus violent et différent de ce qu'il était auparavant ; dès ce moment tout allait moins bien. Et, pour imiter en tout la simplicité hippocratique , ayant été appelé par de vieux médecins au milieu du traitement, je ne pus sauver deux malades, Vinc. Mengazzini, jeune homme d'une famille noble, et Jérom. Gnocchi, patricien et prêtre. Mais je présumai que le premier était menacé d'une violente frénésie , d'après ce que ces médecins m'apprirent; et, parmi ces renseignements, je remarquai particulièrement celui - ci : c'est que le malade croyait entendre continuellement les orgues dont on se sert dans les églises,

semblable à un homme qui, dans les derniers jours d'une fièvre mortelle, disait aux employés de la bibliothèque anatomique (1) , *qu'il entendait toujours une symphonie , ou un concert très-agréable , auquel succéda enfin le délire.* Gnocchi présenta ceci de remarquable ; c'est que le délire ne survenait qu'après une sueur générale, et qu'il se déclarait aussitôt après qu'elle avait eu lieu. Quoique cela pût aussi être attribué à ce qu'une grande quantité de sérosité ayant été enlevée au sang par la sueur, les parties restantes de ce liquide, qui étaient moins délayées, devenaient par là plus âcres et plus propres à produire de l'irritation, cependant rien n'empêche peut-être de rapporter le délire à la cause dont je parais l'avoir fait dépendre, c'est-à-dire à une eau âcre , qui avait été sécrétée si abondamment par les reins sur les premiers sujets, comme la température très-froide de ce temps le comportait, tandis que sur cet homme la sécrétion s'était opérée sous la pie-mère, dans le même temps et pour la même cause que la sueur. Mais, puisque la dissection ne put apprendre laquelle des deux conjectures peut paraître la plus vraisemblable, je vais chercher plutôt, après avoir parlé de la frénésie , de la parafrénérie et du délire plus violent, à faire voir qu'il exista un délire léger dans un cas où je ne trouvai qu'à peine des traces d'eau (que cela fût l'effet du hasard ou non) , et rapporter en même temps l'exemple d'un délire plus léger, c'est-à-dire d'un *paraphora*, nom que les médecins lui donnent quelquefois.

17. Une vieille femme fut attaquée d'une fièvre légère, qu'un médecin espérait pouvoir faire disparaître avec le quinquina; mais la fièvre, loin de céder, dégénérant en fièvre aiguë avec loquacité, elle mourut.

Examen du cadavre. On apporta à l'amphithéâtre, outre la tête, quelques viscères du ventre et de la poitrine, que je disséquai peu de jours avant le cerveau de la femme dont il a été question dans l'histoire précédente. Le rein droit et le cœur présentèrent quelques objets contre l'état ordinaire, mais non pas tout-à-fait contre nature : or, de même que je les crus alors assez importants pour être démontrés aux assistants, de

____

(1) Tom. 2, in adnot. ad Du Verney tract. de audit., org., p. 3.

même aujourd'hui je pense qu'il n'est pas hors de propos de vous les décrire. En effet, ce rein donnait naissance à deux uretères; l'une supérieure tirait son origine d'un bassinet simple, et était plus mince, tandis que l'inférieure était un peu plus épaisse, parce qu'elle naissait d'un bassinet dans lequel se rendaient un grand nombre de petits tubes, ce qui le rendait et plus grand et plus élevé. Les deux uretères étaient séparées d'une extrémité à l'autre par un intervalle d'un travers de doigt, existant entre les orifices de l'une et de l'autre; ces orifices étaient oblongs, et se rendaient dans la vessie en suivant la même obliquité, de manière que l'un était supérieur à l'autre. Pour le cœur, au lieu de la valvule de la veine coronaire, je trouvai un petit réseau semblable à celui que vous verrez décrit presque à la fin de mes Lettres anatomiques (1), parmi les variétés de cette valvule. Mais tout cela, comme je l'ai déjà dit, n'était pas tout-à-fait contre nature, pas plus que ce que je vis dans l'aorte et dans la matrice. Car j'observai sur la première intérieurement, un peu au-dessus des valvules sémi-lunaires, et à la région des vertèbres des lombes, des traces blanches d'une ossification commençante. D'un autre côté, après avoir ouvert l'utérus, je trouvai à la partie postérieure et supérieure de son fond *une excroissance*, d'une forme circulaire, d'une couleur rouge à l'extérieur, étendue de droite à gauche; le tiers environ de son bord du côté gauche, qui était la partie la plus basse, était séparé de l'utérus, de manière qu'on pouvait le soulever avec un stylet placé au-dessous de lui : le reste était très-fortement attaché au corps de ce viscère, et avait le même tissu que lui, avec la différence qu'en coupant celui de l'excroissance, on le trouvait plus blanc, plus compact et plus dur. C'était un squirrhe, ou, si vous voulez, un commencement de cancer, encore caché à cette époque, très-peu volumineux, d'une surface plane et polie, et d'une petitesse telle, qu'on l'au-

rait couvert avec l'extrémité du pouce étendu. En examinant la structure de la surface voisine du col, et l'anneau de l'hymen qui avait peu de hauteur, mais qui n'était déchiré nulle part, on voyait que cette femme n'avait souffert l'approche d'aucun homme, ou qu'elle ne l'avait soufferte qu'à peine. — Enfin, après avoir ouvert le crâne et examiné le cerveau avec soin, je ne trouvai nulle part rien de remarquable, si ce n'est la distension des vaisseaux sanguins de la pie-mère qui suivait très-facilement les doigts qui l'arrachaient, en quelque endroit que ce fût; de sorte que je conjecturai par ce seul indice, quoique je ne visse qu'à peine un peu d'eau, que celle-ci n'avait cependant pas entièrement manqué.

18. Si vous attendez par hasard qu'avant de terminer, j'essaie d'indiquer dans quelle partie du cerveau et de quelle manière s'opèrent les mouvements, et quels sont ces mouvements, lorsqu'il y a du délire, vous saurez que je n'ai pas encore assez de connaissances à ce sujet. A peine pourrais-je donner quelques généralités que vous connaissez par conséquent très-bien vous et les autres, et encore ne le ferais-je qu'avec crainte et réserve. Au reste, je pense qu'il faut avoir de l'indulgence pour le temps où les médecins croyaient qu'il y avait de la gloire à expliquer nonseulement les choses obscures, mais encore celles qui sont au-dessus de notre intelligence; de sorte que, quand ils n'en pouvaient pas trouver l'explication, ils ne balançaient pas à l'inventer. Plût à Dieu que ces objets n'occupassent pas, dans les scholies du *Sepulchretum*, autant d'espace que plusieurs histoires des maladies de la tête en occupent souvent! Plût à Dieu surtout qu'il n'y eût pas des répétitions, qui se trouvent quelquefois dans une seule et même scholie (1), particulièrement pour des choses telles, que l'on pourrait concevoir qu'elles s'éloignent de la vraisemblance, d'après presque toutes les dissections que je vais décrire dans la lettre suivante. Adieu.

---

(1) Epist. 15, n. 20.

(1) Ad obs. 1, sect. 6, l. 1.

VIIIe LETTRE ANATOMICO-MÉDICALE,

DE LA MANIE, DE LA MÉLANCOLIE ET DE L'HYDROPHOBIE.

1. Les deux sections suivantes du *Sepulchretum* sont intitulées : l'une *de la manie et de la rage ou de l'hydrophobie*, et l'autre *de la mélancolie et de l'affection hypochondriaque*. Je n'ai pas l'intention de parler séparément de cette dernière affection, lorsque je pense qu'elle ne produit la mort que quand elle se joint à d'autres maladies plus graves, comme le prouvent les exemples mêmes qui sont rapportés dans le *Sepulchretum :* c'est pourquoi j'en traiterai, pour ce qui la regarde, en même temps que de ces maladies. D'un autre côté, la manie, pour me servir des expressions de Willis, qui sont rapportées dans le même volume (1), *est si voisine de la mélancolie, que souvent ces deux affections se remplacent mutuellement, et que l'une prend le caractère de l'autre.* Vous verrez même fréquemment des médecins ne pas savoir s'ils doivent appeler mélancolique ou maniaque, le même malade chez lequel il y aura eu de temps en temps des alternatives de taciturnité et de crainte, de loquacité et d'audace. C'est ce qui me faisait supporter plus facilement, lorsque je disséquais des têtes d'insensés et que je m'informais de l'espèce de délire qu'ils avaient éprouvé, des réponses très-souvent équivoques, quelquefois contradictoires, et qui néanmoins pouvaient être vraies dans le long cours d'un délire. C'est pourquoi, quoique j'aie l'intention de vous indiquer dans les dissections que je vais décrire, lorsque je le saurai, à quelle espèce de délire le malade a été principalement porté ; cependant, comme le plus souvent je ne pourrai le faire, j'ai mieux aimé embrasser dans cette seule lettre ce qui a rapport à l'une et à l'autre, et ajouter à la fin ce qui a trait à l'hydrophobie. N'ayant qu'une seule histoire de Valsalva sur toutes ces espèces de délire, c'est par elle que je commencerai, selon mon habitude.

2. Une fille âgée de plus de vingt ans, qui désirait ardemment de se faire religieuse, en ayant éprouvé le refus, son esprit commença à s'affaiblir aussitôt qu'elle eût appris la nouvelle de ce refus, et déjà elle faisait des raisonnements sans suite ; cet état augmenta de jour en jour, de sorte qu'elle refusait très-souvent de la nourriture. Quelques mois s'étant ainsi passés, elle eut plusieurs accès d'une fièvre erratique ; et, dans le même temps elle fut attaquée d'une manie plus violente sans fièvre, au point d'assaillir les assistants ; mais, ses forces s'affaiblissant peu à peu, elle mourut.

Examen du cadavre. A l'ouverture du crâne, nous remarquâmes, à la face externe de la dure-mère, sur les côtés du sinus de la faux, quelques petits corps blanchâtres, dont les uns étaient ronds, d'autres oblongs, et quelques-uns d'une forme irrégulière ; mais tous étaient mous : Valsalva pensa qu'ils étaient formés par une humeur concrète, parce qu'il avait vu sur des sujets morts à la suite de blessures de la tête des concrétions semblables formées par du pus stagnant aux environs de la même méninge. D'ailleurs ce sinus contenait une concrétion polypeuse mince, qui occupait toute sa longueur. Le cerveau était humide, et ses plus grands ventricules renfermaient de la sérosité, mais en petite quantité. Il y avait dans l'un des plexus choroïdes quatre glandes saillantes, qui avaient acquis la dureté d'un corps solide, jaunâtre et d'une forme presque sphérique.

3. Si, outre cette jeune fille chez laquelle le délire mélancolique dégénéra en délire maniaque, Valsalva avait eu l'occasion de disséquer après leur mort d'autres insensés, comme il lui arriva souvent de les traiter pendant leur vie, je ne doute pas qu'il n'eût aussi remarqué lui-même dans leur cerveau cette dureté que j'ai rencontrée sur tous les sujets jusqu'à présent. Quant aux corps saillants du plexus choroïde, et à ceux qu'il a décrits à la surface de la dure-

---

(1) In schol. ad obs. 1, sect. 8.

mère, sur les côtés du sinus de la faux, je vous ai parlé ailleurs (1) d'une saillie plus considérable, je crois, que présentait ce plexus, sans néanmoins que le sujet eût été insensé ; et je soupçonne que les petits corps qui s'élevaient au-dessus de la surface de la dure-mère, étaient peut-être de l'espèce de ceux que Pacchioni appela dans la suite petites glandes, et qui tantôt sont très-remarquables dans ces mêmes endroits, et tantôt s'aperçoivent moins facilement. Mais, quoique ces glandes ne soient pas non plus contre nature, comme le prouvent les fossettes qu'on trouve souvent creusées dans le crâne pour recevoir leur petite masse ; quoiqu'elles ne fussent pas inconnues aux anatomistes même deux siècles auparavant, depuis que Vesale (2) les appelait *tubercules* ; quoique enfin on les eût annoncées une autre fois comme des découvertes nouvelles, peu de temps avant la naissance de Valsava : cependant on en avait perdu la connaissance jusqu'à un certain point, à l'époque où il paraît avoir écrit cette observation. Mais je démontrerai ailleurs tout cela plus en détail, en vous faisant part également des recherches que j'ai faites moi-même sur la nature de ces petits corps. Maintenant il vaut mieux confirmer par l'histoire de six ou de sept dissections cette dureté extraordinaire que j'ai dit avoir toujours rencontrée dans le cerveau des maniaques et des mélancoliques.

4. Un jeune homme, grand et robuste, avait été attaqué de manie l'an 1720. Les médecins ordonnèrent sur la fin de juin qu'on lui tirât environ une livre de sang de l'artère temporale. Il y avait à peine une petite heure que le chirurgien avait fait cette opération, lorsqu'on trouva le jeune homme mort, la langue hors de la bouche. Pour que vous n'accusiez point de cet accident le moyen employé, qui a été mis en usage chez les anciens et chez les modernes, et justifié par des guérisons que Aurel. Severin (3) (à la place duquel je vois que plusieurs auteurs citent mal à propos Hilden) et d'autres (4) ont obtenues, et quelquefois par des succès momentanés, comme le prouve l'exemple d'une jeune fille robuste ; pour que vous n'en accusiez pas non plus les médecins, comme le vulgaire a coutume de le faire, ni le chirurgien ; et enfin pour que vous puissiez porter un meilleur jugement sur quelques-uns des objets qui ont été remarqués sur le cadavre ; il faut que vous ayez connaissance d'un fait que celui qui en était l'auteur ne put point suffisamment cacher : le malade, dans un accès de manie, ayant dérangé l'appareil qui venait d'être appliqué sur l'artère ouverte, et qui fut replacé aussitôt après l'écoulement d'une très-petite quantité de sang, je ne sais quel homme à la garde duquel il avait été confié, entra en colère, et donna à ce malheureux des coups de poing sur le ventre et au bas du front, et se retira plus insensé que l'insensé même, après lui avoir mis un lien très-serré autour du cou.

Examen du cadavre. En examinant le cadavre le lendemain, je ne fus point étonné, à cause de ce que j'ai raconté, de trouver la face d'une couleur de pourpre foncé, la région des os du nez dont je reconnus la fracture avec mes doigts, presque noire, et le ventre gonflé et d'une lividité verte en quelques points. En examinant la poitrine, je trouvai une tuméfaction médiocre des poumons, de l'écume dans la trachée artère, mais en assez petite quantité, beaucoup de sang liquide dans la veine pulmonaire, et enfin les valvules de l'artère du même nom plus dures qu'à l'ordinaires ; le reste m'ayant paru être dans l'état naturel, je me hâtai de passer au cerveau, pour en faire l'examen avec plus de soin. — Du sang noir et liquide distendait les vaisseaux de l'une et l'autre méninge, de même que ceux qui rampent sur les côtés du septum lucidum, et sur les autres parois des ventricules droit et gauche. Ces ventricules contenaient beaucoup d'eau trouble. Néanmoins les plexus choroïdes étaient rouges, et leur partie postérieure offrait plusieurs vésicules remplies d'eau ; l'une de ces vésicules égalait un grain de raisin de moyenne grosseur, et les vaisseaux rampants à travers sa tunique étaient également épais, et se comportaient de la même manière que dans les parties voisines de la membrane du plexus. Du reste, rien n'était plus remarquable que la dureté du cerveau. En effet, soit qu'on coupât sa substance médullaire, soit qu'on disséquât sa substance corticale, on trouvait qu'elles étaient très-dures,

---

(1) Epist. 4, n. 32.
(2) De hum. corp. fabr., l. 7, c. 2, et explic. fig. 1, ejusd. libri 7, ad K.
(3) De effic. medic., l. 1, p. 2, ubi de arteriot.
(4) Eph., N. C. Cent. 5, obs. 60.

tandis que la substance du cervelet, du moins la corticale, était même plus molle qu'elle ne l'est ordinairement.

5. Celse (1) a donné le précepte suivant : *Non-seulement on attache les insensés qui sont trop violents, pour qu'ils ne se fassent pas de mal et qu'ils n'en fassent pas aux autres ; mais encore on emploie les coups contre ceux qui montrent trop d'audace :* mais tout cela doit être fait dans une certaine mesure, de la même manière qu'un père corrige ses enfants, et non pas comme un licteur qui frappe des condamnés. Je me souviens que Valsalva, lorsqu'il traitait des frénétiques ou des maniaques auxquels il fallait lier les bras, avait coutume de recommander avec sollicitude, aux personnes de la maison et aux gardiens, de veiller à ce qu'ils n'en souffrissent pas : il disait qu'il fallait bien que les liens fussent forts, mais non pas durs, ni trop serrés ; de sorte qu'il voulait (2) qu'on cousît au-dessous d'eux un linge mou, ou une serviette. — Comme j'ai rappelé deux fois que Valsalva avait traité des maniaques, vous me demanderez peut-être s'il avait quelque méthode particulière de traitement pour cette maladie. Il mettait en usage les mêmes moyens que la plupart des autres médecins ; mais il les variait sur les différents sujets, comme doit le faire un excellent praticien ; et il employait toujours le moins de médicaments possible, et les plus simples. Ainsi je me souviens qu'il guérit quelques malades sans leur tirer du sang, uniquement avec des émulsions de semences de melon, auxquelles il n'avait point ajouté des semences de pavot, ni du sirop de pavot, dans lequel cependant il avait reconnu aussi lui-même une propriété plus efficace contre l'insomnie : tant il est vrai que quelquefois les moyens légers font ce que ne peuvent opérer des moyens violents ! Un médecin d'une bonne foi reconnue m'a assuré plus d'une fois qu'ayant fait dissoudre, pour un cas de frénésie invincible, cinq ou six grains d'opium dans de l'eau qui devait tremper une serviette pour être appliquée sur le front, il ne vit résulter aucun effet de l'administration de cette eau que les assistants firent boire au malade par mégarde. Franç. Spoleti, autrefois premier professeur de médecine

dans ce gymnase, avait une opinion singulière à ce sujet. Après son retour de Constantinople, où il avait exercé la médecine avec succès, même dans le sérail impérial, il me confirma ce qu'on trouve écrit sur l'opium, que, dans ce pays, où il est beaucoup plus pur et plus efficace que chez nous (il a une couleur qui approche de celle de la cannelle, et une odeur éminemment narcotique, comme nous disons ici), la plupart des individus qui y sont accoutumés en prennent, non pour dormir, mais pour veiller et pour se donner de la gaîté, jusqu'à un dragme ou au moins jusqu'à un scrupule ; ce dont avait été témoin un chimiste, mon ami, qui se trouvait avec lui. Il ajouta qu'il soupçonnait que la cause d'une si grande différence entre eux et nous dépendait de ce qu'une dose très-considérable de certains médicaments doit produire des effets contraires à ceux d'une petite dose ; de là même manière, disait-il, que si, ayant mis un fil autour d'une fibre, vous serrez médiocrement, vous comprimerez la fibre ; mais si vous serrez beaucoup plus fort, vous romprez la fibre, et vous ne la comprimerez pas ; comme si, avant d'être rompue, elle n'était pas considérablement comprimée ! Mais il voulait plutôt exprimer ce que je démontrai par un exemple inverse ; si un vent léger agite une flamme, il l'augmente ; s'il souffle fort, il l'éteint : néanmoins on ne comprend pas, même de cette manière, pourquoi l'habitude peut dans ce pays ce que le défaut d'habitude ne peut pas dans celui-ci ; c'est-à-dire pourquoi les habitants du premier veillent pleins de vigueur, après avoir pris un scrupule d'opium. Car je ne demande pas pourquoi ils ne dorment pas, ou pourquoi ils ne veillent pas dans un état de stupeur et semblable à celui des hommes ivres ; mais pourquoi la plupart veillent pleins de vigueur. Je n'ignore pas qu'il a existé ailleurs et chez nous des personnes qui, s'étant accoutumées peu à peu à l'opium, non-seulement en prenaient impunément un scrupule ou plus, mais encore en retiraient de l'utilité contre des douleurs ; je n'ignore pas non plus qu'il y a parmi les Turcs des hommes qui prennent à la vérité beaucoup plus d'opium que Spoleti ne disait ; mais ils tombent ensuite dans un état d'ivresse porté au dernier degré. Mais ceci m'éloigne trop de mes histoires, auxquelles je juge à propos de revenir.

6. Un boucher, devenu insensé qua-

----

(1) De medic., l. 3, c. 18.
(2) Vid. Epist. 61, n. 13.

torze mois auparavant par un philtre amoureux, comme on disait, mourut au commencement de l'année 1719. On croyait qu'il avait succombé à la rigueur d'une température très-froide, dont il ne s'était point du tout garanti.

Examen du cadavre. En examinant avec soin le ventre et la poitrine, je ne trouvai rien de remarquable, si ce n'est que, dans cette dernière cavité, le péricarde était partout adhérent au cœur, et qu'au-dessous de la première, le prépuce présentait de petits ulcères et l'urètre des cicatrices, et que les petits canaux que j'ai découverts étaient très-nombreux. — Pour ce qui regarde la tête, quoique j'eusse trouvé de l'eau épanchée sous la pie-mère, le cerveau était néanmoins d'une fermeté telle, que je n'en avais jamais disséqué de plus dur. Je ne vis point, sur la face supérieure et postérieure du corps calleux; ces deux filets que Lancisi (1) appelait *petits nerfs longitudinaux*; mais à leur place je trouvai deux sillons assez profonds. Après avoir incisé la voûte qui était dure aussi, non loin de ce qu'on appelle sa base, et après l'avoir renversée en arrière avec les plexus choroïdes, j'aperçus deux espèces de vaisseaux lymphatiques transparents, qui rampaient à travers les deux racines de cette même base; ils s'avançaient de part et d'autre en traversant ces filets médullaires qui se trouvent à l'extrémité des bords du troisième ventricule (c'est ce que Lancisi (2) appelait *processus ou petits nerfs tirant leur origine de la base de la glande pinéale*); et en rampant à travers ces filets, ils paraissaient un peu plus manifestement, et semblaient non-seulement contenir de la lymphe, mais encore être divisés par de petits nœuds, et enfin se diriger du côté de cette glande, à la partie antérieure de laquelle était adhérent un petit amas de matière jaune, formée de petits grains. Mais je fus extrêmement fâché, ainsi que Volpie qui était présent, que ces espèces de vaisseaux transparents, qui nous parurent tels que je vous les ai décrits, et que nous cherchâmes à reconnaître par différents moyens, autant que nous le pûmes sans y être préparés, se fussent dérobées à nos regards avant que nous eussions pu établir d'une manière certaine ce que

(1) Dissert. var. VII. fig. 1, litt. dd.
(2) Ibid. fig. 4, litt. gg.

c'était : cependant je fus un peu dédommagé de cette contrariété par la dureté extraordinaire du cerveau, qui me permit de faire plus facilement un grand nombre de recherches dans sa substance et dans celle de la moelle allongée, et de reconnaître plus distinctement les objets. De sorte que je pense que le cerveau de ces sortes d'insensés est très-convenable pour poursuivre à l'intérieur l'origine des nerfs et leur trajet, ainsi que d'autres parties dont la recherche est beaucoup plus difficile et beaucoup plus obscure dans les cerveaux plus mous, comme ils le sont le plus souvent; pourvu toutefois que dans la suite les mêmes objets soient suffisamment confirmés sur quelque cerveau d'homme sain, qui ne soit pas très-mou.

7. Il est certain (1) que la manie peut aussi être produite par un philtre amoureux; mais il n'est pas certain que cet homme fût maniaque, surtout s'il est vrai qu'il mourut par la rigueur du froid, que ces sortes de malades supportent ordinairement sans en être incommodés. Ceci me porte à soupçonner que les deux femmes dont je décrirai bientôt les histoires ne furent pas prises de manie, à l'époque du moins où, pendant un hiver rigoureux, l'une contracta une angine et l'autre une inflammation de poitrine. Cependant, comme cela n'est vrai (2), ni toujours, ni sur tous les sujets, je ne déciderai point la question; mais, de quelque nature que fût ce délire, ce que nous vîmes sur le corps calleux de cet insensé aurait pu paraître confirmer l'opinion de Lancisi sur le siège de l'âme pensante (3), si nous avions vu (4) également quelque chose de semblable sur les autres cadavres. Mais vous apprendrez, lorsque je serai parvenu à la dernière (5) de ces dissections, ce que j'ai trouvé rarement, souvent, toujours. En attendant, ce que j'ai dit en passant dans l'histoire précédente de quelques remèdes internes très-connus contre la manie et contre la frénésie me rappelle la promesse que je vous ai faite dans la dernière lettre (6) de vous parler d'un

(1) Vid. P. Borell., hist. cent. 1, obs. 65.
(2) Vid. Ettmüller. prax., l. 2, s. 3, c. 4, art. 2, m. 3.
(3) Dissert. VII, paulo ante cit.
(4) Vid. Epist. 64, n. 6.
(5) N. 13.
(6) N. 13.

moyen extérieur employé contre l'une et l'autre de ces maladies. N'attendez pas que je parle ici de ce qu'un médecin, ami de Valsalva, assurait en ma présence, qu'il n'avait pu guérir complètement un maniaque qu'ils connaissaient tous deux, qu'en lui faisant raser la tête toutes les fois que les cheveux avaient la longueur d'un doigt, et que la première fois qu'elle fut rasée, on trouva une quantité incroyable de crasse attachée à la peau et exhalant une mauvaise odeur. N'attendez pas non plus que je parle de quelque remède exotique employé à l'extérieur pour procurer le sommeil à propos, quoique je tienne de Ramazzini que l'opium même, dissous dans du vin, avec lequel il avait ordonné, dans des insomnies opiniâtres, de mouiller les tempes ou d'arroser l'intérieur des narines par le moyen de compresses, ne procura qu'à peine un léger sommeil.

Il était facile de se procurer un remède digne des vers de Sammonicus, qui était souvent mis en usage contre la frénésie et contre la manie par un médecin qui paraissait recommandable, sinon sous aucun autre rapport, du moins par son grand âge et par son expérience. Ce médecin mêlait du fromage frais de la seconde qualité avec de l'huile de violettes, et, après avoir rasé le sommet de la tête, il y appliquait ce mélange qu'il fallait changer trois fois par jour. Vous me demanderez s'il en retirait des avantages. Je vais vous raconter ce que j'ai vu.—Un forgeron, homme robuste, sujet depuis son enfance, à la suite d'une frayeur, au cauchemar et à des vertiges, tomba tout-à-coup pendant l'hiver, et se plaignit confusément d'un mal interne de poitrine. Porté aussitôt à l'hôpital, il ne répondait presque rien quand on l'interrogeait. Il avait les yeux fermés, et se couvrait la tête avec la couverture, comme un insensé. Il avait chaud et il tremblait en même temps ; il n'y avait point d'ivresse, ni aucune autre cause de cette nature, et la fièvre était nulle. Le lendemain, il se mit à sauter de son lit, à crier, à menacer, et même à frapper ; de sorte qu'étant manifestement attaqué de manie, on dut l'enchaîner. Il criait sans cesse et avec beaucoup de force, et en même temps tout son corps était agité de mouvements convulsifs. Alors le médecin, lui ayant fait ouvrir une veine près du talon, ordonna qu'on lui tirât jusqu'à une livre de sang, et qu'on lui appliquât sur la tête rasée la préparation

dont je viens de parler. Qu'arriva-t-il ? l'homme fut entièrement guéri dans l'espace de douze heures ; et dès lors, ayant constamment joui de sa raison, il retourna chez lui quelques jours après.

Cette guérison est-elle due au hasard, ou à la saignée, et le remède employé à l'extérieur fut-il de quelque secours ? Ceux qui échauffent la tête des insensés avec du lait croiront facilement à l'efficacité de ce dernier moyen. Pour vous, soit que vous pensiez qu'il ne faille rien négliger en médecine, soit que vous désiriez qu'il ne reste rien d'obscur dans ce que je vous écris, vous voyez que je vous ai satisfait. Mais ne dites-vous rien de ce qui vous regarde ? me demanderez-vous. Laissez-moi, je vous prie, rapporter les dissections des deux femmes dont j'ai parlé un peu plus haut : alors, pour me rendre à vos vœux, je continuerai à dire peut-être des futilités ; mais, soit que je traite des matières graves, soit que je parle de choses peu importantes, je n'avancerai que des faits certains.

8. Une angine avait fait périr une insensée, âgée de quarante ans.

Examen du cadavre. Le cadavre fut apporté au gymnase avant le milieu de février de l'année 1719, lorsque je faisais mon cours public d'anatomie. Comme il n'était point propre aux objets pour lesquels je le destinais, parce que les muscles de l'abdomen étaient devenus livides quelques heures après la mort, et que les intestins, qui étaient distendus, n'étaient pas tout-à-fait exempts d'inflammation, j'examinai à peine l'utérus dont le peu de développement prouvait que la femme n'avait jamais conçu (ce qui était confirmé par l'état des mamelles, qui se trouvaient elles-mêmes aussi très-petites, quoiqu'elles continssent un peu de sérosité lactée), et, pressé par le temps, je n'entrepris de disséquer que le cerveau. Je le trouvai très-dur, comme peu de temps auparavant j'avais trouvé celui du boucher.

9. Une autre femme, que l'on savait d'une manière certaine être accouchée l'année précédente, et qui n'en était pas moins restée insensée, continuait à courir dans les rues comme auparavant, à moins qu'on ne l'en empêchât, sans faire du mal à personne, d'après ce que j'ai pu savoir. Elle avait commencé à perdre la raison presque neuf ans auparavant, à la suite de la mort d'un homme qu'elle aimait, et qui fut tué la veille du jour où elle devait l'épouser. Enfin elle mou-

rut d'une inflammation de poitrine , au commencement de décembre de l'année 1735.

Examen du cadavre. Je ne disséquai que la tête. Il y avait de l'eau sous la pie-mère, avec des bulles d'air répandues çà et là ; je vis aussi dans quelques endroits de certains petits vaisseaux, de ces bulles qui étaient extrêmement serrées, de manière qu'elles les remplissaient. Du reste il n'y avait point d'eau dans les ventricules latéraux , dont les vaisseaux et les plexus étaient rouges. A la base de la glande pinéale était adhérente antérieurement une matière peu abondante, d'un blanc jaunâtre, qui paraissait être un amas de petits calculs ; mais, en le touchant, je reconnus que ce corps n'était point calculeux, et qu'il ne présentait que très-peu de dureté. En coupant le cerveau dans tous les sens, je remarquai que la substance médullaire n'était pas très-blanche , car elle était brunâtre, ce qui dépendait peut-être de l'extrême engorgement des vaisseaux sanguins. En effet , plus je m'éloignais de la substance corticale en descendant, moins je voyais la couleur brune de la substance médullaire. Ce qu'il y a de très-certain, c'est que cette même substance était d'une dureté extraordinaire dans tout le cerveau et dans les petites portions qui se voient à l'intérieur des ventricules, et que les nerfs eux-mêmes me parurent, en les disséquant, plus fermes et moins humides dans l'intérieur du crâne. Mais, tandis que la substance corticale du cerveau était également assez ferme, celle du cervelet était extrêmement molle , quoique les pédoncules et la substance médullaire voisine de l'intérieur du cervelet fussent partout très-fermes.

10. Maintenant, si je rappelle les moyens que je n'ai pas employés sans quelque avantage sur des femmes et sur des hommes de cette espèce, qui avaient du délire sans fièvre, je paraîtrai perdre mon temps. En effet, quand je vous dirai que je ne trouvai rien de mieux au commencement de la maladie, surtout lorsque la mélancolie était hypochondriaque , ou que les accès étaient produits par la vue d'un lieu ou d'un certain objet, que de faire entreprendre de longs voyages aux malades avec des amis prudents dont la société leur était agréable; quand je vous dirai que, lorsque cela n'était pas possible, je vis certains sujets retirer quelque utilité de ce qu'on appelle sucre de Sa-

turne (acétate de plomb), administré avec prudence ; quand je rappellerai que les bains étaient avantageux à d'autres, et que la longueur même du temps avait beaucoup plus d'effet que tous les remèdes sur un assez grand nombre; quand, dis-je, je parlerai de ces objets et d'autres analogues, je ne dirai rien que vous n'ayez lu fréquemment. Il vaut donc mieux vous décrire le plus brièvement possible, dans un sujet long et compliqué, mais cependant avec clarté et avec soin, une succession particulière de maladies dont la dernière fut une manie, qui fut parfaitement guérie en peu de temps.

L'an 1711, pendant que je traitais de la manière la plus heureuse, avec l'aide de Dieu, Louis Albertini, archidiacre de l'église de Forli, affecté d'une maladie très-difficile, un de ses domestiques, valet de pied, âgé de vingt-trois ans, maigre, d'un assez mauvais teint, fut pris au commencement de septembre, après des travaux qui l'avaient fatigué, d'une fièvre continue qui paraissait se rapprocher de la double tierce, mais qui était irrégulière et variable, autant que les symptômes dont elle était accompagnée. Ainsi, tantôt douleur et chaleur aux lombes, au dos, à la tête; tantôt insomnie, d'autres fois stupeur, de sorte que le malade répondait à peine quand on l'interrogeait; de temps en temps, sentiment d'une chaleur intérieure, anxiété inexplicable ; quelquefois soif, loquacité, froid des pieds ; mais ces symptômes variaient et se succédaient sans aucun ordre. Ce qu'il y avait de plus constant, c'était la petitesse et la faiblesse du pouls. Le sang, tiré deux fois du bras dans l'espace des huit premiers jours, avait un sérum jaunâtre, tandis qu'une couenne assez épaisse et un peu livide couvrait l'autre partie qui était dure la première fois, et qui le fut davantage la seconde. Les urines, d'abord épaisses et rouges, devinrent ensuite claires ; et quoique leur quantité répondît à celle de la boisson et même qu'elle la surpassât souvent, et qu'elles offrissent à la fin quelques flocons qui nageaient dans le liquide, jamais néanmoins elles ne déposaient. Il y eut une fois des évacuations alvines abondantes et liquides ; les autres fois les matières étaient presque comme dans l'état de santé, mais jaunes de temps en temps ; une fois elles furent rendues avec deux vers. Une sueur se manifesta deux fois sur tout le corps, mais plus souvent au front, où elle était froide quelquefois. Il y eut une fois une hémorrhagie nasale peu abondante. Une douleur qui se fit sentir aux environs d'une oreille et des doigts des mains sembla indiquer par intervalle un effort de la nature pour déposer quelque chose à ces parties. On était arrivé au quatorzième jour, lorsqu'il se manifesta des mouvements convulsifs ce même jour et quelques-uns des jours suivants. Néanmoins, pendant ce même temps, le malade était plus gai, et avait un meilleur aspect; car, peu de temps auparavant, la face avait été légèrement bouffie et peu livide. Ces convulsions ayant cessé, bientôt après la peau des épaules et de la poitrine devint légèrement rouge et un peu rude; ce qui prouvait que c'était un effort de la nature qui, sans être inutile, n'était pas assez fort, c'est qu'il ne restait plus ni veilles, ni soif, ni aucune autre incommodité de cette espèce; le pouls lui-même se rapprochait beaucoup de l'état naturel. Cependant l'estomac n'était pas fort, et le sang coulait facilement par les narines, quand le malade se mouchait même très-légèrement : bientôt après des douleurs de ventre s'étant fait sentir, il y eut des déjections liquides d'une couleur de tabac; et peu de jours après, la fièvre augmenta avec des frissons.

Ainsi, quoique je me fusse efforcé, pendant presque tout le mois de septembre, d'aider la nature, comme les circonstances semblaient le demander, en prenant garde surtout d'empêcher ses efforts et de diminuer les forces du malade, non-seulement celui-ci ne se rétablissait pas, mais encore il éprouvait des maladies qui naissaient les unes des autres. En effet, le lendemain du jour où la fièvre avait un peu augmenté, comme il a été dit, la soif qui arrachait des plaintes continuelles au malade, la tuméfaction de la face et des pieds, et le ventre qui formait une tumeur inégale au-dessus de l'ombilic, annoncèrent une hydropisie qui existait déjà, et qui menaçait de faire des progrès. Or, elle en fit de si rapides que, quoique les urines dont je favorisais légèrement l'évacuation fussent abondantes, et que bientôt après elles le fussent davantage, la soif devint néanmoins toujours plus considérable, et l'œdématie sous-cutanée s'étendit partout; de plus, il se déclara une toux sèche d'autant plus fâcheuse, qu'un sang décoloré coulait souvent et spontanément par le nez; la respiration diffici-

le devint stertoreuse, les forces et le pouls s'affaiblirent : tout cela rendit l'état du malade si grave en cinq jours au plus, qu'ayant perdu en outre la faculté de parler, tout le monde le regardait comme désespéré et comme étant sur le point de mourir. Pour moi, qui ne négligeais rien alors, comme je n'avais rien négligé auparavant, je conservais quelque lueur d'espérance, quelque petite qu'elle me fût permise dans un cas aussi grave, en voyant la quantité des urines continuer à être abondante : cette espérance augmenta bientôt un peu quand je remarquai de très-petits grains de sable, qui étaient tellement serrés qu'ils couvraient presque entièrement l'intérieur des vases de verre : car cet indice d'une heureuse solution des maladies que j'avais remarqué sur plusieurs malades, comme je vous l'écrirai plus longuement ailleurs (1), ne m'avait jamais trompé jusqu'alors. Effectivement, le malade commença à se trouver un peu moins mal et à parler; l'œdématie de tout le corps et la soif diminuèrent bientôt, et il n'y eut plus d'hémorrhagie nasale. Cependant la respiration stertoreuse persistait encore. Mais à peine trois jours s'étaient-ils écoulés depuis celui où la mort avait paru imminente, qu'il ne restait presque plus aucune difficulté de respirer; et deux jours après, il n'y eut plus aucune trace d'hydropisie; de sorte qu'elle mit à se dissiper le même nombre de jours qu'elle avait mis à augmenter. A peine le malade éprouvait-il encore quelquefois de la toux, qui donna lieu une fois à l'écoulement d'un peu de sang bien coloré par le nez; mais jamais elle ne troubla le sommeil qui déjà était facile. Il ne fut pas difficile de s'opposer à cette toux, ni de relâcher le ventre, qui était alors trop resserré, et d'obtenir des évacuations alvines. C'est pourquoi, après un long dégoût, l'appétit revint; le pouls, qui déjà n'était plus faible, mais qui restait accéléré, commença à devenir moins fréquent; il y avait tous les jours régulièrement des évacuations alvines; les forces se rétablirent peu à peu, de sorte que le malade pouvait rester long-temps assis sur son lit sans en être incommodé. Déjà il ne paraissait plus y avoir de danger, si ce n'est que les urines qui avaient continué pendant quelques jours à être évacuées en quantité, même après la gué-

____

(1) Epist. 49, n. 21.

rison de l'hydropisie, ne présentèrent jamais à mes regards, en revenant insensiblement à leur juste mesure, les dépôts qui ont coutume de se former au fond du vase, tels que je les désirais.

C'est pourquoi le malade ayant commis un écart de régime dans la nourriture et dans la boisson, comme je le sus depuis, les urines devinrent non-seulement moins abondantes, mais encore épaisses et rouges, et il commença à avoir des évacuations bilieuses abondantes avec des tranchées, le dixième jour après l'entière guérison de l'hydropisie. Mais moi qui n'ignorais pas (1) que, *dans les maladies, celle qui succède à une autre est le plus souvent mortelle*, malgré la crainte que j'avais que des déjections fréquentes et copieuses, accompagnées de tranchées, ne jetassent cet homme, qui avait éprouvé pendant cinquante jours tant et de si graves incommodités (comme je les ai décrites), dans un état tel que je ne pusse l'en retirer une seconde fois, je résolus d'abord d'attendre un peu de temps, et de n'administrer des médicaments que dans le but de diminuer la violence des tranchées. Je n'avais pas attendu deux jours entiers que mon malade fut attaqué pendant la nuit d'une quatrième maladie (la troisième existait encore) ; je veux parler de la manie, pour laquelle je vous ai fait une description plus longue que je ne l'avais cru au commencement. Je croyais d'abord que c'était une frénésie, car elle parut augmenter deux fois avec la fièvre. Mais ensuite, lorsque je vis que le délire furieux ne se dissipait pas, même après la cessation de la fièvre, de telle sorte qu'il n'était pas prudent, pour les assistants, de s'approcher du malade lorsqu'il n'était pas enchaîné, je ne doutai pas que ce ne fût une manie. J'appris alors que ce genre de démence peut se manifester après une longue fièvre d'automne, quoique celle-ci ne fût pas de l'espèce des intermittentes, auxquelles, d'après Sydenham (2), succède quelquefois une manie particulière ; ce qui a été confirmé par Boerhaave (2), qui embrasse son opinion à ce sujet. Mais une observation qui se trouve dans Borelli (4) et

une autre citée par Ettmüller (1) apprennent que cette espèce de délire succède quelquefois aussi à d'autres fièvres. D'un autre côté, mon observation actuelle fait connaître une manie qui succéda, il est vrai, à une fièvre, mais plus immédiatement à une hydropisie qui ordinairement, au contraire, la guérit ou du moins la diminue, d'après cet aphorisme (2) d'Hippocrate, sur lequel néanmoins le célèbre Pasta (3) a des doutes : *Après la manie, une dysenterie, ou une hydropisie, ou un violent trouble de l'esprit, sont favorables.* Zacoti (4), comparant cette sentence avec une autre d'Hippocrate, qui dit que *les épilepsies qui surviennent dans les affections des hydropiques sont mortelles*, écrit ce qui suit en note : *C'est pourquoi si ce qui doit être utile, non-seulement ne l'est pas, mais encore produit un effet contraire, de sorte, par exemple, qu'il survienne quelque affection grave de la tête pendant une hydropisie......, il est certain, pour plusieurs raisons, que cela est très-fâcheux.* Mais ces paroles doivent s'entendre de l'affection qui survient, et non point également de celle qui succède.

Ainsi, ce ne fut pas sans quelque espoir que j'entrepris la guérison de mon insensé, quoique, à cause de ce qu'il avait souffert auparavant, il ne fût pas possible d'employer les moyens indiqués dans Borelli, comme les bains d'eau douce, les saignées ; attendu surtout que les yeux et la face n'étaient point rouges alors, et que le pouls n'était pas très-fort. Je ne pouvais pas non plus recourir à la méthode proposée par Sydenham, de combattre la maladie avec des remèdes échauffants et de tenir le ventre serré : car il y avait des évacuations bilieuses, qui étaient moins fréquentes et qui n'étaient plus accompagnées de tranchées ; et je ne voyais pas qu'elles fussent nuisibles ; j'espérais même, d'après l'aphorisme d'Hippocrate que j'ai cité plus haut, qu'elles seraient utiles. En conséquence, au lieu de faire ouvrir la veine, j'ordonnai qu'on appliquât des ventouses sèches sur les membres inférieurs, et qu'on mît sur la tête rasée ce qu'on appelle des calmants et des somnifères ; je fis aussi don-

---

(1) Hippoc., l. de affect., n. 23.
(2) Obs. med. circa morb. acut. s. 1, c. 5.
(3) Aphor. de cogn. morb., § 1125.
(4) Cent. 4, obs. 42.

(1) Memb. 3, cit. supra, ad n. 7.
(2) 5, s. VII.
(3) Not. ad eum apBor.
(4) Comment., l. 6, in coac., s. 2, A. 30.

ner de temps en temps, vers la nuit, des médicaments qui avaient les mêmes propriétés narcotiques, mais dans une mesure telle que j'avais égard à l'état des forces et aux déjections que je voulais conserver. Voyant que ces moyens procuraient du sommeil, et diminuaient quelquefois le délire, une seule chose me déplut les jours suivants : c'est que les évacuations alvines se supprimèrent. En effet, j'espérais que ce qui avait entretenu une maladie si longue et si variée dans ses formes pourrait enfin un jour être entièrement rejeté au dehors par cette voie : ou bien, puisque toutes les autres avaient inutilement été provoquées auparavant, il me restait d'en préparer une nouvelle, en formant un exutoire, pour voir si ce qui n'avait pu être expulsé par les premières pourrait l'être enfin par celle-ci ; je veux parler de *je ne sais quelle force maligne et d'un virus* : car ce virus est [annoncé, si nous en croyons Baillou (1), *par un changement subit et par le passage d'une maladie dans une autre.*

Ainsi, comme en relâchant le ventre je n'obtenais des évacuations que pendant un jour, et qu'ensuite les matières rendues étaient comme dans l'état de santé, et comme, d'un autre côté, l'urine qui était assez abondante et épaisse ne produisait aucun heureux effet, j'ouvris cette autre voie à l'un des bras, en y appliquant un cautère. L'humeur commença à s'y porter promptement et en abondance, et elle augmenta pendant quelques jours, durant lesquels le malade fut plus tranquille ; de sorte qu'il pouvait se lever et se promener dans la maison sans aucun inconvénient, pour lui, ni pour les autres. Cependant il n'avait pas recouvré toute la raison nécessaire ; car il ne voulut plus en aucune manière que le chirurgien lui touchât le cautère, qu'il aurait fallu entretenir plus longtemps. Pendant que celui-ci se guérissait et que la raison n'était pas encore assez revenue, la nature fournit le moyen que j'avais désiré auparavant, car plusieurs évacuations alvines d'une nature bilieuse ayant eu lieu, le reste de la manie se dissipa après les premiers jours de novembre avec le dauger d'une nouvelle maladie. En effet, peu de temps après, notre homme livré à lui-même, mangeant et se promenant plus qu'il ne

convenait, ses jambes se tuméfièrent une seconde fois ; mais cette œdématie se dissipa facilement, aussitôt qu'il usa de modération dans la nourriture et dans la promenade. — Voilà ce que, pendant ma jeunesse, j'ai pu observer, faire et juger, dans un exemple singulier appartenant à la succession des maladies, c'est-à-dire à un sujet fort utile aux médecins, et qui n'a été qu'esquissé par Baglivi (1), qui regrettait, ainsi que Reusner (2) et d'autres, que personne jusqu'à son temps n'eût entrepris de le traiter. Cependant les paroles suivantes de Boerhaave prouvent (3) que Prosp. Alpin avait fait cette entreprise : *Plût à Dieu que nous possédassions le livre du même Alpin, sur les divers changements des maladies,* D'un autre côté, Steph. Rodrigues à Castro publia sur ce sujet un petit ouvrage intitulé : *Quæ ex quibus*, comme l'indique le célèbre Gianella (4), qui n'a pas cru devoir s'abstenir pour cela de traiter la même matière par divisions (ce qu'il a fait avec science), attendu surtout que cet opuscule de Rodrigues à Castro, qui est divisé en quatre livres, comme vous le verrez dans *Lindenus Renovatus*, et qui fut imprimé quatre fois le siècle précédent, était si difficile à trouver, qu'il le chercha en vain avec le plus grand soin. Moi, je l'ai rencontré par hasard ces jours derniers. Mais je n'en dirai rien de plus ici, à cause des longs détails que j'ai donnés sur le jeune homme qui, étant enfin devenu maniaque après tant de maladies, recouvra bientôt sa première santé : d'ailleurs il est temps de revenir à l'histoire des dissections des sujets qui périrent dans un état de démence.

11. Je disséquai avec soin, vers la fin de l'année 1723, le cou et la tête seulement d'un homme qui était insensé depuis long-temps, et qui était mort à l'hôpital de Padoue, d'une fièvre assez longue. Je ne rappellerai pour le moment, de cette dissection, que ce qui a rapport à notre sujet.

Examen du cadavre. Je trouvai au cou les artères carotides et les veines jugulaires internes plus grosses que dans l'état ordinaire. — Après avoir enlevé la voûte du crâne, je vis de l'eau sous les

---

(1) Epidem., l. 2, ad ver., ann. 1578.

(1) Specim. trium reliquor. libror. de libra motr., c. 1.
(2) Eph. N. C., Cent. 5, obs. 8.
(3) Prælect. in instit., § 942.
(4) De successione morbor., l. 1, c. 1.

méninges; il y en avait aussi dans les ventricules latéraux, et même entre les deux lames du septum lucidum qui les sépare; cependant le cerveau était dur le cinquième ou le sixième jour après la mort. Le cervelet, au contraire, était mou et flasque.

12. J'eus à disséquer en public, l'an 1734, les mêmes parties d'un autre insensé.

Examen du cadavre. Je remarquai au cou une chose qui mérite de ne pas être passée sous silence à cause de sa rareté, quoiqu'elle n'ait pas rapport au sujet actuel. Les muscles sterno-thyroïdiens manquaient entièrement; c'est pourquoi les muscles hyo-thyroïdiens s'étendaient non-seulement par le côté interne, mais encore par le côté externe, jusqu'à la base du cartilage thyroïde, et occupaient ainsi l'espace qu'occupe ordinairement la partie supérieure et étroite des muscles sterno-thyroïdiens sur la face de ce cartilage que j'ai nommé, comme je l'ai décrit et dessiné ailleurs (1). En examinant attentivement cette face, après en avoir enlevé les muscles, et en comparant ce larynx avec d'autres qui ne me manquaient pas, je remarquai qu'elle était beaucoup moins saillante que les autres, à l'endroit où les quatres muscles que j'ai désignés se terminent ordinairement. Je ne pus voir aucune autre différence dans les autres muscles et cartilages qui appartiennent au larynx et à la partie de la trachée-artère qui lui est unie. Car, quoique les muscles crico-thyroïdiens et sterno-hyoïdiens (auxquels j'attribuai jusqu'à un certain point, en faisant voir dans l'amphithéâtre ce que je viens de dire, l'usage de suppléer aux parties qui manquaient), fussent forts et gros; cependant ils ne parurent être, proportionnellement, ni trop forts, ni trop gros. Je n'ai pas pu savoir si l'on observa dans les mouvements du larynx, pendant la vie de cet homme, quelque chose de particulier et de remarquable; j'ignore également de quelle maladie il était mort. Dans le cerveau, je trouvai les vaisseaux distendus, ce qui appartenait évidemment aussi à la dernière maladie. Mais, pour ce qui regarde la démence, la substance même du cerveau était dure, quoique quelques petites parties intérieures, entre autres la voûte et la glande pinéale, fus-

sent très-molles. Cette glande était en outre extrêmement desséchée, et d'un brun légèrement jaunâtre. Au reste, ce qui indiquait qu'il y avait eu de l'eau sous la pie-mère, c'est qu'il fut absolument impossible de séparer cette membrane du cerveau, du cervelet et de la moelle allongée.

13. En réunissant ces six dissections d'insensés qui me sont propres, à celle que j'ai décrite dans la première Lettre (1), et en les comparant toutes avec celles qui se trouvent dans le *Sepulchretum* ou dans d'autres ouvrages, vous verrez sur-le-champ que, parmi les objets que les autres ont remarqués, il en est quelques-uns que je n'ai jamais rencontrés, quelques autres que j'ai vus rarement, certains souvent, et d'autres toujours. Car, par exemple, pour la pie-mère, le silence que j'ai gardé à son sujet dans l'histoire du boucher (2), prouve que je n'ai pas trouvé, même sur cet homme que l'on croyait être devenu insensé par un philtre amoureux, cette membrane *ne s'enfonçant pas* (3), comme elle le fait ordinairement, *dans les anfractuosités du cerveau.* Quant aux vers, la première Lettre (4) indique suffisamment que je n'en ai jamais vu, et que je n'ai jamais espéré d'en voir dans le cerveau : ce qui fait que je suis très-fâché que ce qui avait échappé à Riolan (5) ait été rapporté dans le *Sepulchretum*; savoir : *le ver qui naît dans le cerveau et qui produit la manie sur le cheval, est-il le résultat de la putridité d'une humeur ? ou bien l'éminence vermiforme du cervelet dégénère-t-elle en vers ?* D'un autre côté, il est d'autres objets que je n'ai pas vus, et qui méritent bien plus d'être ajoutés au *Sepulchretum* (6). Baglivi (7) assure *avoir disséqué deux maniaques à Naples, et avoir mis à découvert la dure-mère, qui était semblable par sa dureté à une tablette, et presque entièrement desséchée.* Quoiqu'il n'eût pas dû blâmer Willis dans ce passage de la manière suivante : *il aurait fallu chercher et exa-*

---

(1) Advers., l. 1, n. 6, et tab. 1, ad litt. q dexteram.

(1) N. 10.
(2) Supra, n. 6.
(3) Sepulchr., l. 1, s. 9, in add. obs. 1.
(4) N. 8 et 9.
(5) Anthropogr., l. 4, c. 2.
(6) L. 1, s. 8, obs. 5, § 3.
(7) Specim., l. 1, de fibra motr., c. 5, coroll. 10.

miner sur ces sujets (des insensés) l'état des méninges; car il aurait trouvé une différence (pour moi, je sais d'une manière certaine qu'il n'y en avait aucune sur ceux que j'ai disséqués, attendu que ce que j'ai décrit dans la première Lettre (1) relativement à la dure-mère, n'avait point rapport à ceci, je pense, et que d'ailleurs la lésion était circonscrite dans un petit espace); cependant deux hommes d'une très-grande expérience, Littre (2) et Geoffroi (3), ont trouvé ensuite chacun, dans un cas de manie, un état particulier des deux méninges, qui étaient plus dures et plus compactes sur l'un des sujets, plus épaisses et plus fermes sur l'autre : je ne dis rien de la faux que Geoffroi vit en même temps couverte de lames osseuses presque partout. Je croirais, peut-être, que cette fermeté, ou cet épaississement de l'une des méninges ou de toutes les deux, observés par d'autres aussi, comme vous pouvez le lire dans Alex. Camerarius (4) et dans le célèbre Van-Swieten (5), se formaient après des délires plus violents et plus longs, si je ne savais que cette disposition avait été remarquée par Wepfer (6), même après des délires mélancoliques, par King (7), après une démence, par d'autres (8) et par moi-même (9), sur des sujets qui avaient toujours joui de leur raison. Cependant je vois qu'elle est moins rare dans la manie que ces glandes un peu grosses trouvées dans les cavités du cerveau, et décrites (10) d'après l'observation de Valsalva, quoique je sache que des corps semblables à ces glandes jusqu'à un certain point ont été observés sur deux (11) mélancoliques aux mêmes endroits. Je n'ai pas trouvé non plus ce que Santorini (12) a vu sur deux vieillards, dont l'un était fou et l'autre dans un état de légère démence, c'est-à-dire, de petites

fossettes remplies de lymphe, ou un petit corps jaunâtre au milieu du cerveau : je suis bien plus éloigné encore d'avoir remarqué ce que Willis (1), Kerckring (2) et King (3) ont observé sur d'autres insensés, savoir : la masse cérébrale plus petite qu'elle ne devait l'être.

14. Je n'ai vu que rarement, je n'ai même vu qu'une fois sur des insensés, des sillons profonds dans le corps calleux, des bulles d'air dans les vaisseaux sanguins du cerveau, et la couleur brune de la substance médullaire (4) de ce viscère : je pense que c'est par hasard que la plupart de ces objets se sont rencontrés dans les maladies de cette espèce; du moins je vous ai décrit des lésions semblables sur d'autres sujets que sur des insensés, et je vois qu'elles n'ont pas été observées sur ces derniers par d'autres auteurs ; il y a plus, c'est que Lancisi (5) vit sur un insensé quelque chose de différent dans le corps calleux, et remarqua que la substance du cerveau était *plus blanche* qu'à l'ordinaire. Au contraire, j'ai vu souvent les vaisseaux du cerveau distendus par du sang, et plus souvent de l'eau sous les méninges ou dans les ventricules ; peut-être aurais-je rencontré assez fréquemment la rate grosse ou squirrheuse, si j'avais eu le temps d'examiner les autres viscères des insensés, comme j'examinais leur cerveau. Hoyer (6) vit tout cela en même temps sur un maniaque ; Van Swieten (7) trouva les vaisseaux distendus par *du sang très-noir et semblable à de la poix* sur une mélancolique; l'habile anatomiste Phil.-Conr. Fabritius (8) rencontra souvent le plexus choroïde gonflé et tuméfié sur les maniaques; l'épanchement d'une certaine quantité d'eau non-seulement a été observé par King (9) et par d'autres sur des fous, mais encore par Wepfer (10) sur une mélancolique, et sur des maniaques par ceux qui sont cités dans Van-Swieten (11), qui explique l'a-

---

(1) N. cit. 10.
(2) Mém. de l'Acad. royale des Sc., an. 1705 et 1706.
(3) Loc. cit.
(4) Disp. de apospasm. piæ matr.
(5) Comment. in Boerh. aphor., §1121.
(6) Auct. hist. apopl., hist. 15.
(7) Act. Lips., ann. 1688, M. maj.
(8) Vid. Sepulchr., l. 1, s. 1, obs. 1.
(9) Epist. V, n. 6, et epist. XLIX, n. 16.
(10) Supra, n. 2.
(11) Wepfer, hist. cit. 15, et Hist. de l'Acad. royale des Sc., ann. 1700.
(12) Obs. anat., c. 5, § 5.

(1) Sepulchr., l. 1, s. 10, obs. 5, 9, 10.
(2) Ibid., obs. 5.
(3) Act. Lips. A. et M. cit.
(4) Supra, n. 6 et 9.
(5) Diss. var. VII.
(6) Act. N. C., vol. 4, obs. 59.
(7) Comment. cit. ad § 1010, 2 vers. fin.
(8) Idea anat. pract., sect. 4.
(9) Loc. cit.
(10) Id. ibid.
(11) Comm. cit. ad § 1124.

phorisme que j'ai déjà (1) rapporté, en disant que c'est un bon signe, si pendant une manie il survient une hydropisie, parce que l'eau est attirée du cerveau et transportée ailleurs ; enfin, Hoyer (2) déjà nommé dit avoir trouvé des rates squirrheuses sur certains cadavres après des fièvres intermittentes ; *ces sujets*, ajoute-t-il, *avaient le plus souvent éprouvé auparavant de violents délires mélancoliques*. Je n'ignore cependant pas que trois individus qui avaient un délire mélancolique porté à un si haut degré qu'ils se suicidèrent, n'avaient (3) la rate ni dure ni grosse, et qu'au contraire l'un d'eux l'avait beaucoup plus petite qu'elle ne devait l'être ; je sais aussi que le célèbre Heister (4), qui disséqua deux de ces délirants, remarqua plutôt un mauvais état du pancréas et de la bile.

Quoique toutes ces observations méritent d'être rapportées dans le *Sepulchretum*, je voudrais cependant vous faire observer combien d'objets elles renferment qui sont communs à d'autres maladies : ce qui fait que je trouve plus étonnant que plusieurs de ces lésions et d'autres, qui sont communes à plus de maladies encore, soient souvent rapportées dans les histoires de maniaques et de mélancoliques qui ont été décrites dans cet ouvrage (5), tandis qu'on y voit à peine citées une fois les deux vices dont l'un s'est présenté à moi très-souvent, et l'autre toujours, dans le cerveau des insensés. En effet, j'ai trouvé jusqu'ici (6) quatre fois des lésions de la glande pinéale, et sept fois, c'est-à-dire toujours, la dureté du cerveau. Pour que vous ne soupçonniez pas que ce fût par hasard que je rencontrai ce dernier vice, je vais vous rapporter tout de suite une autre histoire qui m'a été communiquée par Mediavia, le 31 décembre 1719. Retenu ce jour par d'autres occupations, et ne pouvant assister avec lui à l'ouverture, je lui recommandai de disséquer le corps tout entier avec le soin que je lui connaissais.

15. Un homme qui avait du délire sans fièvre sauta de son lit à l'insu de ceux qui l'avaient gardé jusqu'alors avec at-

tention pendant plusieurs jours, de manière que sa tête ayant frappé violemment contre un pavé ou contre un mur, il mourut sur-le-champ.

Examen du cadavre. On ne vit ni sur le crâne ni dans le cerveau aucune trace particulière du coup. Il y avait un peu d'eau entre les méninges ; les ventricules droit et gauche en contenaient assez pour en être à demi remplis : celle qui se trouvait dans ces derniers était d'un jaune rougeâtre. Les plexus choroïdes étaient rouges ; d'ailleurs tous les vaisseaux étaient gorgés de sang ; les artères avaient leurs tuniques très-fermes. La dure-mère se trouvait réellement plus épaisse que dans l'état ordinaire. A la partie antérieure de la base de la glande pinéale étaient de petits corps un peu durs. Mais ce qui parut surtout remarquable, c'est que la substance corticale du cervelet étant extraordinairement molle, et celle du cerveau lui-même l'étant aussi un peu plus qu'à l'ordinaire, la substance médullaire cachée dans l'intérieur du cervelet, ainsi que la protubérance annulaire, étaient dures, sans l'être considérablement, tandis que l'origine de la moelle épinière présentait une dureté plus grande, et que cette dureté était portée à un degré extrême dans toute la substance médullaire du cerveau.

16. Ajoutez cet exemple, pour l'épaississement de la dure-mère, aux observations des autres auteurs, que j'ai rapportées un peu plus haut (1), et pour la lésion de la glande pinéale et la dureté du cerveau, à mes histoires, et même à celles de quelques autres savants. Quant à la glande pinéale, il ne se présente pour le moment à ma mémoire qu'un très-petit nombre d'exemples qui y soient relatifs. Et même Diemerbroeck (2), citant plusieurs observations de sables et de calculs trouvés dans cette glande, qui ont été recueillies par d'autres, dit n'avoir pas lu que ces mêmes observateurs eussent remarqué que les sujets sur lesquels on rencontra ces objets *eussent éprouvé quelque dérangement dans les facultés intellectuelles*. Moi-même je ne prétends pas que tous ceux sur lesquels j'ai vu cette disposition eussent été insensés, comme les Lettres précédentes (3)

---

(1) N. 10.
(2) Act. N. C., vol. 5, obs. 68.
(3) Eph. N. C., cent. 7, obs. 60.
(4) Earumd. cent. 6, obs. 28.
(5) Cit. sect. 8 et 9.
(6) Vid. etiam Epist. I, n. 10.

(1) N. 13.
(2) Anatom., l. 3, c. 6.
(3) V, n. 11, et VI, n. 12.

le prouvent; mais je dis d'abord que, quoiqu'*il soit évident pour les anatomistes que des concrétions de cette nature se* rencontrent partout, comme disait Santorini (1), on n'en trouve pourtant jamais aussi souvent dans aucune autre partie du cerveau (ce qu'il avait dû observer lui-même) : je dis ensuite qu'en ayant observé souvent dans cette glande, il m'est arrivé de les voir plus fréquemment sur des insensés que sur des sujets morts de quelque autre maladie. D'ailleurs, c'était bien un insensé, celui sur lequel Edm. King (2) vit cette glande pétrifiée, de même que cet idiot par un défaut singulier de mémoire, sur lequel Berlingerius Gipseus (3) la trouva dans le même état. Enfin, outre ce genre de lésion, il en est d'autres auxquels cette glande est sujette, et qui se sont présentés aussi sur certains insensés ; je veux parler, d'une part, de celui qui fut observé par Lancisi sur le même insensé dont il a été parlé plus haut (4), c'est-à-dire de l'extrême petitesse de ce corps, qui était telle sur un homme de trente-six ans, qu'il *égalait à peine la grosseur d'une graine de chanvre* (telle était aussi la glande dont je vous ai fait la description plus haut (5) sur un insensé, et qui se trouvait en même temps extrêmement petite et très-molle) ; et, de l'autre part, d'un vice bien différent, et même entièrement opposé (si vous considérez cette extrême mollesse), qui fut observé par Th. Zwinger sur un maniaque, chez lequel la glande *était tout-à-fait rouge et plus dure que dans l'état ordinaire* : vous trouverez cela dans le *Sepulchretum* (6).

17. Quoiqu'il n'y ait dans ce dernier ouvrage, comme je l'ai déjà dit, qu'une observation (7), et pas davantage, de la lésion que j'ai toujours rencontrée sur les insensés (elle appartient à Ilen. Ilcer, qui trouva sur un maniaque le cerveau *dur*), il n'en manque cependant pas ailleurs qui méritent d'être ajoutées à celle-là. Car d'abord Littre (8) et Geoffroi, comme on le voit dans l'Académie Royale des Sciences de Paris, trouvèrent, sur les deux maniaques dont il a été question plus haut, la substance du cerveau également beaucoup plus ferme qu'à l'ordinaire, tandis que le cervelet conservait à peu près sa mollesse naturelle. Lancisi remarqua que *toute la substance du cerveau était plus compacte que dans l'état ordinaire*, et que le corps calleux lui-même *était également un peu dur*, sur l'insensé dont j'ai parlé deux fois (1). A ces exemples, il faut ajouter celui de Santorini (2) qui trouva, entre autres choses, sur un vieillard qui était fou, le cerveau *beaucoup plus ferme qu'il ne l'est habituellement*, de sorte qu'*il put, à cause de la grande fermeté de ce viscère, chercher et reconnaître quelques objets avec plus de facilité et de commodité*; ce que j'avais fait moi-même auparavant (3), et ce que je fis en d'autres circonstances. Boerhaave (4) pensait peut-être aussi à d'autres histoires qu'il connaissait, lorsqu'il écrivit qu'*il résultait de la dissection des cadavres, que le cerveau des maniaques était sec, dur, friable, jaune dans la substance corticale*. Mais, quoique Geoffroi (5) décrive également cette grande sécheresse du cerveau, cependant de toutes les observations que je connais, il n'y en a qu'une qui fasse mention de toutes ces lésions en même temps ; c'est celle qui, étant la seule dans le *Sepulchretum* qui parle de la dureté du cerveau, comme je l'ai dit, est aussi la seule de toutes celles que je me souviens d'avoir lues, dans laquelle je remarque qu'il est dit (et ceci n'est pas inutile) que, malgré les autres lésions, ce même cerveau était *plus mou et plus humide aux environs des ventricules et de la base*. En effet, les histoires des dissections que je vous ai rapportées prouvent, en les comparant entre elles, que toutes les parties du cerveau ne présentent pas une dureté égale sur tous les insensés, et que quelquefois même quelques-unes de ces parties sont plus molles qu'elles ne devraient l'être.

18. Au reste, quoiqu'il n'y ait point de vraisemblance que ce soit par hasard que la dureté de tout le cerveau, ou du moins de la substance médullaire de ses

---

(1) Obs. anat., c. 5, n. 8.
(2) Loc. cit. supra, ad n. 13.
(3) Apud Contulum, de lapid. podagr., etc., c. 5.
(4) N. 14.
(5) N. 12.
(6) Obs. 1, sect. cit. 9 in addit.
(7) 1 in sect. 8, quæ 5 est in sect. 4.
(8) Loc. cit. supra, ad n. 13.

(1) N. 14 et 16.
(2) C. cit., n. 6.
(3) Supra, n. 6.
(4) Aphor. de cognosc. morb., § 1121.
(5) Loc. cit.

hémisphères, que j'ai toujours observée, s'est rencontrée sur les insensés que les auteurs cités ont disséqués, et sur tous ceux que j'ai disséqués moi-même ; cependant, de même que je pense que cette dureté n'est point du tout une chose à négliger, de même je crois qu'il ne faut pas y attacher de l'importance au point d'attribuer à elle seule la cause de la démence, en employant pour le prouver des explications spécieuses qui ne manqueraient pas ; en cherchant d'abord si la sécheresse, c'est-à-dire la diminution de l'humeur qui arrose intérieurement la substance cérébrale, produit cette dureté, ou bien si c'est quelque liquide âcre et astringent ; en voyant ensuite si la dureté, quelle qu'en soit la cause, donne lieu à la démence, en resserrant certaines voies très-étroites, ou en tendant les fibres, de manière qu'au plus léger mouvement, elles tremblent beaucoup plus qu'il ne convient, ou bien encore en les rendant moins flexibles, de telle sorte qu'elles ne soient agitées que par certains mouvements, et toujours de la même manière : c'est pour ne point m'embarrasser dans ces subtilités inextricables et dans d'autres analogues, que je me suis attaché, dans les histoires proposées, à la description des objets plutôt qu'à des conjectures.

Pour que vous compreniez en outre pourquoi je n'accorde pas autant d'importance à cette dureté, sachez que j'ai trouvé pareillement le cerveau dur sur des sujets qui n'avaient point du tout été insensés ; par exemple, sur un homme qui était mort d'une inflammation de poitrine, sur un autre qui avait succombé à une fracture de la cuisse, et sur un veillard que son âge avait conduit insensiblement au tombeau peut-être plus que la maladie. Mais, puisque le grand anatomiste de Haller (1) a dit que *le cerveau des vieillards était plus dur, à en juger même par le scalpel, et que c'était à cela qu'il fallait rapporter l'affaiblissement de leur mémoire et de leurs facultés morales*, en mettant de côté ce vieillard que je viens de citer, vous pouvez vous rappeler qu'en décrivant les histoires des dissections des apoplectiques, j'ai parlé (2) d'une dureté extraordinaire du cerveau sur la femme qui avait treize côtes de chaque côté et de cette disposi-

tion également très-remarquable sur le palefrenier (1) chez lequel elle était portée au point, qu'ayant disséqué son cerveau peu de jours après que j'eus disséqué celui de cette autre femme insensée dont l'histoire a été rapportée plus haut (2), je remarquai facilement ce que je notai alors dans les *Adversaria*, savoir : que le cerveau du palefrenier n'était pas moins dur que celui de la femme. Cependant aucun de ces deux apoplectiques n'était vieux. Mais d'autres auteurs ont observé aussi un état semblable sur des sujets beaucoup moins âgés. Qu'il suffise d'en nommer deux ou trois : Phil. Conr. Fabritius, Littre et Fantoni le père. —Fabritius (3) trouva, sur une femme de moyen âge, qui mourut subitement, quoiqu'elle parût bien portante, *la substance du cerveau si ferme et si sèche*, qu'il regarda cet état comme digne d'être noté. Littre (4) reconnut, par la vue et par le toucher, que la substance du cerveau, du cervelet et de la moelle allongée, était plus dense et plus compacte qu'à l'ordinaire, sur un jeune homme condamné à mort, qui, pour se soustraire au supplice, s'étant frappé la tête contre un mur sur lequel il se précipita avec la plus grande impétuosité, se tua sur la place, comme cet insensé dont il a été question dans la dernière histoire (5) : vous pourriez conjecturer quelle fut la cause interne de la mort de celui-ci, qui ne fut pas beaucoup plus apparente sur lui que sur le condamné, d'après celle que Littre propose, si on eût remarqué les mêmes objets de part et d'autre, et si cet auteur ne l'attribuait pas à cette densité, qui aurait été produite par le coup. Enfin Fantoni trouva, sur un enfant en bas âge (6) qui était mort de convulsions, *la substance médullaire du cerveau et la moelle très-dures*. Il ne sera pas tout-à-fait hors du sujet actuel pour vous, de voir avec quelle prudence et avec quelle modération le célèbre Fantoni, son fils, a mis en avant quelques conjectures sur les causes de cet accident, dans la scholie qu'il a ajoutée à l'observation de son père, et qu'il

---

(1) Ad prælect. Boerh., § 475, not. *g*.
(2) Epist. 5. n. 6.

(1) Epist. 4, n. 19.
(2) N. 9.
(3) Propemptic. ad diss. J. B. Hoffmann.
(4) Hist. de l'Acad. royale des Scienc., ann. 1705.
(5) Supra, n. 15.
(6) Obs. anat. med. 20.

a ensuite corrigée avec un nouveau soin.

Vous comprenez donc suffisamment que le cerveau peut être dur sans démence. Ajoutez maintenant que la démence peut aussi exister sans la dureté du cerveau. Car non-seulement ce viscère était mou et flasque sur les fous disséqués par Tulpius (1), Kerckring (2), King (3) et Scheid (4), mais encore ce dernier dit : *Cette disposition se voit le plus souvent sur ceux qui sont privés de la raison, comme je l'ai trouvée assez fréquemment sur les maniaques.* Quoique cela ne s'accorde pas avec mes observations, d'après lesquelles je pense qu'il ne faut pas négliger la dureté du cerveau dans ce genre de maladies, cependant il en résulte que je ne me repens point du tout d'avoir eu l'idée (5) que ce n'était pas à elle seule, ou principalement à elle, qu'il fallait avoir égard.

19. Mais passons à ce qui a rapport à l'hydrophobie, comme je l'ai promis au commencement. Quoique, depuis que Salius (6), Cœsalpin (7), Codronchi (8), Aromatarius (9), ont confirmé qu'il y a beaucoup d'hydrophobes sans délire, on trouve éparses çà et là plusieurs histoires, sans compter celles que je rapporterai moi-même (10), qui viennent à l'appui des observations de ces grands médecins, et quoique en outre Théod. Zwinger (11) ait établi une distinction telle, entre l'hydrophobie et la rage, qu'il a avancé non-seulement que la première peut exister sans la seconde, ce qui est vrai, mais encore que la seconde ne peut pas exister sans la première, ce qui n'est pas également vrai ; cependant, comme Bonet, qui du reste rapporte *avec discernement* quelques observations (12) d'hydrophobie, a mieux aimé imiter ceux qui avaient placé autrefois cette maladie au nombre des variétés de la manie, et qu'il a mis les dissections des hydrophobes à la suite de celles des maniaques, je ne veux point m'écarter ici de cet ordre ; attendu surtout que j'admets que l'hydrophobie est souvent accompagnée du délire mélancolique, ou d'un délire qui tient à la fois de la mélancolie et de la manie, ou même du délire maniaque ; ce qui est confirmé par ce que dit l'illustre médecin Méad (1), *que les forces musculaires sont prodigieusement augmentées*, et par ce qu'il vit lui-même, c'est-à-dire, *un homme attaché à son lit avec des cordes très-fortes, les rompre toutes d'un seul effort.* D'autres (2) ont rapporté aussi qu'*un jeune homme attaqué de cette maladie entrait dans une telle fureur, que quatre hommes ne pouvaient le contenir qu'avec peine* ; d'autres (3) encore ont écrit qu'*une force très-considérable ne pouvait pas comprimer la fureur d'un enfant de cinq ans.* — Mais je dis ceci en passant pour vous faire comprendre qu'il peut, qu'il doit même exister de grandes différences sur les cadavres des hydrophobes, suivant la variété des maladies qu'ils ont éprouvées, puisqu'il y en a un assez grand nombre qui n'ont pas, je ne dis pas de délire, mais même de fièvre, comme le prouvent les observations de presque tous les auteurs que j'ai cités, et d'autres encore. En effet, ne croyez pas que l'horreur que les malades altérés ont de l'eau soit du délire ; d'ailleurs tous ne l'éprouvent pas ; quelques-uns même se font apporter de ce liquide et s'efforcent d'en boire. Cependant le plus grand nombre ne boit pas, et ce n'est pas sans un puissant motif, car quelques-uns s'étant efforcés d'avaler des liquides, quoique en très-petite quantité et peu à peu, ne le firent qu'avec une grande difficulté, et en éprouvant de la douleur ; tel cet enfant dont Méad (4) rapporta l'histoire à la Société royale de Londres ; d'autres, soit qu'ils fussent déjà plus mal, soit qu'il en eussent bu davantage, furent pris de convulsions très-violentes, ou de suffocation, et périrent. Le premier de ces deux accidents arriva à la jeune fille de Modène dont il sera question plus bas (5), et le dernier à ceux à l'occasion desquels

---

(1) Sepulchr., l. 1, sect. 10, obs. 16.
(2) Ibid., Obs. 5.
(3) Ubi supra ad n. 13.
(4) De duob. ossicul., et c. qu. 4.
(5) Vid. etiam Epist. 61, n. 8.
(6) De affect. particularib., c. 19.
(7) Art med. l. 3, c. 34.
(8) De Rabie, l. 1, c. 1.
(9) Disp. de Rab., P. 2, partic. 1.
(10) Infra, n. 22, 23.
(11) Eph. N. C. dec. 3, A. 2, obs. 104, in schol. addita postea extra ordinem Sepulchr., l. 1, s. 13, in fin.
(12) 8 in sect. 8, l. ejusd. 1.

(1) Tract. de venen., tent. 2.
(2) Apud Swieten, Comm. in Boerh. aph., § 1137.
(3) Eph. N. C. cent. 7, obs. 54.
(4) Saggio delle Transaz. filos., P. 2, c. 8, n. 3.
(5) N. 29.

10.

Avicenne dit, en parlant (1) de l'hydrophobe et de l'eau : *Cela a lieu quand il en boit ; c'est pourquoi elle le suffoque, et il meurt.* Quant à ceux qui conservaient leur raison, lorsqu'on leur demanda pourquoi ils ne buvaient pas, ils répondirent que c'était *à cause d'une grande étroitesse et d'une grande constriction de la gorge ou de l'œsophage ;* c'est là le témoignage de Salius (2) confirmé par Aromatarius (3). Et, en effet, il semble qu'ils aient dans ces parties quelque chose qui empêche la déglutition de la boisson ; de telle sorte que Cœsalpin (4) compara les hydrophobes *à des sujets attaqués de certaines angines, dans lesquelles les boissons refluent par le nez, et crut que l'œsophage était en convulsions chez eux.* Aromatarius (5) ayant lu ce passage, s'étonna beaucoup que Salius et Cœsalpin n'en eussent pas tiré la conclusion qu'il crut devoir établir lui-même d'une manière absolue, que cette maladie *n'est autre chose qu'une espèce d'angine.*

20. Depuis ce temps jusqu'à ce jour, on a publié beaucoup plus d'observations de la maladie, que d'histoires de la dissection des cadavres. Il en est certaines, parmi ces dernières, qui semblent venir à l'appui de l'opinion d'Aromatarius ; par exemple celle de Zwinger (6) qui vit *les interstices membraneux des cercles cartilagineux de la trachée-artère extrêmement rouges* ; telles sont surtout celle qu'un chirurgien rapporta à Méad (7), dans laquelle la gorge était très-enflammée, et une autre dont Tauvry fit la description à l'Académie royale des Sciences de Paris (8), et dont le sujet avait une inflammation de l'œsophage et une légère phlogose de la trachée-artère. Mais les deux premiers auteurs rapportèrent en même temps que le poumon était rempli, en partie ou en entier, de sang épanché dans ses vésicules ; Zwinger dit de plus que le sang était coagulé dans le cœur et dans les gros vaisseaux voisins, et, en outre, que les intestins et surtout l'estomac étaient parsemés de taches rou

ges : Tauvry, au contraire, ne parla pas de cela, et nota presque toutes les lésions que vous pourrez voir énumérées dans Boerhaave (1) avec une partie de celles dont je viens de parler.

D'un autre côté, la dissection que Mead fit sur l'enfant dont il a été question (2) plus haut, est contre Aromatarius ; car, en examinant l'œsophage, le cerveau, la poitrine et l'estomac, il ne trouva nulle part rien qui ne fût dans l'état ordinaire, si ce n'est que ce dernier viscère contenait une grande quantité de bile visqueuse et verte. On peut regarder aussi comme étant contre le même auteur, les dissections que vous trouverez citées dans le *Sepulchretum* (3), et directement opposées *à l'opinion d'un médecin d'un grand nom* (je pense qu'on veut parler d'Aromatarius), *qui rapportait cette maladie à l'inflammation de la gorge, et à une espèce d'angine qui s'y joint. Mais, à l'ouverture des cadavres,* ajoute aussitôt Rolfinck, fort de ces observations, *on ne trouve aucune trace d'inflammation.* Cependant Aromatarius (4), qui était très-versé dans la lecture des anciens médecins, avait cherché à éviter avec leur autorité plusieurs des objections qu'on pourrait lui faire, et prétendait que c'est aussi une angine, celle qui a son siége dans quelque partie que ce soit de l'œsophage ou de la trachée-artère, et qui quelquefois n'est ni aiguë, ni même accompagnée de fièvre ; attendu qu'elle consiste dans quelque étroitesse ou dans quelque obstruction de ces voies ; telle est celle qui a lieu uniquement par des convulsions, et, pour passer à dessein d'autres cas sous silence, par une sérosité pituiteuse qui occuperait seulement ces voies, sans aucune inflammation : quoique, comme vous le voyez dans le même *Sepulchretum* (5), il semble établir sur les hydrophobes cette dernière espèce d'angine, ou celle qui occupe le larynx, néanmoins, même en prenant la chose dans ce sens, il évite suffisamment les objections de Rolfinck ; et, si on ne la restreint pas ainsi, on croira également que son opinion est appuyée par l'observation de Brechtfeld, qui vient bientôt après dans le *Sepulchretum* (6),

----

(1) Canon., l. 4, F. 6, tr. 4, c. 7.
(2) C. 19, cit.
(3) P. cit., partic. 7.
(4) C. cit.
(5) Partic. ead. 7.
(6) Obs. cit. 104.
(7) N. 3, cit.
(8) Hist., ann. 1699.

(1) Aph. de cognosc. morb., § 1140.
(2) N. 19.
(3) L. 1, s. 8, obs. 10.
(4) Disp. cit. P. 3, particip. 1 et 4.
(5) Addit. ad s. cit. 8, obs. 1.
(6) Ibid., obs. 2.

et dans *laquelle* il est dit que ce dernier trouva *l'œsophage, dans toute son étendue, très-étroit et comme resserré.*

21.Mais, quoiqu'il puisse paraître convenable de ne pas rejeter au premier abord cette idée d'Aromatarius (1), qui se proposa de chercher la nature et le siége de l'hydrophobie, d'après un de ses symptômes les plus manifestes, ne croyez cependant pas que je me rende facilement à son opinion. Et je ne dis pas cela parce qu'en l'admettant, on ne comprend pas pourquoi la plupart des hydrophobes prennent de la nourriture avec peu de difficulté, pourquoi un assez grand nombre avalent bien les aliments, comme l'ont vu Cœsalpin (2) et d'autres, ou pourquoi, d'après l'expression de Brechtfeld déjà cité, *ils font passer promptement par l'œsophage tout ce qui est solide* (car plusieurs auteurs, outre Salius lui-même (3) et Aromatarius (4), ont été au-devant de ce doute, qui peut être élevé aussi hors de cette maladie, dans certaines difficultés d'avaler). Je le dis plutôt pour d'autres raisons, que ce dernier vit également, mais qu'il n'a pas assez développées; je veux parler surtout de la propriété étonnante attachée à l'hydrophobie, de se communiquer par contagion, même après un long espace de temps. Car ce que Salius (5) et d'autres avec lui ne croyaient pas, que l'hydrophobie eût lieu avec les symptômes les plus violents, même sans morsure, et causée seulement par de la salive tombée (6) sur la peau nue, est certain. Il est encore constant que ce virus, communiqué à quelque partie du corps, y reste souvent caché pendant long-temps, et quelquefois même pendant vingt ans (7), pour ne pas dire quarante (8), sans produire aucun effet fâcheux, jusqu'à ce qu'une cause quelconque venant à l'exciter, il parte peut-être de cette partie, et se porte successivement dans les autres pour produire la mort : car ce qui semble indiquer qu'il est caché dans cette partie, c'est le signe qui annonce que la maladie va bientôt se déclarer, et *que personne ne connaissait* avant Salius (1), qui remarqua autrefois, comme le symptôme principal et infaillible, *une douleur qui se fait sentir dans le lieu mordu et guéri*, et qui, partant de là, parvient bientôt jusqu'au cerveau en suivant *les parties les unes après les autres* (comme il l'a noté lui-même), ou qui du moins se dirige de bas en haut; par exemple, de la main à l'aisselle et vers la poitrine, d'après la remarque de Zwinger (2) et de Scaramucci (3). Or, qui a jamais vu une angine communiquée par de la salive tombée de la bouche d'un homme affecté de cette maladie sur la peau des assistants? ou, ce qui est plus fort, qui a jamais vu le foyer, en admettant qu'il y ait eu communication, rester long-temps caché dans une partie pour en sortir à la fin? L'impossibilité de la déglutition des boissons n'est point le signe propre de l'hydrophobie, à moins qu'il ne se réunisse à d'autres, et surtout à la propriété contagieuse. Car l'hydrophobie est une espèce particulière d'angine, qui se développe par un virus particulier. Il faut donc que celui qui dit avoir reconnu la nature de l'hydrophobie trouve aussi la nature de ce virus.

Mais je ne vois pas non plus que le siége de cette maladie ait été démontré; car, quoique Aromatarius (4) dise qu'*il peut très-facilement être mis à découvert*, en faisant l'ouverture de la manière qu'il a proposée lui-même, il ne donne pourtant absolument aucun exemple propre à lui, relativement à cet objet. Or, il ne pouvait pas en donner d'après les autres, puisqu'il n'existait de son temps, que je sache, aucune dissection d'hydrophobe, si ce n'est celle que vous voyez rapportée dans le *Sepulchretum* (5) d'après Capivaccio. Quant à celles qui furent faites dans la suite, je les ai indiquées plus haut, et vous voyez quelles sont celles, parmi elles, qui appuient son opinion, et jusqu'à quel point elles l'appuient, si vous restreignez le sens du mot angine : si, au contraire, vous lui laissez l'acception la plus étendue possi-

---

(1) Disp. cit. P. 2, partic. 6.
(2) C. cit.
(3) C. cit.
(4) Disp. cit. P. 4, partic. 2.
(5) C. cit.
(6) Eph. N. C., dec. 1, A. 6 et 7, obs. 142. Vid. et epist. 61, n. 13.
(7) Dec. ead. A. 9 et 10, obs. 43.
(8) Vid. Gasp. a Reies Elys. jucund. quæst. camp. qu. 61, n. 11.

(1) C. cit.
(2) Schol. cit.
(3) Eph. N. C. dec. 3, A 9 et 10, in append., n. 6.
(4) Disp. cit. p. 4, partic. 2.
(5) S. cit. 8, obs. 7.

ble, je crains qu'on ne puisse pas, avec une doctrine aussi générale, satisfaire à la question.

22. A quoi faut-il donc s'arrêter? Pour moi, je pense (1) qu'on a peut-être fait encore trop peu de dissections, pour conclure quelque chose relativement à la nature si cachée d'une maladie aussi terrible; et je suis fâché de n'avoir pas pu encore disséquer, je ne dis pas plusieurs hydrophobes, ce qui aurait été nécessaire, mais même un seul, soit parce que je n'en ai pas eu la faculté, soit parce que, si je l'ai eue, retenu par des occupations très-importantes ou par quelque indisposition, j'en ai été empêché comme par une fatalité. En effet, d'abord j'ai vu à Bologne un enfant de douze ans environ, qui, attaqué de cette maladie cruelle, plus de quarante jours après avoir été mordu par un chien à une partie (à la joue), d'où le virus mortel s'étendit beaucoup plus promptement aux autres, était inquiet, criait, avait la face rouge, ne savait pas rester en place; et, entièrement semblable à un furieux, mais avec toute sa raison, ce qui l'empêchait de blesser personne. Il conduisait avec lui dans la ville son père, qui cherchait en vain à le retenir par la main. Si quelqu'un lui offrait de l'eau, il la refusait de toutes ses forces, et disait qu'il était assuré qu'elle le suffoquerait. Il ne vécut pas plus de vingt-quatre heures après la manifestation de la maladie. Mais on ne me donna pas la faculté d'ouvrir son cadavre, pas plus que je n'obtins ici celle de faire la dissection d'un autre enfant, que je sus n'avoir pas vécu seulement vingt heures, après qu'il eût commencé à avoir de l'horreur pour la boisson. Ce dernier avait été mordu à la jambe par un chien, depuis plus de cinq mois. Comme on ne savait pas si l'animal était enragé, on apporta moins de précautions au traitement de la plaie, qui d'ailleurs avait été d'une belle couleur : aussi se cicatrisa-t-elle. Longtemps après, un ulcère s'étant manifesté deux fois à la même partie de la jambe, deux fois on eut des raisons pour le rapporter à une autre cause; car l'enfant, affecté de la gale et de la teigne, avait une surabondance de mauvaises humeurs, et il était propre par cela même à contracter beaucoup plus promptement l'hydrophobie, s'il faut en croire Palmarius (1) et Aétius (2). Cependant, inquiétude inopinée, et bientôt après crainte de l'eau vers le soir. Le matin, lèvres noires et pouls presque insensible. Mort vers midi. — D'un autre côté, j'eus la faculté de disséquer deux autres hydrophobes; mais ne l'ayant pas pu moi-même, comme je l'ai dit, je priai Mediavia d'en faire la dissection, et de me rapporter ce qu'il y aurait remarqué. Je décrirai l'une et l'autre histoire; j'y en ajouterai une troisième, qui m'a été envoyée de l'hôpital de Saint-Jean-de-Latran de Rome, par celui que ses fonctions avaient mis à même de visiter le sujet pendant la maladie, et qui l'avait disséqué après sa mort : je veux parler de Jac. de Machy de Paris, homme attentif et judicieux, qui, après avoir été ici mon auditeur pendant quelques années, partit pour cette première ville (il eut pour moi pendant son absence autant d'amitié qu'il avait mis de soin à m'honorer pendant que nous étions ensemble), et y mourut prématurément d'une phthisie, me laissant le triste regret de sa mémoire.

23. Un homme qu'un chien enragé avait mordu quelques mois auparavant fut pris enfin d'une hydrophobie manifeste. Après lui avoir administré des antidotes, on lui jeta de l'eau sur la tête. Comme il semblait qu'il se trouvait un peu mieux, on lui ordonna d'aller au bain; l'homme, qui ne délirait pas, et qui reconnaissait que tout ce qu'on faisait avait pour but de le soulager, se mit aussitôt en marche, ne demandant qu'une chose, de ne pas le plonger de force dans l'eau, parce qu'il y entrerait de lui-même. Mais dès qu'on fut arrivé au bain, il hésita, et dit qu'il ne pouvait en aucune manière y entrer. C'est pourquoi on le mit dans l'eau, en l'enfonçant de manière à le faire boire. Ayant ensuite demandé qu'on l'en retirât, on l'en retira, et on le plaça dans son lit, où il était plus tranquille. Cependant, peu de temps après, il commença à se refroidir, et la nuit suivante il mourut.

Examen du cadavre. Quoique l'ouverture fût faite seize heures après la mort, et pas plus tard, et que la température approchât du froid plus qu'elle n'en approche ordinairement ici dans

---

(1) Vid. tamen alias infra, n. 31, et epist. 61, n. 9.

(1) L. de mors. canis rab. c. 2.
(2) Tetrabibl. 2, serm. 2, c. 24.

cette saison (car c'était au milieu du mois de septembre de l'année 1723), cependant le cadavre exhalait déjà une si mauvaise odeur, que l'anatomiste fut obligé de se hâter ; et, après avoir vu dans la vésicule une bile très-noire, de couper la tête, d'enlever les viscères de la poitrine, et d'emporter ces parties dans un lieu découvert, pour les examiner avec plus de soin. Les poumons aussi répandaient une mauvaise odeur, et ils étaient noirs ; l'oreillette droite du cœur était très-dilatée, quoique cette dilatation ne dépendît pas de ce qu'elle contenait ; celle du côté gauche était très-resserrée ; les ventricules renfermaient des concrétions polypeuses minces. Au cerveau, des concrétions de la même espèce se trouvaient dans les sinus de la dure-mère ; mais elles se dissolvaient facilement, et elles étaient comme adipeuses. Sous cette méninge il y avait des bulles d'air. Tous les vaisseaux du cerveau étaient gorgés de sang, au point que les plexus choroïdes étaient noirâtres. Il n'y avait point de sérosité épanchée. La substance du cerveau et du cervelet était plutôt sèche qu'humide. Les autres parties ne furent pas examinées pour le motif qui a été énoncé. On remarqua en général que le sang était plus disposé à la coagulation qu'à la dissolution.

24. Les médecins, en ordonnant de répandre sur la tête de l'hydrophobe une grande quantité d'eau, eurent peut-être en vue certains traitements à peu près semblables, qui avaient été cités à l'Académie royale des Sciences de Paris(1), et qui n'eurent pas un résultat malheureux. Quant à ce que l'hydrophobe s'approcha du bain avec toute sa connaissance et de sa propre volonté, cela est moins étonnant que l'histoire de cet enfant de Mead (2), qui, plongé dans l'eau, dit qu'il n'en avait pas peur, et s'y reposa un moment. Enfin, pour ce qui regarde l'extrême dilatation de l'oreillette droite du cœur, sans qu'on pût néanmoins l'attribuer à ce qu'elle contenait, je conçois facilement qu'elle fût distendue par de l'air, qui ne tombe pas sous les sens, comme cela arrive quelquefois sur d'autres sujets (3), attendu que ce fluide, dans une si grande corruption d'humeurs, attestée par l'odeur très-fétide des différentes parties et par la couleur noire des poumons, pouvait(1), sans difficulté, se débarrasser du milieu de ses humeurs ; ce qui est confirmé par ces bulles d'air observées au-dessous de la dure-mère. C'est peut-être de la même manière qu'il faut entendre ce que Brehthfeld (2) a écrit en parlant de l'ouverture du corps d'un hydrophobe : *L'oreillette droite du cœur était tuméfiée d'une manière remarquable ; le ventricule droit était plein d'un sang grumeleux, et dans celui du côté gauche le sang était entièrement liquide.* Car pourquoi, puisqu'il parlait de ce que les ventricules non tuméfiés contenaient, ne parlait-il pas de ce qui était contenu dans l'oreillette qui était si distendue ? Je verrai plus bas (3) les autres objets qu'il observa sur ce cadavre, et qu'il a décrits.

25. Un homme mordu par un chien enragé un mois auparavant était déjà attaqué d'une hydrophobie manifeste. Il délirait, il criait sans cesse, et il avait de la fièvre. On le plongea une fois dans l'eau, peut-être un peu tard, et lorsqu'il était déjà trop faible ; à peine en était-il sorti, qu'il perdit une existence d'ailleurs bien malheureuse.

Examen du cadavre. Le cadavre de cet homme, qui avait été si cruellement tourmenté par la maladie, n'exhalait pas une odeur très-forte, quoiqu'il y eût plus de vingt-quatre heures qu'il était mort, et que ce fût dans un temps très-chaud de l'année (à la fin de juillet de l'an 1739). La face ressemblait à celle d'un homme mort de phthisie ; mais le reste du corps était assez charnu et assez nourri. Le cou était tellement livide, qu'il conservait encore cette couleur, même après qu'il se fût écoulé beaucoup de sang pendant la dissection. Le ventre était gonflé par de l'air qui remplissssait les intestins et l'estomac ; quoique ces viscères parussent être du reste dans leur état naturel, néanmoins, les vaisseaux qui rampent dans le dernier étaient distendus par du sang, comme nous les voyons lorsqu'on y a injecté un liquide. L'estomac contenait, outre de l'air, une eau d'une couleur jaune verdâtre. Une grande partie du foie était livide. La vésicule du fiel contenait une très-grande quantité de bile qui n'était pas noirâtre,

<hr>

(1) Hist., ann. 1699.
(2) Supra, n. 19 et 20.
(3) Epist, v, n. 20.

(1) Ibid., n. 29.
(2) Supra, n. 20.
(3) N. 50.

mais brune. Le diaphragme n'était pas entièrement exempt d'inflammation. Les poumons, dans toute la partie postérieure, non-seulement étaient noirâtres, mais encore tuméfiés par du sang qui, à ce qui paraît, y était en stagnation ; il est certain du moins qu'ils n'étaient pas durs. Le sang noir, sur ce cadavre, n'était ni polypeux, ni délayé. L'œsophage était sain à la région de la poitrine et au bas du cou. Mais sa partie supérieure, qui est voisine du pharynx, tout le pharynx, le larynx, la trachée-artère, avaient leur face interne d'un rouge noirâtre, de sorte que ces parties paraissaient non-seulement enflammées, mais encore très-proches de la gangrène. Cependant elles n'étaient point tuméfiées, et même le voile du palais était très petit, quoique la langue fût épaissie. Mais le pharynx, jusqu'à l'ouverture postérieure des fosses nasales et jusqu'à sa propre voûte, était rempli d'une écume d'un jaune verdâtre. Enfin, les vaisseaux étaient très-distendus par du sang dans les méninges, et la substance du cerveau était parsemée partout de points et comme de filaments de sang. Les ventricules latéraux contenaient un peu de sérosité rougeâtre.

26. Le remède que Celse (1) avait autrefois indiqué comme étant l'*unique* contre cette terrible maladie, et qui consistait à *jeter le malade dans une baignoire*, n'a pas répondu à l'attente des médecins aussi souvent que vous pourriez le croire, en voyant un aussi grand nombre de praticiens cités à ce sujet dans Ettmüller (2). Car, si vous lisez les observations de Forestus et de Tulpius, à l'expérience desquels il en appelle, vous verrez qu'il est question de cette immersion dans une baignoire, proposée par Celse, non comme traitement, mais comme préservatif. Vous reconnaîtrez aussi qu'il en est de même *des exemples nombreux de rages guéries par ce moyen*, que l'on dit se trouver dans Schenck (à l'exception d'un seul qui a pour sujet un mulet, et encore n'est-il pas certain qu'il fût enragé) ; vous trouverez même rapporté dans ce dernier un exemple (3) de And. Baccius, qui vous fera comprendre que la maladie, loin d'avoir été guérie, fut pour ainsi dire augmentée par ce moyen. Enfin, tant s'en faut que le succès soit constaté dans le chapitre (1) de Paré, qui est cité dans le même ouvrage, qu'au contraire il prouve l'inutilité du remède ; et, quoiqu'il soit dit dans le chapitre précédent (2) qu'Aétius parle d'un philosophe qui fut guéri *après s'être jeté dans le bain et avoir bu de l'eau avec intrépidité*, cependant, si vous lisez Aétius (3), vous trouverez bien qu'il but, mais non pas qu'il se jeta dans le bain. Ainsi, de tant d'auteurs qui sont cités pour le même sujet, il ne reste que Van-Helmont (4), qui vit un vieillard, *déjà hydrophobe, guéri de la rage* après trois immersions dans la mer ; exemple auquel vous ajouterez celui de la guérison d'une jeune fille, que vous lirez dans l'Histoire de l'Académie royale des Sciences de Paris (5).

Cependant il faut que ce moyen ait mal réussi à un plus grand nombre de médecins, puisque, outre Baccius et le cardinal Ponzetti que Paré (6) a cité, non-seulement Salius (7) dit que, *l'ayant aussi mis quelquefois en usage, il n'en retira aucune utilité*, mais encore que Cœlius Aurelianus (8) l'avait positivement blâmé comme étant nuisible. D'ailleurs Jul. Palmarius (9) avertit qu'*il a été démontré, par l'expérience de beaucoup de personnes, que ce traitement a eu des résultats malheureux*. Et ne croyez pas que cela soit arrivé parce qu'on s'était servi de bains de mer, au lieu de les prendre dans *une baignoire*, comme Palmarius l'indique ; car assurément Aromatarius (10) ne parlait pas de la mer lorsqu'il dit que *ce remède de Celse est très-dangereux, parce qu'il suffoque avec la plus grande facilité.* —Que faut-il donc conclure ? Le succès n'eut-il pas lieu parce qu'on négligea de prendre les précautions que Celse a indiquées, c'est-à-dire *de mettre le malade dans de l'huile chaude, en le sortant de la baignoire, afin que le corps*

------

(1) De medic., l. 5, c. 27, n. 2.
(2) Prax., l. 2, s. 3, c. 4, art. 4, m. 1.
(3) Vid. Schenck, l. 7, obs. med. 22.

(1) 20, l. 21.
(2) 19.
(3) C. 24, cit. supra, ad n. 22.
(4) Demens. idea, n. 47.
(5) A cit. 1699.
(6) Cit. c. 20.
(7) De affect. particularib., c. 19.
(8) Acutar. Pass., l. 3, c. 16.
(9) C. 3, l. cit. supra, n. 22.
(10) Disp. de Rabie, part. 5, partiç. 5.

affaibli et tourmenté dans l'eau froide ne succombe point à des convulsions; ce que quelques-uns regardent comme nécessaire, surtout en hiver? Mais je vois que l'enfant de Mead (1) fut promptement pris de convulsions, même dans l'eau chaude. Est-ce qu'on n'observa pas l'autre précepte de Celse, *de jeter le malade, sans qu'il s'y attende, dans une baignoire qu'il n'a pas vue auparavant?* précepte qu'Étmüller (2) répète, et que l'observation de Ridley (3) semble indiquer. Est-ce que l'on fit les immersions trop tard, c'est-à-dire quand *les malades étaient déjà accablés par la soif et par la crainte de l'eau?* Mais Celse a proposé ce remède, même dans ces cas. Est-ce qu'on négligea ce que Boerhaave (4) pensa qu'il fallait faire auparavant? ce qui, je crois, peut être très-utile, sinon pour tous les sujets et d'une manière absolue, du moins pour plusieurs et jusqu'à un certain point. Est-il plus vraisemblable, puisqu'il paraît qu'aucune de ces précautions ne fut observée avec beaucoup de soin sur ce vieillard et sur cette jeune fille dont j'ai cité la guérison, et qu'il est même certain qu'ils furent plongés, lorsqu'ils étaient avertis d'avance et qu'ils se trouvaient déjà accablés par la maladie, le premier dans la mer, la seconde dans de l'eau salée, sans qu'on les mît ensuite dans de l'huile chaude; est-il plus vraisemblable, dis-je, que, de même qu'on voit les hydrophobes être affectés, vivre et mourir de différentes manières, de même aussi le même moyen ne peut pas être également utile à tous? ce qui est une raison pour recourir avec plus de soins aux moyens préservatifs, quoique je ne doute pas qu'il ne faille aussi employer ces prophylactiques de différentes manières sur les différents sujets. Et plût à Dieu que le signe que j'ai dit (5) avoir été remarqué la première fois par Salius, se manifestât sur tous, et qu'il ne restât aucun doute sur le résultat qui semble devoir s'ensuivre; les préservatifs ne seraient pas aussi difficiles (à moins que l'état de la partie ne s'y opposât quelquefois) contre la maladie même déjà imminente, si,

dès que des douleurs, ou un prurit, ce qui arrive aussi quelquefois, ou d'autres changements surviendraient à la partie guérie, on en coupait aussitôt un peu plus qu'il n'y en avait eu autrefois de mordu, ou qu'on la brûlât profondément, ou du moins qu'on fît ce que Forestus (1) a rapporté d'après l'Anglais Gilbert qui avait cet objet en vue : *La première indication est de ne point fermer la plaie; et, si elle l'a été, qu'on l'ouvre aussitôt pour que la pourriture et la sanie s'écoulent, attendu que le virus a coutume de rester caché pendant long-temps, etc.* Mais je dirai encore quelque chose plus bas (2) du traitement préservatif. Maintenant, afin de rendre un peu plus clair ce que je viens d'avancer, que l'état des hydrophobes diffère sur les différents sujets, non-seulement par la maladie, mais encore par la dissection, voici la troisième histoire que j'ai promise.

27. Un vieillard de soixante ans, robuste et nerveux, d'un tempérament bilioso-sanguin, avait été mordu par un chien enragé au métacarpe gauche, trois mois auparavant. La plaie, s'étant cicatrisée, n'était pas encore parfaitement guérie lorsque le vieillard donna quelques signes d'hydrophobie; mais, vingt jours avant de mourir, quelqu'un lui ayant fait de grandes menaces et l'ayant accablé de coups, il avait commencé dès ce moment à être tourmenté d'une crainte extraordinaire et contraire à la raison, au point qu'il tremblait toujours au moindre bruit qui se faisait, et que, lorsqu'un inconnu quelconque se présentait à lui, il le regardait aussitôt comme un traître, et s'enfuyait, s'il le pouvait, pour aller se cacher. A cela s'était jointe l'horreur de la lumière et de l'eau, lorsqu'on le transporta à l'hôpital, où il vécut deux jours. Là, ayant reçu ordre de boire de l'eau, il se tourna avec lenteur et comme par force; cependant il essayait de boire, et il éprouvait de la difficulté et de la gêne en commençant à avaler; mais la première partie de la boisson une fois passée, il avalait le reste sans difficulté. Jamais on ne lui vit de l'écume à la bouche : il crachait, mais sa salive était liquide. Cette frayeur inconcevable, cette horreur de l'eau, cette gêne et cette diffi-

----

(1) Supra, n. 24.
(2) Art. et m. cit.
(3) Act. Erud. Lips., ann. 1705, m. mart.
(4) Aph. de cognosc. morb., § 1144.
(5) Supra, n. 21.

(1) L. 10, obs. medic., 27.
(2) N. 29.

culté qu'il éprouvait en commençant à avaler, persistèrent jusqu'à la mort.

Examen du cadavre. A l'ouverture du ventre, on vit tous les intestins très-distendus par de l'air; ils ne contenaient presque rien autre chose. Il y avait dans l'estomac une humeur un peu épaisse, qui n'était ni abondante, ni visqueuse; elle était d'une couleur cendrée. Le vésicule contenait un peu de bile tout-à-fait jaune, qui avait communiqué cette couleur a l'intestin duodenum et à la partie du foie la plus voisine. Les veines iliaques étaient si engorgées de sang, qu'elles égalaient la grosseur naturelle de l'intestin grêle; mais les artères correspondantes étaient entièrement vides. — Dans la poitrine, les poumons, pour me servir de l'expression de Boerhaave (1), *étaient remplis d'une incroyable quantité de sang, qui s'y était amassé presque en entier;* mais leur partie postérieure pouvait être regardée comme affectée même de gangrène. Il y avait environ trois onces d'une eau jaunâtre dans le péricarde; il n'y avait pas beaucoup de sang dans le cœur, et il était semblable à de la poix noire et à demi liquéfiée. La veine azygos contenait une petite quantité de sang; les artères carotides, comme les veines jugulaires internes, étaient entièrement vides à la région du cou. Les organes de la déglutition ne présentaient aucune trace d'inflammation, si ce n'est qu'on voyait une légère rougeur au sommet du pharynx; mais la membrane qui tapisse le cartilage de l'épiglotte était ridée. — Les vaisseaux veineux et artériels des méninges étaient remplis de sang outre mesure, et ce sang était très-noir, comme partout ailleurs. Les nerfs optiques étaient plus épais, mais plus mous et plus flasques qu'à l'ordinaire. D'ailleurs le cerveau, le cervelet, la moelle épinière, n'étaient pas plus secs que dans l'état habituel; il en était de même des viscères du ventre et de la poitrine, et des muscles. Il y avait dans les ventricules du cerveau environ trois onces d'une eau jaunâtre. Cette dissection fut faite le 21 mai 1727.

28. Quoique la crainte de la mort, suggérée ici par les menaces et par les coups, paraisse en même temps avoir excité le virus caché de l'hydrophobie, et en avoir modéré les effets, on ne peut cependant pas nier que cette affection n'appartienne à l'hydrophobie, par la circonstance an-

técédente de la morsure d'un chien enragé, et par celle de l'horreur de l'eau qui se manifesta ensuite; à moins que vous n'aimiez mieux l'appeler *pantaphobie* avec les sectateurs d'And. Baccius. Ceux-ci en effet rappelaient ce qu'on trouve dans Cœlius Aurelianus (1), *qu'il existe des pantaphobes que nous autres nous pourrons appeler* OMNIPAVI, *parce qu'en effet on dit qu'ils ont peur de tout :* Cœlius aurait voulu que cette maladie, *si toutefois elle pouvait réellement exister,* fût distinguée par le caractère suivant : *qu'elle inspirât la crainte non-seulement de la boisson, mais encore de toutes choses.* Mais, si nous avons égard à cette difficulté d'avaler les liquides, quelle qu'elle fût, qui existait sur le vieillard en question, et surtout à la morsure antérieure d'un chien enragé, nous verrons que la crainte des autres objets qu'il éprouvait par hasard, n'est pas une raison pour établir que sa maladie était une autre affection qu'une hydrophobie. En effet, si, outre l'eau, il n'eût craint que certaines choses, au lieu d'avoir peur de tout, comme la lumière, par exemple, dirions-nous pour cela que c'était une autre maladie, à l'imitation de ceux dont parle également Cœlius (2), qui l'auraient appelée *aérophobie,* c'est-à-dire crainte de l'air, *si en général on n'eût assigné ce genre de crainte aux frénétiques,* parce que quelques-uns parmi eux ont peur de la lumière, et d'autres de l'obscurité? Mais il faut distinguer les symptômes communs et qui se manifestent dans différentes affections, des symptômes propres, quoiqu'il arrive souvent que les hydrophobes ont peur de l'air : et je ne dis pas cela parce que, à l'approche de la maladie, on observe ordinairement, comme l'a dit Cœlius (3), qu'*ils se plaignent de l'air contre leur habitude, comme s'il régnait un vent du midi, pendant que le temps est calme et serein;* mais je le dis parce que, quand l'hydrophobie existe déjà, plusieurs redoutent l'agitation de ce fluide : tel celui dont parle Zwinger (4), *qui craignait l'air libre comme les liquides, et chez lequel les symptômes devenaient aussitôt plus violents, si on ouvrait les fenêtres ou les portes.* Vous lirez dans le

____

(1) Aph. cit., § 1140.

(1) Acut. Pass., l. 3, c. 12.
(2) Ibid.
(3) L. cit., c. 11.
(4) Vid. obs. cit. supra, ad n. 19.

Sepulchretum (1) qu'un autre hydrophobe, épouvanté du bruit d'*un vent effroyable* qu'il lui semblait entendre, *veillait avec le plus grand soin à ce que les portes et les fenêtres fussent également fermées.* Celui dont Pryme (2) rapporta l'histoire à la Société royale d'Angleterre croyait être suffoqué par le vent le plus léger. Une femme dont Plater (3) a écrit l'observation était menacée de suffocation par la même cause, quoiqu'elle n'eût point contracté l'hydrophobie d'un animal enragé, semblable en cela à d'autres sujets dont les exemples ne sont pas en petit nombre; à moins que vous ne soupçonniez par hasard, avec quelques-uns, que parce que ce virus se communique quelquefois (4) très-facilement par contagion, et qu'il reste très-long-temps caché après avoir été communiqué, c'est à la suite d'une contagion qu'on n'aura pas remarquée ou qu'on aura entièrement oubliée, que tous ces sujets ont éprouvé de l'horreur pour l'eau; mais à son tour quelqu'un peut soupçonner que c'est injustement, sinon toujours, du moins quelquefois, que l'on attribue à l'écume d'un animal qui n'est peut-être pas enragé, ou à une blessure qu'il aura faite anciennement, ce qui devrait plutôt être rapporté à un virus de cette nature, développé spontanément dans l'intérieur du corps. Mais, pour que la discussion de ces conjectures ne m'entraîne pas trop loin du sujet que j'ai commencé, j'en parlerai plus bas (5).

29. Maintenant je vais ajouter une cinquième histoire à ces quatre exemples d'hydrophobie avec crainte de l'air; c'est celle d'une jeune fille de Modène, dont j'ai promis (6) de vous parler: je la rapporte de peur qu'elle ne se perde avec la réponse italienne manuscrite (7), dans laquelle je l'ai lue autrefois à Bologne, et que Ramazzini avait faite, il y a près de quatre-vingts ans, contre la quatrième censure de J. And. Moniglia, mais qu'on ne lui laissa point publier. Il y avait cin-

quante jours que cette jeune fille avait été mordue à la lèvre par son petit chien, lorsque, se trouvant bien portante, et étant bien loin de soupçonner qu'elle serait bientôt hydrophobe, elle éprouva qu'elle était évidemment attaquée de cette maladie en passant un ruisseau. Entre autres symptômes dont elle était tourmentée, elle éprouvait le sentiment d'un vent très-léger qui frappait sa tête; aussi priait-elle à chaque instant qu'on fermât avec soin les fenêtres et les portes; au moindre mouvement qui se faisait dans sa chambre, elle criait; si quelqu'un secouait ses couvertures, ou lui présentait un éventail, elle était saisie d'horreur, et agitée des plus horribles convulsions. Il se trouva quelqu'un qui la força de boire une grande quantité d'eau, pour laquelle elle avait tant d'horreur. Après qu'elle en eut bu, elle perdit la faculté de parler, et mourut peu de temps après avoir éprouvé les convulsions les plus effroyables. Pendant qu'elle rendait l'âme, quelqu'un ayant approché de sa bouche un petit gâteau trempé en partie dans du vin, elle le refusa; mais la partie qui était sèche lui ayant été offerte, elle la reçut et ne refusa pas de la manger,

Voilà à peu près ce que je me souviens d'avoir lu dans cette observation de Ramazzini, d'après laquelle et d'après d'autres il concluait lui-même aussi que la fièvre aiguë et le délire n'accompagnent pas toujours l'hydrophobie, et que forcer ceux qui sont attaqués de cette maladie à boire, ou les précipiter dans l'eau, c'est hâter leur mort: car ce n'est pas sans raison qu'ils ont horreur de ce liquide, puisqu'ils craignent d'être suffoqués par elle; et cela, non point par une lésion des facultés intellectuelles, mais par celle de la déglutition. — Au reste, j'ai rapporté cette observation non-seulement pour prouver ce que je m'étais proposé, c'est-à-dire que la crainte de l'air agité se joint fréquemment à l'hydrophobie, mais encore pour confirmer d'autres choses. Ainsi cette histoire, réunie à celle qui sera bientôt rapportée d'après Forestus, et surtout à celle du jurisconsulte Balde, qu'on lit dans Matthiole (1), fera que vous approuverez ce que j'ai dit plus haut (2) avoir vu sur un enfant, qui fut mordu par un chien en-

_____

(1) L. 1, s. 8, append., § 2.
(2) Saggio delle transaz., P. 2, c. 8, n. 4.
(3) Obs., l. 1.
(4) Vid. supra, n. 21.
(5) N. 31.
(6) Supra, n. 19.
(7) Nuper interea, cum tota illa controversia, typis Mutinensibus, ut audio, edita.

_____

(1) Comm. in Dioscor., l. 6, c. 36.
(2) N. 22.

ragé à un endroit du visage d'où le virus peut facilement se mêler avec la salive, et sur lequel néanmoins l'hydrophobie, loin de se manifester très-promptement, ne se déclara que quarante jours après, comme sur d'autres sujets qui avaient été mordus aux mêmes parties. Elle fera aussi que nous n'oublierons pas entièrement ce que Palmarius (1) ajouta, après avoir dit que, quoique les bains eussent été utiles à la plupart des hydrophobes comme moyen préservatif, cependant la mort d'un grand nombre faisait voir qu'il ne fallait pas se fier aveuglément à ce remède : *car chez la plupart*, dit-il, *la vue de l'eau réveille l'hydrophobie plus promptement, en agitant dans le corps le virus, qui sans cela aurait pu rester caché plus longtemps sans aucune incommodité pour le malade, et être combattu et détruit par quelque remède.* C'est ce qui arriva, à ce que je vois, à un moine qui, ayant été mordu depuis près de deux mois aux joues et aux lèvres par un petit chien qu'il portait sur son sein, n'avait point éprouvé de crainte pour l'eau, d'après le récit de Forestus (2), avant de *traverser un fossé sur une planche de bois, appuyé sur un bâton également de bois; car, en voyant l'eau, il fut frappé de crainte et ne put passer qu'en éprouvant une grande horreur et une grande frayeur : ce fut là le commencement de l'hydrophobie.* C'est aussi ce qui arriva à la jeune fille dont il a été question, chez laquelle la cause externe ainsi que le premier symptôme de la maladie furent absolument les mêmes, quoique les autres incommodités fussent tout-à-fait différentes.

Ne croyez cependant pas que je regarde comme nuisible ou comme inutile pour prévenir le mal, l'usage extérieur de l'eau, soit par bains, soit par immersions inattendues, comme vous voudrez, pourvu que ce moyen soit suffisamment et promptement mis en usage, bien que Mead (3) assure que le bain, aidé de son remède, quoique très-tardivement administré, avait quelquefois été également utile, et que deux médecins assez connus de la Hollande, Tulpius (4) et Stalpart (5),

soient d'une opinion bien différente sur l'efficacité de l'immersion, qui est surtout en usage dans ce pays. En effet, puisque Tulpius et Mead disent qu'ils n'ont connu personne, après tant d'épreuves, à qui ces sortes de préservatifs, suffisamment et promptement administrés, n'aient été salutaires, il est juste de regarder comme certain que du moins la plupart des sujets ont été sauvés de cette manière. Mais, si cela est vrai pour la plupart, certes il ne sera pas juste de croire que tous ceux-là n'ont échappé à l'hydrophobie, que parce qu'ils n'avaient point été infectés du virus, ou ne l'avaient été que légèrement. Je n'ignore pas la différence qui peut exister entre morsure et morsure, soit qu'il n'y ait point effusion de sang, soit que celui-ci coule trop abondamment (quoiqu'on puisse facilement ajouter d'autres exemples (1) à ceux de ces deux espèces de morsure qui ont été funestes), soit que le chien qui mord ne soit pas encore tout-à-fait enragé, ou que, s'il l'est, il vienne d'essuyer toute sa salive en enfonçant ses dents sur d'autres sujets, ou à travers plusieurs vêtements, soit qu'il se trouve d'autres circonstances analogues. Cependant je croirais difficilement que, sur un si grand nombre de personnes sauvées, toutes eussent été mordues de manière à ne recevoir point ou que très-peu de virus, et qu'aucune de celles qui en avaient réellement reçu n'eût appartenu à la quantité infinie des sujets dont parlent Tulpius et Mead. Il est même beaucoup plus vraisemblable, quand on considère ce qui arrive le plus souvent à ceux qui n'emploient aucun traitement préservatif après la morsure, il est, dis je, beaucoup plus vraisemblable que la plupart des individus innombrables qui ont évité l'hydrophobie en mettant en usage l'un ou l'autre de ces moyens en auraient été attaqués s'ils ne s'en étaient pas garantis par un traitement.

Au reste, c'est aux variétés de la morsure qui ont été citées, comme à la disposition différente des parties solides et liquides sur le chien mordant et sur l'homme mordu, que j'attribuerais volontiers ce grand nombre de circonstances par lesquelles les hydrophobes diffèrent entre eux; de sorte que, la maladie se déclarant, les uns succombent plus tôt, les

----

(1) L. de mors. can. rab., c. 3.
(2) L. 10, obs. med. 27, in schol.
(3) Tract. de venen. tentam. 2.
(4) Obs. med., l. 1, c. 20.
(5) Obs. rar. cent. 1, in schol. ad obs. 100.

----

(1) Ut Eph. N. C., cent. 9, obs. 37, et Act. earumd., vol. 5, obs. 5.

autres plus tard, et d'une manière différente dans les deux cas. En effet, il en est qui ont un délire violent; d'autres gardent leur raison jusqu'au dernier moment; quelques-uns ne peuvent supporter les corps brillants et blancs, ni le plus léger mouvement de l'air, tandis que d'autres les supportent facilement : et (pour ne pas répéter ici tout ce que j'ai raconté ou rapporté plus haut, loin de vouloir y rien ajouter) il en est qui ont une telle horreur des boissons de toute espèce, qu'ils crient, qu'ils tremblent, qu'ils ont des convulsions, et qu'ils tombent en syncope, non-seulement s'ils en voient, mais même s'ils en entendent nommer. Quoique ce dernier symptôme se manifeste sur la plupart des hydrophobes, tant s'en faut cependant qu'il existe sur tous, comme semblent le croire ceux qui prétendent que c'est le signe *pathognomonique* de la maladie, qu'il y a des sujets qui boivent du vin, et qui non-seulement n'éprouvent point d'horreur quand ils entendent parler d'eau, mais encore se mettent en marche pour aller au bain aussitôt qu'on le leur ordonne, lors même que la maladie est déjà fort avancée (1); il s'en trouve enfin qui, après avoir surmonté la première difficulté de la déglutition, boivent (2) de l'eau sans peine.

30. Mais, s'il y a des différences nombreuses entre les hydrophobes pendant la vie, il n'y en a pas moins, il y en a même plus entre leurs cadavres; ce que vous reconnaîtrez aussitôt, si vous comparez entre elles les huit observations publiées avant cette époque, qu'il faut lire plus complètement, en partie dans le *Sepulchretum* et en partie dans chaque auteur que j'ai cité plus haut (3), ainsi que les trois que j'ai rapportées ici pour la première fois. En effet, pour procéder de l'extérieur à l'intérieur, voici ce que vous trouverez de noté : trois fois lividité, tantôt aux doigts, tantôt à l'épaule et au dos, tantôt au cou; une fois maigreur extrême du corps entier, comme si c'eût été celui d'un étique; une fois maigreur de la face seulement; une fois sécheresse beaucoup plus que naturelle de tous les muscles, circonstance non mentionnée dans les autres cas, et même positivement niée dans un. Dans

le ventre et dans la poitrine, sécheresse dont je parlais tout à l'heure relativement aux muscles, une fois citée et une fois niée; une fois destruction complète de l'épiploon, et amaigrissement extrême des glandes du mésentère et du pancréas; une fois gonflement de l'estomac par de l'air, et distension de ses vaisseaux par du sang; une fois altération de la tunique interne de ce viscère, et taches rouges sur ses autres membranes; cinq fois sa cavité contenant un liquide qui était une fois en grande quantité, trois fois en petite quantité, une fois jaunâtre, une fois vert, une fois d'un jaune verdâtre, une fois très-brun, une fois cendré, deux fois visqueux, une fois non visqueux; trois fois les intestins distendus par de l'air, et une fois non distendus mais teints çà et là de taches rouges; le foie une fois jaune et dur, une fois enflammé en grande partie et voisin de la gangrène, une fois déjà livide; la vésicule du fiel une fois pleine et deux fois remplie de bile, qui se présenta trois fois très-noire, ou tirant sur le noir, une fois un peu verte, une fois jaune, et alors en petite quantité. Voilà ce qui a été observé dans le ventre.

Voici maintenant ce qu'on a remarqué dans la poitrine : sur un cadavre toute la face interne de cette cavité était d'un rouge livide, excepté le diaphragme qui ne présentait cette couleur qu'à sa circonférence; sur un autre, le diaphragme n'était pas tout-à-fait exempt d'inflammation; sur deux les poumons se trouvaient arides et desséchés, et sur un il y avait des vésicules çà et là à leur surface; sur cinq ces viscères étaient noirs en entier ou en grande partie, et sur quatre ils étaient remplis de sang aussi en grande partie; on trouva le péricarde presque friable dans quelques parties sur un; sur deux il était sans aucun liquide, et sur un il en contenait très-peu, tandis que sur un autre il renfermait environ trois onces d'eau jaunâtre; l'oreillette droite du cœur était distendue par de l'air sur deux; le cœur lui-même était sec sur le même nombre, et flasque et maigre sur un; les ventricules manquaient entièrement de sang sur un; sur un autre, ils renfermaient de légères concrétions polypeuses; sur trois, ils contenaient du sang, qui était sur un en médiocre quantité, et semblable à de la poix noire et à demi liquéfiée; sur un autre, ce liquide se trouvait coagulé sans presque aucune quantité de sérosité; et sur

(1) Supra, n. 23.
(2) N. 27.
(3) N. 20.

le troisième, le ventricule droit était plein d'un sang grumeleux, tandis que le gauche en contenait qui était entièrement liquide.

Pour ce qui regarde le cou et la gorge, l'œsophage d'un sujet était étroit et comme resserré à ces régions, comme dans la poitrine; celui d'un autre était enflammé à l'intérieur; le pharynx sur trois, et la trachée-artère sur autant, étaient attaqués d'une inflammation ou légère, ou forte, ou passant déjà à l'état de gangrène; l'œsophage sur un était sain; la gorge de quelques-uns se présenta sans aucune trace d'inflammation, tandis que la membrane de l'épiglotte était ridée; le larynx d'un seul était d'un rouge livide; ce dernier avait en outre la langue épaissie et le pharynx entièrement rempli d'une écume verte et jaune. — Le cerveau et le cervelet sur un cadavre tendaient à la sécheresse; sur un autre, ils étaient beaucoup plus secs, ainsi que le commencement de la moelle épinière; sur un troisième, aucune de ces parties n'était plus sèche qu'à l'ordinaire, et même les nerfs optiques se trouvaient plus mous que dans l'état habituel; sur un ou deux enfin, le cerveau ne présenta rien de remarquable. Sur deux, il y avait un épanchement d'eau dans les ventricules; mais elle était jaunâtre et en assez grande quantité sur l'un, et en petite quantité et rougeâtre sur l'autre : on ne trouva de l'eau nulle part sur les autres. Sur un on remarqua des bulles d'air sous la dure-mère, et des concrétions polypeuses molles dans les sinus. Sur trois tous les vaisseaux du cerveau étaient extrêmement distendus par du sang.

Pour ce qui regarde le sang en général, sur un sujet les artères étaient très-remplies, et les veines presque vides; mais sur un autre la veine azygos se présenta presque vide, tandis que les veines iliaques étaient très-distendues, et que les artères du même nom étaient vides, de même que les veines jugulaires internes et les artères carotides à la région du cou, quoique les artères et les veines fussent pleines dans l'intérieur du crâne, ce qui a été noté aussi sur deux autres sujets, comme je l'ai dit tout à l'heure. Sur un cadavre, il n'y avait aucune concrétion de sang, qui, au contraire, était partout très-liquide, et ne se coagula nullement quand on l'exposa à l'air froid; mais sur un autre il était plutôt coagulé que délayé, et sur un troisième il n'était ni polypeux, ni délayé; et même,

dans un cas, les gros vaisseaux près du cœur contenaient du sang entièrement coagulé; j'ai dit plus haut dans quel état était celui que contenait ce viscère dans ce même cas. Enfin, sur deux ou trois sujets ce liquide a été trouvé noir; et, pour ne rien omettre de ce que l'on considère en général, il a été noté que deux cadavres exhalaient une mauvaise odeur; mais cette circonstance a été moins remarquée, parce qu'on pouvait croire qu'ils devaient répandre une plus grande fétidité.

31. Certes, je n'ai pas trouvé moins de variétés dans les autres dissections d'hydrophobes, que j'ai su, avant de relire ceci, avoir été publiées ou citées par des savants, tels que Rich. Mead (1), dont il a été fait mention, Ja. Planci (2), Laur. Fabbri de Gaéte (3), Domin. Brogiani (4), et quelques autres (5) dont les ouvrages ne me sont point parvenus. Pour faire la comparaison de ces observations avec celles qui ont été rapportées tout à l'heure, en conservant le même ordre, il faut que je commence par celle du célèbre Phil.-Eberth. Dillen (6), qui, n'ayant pas la faculté d'ouvrir le cadavre, nota çà et là, et surtout aux environs de la poitrine, des lividités extérieures, et comme des sugillations. Parmi les autres auteurs, il y en a un qui rapporte qu'une fois les muscles de l'abdomen étaient enflammés, et qu'une autre fois les muscles en général étaient tuméfiés et forts. Un autre, après avoir fait l'examen de treize cadavres, écrit que le plus souvent il n'y avait presque point de graisse, et même que l'épiploon était comme détruit; que, parmi les lésions les plus fréquentes, il avait trouvé une grande inflammation, ou un déchirement, ou la gangrène, dans les premières voies. Un autre dit que tous les viscères de l'abdomen étaient légèrement enflammés sur un sujet, et que leur inflammation était portée à un très-haut degré sur un autre. Mais sur quelques-uns en particulier, la cavité de l'estomac,

***

(1) Tract. de Venen. tentam. 2.
(2) Apud Simon. cosmopolit., epist. apolog. pro Planco, et alibi.
(3) Dissert. 5, intorno ad alcune malattie, n. 62.
(4) Tract. de Venen. animal., P. 2.
(5) Apud Swieten, in comm., in Boerh. aphor., § 1140.
(6) Eph. N. C., cent. 7, obs. 54.

remplie d'une bile fétide et noire, était quelquefois parsemée çà et là comme de points de sang. Tous les intestins, sur un cadavre, ainsi que le mésentère, étaient attaqués d'une légère inflammation ; sur un autre, ils étaient un peu tuméfiés et enflammés; l'ileum surtout présenta cette dernière disposition sur quelques-uns. Le foie a été trouvé assez souvent tendu, gonflé, brunâtre ; la vésicule était tantôt presque vide, tantôt distendue par une bile noire et glutineuse. Sur trois sujets la vessie urinaire et la verge en même temps étaient attaquées d'inflammation. Vous comprenez que des observations de cette dernière espèce rendent suspect l'usage des cantharides, remède d'ailleurs non-seulement recommandé autrefois par les Arabes contre cette maladie, ou regardé par Scaramucci (1) et d'autres comme entrant dans la composition de quelques poudres secrètes contre la même affection, mais encore formellement loué de notre temps, à ce que je vois, chez plus d'une nation : il passe même pour *un spécifique infaillible* en Hongrie (2) contre l'hydrophobie portée au plus haut degré, quoiqu'il ne fût pas facile d'indiquer un médicament, même pour la prévenir, à celui de nos compatriotes qui connaîtrait le mieux tant d'autres remèdes loués à ce sujet et appartenant à la classe de ceux qui ne sont pas aussi âcres, et qui provoquent la sécretion des urines.

Pour passer à la poitrine, on a trouvé sur quelques cadavres le diaphragme enflammé ; très-souvent aussi on a vu des traces d'inflammation dans les poumons, et des adhérences çà et là entre les viscères de cette cavité, de même que dans le ventre ; sur certains sujets le péricarde ne contenait point de liquide ; le ventricule gauche du cœur était entièrement vide sur un, tandis que celui du côté droit renfermait du sang très-noir ; mais sur un autre tous les deux étaient remplis d'un sang rouge et liquide, de même que l'artère pulmonaire et la veine cave. —Mais, de toutes les parties situées entre la poitrine et le cerveau, le larynx est celle qui a été trouvée enflammée le moins souvent et le plus légèrement ; cependant sur un sujet tous ses muscles étaient enflammés, ainsi que ceux de l'os hyoïde et de la langue, dont les papilles étaient quelquefois tuméfiées ; sur un autre, il y avait à la racine de celle-ci comme de petits tubercules, dont quelques-uns paraissaient être en suppuration. Mais, si le pharynx a fréquemment été trouvé sans inflammation, le plus souvent, quand il y en avait, elle était considérable, surtout vers la langue.— Si vous comparez cela et ce qui a été dit sur les poumons, sur les intestins et sur l'estomac, avec ce que le célèbre Cochler (1) trouva sur les mêmes parties, en disséquant le cadavre d'un homme noble, qui mourut d'hydrophobie sans avoir été mordu auparavant par aucun animal enragé, vous serez étonné combien il y a de rapport. Il avait aussi observé (2) sur un soldat une hydrophobie de la même espèce, et par la même cause extérieure, c'est-à-dire par une boisson très-froide, prise pendant que les deux sujets étaient échauffés ; mais, détourné par d'autres occupations, il n'avait pas pu disséquer le soldat. Cependant Genselius (3) avait vu l'hydrophobie produite également par la même cause, et il trouva les muscles et les petites glandes du pharynx rouges, l'estomac tout entier comme desséché, et tous les autres viscères, entre autres les poumons, dans leur état naturel ; mais, quoique cet hydrophobe tremblât à l'aspect de la lumière et des linges blancs, et qu'il ne pût pas même regarder les liquides, quels qu'ils fussent, cependant il n'était pas très-cruellement tourmenté, et ne tombait pas en syncope, comme ces deux premiers, quand on lui offrait des boissons, même de loin, ou qu'on en parlait. Je rapporte ceci afin que ceux qui placent dans ces symptômes le signe *pathognomonique* de l'hydrophobie, et qui ne paraissent pas croire facilement que cette maladie peut exister sans la morsure d'un animal enragé, reconnaissent, en réunissant ces histoires à tant d'autres qui se trouvent ailleurs et surtout dans Schenk (4), qu'une véritable hydrophobie spontanée peut se déclarer aussi sans contagion, quoique, parmi les anciennes

____

(1) In append. cit. supra, ad n. 21.
(2) Commerc. litt., ann. 1735, hebd. 11, n. 3.

(1) Commerc. litt. ann. 1743, hebd. 5, n. 2.
(2) In eod. Commerc., ann. 1740, hebd. 36, n. 1.
(3) Eph. N. C., cent. 3, obs. 50.
(4) Obs. med., l. 7, ubi de venen. ex. quadrup., obs. 17.

observations, celles que Marc. Donatus (1) a rapportées, dussent suffire pour leur faire admettre cette opinion. En effet, qui pourrait croire que, sur cinq malades qu'un seul et même médecin vit, dans l'espace de peu d'années, attaqués de cette espèce d'hydrophobie, il ne s'en fût trouvé aucun qui eût remarqué ou qui se fût rappelé qu'il avait été mordu par un animal enragé; mais que tous également, ainsi que toutes les personnes de la même maison, eussent été assez bornés, ou doués d'assez peu de mémoire, pour n'avoir pas conservé dans leur esprit le moindre soupçon que la maladie avait été contractée? Mais revenons aux autres points principaux de la comparaison que nous avons commencée.

Il y a eu des sujets sur lesquels la dure-mère ou les deux méninges, attaquées d'une inflammation plus ou moins intense, avaient leurs vaisseaux distendus par du sang noir; elles présentaient même un peu de suppuration vers le sommet de la tête sur un d'entre eux; et, qui plus est, elles étaient ulcérées sur un chien enragé. Le cerveau lui-même était quelquefois enflammé, ou bien dans sa substance corticale, mais alors l'inflammation était légère, et cette partie était plus brune, ou bien dans sa substance médullaire, qui était parsemée de points de sang; les ventricules ne présentèrent point d'humidité sur un ou deux cadavres. Sur un, la moelle épinière était plus sèche qu'à l'ordinaire, mais en même temps tout le corps était desséché et enflammé, et sur un autre il était violacé jusqu'à sa surface, à la suite d'une inflammation. Un auteur a même noté, parmi les lésions les plus fréquentes, une sécheresse et une tension singulières des parties solides, particulièrement de presque toutes celles qui sont membraneuses. — Quant au sang, les uns rapportent qu'il était très-liquide et à peine coagulable en plein air, et que les artères en étaient extraordinairement remplies; d'autres disent que sur un sujet les artères à la vérité en étaient pleines, mais que la veine cave en était remplie, tandis que sur un autre tout le sang se trouvait dans les veines, et qu'il n'avait point de sérum. Il en est même un qui affirme avoir vu, sur treize cadavres, les veines remplies de sang, qui du reste était assez souvent plus liquide qu'à l'ordinaire, et les artères vides. L'auteur qui dit n'avoir trouvé, sur quatre cadavres, aucune des lésions dont Boerhaave (1) a admis la fréquente existence d'après les dissections des autres, doit avoir fait les mêmes remarques que ce dernier sur le sang, mais non pas sur les autres objets, comme sur la sécheresse des parties solides. — Enfin, j'ai lu que le corps d'une hydrophobe était entièrement putréfié, même au milieu de l'hiver, quinze heures après la mort.

32. Ainsi, comme c'est à cela que se réduit à peu près tout ce que je puis recueillir de la comparaison des dissections d'hydrophobes qui sont à ma connaissance, vous voyez très-clairement qu'ils diffèrent entre eux bien plus après la mort que pendant la vie. En effet, pendant qu'ils vivent, tout le monde est d'accord sur ce point, qu'ils ne peuvent boire de l'eau sans difficulté, et que la plupart n'en peuvent boire sans éprouver une grande horreur, et sans en être incommodés; au lieu que je ne vois pas en quoi s'accordent leurs cadavres. Car, pour la sécheresse que l'on disait autrefois et aujourd'hui encore se trouve d'une manière évidente sur ces sujets, il est certain qu'on ne la trouve pas sur tous; et peut-être ne faut-il pas lui accorder autant d'importance quand on la rencontre, attendu qu'elle doit plutôt être rapportée aux remèdes, ou à d'autres causes qui ont donné lieu à de grandes évacuations, lesquelles ont pu être observées, ou ne sont pas tombées sous les sens, ce qui est le plus ordinaire. C'est à cela que tendent beaucoup de médicaments: assez souvent des fièvres aiguës, fréquemment des cris continuels et des agitations violentes du corps, surtout lorsque les malades ne boivent point, ou ne boivent que très-peu. Aussi avez-vous pu voir non-seulement qu'il n'y avait nulle part de la sécheresse sur le vieillard (2) qui buvait, et qui, au lieu d'être agité d'une fureur maniaque, était plutôt retenu par une frayeur mélancolique, mais encore que le péricarde et les ventricules du cerveau contenaient une assez grande quantité d'eau. Mais aucune des lésions que j'ai dit avoir été trouvées par la dissection ne se rencontre plus souvent que cette sécheresse sur les hydrophobes. Car elles diffèrent sur les diffé-

---

(1) De med. hist. mirabili, l. 6, c. 1.

(1) Aphor. de cognosc. morb., § 1140.
(2) Supra, n. 27.

rents sujets, au point que si vous examinez les individus en particulier, vous regarderez comme vraies, non-seulement toutes les opinions des anciens que Cœlius (1) a énumérées sur le siége et sur la nature de cette maladie, mais encore la plupart des autres qui ont été émises dans la suite ; et si vous considérez les sujets en général, vous verrez qu'il n'y a aucune de ces opinions qui soit certaine, et qu'une seule est plus vraisemblable que les autres.

Personne ne nie, comme dit Cœlius, *que la partie qui a été mordue ne souffre la première*, et que, de cette partie, la maladie ne se propage à toutes les autres ; et depuis que Salius (2) a fait connaître le signe quelquefois évident des progrès de l'affection, quand elle tarde long-temps à se déclarer, on ne doit pas nier, même dans ce cas, qu'elle ne se propage de cet endroit dans le reste du corps, du moins en partie. Or, d'après la direction que suit la douleur vers les parties supérieures, et d'après cette espèce de confusion des idées, ces vertiges, et cette action de chanceler, signes qui, d'après la remarque de Salius, marquent la terminaison de la progression de la douleur, il paraît que le virus s'avance, non par les veines, mais par les nerfs, jusqu'à l'origine de ceux-ci. En admettant dans ces parties, ou dans les mouvements qui s'opèrent en elles, un changement particulier, mais inexplicable, qui, suivant la différente disposition des sujets, est plus ou moins considérable et plus ou moins étendu, il ne surviendra rien aux hydrophobes qu'on ne puisse principalement en faire dépendre. Quelques-uns (comme nous voyons, dans certaines antipathies naturelles, les uns avoir du dégoût pour certaines choses, les autres pour d'autres, mais ceux-ci plus, ceux-là moins) auront une telle aversion pour l'eau, qu'ils se mettront à frémir, non-seulement aussitôt qu'ils la verront, mais encore aussitôt qu'on en parlera. D'autres ne diront pas qu'ils ne peuvent pas en boire, à moins qu'ils n'aient déjà éprouvé de la difficulté à l'avaler. Les uns délireront, les autres conserveront leur raison. De grandes inflammations attaqueront ceux-ci, et ceux-là en seront exempts. Mais, quoique les hydrophobes diffèrent entre eux sous ces rapports et sous d'autres, cependant il y a évidemment sur tous des convulsions intérieures ou extérieures, et ce sera surtout suivant la différence de ces convulsions et de la disposition du sujet, que l'on remarquera ce grand nombre de variétés qui existent sur eux pendant la vie et après la mort.

Vous comprenez que la conjecture la plus vraisemblable, à mon avis, est celle des auteurs qui ont pensé, avec Démocrite et Gajus (1), de la secte d'Hérophile, que *les nerfs et le cerveau* étaient le siége principal de cette maladie : opinion dont vous savez que les plus grands médecins de ce siècle n'ont pas été éloignés. Un homme grave pensait aussi que c'était à cela que se rapportait ce qu'il me raconta dans ma jeunesse, pendant que je faisais mes études de médecine à Bologne, sur Alb. Fabbri, le premier sans contredit des médecins de cette ville savante, peu de temps avant cette époque. Celui-ci, en touchant le pouls à un hydrophobe, ayant été saisi d'une main par lui, et fortement retenu, était tombé bientôt après dans une tristesse telle, que, n'étant presque plus maître de lui, il avait de temps en temps l'idée de se suicider. Dans cette intention, il fuyait la société depuis sept jours, et il lui arriva, pendant qu'il était plongé dans sa mélancolie ordinaire, de recevoir une pluie très-abondante, sans s'être aperçu auparavant qu'elle menaçait. Comme le lieu où il se trouvait était isolé, et très-éloigné des maisons, il ne put y arriver avant d'être considérablement mouillé ; cependant sa tristesse s'étant entièrement dissipée, il y parvint. Je ne sais quelle fut sa propre opinion à cet égard, mais plusieurs médecins pensaient que c'était là un commencement d'hydrophobie, qui attaquait d'abord le cerveau. Cependant il est plus vraisemblable que ce savant médecin, se souvenant peut-être de ce qu'il avait lu dans Dioscoris (2), craignit beaucoup qu'il ne lui arrivât ce qui était arrivé à Themison, qui traitait un de ses amis attaqué d'hydrophobie, surtout s'il réfléchissait à ce que des écrivains en assez grand nombre ont rapporté de cette maladie contractée, même sans morsure, et s'il ajoutait foi à tout ce qu'ils disent, comme c'est l'ordinaire des personnes en

---

(1) Acut. morb., 1. 3, c. 14.
(2) Supra, n. 21.

(1) Apud Cœlium, ibidem.
(2) De med. mat., 1. 6, c. 36.

danger (car nous voyons que Stalpart (1), qui ne croyait rien de tout cela, se lavait les mains après qu'il avait touché le pouls de ceux qu'il soupçonnait devoir devenir hydrophobes); et l'on peut admettre avec plus de vraisemblance qu'il était tombé, par un excès de crainte dans une espèce de délire mélancolique, que cette pluie abondante, dont il fut mouillé sans s'y attendre, dissipa d'autant plus facilement qu'il était très-récent; peut-être aussi le souvenir de ce genre de secours contre l'hydrophobie aida-t-il à détruire l'idée qui avait donné lieu à la maladie. Mais adoptez à ce sujet l'opinion que vous voudrez.

Quant à ce que j'ai dit des convulsions, dont on peut facilement soupçonner l'existence sur tous les hydrophobes, la seule difficulté d'avaler de l'eau semble l'indiquer d'une manière assez probable. En effet, ou bien l'inflammation de la gorge et de l'œsophage est nulle, et dans ce cas vous avez vu plus haut (2) comment autrefois Cœsalpin et Aromatarius admirent qu'il y avait des convulsions dans ces parties, pour expliquer la difficulté de la déglutition, opinion qui a été embrassée par Ridley (3) et d'autres parmi les modernes; ou bien ces parties sont enflammées, et dans cette hypothèse, vous pouvez voir de quelle manière le célèbre Van-Swieten (4) fait dépendre l'inflammation de la fréquence des convulsions, comme un effet de sa cause, et comment il tire aussi de là la raison vraisemblable pour laquelle un enfant mort très-promptement d'hydrophobie ne présenta pas cette inflammation, tandis qu'un jeune homme mort plus tard n'en était pas exempt. C'est ainsi que vous expliquerez par des convulsions nerveuses plus ou moins fréquentes et plus ou moins violentes, pourquoi d'autres parties, même des viscères, auxquelles les nerfs se distribuent, sont très-enflammées sur certains sujets, tandis qu'elles ne le sont pas du tout sur d'autres. Vous rapporterez encore aux convulsions *cette tension et cette sécheresse excessive des membranes nerveuses*; ce qui faisait dire ingénieusement à Mead (5) : *Ces membranes sentent sur*

les hydrophobes plus vivement que ne le comporte leur nature, et de cette manière les impressions ordinaires des objets ne produisent plus un sentiment agréable, mais donnent lieu à de la douleur et à du malaise; vous rapporterez, dis-je, cette tension (si elle ne dépend pas entièrement de la sécheresse, comme elle ne paraît point en dépendre dans les premiers jours de la maladie) aux convulsions, dont cet effet a été réellement observé par le savant Brogiani (1), sinon sur tous les cadavres, du moins sur la plus grande partie. Je mets de côté les autres preuves qui ont été mises en avant par plusieurs auteurs pour démontrer que l'hydrophobie est une maladie convulsive.

Si donc il faut accorder tant d'influence aux convulsions dans cette maladie, et si leur cause, qui consiste dans un changement invisible opéré dans le cerveau et dans les nerfs, ne tombe pas sous les sens après la mort, et qu'on n'observe que ses effets, qui varient suivant la violence et la durée de ces convulsions, vous comprenez très-clairement qu'on a fait encore trop peu de dissections, pour approuver ou pour rejeter ce que j'ai dit et ce que je dis ici. Car il en existe peu, dans un si grand nombre, qui soient précédées d'une histoire assez soignée, je ne dis pas seulement de l'âge et de la constitution du sujet, mais encore de la manière et du temps où le virus fut contracté, de son origine, de la durée de son incubation, de la fréquence et de la violence plus ou moins grandes de tous les symptômes, et du jour de leur apparition, ensuite de tout ce qui était contre nature, autant que la chose est possible, sur toutes les parties du même cadavre et sur chacune en particulier, de crainte que si l'on omet quelque chose on ne croie qu'il manque d'autres objets, plutôt parce qu'on ne les aura pas cherchés, que parce qu'ils manquaient réellement.

33. Ne croyez cependant pas facilement qu'il ait existé des vers dans le cerveau des hydrophobes, quoique vous lisiez dans le *Sepulchretum* (2) qu'on en a vu dans celui d'un chien enragé, et quoique Aromatarius (3) ait écrit ce qui

---

(1) Schol. cit. supra, ad n. 29.
(2) N. 19 et 20.
(3) Vid. Act. Lips. cit. supra, ad n. 26.
(4) Comm. in Boerh., aph. § 1140.
(5) Tentam. cit. supra, ad n. 31.

(1) P. 2, ibid. cit.
(2) L. 1, s. 8, in addit., obs. 3.
(3) Disp. de Rabie, P. 4, partic. 7.

suit : *on a observé qu'un ver prend naissance quelquefois à la partie antérieure de la tête, soit sur un chien, soit sur un homme enragé.* Car je pense que cela doit être dit, non pas de la cavité du crâne, mais de celles du nez ou de quelque sinus communiquant avec lui, comme je l'ai expliqué ailleurs (1). C'est de cette manière, en effet, que je comprends ce qui est rapporté dans le *Sepulchretum* (2) un peu plus haut, d'après des lettres et non d'après *des observations* de Bartholin, sur des vers que des paysans trouvèrent, dit-on, *dans la tete de chevaux, de bœufs et de brebis*; au reste c'était dans des cas *de frénesies et de vertiges*, et non pas dans l'espèce de rage dont il s'agit ici (Aromatarius (3) déjà cité apprend combien ce seul mot indique d'affections différentes). Par ce moyen vous allez aussi au devant de ce qui est ajouté dans la Scholie de l'observation du *Sepulchretum* que j'ai citée (4) en premier lieu. Il y est question de petits vers observés dans le cerveau d'un chien qui y est dit enragé, ou plutôt *dans des bulles un peu saillantes sur un liquide visqueux et putride du cerveau; ces insectes étaient remarquables, même par leur mouvement intérieur.* Mais l'observation fera connaître par elle-même si l'on examina le crâne avec assez d'attention, pour savoir s'il n'existait pas, depuis une autre maladie, quelque voie par laquelle les vermisseaux seraient entrés dans cette cavité; elle fera voir si l'on chercha assez attentivement pour reconnaître si c'étaient véritablement des vermisseaux, et s'ils ne se trouvaient pas auparavant dans le gazon sur lequel le cerveau était tombé et s'était répandu au loin. Pour moi, je crois que si Gasp. à Reies eût été présent, comme l'auteur le désirait, il n'aurait pas effacé aussi facilement que celui-ci le pensait, ce qu'il avait écrit (5), que *l'opinion vulgaire* rapportée par Jac. des Parts, *que la rage des chiens provenait d'un ver né dans le cerveau de ces animaux, était une pure fable, qui n'avait été confirmée par personne, à ce qu'il sut.*

Ne vous imaginez cependant pas que si cette même observation eût été faite avec soin, je lui eusse refusé pour cela mon assentiment, comme si je croyais qu'il ne peut jamais se faire d'aucune manière que les vermisseaux donnent lieu sur un chien à la rage dont il est question; attendu que Zwinger (1) parle d'un de ces animaux qui était tellement enragé, qu'un enfant qu'il avait mordu, périt d'une hydrophobie des plus terribles avant le quarantième jour : cependant ce chien fut entièrement guéri de la rage, après que son maître lui eut ouvert aux pieds une petite tumeur que l'animal mordait sans cesse (ce qui le faisait courir de tous côtés et lui donnait comme des accès de fureur et de rage), et qu'il en eut retiré un ver vivant, blanc, assez gros. Zwinger, qui avait été le médecin de cet enfant hydrophobe, savait, il est vrai, que le chien avait été enragé, et il n'ignorait pas non plus, puisqu'il était voisin de la maison, que l'animal était guéri de la manière indiquée; cependant j'aurais mieux aimé qu'il eût examiné lui-même ce ver, afin que nous sussions d'une manière plus certaine qu'il était sorti de la tumeur un véritable ver, et non pas quelque chose de vermiforme.

34. Souvent, en effet, on prend facilement pour des vers ce qui n'en est pas. *On assure généralement, relativement au chien enragé*, dit Ettmüller (2), *que sous sa langue est caché un ver oblong, que quelques-uns disent avoir vu eux-mêmes; si on l'enlève de bonne heure, aucun chien ne devient enragé; mais s'il grossit, sa rage survient nécessairement; ce qui fait que quelques personnes ont l'habitude d'extraire ce ver par précaution : d'autres pensent que ce n'est pas un vermisseau, mais regardent ce corps comme une petite portion de sang grumeleux, qui s'est ramassé et reste stagnant sous la langue, dans les veines ranines. Je ne décide rien à ce sujet, comme n'étant pas encore suffisamment éclairci.* Je loue la sagesse d'Ettmüller; et si les autres auteurs l'imitaient, nous aurions moins de fables. Je ne doute pas que le passage suivant de Pline (3) n'ait donné lieu à celle dont il est ici question : *il y a un petit ver sous la langue des chiens, que les Grecs appellent* λύττα; *si on le leur ôte quand*

----

(1) Epist. I, n. 8 et 9.
(2) S. cit. 8, obs. 11.
(3) Disp. cit. P. 1, partic. 2.
(4) Obs. 3, cit.
(5) Elys. jucund, quæst. camp., qu. 61, n. 1.

(1) Eph. N. C., dec. 3, A. 2. obs. 105.
(2) Art. et m. cit. supra, ad n. 19.
(3) Natur. hist., l. 29, c. 5.

11.

ils sont petits, ils ne deviennent point enragés et n'éprouvent pas de dégoût. Aromatarius (1) pense que Sextus, pour ne pas parler des autres, embrassa l'opinion de Pline jusqu'à un certain point; car ce philosophe affirme (De la médecine des anim., chap. 9), *que l'on trouve des vers sous la langue d'un chien enragé.* Moi, je n'oserais pas dire cela de Démétrius (2) de Constantinople, s'il est vrai qu'il ait écrit qu'on trouve à la partie inférieure de la langue, non pas un vermisseau, mais *une apparence de vermisseau, et quelque chose qui ressemble à un nerf blanc:* je n'oserais pas le dire non plus de Fracastor (3), quoique ce soit pour un autre motif; car il admet réellement l'existence *d'un ver qui blesse,* mais, autant que je puis le comprendre, il ne le place pas sous la langue (et là, il s'exprime comme un poète, à mon avis), puisque à l'endroit où (4) il donne en médecin les signes de la rage des chiens, il ne parle pas de ver existant dans la langue, ou auprès de la langue. — Je ne dis pas qu'on ne trouve quelquefois de véritables vers dans la langue; mais je nie formellement que ce que Pline supposa exister sur tous les chiens, à ce qui paraît, dans l'état naturel, et que l'on enlevait, fût un ver. C'est ce que Codronchi (5) avait aussi nié autrefois le premier de tous. *Il faut savoir,* dit-il, *que la partie qu'on enlève n'est pas un vermisseau, mais un nerf de la forme d'un ver cylindrique.* La même année où Codronchi écrivait ceci, en 1609, le *Pentœstheseion* de Casseri parut : l'auteur y représente (6) la face inférieure de la langue d'un chien, offrant un petit corps vermiforme, qui est aussi dessiné séparément; l'extrémité postérieure se termine en droite ligne, par une très-longue queue qui diminue insensiblement, et parvient ainsi à une extrême ténuité. Il dit que c'est un *muscle avec lequel les chiens aboient, ou destiné à cet usage; qu'il est caché au milieu du sommet de la langue, qu'il a été découvert par lui, puisqu'il était inconnu aux autres jusqu'à ce temps.*

------

(1) Disp. de rabie, P. 2, partic. 5.
(2) L. de cura et medic. canum, Gillio interp.
(3) In alcon. extremo.
(4) De contag., etc., l. 2, c. 10.
(5) De rabie, l. 2, c. 10.
(6) L. 2, tab. 5, fig. 4 et 5.

35. Casseri ne connut pas le passage de Pline qui a été cité, comme je ne connaissais pas moi-même le sien et celui de Codronchi, lorsque j'observai autrefois ce même petit corps dans la langue des chiens. Je l'ai souvent examiné depuis, et je ne sais pas si d'autres anatomistes l'ont décrit ou dessiné dans l'espace de ces cent cinquante ans. Au reste, ce n'est pas principalement pour ce motif que je parlerai encore de ce petit corps, mais plutôt afin qu'il n'en impose plus pour un ver à quelque homme instruit, ce que je soupçonne être arrivé de nos jours. Je crois que le peuple l'enlève encore ici à quelques chiens, car, l'ayant cherché sur quinze de toute race, de toute grosseur, de tout âge, je l'ai trouvé sur quatorze; un seul, le plus gros de tous, de l'espèce de ceux dont se servent les bouchers, et qui aurait dû l'avoir beaucoup plus développé que les autres, n'en avait aucune trace. Si je m'étais rappelé alors les paroles de Pline, j'aurais cherché avec soin la cicatrice, qui nécessairement n'était pas apparente, car elle se serait présentée d'elle-même à mes regards. Sur un autre chien qui était gros, je me souviens que ce corps était petit, relativement à la grosseur de l'animal; cependant il n'en fut pas ainsi sur d'autres qui étaient également gros. Sur un chien d'une grande taille, je l'ai même trouvé long de trois travers de doigt, tandis qu'il dépassait rarement deux travers de doigt sur des chiens d'une taille moyenne, et qu'il égalait cette longueur le plus souvent. Sur un autre plutôt grand que petit, qui avait la langue longue de huit doigts, ce corps était long de trois doigts ou plus, même sans compter la partie la plus fine de la queue.

En effet, comme ce corps cylindrique ne ressemble à rien tant qu'à un fuseau, si on ne regarde que sa forme, il s'amincit des deux côtés, de manière que son extrémité antérieure, qui s'étend le plus souvent jusqu'au bord même du sommet de la langue, et quelquefois jusqu'auprès de ce bord, est moins longue et moins aiguë, et que son extrémité postérieure, non-seulement se resserre insensiblement et de plus en plus, mais encore se change brusquement, après un certain espace qui n'est pas très-long, en un fil comme tendineux, très-délié et blanc, qui égale souvent la longueur du corps d'où il est né; je l'ai trouvé rarement plus court, assez souvent plus long, et une fois, sinon triple, du moins plus que double :

il s'avance vers la partie postérieure, dans l'interstice des muscles qui font saillie de côté et d'autre sous la langue, en se cachant profondément au milieu d'eux. Or, dans ce même interstice, qui s'étend jusqu'à la partie antérieure, sont placés et l'extrémité postérieure et le reste du corps; mais cette dernière partie est si extérieure, qu'elle touche la membrane même de la langue en formant une saillie, et se fait apercevoir à travers elle. Lorsqu'on incise légèrement cette membrane, et qu'on l'écarte suffisamment avec les deux muscles, alors ce corps apparaît sous la forme d'un lombric : car, outre la forme, il en a la blancheur et la surface polie. Mais si, à l'aide d'un scalpel ou des doigts, on le sépare de la langue, ce qui se fait sans aucune difficulté, on voit que la face, qui était cachée, est également polie, mais un peu rouge. Ainsi, la partie de ce corps, qui est la plus épaisse, est composée de deux substances très-étroitement unies entre elles, l'une blanche, l'autre rougeâtre ; on prendrait facilement cette dernière pour une substance charnue, et la première, qui appartient aussi aux extrémités, ressemble à une substance tendineuse ; mais celle qui est rougeâtre n'est pas composée de fibres apparentes ; et celle qui est blanche est plus dure que la substance tendineuse, de manière qu'elle paraît tenir le milieu entre le ligament et le tendon ; elle m'a même paru plus d'une fois, en la touchant avec les doigts, se rapprocher davantage, en plusieurs endroits, de l'état cartilagineux, et assez souvent il m'a semblé qu'elle ne se continuait pas d'une manière non interrompue, mais qu'elle présentait comme des fragments inégalement divisés. Au reste, toutes les fois que j'ai coupé en travers ce corps par le milieu, la section m'a toujours représenté à peu près la surface d'un cercle ; mais une substance presque toujours blanche et très-rarement rougeâtre occupait le plus grand segment de cette surface. Le diamètre de toute la surface n'est grand nulle part ; il est au contraire très-petit, même à l'endroit le plus éloigné des extrémités. L'extrémité antérieure n'a point de fissure ni rien qui ressemble à un orifice ; et, dans l'intérieur du corps, il n'y a rien de mou ni aucune cavité. D'ailleurs, quoique les fibres des muscles voisins soient adhérentes à ce corps, cependant elles ne se changent point en son propre tissu, et ne se continuent pas avec lui ; il est même séparé de ces muscles par une membrane mince intermédiaire, de sorte qu'on l'enlève facilement, comme je l'ai déjà dit, même en conservant de tous côtés le poli de sa surface : si cela réussit sur les animaux morts, combien devons-nous croire qu'on l'opère plus facilement sur ceux qui sont vivants !

Puisqu'il en est ainsi, de même que l'on est porté à croire que c'est ce corps que l'on enlevait de la langue des chiens, parce qu'on le prenait pour un ver, bien que ce n'en fût pas un, de même l'on voit que ce n'est ni un nerf, comme l'ont cru Codronchi et d'autres, ni une partie de quelque muscle voisin. Mais est-ce un muscle destiné à aboyer, comme le croyait Casseri, ou plutôt un corps particulier composé de plusieurs espèces de substances, servant à affermir la langue des chiens, trop mince relativement à sa longueur, et à l'aider dans ses mouvements? C'est ce que je ne décide pas ici, attendu surtout que je ne sais point encore si un corps semblable existe également sur certains autres animaux, et que j'ignore quelle différence il y a, pour les mouvements de la langue, entre les chiens auxquels on l'a enlevé et les autres.

36. Mais, quoiqu'on ait ajouté dans le *Sepulchretum*, à la fin de cette section (1) qui traite *de la manie et de la rage*, deux observations de *fureur utérine*, et qu'on y trouve, après celle qui suit immédiatement sur la *mélancolie* que j'ai renfermée ici dans la même, une autre section *sur la dépravation et l'abolition de l'imagination, du raisonnement et de la mémoire*, ne vous attendez cependant pas que j'ajoute d'autres choses à cette Lettre, qui est déjà très-longue. En effet, il n'est arrivé ni à Valsalva, ni à moi de disséquer des femmes mortes de fureur utérine ; et peut-être aurions-nous trouvé d'autres vices que la grosseur extraordinaire de l'ovaire, que j'ai vue sur plusieurs femmes qui n'avaient pas eu cette maladie, puisque nous lisons dans les observations de l'Académie des Curieux de la Nature de Vienne, qu'outre l'augmentation du volume de cet organe qu'on a trouvée presque constamment (2), et celle du clitoris (3) qu'on a observée quelquefois, on a rencontré de

---

(1) 8, l. 1.
(2) Cent. 4, obs. 142, et cent. 8, obs. 5, et act. tom. 7, obs. 30.
(3) Ibid,

temps en temps d'autres lésions, et entre autres l'inflammation de l'utérus (1). — Pendant que je parcourais ces observations, il se présenta à mon esprit les exemples (2) de quelques jeunes filles qui, en se donnant la mort, renouvelèrent la triste mémoire des filles de Milet et des femmes de Lyon (3). Je m'en rappelai d'autres aussi, d'après lesquels il semble que la cause commune de cette fureur utérine puisse se comparer à celle d'une espèce de peste. En effet, dans l'étendue peu considérable (4) d'un comté, l'été de l'an 1698, un si grand nombre de femmes furent prises en même temps de nymphomanie, qu'un médecin avait à visiter, à lui seul, dix-huit de ces malades, ce qui prouvait que la maladie était épidémique; souvent aussi on trouvait dans la même maison, deux, trois femmes, ou plus, attaquées de la même affection, ce qui indiquait, avec d'autres circonstances, qu'elle était contagieuse. — Quant aux lésions des facultés mentales que j'ai nommées un peu plus haut, j'en ai dit ce

que j'ai pu dans cette Lettre et dans d'autres (1) : je ne juge pas à propos de répéter ce que j'ai avancé à ce sujet, comme vous voyez que cela a été fait dans le *Sepulchretum*, où, sur vingt observations relatives aux facultés dont il est question, et qui se trouvent dans la dixième section, vous verrez d'abord que treize indiquent positivement que les lésions de ces facultés ont été décrites plus en détail dans d'autres sections; et ensuite, si vous y portez un peu plus d'attention, vous trouverez facilement que quelques-unes se trouvent répétées dans cette même dixième section. Ainsi, la dixième observation paraît être la même que la troisième ; la quarante-quatrième de la première section du quatrième livre, la seizième de la seizième section du premier livre, et la cinquième de la quatrième section de ce même livre, vous feront voir que la treizième est absolument la même que la septième; la quinzième que la première, et la dix-septième que la huitième. Je ne ferai pas d'autres recherches, et il est inutile de dire que la neuvième observation n'appartient nullement au sujet, ce qui est suffisamment indiqué dans la scholie. Mais en voilà assez sur ce sujet. Adieu.

(1) Ibid. et dec. 3, A. 5, obs. 124.
(2) Cit. 3, obs. cent. 8.
(3) Apud Schenckium, obs. med., l. 1, ubi de mania, et ex ea mortuis, obs. 1.
(4) Decur. 2, N. C., A. 7, in append. ad n. 8.

(1) Epist. I, n. 10, et II, n. 13.

IXᵉ LETTRE ANATOMICO-MÉDICALE

DE J.-B. MORGAGNI A SON AMI.

DE L'ÉPILEPSIE.

1. Les vertiges, dont traite la section suivante du *Sepulchretum*, qui est la onzième, dégénèrent assez souvent en apoplexie et en affections soporeuses, auxquels la plupart des individus, sujets à cette incommodité, finissent par succomber. Cela est prouvé par les observations qui se trouvent dans cette section, en particulier par la première et par la onzième, et est confirmé par d'autres qui ont été décrites dans les Lettres précédentes (1). Puisqu'il en est ainsi, je pense qu'il vaut mieux ne point répéter ici ces dernières, pour passer tout de suite à la douzième section, qui traite d'une maladie, suite également fréquente des vertiges, l'épilepsie. — En effet, les vertiges, comme l'enseigne très-bien Galien (2) *sont très-voisins des maladies épileptiques, et de celles qu'on appelle apoplexies, de telle sorte qu'ils précèdent l'épilepsie et l'apoplexie.* Mais Valsalva n'ayant laissé qu'une observation d'épilepsie qui parut être mortelle par elle-même (encore est-elle très-courte), je vais la rapporter.

2. Un homme sexagénaire, sujet à l'épilepsie, est pris de fièvre : il lui survient inopinément un accès d'épilepsie, dont il meurt.

Examen du cadavre. On trouve entre la dure-mère et la pie-mère, outre une certaine quantité de sérosité qui se voyait dans tous les points, une portion de sang épanché d'un côté seulement ; les ventricules étaient aussi remplis de sérosité, et les glandes des plexus choroïdes se trouvaient tuméfiées.

3. Si vous attribuez cet épanchement sanguin aux dernières convulsions épileptiques (ce qu'il y a de plus vraisemblable), qui, en resserrant les vaisseaux tuméfiés par la fièvre, auraient produit quelque rupture dans ces vaisseaux, à l'endroit où ils étaient le plus faibles, rupture qui vraisemblablement aura été suivie aussitôt de l'apoplexie et de la mort, il ne restera que la sérosité, à laquelle vous pourrez peut-être rapporter les accès d'épilepsie, du moins le dernier. Vous avez, en effet, même dans la section qui nous occupe, et dans ses suppléments, des histoires semblables de sérosité, qui se trouvait en très-grande quantité dans le crâne des épileptiques : la plus ancienne est celle d'Hippocrate (la seizième), qui a été transportée des brebis, *et surtout des chèvres, qui sont attaquées très-fréquemment de cette maladie,* aux hommes mêmes. Quoique ces histoires soient nombreuses (bien que vous puissiez reconnaître que la cinquième est la même que celle que l'on trouve inscrite en tournant la page sous le numéro 10), cependant je crois qu'il ne vous sera pas désagréable que j'en ajoute ici d'autres, dont une appartient au seizième siècle, et les autres au nôtre. La première est celle de Mich. Gavasseti, médecin, et non *professeur de Padoue,* comme il est désigné par quelques auteurs. *Je me souviens,* dit-il (1), *d'avoir vu l'illustre cardinal Commendoni résister à soixante accès d'épilepsie pendant vingt-quatre heures, et succomber enfin de faiblesse : aussitôt après sa mort, j'ouvris le crâne, et je trouvai qu'il avait eu une hydrocéphale.* D'un autre côté, sur trois histoires que le célèbre Balth. Walthieri m'envoya de Venise, le dernier jour du mois de mars de l'année 1727, j'en rapporterai de préférence deux, qui ont plus de rapport avec celle qui a été décrite d'après Valsalva.

Deux femmes du même âge, plus

---

(1) II, n. 9, 22 ; III, n. 16 ; IV, n. 11 ; VI, n. 2, 6.

(2) In aphor., comment. 3, 17.

(1) De indic. curat., c. 59.

vieilles que le sexagénaire en question , dont l'une était sujette depuis long-temps à l'épilepsie, et dont l'autre fut prise, pendant qu'elle avait une anasarque, le jour même de sa mort de trois accès effroyables de la même maladie, avaient toutes deux de l'eau entre la pie-mère et le cerveau, et dans les ventricules : toutes deux avaient aussi plusieurs vésicules remplies d'eau dans les plexus choroïdes ; mais tout cela était beaucoup plus prononcé sur la première que sur la seconde, de sorte que les ventricules latéraux de celle-ci étaient à peu près pleins de sérosité, et que tous ceux de celle-là en étaient distendus jusqu'à *se rompre ;* aussi, à peine les eut-on touchés, qu'ils laissèrent écouler une grande quantité d'eau. — Cependant on rencontre souvent de l'eau en bien moindre quantité dans le crâne des épileptiques, même chez les enfants, sur lesquels d'ailleurs la même section du *Sepulchretum* (1) apprend qu'on en trouve beaucoup. En effet, vous voyez que dans l'observation septième, par exemple, il y avait sur une petite fille d'un an jusqu'à cinq livres de sérosité, tandis qu'il y en avait à peine deux onces sur un enfant qui était un peu plus âgé, et dont l'histoire me fut racontée à Bologne, où je faisais alors mes études, par un observateur exact, et médecin célèbre, Hipp.-Franç. Albertini : la voici :

4. Un enfant âgé de quinze mois, premier né de personnages d'une haute noblesse, conçu, au milieu des troubles de l'âme, d'un père qui n'était pas bien portant par la mauvaise disposition de son système nerveux, avait la tête plus grosse et par suite plus pesante que dans l'état naturel ; ses yeux étaient tristes, un côté de la poitrine était déprimé, ses jambes n'étaient pas fermes, ses chairs étaient molles. A peine avait-il un an accompli, qu'il fut pris de certaines incommodités qui exigèrent qu'on lui tirât deux onces de sang ; il guérit, mais bientôt après il éprouva, pendant la dentition, quelque chose de semblable à l'épilepsie ; enfin, pendant qu'une des dents canines de la mâchoire supérieure commençait à pousser, il prouva la vérité de cet aphorisme (2) d'Hippocrate, *que les enfants sont menacés de*

fièvre et de convulsions, lorsqu'ils font les dents canines. Car, pris d'abord de fièvre, et ensuite d'un accès d'épilepsie subit et très-violent, les médecins qu'on appela le trouvèrent avec la respiration déjà stertoreuse, et presque sans pouls. Ceux-ci, dans cette extrémité, lui firent frotter la nuque, les tempes et les narines, avec de l'huile de succin, et lui firent placer sous le nez, non pas de l'esprit de sel ammoniac, mais une légère odeur de cet esprit, et ordonnèrent qu'on lui appliquât sur les pieds des colombes partagées en deux parties ; la maladie éprouvant une légère rémission, et le pouls se relevant, ils ne balancèrent pas à lui faire tirer jusqu'à trois onces de sang. La respiration devint moins difficile, et l'enfant, comme revenant à lui, souleva son petit bras et se frotta le front. Mais néanmoins, comme la tête accablée par la force de la maladie n'était pas soulagée, et même que les yeux, près desquels les médecins portèrent leurs doigts, comme pour reconnaître leur état, ne voyaient déjà plus rien, et restaient ouverts, on reconnut alors qu'on ne pouvait pas sauver l'enfant, qui mourut six heures après le commencement de l'accès,

Examen du cadavre. Le crâne fut ouvert par le savant médecin Pier. Molinelli, qui ne trouva pas plus d'eau que je ne l'ai dit ; cette eau était un peu sanguinolente (peut-être cela dépendait-il de la dissection), soit dans le cerveau, soit sur toute sa circonférence, soit surtout à sa base. — La poitrine contenait, à l'endroit où elle était étroite, un peu de sang épanché ; et la partie du poumon d'où il était sorti paraissait être comme corrodée et altérée.

5. Vous me demanderez si je crois que si peu d'eau puisse donner lieu à de si grands désordres, quand vous voyez, d'après le *Sepulchretum* (1), que Fernel et Érastus ont avancé que souvent même une grande quantité d'eau ne produit pas l'épilepsie, et qu'elle donne lieu plutôt à des affections soporeuses ; ce qui d'ailleurs se trouve confirmé par mes Lettres précédentes. De plus Willis (2), et long-temps avant lui Henr. Pétrœus (3), tiraient de l'instantanéité de l'inva-

---

(1) Obs. 5, § 2 ; obs. 7 ; et in addit., obs. 7.
(2) 25, s. 3.

(1) Sect. hac 12, obs. 2, in schol. et obs. 14, § 2.
(2) Obs. 1, in schol.
(3) Obs. 14, in schol.

sion ou de la terminaison de l'épilepsie ; des preuves qui leur paraissent démontrer qu'elle ne pouvait pas être produite par de l'eau : ceci ne parait pas devoir être nié dans les cas où l'invasion n'est précédée ; ni la terminaison suivie de rien qui prouve que le cerveau est en mauvais état. Cependant il ne s'ensuit pas que des accès d'épilepsie ne puissent pas être produits, dans d'autres cas, par de l'eau, même en quantité médiocre, comme je le dirai plus bas, après avoir rapporté quelques exemples de sujets qui diffèrent entre eux de plus d'une manière, et sur lesquels je reconnais volontiers moi-même qu'il n'y avait évidemment point d'eau. — D'abord j'appris autrefois qu'un noble sénateur de Padoue, âgé de soixante-quatre ans, entra, à l'âge de quarante-un ans, dans une violente colère, et qu'ayant été pris tout-à-coup d'un premier accès d'épilepsie, il tomba presque en même temps ; que long-temps après il tomba de nouveau, en voyant le même homme contre lequel il s'était mis en colère, et qu'ensuite le même accident lui arriva souvent, même sans le voir, jusqu'à ces deux ou trois dernières années, où il n'éprouvait plus que par intervalles quelque confusion dans les idées, soit que la longueur du temps eût détruit en grande partie la maladie, soit qu'il en eût lui-même diminué les causes avec du tabac qu'il s'était mis à prendre par le nez, comme c'est l'habitude, et qui donnait lieu à un grand écoulement d'humeur par cette voie. Si vous pensez que cette humeur se joignit à la première cause de l'épilepsie, vous ne croirez certainement pas qu'elle donna lieu à cette affection, lorsque la vue d'un homme odieux renversa tout-à-coup une première et une seconde fois un homme très-bien portant.

6. Quand je suivais Hipp. Fr. Albertini, ce grand maître dans l'art de guérir, que j'ai déjà cité, je me souviens qu'un jeune homme de Bologne, de la plus haute noblesse, aujourd'hui grand sénateur, attaqué, à la suite d'une frayeur, d'une épilepsie qui revenait très-souvent, et faisant usage contre cette affection d'une eau dans laquelle on avait fait bouillir de la bétoine, de la primevère, de la mélisse, du chardon béni, avec très-peu de gouttes d'esprit de sang humain, commença à rendre de l'urine, non-seulement au-delà de ses boissons, mais encore jusqu'à quatre-vingt-dix ou-

ces par jour. Comme une si grande quantité d'urine, et des déjections alvines souvent très-abondantes sans avoir été provoquées, ne diminuaient ni le nombre, ni la violence des accès, Albertini s'étant tourné vers moi, me dit : Quand bien même l'art lui enleverait toute la sérosité, ce serait inutilement, puisque la nature elle-même ne produit aucun avantage. — Vous comprenez donc qu'ici l'eau ne donna lieu à la maladie, ni au commencement, ni dans la suite ; ce que la guérison confirma. Car ce ne fut pas en évacuant la sérosité, ce qu'on n'avait même pas eu en vue dès le principe, mais en apaisant les mouvements tumultueux, que cette guérison fut entièrement opérée en quarante jours. Deux fois par jour on introduisait dans le ventre de l'huile, mais de l'huile simple, pour qu'elle n'eût pour effet que de détendre les nerfs, et de les conserver dans un état de relâchement. Car pendant les accès les nerfs internes et externes étaient beaucoup plus irrités que le cerveau, et l'on s'était aperçu qu'on soulageait le malade, pendant qu'il était agité par la maladie, en lui frottant doucement toute la colonne épinière avec la paume de la main, ointe d'huile fraîche d'amandes douces, dans laquelle on avait fait cuire des vers de terre, et avec laquelle on avait mêlé de l'huile de succin. D'ailleurs on ajoutait avec avantage de l'opium aux remèdes que le malade prenait. Ces médicaments connus du vulgaire étaient du nombre de ceux qu'on croit jouir d'une propriété contre les maladies nerveuses : car Albertini n'attribuait pas beaucoup d'efficacité aux remèdes secrets ; et plût à Dieu qu'on en répandît moins, mais que leurs effets fussent plus certains ! A ce sujet, j'ai appris qu'on vantait, même dernièrement, une petite pierre qui naît sur un insecte, appelé en Italie *lumacone ignudo* (la limace), mais qui ne guérit pas tous les épileptiques ; j'ai même appris que les accès produits par une terreur, comme ceux dont il est question ici, sont devenus beaucoup plus rares, depuis qu'on a commencé à prendre de l'eau chaude, préparée avec des fleurs de verbascum, comme du thé, d'après l'indication d'un Français. Très-souvent cependant des médicaments qui ont détruit quelques épilepsies sympathiques sont prôné en vain et avec autant de témérité que d'ignorance, contre l'épilepsie idiopathique ; et c'est ainsi que s'accroît inutilement le nombre des remèdes secrets. — Mais Albertini dans le cas proposé, après avoir suspendu le remède qui provoquait l'évacuation des urines, mettait en usage du crâne humain encore assez frais ; il le faisait râper, ensuite piler dans un mortier, le mêlait avec de l'eau de cerises noires ; après cela il le faisait sécher à l'ombre, jusqu'à ce qu'il se réduisît en poudre (car il désapprouvait avec raison les remèdes qu'on appelle *magistères*) ; on faisait des tablettes avec cette poudre, en y ajoutant et en y mêlant de l'opium dans une telle proportion, qu'à peine y en avait-il plus d'un grain dans toutes les tablettes qui devaient être prises en un jour. Vous me demanderez peut-être s'il fit tirer du sang. Il en avait fait tirer immédiatement après le premier accès ; et il l'aurait fait quand même cette grande frayeur n'aurait pas été suivie de l'épilepsie. Car c'était son habitude, et je crois qu'il en agissait ainsi, parce qu'il avait remarqué après Malpighi (1) ce que j'ai aussi observé quelquefois, qu'après des affections morales de cette nature le sang est porté à se coaguler ; ce qui donne lieu à des maladies nombreuses et variées : je pense qu'il le faisait aussi, parce que, s'il reste dans le cerveau, comme c'est l'ordinaire, quelques traces d'une mauvaise disposition, résultante de frayeurs paniques et de songes effrayants, la saignée s'oppose soit à la concrétion du sang, soit à cet état comme convulsif du cerveau. Mais il s'étonnait qu'il se trouvât quelqu'un qui, contre l'avis de Cœlius (2), provoquât l'éternument chez les épileptiques, dans l'espoir douteux, ou de changer en mieux le mouvement des esprits animaux, ou d'accélérer le cours du sang stagnant dans les vaisseaux du cerveau. Car qui peut répondre que ce mouvement, qu'il vaudrait mieux apaiser, ne devient pas nuisible par ce moyen ? Et le sang dont il est vraisemblable que le cours est ralenti dans cette maladie par les convulsions des fibres, pouvons-nous croire qu'on l'accélère en produisant sur celles-ci une plus forte irritation ? Aussi regardait-il ce moyen comme plus convenable dans l'espèce particulière d'apoplexie, où le sang s'arrête à la suite de la paralysie des fibres, quoiqu'il pensât, en général, qu'il est d'une nature telle, que

des médecins instruits ne doivent y recourir que rarement. Il ne se déterminait pas facilement à faire respirer aux épileptiques autre chose que de l'huile de succin, et il réservait ce qu'on appelle les spiritueux pour les apoplexies de l'espèce que j'indiquais tout à l'heure, et pour d'autres affections analogues, parce qu'il avait remarqué qu'ils étaient nuisibles sur les corps que les anciens appelaient échauffés et qui étaient malades par une cause échauffante, particulièrement sur les hystériques, chez lesquelles il avait éprouvé que dans un accès d'épilepsie, les odeurs de cette espèce laissaient une plénitude de tête, si elles ne laissaient pas autre chose. Mais il aimait mieux qu'au commencement de l'accès on élevât la tête du malade le plus possible, et qu'on la tînt dans cette position ; car il disait pour ceux qui s'y opposeraient, que de cette manière les humeurs peuvent s'accumuler avec moins de facilité dans cette partie, et que la respiration est plus libre ; il ajoutait que l'écume sort ainsi avec plus de difficulté de la bouche, parce que la tête et le poumon étant moins appesantis, elle doit en venir en moins grande quantité ; du reste, elle ne provient pas toujours des poumons, comme le croient la plupart des auteurs dont Pechlin (1) a réfuté l'opinion à ce sujet, mais elle se forme plutôt dans la bouche par l'agitation de la salive. En effet, Albertini avait remarqué qu'il s'écoulait quelquefois par la bouche des épileptiques, lorsque la tête se trouvait par hasard inclinée sur l'un des côtés, comme de petits ruisseaux d'une salive qui n'était point du tout écumeuse. Mais pendant que je cède à un sentiment de reconnaissance pour mon maître, et à votre désir qui m'est connu, en rendant compte de sa méthode et de ses moyens de traitement, je m'éloigne trop de mon but.

7. Pour rentrer dans mon sujet, je rapporterai, en aussi peu de mots que possible, ce que j'ai observé pendant long-temps sur un de mes concitoyens, Anas. Poggio, prêtre respectable et probe. Il avait soixante-huit ans, était d'une habitude de corps un peu grasse, et d'un teint fleuri, lorsqu'il fut pris pour la première fois d'un accès d'épilepsie, qui laissa après elle une extrême rareté du pouls et un grand froid de tout le corps.

(1) Dissert. de polyp. cord.
(2) Morb. chron., l. 1, c. 4.

(1) De aeris, et alim. def., c. 7.

Mais on triompha de ce dernier dans l'espace de sept heures, et il ne revint pas, quoique les accès devinssent plus fréquents : l'autre symptôme persista toujours. Le premier accès d'épilepsie avait succédé à une douleur de l'hypochondre droit, qui s'était dissipée après des déjections bilieuses : les autres, qui étaient plus légers, succédaient presque toujours à un sentiment d'une espèce de fumée qui montait vers la tête, en partant des hypochondres, dont le gonflement continuel était incommode au malade, et augmentait par tout ce qu'il prenait et surtout par les liquides. Comme les choses étaient dans cet état, et qu'il n'y avait point de douleur de tête, ni aucun symptôme qui indiquât qu'elle était affectée idiopathiquement, des médecins âgés, qui avaient désiré autant que le malade de m'adjoindre à eux pour le traitement de cette maladie rebelle, ne doutaient pas qu'elle ne dépendît d'une irritation des hypochondres. Et, en effet, on trouve dans Galien, comme vous le verrez dans cette section du *Sepulchretum* (1), l'histoire d'un grammairien *qui devenait épileptique, lorsqu'il restait trop long-temps sans manger ; et cette épilepsie n'était produite par aucune autre cause que par la bile* : il existe aussi des exemples très-connus d'adultes (2), et à plus forte raison d'enfants (3), tourmentés par des épilepsies, qui avaient pour cause des lombrics intestinaux ; c'est à cela que se rapporte (4) l'observation de Spigel sur un petit chien que les lombrics firent périr, exemple qui a beaucoup de rapport avec une de mes histoires que j'écrivis autrefois à Vallisnieri, et qui a été publiée par lui (5). Vous savez d'ailleurs que cette maladie est produite par un mauvais état des autres viscères du ventre ; ce que confirme la section (6) déjà citée.

Mais, quoiqu'on employât sur Piggio, d'après mon assentiment, un traitement qui avait pour but d'ouvrir, de nettoyer, d'adoucir les hypochondres, néanmoins

(1) Sect. 12, in schol., ad obs. 19.
(2) Ibid. schol. ad obs. 41.
(3) Obs. ead., § 2, et schol. ad obs. 15 in addit.
(4) Ibid. obs. 41, § 1.
(5) Consideraz. int. alla gener. de' vermi.
(6) Obs. 39, cum. schol.

les accès revenaient souvent, de sorte que nous commençâmes à craindre que la tête elle-même n'eût contracté une lésion, attendu surtout que ces accès avaient lieu quand le malade tournait cette partie avec trop de promptitude, qu'ils laissaient un sentiment de pesanteur, et qu'un peu de sang était assez souvent rendu par le nez avec les mucosités que le malade mouchait. C'est pourquoi, comme dès le commencement on avait pratiqué deux saignées au bras pour diminuer la pléthore, et qu'on n'avait pas négligé d'administrer en même temps les remèdes qui soulagent ordinairement la tête, je conseillai de tirer encore du sang des veines de l'anus, et de mettre en usage les différents médicaments qui sont cités comme les plus appropriés contre cette maladie par des médecins très-célèbres : ces remèdes n'eurent aucun succès ; mais la saignée fut utile, soit en soulageant la tête, soit en débarrassant les viscères auxquels se distribue la veine-porte, de sorte que les accès cessèrent pendant peu de temps. Comme ils revenaient ensuite avec plus de fréquence, on levait souvent le malade pour l'asseoir ; tantôt on lui frottait les membres inférieurs, tantôt on serrait ces derniers avec des liens dont on les entourait, tantôt on appliquait sur eux des ventouses sèches qu'on enlevait bientôt après ; car par ces moyens les accès paraissaient avoir des intermittences plus longues. Je m'assurai aussi que, lorsqu'ils revenaient beaucoup plus souvent, on les prévint quelquefois, et même qu'on les supprima quand ils étaient pour ainsi dire commencés, avec de l'esprit du sel ammoniac mis sous le nez du malade, quoiqu'il n'eût pas la faculté de sentir. Les accès, pour la plupart, étaient très-courts, mais violents ; car les yeux se renversaient, les membres s'agitaient continuellement, les fonctions de tous les sens étaient suspendues ; souvent il y avait des symptômes de suffocation, qui étaient accompagnés de temps en temps d'une respiration stertoreuse ; quelquefois on remarquait une évacuation d'urine. Il y eut un accès très-mauvais le jour du solstice, et celui d'une éclipse de soleil. Au reste, si vous regardez cela comme un effet du hazard, vous ne croirez certainement pas que ce fut fortuitement aussi que les accès, non-seulement ne furent pas plus légers, mais encore qu'ils se trouvèrent souvent plus violents, lorsque l'urine avait été rendue en plus grande quantité, soit naturellement, soit par les moyens de l'art (1). Car nous dûmes aussi employer quelquefois ces moyens, lorsque le malade, commençant à dormir, était tout-à-coup réveillé par une difficulté de respirer qui le forçait de s'asseoir ; car cela nous faisait soupçonner une hydropisie de poitrine ; et ce qui augmentait nos soupçons à cet égard, c'est que le sujet racontait que, depuis long-temps, il avait très-souvent l'une de ses jambes un peu enflée, et que, dans le moment où nous l'examinions, après en avoir été avertis, nous vîmes que la tuméfaction montait déjà jusqu'à la cuisse. Il fut facile d'augmenter la sécrétion des urines avec les remèdes ordinaires et simples, et par suite de diminuer cette tuméfaction ; alors notre soupçon s'affaiblit, et se dissipa entièrement plus tard ; mais la violence des accès, loin de diminuer, augmentait, comme je le disais, quoique les urines s'évacuassent, et qu'elles fussent quelquefois opaques et noirâtres.

Comme ces moyens et d'autres que je passe sous silence, pour tenir la promesse que j'ai faite d'être court, ne pouvaient rien contre les accès d'épilepsie, et que ceux qui jusqu'alors avaient pu quelquefois les retarder ou les supprimer ne produisaient plus cet effet, un seul remède fut constamment utile : c'est l'opium qu'on donnait au commencement de la nuit à la dose d'un demi-grain. Car la fréquence et la violence des accès, jointes aux veilles, affaiblissaient tellement le malade, que nous dûmes chercher de quelque manière que ce fût, à arrêter cet affaiblissement. Or, l'opium procurait du repos et du sommeil la nuit, et tant s'en faut qu'il résultât de son administration de la pesanteur à la tête et de la stupeur, qu'au contraire ces deux symptômes qu'avaient laissés les accès du jour, disparaissaient ; mais, si on en suspendait l'usage, ils persistaient, et les premières veilles fatigantes revenaient : de plus, après une de ces nuits beaucoup plus mauvaises que les autres, l'inégalité du pouls s'étant jointe tout-à-coup à son extrême rareté dont il a été parlé au commencement, de sorte que très-souvent il était beaucoup plus rare, qu'ensuite il ne l'était pas plus qu'à l'ordinaire, et que, bientôt après, il le devenait beaucoup plus, cela nous donna d'autant plus

d'inquiétude, que la maladie commençait alors par obscurcir entièrement le pouls, pour se déclarer ensuite subitement, et nous administrâmes de nouveau de l'opium, après avoir inutilement mis en usage les moyens propres à délayer le sang et à lui donner du mouvement : la nuit redevint tranquille, et l'inégalité du pouls diminua ; l'usage continué de ce remède, administré tous les jours à l'entrée de la nuit, fit entièrement disparaître cette inégalité, et diminua même la première rareté. — Mais peut-être soupçonnerez-vous qu'il n'arrive pas très-rarement que l'épilepsie laisse après elle sur les hypochondriaques la rareté du pouls, lorsque vous comparerez cette observation avec celle du célèbre Gerbez (1), qui dit, en parlant du pouls d'un homme hypochondriaque robuste : *Il était si lent pendant que cet homme, qui était sujet de temps en temps à de légers accès d'épilepsie, était en bonne santé, que le pouls d'un autre individu sain aurait facilement battu trois pulsations, avant que celui de ce sujet n'en eût battu deux.*

Mais, pour revenir à mon sujet, aucun accès n'ayant eu lieu pendant treize jours, on suspendit l'usage de l'opium ; la première nuit ne fut pas mauvaise, mais les suivantes furent extrêmement fatigantes par les veilles, et enfin par cette difficulté de respirer dont il a été question plus haut ; et rien ne procurait du calme que ce médicament. Mais, afin d'abréger, les accès de la maladie, de très-fréquents qu'ils étaient tous les jours au mois de juin, diminuèrent au point qu'il n'y en eut qu'un au mois de juillet, qu'un seul ou deux eurent lieu aux mois d'août et de septembre, et qu'ils manquèrent ensuite entièrement, au moins les deux mois suivants, et, pendant le temps qui s'écoula jusqu'à ce que je partisse pour aller faire le cours public de médecine : nous pensâmes que cet amendement était dû à l'opium donné à propos, tantôt chaque nuit, de temps en temps toutes les deux nuits, et enfin, en laissant plusieurs nuits d'intervalle. En effet, ce fut lui qui apaisa ces mouvements tumultueux qui, des hypochondres, montaient assez souvent d'une manière sensible à la poitrine et à la tête ; ce fut aussi par lui que nous parvînmes à concilier la nature et l'art, pour net-

(1) Vid. infra, n. 11.

(1) Eph. N. C., Cent. 7, in append.

toyer suffisamment et fortifier les viscères des hypochondres, comme on l'avait
résolu d'abord ; mais on l'avait inutilement tenté, au milieu de ces premiers
troubles continuels. Cette histoire prouve clairement, si je ne me trompe, que
c'est uniquement à l'état de ces viscères,
et non point au cerveau regorgeant
d'eau, qu'il faut rapporter cette épilepsie.

8. Si vous désirez connaître, en outre, d'autres exemples d'épilepsie, survenue tout-à-coup chez un homme bien
portant, à la suite d'affections morales,
ou dépendantes d'ailleurs que du cerveau, vous en trouverez beaucoup parmi ceux que Schenck (1) a recueillis.
D'un autre côté, il y a si long-temps
qu'on a observé que l'épilepsie commençait *par le côté, ou par la main ou par
le pied,* qu'il est positivement exprimé
dans le livre II des pronostics (2), que
son traitement est alors plus facile : or,
si ce livre n'est pas d'Hippocrate, il appartient à un autre auteur qui est si ancien et si estimé, que Celse (3) en a
rapporté un passage dans ses écrits ; le
voici : *Quand le sentiment de l'invasion de l'accès (d'épilepsie) com·
mence par une partie du corps, si c'est
par les mains et par les pieds, c'est un
très-bon signe ; si c'est par les côtés,
il est moins bon ; et si c'est par la tête, il
est très-mauvais.*

Willis n'avait peut-être pas réfléchi à
la force de cette ancienne prédiction,
quand il prétendait, comme on le voit
dans le *Sepulchretum* (4), que les épilepsies mêmes qui paraissent commencer
par un autre endroit que par la tête, commencent *assez souvent* par le cerveau.
La sentence citée et confirmée par les
médecins, ainsi que de très-nombreuses
observations, si l'on y fait bien attention,
prouve que, si cela arrive quelquefois,
c'est beaucoup plus rare que cet auteur
ne le pensait. Pour ne pas citer d'autres
histoires que celles du *Sepulchretum,*
voyez, je vous prie, celle de Tulpius (5)
sur une épilepsie qu'on provoquait *en
pressant avec un seul doigt* la région
de la rate ; voyez une seconde (6) et une

troisième (1) observation de la même maladie, qui commençait par la plante du
pied, ou par le gros orteil, de sorte que,
si l'on serrait la jambe à propos avec un
lien dont on l'entourait, la maladie n'a-
vançait pas, et que si on ne le faisait pas,
elle poursuivait son cours jusqu'aux parties supérieures, et dans tout le corps.
On trouve aussi dans le *Sepulchretum*
(2), relativement à cet objet, une ancienne histoire qu'on lit dans Galien :
mais celui-ci rapporte, comme vous pourrez le lire dans cet ouvrage et dans Saxonia (3), que le commencement de la maladie avait lieu *à la jambe,* et non pas
au gros orteil ; et il ajoute une chose qui
appuie notre opinion (elle est omise dans
le *Sepulchretum*), que l'accès qui avait
coutume de revenir tous les jours fut
arrêté, après d'autres moyens ordonnés
par les médecins, *par un lien appliqué
sur le milieu du membre, au-dessus de
la partie qui était la première affectée.*
Je passe d'autres observations sous silence ; et, pour que vous ne croyiez pas
qu'elles soient en petit nombre, apprenez
qu'un seul médecin, Ramazzini, a vu,
comme il le disait en chaire en ma présence, beaucoup d'épileptiques chez lesquels on arrêtait l'accès qui montait du
pied, avec une bande mise autour de la
jambe.

Pensez-vous que, dans ces exemples
et dans d'autres analogues, l'explication
de Willis ait été *assez souvent* applicable, lorsque vous voyez qu'en interceptant à propos la communication entre
cette partie et le cerveau, on a arrêté la
maladie qui commençait, et qu'en ne
l'interceptant pas, la maladie avait lieu ?
En effet, si elle commençait par le cerveau, pourquoi attaquait-elle toujours
l'autre partie la première ? Ou, si elle
ne pouvait point parvenir jusqu'à cette
même partie, à cause du lien dont on entourait le membre, pourquoi n'en aurait-
elle pas attaqué quelque autre ? Et, pour
qu'il ne puisse rester aucun doute, pourquoi, quand on enlève la cause de la maladie dans cette partie, l'affection ne re-
vient-elle plus ? Il y a des exemples de
ces sortes de guérisons dans les livres des
médecins anciens et modernes. Qu'il suffise de nommer parmi les premiers Marc.

----

(1) Obs. medic., l. 1, ubi de epilepsia.
(2) N. 16.
(3) De medic., l. 2, c. 8.
(4) Sect. hac 12, in schol., ad obs. 44.
(5) Ibid. in schol., ad obs. 39.
(6) Obs, 44, in append.

(1) In addit., obs. 5, in fin.
(2) In schol., cit. ad obs. 39.
(3) Prælect., p. 1, c. 16.

Gatinaria (1), qui non-seulement donne un précepte à ce sujet, mais encore le confirme par une observation qui lui est propre : parmi les seconds on peut citer un médecin, dont parle le célèbre Van-Swieten (2), en apprenant (3) clairement à distinguer les cas dans lesquels il est permis de suivre l'opinion de Willis, de ceux dans lesquels on ne le peut pas, attendu qu'il est des sujets chez lesquels on ne saurait croire d'aucune manière que l'épilepsie commence dans le cerveau ; ces sujets sont cette grande quantité d'épileptiques (qui sont beaucoup plus nombreux que ceux que j'ai cités), chez lesquels, pour me servir de ses expressions, *on observe toujours, dans la même partie du corps, les signes de l'invasion du paroxysme, et non pas dans des parties différentes*, c'est-à-dire, dans d'autres parties lors des autres accès. — Si donc la maladie ne commence pas par le cerveau, on ne pourra pas non plus l'attribuer à de l'eau qui serait en stagnation dans ce viscère : mais de même que j'ai reconnu avec franchise qu'il est beaucoup de cas dans lesquels l'épilepsie ne paraît ni ne peut paraître avoir pour cause un épanchement d'eau dans le crâne, et que je l'ai confirmé avec des détails beaucoup plus longs qu'il n'aurait fallu le faire, si je n'écrivais ceci pour vous qui exigez de moi tous ces développements ; de même aussi je crois qu'il faut m'accorder qu'il est des cas dans lesquels, au contraire, de l'eau, même en petite quantité, peut produire cette maladie. C'est ce que je ferai voir après l'observation suivante.

9. Un jeune homme âgé de dix-huit ans, vivant dans des lieux marécageux, occupé à couper des plantes dont se servent les tonneliers, fut facilement attaqué d'une hydropisie générale. Après son arrivée à l'hôpital de Padoue, il prit des diurétiques qui avaient un peu diminué la tuméfaction, lorsqu'il commença pour la première fois à éprouver des accès d'épilepsie, qui revenaient plus souvent pendant les sept derniers jours ; à cela se joignit de la démence, du penchant au sommeil, et ensuite une fièvre aiguë. Il ne put résister à tant de maladies à la fois.

Examen du cadavre. La tête, dont la face était tuméfiée par de l'eau stagnante dans le tissu sous-cutané, fut seule disséquée à l'hôpital même, le 18 mars de l'année 1744. Après avoir enlevé la voûte du crâne, et l'avoir exposée à la lumière, l'étendue entière de toutes les vraies sutures parut transparente dans l'épaisseur d'un demi-doigt : tous les vaisseaux de l'intérieur du crâne contenaient peu de sang, tandis que ce liquide était abondant et noir dans les sinus latéraux. Il semblait qu'il y eût sous la pie-mère quelque chose de semblable à *de la gélatine* avec de petites bulles d'air. Le cerveau était plus dur qu'à l'ordinaire ; il n'en était pas de même du cervelet. Cependant la voûte était molle, et les plexus choroïdes, qui se trouvaient pâles, étaient extrêmement mous, au point que la membrane interposée entre celui du côté droit et celui du côté gauche se déchirait au moindre contact. La partie antérieure du corps strié gauche, à l'endroit où il regarde celui du côté droit, comparée à la partie correspondante de l'autre, formait une saillie plus marquée, que l'on distinguait, même au premier coup d'œil ; et je ne courais aucun risque de me tromper à cet égard, puisque je disséquais le cerveau en place, comme je le fais le plus souvent. Cependant cette partie était saine à l'extérieur, et même à l'intérieur, autant que je pus en juger ; mais je ne dois pas cacher qu'il sembla à Médiavia que la substance qui est entremêlée de stries blanches, avait une couleur cendrée, et était comme tant soit peu poreuse. Je ne vis aucune autre lésion, ni dans le septum lucidum, ni dans la glande pinéale, ni dans aucune partie du cerveau, qui fut disséqué avec soin, si ce n'est qu'il y avait un peu d'eau jaunâtre dans les ventricules latéraux.

10. Vous avez là une histoire rapportée comme je l'écrivis aussitôt après que je fus arrivé chez moi ; car telle est mon habitude, parce que je me défie de ma mémoire pour des choses de cette nature ; ainsi, gardez-vous de croire que j'aie été facilement trompé par elle, si par hasard vous lisez quelqu'une de mes observations, qui ne soit pas d'accord en quelques points avec la description qui en aura été faite par quelqu'un de ceux qui étaient présents : je sais que cela est arrivé pour celle-ci ; ce qui m'étonne beaucoup. — Au reste, je ne pense pas que vous attendiez de moi que je vous fasse connaître toutes les causes de tant de maladies, et même de la mort de ce jeune homme, puisque vous aurez remarqué qu'on ne me donna que la tête à

---

(1) De cura ægritud., ubi de epilepsia.
(2) Comment. in Boerh, aph., § 1084.
(3) Ibid. ad § 1078.

disséquer, et que, quand même tout le corps l'aurait été, la cause de celle de ces maladies qui fut mortelle, c'est-à-dire, de la fièvre aiguë, échappe très-souvent, au moins autant que toutes les autres, à l'œil de l'anatomiste. Il reste donc à chercher, d'après ce que je trouvai dans la tête, s'il y avait quelque chose dans cette partie qui pût être regardé avec quelque fondement comme la cause de l'épilepsie, à laquelle se joignirent la démence et le penchant au sommeil; je dis qui pût être regardé, car il n'appartient ni à vous, ni à moi, ni à qui que se soit de prononcer dans des cas semblables, qu'il y avait réellement une cause, ou qu'il n'y en avait point. Ainsi, mettant de côté la transparence du crâne à l'endroit des sutures (car l'état de ces sutures, dans les cas où il a été regardé par quelques-uns (1) comme la cause de l'épilepsie, était bien différent, et peut-être faut-il attacher moins d'importance à ce que je remarquai à cet égard sur ce jeune homme), je soupçonne que l'on peut croire qu'il existait dans tous les autres objets qui ont été notés, sinon la cause, du moins une disposition qui pouvait favoriser l'accès de l'épilepsie dont je parle, et que la principale cause pouvait être placée dans l'eau qu'on trouva dans les ventricules, soit qu'elle fût en grande quantité pendant la vie, soit qu'elle fût peu abondante. Mais il est vraisemblable qu'elle était en grande quantité sur un hydropique; ce qui d'ailleurs paraît confirmé, au jugement de Willis (2), par la pâleur des plexus choroïdes, par leur mollesse ainsi que par celle de la voûte, et par cette espèce de gélatine qui se trouvait sous la pie-mère; d'ailleurs le peu d'eau qu'on trouva après la mort ne s'oppose pas à ce qu'on admette cette supposition. En effet il put facilement arriver que, pendant qu'on séparait la tête du cou, la plus grande partie de l'eau s'écoulât par le canal vertébral. Si donc la sérosité était abondante, elle comprimait d'autant plus la voûte qui est molle, que le reste de la substance cérébrale résistait davantage, parce qu'elle était dure, et qu'il y avait moins d'espace dans les cavités des ventricules (ces cavités dans l'état naturel sont, sinon nulles, comme quelques-uns le préten-

dent, du moins très-petites), à cause de la saillie remarquable que formait l'un des corps striés, soit que cette saillie existât dès la naissance, soit que ce développement dépendît des pores qui se trouvaient dans son intérieur : au reste, vous pouvez voir dans le *Sepulchretum* une observation dans laquelle il est question (1) d'*une excessive étroitesse* des ventricules du cerveau sur un épileptique.

Mais si vous aimez mieux croire qu'il ne s'était point écoulé d'eau de l'intérieur du crâne, et qu'elle y était en petite quantité, même pendant la vie, il est possible encore que, dans ce cas, elle fût la principale cause de cette épilepsie, qui co-existait avec un penchant au sommeil et avec cette démence qui accompagne la somnolence presque toujours (c'était du moins une apparence de démence telle que nous la voyons chez les sujets plongés dans l'assoupissement). En effet, quoiqu'une petite quantité d'eau exerçât une moindre compression sur la voûte, cependant elle augmentait la mollesse qui existait déjà en elle, et pouvait par là produire la somnolence sur cet homme. Comment cela? direz-vous. Parce que, comme les usages de la voûte sont inconnus, rien n'empêche de soupçonner que cette partie est constituée de manière que l'assoupissement survient nécessairement, si elle est plus molle qu'à l'ordinaire. Vous croirez peut-être que je plaisante ici : oui, je plaisante en prétendant qu'il n'est personne qui puisse me démontrer que mon soupçon est réellement mal fondé. Mais ne nous arrêtons pas à ceci, puisque la somnolence peut se rapporter peut-être à cette petite quantité de sang que je vis dans les vaisseaux du cerveau; et il suffit ici, après avoir donné ailleurs l'explication de l'assoupissement, de prouver la seule chose que j'entrepris aussi de démontrer alors dans l'hôpital même, savoir, que l'épilepsie avait pu être produite pas cette eau, soit qu'elle fût abondante, soit qu'elle fût en petite quantité.

11. En effet, après avoir énuméré les signes cités plus haut, appartenant à une grande quantité d'eau qui aurait existé pendant la vie, et avoir indiqué, par exemple, de quelle manière, d'après la doctrine de Bellini (2), l'épilepsie peut être rapportée à une trop grande quantité

---

(1) Sect. hac Sepulchr. 12, in append. ad obs. 32, et in additam, ad obs. 4.
(2) Sect. proxima 13, obs. 7.

(1) Sect. hac. 12, obs. 28 et 29.
(2) De morb. capit.

de liquide qui resserre ou ramollit tels ou tels nerfs, même sans avoir aucune qualité irritante, pressé alors par la brièveté du temps, je parlai à peine de cette autre circonstance, c'est-à-dire de la possibilité que l'affection soit produite en général par un stimulus, et qu'elle le fût sur le jeune homme en question, attendu surtout que l'indice de ce stimulus ne manquait pas sur lui, comme je le dis alors à l'hôpital ; je veux parler de la couleur jaune de l'eau. — Parmi tous les médecins qui ont fleuri avant ces temps modernes, Saxonia (1) est le premier qui ait eu cette même opinion. En rapportant les convulsions épileptiques à une irritation de la pie-mère, qui tapisse les ventricules du cerveau, cet auteur est allé jusqu'à écrire *que l'eau ne produit pas l'épilepsie, pourvu qu'elle ne soit pas mêlée avec un suc bilieux, et par conséquent qu'elle n'ait pas une couleur jaune.* Il faut convenir qu'on trouve souvent dans les têtes des épileptiques, *des eaux stagnantes d'une couleur citrine, une sérosité jaune et âcre, une lymphe brunâtre qui pique la langue comme du sel, une eau citrine*, comme vous pouvez le voir, même dans la section (2) du *Sepulchretum* qui correspond à celle-ci ; mais néanmoins Saxonia aurait dû savoir que Coiter, anatomiste du plus grand mérite, *vit plusieurs fois sur des épileptiques une eau semblable à celle qu'il avait trouvée sur d'autres sujets qui avaient éprouvé d'autres affections de la tête, c'est-à-dire une eau limpide, claire et pure, et qu'il l'avait vue plus souvent dans cet état, qu'avec une couleur jaune semblable à celle de la pile.* Vous trouverez aussi ce dernier passage dans la même section (3), et vous l'opposerez à ce qu'on lit un peu plus bas (obs. xix) d'après Saxonia, et surtout à la sentence que je viens de rapporter de lui, et que vous lirez également dans les scholies ajoutées à cette observation. Ainsi, je conjecture que la couleur jaune, lorsqu'elle existe dans l'eau, lui donne une qualité stimulante ; mais je ne restreins pas à cette couleur toutes les propriétés irritantes que l'eau peut avoir. En effet, qui doute que ce qui est *âcre*, et qui *pique la lan-*

gue *comme du sel* (dont je parlais tout à l'heure), ne puisse être caché, même dans de l'eau limpide? Certes, vous voyez dans l'observation quinzième de cette section, *que l'épilepsie a quelquefois été produite par une humeur limpide, chaude, salée, comparable à l'eau forte des orfèvres.* Mangolti dans l'observation treizième, Hippocrate dans la seizième, ne disent point que c'était une eau d'une couleur particulière, qui avait donné lieu à l'épilepsie ; mais le dernier auteur écrit qu'on trouva dans le cerveau, qui exhalait une mauvaise odeur, *une pituite rongeante et liquéfiante*, et le premier rapporte que *le goût de la sérosité était âcre, un peu acide, salé, et légèrement corrosif.* Ainsi, lorsque vous lirez que Slevogt (1) trouva sur un chien épileptique, dans les ventricules du cerveau, *de l'eau citrine et trouble*, ou que vous verrez dans les Éphémérides (2) de l'Académie de Vienne qu'on observa sur un enfant et sur un homme épileptiques *beaucoup de sérosité jaunâtre*, dans l'intérieur ou autour du cerveau, croyez que ces humeurs ne jouissaient pas plus d'une propriété irritante, que dans les cas où vous apprendrez, d'après ces mêmes Éphémérides (3), qu'on trouva dans le cerveau d'un jeune homme, d'une jeune fille et d'un enfant, une grande quantité de *lymphe*, qui était *âcre*, suivant toutes les apparences, si toutefois il n'y avait pas certitude à cet égard, comme Gerbez le pensa. Que sera-ce si l'eau peut irriter par sa seule quantité? Mais qu'elle soit abondante ou qu'elle ne le soit pas, pourvu qu'elle devienne irritante par la stagnation, ou par l'addition de quelques petites parties stimulantes de toute espèce, qui soient plus ou moins nombreuses, relativement à la quantité d'eau alors existante, et au sentiment d'une tension plus ou moins forte des membranes, on pourra suffisamment concevoir, ou je suis dans une grande erreur, de quelle manière elle peut causer l'épilepsie dans ce cas, et peut-être aussi comment il s'est fait que sur le jeune homme en question le premier accès d'épilepsie eut lieu, lorsqu'on provoqua l'évacuation des urines, de la mê-

---

(1) C. 16, cit. supra, ad n. 8.
(2) Obs. 10, § 2, et in addit., obs. 7, 8, 16.
(3) Sect. hac. 12, obs. 6.

(1) Dissert. de process. mamill., § 33.
(2) Dec. 3, a. 6, obs. 181, et cent. 10, obs. 94.
(3) Cent. 3, obs. 14, n. 2, et cent. 7, in append.

me manière que sur Poggio (1) la violence des accès augmentait en même temps que la quantité des urines; la raison en est que le liquide dans lequel les petits corps irritants (quels qu'ils fussent, et en quelque endroit qu'ils se trouvassent) se dissolvaient, étant évacué, plus la sérosité diminuait, plus la force de ces corps paraissait augmenter. Mais ce qu'il y a de certain, c'est que la cause d'une maladie aussi violente doit être estimée, non pas d'après sa quantité, mais d'après sa force. Ainsi Fernel (2) trouva *une fois autour des méninges, une autre fois dans la substance du cerveau, une espèce de sanie putride et glutineuse de la grosseur d'une fève, qui avait été le foyer de cette cruelle et terrible affection.* A cela néanmoins je sais qu'on peut répondre deux choses : d'abord, qu'il est des médecins qui, forts d'observations et d'expériences, nient que les convulsions soient produites par l'irritation des membranes du cerveau; ensuite, que cette eau que je soupçonne être la cause de ces convulsions, en est peut-être l'effet. J'aurai occasion d'examiner la première opinion plus bas (3) ; quant à l'autre, il n'est pas nécessaire que j'entreprenne de la réfuter, soit parce qu'il n'y a pas toujours de l'eau chez les épileptiques, comme il y a toujours des convulsions (ce que cette section du *Sepulchretum* apprend), soit encore pour d'autres raisons : il suffit ici de répliquer une seule chose, savoir, que je n'affirme pas comme un fait certain, mais seulement que je soupçonne et que je conjecture, que l'eau est quelquefois la cause de l'épilepsie ; et il n'est point juste de penser qu'une conjecture puisse être entièrement détruite par une autre conjecture opposée. Mais passons aux autres observations, qui appartiennent à mes amis ou à moi, et dans lesquelles tantôt il y avait de l'eau, tantôt il n'y en avait pas.

12. Un homme qui exerçait la profession de cuisinier, sujet auparavant à des maladies des voies urinaires, était couché à l'hôpital de Sainte-Marie *de la Vie* de Bologne, pour une fièvre continue assez forte. Je remarquai que le sang qu'on lui avait tiré s'était tellement coagulé dans le vase, qu'étant adhérent de tous côtés à ses parois, il avait poussé au-dessus de lui toute la sérosité qui était abondante et sanguinolente. Le malade continuait à être plus mal, surtout le soir. Le douzième jour environ après l'invasion de la fièvre, il mourut épileptique. Comme je n'avais pas beaucoup observé la maladie, je n'assistai pas à la dissection, qui fut faite par celui qui m'en rendit compte ensuite, Sébast. Ant. Trombelli, alors jeune étudiant, qui devint dans la suite médecin et chirurgien célèbre à Bologne.

Examen du cadavre. Il n'y avait de remarquable dans le ventre que les reins, dont l'un arrondi, et semblable jusqu'à un certain point à un carcinome, contenait des calculs ; l'autre, qui, je crois, remplissait aussi les fonctions du premier, était presque deux fois plus gros qu'à l'ordinaire. — Dans la poitrine, outre que la plèvre était enflammée, le cœur et les gros vaisseaux étaient gorgés d'un sang très-noir, très-liquide, et qui était encore chaud douze heures après la mort. — Enfin, tous les petits vaisseaux qui rampent sur la surface du cerveau étaient très-rouges et gonflés ; les ventricules contenaient un peu de sérosité, qui était limpide comme de la lymphe.

13. Si vous ne voulez point regarder ici l'eau comme la cause de l'épilepsie, vous pourrez rapporter cette affection à la turgescence extrême de tous les vaisseaux du cerveau, qui étaient engorgés d'un sang de cette nature, que la fièvre avait agité et diminué ; car ils devaient nécessairement irriter la pie-mère à laquelle ils sont unis, en la tiraillant. Si tous ceux qui ont ces vaisseaux ainsi distendus ne sont pas attaqués d'épilepsie, peut-être en faut-il chercher la cause dans la moins grande tension de cette méninge. Au reste, la section du *Sepulchretum* correspondante à celle qui nous occupe fait voir qu'un assez grand nombre de sujets qui avaient les vaisseaux distendus avaient été attaqués de cette maladie. Car, pour ne pas parler de la vingtième observation, qui est rapportée une seconde fois sous le numéro trente-trois, il est dit dans l'observation deuxième des suppléments, qui par la même inadvertance a été rapportée une seconde fois aussi sous le numéro onze, qu'une partie du cerveau *était enflammée*, dans la sixième que *les vaisseaux étaient tendus et engorgés*, et dans la quinzième qu'ils étaient *très-engorgés*. Mais, direz-

(1) Supra, n. 7.
(2) It. addit. ad hanc sect. obs. 1.
(3) Obs. 34, 36, 38, etc.

vous, non-seulement dans tous ces cas les vaisseaux étaient engorgés, mais encore il y avait du sang épanché dans le crâne. J'en conviens, mais non-seulement tous ces sujets étaient attaqués d'épilepsie, mais encore, si l'on y fait bien attention, ils furent frappés d'une apoplexie très-forte qui succéda à l'épilepsie, de sorte qu'on est porté à conjecturer que celle-ci eut lieu tant que les vaisseaux uniquement engorgés et près de se rompre tiraillaient la pie-mère, mais que leur rupture ayant produit un épanchement de sang, il en résulta une apoplexie. Pour que vous ne pensiez pas que j'avance ceci légèrement, lisez aussi cette observation très-courte, que Nic. Mediavia m'a communiquée.

14. Un portefaix d'environ quarante ans, s'étant livré à cette époque, c'est-à-dire vers le milieu du mois d'août de l'an 1729, à de nombreux travaux, même au-delà de son habitude, et s'étant gorgé de nourriture et surtout de fruits, fut pris d'épilepsie dont il n'avait jamais été attaqué auparavant, et en mourut à l'hôpital dans l'espace de peu de jours.

Examen du cadavre. La tête, qui fut la seule partie disséquée, ne présenta rien qui méritât de fixer l'attention, si ce n'est de la turgescence dans les vaisseaux du cerveau.

15. Si vous lisez dans le livre cinquième des Épidémies (1) le cas d'Apelle de Larisse, que vous voyez cité à la fin de la scholie de l'observation dix-neuvième de cette section, vous reconnaîtrez qu'il est comparable à celui dont il s'agit ici, en ce que ce sujet mourut d'une maladie de cette espèce, parce qu'*il prenait beaucoup de nourriture avec une grande voracité,* et qu'*il s'était exercé à une très-forte lutte.* Vous conviendrez en même temps que, pour prévenir les épilepsies, surtout celles de cette espèce, il ne faut pas trop agiter le sang par de grands travaux, principalement l'été, ni en augmenter la quantité par beaucoup de nourriture, surtout en faisant usage d'aliments susceptibles de fermentation, et que si la masse du sang se trouve par hasard augmentée, il faut la diminuer par des saignées faites à propos, à l'exemple des médecins dont vous trouverez les succès cités pour la troisième fois dans les scholies de l'observation trente-cinquième. De là il est facile

de concevoir que, quoique la turgescence des vaisseaux sanguins de l'intérieur du crâne ne fût pas elle-même la cause de l'épilepsie, de la manière dont je conjecture que cette maladie est produite par une certaine disposition des méninges et du cerveau, il ne sera pourtant pas inutile d'avoir fait connaître une circonstance qui peut du moins favoriser et augmenter la force de cette cause. Regardez cela comme dit aussi pour certains autres objets que j'ai observés, comme l'indiquent les Lettres précédentes comparées avec celle-ci, dans des cerveaux autres que ceux des épileptiques. En effet, tout ce que je trouve contre nature sur chaque cadavre, je le note, et je cherche si la lésion a pu être par elle-même la cause de la maladie, ou si elle ne l'a produite qu'en se réunissant à d'autres; mais le plus souvent ce ne sont que des conjectures, et rarement des principes établis. Car je n'ignore pas qu'il peut arriver que la véritable cause échappe entièrement à nos sens, non-seulement dans un grand nombre d'autres maladies, mais surtout dans celles qui appartiennent au cerveau: aussi des hommes très-habiles n'ont-ils quelquefois trouvé nulle part aucune lésion après l'épilepsie, même idiopathique, comme le font voir quelques observations rapportées dans le *Sepulchretum* (1), quoiqu'il soit permis de douter que toutes ces observations aient été recueillies après l'épilepsie idiopathique, et que Salzmann ait conjecturé avec prudence que la femme, sujet de la première, qu'on disait épileptique, et qui ne présenta aucune lésion dans le cerveau, *n'avait point été attaquée d'épilepsie, ou que l'épilepsie avait eu lieu par sympathie.* Et, en effet, Th. Bartholin (2) dit également : *L'épilepsie qui a lieu par une sympathie des parties inférieures, laisse rarement des traces dans le cerveau.* Mais arrivons aux lésions propres et manifestes du cerveau lui-même.

16. Une femme, âgée d'environ soixante ans, sujette à l'épilepsie depuis à peu près deux ans, fut reçue enfin un mois auparavant dans cet hôpital, après s'être froissé la tête en tombant dans un accès. Au premier abord, on n'apercevait pas les signes extérieurs de la lésion du crâ-

---

(1) Sect. hac. 12, obs. 36, 38, § præsertim 2.
(2) Cent. 2, hist. anat. 92.

ne, pas plus que les signes intérieurs de celle du cerveau. Ce ne fut que dans la suite qu'on reconnut que la tête avait été froissée vers le milieu de l'os pariétal gauche, quoiqu'on ne vît rien à cet endroit, après qu'on eut mis l'os à découvert. D'ailleurs l'épilepsie était absolument la seule affection qui appartînt au cerveau ; et c'était celle dont les accès revenaient souvent auparavant de la manière suivante. D'abord la femme tremblait légèrement ; ensuite elle restait couchée dans un état de raideur, d'immobilité et de taciturnité, jusqu'à ce qu'elle revînt à elle-même. Une seule fois on put croire qu'elle avait déliré, à moins qu'on ne fût trompé par la circonstance que, venant d'avoir un accès, elle avait répondu d'une manière moins juste, à cause d'une espèce de stupidité qui lui était restée. Mais enfin le délire se déclara d'une manière évidente avec une fièvre aiguë ; cependant il était léger, et ne se trouvait accompagné d'aucun autre symptôme d'une affection du cerveau. Et même, les trois ou quatre derniers jours, lorsque le pouls était déjà affaibli, la femme recouvra la raison une seconde fois, jusqu'à ce qu'elle mourût, vers le milieu de décembre de l'an 1741.

Examen du cadavre. Je ne disséquai, outre la tête, que les voies urinaires et les parties génitales. Rien dans celles-ci n'était contre l'état naturel, à l'exception du fond de l'utérus dont je trouvai toute la face interne d'une couleur rouge noirâtre, de telle sorte cependant que cette couleur s'étendait peu profondément dans la substance du viscère. L'âge de la femme indiquait que cela n'appartenait point au sang des menstrues, ce qui fut confirmé par la pression que j'exerçai inutilement sur l'utérus avec mes doigts ; car il n'en sortit point de sang. — Le crâne, examiné avec soin dans sa face interne, n'offrit rien de remarquable, quoiqu'il y eût de la rougeur extérieurement, à l'endroit de l'os qui a été indiqué. De plus, bien que la partie postérieure de la face externe des deux os pariétaux parût déprimée, on ne trouva, à l'endroit correspondant de l'intérieur, rien qui fût contre l'état naturel. Les méninges étaient saines partout, de sorte que leurs vaisseaux n'étaient même pas engorgés. Mais à peine la dure-mère eut-elle été enlevée, que l'on s'aperçut que le tiers antérieur de l'hémisphère gauche du cerveau était beaucoup plus bas et beaucoup plus mou que la partie correspondante de

l'autre, non-seulement au sommet, mais encore partout, sans excepter même la base. C'est à cause de cette mollesse qu'il s'était ainsi affaissé : au reste, cet état existait bien dans la substance corticale, mais il était beaucoup plus remarquable dans la substance médullaire. En effet, celle-ci était en grande partie changée en une espèce *de gélatine,* d'une couleur cendrée brunâtre, et cependant presque transparente : cette lésion comprenait aussi la portion du ventricule latéral qui se trouvait dans la partie indiquée de cet hémisphère. D'ailleurs point d'odeur fétide, point de pus, rien de sanguinolent dans cette *gélatine,* de sorte que c'était une lésion d'une espèce particulière. Tout était sain dans le reste du cerveau et dans le cervelet : à peine y avait-il dans chaque ventricule une cuillerée d'eau rougeâtre ; peut-être même cette couleur dépendait-elle de la dissection. Il s'était également écoulé un peu d'eau pendant qu'on coupait le crâne circulairement.

17. Tous les assistants trouvaient très-étonnant que la femme eût vécu tout le temps qui a été indiqué plus haut, avec une lésion aussi considérable d'une si grande partie du cerveau, soit que cette lésion eût commencé avant la blessure de la tête, soit qu'elle se fût développée après elle. Cette dernière conjecture semble être appuyée par le siége de l'altération, qui se trouvait du côté où la tête avait été froissée. Cependant il est clair que cette lésion, si toutefois l'épilepsie avait une cause, se rapporte à la maladie qui avait existé si long-temps auparavant ; et il ne manque pas d'autres exemples d'une altération du cerveau à peu près semblable, qui s'était formée sans aucun coup reçu antérieurement ; si vous relisez la cinquième Lettre (1), vous en reconnaîtrez facilement un, qui a pour sujet une autre femme ; mais dans ce cas, la substance médullaire, qui était comme liquéfiée et inodore, se trouvait mêlée avec quelque chose de sanguinolent, et il en était résulté, au lieu d'une épilepsie, une apoplexie avec une paralysie du côté opposé du corps, quoique la lésion occupât beaucoup moins d'espace : cette différence tient peut-être au siége de l'altération, qu'il faut surtout considérer (elle existait au côté de la couche du nerf optique), autant cependant que le permet un autre exemple que je vais rapporter.

____

(1) N. 6.

18. Un homme d'une petite taille et d'une constitution maigre était mort en très-peu de jours d'une épilepsie à laquelle il était sujet, et dont les accès étaient revenus avec plus de violence.

Examen du cadavre. En examinant avec soin la plupart des parties du cadavre, au mois d'avril de l'an 1722, je m'aperçus que dans le ventre le rein droit était plus gros que le gauche. — Dans la poitrine, l'arc de l'aorte présentait çà et là des points d'une ossification commençante. Dans la tête, à l'exception de l'une des artères vertébrales et de celle dans laquelle celles-ci se déchargent (le célèbre Winslow (1) l'appelle basilaire), qui présentaient en quelques endroits des dilatations inégales, il n'y avait rien de remarquable dans les autres vaisseaux, qui n'étaient ni vides, ni gorgés de sang outre mesure. Il n'y avait non plus nulle part de l'eau épanchée. Mais à l'extrémité de l'une et de l'autre couche des nerfs optiques, on distinguait une couleur d'un brun noirâtre, qui fit soupçonner une lésion de la substance médullaire placée au-dessous d'elles ; et en effet, toute la substance teinte de cette couleur, qui descendait profondément dans le viscère, était plus molle que dans l'état naturel, et parut être, à ceux qui la regardèrent, comme à demi putréfiée.

19. Est-ce à cela que se rapporte *cette tache*, à l'occasion de laquelle se trouve rapporté dans le *Sepulchretum* (2) ce passage de Hen. Petrœus? *En disséquant ceux qui sont morts d'épilepsie, on ne trouve aucune trace d'obstruction, mais on remarque tantôt une tache, tantôt une humeur noire et écumeuse, et quelquefois rien du tout.* Ce qu'il y a de certain, c'est que dans les deux exemples (3) décrits, la tache fut pour moi l'indice d'un vice caché dans le voisinage, qui se manifesta en disséquant plus profondément. Au reste, il paraît que c'est à cette espèce particulière d'altération du cerveau qu'il faut rapporter ce qu'on observa (4) sur Alex. Marchetti, qui, après avoir éprouvé deux accès d'épilepsie, fut enlevé dans l'espace de peu de jours par une forte apoplexie : car *la substance corticale du cerveau était tout-à-fait molle, de sorte qu'elle se convertissait par un léger contact en une substance liquide, comme si ses parties n'eussent jamais été cohérentes.* C'est au même état qu'il faut aussi rapporter (avec la différence qu'ici la lésion était beaucoup plus profonde) cette dégénération qu'Ern. Gott. Schmidt (1), et Char. Curtius (2) observèrent, celui-ci sur une jeune femme après une apoplexie, celui-là sur un soldat après des douleurs très-violentes et d'autres incommodités de la tête, qui furent la suite d'un coup porté sur cette partie. Car non-seulement le premier trouva une altération de tout l'hémisphère droit, de telle sorte que sa substance ressemblait *à de la gélatine plus liquide ou plutôt à une dissolution, et qu'elle se liquéfiait au plus léger contact,* mais encore il remarqua que cette altération *s'étendait par différents endroits* jusqu'à l'hémisphère gauche. Le second vit tout l'hémisphère droit et ses méninges convertis en une substance muqueuse, qui, s'attachant à la pointe du scalpel, s'étendait en forme de fil, quand on élevait cet instrument. Mais c'était un abcès plus évident, ou qui du moins n'était pas de l'espèce de ce dernier, celui qui s'était formé à l'extrémité antérieure des deux hémisphères sur un homme inconnu, qu'on trouva mort sur la voie publique, et que Kaav (3) disséqua. *La substance corticale du cerveau était changée en un mucus jaune fétide, de telle sorte que les petits vaisseaux de la pie-mère flottaient librement dans cette substance.* Cependant la fétidité n'a été mentionnée dans aucune des autres observations citées ; il a même été dit positivement dans une qu'elle n'existait pas : il est certain également qu'elle manqua dans quatre des miennes, dont la dernière, recueillie sur une vieille femme morte après une attaque d'apoplexie, vous sera envoyée ailleurs (4). Mais, pour en revenir à la femme qui s'était froissé (5) la tête, la lésion que je trouvai dans son cerveau se forma-t-elle comme sur les trois au-

---

(1) Expos. anat., tr. des art., n. 99, et seq.

(2) Sect. hac 12, obs. 14.

(3) N. 17 et 18.

(4) Eph. N. C., cent. 7, in append.

(1) Obs. chir., tetr. obs. 3.

(2) Discussioni di un raro morbo cutan., etc. in una nota.

(3) Nov. comm. Acad. Sc. Petropol., t. 1, obs. anat. 3.

(4) Epist. 57, n. 14. Vid. et Epist. 60, n. 4.

(5) Supra, n. 16.

tres sujets que j'ai disséqués, comme sur Marchetti et comme sur la femme de Curtius? Ou bien fut-elle la suite du coup, comme sur le soldat de Schmidt? Je laisse cela à votre discrétion, et beaucoup plus encore ce que je vais vous rapporter sur deux autres sujets.

20. Un homme frappé par un grand morceau de bois, qui lui tomba sur la tête, éprouvait beaucoup plus souvent dans les derniers mois, ou du moins dans les dernières semaines de sa vie, des accès d'épilepsie, à laquelle on disait qu'il était sujet auparavant. En outre, il était agité d'un tremblement continuel, qui était si violent, qu'on dut empêcher avec des liens qu'il ne sortît de son lit. Une amaurose lui était également survenue ; car il ne voyait rien, quoiqu'il n'y eût aucune lésion apparente dans ses yeux, si ce n'est la dilatation des pupilles. Du reste, il ne se plaignait pas des autres fonctions qu'on appelle *animales*, et elles ne paraissaient point lésées ; cependant il était moins prompt à répondre. Il mourut enfin dans cet état d'une manière insensible.

Examen du cadavre. La tête me fut livrée pour la dissection, à l'époque où je faisais mon cours d'anatomie au gymnase ; c'était au mois de février de l'an 1728. La voûte du crâne, à l'exception de quelques endroits dans lesquels elle avait son épaisseur naturelle et où elle formait une saillie en dedans, était partout d'une ténuité presque incroyable. De plus, elle présentait, à un certain endroit qui appartenait au pariétal droit, un trou d'une forme presque elliptique, qui n'était pas tout-à-fait assez grand pour recevoir l'extrémité du petit doigt ; il était bouché par une membrane, sans la moindre trace de carie à ses bords, ni à tout autre point du crâne. Cependant à ce trou qui, comme je l'ai dit, était bouché, correspondait, dans la dure-mère placée au-dessous de lui, un autre trou plus petit, duquel s'écoulait une sérosité d'une couleur brune. Ce dernier communiquait avec une cavité capable de recevoir un grand œuf, et remplie d'une sérosité brune et de la même nature, au-dessous de laquelle se trouvait du sang coagulé qui n'était pas en grande quantité. Cette cavité avait une forme irrégulière ; sa surface interne était inégale ; les parties environnantes du cerveau qui se rapprochaient le plus de cette surface étaient teintes de cette mauvaise couleur d'un brun sale, qui

indiquait une substance à demi putréfiée ; mais cette altération était surtout remarquable à la partie de la base du cerveau placée sur la région postérieure de l'orbite droite, et à la partie antérieure du corps strié droit, qui se trouvait encore au-dessous. La couche du nerf optique du même côté, quoique plus éloignée de cette cavité, paraissait également altérée. Cependant l'un et l'autre nerf optique, examinés à l'intérieur et à l'extérieur du crâne, et les petites parties des deux yeux disséquées avec soin, ne m'offrirent aucune lésion sensible, ni pour la couleur, ni pour la grosseur, ni pour la fermeté, ni pour la structure. Au reste, l'hémisphère gauche du cerveau ne présenta rien de ce qui a été noté sur celui du côté droit ; cependant le ventricule gauche contenait une grande quantité d'eau très-claire ; le plexus choroïde était pâle, et offrait quelques petites vésicules. Tout le cerveau avait une couleur jaunâtre sale, et ses vaisseaux étaient très-engorgés d'un sang noir. Enfin la glande pituitaire était fort déprimée et petite, sans cependant être dure.

21. Ce n'est pas ici le lieu de parler (1) de l'amaurose survenue dans les deux yeux de cet homme, quoique la lésion du cerveau n'existât que d'un seul côté, pas plus que du tremblement continuel, ou, si vous l'aimez mieux, des mouvements convulsifs qu'il éprouvait. Mais, pour l'abcès, qui rendait du moins beaucoup plus fréquents les accès d'épilepsie, je voudrais vous faire comparer ce cas avec la dissection d'Alex. Marchetti, indiquée plus haut (2) ; car il y avait dans le cerveau de ce dernier, outre ce qui a été rapporté, un abcès à peu près semblable. Vous trouverez encore dans le *Sepulchretum*(3) des observations de Fernel et de Smetius relatives à cet objet ; quoique celles du premier soient répétées ailleurs, j'aime mieux cependant que vous les lisiez dans le premier endroit, où l'auteur dit qu'*il a trouvé pour cause de l'épilepsie qui a son siége dans le cerveau, tantôt un abcès de ce viscère, tantôt une portion de méninge altérée et adhérente au crâne.* Dans l'histoire que j'ai décrite, vous trouvez l'une et l'autre de ces causes, l'abcès du

---

(1) Vid. Epist. 13, n. 6.
(2) N. 19.
(3) Sect. hac. 12, obs. 2 et 12, n. 1 et 2.

cerveau et l'altération d'une portion, quoique très-petite, des deux méninges, causée par une humeur d'une très-mauvaise qualité, qui les avait perforées. Mais Willis, direz-vous, n'admet point cette dernière cause, parce que, comme vous pouvez le lire également dans le *Sepulchretum* (1), il vit qu'il n'était rien survenu qui ressemblât à l'épilepsie, ni par un abcès développé dans la dure-mère, ni par du pus très-fétide qui rongeait l'autre méninge, ni par de grands déchirements qu'un chirurgien malhabile opéra dans la première membrane avec le trépan. Pour moi, sans parler de ces observations, je n'ignore pas l'expérience que Ridley (2) fit sur un chien, qui *n'éprouva aucune convulsion*, après la perforation de la dure-mère. Je n'oserais rien nier de tout cela ; et je vais plutôt m'occuper à chercher la cause de la différence qui existe entre ces faits et des observations et des expériences d'autres auteurs qui ont obtenu un résultat contraire.

Mais, pour abréger, vous avez sans doute lu dans l'Histoire de l'Académie royale des Sciences de Paris (3) qu'on trouva sur un jeune homme la cause d'une épilepsie qui avait duré long-temps, et dont les accès augmentaient toujours en fréquence et en violence ; cette cause consistait dans de très-petits osselets dont la base répondait à la dure-mère, et dont la pointe, très-aiguë, était tournée du côté de la pie-mère, de telle sorte qu'elle devait nécessairement piquer cette méninge, et la piquer d'autant plus que les os prenaient plus de développement. Vous avez vu aussi, pour ne pas parler d'autres expériences faites par des Italiens, vous avez vu, dis-je, dans les Mémoires (4) de l'Académie des Sciences de Bologne, que le célèbre P.-P. Molinelli, ayant mis à découvert sur un chien vivant *une partie de la dure-mère qu'il piqua plusieurs fois, observa que le chien était agité de différentes convulsions, surtout lorsqu'il piquait la partie de cette membrane qui était la plus adhérente à l'os.* — Rapporterons-nous donc la cause de cette différence apparente à la dernière partie de l'expérience de Molinelli, en pensant (ce que la

raison elle-même confirme) qu'on ne doit pas attendre des effets égaux de l'irritation des méninges, à moins qu'elles ne soient également tendues ? Or, elles peuvent devenir plus tendues, non-seulement par leur adhérence à l'os, mais encore par d'autres causes, comme par la distension des vaisseaux de l'une et de l'autre membrane, et par une dureté trop considérable du cerveau enveloppé par la pie-mère qui le couvre immédiatement. Souvenez-vous que ces deux choses ont été notées par moi sur certains cadavres dont il a été question plus haut (1), et principalement sur celui dont je parle ; et elles l'ont été sinon conjointement, du moins séparément. De cette manière, en effet, vous admettrez plus facilement les conjectures que j'ai proposées sur ces sujets, relativement à l'irritation des membranes du cerveau. Vous pourrez comprendre aussi de la même manière ce qui a été rapporté ailleurs, dans l'Histoire de l'Académie royale (2) déjà citée, à l'égard de la pointe de petits osselets, qui s'élevaient d'un côté du sinus supérieur de la faux, et qui donnaient lieu à des accès d'épilepsie, que rien ne calmait que de fortes saignées.

D'ailleurs, la perforation de la dure-mère avait été précédée d'une hémorrhagie sur le chien de Ridley (et l'auteur de l'expérience n'en aurait certainement pas fait mention, si elle avait été peu considérable), d'où résulta un relâchement qui s'opéra avec d'autant plus de facilité, que la partie de la méninge qui était perforée n'était plus adhérente à l'os. Or, rien n'empêche que, dans telle ou telle observation d'érosion et de perforation des méninges, recueillie peut-être à dessein par Willis, au milieu d'un grand nombre d'autres, on ne soupçonne qu'il y avait des causes de relâchement, sinon de cette espèce, au moins de quelque autre nature. Si ce relâchement eût existé sur le jeune homme et sur le général dont les histoires se trouvent dans le *Sepulchretum* (celle de l'un dans l'observation quatrième de cette section, et celle de l'autre dans l'observation dix-septième, et plus en détail dans l'observation soixante-neuvième de la première section, inscrite mal à propos par l'imprimeur comme la quarante-neuvième), je

---

(1) Ibid. in schol. ad obs. 4.
(2) Act. Erud. Lips., M. maj.
(3) Ann. 1711, obs. anat. 6.
(4) Tom. 1, ubi de anatomia.

(1) N. 9, 12, 14.
(2) Ann. 1734, obs. anat. 2.

ne crois pas que, chez le premier, la dure-mère *corrodée* par des pustules eût produit l'épilepsie, et que, chez le second, *un os assez gros, aigu comme une pierre étoilée (stellite), eût donné lieu avec autant de facilité, en piquant la dure-mère avec la pointe, à une inflammation et à une altération de cette membrane, qui étaient jointes à l'épilepsie.*

22. Mais cet os aigu, trouvé *au milieu du cerveau*, me fait conjecturer, puisqu'il blessa la dure-mère avec sa pointe, qu'il était situé entre les deux hémisphères du cerveau, de telle sorte qu'il appartenait à la faux et aux parties voisines des méninges, et non pas à la substance du cerveau, attendu que l'auteur de l'observation, pour écarter entièrement le soupçon que cet os était tombé à cet endroit d'une partie voisine du crâne qui aurait été fracturée autrefois, ne dit pas qu'il n'y avait jamais eu antérieurement des symptômes graves et constants d'une blessure de la substance cérébrale (ce qu'il n'aurait pas manqué de rapporter), et qu'il s'est contenté d'ajouter qu'*on ne remarqua aucun signe d'une ancienne fracture du crâne, ni aucun vestige de cicatrice.* — Ces paroles m'avertissent d'aller au devant de votre doute. Car vous pouvez demander si je crois que, sur l'homme dont il s'agit ici, il faut rapporter le trou que j'observai sur le crâne à l'enlèvement d'une portion d'os qu'un chirurgien aurait opéré après le coup reçu sur la tête, ou bien à une érosion ancienne. Il me semble que, dans ce cas, je ne puis reconnaître ni l'une ni l'autre de ces causes, puisque je sais qu'il ne fut question d'aucune opération chirurgicale, pratiquée après le coup, et que je n'aperçus, ni au-dessus, ni au-dessous du trou, aucun vestige de cicatrice, ni aucune trace de carie sur le crâne; de sorte que je serais quelquefois porté à conjecturer ce que Lancisi (1) pensait relativement à un trou semblable qu'il trouva sur le même os d'un apoplectique; savoir, que cette petite portion était restée imparfaite depuis la naissance, dans un crâne qui d'ailleurs était très-mince, et qu'elle n'avait point été remplie par l'os. Cependant, lorsque, d'un autre côté, je me rappelle que la cavité de l'abcès décrit dans le cerveau était placée au-dessous

de ce trou, et que l'une et l'autre méninge étaient percées à cet endroit d'un autre petit trou qui communiquait avec la cavité, j'avoue que je reste dans une grande incertitude. Je vais joindre à cela une observation de Nic. Mediavia, que vous pourrez comparer avec celle-ci; car il existait, en même temps que l'épilepsie, un abcès dans le cerveau, avec une certaine érosion du crâne.

23. Une femme portait à la partie supérieure du front deux tumeurs vénériennes, de l'espèce de celles qu'on appelle *gommes.* Le mercure, administré contre elles, produisit la salivation; c'est pourquoi celle du côté gauche disparut, et celle du côté droit resta. Il se manifesta une saillie pulsative à l'endroit où la première s'était affaissée. Il était certain que cette femme était sujette à l'épilepsie, avant d'avoir pris du mercure : et, en effet, elle en éprouva un accès au milieu du traitement; mais, quand cet accès fut terminé, elle fut agitée par de nouvelles convulsions, et en même temps il s'écoulait de l'écume de sa bouche. Enfin, sans qu'aucune partie du corps fût paralysée, elle fut prise pendant quelques jours d'une espèce d'assoupissement, de sorte qu'elle parlait rarement, et elle mourut vers le milieu d'octobre de l'an 1739.

Examen du cadavre. En examinant avec soin le crâne et le cerveau, on remarqua que la saillie dont j'ai parlé était couverte par une membrane qui était aussi épaisse que ce que l'on appelle dans ce pays *cartonne* (carton); mais elle était molle, de sorte qu'en la froissant entre les doigts, on la rompait facilement. Cette membrane tenait lieu, à cet endroit, des deux méninges; car au-dessous d'elle était la substance corticale du cerveau, qui, depuis là jusqu'à la substance médullaire, était plus dure que dans l'état naturel, puisqu'elle ne l'était pas moins que le tissu du foie. Mais le reste de l'hémisphère gauche, à l'exception de la partie postérieure, était au contraire beaucoup plus mou qu'à l'ordinaire, et dans ce même hémisphère il y avait une cavité de la grosseur d'une petite noix, qui était circonscrite par des parois livides et très-molles, formées de substance médullaire. Il s'écoula de cette cavité ouverte à son sommet, sans répandre aucune mauvaise odeur, d'abord une humeur noirâtre, ensuite un liquide semblable à de la sérosité par son état et par sa couleur, et dans lequel nageaient quel-

____

(1) De subit. mort. obs. 1, mortuor.

ques espèces de filaments : la cavité était située au-dessus de la partie antérieure du ventricule latéral, avec lequel elle ne communiquait nullement, pas plus qu'avec cette partie saillante qui a été décrite ; elle était même éloignée de cette dernière d'environ deux travers de doigt. Au reste, à cette saillie répondait dans le crâne un trou d'une forme elliptique, dont les bords présentaient partout une surface aussi égale que si elle eût été unie avec une lime. Voilà ce qui existait à gauche. Mais du côté droit il n'y avait rien de remarquable dans le cerveau. Pour ce qui regarde le crâne, la tumeur droite, qui ne s'était pas dissipée, n'avait point encore porté son érosion jusqu'à sa face interne. Cependant, à un endroit différent de celui où l'os manquait entièrement, se trouvait intérieurement une membrane épaisse : est-ce qu'une autre tumeur aurait disparu de cet endroit par le moyen du mercure ?

24. Si vous comparez cette dissection avec ce petit nombre d'autres qui ont rapport à la carie vénérienne du crâne et aux *gommes*, et qu'on lit dans la section du *Sepulchretum* qui traite de l'épilepsie (1), comme celle-ci, vous en ferez peut-être plus de cas que de ces dernières, parce qu'elle apprend quelle fut la suite des *gommes* sur le crâne et dans la partie la plus proche du cerveau. Au reste, vous ne jugerez (2) pas tout de suite, je crois, que l'abcès appartenait aux *gommes* comme vous jugerez au contraire que leur appartenait cette dureté qui resta à la portion corticale du cerveau placée au-dessous de l'une d'elles ; et cependant il est certain qu'on rencontre quelquefois l'une et l'autre de ces lésions sur les épileptiques. Comme cela est évident pour l'abcès, même d'après plusieurs observations (3) de la même section, je me contenterai d'en citer quelques-unes sur la dureté elle même. Passant donc sous silence ce qui a rapport à une fermeté trop considérable de tout le cerveau, dont il existe une observation dans la même section (4), une autre dans l'histoire de l'Académie royale des Sciences de Paris (5), et une troisième que j'ai décrite plus haut (6),

vous vous souvenez que la dureté d'une certaine partie seulement a été observée par Ant. Pacchioni (1), qui remarqua sur un cardinal épileptique que la substance corticale, à l'endroit où elle répondait à une hydatide remarquable, *était parvenue à une telle consistance, qu'elle paraissait être entièrement squirrheuse.* D'un autre côté, le célèbre J. Fantoni (2) trouva sur la tête d'un enfant mort d'épilepsie *une portion du corps calleux du cerveau très-dure, sans aucune autre lésion.* Ajoutez à ces observateurs Ab. Kaav (3) et Balth. Walhieri : car le premier trouva entre autres choses, sur un marin sujet depuis long-temps à des accès d'épilepsie, et mort subitement dans un de ces accès qui fut extrêmement violent, la substance corticale du cerveau, non-seulement *fort endurcie partout*, mais encore *squirrheuse en plusieurs endroits, et comme cartilagineuse en quelques autres, surtout près du sommet du crâne;* d'un autre côté, Walhieri m'envoya, avec les autres observations dont j'ai parlé précédemment (4), une histoire que je vais décrire immédiatement en substance.

25. Un homme de trente-cinq ans, d'une constitution maigre, pris d'une douleur de tête du côté du front, avec un sentiment de pesanteur, après avoir eu recours à un grand nombre de remèdes qui lui avaient été ordonnés pendant deux ans par des médecins très-célèbres, éprouva une hémorrhagie nasale ; mais le sang, après avoir coulé abondamment, s'arrêta de lui-même. Après cela, privé de la faculté de sentir, attaqué ensuite d'épilepsie, il était mort enfin, accablé par les accès devenus plus fréquents pendant deux ans.

Examen du cadavre. Après l'ouverture du crâne, on ne trouva rien contre nature, si ce n'est que, du côté gauche, à la partie antérieure du cerveau où il y avait un peu de sang épanché, et du côté droit, vers l'apophyse que les anatomistes appellent *crista galli*, le cerveau lui-même était dur et calleux, et très-étroitement adhérent à la dure-mère.

26. Il est vraisemblable que les esprits animaux éprouvent des mouvements tu-

---

(1) Obs. 3, et in addit., obs. 3.
(2) Vid. tamen Epist. 58, n. 9.
(3) Obs. 2, 20, 21, § 2, et in addit. obs. 5.
(4) In addit. obs. 8.
(5) Ann. 1705, obs. anat. 1.
(6) N. 9.

(1) Epist. ad Scrok.
(2) In Pacchion. animadv. 22.
(3) In comment. cit. supra, ad n. 19, obs. anat. 2.
(4) N. 3.

multueux, toutes les fois que, poussés avec trop de célérité par une cause quelconque, ils sont parvenus dans certains lieux du cerveau qui sont absolument impénétrables, soit à cause d'une dureté calleuse, soit à raison d'un abcès qui leur forme un obstacle; quoique l'abcès paraisse pouvoir produire des désordres par lui-même, en envoyant dans le voisinage quelques-unes de ses parties. Quoi qu'il en soit, si vous avouez que l'épilepsie soit produite par la dureté du cerveau, par du pus, par un abcès *sui generis*, par la distension des vaisseaux, par de l'eau en grande ou en petite quantité, jaune ou limpide, et par d'autres causes, ou, si vous aimez mieux regarder quelques-unes de ces causes comme des effets, sans nier du moins que cette maladie puisse être favorisée, entretenue, augmentée par elles; vous voyez assurément combien son traitement est quelquefois difficile, et même au-dessus des ressources de l'art. Vous voyez en même temps combien, quand il n'est pas au-dessus de ces ressources, il doit être varié; et je ne parle pas seulement des cas où la cause de l'épilepsie est hors du crâne (encore ai-je rapporté quelques exemples de traitements différents dans cette espèce d'épilepsie), mais aussi de ceux où cette cause existe dans l'intérieur de cette cavité. Ainsi c'est quelquefois à tort, souvent avec raison, que l'on accuse les médecins, et particulièrement ceux qui attaquent toutes les épilepsies de la même manière. Au reste, cette nécessité d'un traitement multiplié et varié s'étendant à un très-grand nombre d'autres maladies, constitue la plus grande difficulté dans l'art de guérir; et plût à Dieu que de même que les anatomistes, en découvrant les différentes causes d'une même maladie, démontrent cette difficulté de plus en plus tous les jours, de même aussi les médecins, en notant les différents symptômes appartenant à différentes causes, pussent la diminuer également de plus en plus! Il ne faut point désespérer d'en venir à ce point, pourvu que les uns et les autres s'accordant, comme il convient, les premiers en disséquant avec soin, les seconds en observant avec exactitude, chacun remplisse son objet pour une chose d'un si haut intérêt. Entreprenez, je vous prie, cette double tâche ou du moins l'une des deux, ou plutôt soutenez-les comme vous faites, si vous ne voyez pas que j'abandonne la mienne. Adieu.

Xᵉ LETTRE ANATOMICO-MÉDICALE.

DES CONVULSIONS ET DES MOUVEMENTS CONVULSIFS.

1. Les affections qui se trouvent traitées dans la treizième section du *Sepulchretum* se joignent si souvent à d'autres, que Bonet avertit franchement, dans la plupart des observations, qu'elles appartiennent à d'autres sections. Mais, comme je n'ai pas l'habitude de répéter les mêmes histoires, non-seulement dans la même partie d'un ouvrage (ce qui a échappé quelquefois à cet auteur, même dans cette section (1)), mais encore dans les autres, n'attendez pas ici de moi beaucoup d'observations sur une maladie qui, d'ailleurs, n'est pas rare; au reste, si vous en désirez un plus grand nombre, vous en chercherez dans les Lettres que je vous écrirai ailleurs, principalement dans celles qui ont rapport aux blessures, ou même dans la plupart de celles que je vous ai déjà envoyées, et entre autres dans la dernière. En effet, il ne peut point exister de véritable épilepsie sans mouvements convulsifs, quoique ceux-ci puissent avoir lieu, comme nous le voyons très-souvent, sans celle-là. Vous demanderez la cause de cette différence (qui est certaine et bien reconnue, puisque les convulsions dépendent du cerveau), à celui qui croit savoir dans quelle partie de ce viscère ces mouvements ont lieu, et de quelle nature ils sont, lorsque nous sentons ou que nous pensons de quelque manière que ce soit. Pour moi, qui ne pourrais donner que des conjectures, j'aime mieux rapporter des histoires que de me livrer à des théories qui, si elles devaient définir la chose de quelque manière, seraient nécessairement ici tout-à-fait imaginaires ; et si elles se bornaient à la vraisemblance, elles deviendraient trop générales et trop universelles. Cependant j'emploie les dernières préférablement aux premières, quand la chose est nécessaire, parce qu'elles paraissent être beaucoup moins sujettes à erreur, et qu'elles exigent beaucoup moins de détails et de données, qui sont même si faciles et si claires qu'on les suppose plus souvent qu'on ne les exprime : c'est comme si je disais que l'irritation qui produit des convulsions donnera lieu, non-seulement à des mouvements convulsifs, mais encore à l'épilepsie elle-même, si elle est de nature à pouvoir, par la violence, par la manière, par le lieu, ou par quelque autre moyen, arrêter ou entièrement pervertir, pendant un certain temps, les mouvements qui se font dans le cerveau pour produire le sentiment et la pensée. Mais arrivons d'abord aux histoires de Valsalva, et ensuite aux miennes.

2. Un jeune homme d'environ vingt-six ans avait d'abord éprouvé un léger gonflement à la gorge ; l'appétit s'était perdu. A ces accidents se joignirent, quelques jours après, des convulsions du bras gauche, qui était tout entier immobile et inflexible ; ensuite il arriva tout-à-coup à tout le corps ce qui était arrivé au bras, de sorte que le malade ne pouvait déjà plus d'aucune manière se remuer dans aucun sens, et qu'il restait immobile, le corps étendu et raide. Cependant ensuite il put exercer quelques légers mouvements, mais dans les mains et les pieds seulement. Il avait été transporté de l'hôpital de Sainte-Marie de la Vie de Bologne, où l'on reconnut qu'il était pris de fièvre, et attaqué de cette espèce de convulsion que les Grecs appellent τέτανος (tétanos). Depuis le premier jour où il fut pris de ces convulsions dans tout le corps, jusqu'à celui où il mourut, il sua beaucoup. Mais la mort survint au commencement du cinquième jour, à la suite d'une dernière contraction qui courba le corps sur un côté.

Examen du cadavre. Il y avait sur la peau du cadavre beaucoup de taches rouges. Le cerveau ne présenta rien de remarquable, si ce n'est une très-grande quantité de sérosité salée, qui était contenue dans le ventricule gauche. A l'ou-

____

(1) Confer. obs. 7, cum 22, § 1; obs. 13, cum 33; obs. 19, § 2, cum § 4.

verture de la poitrine, on trouva quelques onces d'eau dans le côté gauche de cette cavité ; mais les deux poumons étaient très-rouges, principalement du côté du dos; le péricarde se trouvait entièrement rempli de sérosité. Le sang était peu éloigné de sa liquidité naturelle.

3. A cette affection, qui n'est pas très-commune, se joignit une chose que Mercurialis (1) aurait trouvée bien plus rare, c'est-à-dire la flexion du corps sur l'un des côtés, à la suite d'une convulsion. Jamais, dit-il, vous ne verrez, dans les convulsions, les sujets éprouver des contractions dans d'autres sens, et prendre d'autres formes que celles qui ont été énumérées, c'est-à-dire l'attitude droite, et la flexion en avant ou en arrière, mais jamais à droite ni à gauche.— Mais le commencement du tétanos se déguisat-il sous cette incommodité de la gorge, qui le précéda de quelques jours ? Car Wepfer a remarqué quelquefois, comme vous pourrez le lire dans cette section (2) du *Sepulchretum*, que cette affection attaquait d'abord le commencement de l'œsophage avec une certaine difficulté d'avaler, qui était suivie, le troisième jour, d'un tétanos manifeste. La sueur abondante que ce jeune homme éprouva continuellement produisit-elle le soulagement qui permit de légers mouvements dans les mains et dans les pieds ? En effet, Bontius (vous verrez ceci dans la même section (3)), instruit par l'expérience qu'il avait acquise dans l'Inde, où cette maladie est aussi commune qu'elle est rare ailleurs, recommande, entre autres remèdes, les sudorifiques. Mais la sueur est peut-être plus utile lorsque l'affection a succédé au froid, auquel le corps a imprudemment été exposé pendant qu'il était échauffé, comme sur le soldat dont cet auteur parle (4), et qui resta couché par terre une nuit entière dans un état d'ivresse ; tels sont aussi trois autres sujets qui, comme je l'ai appris, s'étant exposés, à Padoue, à un air froid pendant qu'ils étaient échauffés par le vin, furent également pris de cette raideur, et périrent dans l'espace de quatre jours, à l'exception d'un seul qui guérit avec peine. Vous

verrez aussi dans la même section (1) du *Sepulchretum*, qu'un enfant qui fut attaqué, à la suite d'une suppression de la sueur dans un paroxysme fébrile, de tétanos dans la plupart des parties du corps, fut guéri par une fièvre maligne qui lui survint. Ainsi ces deux derniers exemples, comme les premiers, et peut-être aussi celui du jeune homme dont il est question, confirmèrent, quoique d'une manière différente, le pronostic (2) d'Hippocrate, que Corn. Celse (3) a rendu de la manière suivante : Ces maladies font périr souvent dans l'espace de quatre jours ; si elles dépassent cette époque, il n'y a plus de danger. Cependant ailleurs Hippocrate avait porté plus loin la terminaison de cette maladie, comme le remarque le savant Van-Swieten (4), qui a confirmé, par une observation de tétanos décrite avec soin et comparable, sous quelques rapports, avec celle de Valsalva, que ce retard a lieu quelquefois.

4. Quant aux taches rouges, qui étaient en grand nombre sur la peau du cadavre, les attribuerez-vous, d'après l'opinion de Boerhaave (5), à ce que les muscles trop raides chassaient le sang, et à ce que celui-ci, par cette même raison, se répandait sous la peau, à l'endroit où la tunique celluleuse résiste le moins ? car la rougeur des poumons, surtout du côté du dos, est une chose moins étonnante, principalement quand le sang conserve sa liquidité, même après la mort. Or, vous concevrez qu'il résulta de cette stagnation plus ou moins grande du sang chassé par les muscles, une sécrétion plus facile de la partie aqueuse ; et de là cette sueur abondante et ces épanchements de sérosité dans les cavités, à moins que vous n'aimiez mieux croire que l'eau s'y était accumulée, parce que les voies par lesquelles elle aurait dû s'en aller se trouvaient contractées par les convulsions. Si vous soupçonnez que telles étaient aussi les causes pour lesquelles on trouva également, dans le cerveau, de la sérosité, qui, d'après cela, doit être regardée comme l'effet et non comme la cause du tétanos, attendu surtout qu'elle se trouvait en très-petite quantité, et

____

(1) Præl. Patav., l. 1, c. 25.
(2) In addit. obs. 2, et in schol.
(3) Obs. 15, in schol.
(4) Obs. ead.

(1) Obs. 32, in schol.
(2) Sect. 5, aph. 6.
(3) De medic., l. 4, c. 3.
(4) Comm. in Boerh., aph. § 712.
(5) Prælec. acad, in med. inst., § 732.

qu'il n'y en avait que dans un seul ventricule ; réfléchissez pourtant en même temps que cette eau était salée (circonstance que Valsalva n'a point notée pour celle du péricarde et de la poitrine), et que la plus grande , ou du moins la dernière force de ces convulsions, parut être cachée particulièrement dans l'un des côtés du corps.

5. Une jeune fille, presque du même âge que le jeune homme dont il a été question, attaquée d'une fièvre aiguë, éprouve des convulsions vers le septième jour , de sorte qu'elle est prise du rire sardonique quand on l'interroge ; mais les mouvements convulsifs sont si violents , qu'il est nécessaire de la retenir dans son lit avec des liens. Le délire accompagne les convulsions. Cependant tous ces symptômes s'apaisèrent une heure avant la mort, qui arriva le neuvième jour par l'augmentation toujours croissante de la difficulté de la respiration.

Examen du cadavre. On remarqua qu'il s'était écoulé sur le cadavre un peu de sérosité de l'oreille droite ; mais le cerveau était entièrement sain, et l'on n'observa rien autre chose, si ce n'est qu'en arrachant du crâne la dure-mère qui se déchira en quelques points, il s'échappa quelques gouttes de sérosité, et qu'il s'écoula de quelques petits vaisseaux , qui peut-être étaient rompus , du sang délayé dans beaucoup de sérosité. — Il y avait huit ou neuf onces de sérosité stagnante dans la cavité droite de la poitrine, où le poumon était adhérent au sternum et aux côtes latéralement ; sur le même poumon, à l'endroit qui regardait la clavicule, s'était développée extérieurement une matière d'une nature moyenne entre la graisse et une concrétion gélatineuse , et semblable à celle qu'on voit quelquefois nager dans l'eau des hydropiques ; de sorte qu'on pouvait soupçonner que cette jeune fille avait peut-être eu quelque maladie de poitrine avant cette dernière. Il y avait , dans chaque ventricule du cœur, une concrétion polypeuse, qui ressemblait à du mucus ; celle du côté droit était plus grosse que celle du côté gauche.

6. Quoique je ne disconvienne pas que la cause de convulsions aussi violentes ait pu être entièrement cachée, cependant je ne nierai pas non plus que ce peu de gouttes de sérosité ne fussent d'une nature propre à irriter violemment la dure-mère : car j'ai démontré, dans la Lettre précédente (1), qu'il faut juger des irritants, non par leur quantité, mais par leur force. Et en effet , ce n'est pas une chose idéale que la sérosité trouvée dans le cerveau de ces sortes de malades soit d'une telle nature qu'elle puisse irriter, puisque l'on en a rencontré de salée (ce qui a été reconnu par le goût), comme l'apprend l'histoire précédente, et comme le confirment celles qu'on lit dans le *Sepulchretum*, où il est question des indices d'une sérosité salée, et où il est dit qu'on trouva en outre une sérosité âcre et salée, une sérosité salée, une humeur séreuse qui piquait vivement la langue. A cela, ajoutez l'observation publiée par J. Salzmann ; c'est celle d'un jeune homme qui , mort de convulsions très-violentes, présenta une quantité remarquable d'humeur séreuse sous la dure-mère, qui était plus mince qu'à l'ordinaire ; cette sérosité était d'une âcreté telle, qu'elle put ronger cette méninge , et la lame interne de l'os occipital placée au-dessous d'elle , et même perforer la lame inférieure, de manière à se préparer une issue hors de la cavité du crâne. Il est donc, je pense, assez vraisemblable qu'il existait une propriété âcre et irritante dans la lymphe, dont Mich.-Bern. Valentini (2) trouva une quantité remarquable dans les ventricules du cerveau, sur un petit enfant, emporté enfin par des convulsions horribles , et que la sérosité dont j'ai parlé dans cette observation et celle dont il sera question dans les suivantes étaient de la même nature.

7. Une petite fille de cinq mois est prise de fièvre et d'un cours de ventre. Le lendemain , la fièvre seule persiste. Le troisième jour, il se déclare de grandes convulsions cloniques des membres supérieurs ; ces convulsions s'étendaient légèrement jusqu'aux muscles postérieurs de la poitrine, et d'une manière beaucoup plus légère encore jusqu'aux muscles fessiers. A la fin du cinquième jour, les convulsions diminuèrent ; elles se manifestaient par intervalles seulement, mais elles cessaient entièrement pendant que la petite fille dormait ; sur ces entrefaites, il survint un ictère dans tout le corps.

Examen du cadavre. Après la mort, toute la peau du cadavre , mais surtout

----

(1) N. 11.
(2) Eph. N. C. Cent. 3, obs. 1.

celle du dos, était parsemée de taches d'un rouge noirâtre. Dans le ventre, il n'y avait rien de remarquable, si ce n'est que l'intestin rectum était d'une couleur noire. Le péricarde était rempli d'une eau jaune; le ventricule droit du cœur contenait une concrétion polypeuse qui s'étendait jusqu'à l'artère pulmonaire, et qui ressemblait à du mucus concrété. Le reste du sang était entièrement liquide; il se coagula cependant après un certain temps, quand on l'exposa à l'air. Enfin, dans le crâne, tout était dans l'état naturel, si ce n'est qu'on trouva, entre la dure-mère et la pie-mère, une humeur séreuse qui s'était concrétée autour des vaisseaux sanguins en forme de gélatine.

8. Les convulsions cessaient-elles pendant le sommeil parce que la petite fille dormait, ou plutôt celle-ci dormait-elle parce que les convulsions cessaient, attendu que sans cela elles l'auraient réveillée? Cette dernière conjecture est la plus vraisemblable, et me rappelle un entretien que j'eus les années précédentes avec un médecin recommandable par son savoir et par son honnêteté, Franç. Serao, sur l'utilité d'un médicament qu'on appelle ici vésicant, même dans quelques cas de convulsions. Il racontait qu'il y avait à Naples un enfant de cinq ans qui avait été attaqué un ou deux ans auparavant de convulsions épileptiques, qui revenaient toutes les fois que l'enfant commençait à dormir, ce qui le rendit stupide et lui paralysa les jambes, de manière qu'il ne pouvait plus se tenir debout. Après avoir inutilement mis en usage une infinité de remèdes, on ne parvint à le guérir qu'en appliquant, d'après son ordonnance, ce vésicant vers l'extrémité postérieure de la suture sagittale. En effet, les accès, qui auparavant étaient innombrables, commencèrent à diminuer de fréquence, et cessèrent entièrement dans l'espace de quinze jours; en même temps le malade recouvra la faculté de se tenir sur les jambes et de se promener. Ce médecin célèbre assurait que les vésicants lui avaient réussi, non-seulement dans ce cas, mais encore dans d'autres contre les convulsions; de sorte que c'est avec raison qu'Hippocrate (1) dit que les convulsions ont lieu par réplétion ou par déplétion. Galien aussi a mis ces deux causes au premier rang, quoiqu'il en ait ajouté pour quelques cas (1) une troisième, qui a été accueillie ensuite par la plupart des auteurs, jusqu'au point de rejeter les deux autres; je veux parler de l'irritation produite par une humeur mordicante et ténue qui ronge les corps nerveux; mais certains médecins savants de notre temps la rapportent à la réplétion. Quoi qu'il en soit, il est certain que lorsque les convulsions ont lieu par réplétion, comme sur cet enfant, elles ne cessent qu'après qu'on a enlevé cette matière qui les produit, soit par son poids, soit par le tiraillement qu'elle exerce. Voilà à peu près de quelle manière Serao s'exprima. — Quant aux autres objets que j'ai rapportés dans l'histoire, l'ictère se manifesta-t-il parce que les convulsions avaient également resserré les conduits biliaires, par lesquels la bile, qui devait peut-être établir un écoulement salutaire, avait déjà commencé à sortir? La bile retenue dans le sang fut-elle une des causes qui lui conservèrent sa liquidité? car il y avait aussi d'autres causes qui maintenaient cette liquidité, comme cela est prouvé par la coagulation de ce liquide, qui suivit son exposition à l'air, parce que les petites parties aqueuses ou autres, qui excitaient le mouvement intestinal, s'étaient évaporées. Cette noirceur de l'intestin rectum était-elle due aux convulsions, et était-elle le résultat de la constriction des canaux veineux qui auraient uniquement retardé le cours du sang, ou qui auraient retenu ce liquide jusqu'à produire la gangrène? J'ai déjà parlé assez longuement ailleurs (2) des taches rouges de la peau, et de la quantité d'eau contenue dans le péricarde. Enfin, de ce que la sérosité était comme de la gélatine entre les méninges, n'allez pas conclure qu'il n'y avait point d'eau, et rappelez-vous ce que j'ai écrit dans un autre endroit (3) sur les petites lames celluleuses, très-fines et transparentes, qui reçoivent entre elles la sérosité, de manière à lui donner, par leur situation intermédiaire, l'apparence de la gélatine.

9. Un petit enfant né d'une mère valétudinaire, qui avait fait très-souvent usage d'un vin généreux, par le conseil d'une femme, surtout pendant qu'elle le

---

(1) Sect. 6, aph. 39.

(1) Meth. med. 1. 12, in fin.
(2) N. 4.
(3) Epist. 6, n. 12, 13, et epist. 7, n. 11.

portait dans son sein, attaqué d'abord de la teigne, et ensuite de la gale, fut pris de fièvre, du moment que les pustules ne furent plus humides. La fièvre cessant pendant que les pustules se remplissaient de nouveau d'ichor, la gale revint avec plus de violence, et l'enfant commença à maigrir. Enfin, plusieurs jours après, les pustules s'étant encore desséchées, il éprouva souvent, pendant huit jours, un cours de ventre et des mouvements convulsifs, et il mourut vers la fin de son huitième mois, au moment où les dents incisives supérieures allaient paraître.

Examen du cadavre. Tous les viscères du ventre étaient sains, et le foie lui-même répondait par sa grosseur aux autres parties. Dans la poitrine, le poumon droit était fortement adhérent à la plèvre de tous côtés; ce même poumon et celui du côté gauche n'étaient parsemés d'aucune tache, et étaient entièrement sains. Le cœur ne contenait aucune concrétion polypeuse. Dans le crâne, il y avait une médiocre quantité de sérosité stagnante entre les méninges. Mais la partie postérieure du cerveau, qui n'était point arrondie, paraissait s'approcher davantage de la forme cubique.

10. On voit, par cette histoire, combien il importe d'abord que les femmes soient en bonne santé et qu'elles n'abusent point de vin pur pendant leur grossesse, et ensuite que la teigne et la gale des enfants ne se dessèchent pas mal à propos: car la dentition, comme je l'ai écrit ailleurs (1), produit des convulsions et des cours de ventre qui seraient utiles, s'ils étaient modérés; mais ces derniers sont moins efficaces, et les premières sont plus nuisibles, quand le sang regorge, comme dans ce cas, d'une certaine quantité de parties irritantes qui étaient rejetées auparavant par une autre voie. Quant à la forme extérieure du cerveau, qui imite ordinairement celle du crâne, il ne semble pas qu'on puisse nier d'une manière absolue que, lorsqu'elle n'est pas naturelle, elle n'indique qu'il y a quelque chose dans la structure intérieure de ce viscère qui s'éloigne du but de la nature, et qui le rend plus propre aux maladies. — Jusqu'à présent, j'ai rapporté des observations appartenant à

Valsalva; maintenant je passe aux miennes, en commençant par deux histoires que je recueillis autrefois avec lui, mais que j'écrivis, moi, parce qu'il ne put pas le faire lui-même, à cause de ses grandes occupations.

11. Barth. Manzoli, marquis et sénateur très-respectable de Bologne, celui dont Valsalva (1) et moi (2) avons parlé à l'occasion de certaines couleurs et d'autres illusions extraordinaires qui se présentaient à ses yeux, éprouva d'autres incommodités que nous n'avons rapportées que succinctement et légèrement; les voici : Autrefois, à la fleur de son âge, il avait expectoré des matières d'une telle nature, et avait été pris en même temps de certaines affections d'une telle gravité, que deux médecins très-célèbres, Fabbri et Malpighi, croyaient qu'il était phthisique. Il guérit cependant. Ensuite il avait été sujet à des calculs. Étant ainsi parvenu jusqu'à la vieillesse, il éprouva, six ans avant sa mort, des vertiges et d'autres incommodités semblables de la tête. La dernière année de sa vie, il fut atteint de convulsions légères mais fréquentes, et de paralysie; il fut pris surtout d'un engourdissement de tout un côté, tantôt du droit, tantôt du gauche, mais plus souvent de ce dernier : cet engourdissement, qui faisait craindre que le mal ne devînt ensuite plus grave, diminua aussitôt par une saignée faite au bras opposé. Il éprouvait aussi de temps en temps de la difficulté de respirer. Ensuite ses jambes commencèrent à se tuméfier, et enfin à s'ulcérer et à laisser couler de l'eau. Mais la tuméfaction s'était dissipée environ un mois avant la mort : dans ce même temps, les urines avaient également diminué. Déjà la difficulté de respirer était continuelle et accompagnée d'un sentiment incommode dont le malade indiquait le siége à trois doigts au-dessus de l'ombilic, mais intérieurement : il disait que c'était de là que l'affection partait, et qu'elle semblait se porter en haut toutes les fois qu'il était menacé d'un accès d'une plus grande difficulté de respirer. Du reste, point de soif, nul sentiment de pesanteur ou autre dans la poitrine, qui fît croire au malade qu'il avait de l'eau accumulée dans cette cavité; de sorte qu'il disait aux médecins qui soup-

---

(1) Epist. 9, n. 4, et Epist. in Samonic., 1.

(1) Dissert. anat. 2, n. 9.
(2) Epist. anat. 18, n. 5.

çonnaient que cette accumulation existait, qu'il ne pouvait y ajouter foi, et qu'il aimait mieux rapporter ce qu'il éprouvait aux affections convulsives de l'estomac, auxquelles il avait été également sujet de temps en temps. Cependant l'abdomen se tuméfiait, et les convulsions étaient accompagnées de bégaiement, surtout les derniers jours. Après avoir bégayé pendant deux jours, presque en déraisonnant, et en laissant tomber sa tête par intervalles, comme s'il ne pouvait plus la soutenir, cet homme d'une grande noblesse succomba à des convulsions plus violentes, dont il fut enfin attaqué, et auxquelles se joignit la contorsion de la bouche.

Examen du cadavre. Quoique le ventre du cadavre fût encore tuméfié, et qu'une tumeur aqueuse distendît les membranes du colon, et qu'il y eût également de l'eau dans les téguments des aines, cependant cette cavité ne contenait point ou que très-peu de liquide épanché. Cette tuméfaction venait de ce que les intestins gonflés par de l'air rendaient l'abdomen saillant. Le foie différait de l'état naturel par sa couleur et par sa fermeté; mais il en différait peu. Le bassinet de l'un et de l'autre rein contenait des calculs granulés et jaunâtres. Voilà tout ce que nous remarquâmes dans le ventre.

Les deux côtés de la poitrine étaient remplis d'eau, et, au milieu de cette eau, les poumons étaient d'un rouge noirâtre, mais sans aucune dureté ni cicatrice, et à peine étaient-ils adhérents à la plèvre dans une très-petite étendue. Le péricarde contenait beaucoup de sérosité, et, au milieu d'elle, le cœur était mou et gros; il y avait une petite concrétion polypeuse dans le ventricule droit. — Enfin, à l'ouverture du crâne, on voyait beaucoup d'eau entre les méninges; il y en avait une assez grande quantité dans les anfractuosités du cerveau, où elle paraissait un peu plus glutineuse; il s'en trouvait aussi une certaine quantité à la base, de même que dans les ventricules. Les plexus choroïdes étaient un peu pâles, et offraient quelques vésicules tuméfiées. Le cerveau lui-même était mou,

12. Valsalva, après avoir observé ce que j'ai noté sur ce cadavre, et l'avoir comparé avec l'histoire de la maladie, ne doutait pas que l'eau ne se fût épanchée beaucoup plus tôt dans la tête que dans la poitrine, de sorte qu'il pensait

que l'épanchement n'avait commencé à se former dans cette dernière cavité, que lorsque la première ne pouvait plus contenir de sérosité, de la même manière à peu près que, dans les blessures de la tête, une partie du pus qui s'y trouve en grande quantité se transporte ailleurs, et quelquefois dans la poitrine même. — Il me semble qu'on ne peut pas nier du moins que l'eau ne se fût principalement accumulée dans la poitrine, lorsque, les jambes se désenflant et l'urine diminuant, la difficulté de respirer devint continuelle, quoiqu'on puisse aussi regarder les convulsions comme ayant contribué à rendre cette difficulté plus grande : car ce sentiment du commencement de l'affection, que le malade éprouvait à trois doigts au-dessus de l'ombilic, mais intérieurement, et qui montait de là vers la poitrine, indique que la cause des convulsions était peut-être dans le grand plexus des nerfs du mésentère. Ce phénomène était expliqué autrement par Valsalva, qui disait que le poids et l'irritation que l'eau exerçait sur le diaphragme avaient dû affecter ses appendices : car il avait remarqué aussi une autre fois, sur un prêtre, un sentiment de malaise analogue et au même endroit, et cependant, après la mort, on ne trouva rien contre l'état naturel, excepté de l'eau dans la poitrine. Quoi qu'il en soit, il est certain que l'une et l'autre explication ont rapport à des parties très-voisines de la face antérieure des vertèbres lombaires, ou placées sur elle; et afin que vous ne croyiez pas que ce siége soit assez en arrière, pour que le malade dût indiquer, pour le désigner, l'épine plutôt que l'abdomen, rappelez-vous combien cette face des vertèbres est éloignée de l'extrémité des apophyses postérieures, combien elle est courbée en avant, et quelle saillie elle forme dans la cavité du ventre; ce qui est cause que j'ai vu plus d'une fois, non-seulement des malades, mais encore des médecins qui ne connaissaient pas bien l'anatomie, s'en laisser imposer par une dureté remarquable, surtout sur les personnes maigres, et me répéter (qui le croirait?) que cette dureté avait son siége dans le mésentère; et quand j'approchais ma main, je trouvais que ce n'était autre chose que la face de l'épine dont je parle. A ce sujet, je me souviens qu'autrefois, après avoir tiré à l'écart un médecin célèbre (car telle est mon habitude), et l'avoir averti de sa méprise, il maudit les détracteurs de l'anatomie, et me rendit de grandes actions de grâce.

13. Un homme de plus de quarante ans, qui cardait du chanvre, pâle, mais bien portant en apparence, avait commencé à voir s'élever, deux ans auparavant, la partie inférieure de sa poitrine, près du cartilage xiphoïde : quoique cette tumeur ne lui causât aucune incommodité, elle lui était cependant désagréable. C'est pourquoi il y appliquait différents remèdes qui lui furent indiqués par différentes personnes; mais c'était inutilement : car la tumeur augmentait de plus en plus, quoique insensiblement, de sorte qu'elle était déjà devenue un peu incommode pour la respiration. Il s'y était joint depuis cinquante jours une douleur dans les vertèbres inférieures du dos, qui semblait être à la fois gravative et pungitive, et qui s'étendait quelquefois d'un côté jusqu'aux lombes, et de l'autre jusqu'aux épaules : avec cela, il existait une lassitude et une faiblesse de tout le corps. Mais, onze jours auparavant, tout le membre droit inférieur est pris d'engourdissement, et bientôt après de paralysie, avant qu'on puisse apporter aucun secours, de telle sorte cependant que la faculté du mouvement est plutôt suspendue que celle du sentiment. Trois jours après, l'urine ne pouvant pas être rendue, il fut nécessaire de l'évacuer avec la main, ce qui réussit les premiers jours; mais ensuite il n'en sortait point du tout, ou bien, si quelquefois elle avait commencé à s'échapper avec force par la sonde d'argent, elle s'arrêtait tout-à-coup, comme si un obstacle lui était opposé; et, en effet, l'extrémité de la cavité de la sonde était bouchée par une humeur muqueuse et presque purulente. On avait aussi remarqué deux choses lorsqu'on introduisit l'instrument pour la première fois : d'abord qu'il y avait quelque léger obstacle près de la vessie, qui s'opposait à la sonde, et ensuite que tout l'abdomen était tuméfié, sans qu'on sût depuis quel temps. Le malade avait soif; et, comme il ne pouvait déjà plus se coucher à cause de la douleur de dos, quand il s'efforçait de le faire, il respirait avec beaucoup plus de difficulté; cependant les jambes et les pieds n'étaient point tuméfiés. Sur ces entrefaites, des convulsions toniques des membres supérieurs et du tronc lui-même commencèrent à se manifester : elles revenaient par intervalles, duraient à peu près un quart-

d'heure, et donnaient lieu en même temps à des vomissements d'une humeur jaune, en jetant quelque trouble dans l'esprit, qui sans cela était en bon état. Mais déjà le membre inférieur du côté gauche avait été attaqué de paralysie de la même manière que celui du côté droit. Enfin, comme le jour avant de mourir le sujet se trouvait si mal que le pouls n'était plus sensible, l'artère se releva de nouveau peu d'heures avant la mort, et le malade, paraissant un peu mieux, semblait devoir traîner plus long-temps son existence. Mais les convulsions revinrent tout-à-coup bientôt après, et l'enlevèrent (ce qui doit rendre les médecins circonspects, surtout lorsque celles-ci se manifestent de temps en temps).

Examen du cadavre. Nous vîmes beaucoup d'eau dans le ventre, et elle était trouble : les intestins étaient unis entre eux, en quelques endroits, par des membranes molles. La rate, saine d'ailleurs, présentait une couleur blanchâtre à l'extérieur; le foie avait cette même couleur, si ce n'est qu'on voyait au milieu de sa face convexe une tache noire d'une forme circulaire et d'une étendue telle qu'elle pouvait être couverte par une obole; au-dessous d'elle était une cavité peu profonde, remplie de sang à demi-coagulé; le rein gauche offrait intérieurement un peu de pus blanc, non loin de l'origine du bassinet. Il y avait de l'urine, sans cependant être en très-grande quantité, dans la vessie, dont les membranes étaient épaissies, et dont la face interne se trouvait parsemée de vaisseaux que la stagnation du sang rendait très-remarquables. On chercha, et on trouva dans l'urètre ce qui opposait une légère résistance, près de la vessie, à la sonde d'argent : c'étaient des espèces de fibrilles charnues (je me souviens d'en avoir vu de semblables dans d'autres circonstances) qui descendaient de part et d'autre des côtés de la caroncule séminale, suivant un trajet oblique et parallèle, et qui faisaient saillie à cet endroit dans la face intérieure du canal. Les testicules et les membranes qui les enveloppent, et même le scrotum, passaient de l'inflammation à la gangrène. — Avant de toucher la tumeur de la poitrine avec le scalpel, je la palpai avec soin, et il me sembla qu'elle naissait de la partie la plus basse de l'os sternum et des cartilages des côtes droites, qui s'unissent avec lui, et qui étaient courbés en dehors , quelle que fût la cause qui les eût poussés plus qu'il ne convenait. La dissection prouva que je ne m'étais pas trompé; elle apprit aussi que la cause de cette courbure n'était pas placée immédiatement au-dessous de l'os et des cartilages, mais qu'elle était située plus loin, sur l'épine même du dos, dont nous reconnûmes que la forme n'était pas naturelle. Mais voici les seuls objets que nous trouvâmes de remarquables auparavant dans la poitrine : il y avait une assez grande quantité d'eau trouble dans le péricarde, et des concrétions polypeuses à chaque orifice du cœur; ces concrétions étaient blanches, grosses dans les oreillettes , et minces dans les artères. La face interne de l'aorte présentait çà et là des points d'une ossification commençante; ces endroits avaient peu de surface et étaient blanchâtres, un peu arrondis, mais non pas encore durs ; ils étaient d'autant plus nombreux , que l'artère s'approchait davantage du cœur. Les plus petits vaisseaux du diaphragme étaient aussi remarquables par le sang qui y était en stagnation, qu'ils le sont après une injection anatomique. — Après avoir enlevé la voûte du crâne et la portion correspondante de la dure-mère, nous aperçûmes quelques gouttes de sang épanché au-dessus de la pie-mère, au sommet de la tête , près du côté gauche du sinus longitudinal; mais les vaisseaux qui rampaient à travers la même méninge, dans la partie qui recouvrait l'hémisphère droit du cerveau, étaient très-distendus par du sang , et noirâtres. Dans les anfractuosités de tout le cerveau était une eau stagnante presque limpide. A peine y avait-il un peu de sérosité dans les ventricules; mais il y en avait beaucoup auprès du grand trou occipital, de sorte qu'on serait porté à croire qu'elle avait dû s'écouler par ce trou dans le canal vertébral , d'où en effet elle sortit bientôt après, lorsque nous disséquâmes l'épine à la partie inférieure du thorax. A cet endroit, la moelle était blanche et saine, autant qu'on pouvait en juger par la vue. Je fis cette dissection vers le milieu du mois de juillet de l'an 1705, dans l'hôpital des Incurables de Bologne, avec l'aide de mon ami et mon élève en anatomie , Laur. Bonazolio (il a disséqué aussi avec moi la plupart des sujets dont je citerai les histoires que j'ai recueillies à cet hôpital), qui , jeune alors, y faisait les fonctions de médecin adjoint, et qui dans la suite remplit jusqu'à sa mort avec

Morgagni, TOM. 1.

distinction, dans ce célèbre gymnase , l'emploi de prosecteur et de démonstrateur, que Valsalva avait occupé.

14. Cette histoire appartient à beaucoup de maladies, et d'abord à la gibbosité, qui le plus souvent ne commence pas à se manifester à cet âge ; ce qui fut cause, je pense, que cette tumeur de la poitrine en imposa à plusieurs, qui ne reconnaissaient, ni même ne soupçonnaient, d'où elle naissait. Quant à la flexion de l'épine sur un côté, la courbure de la poitrine , qui n'existait pas auparavant, prouve suffisamment que si elle ne se forma pas lors de cette dernière maladie, elle prit du moins de l'accroissement ; au reste, il est incertain si c'est à un coup, ou à une chute, ou à quelque effort, qu'il faut rapporter le commencement et l'augmentation de cette flexion, plutôt qu'à une cause interne. Cette histoire appartient ensuite à la douleur du dos, qui doit être attribuée à cette même flexion devenue déjà trop considérable, et peut-être aussi, comme le pensa Wepfer (1) dans un cas de douleur semblable, à l'eau dont la quantité augmentait dans le canal vertébral. C'est à cette eau qu'il faut évidemment rapporter la paralysie des membres inférieurs, comme il faut rapporter à la paralysie des nerfs de la membrane charnue de la vessie, et peut-être de ceux qui se distribuent en partie aux reins, une double ischurie ; celle de la vessie d'abord, et ensuite celle des reins ; car si ces derniers avaient complétement rempli leurs fonctions les derniers jours, on aurait trouvé une bien plus grande quantité d'urine dans la première. Ainsi ce cas appartient encore à l'ischurie et à la paralysie. Mais il appartient en outre à l'ascite, à laquelle pouvait facilement donner lieu le sang de cet homme , qui était pâle, peut-être moins par sa constitution que par sa profession : car il n'est pas difficile de concevoir, et il a été expliqué en partie ailleurs (2), combien cette profession peut nuire à la respiration , et par conséquent à la perfection du sang. Ce cas appartient enfin aux convulsions; et comme ce sont elles qui ont causé la mort du sujet, j'ai mieux aimé rapporter ici cette histoire.

15. Ces convulsions étaient non-seulement externes, mais encore internes, ce

(1) Vid. Sepulchr., t. 1, s. 15, in schol., ad obs. 3.
(2) Epist. 7, n. 14.

qui était indiqué par les vomissements qui s'étaient joints à elles. Mais l'humeur qui était rejetée par ces vomissements n'était pas d'une nature à paraître pouvoir produire ces convulsions, comme ce liquide brun ou semblable à du suc de poreau, que Galien (1) regarda comme la cause des convulsions, parce que, après qu'il eut été rejeté, ces dernières cessèrent aussitôt : telle était en effet cette humeur érugineuse et noire dont on trouva ici, comme l'écrit Mercuriali (2), le fond de l'estomac entièrement rempli, sur un étudiant de Bergame, que des convulsions horribles avaient enlevé dans l'espace de vingt-quatre heures. Mais pour l'homme en question, il est croyable que les méninges furent excitées par l'eau de la moelle épinière et du cerveau, qui devint enfin irritante, lorsqu'une portion de l'urine commença à être retenue dans le sang, ce qui rendit cette eau salée. Dans les cas où tous les nerfs qui se distribuent aux muscles des membres inférieurs n'auraient pas été entièrement paralysés, il est vraisemblable que, s'ils n'avaient pas éprouvé des convulsions comme les membres supérieurs et le tronc lui-même, ils auraient du moins pu être attaqués de quelques mouvements convulsifs. — Il y a dans le *Sepulchretum* (3) une histoire célèbre, citée d'après le premier livre des Épidémies, dans laquelle il est question d'une femme dont la main droite eut une faiblesse avec des convulsions, comme dans une apoplexie, et qui avait commencé à éprouver elle-même une douleur, qui des lombes s'étendait jusqu'au cou et à la tête. Les narrateurs de ce fait admettent que la même main fut attaquée de paralysie et de convulsions ; mais Vallesius, comme on le voit dans ce même ouvrage, prétend que ces deux affections n'eurent pas lieu en même temps. Duret (4) admet qu'elles eurent lieu en même temps ; mais, d'après lui, la paralysie attaqua le nerf, et les convulsions le muscle. Martianus (5), qui n'est de l'opinion ni de l'un ni de l'autre, dit qu'elles existaient en même temps et dans le même nerf. Mais, s'il est permis

(1) De loc. affect., l. 5, c. 6.
(2) Prælect ad Hipp., aph. 1, l. 5.
(3) Sect. hac 13, in schol. ad obs. 8.
(4) In Coac., l. 2, c. 12, n. 9.
(5) In Epidem., l. 1, sect. 3, et in Coac., sect. 2, vers. 104.

d'ajouter quelque chose après ces grands hommes, il ne paraît pas, il est vrai, qu'on doive nier que l'une et l'autre affection ne puissent exister en même temps et dans la même partie, attendu surtout que Martianus rapporte à ce sujet une observation claire qui lui est propre ; mais cependant on doit convenir qu'il est plus rationnel d'attribuer des affections si différentes à des nerfs différents, et non pas aux mêmes. En conséquence, je dis que si, sur l'homme dont il est ici question, tous les nerfs n'eussent pas été entièrement paralysés, c'est-à-dire si quelques-uns de ceux qui donnent le mouvement à certains muscles des membres inférieurs, ou plutôt à quelques parties plus petites d'un même muscle, qui ne sont pas capables de remuer le membre par elles-mêmes, eussent été sains, ils auraient pu, lors d'une violente convulsion, contracter de quelque manière quelque partie des membres inférieurs. Au reste, les paroles des Coaques, que Duret explique à l'occasion de cette femme, paraissent à Martianus, comme à Duret, non-seulement ne pas indiquer une paralysie complète, mais encore n'annoncer d'autres convulsions que de légers mouvements convulsifs. — Quant aux membres supérieurs de notre homme, où il n'y avait point de paralysie, et où par conséquent tous les nerfs étaient accessibles à une force convulsive, il n'est pas étonnant qu'ils fussent souvent attaqués de convulsions toniques très-violentes, et qui duraient un quart-d'heure. Quoique la cause de ces convulsions et de celles qu'on appelle cloniques, qui ne sont que des mouvements convulsifs, soit la même, il semble pourtant qu'elles diffèrent surtout en ce que dans celles-ci cette cause agit après des intervalles très-courts, et comme alternativement, et que dans celles-là elle agit continuellement ; toutefois je pense qu'il est possible qu'elle agisse continuellement dans les unes et dans les autres, mais que dans les cloniques, où elle est plus légère, elle est surmontée alternativement par la force naturelle ou par le poids des parties, et que dans les toniques, au contraire, elle agit avec la plus grande violence, de sorte que son effet persiste, à moins que quelque autre cause ne l'empêche, et que la mort même ne paraît pas quelquefois le faire cesser entièrement. En effet, ce que Cæsalpin avance n'est pas constant, que les cadavres de ceux qui sont morts de convulsions ne sont jamais tendus, mais relâchés (1) : car on voit arriver quelquefois ce que Vésale (2) se souvenait d'avoir observé autrefois, c'est-à-dire un côté du corps encore en convulsions, même après la mort, sur un homme qui avait été blessé à la tête ; et, pour ne pas citer d'autres exemples, le célèbre Heister (3) étant sur le point d'examiner à l'intérieur, dans l'amphithéâtre d'Altorf, après la démonstration des opérations chirurgicales, le cadavre d'un homme mort de convulsions à l'hôpital de Nuremberg, trouva, même alors, les muscles de l'abdomen tellement retirés en dedans, que la ligne blanche était très-près des vertèbres des lombes.

16. Mais quoi que ce soit qui empêche, comme je le disais, l'action de la cause présente, et qui fait que ce n'est qu'après de longs intervalles que les membres éprouvent de nouvelles contractions, ce phénomène a lieu le plus souvent d'une manière si obscure qu'il ne permet que des conjectures de l'espèce de celles dont j'ai déjà dit que j'étais éloigné. Mais s'il y a quelque chose de très-difficile dans l'explication des convulsions, certes il y a quelques points bien plus difficiles encore à expliquer dans une histoire, que j'aurais de la peine à croire, et que je ne vous décrirais pas ici, si Valsalva ne l'avait notée dans ses feuilles. — Un enfant de douze ans, sujet depuis long-temps, mais par intervalles, à des douleurs du ventre, après avoir pris, au retour de ces dernières, ce qu'on appelle du mercure doux, qu'un empirique lui avait ordonné, mais cependant à dose convenable, perd, peu de temps après, la vue des deux yeux, et les membres supérieur et inférieur du côté droit, ainsi que la partie droite de la tête, éprouvent des convulsions, et restent fléchis. Peu de jours après, la faculté de voir, et ensuite les mouvements de la tête, se rétablissent. Enfin, pendant que le malade s'efforce de marcher, le membre inférieur, qui avait été agité de convulsions, devient très-douloureux ; cependant il recouvre le mouvement naturel. Mais alors tout-à-coup le membre supérieur droit, que j'ai dit avoir également été en convulsions, en éprouve bien davantage, surtout à la flexion du coude ; cependant ces convulsions s'apaisent aussi sur-le-champ, et l'extrémité seule de la main reste convulsive. Dans cet état, si l'on s'efforce d'étendre tous les doigts de cette main, aussitôt la main saine est prise de convulsions, et est fortement rétractée ; et si l'on ne fait effort que sur un seul doigt, quel qu'il soit, sur-le-champ le doigt correspondant de la main saine entre en convulsions, qui durent aussi long-temps que l'extension forcée du premier. Au reste, les douleurs du ventre ne revinrent jamais, depuis que l'enfant fut pris de convulsions.

17. Un jeune homme de vingt-un ans, lainier de profession, avait été pris de fièvre, à laquelle se joignit du délire, de sorte qu'il fut nécessaire de l'attacher. Après la rémission du délire, on le porta à cet hôpital, où l'on remarqua aussitôt des mouvements convulsifs dans les membres supérieurs, et des soubresauts dans les tendons du carpe : d'ailleurs le sang qu'on lui tira ne présenta aucune couenne, mais sa substance était dense et compacte. Une affection soporeuse grave se déclara, de sorte qu'après avoir passé les trois derniers jours sans parler, il mourut.

Examen du cadavre. Comme je devais me servir de ce cadavre pour faire des démonstrations aux élèves, non-seulement dans l'intérieur du crâne, mais encore dans la partie supérieure de l'épine, j'ouvris d'abord la poitrine, dans laquelle je ne trouvai rien de remarquable, si ce n'est qu'un des lobes des poumons était fort dur : ayant mis de côté ces derniers viscères, et d'autres, ainsi que les parties qu'il fallait écarter, il s'écoula beaucoup d'eau du canal vertébral pendant que je séparais la cinquième vertèbre du dos de la sixième ; il en sortit aussi un peu du crâne bientôt après, lorsque cette cavité fut coupée circulairement. Après avoir enlevé la voûte et la dure-mère placée au-dessous d'elle, je remarquai que les vaisseaux rampants à travers la pie-mère étaient distendus à la partie postérieure de l'hémisphère gauche du cerveau par un sang noir (tel que celui qui s'était écoulé en grande quantité, lorsque les vaisseaux du cou furent divisés), et qu'à ce même lieu, sous la pie-mère, se trouvait en certains endroits une espèce de gélatine avec de petites bulles d'air, quoiqu'il ne s'exhalât aucune mauvaise odeur, même dans une saison (c'était vers le milieu de mars

(1) Quæst. med., l. 2, c. 16.
(2) Chirurg. magn., l. 5, c. 5.
(3) Eph. N. C., cent. 2, obs. 98, n. 2.

de l'an 1745) où le cadavre aurait dû entrer en putréfaction trois jours après la mort. En disséquant le cerveau, qui était fort dur, je remarquai çà et là dans la substance médullaire des points rouges, qui bientôt grossissaient pour former des gouttes de sang; ce qui était un indice que ce dernier était abondant et liquide. Dans les ventricules latéraux qui contenaient à peine un peu d'eau, les plexus choroïdes étaient aussi d'un rouge presque noirâtre. Au reste, ces ventricules étaient plus courts que dans l'état ordinaire. Mais cela tenait à une disposition naturelle, tandis que ce que je vais rapporter dépendait en partie d'une maladie aiguë et récente, et en partie d'une maladie lente et chronique: à la première appartenait une couleur rosée de la glande pinéale, et à la seconde le défaut d'une dépression (que j'ai coutume d'observer) à ses faces antérieure et postérieure, qui au contraire étaient tuméfiées; ou si ce dernier état tenait aussi à la maladie aiguë, du moins est-il certain que c'était de la maladie chronique que dépendait une dureté de cette glande, qui était telle, qu'en la touchant je soupçonnai qu'il y avait dans son intérieur des espèces de petits calculs; et en effet, j'en trouvai plusieurs en l'incisant : parmi ces calculs il y en avait un qui avait la grosseur et la forme d'un grain de millet, la dureté d'un os et peut-être sa nature, autant qu'on put en juger par l'odeur qu'il exhala quand on l'approcha d'une flamme. Enfin la moelle épinière fut examinée avec soin depuis le crâne jusqu'à la cinquième vertèbre du dos, et je vis tous les vaisseaux sanguins qui se distribuent dans la portion de la pie-mère qui l'enveloppe, très-engorgés de sang, principalement à la partie postérieure; et ils étaient aussi distendus que s'ils eussent été injectés outre mesure avec une matière rouge. Je remarquai aussi que les petits vaisseaux sanguins qui accompagnent les nerfs de l'épine, surtout quelques-uns, étaient engorgés de sang. Je ne touchai pas au ventre.

18. Pour la dureté extrême d'un des lobes des poumons, elle n'appartient nullement à la dernière maladie, dans laquelle on ne remarqua aucun symptôme d'une lésion de ces viscères; c'était le reste ou l'origine d'une autre affection grave ; ce qui n'est point étonnant chez un lainier. Car nous voyons cette classe d'ouvriers avoir des maladies des poumons, et même en mourir très-souvent; en effet, ils sont couverts d'huile, et reçoivent son exhalaison qui est forte; ils passent leur vie presque nus dans des étuves, et en sortent de temps en temps pendant qu'ils sont échauffés, pour s'en aller au dehors à moitié nus. Mais ce n'est pas non plus à la dernière maladie qu'appartiennent ces petits corps trouvés dans l'intérieur de la glande pinéale, soit qu'ils constituassent des calculs, soit qu'ils formassent de petits os , d'après l'opinion de Scheid rapportée ailleurs (1). Quant à la couleur rosée de cette glande, elle paraît dépendre de la même cause, qui fit que le sang s'arrêta en dernier lieu dans la pie-mère, et même dans les plexus choroïdes , qui sont très-voisins de ce corps, et qui lui sont unis. Cette cause consistait-elle seulement dans des convulsions qui, en fronçant la pie-mère, courbaient çà et là les vaisseaux sanguins, de manière que le cours du sang étant arrêté à cet endroit, les rameaux voisins des vaisseaux se trouvaient distendus? Car vous voyez que la même chose arriva aux environs de la moelle de l'épine, dans la partie où elle correspondait aux nerfs brachiaux, qui étaient en convulsions : vous voyez même que cette distension des vaisseaux existait autour de l'un des hémisphères du cerveau sur l'homme (2) dont il a été question dans l'histoire précédente. Je rappelle ceci, pour que vous ne rapportiez pas seulement au délire qui avait précédé, cet état sur ce jeune homme. Cependant, comme il n'est pas certain qu'il eût existé des convulsions avant le délire, et que d'un autre côté les vaisseaux peuvent être distendus par du sang liquide plutôt dans certaines parties que dans d'autres, à raison du décubitus et de la position du corps pendant et après la mort, je pense qu'il vaudra mieux supposer ici que tous les vaisseaux sanguins du cerveau, quelle qu'en fût la cause, étaient engorgés ; ce qui est prouvé par la grande quantité de ce liquide, qui s'était écoulé des vaisseaux du cou, et par ces points rouges qui se manifestaient partout où l'on coupait la substance blanche du cerveau, et qui formaient bientôt après des gouttes de sang. Ce liquide, en commençant à agrandir çà et là les voies à travers ces

---

(1) Epist. 5, n. 12,
(2) N. 13,

vaisseaux très-déliés, paraît avoir excité le délire en troublant le mouvement des esprits dans les fibres les plus voisines de la substance médullaire ; mais après s'être accumulé en assez grande quantité pour exercer sur ces fibres une constriction de plus en plus forte, en les comprimant et en les appesantissant, il produisit l'assoupissement, et enfin la mort. Au reste, il est certain qu'il y avait en même temps beaucoup d'eau, surtout autour de la moelle épinière (peut-être cet épanchement séreux produit par le sang qui retardait son propre mouvement par sa surabondance, existait-il même depuis le commencement de la congestion); or rien n'empêche de soupçonner, d'après les exemples rapportés plus haut (1), que cette eau jouissait de la propriété d'irriter les méninges, mais plus légèrement que sur l'homme dont il a été question auparavant, ni de conjecturer quels étaient les mouvements convulsifs qui s'opéraient de la manière qui a déjà été indiquée (2).

19. Un portefaix, vieux, du moins à cheveux blancs, avait été transporté au même hôpital vers la fin de janvier de la même année 1745 : il était déjà sans parole, et presque sans pouls, mais non pas sans mouvements convulsifs. C'est pourquoi il mourut le même jour. On ne put rien savoir de plus sur sa maladie, parce qu'il n'avait été visité par aucun chirurgien, ni médecin, excepté par un, qui, amené auprès de lui peu de temps auparavant, l'avait trouvé dans l'état qui vient d'être décrit.

Examen du cadavre. Le cadavre fut transporté au gymnase, parce que, à l'exception d'une légère œdématie des mains, et d'une conformation vicieuse de la poitrine, qui était moins élevée à gauche qu'à droite, il parut sous tous les autres rapports propre à l'anatomie que j'enseignais alors; car il était surtout grand et bien musclé. Cependant ce que je vais décrire s'écartait plus ou moins de l'état naturel. — Dans le ventre, le foie était un peu dur, et tacheté à l'extérieur et à l'intérieur d'une couleur blanchâtre et d'un jaune sale; la vésicule était pleine de bile d'un vert jaunâtre. La rate était grosse et engorgée ; la membrane qui couvrait sa face convexe présentait deux écailles osseuses, dont

l'une était assez grande ; mais sa substance, quoique d'une couleur naturelle, était cependant trop molle et semblable à de la bouillie. L'un des reins pouvait être comparé pour sa forme, avec plus de raison que d'autres reins ne le sont ordinairement par un assez grand nombre d'anatomistes, à une feuille d'asarum ; car il était beaucoup plus court que l'autre, plus contracté sur lui-même et courbé ; il avait en outre une petite hydatide à son sommet, et l'on voyait sous sa membrane propre, à l'une des extrémités, deux cavités assez grandes, remplies d'humeur, et semblables à celles que j'ai décrites dans les *Adversaria* (1), et à celles dont Willis fait également la description dans la même section du *Sepulchretum* (2). La vessie qui était gonflée avait la forme dont j'ai parlé ailleurs (3) : mais en même temps elle était d'une petitesse qui m'aurait étonné dans un si grand corps, si, en l'incisant, je n'avais remarqué que ses parois étaient très-épaisses, et par là peu extensibles ; de sorte que, quoiqu'elle fût saine d'ailleurs, je compris, d'après ce qui a été dit, que cet homme avait éprouvé quelque lésion des voies urinaires.

Après avoir enlevé les téguments et les muscles de la poitrine, je vis clairement que le sommet du sternum s'élevait moins à gauche qu'à droite, et que pour cette raison la clavicule gauche s'articulait avec cet os plus bas que la clavicule droite, de sorte qu'on croirait que c'était plutôt une disposition constitutionnelle que l'effet de fardeaux très-lourds que cet homme aurait portés sur l'épaule gauche dans son enfance. Les poumons, à leur face postérieure, étaient non-seulement rouges, ce qui est ordinaire, mais encore durs, de manière cependant qu'on reconnaissait à cet endroit l'indice d'une maladie ancienne, ou du moins d'une autre affection que cette dernière. En les regardant par devant, je remarquai une chose que je n'avais jamais vue : il y avait, entre les lobes droits supérieur et inférieur, un corps interposé, large d'un doigt et demi, long de trois ou quatre doigts, blanc, comme s'il eût été composé de graisse enfermée dans des membranes. Mais en examinant avec

---

(1) N. G.
(2) N. 15.

(1) III animad, 33.
(2) 43, obs. 1.
(3) Epist. anat., 1, n. 61.

plus de soin, je vis intérieurement des branches formées de morceaux de cartilage ordinaire, qui finissaient par s'unir et même par se continuer avec la bronche droite : je compris alors clairement que cette partie était autrefois le troisième lobe, ou le lobe moyen du poumon droit, qui, devenu ensuite par une cause quelconque comme atrophié et mort, avait tellement contracté sa substance et ses vaisseaux, qu'il ne ressemblait plus au poumon, ni par sa couleur, ni par sa mollesse, ni par sa structure. Dans l'intérieur du péricarde qui était plus dur qu'à l'ordinaire, le cœur était couvert de graisse, et ses valvules tricuspides et mitrales avaient la partie inférieure de leurs bords, comme je l'ai observé souvent d'autres fois, plus épaisse, plus dure, et légèrement bosselée çà et là comme par de petites glandes ; mais les valvules semi-lunaires non-seulement étaient dures, mais encore ossifiées en certains points, de sorte qu'il fut moins étonnant ensuite de rencontrer à la face interne de l'aorte, soit près du cœur, soit plus loin jusqu'aux artères iliaques, des taches blanchâtres répandues en différents endroits, indices d'une ossification qui devait s'y développer. Le diaphragme, par quelque face qu'on le regardât, soit en place, soit hors du cadavre, avait le trou par où passe l'œsophage beaucoup plus court qu'à l'ordinaire, et tel que je ne me souviens pas de l'avoir jamais vu comme il était alors.

Enfin, pendant qu'on coupait le crâne circulairement, il s'était écoulé de l'eau de sa cavité, mais en assez petite quantité. En regardant le cerveau, je vis une espèce de *gélatine* sous la pie-mère, et les vaisseaux qui rampent à travers les parois des ventricules latéraux étaient gorgés de sang ; mais en disséquant ce viscère, je ne trouvai, outre cela, rien de remarquable.

20. Passant sous silence les autres objets que j'ai décrits pour compléter l'histoire, quoiqu'ils appartiennent à différents sujets, il ne reste que ce petit nombre de lésions dont j'ai parlé en dernier lieu, qu'on pourrait regarder comme appartenant à la cause des mouvements convulsifs. Si par hasard vous aimez mieux recourir à une autre conjecture dans l'observation de cet homme, je ne m'y opposerai pas. Car il était très-faible et très-près de mourir, lorsqu'on remarqua sur lui ces mouvements convulsifs. Or, dans une **extrême débilité**, dit Boer-

haave (1), des spasmes et des convulsions se manifestent ordinairement sur l'animal moribond ; ce n'est pas que la force des muscles qui se contractent soit augmentée, mais c'est que celle de leurs antagonistes se trouve diminuée, comme dans la paralysie. C'est à cela que plusieurs auteurs rapportent ces sentences d'Hippocrate : les convulsions à la suite d'une hémorrhagie sont mortelles (aphor. 5, n. 2) ; les convulsions causées par l'ellébore sont mortelles (*ibid.*, n. 1). Les noms de ces auteurs échappent en partie à ma mémoire, mais vous ne serez peut-être pas très-éloigné de la vérité, si vous rapportez, du moins quelquefois, les convulsions qu'Hippocrate appelle bientôt après (1) funestes, et qui surviennent à la suite d'une hémorrhagie excessive ou d'une purgation immodérée, à une pénurie de sang et d'esprits, telle que ces fluides ne pouvant se rendre également dans tous les muscles, ceux de ces derniers qui en reçoivent moins, cèdent, tandis que ceux qui en reçoivent plus, l'emportent : si cet état persiste, il donne lieu à des convulsions toniques ; mais si ces changements successifs s'opèrent d'une manière, et bientôt après d'une autre, comme il est facile de le concevoir dans un si grand désordre, il se manifeste des soubresauts et des convulsions cloniques. En effet, il n'y a réellement pas convulsion là où les muscles se contractent par la paralysie de leurs antagonistes, et où, une fois contractés, on peut avec les mains les étendre facilement et sans douleur. Si donc vous voulez qu'il ait existé sur cet homme une apparence de mouvements convulsifs plutôt que des convulsions véritables, je ne m'y opposerai pas avec opiniâtreté, à cause de sa faiblesse.

21. Mais il est connu, et c'est une chose vulgaire, que de véritables convulsions et des convulsions proprement dites, sont excitées, sans aucune paralysie, comme par la piqûre des nerfs et par des irritations produites soit sur des hommes blessés, soit surtout sur des animaux soumis à des expériences. Cela est confirmé par la douleur qui se joint aux convulsions toniques, principalement lorsqu'on s'efforce d'étendre avec la main les muscles contractés, comme je le disais tout à l'heure, et de ramener le

---

(1) Prælect. in Instit., § 401.
(2) Sect. 5, aph. 3 et 4.

membre dans le sens opposé : il y en a aussi une preuve dans le traitement, qui assurément serait nuisible dans la paralysie. Je me souviens d'avoir entendu dire à Albertini, qu'un chimiste, homme cruel, s'occupait à préparer un poison très-subtil qui devait tuer par son exhalaison, s'il avait pu réussir selon son espérance, et qu'il employait à cette préparation plus de travail et d'art que les autres n'en mettaient pour préparer des remèdes. Après avoir donc placé dans un vase de terre beaucoup d'ingrédients de différentes espèces, qu'il vaut mieux ne pas nommer (car je désirerais beaucoup qu'un grand nombre d'objets de cette nature que quelques médecins ont imprudemment désignés dans leurs écrits, pussent en être effacés), et après avoir composé, avec beaucoup de temps et par mille artifices, le plus horrible de tous les poisons, ce scélérat fut justement puni de son crime; car le vase qu'il transportait tomba et se brisa : devenu presque insensé par la douleur d'avoir perdu ses frais, son temps et son travail, il osa enlever aussitôt avec une éponge tout ce qu'il put recueillir de cette liqueur répandue, et l'exprimer dans un autre vase. Mais voilà qu'il est pris de convulsions si violentes que, porté aussitôt dans son lit, il s'agite au point de se jeter bientôt après par terre, où Albertini, qui fut promptement appelé, le trouva faisant des contorsions comme un serpent, et poussant des hurlements horribles, les yeux lui sortant des orbites, et la langue hors de la bouche. Après avoir mis en usage dans un cas aussi grave un grand nombre de remèdes, rien ne fut aussi utile que de plonger l'homme tout entier dans de l'huile tiède; car par ce moyen les convulsions cessèrent. D'un autre côté Ant. Vallisnieri racontait qu'un Patricien qui éprouvait depuis un an des affections convulsives, n'ayant retiré aucun avantage des autres remèdes, il obtint sa guérison en ne lui ordonnant autre chose que de prendre, au lieu de son souper, deux onces d'huile fraîche d'amandes douces. Mais qu'il suffise d'avoir cité, puisque l'occasion s'en est offerte, deux exemples que j'ai appris de deux hommes très-célèbres, l'un relatif à la maladie dans un état aigu, et l'autre dans un état chronique. En voilà assez sur les convulsions; je vais parler de la paralysie dans la Lettre suivante. Adieu.

XIᵉ LETTRE ANATOMICO-MÉDICALE.

DE LA PARALYSIE.

1. Les convulsions, dont il a été question dans la Lettre précédente, sont à l'épilepsie ce que la paralysie, dont je vais parler immédiatement, est à l'apoplexie. Car quoiqu'il y ait dans le *Sepulchretum* une section (la suivante) sur *la Stupeur*, *l'Engourdissement*, *les Tremblements*, *le Frissonnement*, *le Frisson*, *l'Anxiété*, vous comprenez bien que certaines de ces affections appartiennent à la paralysie, d'autres aux convulsions, et quelques-unes à d'autres maladies ; c'est ce que prouvent les observations rassemblées dans cette section ; car cette grande quantité d'histoires, à l'exception des principales, ont été extraites de différentes autres sections, comme vous le verrez. De plus, la section quinzième, qui est intitulée, *de la Paralysie*, en contient un assez grand nombre, qui ont également été répétées dans différents autres endroits. Quant à moi, je conserverai mon habitude, et je ne rapporterai ici comme observations de paralysie, aucune de celles que j'ai décrites dans les Lettres sur l'apoplexie, ou que je décrirai dans d'autres Lettres que vous recevrez, sur les coups et sur les blessures. Ainsi, je n'en rapporterai que trois d'après les notes de Valsalva, et quatre d'après les miennes.

2. Un vieillard sexagénaire, tourmenté par un cours de ventre avec des tranchées, et de plus par des veilles continuelles, fit des onctions sur son ventre avec de l'huile de coing. Cependant le cours de ventre persista jusqu'à la mort. Mais néanmoins, la nuit suivante, il est pris tout-à-coup d'une hémiplégie, sans aucun autre symptôme précurseur d'une affection de la tête, de sorte que toute la partie droite de son corps est immobile. Cependant le premier jour, après une saignée, et après une irritation produite sur la plante des pieds, il put remuer un peu la main et le pied, mais le lendemain il ne put exercer des mouvements d'aucune manière. Quant au reste, son œil droit était à moitié fermé, ses joues étaient rouges ; à peine parlait-il, et il balbutiait en parlant ; cependant il répondait par signes à ceux qui l'interrogeaient, de sorte qu'on aurait dit que les sens internes étaient en bon état. La respiration était facile dès le principe, mais elle devint difficile un ou deux jours avant la mort, qui s'opéra au commencement du quatrième jour.

Examen du cadavre. Pendant qu'on enlève le cerveau de l'intérieur du crâne, et surtout pendant qu'on sépare l'infundibulum de la glande pituitaire, il s'écoule une sérosité limpide et du sang liquide. On remarqua à gauche, sur les côtés des vaisseaux sanguins des méninges, un peu de matière qui ressemblait à de *la gélatine*. Du côté gauche également, sous la pie-mère, la substance même du cerveau présentait une légère érosion en deux endroits. Cette lésion fut plus manifeste dans le ventricule du même côté, car le corps strié était entièrement séparé du reste du cerveau par une érosion, qui peut-être était le résultat de la sérosité qui se trouvait en stagnation dans les ventricules.

3. Quelle que fût enfin la cause de cette séparation du corps strié, j'ai démontré assez longuement dans la troisième Lettre (1) combien il est fréquent que l'hémiplégie soit produite par la lésion de l'un ou de l'autre de ces corps, ou de leur voisinage. A cela ajoutez ce que le *Sepulchretum* (2) apprend, savoir, que Willis aussi, en examinant quelquefois les cadavres de ceux qui étaient morts à la suite d'une longue paralysie et d'un très-grand relâchement des nerfs, trouva toujours ces corps moins fermes relativement aux autres parties du cerveau, décolorés comme du marc d'huile, et ayant leurs stries considérablement effacées.

4. Un autre vieillard du même âge

----

(1) N. 18.
(2) Sect. hac 15, obs. 1.

tombe tout-à-coup, et perd en même temps la faculté du sentiment et du mouvement dans la partie droite du corps. Quand on l'interroge, il répond à peine en balbutiant. Pendant tout le temps qu'il survécut à cette attaque, il urina peu, et n'eut jamais des évacuations alvines que par le moyen de lavements. Enfin, au commencement du vingt-unième jour, la respiration devenant de plus en plus difficile, il meurt.

Examen du cadavre. A l'ouverture de la poitrine, on trouve les poumons, et surtout celui du côté droit, attaqués d'inflammation à la partie postérieure. Chaque ventricule du cœur contenait une concrétion polypeuse médiocre, qui s'étendait jusqu'aux vaisseaux voisins. La dure-mère blessée, en ouvrant le crâne, laissa échapper de l'eau limpide ; on en trouva de la même qualité dans le ventricule droit du cerveau ; mais celui du côté gauche contenait une sérosité d'une couleur érugineuse, qui avait formé une cavité ulcéreuse à sa base.

5. Le corps strié, comme vous savez, forme une partie assez considérable de la base du ventricule latéral. La lésion de ce corps ou de son voisinage, qui était moins considérable ou moins aiguë sur ce sujet que sur le premier, put laisser l'homme traîner son existence plus long-temps. Du reste, est-ce l'eau érugineuse elle-même qui produisit l'ulcère, ou bien l'eau fut-elle le résultat de l'ulcère ? Comme elle était limpide dans le ventricule droit, il paraît que dans le gauche elle fut teinte par l'ulcère de cette couleur, que Willis aurait peut-être regardée comme favorable à son opinion, parce qu'il croyait que la cause de cette espèce de paralysie était toujours une matière étrangère et comme vitriolique : ceci se trouve rapporté aussi dans le *Sepulchretum* (1). Je dirai plus bas (2) ce que je pense de cet ulcère.

6. Un vieillard âgé de soixante-dix ans, qui avait été gros mangeur, attaqué long-temps auparavant d'apoplexie, et après cela de paralysie dans toute la partie droite du corps, était très-souvent agité de mouvements convulsifs dans l'autre partie ; il ne jouissait pas de sa raison ; il rendait de temps en temps des calculs en urinant.

Examen du cadavre. A l'ouverture

du ventre, on trouva l'épiploon tellement rétracté, qu'il couvrait toute la partie antérieure de l'estomac. Mais le lobe gauche du foie qui est placé ordinairement sur une portion de l'estomac touchait à peine ce viscère, parce qu'il était entraîné par le diaphragme auquel il était fortement attaché. L'estomac, quoique ridé, était pourtant, après qu'on l'eut étendu, plus ample qu'il ne l'est le plus souvent. La rate avait évidemment le double de son volume naturel, et était d'une couleur fort obscure. On trouva dans le rein gauche quatre calculs, dont l'un était de la grosseur d'une châtaigne, et les autres plus petits.

La poitrine ne fut pas ouverte. — Pendant qu'on enleva le cerveau de l'intérieur du crâne, il s'écoula de la sérosité, qui se trouvait entre la dure-mère et la pie-mère. Le plexus choroïde du ventricule gauche présentait un corps de la grosseur d'une fève de haricot, composé de différentes hydatides ; au-dessous de ce même ventricule était un sinus dont les parois étaient formées par une substance jaune et mollasse, qui paraissait putréfiée.

7. Ce troisième vieillard, qui était plus âgé que les autres, et plus gros mangeur (ce que confirmait l'ampleur même de l'estomac), avait été pris, non-seulement d'hémiplégie, comme eux, mais encore de maladies des reins et d'apoplexie, qu'Hippocrate (1) du reste met au nombre des affections des vieillards ; à cela se joignirent la démence, et enfin des mouvements convulsifs dans la partie droite du corps, qui avaient pour cause, je crois, une sérosité salée, laquelle se trouvant entre les méninges, et les irritant des deux côtés, aurait aussi produit des convulsions dans la partie droite, si celle-ci n'avait été paralysée auparavant. Mais vous voyez également ici la cause de la paralysie sous le ventricule latéral, c'est-à-dire sous le corps strié, ou dans son voisinage. Ce qui fait que je parle aussi de son voisinage, ce sont les autres observations que j'ai rapportées, et celle de Christ. Vater (2), qui trouva, après la paralysie de l'un des bras, un osselet ou une concrétion plâtreuse très-dure, dans l'hémisphère opposé aux nerfs.

---

(1) Schol. ad hujus sect. obs. 2.
(2) N° 8.

(1) Sect. 3, aph. 31.
(2) Eph. N. C. déc. 3, A. 9 et 10, obs. 105.

8. Je ne doute pas que la lésion du cerveau, que j'ai décrite en dernier lieu sur ce vieillard, ne fût la cause de l'hémiplégie chronique et de l'ancienne apoplexie, en me rappelant ce que je vous ai écrit ailleurs (1), d'après l'observation et d'après l'opinion de Brunner. Car je pense que ce que Valsalva appela un sinus, dont les parois étaient formées par une substance putréfiée du cerveau, était autrefois une petite caverne qui s'était formée tout-à-coup, de la manière que j'ai indiquée dans une autre Lettre (2), et qui se resserra ensuite en forme de sinus par les secours de l'art, et surtout par ceux de la nature. Telle était aussi, à mon avis, cette petite caverne, remplie d'un mucus à demi desséché, qui existait avec une autre beaucoup plus grande et remplie de sang, sur une femme apoplectique dont j'ai fait la description (3). Je ne m'éloignerais peut-être pas non plus beaucoup de la vérité, si je disais que c'étaient des cavernes à peu près semblables à celles que j'ai citées, en traitant (4) de l'épilepsie, sur un homme et sur une femme, et dont celle de la dernière était plus petite et remplie d'une sérosité noirâtre en partie, et contenait des espèces de fils, tandis que celle du premier était plus grande et renfermait, avec de la sérosité, une portion de sang entre des parois inégales ; cependant j'ai mieux aimé leur donner à cet endroit le nom d'apostème, ou d'abcès, parce qu'elles pouvaient paraître avoir été produites insensiblement, l'une par un coup, et l'autre par la maladie vénérienne ; ce qui fit peut-être, pour ne rien dire de leur siége, qu'il ne se joignit aux autres incommodités, ni apoplexie, ni paralysie ; nous voyons d'ailleurs que ces deux dernières affections ne se joignirent pas non plus aux vertiges sur un veau, dans la substance cérébrale duquel Brunner (5) trouva trois hydatides de la grosseur d'un œuf de pigeon, et remplies d'une humeur limpide. Néanmoins, de ce que quelques cavernes se forment insensiblement, et sont produites plutôt par de la sérosité que par du sang, il ne s'ensuit pas qu'elles ne puissent pas être le résultat de l'éro-

sion ou de la rupture des tuniques des vaisseaux du cerveau. Au contraire, la chose est possible, pourvu que l'érosion ou la rupture soit assez peu considérable pour qu'il existe plutôt une transsudation lente qu'un écoulement précipité d'une portion de sang, et que ce soit plutôt la partie séreuse que la partie épaisse, qui transsude ainsi ; effet qui est favorisé par la nature aqueuse du sang lui-même sur certains sujets, par sa petite quantité et par la lenteur de son mouvement. Si ces cavernes viennent à se rompre, elles peuvent paraître sur les cadavres n'avoir été autre chose que des ulcères, peu différentes en cela de celles qui sont remplies de sang (1) ; c'est, je crois, ce qui arriva sur le second vieillard dont j'ai parlé plus haut (2), et ce qui fit que l'eau était teinte d'une couleur érugineuse. Car, sur le premier, le sang liquide (3) qui s'était échappé avec une sérosité limpide indique que la caverne qui séparait le corps strié du reste du cerveau se rapprochait davantage de celles qui se forment moins lentement et qui ont été décrites dans la troisième Lettre (4).

9. Lorsque vous aurez bien réfléchi à tout cela, je désire que vous lisiez dans le *Sepulchretum* (5) une observation de Wepfer, dans laquelle, en décrivant la dissection d'une jeune fille hémiplégique, il parle de deux cavernes situées dans le ventricule droit du cerveau, dont la première qui était de la grosseur d'un œuf de poule n'était pas encore ouverte, et dont la seconde qu'il avait rompue sans le vouloir en ouvrant le ventricule, n'était pas beaucoup plus petite que l'autre, dit cet auteur dans les scholies qui suivent, à en juger par la quantité d'eau trouble (telle était aussi celle qu'il trouva dans la première) qui s'épancha ; mais il ajoute qu'au fond et sur les côtés du ventricule, les corps striés et une portion du corps calleux lui parurent ulcérés, inégaux et comme déchirés. Cependant si vous examinez tout cela avec plus d'attention, vous serez porté à penser que cette surface, qui lui parut inégale et comme rongée et ulcérée, se trouvait non pas au dehors de la

<hr>

(1) Epist. 2, n. 16.
(2) Epist. 3, n. 3, 8, 9.
(3) Ibid., n. 6.
(4) Epist. 9, n. 20 et 23.
(5) Sepulchr., l. 1, sect. 16, in addit. schol. ad obs. 12.

(1) Epist. 3, n. 3.
(2) N. 4.
(3) N. 2.
(4) N. 3, 8, 9.
(5) Sect. hac 15, obs. 4.

caverne rompue, mais dans son intérieur même. Car si cette caverne eût été, comme celle qui était entière, tapissée d'une membrane particulière, de l'épaisseur d'une plume de pigeon, ou au moins, si, comme elle, elle eût été enfermée dans un follicule, ce qu'il paraît indiquer, quand il les appelle toutes deux des follicules, certainement il aurait décrit la membrane et le siége de l'une comme de l'autre, et il n'aurait pas été obligé de supposer la grandeur de la seconde seulement d'après la quantité d'eau. Ainsi je croirais que celle-ci n'était véritablement pas enfermée dans un follicule, mais que ses parois étaient formées par cette même substance qui parut, après la rupture de la caverne, rongée et ulcérée.

10. Du reste, cette observation de Wepfer confirme, de même que les dissections des trois vieillards en question, la doctrine de Valsalva énoncée ailleurs (1). En effet, l'hémiplégie avait existé dans la partie gauche du corps, tandis que la lésion, comme nous le voyons, se trouvait dans le ventricule droit : je ne m'étais jamais arrêté à cette remarque, avant d'avoir lu avec plus de soin cette section du *Sepulchretum*, de même que je ne m'étais pas aperçu que dans une autre observation (2) qui se trouve dans le même ouvrage, et qui appartient à J. Bauhin, la paralysie avait également été du côté gauche, tandis qu'il y avait un abcès dans la partie droite du cerveau. Mais il n'est pas aussi étonnant que cela m'ait échappé, qu'il est surprenant que Wepfer, qui avait vu (3) ce cas une fois ou deux, y attachât aussi peu d'importance. Je ne nie pas, dit-il (4), que ces tumeurs du ventricule droit n'aient contribué à l'hémiplégie du côté gauche, car j'ai observé moi-même avec plusieurs autres qu'un seul côté étant affecté, le côté opposé était attaqué de paralysie ; mais je pense qu'il existait en même temps une autre cause de l'hémiplégie, qui peut-être était la principale, la sérosité ; c'est-à-dire qu'il croyait que c'était par cette sérosité que les petits pores du cerveau avaient été ensuite obstrués. S'il n'avait pas dit qu'il avait observé ce cas avec plusieurs autres, on pourrait soupçonner qu'il avait

remarqué dans un grand nombre de dissections ce que Valsalva remarqua dans la suite, c'est-à-dire, que ce phénomène dépendait d'une cause interne : mais je vois maintenant que Wepfer observa cet accident, comme plusieurs l'avaient observé auparavant, à la suite de coups et de blessures. Au reste, non-seulement il accorda peu d'importance à ces tumeurs qui comprimèrent si long-temps la partie droite du cerveau dans un lieu semblable, et qui, par conséquent, diminuèrent aussi pendant long-temps l'afflux des esprits dans la partie gauche de la moelle épinière ; mais encore il pensa qu'il ne fallait pas en accorder davantage à cette partie de la moelle, qui peut-être pour cette raison paraissait plus petite que la droite. Et, dit-il, la moelle épinière, plus petite à gauche qu'à droite, ne contribue pas beaucoup à la démonstration de ce phénomène ; car s'il y avait eu quelque chose contre nature, le pied comme le bras aurait resté incapable de mouvement : comme si cette circonstance ne se rencontrait pas le plus souvent sur les hémiplégiques, et comme s'il n'avait pas lui-même indiqué un peu plus haut la cause de cette différence dans une paralysie très-opiniâtre contre les remèdes, qui avait attaqué les nerfs axillaires, lesquels sont plus petits et plus tendres que les nerfs qui descendent de l'os sacrum jusqu'aux cuisses et aux pieds. Car pour ce qu'il dit de l'utilité du traitement qui avait pour but de dissiper, d'absorber et d'évacuer la sérosité, il fut avantageux en écartant et en détournant l'eau, dont les tumeurs étaient, je crois, plus distendues auparavant, et il fut aidé en cela d'abord par la nature qui rendait l'évacuation des urines très-fréquente et très-copieuse, et ensuite par d'autres maladies, comme par une ascite, par une œdématie qui s'étendait au loin, et par une quantité d'eau jaune qui regorgeait entre les méninges, et à laquelle on peut rapporter ce qui semblait indiquer d'ailleurs que les tumeurs augmentaient. — Cependant je désire que vous receviez tout cela de manière à comprendre que je l'ai dit, non pas pour me mettre en opposition avec Wepfer, dont vous savez combien j'honore la mémoire et combien j'estime le mérite distingué, mais pour ne vous rien cacher de mes conjectures, quelles qu'elles soient, sur cet objet ; du reste, vous ne leur accorderez que ce que vous voudrez. Mais ar-

----

(1) Epist. 3, n. 16, 17.
(2) 18.
(3) Vid. Epist., cit. 3, n. 17.
(3) In schol. ad cit. obs.

rivons à mes histoires après l'exposition de celles de Valsalva.

11. Un laboureur qui paraissait âgé d'environ quarante ans était couché à l'hôpital de Sainte-Marie de la Mort de Bologne. Il avait d'abord été pris d'une douleur vague dans la poitrine, avec un sentiment de piqûre, et ensuite d'une paralysie de la langue et des membres du côté droit, de sorte cependant qu'il pouvait exercer de légers mouvements. Il paraissait alors reconnaître les personnes de sa connaissance, et jouir de son intelligence, qu'il perdit bientôt après. Le pouls était fort et fréquent, mais égal ; la respiration ne fut mauvaise que dans les derniers temps.

Examen du cadavre. Après la mort, je trouvai dans le ventre la rate plus grosse que celles que j'avais vues jusqu'alors ; du reste elle était saine au jugement des sens ; mais le bord inférieur du foie était livide. — L'un et l'autre côtés de la poitrine contenaient une médiocre quantité d'eau sanguinolente : les poumons étaient adhérents à la plèvre par leur face postérieure ; du reste, ils n'étaient pas durs, quoiqu'ils fussent rouges à cet endroit intérieurement. Le péricarde contenait de l'eau épaisse, mais en petite quantité, et semblable à celle dans laquelle on a récemment lavé de la chair : le cœur était flasque ainsi que les autres muscles, et l'oreillette et le ventricule droits contenaient une grande concrétion polypeuse, semblable à du mucus jaunâtre. Une autre concrétion plus ferme que celle-là occupait la veine pulmonaire ; elle montait d'une espèce de base dépendante d'une excroissance, à laquelle elle était attachée, qui avait une couleur cendrée, et qui s'était développée sur les valvules mitrales. — Pendant qu'on retirait le cerveau du crâne, il s'écoula de l'eau qui était entre la dure-mère et la pie-mère, et même entre celle-ci et le cerveau, duquel par conséquent elle n'était séparée d'aucune manière. Les petits troncs des vaisseaux qui se distribuent à la partie supérieure de la même méninge étaient distendus par du sang. La substance du cerveau était molle. Après avoir ouvert les ventricules latéraux, et mis à nu les nates et les testes avec la glande pinéale, je trouvai celle-ci composée presque en entier d'une matière jaune, un peu dure, mais friable, et la couleur de ces quatre protubérances tirant sur le jaune. Les ventricules droit et gauche contenaient

un peu d'eau, semblable à celle qui a été décrite dans le péricarde, avec la différence qu'elle n'était pas épaisse. La surface de l'un et l'autre ventricules était moins unie qu'à l'ordinaire ; mais il y avait de plus dans celui du côté gauche une lésion qui frappait particulièrement les regards : car, outre que la portion médullaire située entre la couche du nerf optique et le corps strié était jaune et comme liquéfiée, ce même corps strié, comparé avec celui du côté droit, était beaucoup plus petit, comme à la suite d'une maladie, et de son milieu s'élevait un tubercule de la grosseur et de la forme d'une très-grosse fève d'une couleur rouge, telle que celle que l'on voit sur la peau récemment meurtrie. Ce tubercule ouvert ne présenta rien de particulier, si ce n'est la même couleur rouge, tandis que tout le reste du corps strié était jaune, et d'une telle mollesse qu'il se liquéfiait pour ainsi dire.

12. J'examinerai dans un autre moment les autres parties de cette histoire. Maintenant vous voyez qu'elle a été principalement décrite ici, pour confirmer, comme les observations qui ont été rapportées ou citées plus haut, la doctrine de Willis et celle de Valsalva ; celle du dernier, en ce que la lésion du cerveau était du côté opposé à celui de la partie du corps qui était paralysée, et celle du premier (1), en ce que, dans une paralysie même qui n'était ni chronique ni grave, la lésion existait non-seulement dans le voisinage du corps strié, mais encore dans ce corps lui-même, de telle sorte qu'il était décoloré et moins ferme. Vous pourrez ajouter ceci à ce que j'ai décrit dans la troisième Lettre (2), sur les lésions du corps strié, ou de son voisinage, qui sont la plupart du temps plus graves que celles de toutes les autres parties du cerveau ; et s'il est permis de comparer entres elle des lésions qui ne sont pas de la même espèce, vous pourrez craindre encore davantage qu'il ne faille s'en prendre au hasard, de ce que dans presque toutes les observations de cette troisième Lettre la lésion se trouvait à droite, tandis que dans toutes les histoires que j'ai décrites ici, savoir, trois d'après les notes de Valsalva, et une d'après les miennes, elle était à gauche. Il existe une observation de La

---

(1) Vid. supra, n. 3.
(2) N. 18.

Peyronie (1), qui a beaucoup de rapport
avec la mienne (si ce n'est que la lésion
était à droite), en ce que cet auteur
trouva presqu'au milieu du corps strié
un tubercule dur, de l'épaisseur d'une
fève très-déprimée, sur un jeune homme
qui avait commencé à être attaqué de
paralysie dans le côté opposé. — Maintenant que vous avez lu tant d'exemples
rapportés ou cités dans cette Lettre et
dans d'autres, sur les accidents graves
qui sont la suite de la lésion des corps
striés, vous approuverez plus volontiers
ce que Langhans (2) écrivit, en considérant des observations semblables aux
miennes, savoir, que ces corps striés
sont les parties les plus nobles du cerveau, et qu'il n'est pas étonnant, puisqu'ils forment la plus grande portion des
cuisses de ce viscère, et qu'ils donnent
par conséquent naissance au tronc de la
moelle, que leur lésion produise, comme
il a été démontré, dans le cerveau et
dans le reste du corps, de grandes maladies qui sont le plus souvent funestes.

13. Un vieillard, qui à la suite d'une
apoplexie était devenu hémiplégique de
toute la partie droite du corps (à l'exception de la tête qui était en bon état), de
sorte qu'il avait entièrement perdu la
faculté du sentiment et du mouvement,
fut transporté à l'hôpital des Incurables
de Bologne. Il y fut pris de fièvre et de
difficulté de respirer, sans cependant
éprouver aucun sentiment de poids ni
de douleur à la poitrine; le pouls s'étant
affaibli les derniers jours, et la gangrène
s'étant emparée de la verge, il mourut
l'an 1704.

Examen du cadavre. Le ventre ne
présenta rien de remarquable, si ce n'est
la distension des intestins par de l'air.
Le côté gauche de la poitrine contenait
de l'eau, mais en petite quantité; le lobe
supérieur du poumon droit était d'un
noir rougeâtre, dur, et d'un tissu compacte; il n'y avait point d'eau dans le
péricarde; mais le cœur présentait une
mollesse que je n'avais jamais observée;
car il était tellement affaissé, qu'il avait
à peine l'épaisseur d'un doigt. Les autres
muscles étaient aussi très-mous. — Il
sortit du crâne, pendant qu'on le coupait, une assez grande quantité d'eau;

elle se montra aussi bientôt après à la
base du cerveau et dans le canal vertébral. Il y en avait également quelque
portion dans les ventricules latéraux;
mais elle avait été, je pense, en plus
grande quantité sous la pie-mère; du
moins cette membrane était presque
blanche, à l'endroit où elle répondait
aux sillons interposés entre les anfractuosités du cerveau. Il n'y avait plus
rien de remarquable dans ce viscère, ni
dans le cervelet, si ce n'est que le plexus
choroïde, du moins à gauche, contenait
des vésicules remplies d'eau.

14. Ne croyez pas que je place facilement la cause de l'hémiplégie de ce vieillard qui périt d'une inflammation du
poumon, dans ces vésicules qui se trouvaient du côté opposé à la partie paralysée; car j'ai rencontré très-souvent
cette disposition, même sans paralysie:
je la place bien moins encore dans l'eau
que renfermait l'intérieur du crâne; car
cette eau ne comprimait pas plus la partie gauche que la partie droite du cerveau. Je suis étonné que cette dernière
remarque n'ait pas été faite par certains
auteurs, et entre autres par Willis,
comme vous le voyez dans cette quinzième section du *Sepulchretum* (1) (à
moins que quelque chose n'y ait été omis
par la négligence de l'imprimeur de
Lyon, et surtout de celui de Genève);
car il n'aurait pas fait dépendre d'un mélange de sérosité et de sang qui remplissait la cavité antérieure du cerveau, la
compression de l'un des corps striés plutôt
que de l'autre, ni la paralysie d'un côté
plutôt que du côté opposé. Qu'était-ce
donc que cette cause? Je la chercherai
bientôt (2), quand j'aurai rapporté une
autre observation; car je ne crois pas
cela aussi difficile, que si vous me demandiez comment il put se faire qu'un
vieillard d'une très-haute noblesse (3),
qui fut pris en même temps d'hémiplégie
et d'ictère, présentât du côté de la paralysie (le droit) une jaunisse qui se bor-
nait si exactement à cette partie, que le
côté droit du nez était attaqué d'ictère,
tandis que le côté gauche gardait sa couleur naturelle, attendu que la sérosité
jaune du sang ne parcourait pas moins le
côté gauche que le côté droit; à moins
que vous ne pensiez qu'en s'avançant

---

(1) Mém. de l'Acad. royale des Scienc.,
ann. 1741, quatrième obs.

(2) Diss. de consensu, part. corp.
hum., § 88.

(1) Obs. 9, cum. schol.
(2) N. 17.
(3) Eph. N. C., cent. 3, obs. 64.

plus lentement à travers les fibres de ce dernier côté devenues lâches, elle put les colorer plus facilement.

15. Une vieille femme, hémiplégique depuis trois ans, à la suite d'une apoplexie, de telle sorte cependant qu'elle conservait la faculté du sentiment, et attaquée en outre d'une gangrène aux fesses, soit à raison de son décubitus, soit pour une autre cause, avait été reçue huit jours auparavant au même hôpital que le vieillard dont je viens de parler. Elle y fut prise en peu de jours d'une vive douleur, qui attaqua l'épaule paralysée, et bientôt après la langue elle-même : l'examen de ces parties ne fit découvrir aucune lésion sensible. A la douleur succéda l'aphonie, et à celle-ci la mort, qui s'opéra néanmoins d'une manière insensible, et sans aucune augmentation de la paralysie.

Examen du cadavre. La tête et le cou de cette femme furent les seules parties disséquées. Au cou, je trouvai une lésion de la glande thyroïde que j'ai décrite ailleurs (1), et qu'il ne convient pas de décrire de nouveau ici ; en outre, il y avait dans le petit tronc d'une artère voisine, entre les tuniques, une concrétion d'une matière jaune, tenant le milieu entre la mollesse et la friabilité ; elle était petite, mais elle formait une saillie assez considérable en dedans, pour rétrécir la cavité du petit tronc ; enfin l'une des parotides présentait dans son intérieur de petits fragments d'une matière comme noire qui passa ensuite, en y séjournant long-temps, à la dureté osseuse. Mais avant que je ne touchasse le cou et la tête, on m'assura qu'en séparant cette dernière de la poitrine, il s'était écoulé de la partie supérieure et de la partie inférieure du canal vertébral une si grande quantité d'eau, qu'on pensait qu'elle aurait pu remplir un vase qu'on appelle bocal : c'est pourquoi il n'en resta qu'une petite quantité aux environs du cerveau et dans ses ventricules. A l'exception de cette eau, nous ne trouvâmes rien qui fût digne de remarque.

16. Il n'est pas difficile d'expliquer par la gangrène, comment de très-petites parties d'une mauvaise qualité portées dans les conduits du sang, avaient attaqué les nerfs de la langue et quelques autres, parmi ceux principalement qui, à cause du repos que l'épaule gardait depuis trois ans, opposaient peut-être

moins de résistance, ni comment ces parcelles avaient donné lieu aux douleurs. Mais on ne comprend pas par là comment une si grande quantité d'eau s'accumula dans le crâne et dans le canal vertébral, et comment, après s'y être accumulée, elle produisit l'aphonie et la mort, sans donner lieu en même temps aux autres symptômes d'une véritable apoplexie. Est-ce parce qu'elle parvint (1) insensiblement à une si grande quantité? On peut croire que, dès le commencement de l'hémiplégie, il y avait beaucoup d'eau dans ce conduit, ou, comme on l'appelle, dans le canal sacré. En effet, on le trouve souvent dans cet état sur les paralytiques, comme l'a démontré le premier Coïter, dont vous avez les observations (2) dans le *Sepulchretum*, et après lui, Wepfer, qui, pour faire cette recherche avec facilité, avait coutume, après avoir retiré toutes les parties de l'intérieur du crâne, de placer celui-ci plus bas, afin que par cette position déclive le liquide pût sortir du canal sacré par la partie supérieure : cette précaution a été négligée par la plupart des autres anatomistes dans les dissections de certains cadavres ; mais moi, j'ai eu le soin de faire souvent mes recherches de la même manière ou d'une autre, comme vous avez pu vous en convaincre par la Lettre précédente (3). Au reste, voyez non-seulement dans cette section (4), mais encore (5) dans la seconde, les observations de Wepfer, surtout celles dans lesquelles il vit beaucoup, ou une très-grande quantité d'eau sortir par cette ouverture. Car il faut faire moins de cas de l'histoire dans laquelle il dit qu'il s'en écoula environ une once, si l'on doit admettre (ce que cet auteur et Coïter paraissent avoir ignoré) que dans l'état naturel il y a un peu d'humeur dans le canal sacré (j'aurai l'occasion de dire ailleurs ce que j'ai observé à cet égard ; en effet, il n'est pas difficile que par le transport d'un cadavre, ou par les mouvements multipliés dont on l'agite le plus souvent, une portion de l'humeur naturelle passe de la partie la plus basse du canal à la partie la plus élevée. Mais, lorsqu'elle se trouve en quantité beaucoup plus grande, ou

<hr>

(1) Epist. anat. 9, n. 38.

(1) Vid. Epist. 4, n. 29.
(2) Sect. hac 15, obs. 6 et 7.
(3) N. 13.
(4) Obs. 3.
(5) Obs. 40 et 47.

qu'elle est d'une qualité différente de ce qu'elle devrait être, on peut concevoir comment elle est nuisible par ses propriétés contre nature, ou comment, en comprimant davantage ou en relâchant par cette quantité beaucoup trop considérable, non plus les nerfs les plus inférieurs de la queue de cheval, mais le tronc même de la moelle épinière qu'elle entoure, et qui est devenu beaucoup plus mou, comment, dis-je, elle produit la paralysie des membres. Mais comment se fait-il que lorsqu'elle l'entoure de tous côtés, elle le comprime ou le relâche plus du côté droit que du côté gauche, ou réciproquement, de manière à paralyser la partie droite sans paralyser la gauche, *et vice versa?* C'est ce que je ne puis concevoir. Ainsi, la même difficulté qui m'arrêtait (1) relativement à l'eau du crâne, me retient aussi pour celle du canal sacré : cependant je vais ajouter quelque chose à ce que j'ai dit.

17. Il paraît que cette différence doit être attribuée à une disposition antérieure, soit naturelle, soit morbide, de l'une des parties du cerveau ou de la moelle épinière; par exemple, cette partie peut avoir la structure intérieure moins ferme que l'autre, ou bien il est possible que, comme dans l'apoplexie que j'ai dit ailleurs (2) être produite par les convulsions des méninges, l'un des hémisphères du cerveau ait été plus comprimé que l'autre par des convulsions plus violentes de la méninge qui lui correspond. Or, si à ce genre de faiblesse de l'un des côtés, soit naturelle, soit morbide, qui ne pourrait qu'avec peine être nuisible par elle-même, se joint la force de l'eau qui entoure la partie de toutes parts, vous comprendrez que le côté le plus faible du cerveau, ou de la moelle épinière, ne peut pas résister à cette force autant que le côté le plus fort.

18. Quant à ce que je disais de la lésion du cerveau et de son appendice, c'est-à-dire la moelle épinière, à la suite de convulsions de leurs méninges, je l'ai dit ailleurs (3) pour les nerfs qui naissent de l'une et de l'autre de ces parties, et maintenant je le répète d'autant plus volontiers que l'on conçoit plus facilement que la pie-mère, aussi bien que la dure-mère, puissent être contractées de toutes parts autour des nerfs qu'elles enveloppent, que dans l'un des côtés du cerveau ou de la moelle épinière. Ainsi, dans le cas de ce jeune homme (1), qui, à la suite d'une irritation intestinale causée par des vers, était pris d'une paralysie de la langue, qui devait se dissiper en quelques jours, mais qui revenait tous les mois avec des tranchées, moi j'expliquerais le phénomène par des convulsions qui s'étendaient sympathiquement jusqu'aux méninges qui enveloppent les nerfs de la langue, parce que ces convulsions, qui étaient légères, il est vrai, puisque la paralysie se dissipait facilement, revenaient néanmoins lorsque les douleurs convulsives des intestins recommençaient. Ainsi donc, si des nerfs quelconques, pourvu qu'ils ne soient pas des plus durs, sont resserrés par les convulsions de leurs méninges ou des fibres musculaires contiguës, ou si, sans avoir éprouvé une forte constriction, et après s'être suffisamment rétablis bientôt après, ils sont comprimés ou relâchés par de l'eau répandue autour d'eux, les parties auxquelles ces nerfs se distribuent seront paralysées : vous pourrez aussi comprendre par là pourquoi, dans certains cas, quoique la même eau entoure quelquefois tous les nerfs qui naissent du cerveau ou de la moelle épinière, ils ne sont pourtant pas tous relâchés.

19. C'est évidemment aux nerfs spinaux de l'un des côtés, qui étaient comprimés dans un certain temps, mais non pas très-fortement, par les convulsions de leurs méninges, qu'appartenait un cas peu commun qui fut observé pendant huit jours environ, à Bologne, l'an 1705, dans le même hôpital que j'ai cité deux fois. Une fille qui me parut âgée de quarante ans, après une douleur de tête de longue durée, avait été insensiblement paralysée d'un côté du corps, de sorte que cette partie avait enfin perdu le sentiment et le mouvement. Dans cet état, le côté sain était également pris d'une paralysie semblable chaque jour vers le soir; mais lorsque le matin arrivait, elle le laissait parfaitement libre. Ceci étant arrivé sept ou huit fois, toujours à la même heure, ou tout au plus à une heure de différence, plus tôt ou plus tard, une inflammation de poitrine se déclara subitement et emporta la malade, dont le ca-

---

(1) N. 14.
(2) Advers. 6, anim. 84, et Epist. anat. 13, n. 27.
(3) Ibid.

(1) Act. N. C., t. 2, obs. 160.

cadavre ne fut pas disséqué, malgré mon désir. Mais j'ai indiqué ailleurs d'autres exemples de paralysie par une cause analogue.

20. J'ai aussi cité des exemples d'une paralysie qui paraît survenir à la suite de convulsions des fibres musculaires qui entourent les nerfs. Mais je ne nierai pas que l'on ne puisse aussi quelquefois l'expliquer dans ce cas de la manière suivante, qui a été proposée par Boerhaave (1). Si la dureté d'un muscle en convulsions devient trop considérable, elle rompt le muscle et le laisse paralysé ; comme cela arrive souvent après des convulsions. Cependant, lorsque le sentiment se perd en même temps que le mouvement, il ne faut pas rapporter la paralysie autant à la rupture de la partie musculaire qu'à la constriction du nerf alors comprimé (pourvu qu'il ne soit pas des plus durs), constriction à laquelle seule on peut attribuer l'un et l'autre effet.— Quant à ce que le même auteur dit (2), que les paralysies des membres, qui ne sont accompagnées d'aucune lésion du cerveau, et qui, pour cette raison, cèdent aux remèdes externes, ont leur siége dans la toile celluleuse dont tous les vaisseaux des nerfs sont enveloppés, cette explication est également digne de sa gloire, si quelqu'un s'en sert d'une manière convenable, en y faisant quelques additions ; car sans cela elle paraît, comme les autres, embarrassée de difficultés. Voyez en effet, dans le *Sepulchretum* (3), ou plutôt dans l'ouvrage même (4) dont le passage y est rapporté avec trop de négligence, ce que Wepfer a remarqué sur les hydropiques qui jouissent du mouvement et du sentiment dans les viscères et dans les membres inférieurs ; il a vu les nerfs et les plexus nerveux dans l'abdomen, non-seulement abreuvés d'une sérosité copieuse, mais encore couverts d'une eau semblable à de la gélatine, et retenue par une membrane fine ; aux pieds, et depuis leur plante jusqu'aux hanches et jusqu'aux lombes mêmes, la peau, la graisse, les membranes, et même les muscles, étaient humectés comme une éponge extrêmement gonflée par de l'eau, de sorte

qu'il ne paraît pas douteux que ces toiles celluleuses, qui enveloppent les vaisseaux des nerfs, ne fussent elles-mêmes distendues par de l'eau dans ces cas, et qu'elles ne le soient sur d'autres hydropiques que nous voyons presque tous les jours sans aucune paralysie.

21. Mais, quoique ce que nous trouvons dans le livre *de locis in homine* (1) sur les affections des nerfs, soit vrai le plus souvent (si toutefois il y est question des nerfs dont il s'agit ici), savoir que la maladie qui est parvenue jusqu'à eux, s'arrête dans le même lieu, et qu'il est difficile de l'en chasser ; cependant cela est moins vrai lorsque la cause de l'affection a son siége dans les toiles celluleuses de ces nerfs, cas dans lesquels, comme je le disais tout-à-l'heure, Boerhaave a éprouvé qu'elle cédait aux remèdes externes. Bien plus, elle cède quelquefois, même plus vite qu'il ne conviendrait pour le malade, comme lorsque dans une paralysie récente des membres, on le met très-promptement, sans que le corps soit encore assez préparé, dans des bains d'eaux thermales, ou dans des boues : car la sérosité morbide abandonnant des parties peu importantes, se porte facilement dans d'autres qui sont plus nobles, comme le crâne, le canal sacré, le cerveau, la moelle épinière, pour y causer des désordres, surtout lorsqu'il existe une prédisposition à l'apoplexie ou à la paraplégie. C'est à cela que je rapporte en partie les observations de Willis (2), lorsqu'il remarque que l'usage des eaux thermales de Bath, qui avaient été fort utiles à d'autres paralytiques, avait rendu plus grave la paralysie des membres de certains sujets, qui en étaient affectés auparavant. C'est aussi à cela que se rapporte évidemment le passage suivant de Tite-live (3) : *Le consul Cn. Cornelius, en revenant du mont Albain, tomba ; et il partit, paralysé d'une partie de ses membres, pour les eaux de Cumes, où il mourut par les progrès de la maladie.* Quoique je ne me souvienne pas que ce passage ait été remarqué par ceux qui ont écrit sur les eaux thermales de Cumes et de Baies, villes voisines, et sur leurs usages, cependant, la même manière dont s'exprime Tite Live dans un autre passage qui

---

(1) Prælect. in Instit. ad § 401.
(2) Ibid., ad § 282.
(3) Sect. hac 15, append. ad obs. 5.
(4) Auct. hist. apopl. hist. 15, in schol., n. 2.

(1) N. 9.
(2) De anima brut., p. 2, c. 9.
(3) Hist., l. 41.

a été rappelé ailleurs (1), et expliqué à l'occasion d'Attale, qui, au milieu de son discours, perdit la parole, et tomba (il tomba..... paralysé d'une partie de ses membres), fait voir de quelle chute il est question dans le premier endroit.—Mais revenons aux histoires, et arrivons à la dernière.

22. Une femme qui avait eu une attaque d'apoplexie, en eut une seconde, qui la laissa dans un état de stupidité, et à demi paralysée. Un ou deux mois après, elle est prise d'une fièvre assez forte, comme l'indiquent l'état du pouls et la soif, et elle meurt à l'hôpital de Sainte-Marie de la Vie de Bologne.

Examen du cadavre. Les vaisseaux du cerveau étaient un peu engorgés d'un sang noir; ce viscère lui-même était si mou, que la substance corticale suivait avec la pie-mère, en quelques endroits, l'autre méninge que j'arrachais. Du reste, il y avait un peu d'eau dans le troisième ventricule. Mais les autres viscères étaient sains. Pendant que je les disséquais, et que je retirais une concrétion polypeuse de la cavité gauche du cœur, Valsalva arriva par hasard, et me dit : Vous en trouverez une autre à droite. En effet, après avoir incisé l'oreille droite, je vis bientôt une concrétion qui s'étendait par ses branches jusque dans la veine-cave ; cependant, celle du côté gauche, qui n'avait pas moins de ramifications, présentait un tronc plus ferme; sa substance intérieure ressemblait à de la chair compacte, et était enveloppée d'une espèce de corps nerveux.

23. J'aurai ailleurs (2) une occasion plus convenable pour parler des concrétions polypeuses. Il suffit ici de rapporter la stupeur et la demi-paralysie de la femme à cette extrême mollesse du cerveau : car ce viscère ne pouvait pas sécréter assez d'esprits, et les envoyer aux membres. Il ne convient pas de parler longuement de cet objet, qui s'explique très-naturellement, quoique vous voyez que pour le prouver on trouve dans le *Sepulchretum* (3) une même observation répétée deux fois dans des endroits si rapprochés, qu'il est moins étonnant que deux pages à peu près, rapportées d'après Willis (4) dans les scholies de

l'observation troisième, se trouvent de nouveau à la place de la scholie de l'observation trentième. Au reste, les paralysies de cette espèce sont surtout celles dans lesquelles on emploie inutilement des remèdes sur les parties paralysées, pour détruire la cause ; je dis pour détruire la cause, car Valsalva disait qu'il en employait pour conserver de quelque manière le ton des fibres, et pour les garantir d'une trop grande mollesse. C'était pour le même motif qu'en faisant tirer du sang des mains à demi paralysées déjà depuis long-temps, pour prévenir des attaques d'apoplexie, il ordonnait en même temps qu'on fît chauffer du vin au lieu d'eau, pour y plonger les mains, comme on le fait ordinairement alors. Je n'ai pas voulu passer ceci sous silence, parce que vous désirez connaître les moyens habituellement employés par Valsalva. — Mais il est aussi hors du crâne d'autres causes de paralysie, contre lesquelles l'usage des remèdes externes est inefficace. Il suffira d'en citer quelques exemples extraits de Cowper (1) et de Salzmann (2). L'un et l'autre observèrent qu'il était survenu une paralysie des parties inférieures, qui avait pour cause, d'après Cowper, une tumeur interne qui avait tellement rongé le corps de deux vertèbres du dos, qu'un trou formé par la carie permettait l'introduction du doigt jusqu'à la moelle épinière, et, d'après Salzmann, une affection de la même moelle, qui, loin d'avoir été lésée par une humeur altérée de cette nature, était au contraire entièrement desséchée dans les vertèbres supérieures des lombes : comme ce dernier dit que, sur un autre sujet, cette même lésion existait à la région de toutes les vertèbres des lombes, il est évident que l'affection attaquait, non-seulement la moelle qui finit vers les premières vertèbres lombaires, mais encore une assez grande partie de ce qu'on appelle la queue de cheval (plût à Dieu que Salzmann eût rapporté ce fait avec plus de soin, ou du moins avec plus de clarté !) ; mais en lisant les observations de ces deux auteurs, vous pourrez juger quels étaient les signes qui indiquaient, jusqu'à un certain point, pendant la vie, le siége caché de la paralysie.

----

(1) Epist. 3, n. 17.
(2) Epist. 24, n. 26 et seq.
(3) Sect. cit., obs. 8 et 13.
(4) C. cit.

(1) Act. Lips.; ann. 1699, M. feb. ad tab. 93.
(2) Act. N. C., t. 2, obs. 102.

24. Enfin, pour que vous ne soyez point étonné que la fièvre, qui, suivant d'autres sentences d'Hippocrate, guérit l'apoplexie lorsqu'elle lui succède, fît périr la femme dont il est ici question, voyez Martianus (1) distinguant les états des fièvres, et opposant à ces pronostics **cette** autre sentence qui se trouve dans les Coaques : Les affections apoplectiques qui surviennent tout-à-coup à la manière de paralysies, sont funestes, quand il s'y joint de la fièvre par les progrès du temps. Or cette fièvre, pour ne pas parler des autres circonstances, survint un ou deux mois après. En voilà assez sur la paralysie. Adieu.

XIIᵉ LETTRE ANATOMICO-MÉDICALE.

DE L'HYDROCÉPHALE ET DES TUMEURS AQUEUSES DE L'ÉPINE.

1. Quoique le mot hydrocéphale soit un, il indique néanmoins, comme vous savez, des affections nombreuses, et différentes entre elles par leur siége et par leurs effets. D'abord, pour abréger le plus possible, il désigne une congestion d'eau entre le crâne et ses téguments ; ensuite il indique une accumulation de ce même liquide dans l'intérieur du crâne, soit que cette cavité se trouve agrandie par l'écartement des os, comme cela arrive sur les fœtus et sur les enfants, soit que sans écartement des os, elle reste telle que nous la voyons à un âge fait ; cependant ceux mêmes qui donnent à cette dernière espèce de congestion le nom d'hydropisie du cerveau, ne l'appellent pas tous hydrocéphale. J'ai observé sur des sujets vivants l'autre espèce d'hydrocéphale, celle qui se forme à l'extérieur, particulièrement sur un enfant noble, pour lequel je fus consulté avec d'autres médecins, et que nous guérîmes sans les secours chirurgicaux ; mais nous n'avons eu, ni Valsalva ni moi, l'occasion d'en faire l'examen sur les cadavres. Quant à la première variété de l'hydrocéphale interne, je crois l'avoir vue, du moins après que l'eau s'était écoulée, sur les fœtus qui n'avaient point de cerveau et que j'ai disséqués, comme je le dirai plus bas. Pour l'autre variété, il y a plus d'une Lettre, parmi les précédentes, qui contiennent un grand nombre d'observations, soit de Valsalva, soit de moi, qui y sont relatives. J'ai l'intention de n'en répéter aucune ici ; mais je vous en rapporterai une qui n'aurait pas été convenablement placée dans ces Lettres, comme vous en jugerez. Après l'avoir décrite, je rappellerai des faits que je crois appartenir à la première variété de l'hydrocéphale interne et que j'ai observés ; je parlerai aussi de ce qu'on appelle spina-bifida, ou des tumeurs aqueuses de l'épine.

2. Une vieille femme, qui portait sur ses membres d'anciens ulcères dont l'écoulement diminuait de jour en jour, et qui enfin s'étaient desséchés, mourut d'une manière insensible, et comme accablée de vieillesse.

Examen du cadavre. Le cadavre échut à ce gymnase, parce que l'autre cours d'anatomie, qui se faisait en 1725, était à sa fin. Ayant donc examiné moi-même la plupart des viscères, je remarquai que le foie et la rate dépassaient un peu leur grosseur ordinaire, et que leur substance n'était pas entièrement dans l'état naturel. Les uretères et les bassinets des reins étaient beaucoup plus amples qu'à l'ordinaire, preuve non équivoque que la femme avait été autrefois sujette aux calculs ou à d'autres maladies de ces derniers organes ; je pensai que c'était à cela que se rapportait la petitesse du rein droit, qui était moins volumineux de la moitié que le gauche. La trompe de Fallopia du côté gauche, dont les franges et l'orifice placé au milieu d'elles étaient entièrement détruits, s'était réunie par cette extrémité à l'ovaire pour ne former qu'un seul corps. Après avoir ouvert le fond de l'utérus, on apercevait à son côté gauche une excroissance qui

_____

(1) Annot. in Hippocr., l. 2, de morb., s. 2, v. 67.

ressemblait, par sa grosseur et par sa forme, à un lupin partagé par le milieu ; cette excroissance n'était attachée à l'utérus que par sa base, et ses faces étaient libres, lisses, et légèrement rouges, comme toute la face interne du fond. La forme du crâne et par conséquent celle du cerveau était irrégulière, comme je l'ai décrite dans la première Lettre (1) ; car cette femme est celle dont j'ai fait mention dans cette Lettre, à la fin d'une histoire semblable en partie à celle-ci, en promettant de décrire le reste ailleurs, ce dont je m'acquitte en ce moment. Les ventricules latéraux étaient très-remplis d'une eau trouble. Les plexus choroïdes étaient blanchâtres. Les corps striés, de quelque côté qu'on dirigeât le scalpel, en les coupant dans tous les sens, présentaient partout une substance cendrée, et les assistants étaient étonnés de ne voir nulle part des stries médullaires, et de n'apercevoir que quelques points médullaires parsemés çà et là. Le cervelet et la moelle allongée étaient mous. Enfin, après avoir remarqué que la glande pituitaire était très-petite et affaissée, je la retirai avec soin, et je vis qu'elle n'avait point d'appendice (ceci a été décrit et dessiné dans les *Adversaria* (2)), que son corps était d'un brun jaunâtre, et que, contracté sur lui-même et rapetissé, surtout dans le sens de sa hauteur, il s'élevait beaucoup moins qu'à l'ordinaire.

3. Si quelqu'un eût noté avec soin les anciennes incommodités de cette femme, ainsi que les dernières, et qu'il eût pu les faire connaître, je ne négligerais pas d'examiner ici avec soin un plus grand nombre d'objets que je remarquai en disséquant son cadavre, ou du moins j'aurais rapporté cette observation plutôt ailleurs qu'ici. Cette dernière remarque est applicable à quelques-unes des histoires qui se trouvent rassemblées dans cette section du *Sepulchretum*, surtout à celles qui sont rapportées dans les suppléments, une sous le numéro 5, et deux (la première et une autre) sous le numéro 7 ; car la plupart des auteurs n'admettent point d'hydrocéphale, comme je l'ai déjà dit, là où la tête ne présente pas de tumeur. Il n'est pourtant pas douteux que, lorsqu'il s'amasse beaucoup d'eau dans le crâne d'une manière insensible et tou-

jours croissante, il ne se développât une tumeur à la tête, si les os de cette partie cédaient, comme sur les petits enfants : il n'est pas douteux non plus que quelques-unes des causes qui donnent lieu à l'accumulation de l'eau dans le crâne chez les enfants, ne soient les mêmes que celles qui la produisent chez les adultes ; je veux parler, sans m'arrêter à la rupture des hydatides dont je vous entretiendrai plus bas (1), et qui s'opère dans les plexus choroïdes, ou dans quelque autre partie de l'intérieur du crâne ; je veux parler, dis-je, ou de cet état de la glande pituitaire qui ne laisse point passer d'eau, comme sur cet Anglais (2) qui avait au-dessous des ventricules du cerveau remplis de sérosité, cette glande très-dure d'un côté, et détruite de l'autre, ou de cette qualité de l'eau qui ne peut parvenir jusqu'à la glande ou la traverser, effets dont le premier a lieu vraisemblablement lorsqu'une eau seulement limpide distend les ventricules du cerveau, et dont le second s'opère lorsque cette distension est produite par de l'eau trouble, comme sur un prince dont parle Brunner (3), et comme sur la femme dont j'ai décrit ici l'histoire. Car, au sujet de cette dernière, après que l'ichor qui s'écoulait habituellement par les ulcères des membres, se fût transporté dans les ventricules, il put se fermer à lui-même, en irritant et en rongeant l'extrémité des petits canaux de l'infundibulum, la voie pour aller jusqu'à la glande pituitaire, qui pour cette raison s'affaissa et se contracta, comme c'est l'ordinaire des parties qui ne reçoivent plus de liquides. S'il pénètre dans cette glande une sérosité épaisse sans être irritante, et qu'elle n'en puisse pas sortir, celle qui continuera à s'écouler des ventricules dans le même endroit tuméfiera considérablement ce corps, comme La Peyronie (4) l'a observé, et fermera l'entrée au reste de la sérosité. D'ailleurs il peut y avoir, dans d'autres cas, d'autres causes qui empêchent l'eau, même limpide, de traverser cette glande. — Du reste, je ne crois pas que l'on puisse nier qu'il entre dans les vues de la nature qu'il y ait de l'eau claire et

----

(1) N, 14 in fin.
(2) Anim, 25, et tab, I, fig, 4.

(1) N. 6.
(2) Act. Lips., ann. 1688, M. maj.
(3) Eph. N. C., cent. 6, obs. 1, in fin.
(4) Mém. de l'Acad. royale des Sc., ann, 1741,

limpide dans les ventricules, mais qu'il n'y en ait qu'un peu plus qu'il n'en faut pour les rendre humides. Littre (1) en trouva davantage peut-être sur de petits chiens auxquels il avait coupé la tête d'un seul coup; mais ces animaux tétaient encore; et il y a dans toutes les cavités des fœtus et des animaux nouveau-nés plus d'eau que dans celles des adultes : c'est pour cela qu'il aurait été à désirer qu'il eût fait sur des animaux adultes l'expérience qu'il fit sur ceux qui étaient à la mamelle. Car il est vraisemblable que l'eau n'est abondante sur les premiers que lorsqu'elle est sécrétée en trop grande quantité, ou que quelque cause l'intercepte, ou rétrécit la voie par laquelle elle parvient à la glande pituitaire. Ce que je dis de cette glande, je le dis aussi des autres voies cachées, par lesquelles je crois que la nature a préparé la sortie de l'eau, d'après ce que je vous ai écrit plus en détail ailleurs (2), et qu'il n'est pas du tout nécessaire de répéter ici.

4. Il est plus convenable de parler maintenant d'une chose qui m'échappa alors, savoir, que dans cette seizième section du *Sepulchretum*, on trouve pour un seul cas d'hydrocéphale trois histoires qui ont été décrites par trois auteurs différents, sous le numéro vii, par Cumm, sous le numéro viii, par Paisen, et enfin sous le numéro v, dans les suppléments, par Pechlin. En effet, ils étaient tous les trois présents, lorsque Van-Horne disséqua, l'an 1666, à Leyde, le cadavre de cet enfant. Ainsi, après que les deux premiers eurent rapporté cette observation (Eph. N. C., dec. 1, A. 1 (3), et A. 4 et 5 (4)), Pechlin publia enfin la sienne (obs. phys.-méd. (5)), en disant positivement que cette histoire n'avait pas été décrite avec assez de soin par les autres. Je l'exposerai avec plus d'exactitude, dit-il, parce qu'elle est rare, et qu'elle n'a pas été décrite comme elle méritait de l'être. Et, en effet, il existe entre elles de grandes différences, même pour le poids de l'eau, puisque Pechlin, qui diffère peu en cela de Paisen, dit qu'il y en avait cent soixante-trois onces, que Cumm réduisait à trente-six. En comparant vous-même le reste, et surtout ce qui a rapport au sujet actuel, vous verrez que Paisen dit que la glande pituitaire était molle et assez grosse, que Cumm prétend au contraire qu'on ne vit aucune trace de la glande pituitaire, et que Pechlin ne parle pas de ce corps; de sorte qu'on pourrait soupçonner qu'ils ont décrit les observations de trois hydrocéphales disséqués par Van-Horne la même année, si Pechlin n'avertissait qu'une observation de cette espèce est rare, comme elle l'est en effet, et si tant d'autres circonstances ne prouvaient suffisamment que c'est une seule et même histoire. Lequel des trois faut-il donc croire de préférence? Brunner (1), qui pouvait avoir lu chacun de ces auteurs, ajouta sûrement foi au récit de Cumm, en ce que la glande pituitaire manquait entièrement; en effet, il ne peut pas avoir désigné une autre description que celle de Cumm (quoiqu'il y ait une erreur pour l'année, même dans ce qui se trouve décrit dans le *Sepulchretum* (2); car il ne faut pas toujours attribuer les fautes de cet ouvrage aux imprimeurs, qui du reste en ont commis très-souvent, pas plus qu'il ne faut leur imputer cette extrême obscurité qui règne dans la première observation de cette section), puisqu'on la trouve rapportée de la même manière dans un ouvrage de Bartholin (3), dont le nom aurait dû se trouver aussi dans les scholies de cette observation. Mais pour en revenir à notre objet, moi, je les croirais tous les trois pour les choses sur lesquelles ils sont d'accord; et là où ils ne s'accordent pas, ou je resterais dans le doute, ou j'ajouterais foi au rapport de Pechlin, s'il faut tenir compte du savoir, de l'exactitude, et du temps où il écrivit. Plût à Dieu que dans le *Sepulchretum* on eût inspiré le même doute sur ces trois observations? — Voilà ce que je pense à présent des deux observations du *Sepulchretum* que j'ai indiquées en premier lieu, lorsque j'ai parlé (4) ailleurs des fonctions de la glande pituitaire.

5. Maintenant je vais rappeler ce que j'ai observé sur les fœtus que je crois être morts d'une hydrocéphale interne.

---

(1) Hist. de la même Acad., ann. 1711, obs. anat. 7.
(2) Epist. 4, n. 36.
(3) Obs. 47.
(4) Obs. 196.
(5) L. 1, obs. 61.

(1) Sect. hac 16, in schol. ad obs. 12, in addit. ad fin.
(2) Eph. N. C., dec. 3, A. 1, obs. 152, in schol. ad fin.
(3) Consil. med. de comet.
(4) Epist. 4, n. 36.

Je dis que je rappellerai ; car il ne faut pas répéter ici ce que j'ai exposé ailleurs ; il suffit de l'indiquer, et s'il y a quelque chose à ajouter pour la clarté, de l'ajouter. Je voudrais donc avant tout que vous relussiez ce que j'ai rapporté dans les Lettres anatomiques (1) sur un fœtus né sans cerveau, que j'ai disséqué à Forli ; vous y trouverez surtout qu'il est évident que ce viscère ne manquait pas dès le principe, mais qu'il diminua par l'hydrocéphale qui le réduisit en eau, et qu'il s'écoula par un trou qui se trouvait à l'extrémité supérieure de l'épine. Ce que je n'avais pas alors le temps de faire, comme je l'ai dit à cet endroit, c'est-à-dire d'examiner la plupart des observations analogues des autres auteurs, et de les comparer avec cette opinion (car c'était une conjecture de ma part), je me mis à le faire bientôt après l'édition de l'ouvrage, dans un moment de loisir, et j'eus le plaisir de voir, en lisant le mémoire (2) de Marcot, qui fut le premier livre sur lequel je tombai, que cet auteur pensait comme moi. Ayant ensuite noté les observations que Wepfer (3) et Stalpart (4) avaient recueillies autrefois, ainsi que d'autres plus récentes que Brini (5) a citées, et quelques autres encore, afin de choisir celles qui avaient le plus de rapport à ce sujet, et de les comparer entre elles quand je pourrais, j'en vis un si grand nombre d'autres citées par des hommes très-savants dans des ouvrages nouveaux qui parurent pendant ce temps-là, que je désespérai d'avoir assez de temps, je ne dis pas pour les examiner toutes avec soin, mais pour les trouver dans les auteurs : tant a été grande souvent la négligence des imprimeurs, soit dans l'indication des noms de la plupart des écrivains, soit dans celle des passages !

6. Laissant donc à d'autres le soin de faire cette comparaison, il me suffit maintenant d'avoir compris, du moins dans un assez grand nombre de cas qu'il m'a été permis d'examiner, que lorsque le cerveau manqua réellement, il put manquer pour la cause et la manière qui ont été exposées un peu plus haut. Si vous voulez quelque autre exemple de moi rapporté d'une manière plus complète, ou une observation encore inédite de quelques-uns de mes amis, voyez d'une part l'histoire que Vallisnieri (1) a citée comme appartenant à lui et à moi, et que j'ai décrite dans les *Adversaria* (2), de sorte qu'il suffit d'ajouter ici une seule chose dont je me souviens d'une manière certaine, savoir, qu'il n'y avait du crâne que la base, et encore n'était-elle pas entière ; car il manquait à cette partie tout ce qui se trouve derrière le grand trou occipital : de l'autre part, étant allé par hasard à Venise peu de mois avant de disséquer cette petite fille, c'est-à-dire à la fin de l'an 1711, j'y appris de mes amis et spécialement de celui que j'ai cité ailleurs (3), Alex. Boni, médecin savant et exact, qu'ils avaient assisté, il n'y avait pas bien long-temps, à la dissection que Santorini fit lui-même d'une petite fille comparable à celle dont j'ai décrit l'histoire (car quoique cette affection existe aussi sur les fœtus mâles, elle a été plus fréquente sur les fœtus du sexe féminin dans les cas qui sont parvenus à ma connaissance ; tel était du moins aussi (4) le sujet de Forli, dont j'ai parlé un peu plus haut) ; j'appris donc qu'ils avaient remarqué que le corps était très-bien nourri, et d'une grandeur convenable, de sorte que le fœtus qui mourut aussitôt après l'accouchement, était venu au monde à terme ; seulement le sommet de la tête était très-déprimé. Après avoir enlevé une membrane épaisse qui était entièrement confondue avec le cuir chevelu, ils aperçurent, non point la voûte du crâne, ni le cerveau, qui n'existaient nulle part, mais une espèce de vessie qui ne contenait que de l'eau jaune, tandis qu'à la base du crâne et à la place même de la moelle allongée, était un petit corps de la grosseur d'une amande, qui pouvait tenir lieu de cervelet, et qui était entièrement séparé de cette vessie qui occupait la partie antérieure. — Vous comprenez qu'ici le cerveau, la moelle allongée et la plus grande partie du cervelet, furent détruits par l'hydrocéphale, dont l'eau ne s'était pas encore entièrement écoulée. Il pa-

----

(1) XX, n. 56, 57.
(2) Mém. de l'Acad. royale des Sc., ann. 1716.
(3) Eph. N. C., dec. 1, A. 3, obs. 129.
(4) Cent. 1, rar., obs. 2.
(5) Inquis. de spirit. animal., n. 35, et seq.

(1) Ist. della generaz., p. 2, c. 17, n. 6, ad litt. b.
(2) II, animad. 35.
(3) Epist. 3, n. 17, et epist. 5, n. 11.
(4) Vid. et Epist. 48, n. 40.

raît d'ailleurs que ce dernier organe, qui était entièrement détruit ainsi que les autres sur les deux fœtus que j'ai dit avoir disséqués moi-même, s'était écoulé en même temps que l'eau. C'est ainsi que le célèbre de Haller pensa qu'il fallait expliquer les cas de cette espèce, comme on le voit, soit ailleurs, soit dans ses Opuscules anatomiques (1), dans lesquels il a bien voulu, par une extrême honnêteté pour moi, me faire l'honneur de citer mon nom, quel qu'il soit, en décrivant avec le plus grand soin, selon son habitude, une observation de ce genre, qui lui est propre, et qui avait également pour sujet un fœtus du sexe féminin, et en citant avec la grande érudition qui le distingue un grand nombre d'histoires appartenant à d'autres, parmi lesquelles il y en a de très-analogues à celles qui ont été exposées. Ainsi cet auteur confirme (2) que le cerveau ne manqua pas dès le principe sur son fœtus, par des raisons qui peuvent, comme la plupart de celles qui ont été produites par Lauffer (3), être transportées à d'autres fœtus de cette espèce, et qu'il s'y joignit ensuite une cause qui ouvrit les voies par lesquelles ce viscère sortit de sa cavité. Vous voyez en effet que ces voies ont été remarquables dans plusieurs cas ; car il y avait un trou sur le sujet de Montpellier (4), sur le mien de Forli, et sur un autre de Padoue (5) que j'ai aussi disséqué, et sur lequel le cerveau ne s'était pas encore entièrement écoulé. Sur quelques-uns on trouva des ouvertures par lesquelles ce viscère était sorti tout entier ; tel est celui dont parle Gullmann (6) : l'occiput était ouvert avec une grande extension du péricrâne, dans lequel toute la masse cérébrale était renfermée.

De Haller (7) fournira d'autres exemples du cerveau enfermé de cette manière dans des hernies, si je puis ainsi dire, soit du péricrâne, soit de la dure-mère, soit plutôt de ces deux membranes. Or vous comprenez combien les membranes distendues et tiraillées par ce poids peuvent facilement finir par se rompre, et laisser échapper le poids qu'elles renferment. Si le cerveau est dissous dans l'eau de l'hydrocéphale, celle-ci augmentera son poids, et le fera écouler peu à peu par des trous quelquefois même très-petits. — Quant à la manière dont l'eau s'accumule dans le crâne et dont elle dissout le cerveau, j'ai parlé assez longuement plus haut (1) de cette accumulation, en expliquant comment elle a lieu à la suite de l'obstruction des voies de la glande pituitaire, et d'autres ; mais j'ai avancé qu'elle pouvait aussi s'opérer par la rupture des hydatides. — Des observations que j'ai citées ailleurs (2) d'après le *Sepulchretum* prouvent suffisamment que des hydatides d'une grosseur assez considérable se sont développées assez souvent dans le crâne et même dans l'intérieur du cerveau des animaux ; si vous les lisez, vous verrez que la même chose est arrivée quelquefois aussi dans l'espèce humaine. Le sujet qui a été décrit par Zwinger (3), et ceux de Montpellier, de Forli, et autres, qui ont été cités, font voir que sur les fœtus humains hydrocéphales, ou nés sans cerveau, il existe souvent des hydatides dans les méninges. Vous croirez facilement que c'est à cela que se rapporte aussi toute cette masse si fameuse dont parle Wepfer (4), et qui était composée d'une infinité de vésicules remplies d'une eau très-limpide ; à moins que vous n'aimiez mieux partager l'opinion de ceux qui crurent qu'elle appartenait à la substance du cerveau lui-même. D'ailleurs de Haller (5) cite une observation de Spærlin relative à des hydatides trouvées à la place du cerveau, et avertit qu'il existe ailleurs trop d'exemples de cette disposition. Ainsi ces vésicules ou ces hydatides répandront dans l'intérieur du crâne, si elles viennent à se rompre par leur propre distension, une quantité d'eau relative à leur grosseur et à leur nombre : quant à celles qui se développent dans la substance du cerveau, elles sont pressées contre cette substance par la pulsation alternative des artères, e^r Lauffer (6) a expliqué combien elles sont

---

(1) Opusc. IX.
(2) N. 9.
(3) Diss. qua infans sine cerebro, etc., § 5, et seq.
(4) Marcot. cit. supra, ad n. 5.
(5) Epist. ibid. indic., n. 58.
(6) Eph. N. C. Cent. 7, obs. 92.
(7) Opusc. cit. not. 5, et 13.

(1) N. 5.
(2) Epist. 1, n. 6.
(3) Act. Helvet., t. 1, c. 1.
(4) Obs. 129, cit. supra, ad n. 5.
(5) Not. cit. 5.
(6) Diss. cit. 54.

capables, même avant de se rompre, de diminuer et de dissoudre la substance médullaire extrêmement molle qui les entoure. Mais de quelque manière que l'eau s'accumule contre nature dans la cavité du cerveau, et quelle que soit sa source, elle pourra certainement, si ce viscère ne forme pas encore un corps concret, empêcher sa concrétion par sa position intermédiaire; ou, s'il est déjà solidifié, elle pourra, en s'insinuant entre ses parcelles, les séparer insensiblement, jusqu'à ce qu'elle soit parvenue aux plus petites parties, qui se mêlent facilement avec l'eau, et qu'on ne peut plus distinguer d'avec elle. Vous avez un exemple évident de cette séparation graduelle, mais non pas encore terminée, sur un hydrocéphale nouveau-né que Christ. Vater (1) disséqua, et sur lequel il vit l'un des hémisphères du cerveau dilaté par de l'eau, et creusé en forme de chou pommé; les ventricules n'existaient pas; il n'y avait point d'anfractuosités; mais des fibres blanchâtres et très-engorgées par de la sérosité se voyaient depuis la base et le tronc de la moelle épinière dans toute la masse cérébrale, comme les vaisseaux lactés dans le mésentère; elles étaient distribuées d'une manière très-serrée dans la substance corticale, et elles s'unissaient et s'entrelaçaient par des rameaux de mille manières dans leur trajet. Sur un autre hydrocéphale, pour passer ici sous silence des exemples d'une séparation complète et même d'une dissolution entière, d'après les observations de Kerckring, de Tombinus et de Lauffer, que je citerai plus bas (2); sur un autre hydrocéphale, dis-je, qui était également un nouveau-né, et que Romberg (3) disséqua, non-seulement la séparation était presque complète, mais encore le mélange des parcelles désunies s'était opéré avec l'eau, comme cela était indiqué par l'état même de ce liquide qui était semblable à de la lavure de chair; et à l'exception de cette eau et de la dure-mère, on ne voyait rien de distinct dans le cerveau liquéfié. Cela n'est pas étonnant, car l'eau, qui était parvenue jusqu'à quatre mesures, fit voir avec quelle force elle avait agi, soit parce qu'elle s'échappa avec impétuosité au premier coup de scalpel, soit aussi parce que tous les os qui forment la voûte du crâne étaient tellement séparés, qu'ils laissaient entre eux une grande ouverture, et qu'on pouvait facilement les plier d'un côté et d'un autre, tandis que sur le premier enfant ils n'étaient que désunis, comme cela a lieu presque toujours dans cette maladie.

7. Ainsi l'eau qui s'est accumulée insensiblement sur un hydrocéphale, surtout si c'est un fœtus tendre, exerce manifestement une pression, qui est d'autant plus forte qu'elle commence à agir plus promptement sur les parties du crâne qui résistent le moins; de là l'impossibilité non-seulement du rapprochement des os de cette cavité, mais encore de l'accroissement d'un petit nombre d'entre eux, ou de la plupart, de telle sorte qu'ils paraissent manquer entièrement. Mais il arrive en outre quelquefois que toute la masse de la tumeur comprime les autres os en même temps que le crâne, de manière que la face du fœtus et son corps croissent plus en largeur qu'en longueur. Je rapporterai d'autant plus volontiers un exemple de cette dernière disposition, que je ne me souviens pas qu'il en soit fait mention nulle part, quoique j'aie lu un très-grand nombre d'observations d'hydrocéphales. —J'ai chez moi un squelette qui est préparé depuis quarante ans ou plus, de sorte que je me rappelle à peine d'avoir appris de celui qui m'en fit présent, qu'il appartenait à un fœtus du sexe féminin, mort dans le sein de sa mère d'une grande hydrocéphale interne; en effet la cavité du crâne est certainement, même à présent, trois fois plus grande que celle d'un fœtus de neuf mois, quoiqu'on reconnaisse facilement, en regardant la plupart des os du corps, qu'il n'avait pas sept mois, et qu'on trouve, en ne considérant pas la tête, qu'il dépasse à peine la hauteur d'un fœtus de cinq mois; car plus tous les os longs des membres sont gros, plus ils sont courts, de telle sorte qu'il paraît que la cause qui empêcha qu'ils ne crûssent en longueur favorisa leur accroissement en largeur. Les côtes aussi sont plus larges et plus épaisses. Mais c'est principalement la face qui gagna en largeur ce qu'elle perdit en longueur; car l'hydrocéphale, après lui avoir enlevé la plus grande partie de sa longueur, non-seulement en empêchant les deux os du front de croître, mais encore en formant

_____

(1) Eph. N. C., dec. 3, A. 9, obs. 166.
(2) N. 13.
(3) Eph. N. C. A. modo cit. obs. 111.

une dépression sur et entre les orbites, de sorte qu'on ne voit aucun vestige des os du nez, l'agrandit prodigieusement en travers, et d'une manière tout-à-fait singulière. En effet, l'apophyse du sphénoïde que Winslow appelle temporale, et la portion écailleuse de l'os temporal qui lui est unie, sont poussées en dehors et en avant des deux côtés; mais cette dernière est en même temps tellement dirigée en bas, que son apophyse zygomatique, qui devrait être horizontale, monte d'arrière en avant. Il y a en outre de chaque côté, pour augmenter la largeur de la face, une protubérance remarquable, qui joint les os que je viens d'indiquer, et qui sont complétés par la dure-mère, avec autant d'autres que je nommerai bientôt, de manière qu'une cavité assez considérable se trouve ainsi réunie à celle du crâne, qui déjà est assez grande, soit par elle-même, soit par une dépression extraordinaire de l'ethmoïde et surtout du sphénoïde, pour ne rien dire de la paroi osseuse externe des orbites, qui est enfoncée dans ces cavités. Actuellement pour concevoir le reste, imaginez-vous que le crâne dont je parle est composé de deux crânes partagés par le milieu, et dont le postérieur est beaucoup plus gros que celui dont j'ai parlé jusqu'à présent. En effet, quand on monte en arrière l'espace d'un travers de doigt, à partir du grand trou de l'os occipital du crâne antérieur, on voit un autre trou plus grand situé également au milieu de la base, et conduisant, non pas comme le premier dans le canal vertébral, mais dans un canal osseux de la même grandeur, qui se continue avec lui, dont la longueur n'excède pas la largeur de l'extrémité du petit doigt, et qui, avant de se terminer, est fermé par une membrane. De ce trou, l'os occipital qui lui appartient monte plus loin que sur un fœtus de neuf mois, mais il est plus étroit; car les pariétaux occupent de part et d'autre une partie de la place qui lui est due, et de même que ces os commencent plus en avant qu'à l'ordinaire, de même ils se terminent plus en arrière. Cependant leur hauteur ne répond pas à cette largeur; ils sont même si peu élevés, que, loin de s'étendre en quelque endroit que ce soit jusqu'au sommet de la tête, ils en sont distants chacun de trois travers de doigt au moins; car la dure-mère qui occupe l'espace intermédiaire entre ces deux os, et qui forme la voûte du crâne presque depuis l'os occipital jusqu'à l'orbite, présente à cet endroit, quoiqu'elle soit desséchée, une largeur d'environ sept doigts sur une longueur de plus de neuf. De même que les os pariétaux, qui sont communs aux deux crânes, se trouvent placés en avant de chaque côté, comme je l'ai exposé, au-dessus de l'apophyse temporale du sphénoïde et de la portion écailleuse de l'os temporal, de même ils sont situés en arrière au-dessus des mêmes os qui appartiennent au crâne postérieur, de telle sorte que, poussés en dehors et en arrière, et unis entre eux par une partie assez considérable de la dure-mère, ils forment, des deux côtés, cette protubérance remarquable, convexe en dehors, concave en dedans, qui, comme je l'ai dit, augmente considérablement la largeur de la face et la capacité du crâne. Enfin, aux portions écailleuses des os temporaux répondent leurs portions pierreuses; mais, quoique les os des tempes du crâne postérieur soient les plus gros, cependant ce n'est que dans les deux antérieures qu'on aperçoit la membrane du tympan avec son anneau. Voilà la description d'un monstre qui n'est pas commun, mais d'un monstre hydrocéphale, de manière que lorsque vous aurez attribué à cet état monstrueux tout ce que vous voudrez, il restera néanmoins encore un grand nombre d'objets que vous devrez attribuer à la force de compression exercée par l'eau, soit dans l'obstacle qui s'opposa à l'accroissement de certains os du crâne, soit dans la dépression de quelques-uns, soit dans la déjection de quelques autres sur un côté, soit enfin dans leur désunion.

8. Si l'eau qui s'est accumulée insensiblement dans l'hydrocéphale agit si puissamment sur les os d'un fœtus, combien agira-t-elle avec plus de force sur le cerveau du même fœtus, qui est très-mou et presque liquéfié! Car, si sur un enfant de sept ou huit ans que Hunauld (1) disséqua, aussi bien que sur un autre de trois ans, ouvert par Fabrice de Hilden, comme on le voit dans le *Sepulchretum* (2), l'eau avait tellement étendu le cerveau, qu'on ne distinguait pas les circonvolutions et les détours, qui d'ailleurs descendent profondément dans la surface de ce viscère (ce qui fait que cette sur-

____

(1) Mém. de l'Acad. royale des Sc., ann. 1740.
(2) Sect. hac 16, obs. 16.

face peut alors s'étendre autant que le permet l'étroitesse du crâne), que ne fera-t-elle pas sur le cerveau d'un fœtus, chez lequel les détours et les circonvolutions de cette espèce n'existent pas encore pour pouvoir se déployer, quoique Paisen (1) et Pechlin (2) paraissent avoir eu une autre opinion sur le sujet dont la tête était tuméfiée par une hydrocéphale dès sa naissance! D'un autre côté, s'il est vrai que l'épaisseur des parois des ventricules latéraux avait été amincie en haut et sur les côtés par la force de l'eau sur le sujet de cinq ans de Tulpius (3), aussi bien que sur celui de trois ans de Fabrice de Hilden (4), et sur un autre de deux ans de Vésale (5), au point que cette épaisseur paraissait être nulle au premier aspect, attendu que, semblable à une membrane un peu épaisse, elle était adhérente de toutes parts à la circonférence arquée des os en dissolution ; il n'est pas douteux que sur le fœtus l'eau ne puisse distendre suffisamment ces parois, qui sont beaucoup plus minces et plus molles, pour les détruire enfin entièrement ou presque entièrement, et pour s'écouler souvent avec le cerveau dissous, ou à moitié dissous, à travers elles et à travers les téguments étendus et relâchés du cerveau et du crâne, qui sont alors réunis en un seul corps avec ces mêmes parois, après qu'elle s'est ouvert une voie à l'endroit le moins résistant, soit dans l'utérus, soit pendant l'expulsion du fœtus à travers l'étroitesse du passage. Or, ce que j'ai dit des parois supérieures et latérales des ventricules droit et gauche pourra arriver également aux parois inférieures, et même à toute la moelle allongée, au cervelet et à la moelle épinière, quoiqu'un peu plus difficilement. En effet, Pitschel (6), en décrivant sur un hydrocéphale qui avait vécu dix-huit mois une énorme dissolution du cerveau et de la moelle allongée, ne parle nullement de celle de ce tronc ni de celle du cervelet. De plus Vésale (7) vit sur son hydrocéphale de deux ans le cervelet et toute la base du cerveau dans l'état naturel, et Fabrice de

Hilden (1) excepta de cette extrême diminution de la masse cérébrale sur son sujet de trois ans le cervelet et les autres parties de la base du cerveau. Pechlin vit (2) aussi sur l'hydrocéphale de sept mois de Van-Horne le cervelet entièrement intact. Vous trouverez cependant dans le même auteur que la racine du cerveau s'était déjà dissoute en fibres ; de sorte qu'on conçoit que ce qui résiste le plus sur les sujets tendres, et principalement sur les fœtus, finit par être dissous et consumé dans le cerveau par la force de l'eau : or, ces parties sont celles qui résistent le plus, parce que dans la formation de ce viscère, comme Stenon (3) l'a remarqué en parlant de ce qu'il observa sur son veau hydrocéphale, leur structure et leur réunion sont parvenues déjà au dernier degré, quand toutes les autres, comme les parties latérales, prennent encore leur accroissement.

Quant à moi, je sais, après tant d'autres, qu'il n'existait aucune trace de cerveau, ni de cervelet, ni de moelle allongée, sur les deux fœtus de Padoue et de Forli, dont il a été question (4) plus haut : de plus, je trouvai sur l'un (5) quelque chose qui était plutôt une espèce de rudiment de la moelle épinière, très-mince et comme membraneux, que la moelle elle-même. D'ailleurs on avait observé auparavant, comme on l'a observé de notre temps, que cette dernière partie avait manqué entièrement en même temps que le cerveau. Car Wepfer (6) rapporte que Fontanus vit un enfant qui avait de l'eau très-limpide à la place du cerveau et de la moelle épinière : il dit ensuite qu'un avorton, dont Maur. Hoffmann écrivit l'histoire à Vesling, comme on le voit dans Velsch, naquit à Nuremberg, l'an 1641, sans cerveau et sans moelle épinière.... ayant le cou perforé, de manière qu'on pouvait introduire un doigt dans la cavité des vertèbres du dos : il ajoute que Van-Horne disséqua, l'an 1665, un fœtus de sept mois, sur lequel le crâne n'avait aucune cavité intérieure, de sorte qu'il était tout entier osseux et solide, et qu'on ne voyait aucune trace de cerveau,

---

(1) Obs. cit. supra, ad n. 4.
(2) Idem.
(3) Sect. cit., obs. 14.
(4) Obs. cit. 16.
(5) Ibid., obs. 6.
(6) Epist. ad Kulmum de hydroceph. interno.
(7) Obs. modo cit.

(1) Id. ibid.
(2) Obs. cit.
(3) Act. Hafn., vol. 1, obs. 131.
(4) N. 5 et 6.
(5) Vid. Epist. anat. 20, n. 56.
(6) Ad obs. 129, cita supra, ad n. 5.

ni de cervelet, ni le moindre vestige de moelle épinière, attendu que l'épine solide ne formait point de canal : il cite enfin l'observation vingt-troisième de Kercking (1), relativement à un fœtus monstrueux dont le crâne n'avait ni cerveau, ni cavité, et dont l'épine, divisée en deux parties supérieurement, ne contenait point de moelle épinière. A ces observations, d'autres auteurs ont réuni les leurs dans notre siècle, savoir : Littre (2), Fauvel (3), Méry (4), Sue (5) et peut-être d'autres (6) ; le premier sur un fœtus de huit mois, le dernier sur un de sept mois, les autres sur deux de neuf mois, dont l'un vécut deux heures en donnant quelques signes de sentiment, et l'autre vingt-une heures, mêmé en prenant quelque aliment. — De ces huit observations, je n'en vois aucune, si on en excepte la troisième, et la quatrième en partie, qui ne puisse s'expliquer par l'hydropisie de la tête et de l'épine, attendu surtout que dans la première il y avait encore de l'eau dans l'une et l'autre cavité, et que dans la seconde on remarqua, comme sur mon sujet de Forli (7), un trou à la région cervicale du canal vertébral, que dans la quatrième et la huitième ce même canal était ouvert dans une étendue beaucoup plus considérable, et qu'enfin dans la cinquième cette ouverture existait depuis la partie la plus basse jusqu'à la plus élevée.

9. Mais il peut s'accumuler de l'eau dans le canal vertébral, soit qu'elle vienne de la cavité du crâne, soit qu'elle soit sécrétée dans son intérieur, de sorte que tantôt il y a à la fois hydropisie des deux cavités, et tantôt d'une seule ; ce qui s'opère sur les fœtus et sur les enfants, comme sur les adultes, mais beaucoup plus souvent sur les premiers, parce qu'il est connu que sur eux les os des vertèbres comme ceux du crâne peuvent facilement céder, et cèdent réellement : il se forme ainsi une fente, tantôt dans quelques vertèbres, tantôt dans toutes, et

l'eau pressant les enveloppes de la moelle épinière, il se développe à la partie postérieure de l'épine une tumeur plus ou moins grande, qui est analogue à l'hydrocéphale. Or, les os des vertèbres se fendent principalement à l'endroit qui doit être le siége des apophyses qu'on appelle épineuses, non-seulement, commé on le croit, parce que les os y sont alors désunis (car ils le sont également sur les côtés, où ces apophyses s'unissent aux corps des vertèbres), mais aussi, selon moi, parce que la résistance des muscles et des tendons est beaucoup plus faible à l'endroit des apophyses épineuses que sur les côtés. Mais pourquoi cette tumeur se manifeste-t-elle très-rarement à la partie inférieure et externe de l'os sacrum, comme l'a remarqué Ruisch (1), qui s'étonnait (2) qu'elle ne fût pas plus fréquente à cet endroit, attendu qu'il est toujours ouvert dans l'état naturel? Je crois que cela vient de ce que le canal formé par la dure-mère, contenant, même naturellement, ce qu'on appelle la queue de cheval avec une certaine quantité d'eau, comme je l'ai dit ailleurs (3), ne descend point jusqu'à cette partie basse et ouverte. Cependant, quelquefois cette membrane, poussée en bas par la force d'une cause morbide, peut parvenir jusque-là, et former, par sa distension en dehors, une tumeur de cette espèce. Ruisch (4) en a vu une à cet endroit, et je sais qu'une autre a été remarquée non loin d'ici, les années précédentes, sur un enfant ; d'un autre côté, Genga en observa et en ouvrit une avec un bonheur bien rare et qu'on ne doit pas facilement espérer pour ces sortes de tumeurs ; ce cas très-remarquable est celui dont le grand Lancisi, du temps qu'il vivait, fit la description à Fantoni (5) : je désire que vous le relisiez dans cet auteur pour plus d'un motif, mais principalement pour savoir que l'hydropisie était commune à la cavité du crâne et à celle de l'épine, et que l'eau était descendue de la première dans la seconde. En effet, à la suite d'une contusion de la tête, une hydrocéphale étant survenue, et, un mois après, une tumeur s'étant manifestée à la région du coccyx, parce

<hr>

(1) Spicileg. anat.
(2) Mém. de l'Acad. royale des Sc., ann. 1701.
(3) Hist. de la même Acad., ann. 1711, obs. anat. 3.
(4) Et ann. 1712, obs. anat. 6.
(5) Et ann. 1746, obs. anat. 6.
(6) Quin vid. etiam epist. 48, n. 49 et seq.
(7) Vid. Epist. anat. cit. 20, n. 56.

(1) Obs. anat. chirur. 34.
(2) Ibid., obs. 35.
(3) Epist. II, n. 16.
(4) Obs. cit. 35.
(5) In Pacchion. animad. 6.

que, je crois, sur un enfant de quatre ans, les os des vertèbres n'avaient pas pu céder aussi facilement que les ligaments de la partie ouverte de l'os sacrum dont j'ai parlé, non-seulement la grosseur de la tête avait diminué peu à peu tandis qu'une grande quantité d'eau s'était écoulée pendant long-temps par une ouverture pratiquée à la partie la plus basse de cette tumeur, mais encore, lorsque Genga comprima avec sa main l'hydrocéphale qui existait encore en partie dans l'occiput, il sortit aussitôt (ce dont Lancisi fut témoin) avec impétuosité, par le trou fait au coccyx, un ichor un peu pâle.

D'ailleurs il paraît que, dans d'autres cas, l'eau était descendue du crâne dans le canal vertébral : car, sur cet enfant hydrocéphale dont Mayer (1) décrit l'histoire, il s'écoula une lymphe trouble un peu salée d'une tumeur de la même nature, qui se trouvait vers le milieu de l'os sacrum, et qui se rompit peu de temps avant que l'enfant ne mourût; et un stylet ayant été introduit après la mort par la tumeur et par l'épine jusqu'au cerveau, il s'écoula également de l'eau trouble qui venait de ce dernier viscère. Cependant, comme le liquide qu'on trouva en grande quantité entre les méninges était aussi un peu salé, il est vrai, mais limpide, j'aime mieux que vous considériez l'observation qui a été réunie par Brunner à la douzième de celles qui se trouvent dans les suppléments de cette section du *Sepulchretum*. En effet, une tumeur de cette espèce située au dos, au-dessus de l'os sacrum, ayant été ouverte sans succès, comme c'est l'ordinaire, il s'en écoula plus d'une livre d'eau très-limpide , et l'on remarqua que la tête de l'enfant s'affaissa aussitôt, et diminua de volume. Mais , dans cette même observation douzième, la même chose est prouvée par un phénomène opposé : car, une tumeur analogue ayant été piquée au dos, il s'en échappa de l'eau très-limpide qui s'écoula par six fois les jours suivants , jusqu'à trois onces chaque fois, et aussitôt que la cicatrice fut fermée, et qu'il ne sortit plus de sérosité, la tête de l'enfant commença à s'élever, et bientôt il se forma une hydrocéphale d'une énorme grosseur. C'est ainsi que, dans l'observation quatrième de la même section, Lechel, en décrivant l'histoire d'un enfant né avec une tu-

meur de cette nature, qui s'étendait depuis la dernière vertèbre du dos jusqu'au coccyx, raconte que les jours suivants la tête était parvenue, en augmentant de plus en plus, à un volume contre nature ; de sorte qu'il paraît que l'eau, qui n'avait plus de place dans la cavité de l'épine, avait agrandi à ce point celle du crâne, en s'y arrêtant.

Quand vous aurez réfléchi à ce que j'ai écrit jusqu'à présent, et que vous ne l'aurez peut-être pas désapprouvé, si vous tombez sur le passage suivant d'Hippocrate (1) : Une autre maladie naît d'une fluxion de la tête, par les veines, dans la moelle épinière; mais de là elle va attaquer l'os sacrum, à l'endroit où la moelle elle-même conduit la fluxion; si, dis-je, vous tombez sur ce passage, peut-être, comme l'a pensé un homme savant, croirez-vous d'autant plus facilement que l'affection dont je parle paraît avoir été décrite par ces paroles, que vous vous rappellerez davantage tout ce que je viens de dire ; mais vous verrez qu'il n'a rapport ni à cette maladie ni aux affections des enfants, si vous lisez ce qui suit immédiatement : Et la dépose dans les emboitures ou les articulations des hanches ; et, si elle y forme une consomption, l'homme maigrit, s'épuise de cette manière, et ne désire pas vivre; car aussitôt les épaules deviennent douloureuses, puis les deux pieds, et les jambes, et la mort finit toujours par avoir lieu après un traitement fort long. Comment en effet les enfants désirent-ils ou ne désirent-ils pas vivre? et, pour passer d'autres réflexions sous silence, comment cette maladie permet-elle que le traitement soit de longue durée ? — Au reste, si quelqu'un pense que, dans les deux observations citées en dernier lieu, l'eau ne s'écoula pas du crâne dans le canal vertébral ; mais qu'au contraire, accumulée dès le principe dans le canal, elle regorgea enfin dans le crâne, quand elle fut assez abondante pour ne pouvoir plus être contenue dans la première cavité, quoique dilatée ; bien qu'une idée semblable ne soit pas fortement appuyée par ce qui se trouve rapporté dans l'histoire de la dissection des deux enfants, cependant je ne vois pas trop ce qui pourrait beaucoup s'opposer à cette conjecture dans quelques autres cas.

(1) Eph. N. C., cent. 1 et 2, obs. 127.

(1) I, de glandulis, n. 10, apud Marinell.

10. En effet, tous ceux qui ont une hydropisie de l'épine n'en ont pas aussi une de la tête, comme quelques-uns le prétendent; il est certain du moins que Ruisch n'en parle pas (1) sur ses sujets que j'ai indiqués plus haut, ni Tulpius non plus, pour ne pas nommer d'autres auteurs à ma connaissance : vous verrez trois observations de ce genre, appartenant à ce dernier, qui ont été rapportées, non pas dans cette section du *Sepulchretum*, mais dans la deuxième du quatrième Livre (2); et cependant, de même que dans la description anatomique des parties saines nous ne séparons pas la moelle épinière du cerveau dont elle est la continuation naturelle, de même, quand on traite de ces parties dans un état morbide, et même des maladies en général, il ne paraît pas qu'on doive séparer l'hydropisie de la première de l'hydropisie de la seconde, ou qu'il faille placer les tumeurs qui résultent de l'une et l'autre hydropisie parmi les autres tumeurs externes, pas plus que celles qui sont l'effet des anévrismes internes, et qui se manifestent après avoir rompu et poussé en dehors les côtes et les téguments de la poitrine. Que si, pour en revenir au sujet commencé, c'est aux tumeurs dont je traite ici qu'appartiennent les deux qui sont rapportées dans cette deuxième section, l'une dans l'observation treizième (3), d'après Gasp. Bauhin, et l'autre dans les suppléments de l'observation cinquième, sans l'indication du nom de l'auteur, vous verrez qu'il n'y est pas fait mention d'hydrocéphale. Or, vous croirez que c'est à ces tumeurs qu'appartenaient l'une et l'autre, puisqu'elles étaient molles, remplies de liquide, comme des vessies, situées à la région lombaire de l'épine, et que, bientôt après qu'on eut donné lieu à l'écoulement de la sérosité, la mort survint à la suite de convulsions : car, relativement à ce que la sérosité qui sortit était purulente et fétide, ou teinte légèrement d'une couleur de sang, ce premier état du liquide n'est pas étonnant, puisque, entre l'avant-dernière et la dernière vertèbre des lombes, il s'était formé par érosion un trou qui s'étendait jusque dans le ventre; le second ne l'est pas non plus, attendu que deux vertèbres des lombes manquaient pendant que les autres étaient entières. En effet J.-L. Apinus (1) enseigne que, même dans les tumeurs aqueuses dont il s'agit, il s'opère quelquefois de grandes destructions dans les vertèbres, et Bidloüs (2) confirme, par l'exemple de celle dont il donne le dessin, qu'elles s'altèrent et sont attaquées facilement de gangrène; d'ailleurs, quoiqu'il se fût écoulé de tumeurs semblables que J.-Dav. Mauchart (3) et J.-Hen. Linck (4) ont décrites, un ichor purulent, ou une matière aqueuse, fétide et purulente, ces auteurs ne doutèrent pas pour cela qu'elles n'appartinssent à cette espèce. — Si donc vous pensez comme moi relativement aux deux tumeurs dont j'avais commencé à parler, il s'ensuivra deux choses : d'abord, que l'histoire de Bauhin fut peut-être la première observation des tumeurs de ce genre; car celle qu'on lit dans Forestus (5), et qui est peut-être aussi la première de son espèce, peut avoir appartenu à des tumeurs qui ne diffèrent point de celles-ci par la nature ou par le danger, mais qui cependant communiquent plus avec le crâne qu'avec l'épine, comme celles que j'ai dit ailleurs (6) avoir été observées par moi, et auparavant par Ruisch sur des enfants vivants; ensuite (et ceci était le but de ma proposition), que le sujet sur lequel il existe une hydrorachitis ne doit pas toujours être affecté d'hydrocéphale, point sur lequel j'ai vu avec plaisir, en relisant ceci, que le célèbre Trew (7) avait eu la même opinion que moi. Ajoutez à cela que l'eau dont il a aussi été question plus haut (8), et qui est sécrétée à la partie inférieure de la cavité formée par la dure-mère qui entoure la moelle épinière, peut par elle-même former un hydrorachitis, si elle dépasse la quantité naturelle. Mais prenez garde de confondre, comme quelques-uns le font, cette eau très-légèrement visqueuse, avec l'humeur que les anciens cités par moi dans les *Adversaria* (9) appelaient visqueuse, et dont les vertèbres sont enduites à l'intérieur :

---

(1) Obs. cit. 34, 35, ut neque 36.
(2) Sub. obs. 13, etiam in schol.
(3) § 1.

(1) Eph. N. C., dec. 3, A. 9, obs. 180.
(2) Dec. 2, exerc. anat. chir. 7.
(3) Eph. N. C., cent. 9, obs. 38.
(4) Act. N. C., t. 1, obs. 74.
(5) L. 3, obs. chirur. 7.
(6) Epist. anat. 20, n. 27.
(7) Commerc. litt., ann. 1741, hebd. 21, n. 1.
(8) N. 9.
(9) II, animad. 23 et 29.

car cette humeur n'est point de l'eau, et elle ne s'attache nulle part à la face interne de la dure-mère, ni à la partie inférieure de cette membrane seulement, comme cette eau qui, à ce que je vois, a été reconnue comme naturelle par Huber (1), et même, d'après du moins ce que cet auteur rapporte, par Malpighi (*in Posth.*, p. 39), et par Bellini (*in Lemmat. Opusc. suis præmissis*), lesquels cependant la regardèrent comme un nerf liquide, erreur que l'on a presque honte de répéter. Mais vous verrez vous-même d'une part si ces derniers parlaient de la même eau que moi; et, d'une autre part (2), si en effet vous ne pouvez trouver aucune observation qui indique que la moelle épinière manquait, pendant que le cerveau ou le cervelet existait : car il me semble, d'après deux histoires de Char. Rayger (3), examinées avec beaucoup d'attention, que, sur deux fœtus à terme, le cerveau était très-difforme, il est vrai, mais non pas détruit, tandis que sur tous deux la moelle épinière manquait, ou du moins n'était que du sang coagulé, ou quelque chose de semblable à du sang coagulé.

11. Mais, soit que l'eau qui distend ces tumeurs de l'épine s'accumule de la manière que j'indiquais tout-à-l'heure, soit qu'elle s'écoule du cerveau, soit qu'elle provienne d'une part et de l'autre, ces deux sources sont si vraisemblables, qu'il n'aurait pas fallu les rapporter ailleurs ordinairement : car qui pourrait souffrir, depuis que la nature du mal est de plus en plus connue, l'erreur, autrefois en quelque sorte excusable, de ceux qui pensaient qu'une portion de l'urine se portait de la vessie dans une tumeur, telle que celle que Bauhin a décrite (4) ? Et cependant il commit une erreur plus grave encore, ce chirurgien que le savant Platner (5) a blâmé avec raison, et qui pensa que c'était à cela que se rapportait la vessie urinaire d'un enfant, qui aurait été double, ou plus ample que dans l'état naturel. Je ne parlerais pas ici de cette erreur, si je ne savais qu'un autre chirur-

gien, assez connu de l'Italie, avait la même opinion il y a peu d'années, de sorte que déjà pour la troisième fois (1) il a pris le liquide qui s'écoulait de ces sortes de tumeurs pour de l'urine. — Ce fut avec plus de sagesse, mais d'une manière moins nécessaire, qu'un homme d'un grand nom rapporta cette eau à une hydropisie de l'écorce intérieure de la moelle épinière, laquelle écorce se tuméfiant, diviserait la moelle épinière et le canal : il est vraisemblable qu'il suivit la tradition de ceux (2) qui ont prétendu que, dans cette affection, les vertèbres et même la moelle étaient bifurquées, comme si elles se trouvaient entièrement divisées en deux parties, de la même manière que les bouchers ont coutume de les diviser, attendu surtout qu'il cite Tulpius (3) qui dit : Cette épine viciée était partagée en deux parties égales, depuis la dernière vertèbre du dos jusque sur les côtés de l'os innominé, tandis que le péritoine couvrait cette fente entr'ouverte. J'ai rapporté ces paroles parce que vous les chercheriez en vain dans le *Sepulchretum*, où j'ai dit (4) que ces observations de Tulpius étaient rapportées, et où vous trouverez bien moins encore les dessins (5) de ces vertèbres que celui-ci a faits. En effet, les dessins publiés par les auteurs en même temps que leurs observations, quoique très-souvent utiles et quelquefois nécessaires pour comprendre complètement ces dernières, n'existent cependant nulle part dans cet ouvrage, où ils pouvaient et où ils devaient même se trouver. — Au reste, assurément Tulpius est un de ceux qui ont jeté le plus de jour sur cette affection ; mais, en faisant ses recherches avec beaucoup de soin, il paraît avoir rencontré le cas le plus rare, si on compare ses observations avec celles des autres auteurs, et surtout avec celles de Ruysch (6), qui a vu cette maladie beaucoup plus souvent, et qui dit positivement n'avoir jamais observé des cas semblables, en donnant pour ce motif un autre dessin (7) dans lequel il repré-

---

(1) De med. Spinal., n. 6.
(2) Ibid., n. 4.
(3) 280, in Eph. N. C., dec. 1, A. 3 et 64, A. 8.
(4) Obs. 13, num. superiore cit.
(5) Progr. m. nov. a. 1754.

(1) Hùc adde et quarto ex., n. 16 infra.
(2) Apud Ruysch., obs. anat. chirur. 34.
(3) Obs. med. med., l. 3, c. 30.
(4) Num. superiore.
(5) Tab. XI.
(6) Obs. cit. 34.
(7) Fig. 37.

sente les vertèbres divisées seulement par derrière, comme il les avait trouvées, et non point également par devant. Théo. Zwinger (1) a trouvé, il est vrai, les corps de ces vertèbres divisés par un sillon profond ; mais ils occupaient, comme sur un fœtus monstrueux, la partie postérieure, et la moelle épinière était intacte.

D'ailleurs, pour ce qui regarde la division de la moelle épinière, j'ai lu une observation de Brunner (2), qui paraît être en faveur de l'hydropisie de cette partie corticale moyenne : car il trouva la moelle épinière perforée à son milieu et remplie d'eau, tandis qu'un conduit se dirigeait vers l'endroit du dos où les vertèbres étaient divisées, et où s'était développée, avant une hydrocéphale, une tumeur aqueuse. Cependant, je ne me souviens pas d'avoir lu que la moelle fût partagée en deux parties par la force de l'hydropisie : car, relativement à ce que le même auteur (3) vit plusieurs nerfs se diriger de l'épine vers une autre tumeur de la même nature, et des vaisseaux sanguins sortir du même côté pour aller au même endroit, de telle sorte qu'au-dessous la membrane qui enveloppe ordinairement la moelle épinière paraissait vide, au point que tout ce corps, sortant par là, sembla se terminer à la tumeur indiquée; gardez-vous de croire que la moelle fût partagée en autant de parties nerviformes par la force de l'eau : car cette tumeur était située au dos, au-dessus de l'os sacrum, c'est-à-dire à la région lombaire de l'épine, où la nature elle-même a partagé la moelle pour former la queue de cheval, qui est composée d'une quantité considérable de nerfs. Or, il n'est pas étonnant que ces derniers nerfs eussent été poussés par l'eau avec les vaisseaux sanguins du côté où il y avait le moins de résistance, pour donner lieu à une tumeur. — C'était à la même région qu'étaient situées les tumeurs décrites par Tulpius (4), par Lechel (5), et par Apinus (6) ; aussi le premier vit-il sur trois enfants les nerfs de la moelle épinière épars çà et là dans la tumeur....., et

portés hors de leur canal ; le second, après avoir ouvert la tumeur, ne trouva aucune trace de la moelle épinière, à l'exception de quelques filaments blancs et très-déliés, qu'il jugea lui-même être plutôt des débris de la membrane qui enveloppe la moelle épinière, que des nerfs ; enfin le troisième remarqua que la moelle épinière elle-même, qui sortait de la cavité de la seconde vertèbre lombaire encore entière, s'était introduite jusqu'au milieu du sommet de la tumeur, au moins par l'une de ses moitiés. Comme la moelle ne peut pas sortir naturellement de cette vertèbre, puisque déjà elle est tout entière divisée en nerfs, j'avoue que je suis resté dans le doute sur cette observation d'Apinus, comme sur une autre de Schrader (1) (pour ne rien dire de celle de Brunner, qui a été citée plus haut (2)), quoique ce soit pour des motifs tout-à-fait opposés. En effet, Schrader crut devoir faire observer que dans une tumeur de la même espèce, et située à la même région, la moelle, qui était entière jusqu'à cet endroit, disparaissait lorsqu'elle arrivait à la fente des vertèbres, et ne laissait rien autre chose que des enveloppes membraneuses, de telle sorte cependant qu'on voyait sur les côtés, çà et là, mais par ordre, des commencements de nerfs qui naissaient de la moelle elle-même. Mais il paraît que cette disposition était naturelle : car le tronc de la moelle, comme je le disais, ne descend pas au-delà de la seconde vertèbre des lombes, et les nerfs, nés de ce tronc déjà à cet endroit, descendent sur les côtés par ordre. Cependant, comme cet auteur dit que la tumeur existait vers le commencement des vertèbres lombaires, il peut se faire que la partie la plus basse de la moelle fût liquéfiée ou rétractée en haut. Mais sur l'enfant d'Apinus c'était le contraire, puisque le tronc non-seulement descendait au-dessous de cette seconde vertèbre, mais encore se dirigeait en dehors, et se portait jusqu'au milieu de la face interne de la tumeur qui se trouvait à la région des dernières vertèbres lombaires, comme vous le comprendrez très-bien d'après les dessins qui sont beaucoup plus clairement exposés dans la dissertation (3) de Ch.-Fréd. Hoechstetter, où ce

---

(1) Eph. N. C., cent. 7, obs. 29.
(2) 12 in addit ad sect. hanc Sepulchr. 16.
(3) Ibid.
(4) Obs. cit. hoc n. 9 et 10.
(5) Ibid.
(6) Ibid.

(1) Dec. 2, obs. anat. med. 2.
(2) N. 9, primo loco.
(3) De spina bifida.

dernier a exposé cette même histoire de son maître Apinus.

Pendant que je restais dans l'étonnement, je tombai sur une observation de Mauchart (1), dans laquelle il est question d'une tumeur située à la partie inférieure des lombes, et sortant par une fente que présentaient les deux dernières vertèbres de cette région ; au milieu de cette tumeur, la moelle épinière formait une saillie, et s'étendait aux environs sous forme de fibrilles très-ténues, pour se terminer évidemment à la membrane intérieure de la tumeur, qui se trouvait sous la dure-mère. Enfin, en lisant dernièrement ce que le savant Trew (2) trouva dans une tumeur qui répondait à une fente dés trois dernières vertèbres des lombes, et de toutes celles de l'os sacrum, j'avais cru, après avoir jeté les yeux sur les dessins (3) qu'il y a réunis, et les avoir comparés entre eux, que le petit corps blanchâtre c, d, e, d'après sa forme qui d'abord était cylindrique et qui se terminait ensuite insensiblement en une espèce de pointe, était l'extrémité de la moelle qui descendait au-dessous de toutes les vertèbres des lombes dans l'intérieur de l'os sacrum. Et en effet, l'auteur vit manifestement que ce corps était adhérent par plusieurs fibres éparses çà et là aux parties sous-jacentes, et que ce n'était autre chose que l'extrémité de la moelle épinière, qui forme ce qu'on appelle la queue de cheval, et qui s'étendait dans ce cas jusqu'au-dehors de son canal, c'est-à-dire, dans l'intérieur de la tumeur, à travers la surface de laquelle elle se faisait apercevoir. Mais comme ensuite il écrit que ce corps était une petite partie d'une conformation particulière, et qu'il avait contracté une adhérence à part avec l'extrémité de la moelle épinière et ses prolongements; mais que l'extrémité de la moelle, ici, s'était étendue jusqu'à la troisième vertèbre des lombes, que, bientôt après, elle s'était terminée pour former cette petite partie c, d, e, et qu'elle avait répandu les prolongements nerveux; comme il affirme, d'un autre côté, qu'on ne trouve, dans la cavité d'une semblable tumeur, que des filaments de la moelle épinière entrelacés avec des vaisseaux sanguins, ce que sa propre observation

lui a appris ; je suis resté dans le doute sans savoir si je le comprenais suffisamment, et s'il parle seulement ici des nerfs de la queue de cheval poussés par l'eau, et réduits à la partie supérieure comme en un seul corps, tandis que les auteurs que j'ai nommés un peu plus haut les auraient peut-être pris pour le tronc même de la moelle, par la raison qu'ils ne disent rien de la nature intérieure du corps qu'ils virent ; ou bien, ce que j'aimerais mieux croire (1), observèrent-ils la moelle elle-même sans aucune méprise ?

Il existe un passage de Ruisch qui mérite une explication ; c'est lorsque, en parlant (2) des tumeurs de ce genre, il dit : « Au-dessous de cette tumeur, je » trouve souvent la moelle épinière en » très-bon état ». Si vous pensez qu'il ait voulu parler d'une tumeur lombaire, et si vous croyez qu'il ait vu lui-même ce que je serais plus disposé à croire que d'autres avaient observé, vous devez nécessairement conjecturer que l'auteur a écrit, non pas au-dessous, mais au dedans de cette tumeur. Cependant comme il avait dit un peu auparavant que des tumeurs de cette espèce se rencontrent souvent au dos ou aux lombes, il serait peut-être plus convenable de penser qu'il a voulu parler d'une tumeur du dos, au-dessous de laquelle il avait pu voir la moelle, et la trouver en bon état. C'est ainsi qu'il remarqua (3) d'une manière certaine, dans les vertèbres inférieures du dos, une petite portion de la moelle épinière qui était saine, et dans la cavité des vertèbres lombaires, des nerfs également en bon état, tandis que toutes les vertèbres du cou, et un égal nombre des plus voisines du dos (comme on le voit dans les dessins de Kerckring (4), qu'il désigne), fendues à la partie postérieure et entièrement privées de moelle épinière, indiquaient que le fœtus avait été affecté de ce genre de maladie, soit au cou, soit au dos. Vous avez là de quoi interpréter le passage cité de Ruisch (et il doit arrêter des lecteurs), qui, pour ne pas parler d'Apinus (5), vit aussi sur d'autres sujets, je n'en doute

____

(1) Cit. supra, ad n. 10.
(2) Commerc. ibid., cit. hebd. 20 et 21.
(3) Tab. 1, fig. 11 et 12,

(1) Vid. n. 16, infra.
(2) Obs. 54, cit. supra, ad n. 9.
(3) Thes. anat. 8, n. 1.
(4) Spicileg. anat., tab. 9.
(5) Apud Hoechstetterum, n. 9, diss. cit. ad n. super.

pas, des tumeurs du dos de la même espèce ; vous y trouvez en même temps de quoi faire une description exacte et complète, en réunissant les histoires que cet auteur et Kerckring ont données du même fœtus, et en les corrigeant et les éclairant l'une par l'autre, lorsque la chose est nécessaire.

12. Mais si la moelle épinière, comme je l'ai supposé un peu plus haut, ou du moins ses nerfs et ses vaisseaux sont poussés au dehors, dans l'intérieur de la tumeur (de la même manière que le cerveau sur l'hydrocéphale de Walther (1) et autres, et une partie du cervelet sur celui de Lechel (2), vous me demanderez comment il faudra entendre ce que des hommes très-savants ont avancé, savoir : que cette affection de l'épine peut aussi être rapportée à l'eau stagnante dans les cellules qui entourent en grand nombre extérieurement la dure-mère, et qui contiennent dans l'état naturel ce liquide gras que j'ai dit (3) avoir été appelé humeur visqueuse par les anciens ; de sorte que cette maladie serait très-analogue à l'hydropisie du péritoine. Car l'hydropisie du péritoine, direz-vous, presse en dedans et ne chasse pas au dehors les viscères d'alentour ; et d'ailleurs ces cellules ne sont pas à la partie antérieure, mais surtout à la partie postérieure du canal vertébral, de manière que si elles se tuméfient, elles ne peuvent pas pousser au dehors la queue de cheval. Ne croyez cependant pas que les eaux et les tumeurs ne puissent pas avoir quelquefois cette origine : car il est arrivé, très-rarement à la vérité, mais cependant cela s'est vu, qu'on a rétabli la santé en piquant des tumeurs de cette espèce et en évacuant l'eau qu'elles contenaient, comme sur cet enfant dont Maur. Hoffmann (4) a transmis l'histoire et le dessin. Si vous rapportez l'eau contenue dans cette tumeur au déchirement des cellules qui lubréfient la face externe de la dure-mère, déchirement qui aurait eu lieu pendant l'accouchement de cet enfant, qui fut très-difficile parce que le corps s'embarrassa au passage, et qui exigea les plus grands efforts de la part de la mère qui était une paysanne, vous paraîtrez avoir avancé des choses vraisemblables :

rien en effet ne put être tiraillé dans cette position de l'enfant, comme la partie postérieure de l'épine à la région lombaire ; et c'est pour cela que la tumeur, qui n'existait pas d'abord, commença à s'élever après un intervalle de quelques jours, de cette partie seulement, tandis que le reste de l'épine était sain.

Il y a eu aussi des auteurs qui ont cru que la tumeur dont il a été parlé plus haut (1), et qui fut guérie par Genga, à la région du coccyx, était remplie d'une humeur qui s'était frayé un chemin de la cavité du crâne jusque-là, par de petits conduits, entre les os et la dure-mère. Mais lorsque, par le secours de l'anatomie, on aura reconnu avec le célèbre Fantoni (2) la difficulté de la chose, et qu'on aura réfléchi en outre à la prompte sortie de la sérosité de la tumeur, aussitôt qu'on comprimait l'occiput avec la main, on ne voudra pas assigner à ce liquide une autre voie que celle qui a été préparée par la nature elle-même entre les méninges, en même temps qu'on attribuera, dans ce cas, la guérison en grande partie à l'âge de cet enfant (quatre ans) et à ce que la cause du mal était externe et non pas interne. Car la cause interne, surtout celle qui est constitutionnelle, blesse long-temps et plus profondément les parties liquides et solides, et elle agit, sur ces dernières, avec d'autant plus de force, qu'elles sont plus molles et qu'elles s'éloignent davantage de la fermeté qu'elles présentent à un âge avancé. A cela se joint une autre considération ; c'est que la queue de cheval ne descend pas jusqu'au coccyx ; ce qui fut peut-être cause que Ruisch (3) ne vit aucun enfant, parmi tous, ou du moins parmi presque tous ceux qui furent attaqués de ces sortes de tumeurs (ce dont vous vous convaincrez si vous lisez l'observation suivante (4)), qui survécût aussi long-temps que celui qui portait la sienne au coccyx. Dans ce cas, en effet, il n'arrive pas qu'un aussi grand nombre de nerfs soient fléchis en dehors, ou chassés, ou blessés, ou rompus ; or de leur lésion naît la faiblesse des membres inférieurs, et la paralysie de ces derniers que vous trouverez mentionnée

(1) Partus monst. descript.
(2) Obs. cit. supra, n. 9.
(3) N. 10.
(4) Eph. N. C., dec 2, a. 6, obs. 208.

(1) N. 9.
(2) Animad. ibid. cit.
(3) Obs. 35, sæpius cit.
(4) Obs. 36.

dans la plupart des exemples de tumeurs lombaires cités plus haut, ainsi que dans d'autres que je passe sous silence, et parmi lesquels vous en lirez deux de Je. Burg, dans les Éphémérides des Curieux de la Nature (1). De plus, la paralysie (2) du sphincter de l'anus et de la vessie aurait été reconnue et notée plus souvent, si plus souvent les enfants pouvaient vivre long-temps avec cette maladie. Mais ils ne le peuvent pas pour différentes raisons, et fréquemment à cause des convulsions qui sont la conséquence de ces lésions des nerfs; et leur mort est encore plus prompte, si, en couvrant la tumeur, on pique ces nerfs, ou si on les expose aux injures de l'air. — On conçoit d'après ce que j'ai dit des deux enfants qui ont été guéris, pourquoi ils n'éprouvèrent aucune convulsion ni aucune paralysie des membres inférieurs. Ainsi lorsque toutes ces circonstances n'existeront pas, et qu'il aura été constaté que le mal dépend d'une cause externe, alors un chirurgien, après avoir surtout observé tout ce que le célèbre Trew (3) a recommandé avec prudence, parait pouvoir oser quelque chose, si toutefois il est permis de tenter la guérison dans des maladies de cette espèce qui sont si trompeuses, après des exemples innombrables qui ont été funestes.

13. En effet, pour en revenir à l'hydrocéphale, les anciens médecins (4) reconnaissaient deux espèces d'hydrocéphale interne : l'une, lorsque les eaux sont accumulées entre le crâne et la dure-mère; l'autre, quand elles se trouvent entre cette méninge et la pie-mere : ils enseignaient que la seconde espèce est mortelle, et que la première n'est pas incurable, et ils ont donné le précepte dans cette dernière de couper le lien saillant, aussitôt que la tumeur se manifeste entre les sutures écartées. Cependant Paré (5) dit positivement qu'il n'a jamais vu aucun sujet guérir; et Je.

Franc (1) affirme qu'après l'ouverture faite même à l'endroit le plus tuméfié, et après l'évacuation d'une eau limpide et pure, l'enfant tomba quelques heures après en épilepsie, et mourut en peu de temps : il ne fut pas avantageux non plus d'avoir ouvert, d'après l'ordonnance de Grubelius (2), par un trou pratiqué avec le cautère qu'on appelle potentiel, une issue à la sérosité qui était renfermée profondément; car cet enfant aussi mourut quelques jours après, tandis qu'on cite (3) quelques sujets parmi ceux sur lesquels on n'avait pas évacué l'eau, qui ont vécu sept, neuf, dix-huit et trente mois, pour ne rien dire de celui que Redlin (4) connut et disséqua, et qui était attaqué d'une hydrocéphale depuis vingt-quatre ans. Il y a dans Fantoni (5) une observation attribuée à Wepfer, sur un paysan qui, ne pouvant supporter une douleur très-violente qui durait depuis long-temps, et qui dépendait d'une sérosité renfermée entre le crâne et la dure-mère, força un vétérinaire à lui trépaner le sinciput; une certaine quantité d'eau s'écoula, et il fut complètement guéri. Mais supposez que cette audace ait été couronnée d'un succès parfait; supposez qu'il se trouve un chirurgien qui veuille l'imiter sur un enfant hydrocéphale, et non-seulement l'imiter, mais encore la surpasser, en incisant la dure-mère, si la chose est nécessaire, comme cela se pratique dans les blessures très-graves de la tête; sur quels indices certains et sur quels signes se fondera-t-il pour reconnaître d'une manière positive que l'eau est tantôt entre les os et la dure-mère, tantôt entre celle-ci et la pie-mere, tantôt entre cette dernière et le cerveau? car il existe des exemples de ce triple siége de l'épanchement : ainsi il y en a un du premier et du second cas en même temps sur l'hydrocéphale de Vels (6); on en trouve également du second sur ceux qui furent disséqués par Laubius (7) et Rod. Zwin-

---

(1) Dec. 2, a. 6, obs. 58.

(2) Eph. N. C., cent. 1 et 2, obs. 127, et sect. hac 16, Sepulchr. in addit. obs. 12, vers. fin.

(3) Commerc. a. et hebd. supra, cit. ad n. 10.

(4) Apud Fabric., ab Aquap. de chirurg. operat. ubi de hydroceph.

(5) Oper., l. 7, c. 1.

(1) Apud Schenck. obs. med., T. 1, ubi de hydroceph. mort.

(2) Eph. N. C., dec. 2, a. 10, obs. 42.

(3) Vid. Act. Helvet., tom. 1, c. 1, n. 6.

(4) Eph. N. C., cent. 1, obs. 29.

(5) Animad. cit. supra, ad n. 9.

(6) Disp. de mutuo intest. ingress., p. 2, obs. 2.

(7) Eph. N. C., cent. 10, obs. 83.

ger (1), et du troisième dans l'observation de Fallopia rapportée dans le *Sepulchretum* (2), ainsi que dans d'autres
histoires de Mayer (3) et de Kaltschmied
(4). Supposez cependant, si cela se peut,
qu'il distingue aussi ces différents cas,
et qu'il puisse se promettre, pour l'hydrocéphale des enfants, le même succès
que l'on a obtenu quelquefois pour des
coups sur des adultes et sur des sujets
qui avaient été frappés pendant qu'ils
étaient bien portants; supposez, dis-je,
qu'il puisse se promettre ce succès, en
incisant les méninges, si cela est nécessaire, et en les conduisant ensuite à la
cicatrisation, quoiqu'elles se trouvent
alors lâches, déchirées, ou épaissies:
qu'arrivera-t-il, si le cerveau (et j'admets qu'il soit placé au-dessous du liquide) est si mou qu'on ne puisse distinguer
qu'avec peine autre chose que la substance corticale et la substance médullaire,
comme dans les observations de Mayer et
de Zwinger, que je viens de citer? qu'arrivera-t-il, si sous la substance corticale la
substance médullaire est tout entière altérée et changée en eau, comme sur cet enfant
de Tombinus (5), dont l'histoire a aussi
été rapportée dans le *Sepulchretum* (6)?
qu'arrivera-t-il, si toute la masse cérébrale est dissoute en une eau muqueuse,
ou limpide et teinte d'un peu de sang,
comme sur les sujets de Kerckring (7)
et de Lauffer (8)? ou, puisque ce cas est
plus rare, qu'arrivera-t-il, si la quantité
d'eau renfermée dans les ventricules,
comme dans les deux observations de Dodart que Bohn (9) a citées, a exercé une
telle violence sur le cerveau, que les ventricules latéraux ne forment qu'une seule cavité continue avec le troisième; ce
qu'il sera d'autant moins permis de conjecturer que quelques hydrocéphales,
comme ces deux enfants, sont attaqués
d'autres maladies, qui ne peuvent en
aucune manière être appelées affections
de la tête? Enfin, qu'arrivera-t-il, si la
structure intime du cerveau a été affaissée d'une manière incurable, par le

poids, ou par la compression des eaux
placées sur ce viscère? car quelquefois
la forme extérieure et la masse même ne
résistent point. C'est ainsi que Vels (1)
vit les hémisphères du cerveau, non plus
convexes, mais tellement déprimés, que
leur hauteur se trouvait sur le même
plan horizontal que le corps calleux.
C'est ainsi que Paré, qu'on n'a pas cité
avec assez de soin dans le *Sepulchretum*
(2), trouva le cerveau réduit au point
qu'il égalait à peine par sa masse la grosseur d'une paume à jouer. C'est ainsi
que Stegman (3) vit ce viscère petit comme un œil de bœuf, et approchant du
poids d'une once et demie; ajoutez à cela qu'il était putréfié et corrompu tout
entier. Ceci me rappelle des lésions graves du cervelet, qui avaient aussi pour
cause l'hydrocéphale, comme dans l'observation de Vels qui vient d'être citée,
et surtout dans celles de Littre (4) et de
Je.-Dav. Mauchart (5); et dans la même
de Laubius, qui a été indiquée un peu
plus haut.

Mais le plus souvent, bien que les anciens n'aient point reconnu cette espèce,
l'eau de l'hydrocéphale se trouve dans les
ventricules, comme l'ont observé Vésale (6) d'abord, et ensuite tant d'autres,
comme Schulz (7), et parmi ceux que j'ai
nommés tout à l'heure ou un peu plus
haut, Laubius, Mauchart, Riedlin, et
surtout Littre, qui, dans une si grande
quantité d'eau qui distendait les ventricules, n'en trouva point entre le crâne
et la dure-mère, ni entre celle-ci et le
cerveau. Je passe plusieurs autres auteurs sous silence, sans compter Brunner (8), et ceux qui, comme lui, ont rapporté avoir vu assez souvent la diminution de la substance cérébrale dans les
hydrocéphales de cette espèce. Car je
n'ai pas dit seulement ceci pour faire voir
qu'un chirurgien qui est assez hardi pour
perforer les méninges, peut cependant
souvent ne point évacuer d'eau, ou n'en

---

(1) C. cit., n. super.
(2) 2 in sect. hac 16.
(3) Eph. N. C., cent. 1 et 2, obs. 127.
(4) Progr. de nervis optic., etc.
(5) Act. Lips., M. nov., ann. 1686.
(6) Sect. cit. in addit., obs. 8.
(7) Sect. ead., obs. 11.
(8) Diss. cit. supra, ad n. 6.
(9) De renunc. vulner., s. 2, c. 1.

(1) Obs. supra, cit. 2.
(2) Sect. hac, obs. 12, sed operum, l.
7, non 8.
(3) Sect. ead. in addit., obs. 11.
(4) Hist. de l'Acad. royale des Sc.,
ann. 1705.
(5) Eph. N. C., dec. 3, a. 4, obs. 59,
n. 9.
(6) Sepulchr., sect. cit., obs. 6.
(7) Apud Lauffer. in diss. cit., § 23.
(8) Sect. cit. in addit., obs. 12.

évacuer que la plus petite partie, à moins qu'il ne perfore en même temps le cerveau; mais je l'ai dit principalement pour vous faire comprendre qu'il peut facilement arriver aussi que, pendant qu'il croit ne perforer que la dure-mère, il perfore le cerveau. Je voudrais donc qu'à l'observation de Vesale vous réunissiez celles de Fabric de Hilden et de Tulpius, que j'ai citées à l'endroit (1) où j'ai fait voir que les parois des ventricules, surtout les supérieures et les latérales, sont quelquefois extrêmement amincies par la force des eaux qui les distendent, et qu'elles s'attachent avec les méninges aux os du crâne ou au péricrâne, de sorte qu'il ne doit point être étonnant que quelques chirurgiens, qui ne croyaient couper que le crâne, aient percé en même temps la dure-mère, la pie-mère, et la substance du cerveau qui était adhérente à ces méninges et à ces os, en forme de membrane. Lisez, si vous voulez, la lettre de J.-J. Scheuckzer, adressée à Vallisnieri (2); vous y verrez que l'hydrocéphale d'un enfant fut ouverte à l'hôpital, d'un consentement unanime, par un chirurgien, après que l'on eut jugé que les eaux étaient arrêtées entre le crâne et la dure-mère; vous apprendrez en même temps combien il est difficile de prononcer dans des cas semblables; en effet, comme on croyait que des vomissements convulsifs qui succédèrent bientôt à la première évacuation de l'eau (elle fut d'environ trois onces), et qui persistèrent jusqu'à la mort, qui eut lieu le lendemain, indiquaient que la dure-mère avait été incisée, l'anatomie fit voir que l'incision intéressait non-seulement cette dernière, mais encore la pie-mère avec le cerveau; car ce viscère lui-même, étendu jusqu'à présenter presque l'amincissement d'une membrane, égalait la capacité interne du crâne, tandis que la quantité d'eau qui était au moins de huit livres médicinales, était cachée dans les ventricules mêmes.

14. Cet extrême amincissement du cerveau et son adhérence à la voûte du crâne firent que sur l'hydrocéphale (3) de Tulpius, que j'ai cité, après l'évacuation des eaux, la plupart des médecins présents jugèrent, mais avec trop de précipitation, que cette tête était sans cerveau : la même disposition fit également que Sténon, sur son veau (1), employa assez de temps à chercher le cerveau dans le cerveau même, et commença à ajouter foi aux histoires qu'il n'avait pas crues auparavant, et qui rapportent qu'on a trouvé des hommes sans cerveau. — En effet, je crois aussi moi-même que c'est à peu près de la même manière qu'on doit expliquer tout ce qu'il peut y avoir de vrai dans les observations de ce genre, appartenant surtout aux auteurs qui n'avaient point lu Tulpius ni Sténon, comme dans celles de Garnier, Zacutus, et d'autres qui sont cités comme n'ayant pas trouvé de cerveau; dans les scholies des histoires de ces derniers, que vous trouverez dans le *Sepulchretum* (2). Car, comme l'un dit qu'une membrane épaisse remplaçait le cerveau, et l'autre, qu'à la place de ce viscère la dure-mère avait paru doublée et semblait contenir en elle-même de l'eau très-limpide, vous comprenez facilement ce que purent être cette membrane épaisse ou cette autre lame de la dure-mère doublée; vous comprenez aussi ce qui put être caché sous cette apparence d'une mucosité et d'une pituite mal élaborée, qui s'offrit entre les méninges à Garnier, pendant qu'il faisait cet examen à la hâte. D'ailleurs vous verrez dans ce même ouvrage une observation de Kerckring (3), qui dit avoir trouvé de l'eau muqueuse à la place du cerveau, et vous lirez aussi dans la scholie qui suit, que Diemerbroeck n'avait pas une opinion différente de la mienne sur cette eau muqueuse, ou sur l'amincissement du cerveau; cependant, non-seulement Kerckring avait lu l'histoire de Tulpius, mais encore il la citait dans la sienne, où il parlait d'un hydrocéphale qui n'avait pas encore six mois, et sur lequel la dissolution du cerveau, qui avait commencé dans l'utérus, avait pu augmenter peu à peu, jusqu'à ce que ce premier viscère étant entièrement dissous, le fœtus cessa de vivre. Diemerbroeck objecte en outre à cet auteur, qu'il n'a pas dit (ce qui a été également omis par la plupart de ceux qui ont publié des histoires analogues) si le cervelet et la moelle allongée manquaient, ou non. Mais dans l'observation de Bil-

---

(1) Supra ad n. 8.
(2) Oper., tom. 1, s. 5, in fin.
(3) Supra, ad n. 8.

(1) Ibid.
(2) L. 1, s. 1, obs. 86, et sect. hac 16, obs. 13.
(3) Sect. ead., obs. 11.

lote (1), qu'on a coutume de citer parmi celles-là, non-seulement vous trouverez que cette circonstance a été omise, mais encore vous reconnaîtrez que le cerveau de l'enfant n'était pas entièrement détruit, puisqu'on trouva une portion de sa substance, qui était à peine de la grosseur d'un petit œuf. C'est ainsi que El. Rod. Camerarius (2) ne vit sur un chien attaqué de folie, à ce qu'il paraît, ou de vertiges (car ce que Kerckring (3) ou d'autres ont écrit sur les brebis est fondé pour ainsi dire sur l'observation et sur la bonne foi des bouchers) ; Camerarius, dis-je, ne vit absolument, pour toute la substance du cerveau et du cervelet, qu'une petite portion de ce dernier, qui avait à peine la grosseur de la moitié d'une petite aveline. Quoique, je l'avoue, j'aie lu tout cela avec étonnement, et même avec défiance pour certains points, cependant j'ajouterai ici un fait. — Je me souviens que lorsque dans ma jeunesse j'allais tous les jours à l'hôpital de Sainte-Marie de la Mort de Bologne, j'entendis plus d'une fois Je.-Marc. Biggatti, homme probe, médecin-chirurgien de cet hôpital, digne de sa réputation, assurer que son prédécesseur, Je. Gal. Manzi, médecin et chirurgien qui rivalisait pendant sa vie avec un petit nombre d'autres, vit ce que je vais vous raconter comme je l'ai appris, sans rien ajouter ni retrancher. Manzi traitait un homme pour une blessure reçue à la suture coronaire, et qui pénétrait dans la cavité du crâne, lorsque le malade, vers le vingtième jour, commença à éprouver deux choses : d'abord, toutes les fois que la blessure était mise à découvert, il était pris de mouvements convulsifs de la mâchoire inférieure ; ensuite, toutes les fois qu'on l'interrogeait, il faisait signe des yeux qu'il comprenait et qu'il voulait répondre, mais il ne pouvait point pendant un certain temps articuler le premier mot ; cependant ce premier mot une fois prononcé, les autres suivaient facilement. Après avoir ainsi paru jouir de sa raison presque jusqu'à sa mort, il fut pris enfin d'une attaque comme apoplectique, et mourut.

Examen du cadavre. A l'ouverture du crâne, on ne trouva rien dans cette cavité, si ce n'est une humeur et quelques fibres rouges, comme charnues, qui étaient placées au-dessous de l'endroit de la blessure. — Je vous permets, en lisant ceci, de suspendre votre jugement, comme je le suspendais moi-même en entendant faire ce récit. Car ce sont là de ces choses qu'on ne saurait croire, à moins de les avoir vues soi-même, et de les avoir examinées à plusieurs reprises avec soin (comme dans ce cas il aurait fallu savoir ce que c'étaient que ces fibres rouges et comme charnues, et avec quelle membrane et quels nerfs elles étaient peut-être réunies) ; et après qu'on les a examinées de nouveau, à peine cependant peut-on les croire. Il s'agit ici, il est vrai, de la destruction du cerveau, à la suite d'une blessure de la tête, comme sur les enfants de Zacutus et de Billote ; mais sur le premier il s'était écoulé un espace de trois ans entre le temps de la blessure et celui de l'observation ; sur l'autre le cerveau n'était pas détruit en entier ; sur tous deux il restait peut-être le cervelet et une partie de la moelle allongée : d'ailleurs la dissolution du cerveau n'exista pas sur le second ; mais à chaque pansement il se faisait une perte de sa substance, de la grosseur d'une noix muscade. Cependant, dites-vous, il n'est question d'aucune blessure antérieure sur l'enfant de cinq mois de Kerckring, ni sur celui de deux ans de Tombinus (1), ni sur la jeune fille de neuf ans de Neuhold (2) ; et néanmoins, sur cette dernière toute la substance médullaire du cerveau était changée en une gélatine très-tenace, tandis que sur le second, comme je l'ai dit, elle était convertie en eau, et que sur le premier tout le cerveau était transformé en eau.

Quant à moi, je trouve que cette série de changements fait voir que la dissolution du cerveau a lieu d'autant plus difficilement, que l'on s'éloigne davantage de l'époque de la naissance, parce que la substance de ce viscère est plus ferme. Que si cependant elle s'opéra sur l'homme de Garnier, vous pouvez voir à quels graves et longs accidents il fut en proie ; et l'on peut juger combien ce cas fut singulier en cela même, par la raison qu'il ne serait pas facile de trouver dans les auteurs recommandables un autre exemple ana-

---

(1) Zodiac. med., Gall. a. 1, M. dec. obs. 3.

(2) Eph. N. C., dec. 1, A. 3, obs. 129, in schol.

(3) Spicileg. anat., obs. 46.

(1) Supra, ad n. 13.

(2) Commerc. litt., vol. 1, specim. 22.

logue sur un adulte. Bien plus, la femme dont parle Kaltschmied (1) n'offrit aucune partie du cerveau dissoute en mucus, quoique, après avoir été tourmentée par des douleurs de tête les plus atroces, à la suite d'un coup violent reçu sur cette partie, au point qu'elle n'aurait pas vécu aussi long-temps, s'il ne s'était écoulé une certaine quantité d'eau par les narines, elle présentât, après sa mort, qui eut lieu enfin dix ans après, le corps calleux tellement aminci par la sérosité qui distendait les ventricules du cerveau, qu'il n'avait qu'à peine l'épaisseur du septum lucidum. Ainsi, comme la dissolution de tout le cerveau en mucus, et à plus forte raison en eau, est aussi rare sur les adultes, surtout si l'on comprend en même temps dans cette dissolution tout ce qui est contenu dans le crâne, vous voyez assurément pourquoi, en entendant le récit du cas que j'ai rapporté, je suspendis mon jugement, moi qui ai coutume de rester dans le doute, quand j'entends quelquefois raconter des choses semblables, et même plus légères, sur un enfant, à moins qu'on n'ajoute qu'il avait été en même temps privé d'intelligence, et qu'il avait enfin vécu plutôt comme une plante que comme un être humain. Cependant, dites-vous, Redi (2) a vu des tortues, auxquelles il avait enlevé le cerveau, pouvoir marcher pendant long-temps, et quelquefois pendant six mois. Mais moi, je parle ici des animaux qu'on appelle parfaits, et qui plus est, de l'homme; et vous, vous me citez les tortues, quand Aristote (3) n'ignora pas qu'elles exercent des mouvements, même après qu'on leur a enlevé le cœur.

En outre, Redi lui-même semble indiquer qu'en enlevant le cerveau aux tortues, il leur avait enlevé en même temps la faculté de voir, et, ce qui est vraisemblable, d'entendre, de sentir et de goûter; d'un autre côté Caldesi (4) a fait connaître la cause assez probable du mouvement qui survit si long-temps sur ces animaux, c'est-à-dire cette grande épaisseur de la moelle épinière, si on la compare à la petitesse de leur cerveau. C'est de cette moelle que font ordinairement dériver les esprits, ceux qui veu-

lent expliquer la vie des fœtus acéphales dans l'utérus; vous pouvez adopter leur opinion jusqu'à un certain point, pourvu cependant que vous n'admettiez pas avec quelques-uns que la moelle est plus épaisse sur tous ces sujets, ou que, parce qu'elle donne naissance à beaucoup plus de nerfs que le cerveau, elle fournit aussi beaucoup plus d'esprits, alors même qu'il est certain qu'elle ne peut déjà plus en recevoir de ce viscère, qui du reste les lui envoie ordinairement en grande partie; pourvu enfin que vous n'admettiez pas que la moelle existait sur tous ces fœtus, attendu que j'en ai cité un grand nombre (1) plus haut, qui n'avaient que de l'eau dans l'intérieur du crâne et des vertèbres. — Mais, dites-vous, ils avaient le cerveau et la moelle, avant que ces deux parties n'eussent été dissoutes par l'eau, ou qu'elles n'eussent été comprimées ou chassées par quelque autre force. Vous pensez ici mieux que beaucoup d'autres qui expliquent ce phénomène, et qui n'ont pas du tout réfléchi à cette circonstance. Que si, remontant jusqu'au principe, vous prétendez qu'il n'y avait jamais eu qu'une humeur dans ces deux cavités, et que vous fassiez dériver les esprits des ganglions nerveux, vous accorderez peut-être quelque chose au soupçon que j'ai émis autrefois (2) légèrement et en deux ou trois mois, savoir, qu'il se fait peut-être quelque sécrétion des esprits dans les ganglions. Pour moi, quoique dernièrement j'aie vu principalement sur deux ganglions d'un adulte, l'un d'une épaisseur médiocre, et l'autre d'une épaisseur très-considérable (ils étaient du nombre de ceux qui appartiennent aux nerfs cervicaux, qui forment bientôt après les nerfs brachiaux); quoique j'aie vu, dis-je, très-clairement et fait voir dans ces ganglions fendus dans le sens de leur longueur, une substance d'un brun cendré, qui suivait leur axe, sans être mêlée nulle part avec la substance blanche qui se trouvait en bien plus grande quantité, et qui occupait la partie extérieure; cependant je n'oserais pas donner de l'importance à ce soupçon, et si je l'osais, je croirais qu'il peut expliquer peut-être en quelque manière la conservation des fœtus, chez lesquels le cerveau et la moelle se seraient dissous, mais non pas de ceux chez

----

(1) Prog. cit. supra, ad n. 13.
(2) Degli. anim. viv.
(3) L. de juvent., c. 1.
(4) Osservaz. int. alle tartarughe.

(1) N. 8.
(2) Advers. anat. II, animad. 34.

lesquels ces parties n'auraient jamais existé. Si vous croyez néanmoins devoir rester dans cette opinion, ce que je ne saurais croire, je vous ferai une seule observation : si cette première vie et le reste du temps qui se passent dans l'utérus vous paraissent comparables à la vie des hommes adultes, qui sont ceux par lesquels j'avais commencé cette dissertation, et qui sentent, pensent, jugent, répondent et se meuvent selon leurs besoins, vous triomphez ; mais s'il n'en est pas ainsi, vous devez faire cause commune avec moi.

15. Vous avez dans cette Lettre des détails d'autant plus longs sur l'hydrocéphale, et principalement sur les tumeurs aqueuses de l'épine, que ces maladies sont en général moins connues parmi nous. Car elles sont fort rares dans ce pays, bien différent en cela de quelques autres, où elles sont si communes, que, dans l'espace de quatorze mois, Burg (1) en vit trois à Breslau. Si vous désirez plus de développements sur ces deux affections, le célèbre J.-R. Zwinger (2) pourra vous satisfaire pour l'hydrocéphale ; en relisant ceci, j'ai vu que ses exemples avaient été non-seulement rassemblés, mais encore comparés entre eux avec soin et avec ordre : quant aux tumeurs aqueuses de l'épine, outre une dissertation (3) utile et qui mérite d'être lue, publiée, sous la présidence de Je. Salzmann, par Ge. Fréd. Orth, vous pouvez consulter deux hommes très-savants, Platner (4) et Trew (5). Le premier, en parlant succinctement de ces tumeurs, a indiqué lui-même les noms de la plupart des auteurs qui ont écrit sur cette maladie ; le second en a cité d'autres, en rapportant ses propres observations, et, après avoir tout examiné avec exactitude, a traité cette matière avec autant d'ordre, de détail et de soin que qui que ce soit ; il n'a pas négligé non plus de dire comment il pense que le traitement peut être tenté et exécuté. Si les écrits de tous ces auteurs m'étaient parvenus entre les mains, avant que je vous eusse envoyé cette Lettre la première fois, j'aurais fait en sorte de trouver quelques livres qui me manquent. Cependant j'ai rappelé, comme vous pourrez le voir maintenant, la plupart des exemples existants de ces deux maladies, et j'y en ai joint quelques autres qui avaient échappé aux auteurs que je cite, ou qui n'étaient pas encore publiés quand ils composèrent leurs ouvrages ; ce qui est une chose facile pour tous ceux qui écrivent les derniers. Cependant, mettez à profit les faits que j'ai pu vous présenter. Adieu.

16. A peine avais-je cacheté ma Lettre, qu'un merveilleux hasard fit, non-seulement contre mon espérance, mais encore contre mon attente, qu'on m'apporta, pour me consulter (ce qui ne m'était jamais arrivé), un enfant qui avait une tumeur à la région des vertèbres lombaires. Pendant qu'on le déshabille pour me le faire examiner, je demande s'il est fort sur ses membres inférieurs ; on me répond que non ; je demande ensuite si la tumeur est transparente, et si elle contient de l'eau ; aussitôt réponse affirmative de la part des consultants, étonnés de mes questions, et ne sachant pas quel si grand rapport elles avaient à la chose. Je vis bientôt que ce que j'avais auguré de leurs réponses était vrai. La tumeur était assez molle, et l'eau qu'elle renfermait se voyait très-manifestement en plusieurs endroits à travers ses parois. Petite dès le principe, elle était parvenue dans l'espace de dix mois à la grosseur du poing, de sorte qu'elle ressemblait parfaitement, par son volume autant que par son siége, à celle que Ruisch (1) a dessinée. L'enfant était grand, fort, et bien nourri, même dans les membres inférieurs, qui étaient les seules parties faibles chez lui ; il était bien conformé également, si ce n'est que la tête, saine d'ailleurs, frappait les regards de tout le monde par sa grosseur extraordinaire ; il était, dis-je, bien conformé aussi dans les membres que je nommais tout à l'heure, de sorte que je compris par ce nouvel exemple réuni à beaucoup d'autres, que c'est se tromper que de croire que tous les enfants affectés d'une tumeur de cette espèce naissent les pieds tordus, parce qu'on en a remarqué quelques-uns qui étaient venus au monde ainsi conformés. Vous jugerez vous-même si l'on a raison de pla-

---

(1) Eph. N. C., dec. 2, a. 6, obs. 58.
(2) Act. Helvet., vol. 1, c. 1.
(3) De quibusd. tumorib. tunic. externis.
(4) Prog. cit. supra, ad n. 11.
(5) Commerc. cit. supra, ad n. 10, hebd. 20 et 21.

---

(1) Obs. anat. chirur., fig. 36.

cer dans ce nombre la petite fille dont l'histoire a été rapportée par Stalpart (1). Pour moi, je vois clairement qu'elle avait les pieds tordus d'une manière très-fâcheuse ; mais je ne vois pas suffisamment que la tumeur qu'elle portait aux lombes appartînt à celles dont je traite ici. — Mais, pour en revenir à notre enfant, quoique je n'ignore pas que l'on porte fort souvent la crédulité à l'excès, je m'informai cependant de la mère, qui était dans la force de l'âge et aussi saine que son mari, si, en portant ce premier-né dans son sein, elle était tombée sur le dos, si elle avait été frappée, si elle avait éprouvé quelque horreur ou quelque crainte, enfin si elle avait désiré quelque chose avec trop d'ardeur ; elle répondit alors positivement que non à toutes ces questions, quoique ensuite, comme c'est l'ordinaire des femmes, il lui vînt dans l'esprit qu'elle avait désiré des figues.

Du reste, pour ce qui regarde la consultation, après avoir annoncé formellement que cet enfant ne pouvait pas être guéri, je recommandai à plusieurs reprises qu'on prît bien garde que quelqu'un n'ouvrît cette tumeur, parce que l'enfant périrait beaucoup plus vite. Les parents étaient des paysans, de même que ceux du sujet que j'ai cité plus haut (2), et qui avait une tumeur de la même nature, qui communiquait avec la cavité du crâne plus qu'avec celle de l'épine. Mais plus sages et craignant le danger que je leur avais prédit, ces derniers souhaitèrent le bonjour aux chirurgiens, et remportèrent l'enfant chez eux, pour le laisser vivre tant qu'il plairait à Dieu ; tandis que les autres, à peine sortis de chez moi, ayant rencontré par hasard un chirurgien qui avouait, comme les autres médecins et chirurgiens en grand nombre qui avaient examiné l'enfant avant moi, qu'il n'avait jamais vu de tumeur semblable et qu'il ne savait pas ce que c'était, mais qui promettait cependant de le guérir parfaitement (ce que les autres n'avaient pas osé promettre pour ce motif même), se laissèrent éblouir par son âge et par son assurance, et crurent facilement ce qu'ils désiraient. Celui-ci donc, quoique averti ensuite de ce que j'avais répondu, persistant dans sa résolution, enfonça un instrument au milieu

de la tumeur, d'où il s'échappa une eau très-limpide, en assez grande quantité, et un peu semblable à de l'urine par la couleur ; mais à la fin elle était comme celle dans laquelle on a récemment lavé de la chair. Après l'évacuation de ce liquide, le chirurgien introduisit une tente épaisse, et en l'enlevant il retirait tous les jours une nouvelle quantité d'eau, tant que l'enfant vécut : or, il ne vécut pas trois jours entiers depuis l'ouverture de la tumeur ; car du moment que celle-ci eut été incisée, il ne cessa jamais de pleurer et de crier, lui qui auparavant était gai et riant ; dès lors il eut pour ainsi dire de l'aversion pour la mamelle qu'il avait toujours recherchée avec ardeur. Cependant il commença à trembler très-souvent de tout son corps, et sa face, qui auparavant était brillante de santé et bien colorée, s'affaissa et pâlit ; tout, pour ne pas entrer dans plus de détails, annonçait le danger. Néanmoins le chirurgien seul gardait beaucoup d'espoir, même très-peu d'heures avant la mort, qui s'opéra insensiblement avec une légère difficulté de respirer. Averti enfin de tout cela, je fus fâché qu'un être humain eût été tué par cette imprudence ; mais comme il ne me restait qu'à examiner l'intérieur de la tumeur, dans le désir que j'en avais, je me transportai aussitôt dans la maison d'un voisin, qui était mon ami, et chez lequel les parents avaient porté l'enfant peu de temps avant la mort. Ayant rencontré dans cette maison le chirurgien, qui y avait été amené par le même motif que moi, je ne manquai pas de blâmer, comme je le devais, l'excessive confiance et l'audace funeste de cet homme, avec un peu plus d'aigreur que ne le comportent mon caractère et mon habitude, que tout le monde connaît ici suffisamment ; mais pour qu'il fût plus circonspect et plus prudent à l'avenir ; comme il se montra docile, je me rendis aussitôt à sa demande, et je lui promis d'assister à la dissection qu'il devait faire de la tumeur, et de lui faire connaître ce qu'elle contenait.

Examen du cadavre. — Les parois de la tumeur étaient affaissées, rugueuses, et par cela même plus épaisses ; cependant en les pressant, on faisait sortir, par la plaie, de l'eau en assez grande quantité, qui exhalait une odeur légèrement fétide, et qui était semblable à de l'urine pâle. Cette ressemblance remarquée aussi les jours précédents, comme

<hr>

(1) Part. 1, cent. 2, obs. rar. 34.
(2) N. 10.

je l'ai dit, et reconnue parmi les chirurgiens, avait également (1) porté quelques-uns d'entre eux ici à soupçonner que la vessie urinaire communiquait avec la tumeur. Les parois incisées par deux lignes tirées en sautoir, ayant été mises de côté avec prudence, comme je l'indiquais, la moelle épinière se montra manifestement couverte par la pie-mère, qui était rouge tout entière par la distension de ses petits vaisseaux; au moyen de cette membrane, le corps de la moelle était fortement adhérent (2), ainsi que les nerfs auxquels elle donne naissance, au milieu à peu près de ces parois, dans le sens de leur longueur, de sorte que je dus les en séparer moi-même avec légèreté et dextérité, et qu'il était évident que les autres tuniques s'étaient réunies en un seul corps avec ces mêmes parois. La moelle, loin d'être diffluente, était assez ferme, ce que je reconnus en la pressant entre mes doigts, et ce qui fut bientôt confirmé, après qu'elle eut été coupée, par la fermeté assez remarquable de la substance blanche qui était à l'extérieur, et de la substance cendrée qui se trouvait à l'intérieur. La cavité de la tumeur était ample dans tous les sens, parce que les parties osseuses postérieures de toutes les vertèbres lombaires, étaient déprimées sur les côtés, ou détruites jusqu'à leurs corps, qui formaient la paroi antérieure de cette tumeur. Il

n'y avait nulle part ni putridité ni noirceur.

J'ai vu d'une manière aussi certaine que possible tout ce que je vous ai raconté, et j'affirme que le corps même de la moelle ne s'arrêtait pas même aux premières vertèbres des lombes, mais qu'il s'étendait presque jusqu'à l'os sacrum, comme je m'en assurai par mes yeux et par mes mains. Était-ce par une structure particulière, ou parce que, unie étroitement dès le principe à la paroi postérieure de la tumeur, celle-ci ayant augmenté peu à peu et s'étant courbée en dehors, il aurait pu lui-même la suivre peu à peu aussi, et augmenter avec elle? Cela m'avait suggéré le désir d'ouvrir les vertèbres supérieures, et enfin la tête qui était si grosse, par la raison surtout qu'en comprimant cette dernière, quoiqu'elle n'eût point paru céder en aucune manière, il s'était écoulé, avant que nous ne l'eussions ouverte, un peu d'eau de la tumeur déjà évacuée; cependant ce fut par hasard, je crois, puisque après l'ouverture de la tête, en la comprimant de nouveau, il n'en sortit plus. Mais ni le temps, ni le lieu, ni surtout les réclamations des parents, qui étaient des gens de la campagne, et qui, comme je l'ai dit, ne m'avaient accordé qu'avec peine, et non sans verser des larmes, la facilité de disséquer la tumeur, ne me permirent pas de pousser mes recherches plus loin. J'ai voulu ajouter ici la description de ces objets que vous lirez sans doute avec beaucoup de plaisir, le jour même où je les ai vus, c'est-à-dire le 4 septembre de l'an 1745. Adieu pour la seconde fois.

(1) Vid. supra, n. 11.
(2) Vid. ibid.

XIIIe LETTRE ANATOMICO-MÉDICALE.

DU CATARRHE ET DES AFFECTIONS DES YEUX.

Je dirai peu de choses sur le catarrhe, pour m'étendre davantage sur les affections des yeux.

1. Il vous a été confirmé par moi aussi, dans ma dernière Lettre, que l'eau s'écoule de la cavité du crâne dans le canal vertébral. Mais les anciens ne doutaient pas que les humeurs ne descendissent du crâne, non-seulement dans ce canal, mais encore dans les yeux, dans les oreilles, dans le nez, dans la bouche, dans la poitrine, dans le ventre, dans les membres. On croirait que Bonet s'est principalement appliqué, dans la dix-septième section intitulée *du Catarrhe*, à renverser cette doctrine, qui est plutôt une erreur des temps que des hommes, si, peu constant dans sa résolution, il n'eût intercalé de temps en temps des choses qui viennent à son appui : c'est ce que vous verrez, soit ailleurs, soit dans une scholie fort longue, extraite de Willis, qu'il a mise dans l'observation seizième (§ 8. *Append.*), comme s'il n'eût pas également rapporté une partie de la même scholie dans la section précédente, après l'observation sixième, et peut-être dans d'autres passages, et, ce qui est plus extraordinaire, comme s'il n'eût pas formé l'observation septième d'une partie de cette scholie dans cette même section dix-septième. Pour moi, qui n'aime pas à prendre une peine inutile, il me suffit d'avertir que, dans quelque partie du corps que les anciens crussent que le catarrhe descendît, il ne manque à cette partie, ni glandes d'où il puisse s'écouler plus d'humeurs que dans l'état naturel, ni vaisseaux d'où elles puissent regorger entre les fibres et les membranes; de sorte qu'il n'est point nécessaire de les faire dériver du cerveau, ni de les faire passer par des chemins impénétrables. Cela deviendra évident ailleurs, et l'on pourra le comprendre en partie ici, d'abord d'après le peu de mots que je dirai du catarrhe que l'on appelle suffocant, et ensuite d'après les détails un peu plus étendus dans lesquels j'entrerai immédiatement après sur les affections des yeux, qui sont traitées dans la section suivante du *Sepulchretum*, c'est-à-dire la dix-huitième.

2. Vous apprendrez dans Schneider (1) que le nom de catarrhe suffocant ou présuffocant ne se trouve pas dans les monuments des Grecs, mais qu'on le voit enfin dans l'interprète de Mesues, dans Valescus de Tarenta, dans Savonarola, et dans d'autres écrivains plus modernes; vous saurez aussi, par le même auteur, combien il a de significations différentes dans les différents ouvrages; ou, si vous redoutez une lecture aussi longue et aussi détournée, vous trouverez ces détails en partie dans les observations onzième et quatorzième de la section citée (la dix-septième) du *Sepulchretum*, et dans les deux qui sont immédiatement après cette dernière. Dans les unes, il est question d'une altération des poumons, dans d'autres de la mollesse du cerveau, et dans certaines de polypes du cœur ou du cerveau. Pour moi, je ne crois pas que l'effet de ces causes, et d'autres, quelles qu'elles soient, qui seraient réellement capables de produire tout-à-coup la suffocation, ou le danger de la suffocation, puisse paraître mériter le nom de catarrhe, de la même manière que l'effet d'un état des glandes de toute la trachée-artère, tel qu'elles répandent beaucoup d'humeurs en peu de temps, surtout si les bronches sont déjà à demi pleines d'une humeur analogue, ou rétrécies et embarrassées par quelque autre cause : car une fluxion abondante et soudaine de cette humeur, qui dépend, soit d'une mollesse, soit d'une plénitude de ces glandes engorgées d'une grande quantité de sang par une cause quelconque, pourra produire le sentiment d'un catarrhe qui semble descendre de la tête, et suffoquer en effet. Lisez maintenant la scholie de l'observation quatorzième, et la fin de celle de l'observation seizième, et vous verrez que j'embrasse l'opinion

____

(1) De Catarrh., l. 5, s. 2, c. 4.

de Willis et de Fernel : de celui-ci, en ce que j'exige en même temps pour le catarrhe suffocant, et la plénitude et la fluxion dans les poumons ; et de Willis, en ce que je ne rapporte pas la fluxion à la tête, ni immédiatement aux vaisseaux du larynx et du reste de la trachée-artère, mais que j'admets pour cet effet l'intermédiaire des glandes qui ont été décrites ailleurs, et qui se trouvent dans l'une et l'autre partie. Je croirais que c'est à un catarrhe suffocant expliqué de cette manière, qu'il faut attribuer la mort d'un homme recommandable par sa piété, sa noblesse et sa dignité.

3. J.-Fr. Barbadici S. R. E., cardinal et évêque de Padoue, âgé d'environ soixante-douze ans, étant plus sujet que les autres hommes aux catarrhes, fut attaqué de cette fièvre catarrhale qui n'épargna presque personne au mois de janvier 1730 ; mais comme il prenait moins de précautions que les autres, il fut du petit nombre de ceux qui en périrent. En effet, la nuit qui succéda au 22 janvier, il s'était senti pris de cette maladie. Il se leva néanmoins le lendemain, parce qu'il avait beaucoup de courage, et s'exposa aux injures de l'air, soit pour remplir les devoirs de sa charge publique, soit par confiance en ses forces, qui, depuis deux mois qu'il était guéri d'une fièvre (1) de courte durée, mais très-grave, paraissaient être même en meilleur état qu'auparavant, ainsi que son teint et l'habitude de son corps. Il se leva aussi le jour suivant, et remplit ses devoirs sacrés ; cependant la maladie faisant des progrès, il fut forcé de se coucher le même jour, et d'appeler pour la première fois des médecins. Mais sur trois, par qui il avait été traité pour cette première fièvre, Vallisnieri était mort sept jours auparavant, et son médecin ordinaire et moi étions encore languissants de la même affection. Je dis ceci pour que vous ne soyez pas étonné si je vous écris que j'appris d'autres personnes très-dignes de foi, que j'interrogeai avec soin, certaines choses relatives à la maladie et à la mort du sujet, et tout ce qui a rapport à l'ouverture de son cadavre. En effet, appelé une première, une seconde, une troisième fois, et plus souvent encore, à peine pus-je voir deux fois, non sans quelque danger pour moi, ce grand personnage, digne de la reconnaissance générale, chez le-

quel je fus transporté pour la première fois le 25 janvier, et pour la seconde le 26 ; j'y appris que c'était la première nuit qu'il avait dormi depuis qu'il s'était couché, et qu'il avait craché abondamment et avec facilité, ce qu'il faisait encore alors ; car je vis ses crachats, qui étaient épais et qui présentaient une couleur jaunâtre. Le regard était naturel ainsi que le teint, la toux facile, le décubitus indifférent sur l'un ou l'autre côté ; il n'y avait aucun sentiment de pesanteur, ni de douleur, ni de chaleur à la poitrine ; la soif était légère, la langue humide et blanche. Les déjections alvines étaient comme celles des personnes en bonne santé. La température froide avait rendu les urines troubles ; mais elles étaient pâles, seule qualité que je pus reconnaître en elles. L'esprit était vif ; cependant le malade chercha un mot et ne le trouva pas. Le pouls n'était ni faible, ni petit ; il était même fort et grand, sans dureté, mais un peu tendu et très-fréquent. La respiration s'accordait avec cet état du pouls, et était accompagnée du bruit d'une espèce d'ébullition catarrhale qui avait lieu dans les poumons. Il était évident, non-seulement pour les médecins, mais encore pour tout le monde, que la maladie, négligée les premiers jours, avait dégénéré de sa nature, et que, loin d'être légère, elle était devenue grave et dangereuse, quoique le malade lui seul ne le crût pas, circonstance qui ne me rassurait pas du tout. Mais le lendemain, la même opinion que ce dernier avait de sa maladie me donna beaucoup plus d'inquiétude, lorsque j'appris qu'il avait passé la nuit sans dormir, et que les crachats, devenus peu abondants et blanchâtres vers midi, étaient nuls alors, et lorsque je vis que la respiration était plus fréquente et plus haute, quoiqu'on eût eu le soin de l'élever un peu, en lui mettant des oreillers sous le cou et sous le dos ; que la soif était augmentée, de sorte qu'il désirait boire à froid, et qu'il éprouvait des langueurs d'estomac qui lui faisaient demander un peu de vin. Aussi, bien que les autres symptômes fussent comme la veille, et même que le pouls fût devenu mou et moins fréquent, assez grand et assez fort, cependant tout le reste, et surtout la continuation de la toux sans la moindre expectoration, nous tenaient dans la plus grande sollicitude. C'est pourquoi en me retirant, l'esprit chagrin et triste, comme je présageais une terminaison fu-

(1) Vid. Epist. 49, n. 30.

neste si l'expectoration ne revenait pas, je recommandai plusieurs choses aux médecins, et je dis principalement à ceux qui étaient bien portants de visiter eux-mêmes souvent le malade, et de varier les moyens de le secourir suivant les circonstances, comme à l'ordinaire, et comme il venait d'être convenu. Un d'eux retourna chez ce dernier peu de temps après, et ne trouva aucun symptôme devenu plus grave. Les deux autres y retournèrent entre la première et la seconde heure de la nuit, et remarquèrent que le pouls était même meilleur, et que l'expectoration s'opérait quelque peu. Il n'y avait pas une heure qu'ils s'en étaient allés, lorsque, quelques instants après que d'autres personnes qui n'étaient pas médecins, mais qui avaient coutume de rester long-temps auprès des malades en les observant avec attention, voyant qu'il n'y avait rien de nouveau, se furent retirées dans une chambre voisine, lorsque, dis-je, le malade s'inclinant pour lever de terre je ne sais quoi qui était tombé de dessus le lit, sans pouvoir l'atteindre, appela un domestique. Celui-ci accourant remit son maître dans la première position ; mais comme il disait qu'il ne pouvait y rester, et qu'il voulait être élevé pour pouvoir mieux respirer, ils comprirent l'un et l'autre alors que la mort était imminente. C'est pourquoi le domestique appelant du secours de toutes ses forces, un prêtre arriva aussitôt, et trouva le malade mourant, mais jouissant encore de sa raison, appuyant comme il pouvait, sur sa poitrine, ses mains défaillantes en forme de croix, et prononçant de temps en temps en murmurant des prières entrecoupées. C'est ainsi que mourut aussitôt, entre les bras de celui-ci, comme il l'avait désiré avec ardeur, ce pontife, digne d'une vie beaucoup plus longue, à peine quatre jours après que la maladie eut commencé.

Examen du cadavre. Le corps fut disséqué pour être embaumé : il n'était pas sans graisse. On trouva le cerveau sain, ainsi que tous les viscères du ventre, si ce n'est pourtant que le foie était très-gros, brunâtre, et un peu dur ; mais cet état était naturel, puisqu'il n'avait existé antérieurement, ni dans le cours de cette maladie, aucun indice particulier d'une lésion de ce viscère. Du reste, la portion de l'épine correspondante à la poitrine était contournée dès l'enfance en forme de la lettre S, et rendait

l'une de ses cavités beaucoup plus étroite, et le poumon de ce côté beaucoup plus petit. Cependant il n'y avait point d'humeur épanchée ni dans l'une ni dans l'autre cavité. Point de polypes dans le cœur. Les poumons n'étaient adhérents ni aux côtes, ni au diaphragme, qui était sain, ni à aucune autre partie. Leur surface était blanchâtre et paraissait comme enduite de ce que nous appelons un vernis, qui approcherait de la couleur du lait. Les poumons eux-mêmes étaient pesants, mais c'était par la matière catarrhale qu'ils contenaient, et qui sortait en grande quantité çà et là des bronches, en quelque endroit qu'on les coupât. Il est certain que leur substance, loin d'être dense ou compacte, était mollasse.

4. Si vous comparez cette histoire avec celles que j'ai citées plus haut (1) sur le catarrhe suffocant, vous l'expliquerez facilement d'après mon opinion. Il y avait déjà dans toutes les bronches des poumons, comme le confirme l'histoire de la dissection, beaucoup de matière catarrhale, au point qu'elle se voyait à travers la membrane de la surface de ces viscères, ce qui, je crois, donnait à celle-ci l'apparence d'un corps enduit d'un vernis blanchâtre. Aucune portion de cette matière ne pouvait déjà plus être rejetée, le dernier jour, de l'intérieur des poumons, qui devenaient de plus en plus mous. Des mouvements exercés subitement et à contre-temps y firent aborder aussitôt une nouvelle matière, soit qu'elle descendît du larynx et des parties supérieures de la trachée-artère, soit aussi qu'à cause de cette inclinaison du corps, elle passât du poumon qui en était peut-être déjà plein, et qui par cela même ne remplissait plus ses fonctions, à l'autre poumon qui n'en était qu'à demi rempli, et par lequel se conservait encore la respiration : si par hasard ce dernier se trouvait être de beaucoup le plus petit, vous concevez avec quelle facilité et avec quelle promptitude il put lui-même devenir inutile aussi par cette matière, même en petite quantité, qui en partie y était tombée ainsi subitement, et en partie continuait à s'y écouler des parties supérieures. — C'est ainsi que vous expliquerez cette mort subite qu'il est d'autant moins permis ici de rapporter à l'apoplexie, comme quelques médecins voulaient le faire à l'égard d'un très-

---

(1) N. 2.

grand prince (1), qu'il n'y avait aucune lésion dans le cerveau, et que les sens et les mouvements volontaires, ainsi que la parole, que tous les auteurs regardent comme les signes les plus certains qui puissent distinguer le catarrhe suffocant de l'apoplexie, se maintinrent en bon état jusqu'à la dernière expiration. Sur ce prince aussi, l'épine du dos était semblable à la lettre S, et il s'écoulait, des poumons coupés par morceaux, une humeur pituiteuse et un peu blanchâtre ; après avoir examiné cette humeur, d'autres praticiens, qui pensaient plus sainement, citaient la sentence du médecin Heucher. Ceux-là en particulier doivent être regardés comme ayant été suffoqués par un catarrhe, chez lesquels la sérosité, ou la lymphe du sang viciée par une cause quelconque, occupe en plus grande quantité les organes de la respiration, et reste en stagnation, en s'y fixant très-fortement, dans les bronches et dans les vésicules des poumons. — Quant aux polypes du cœur, que vous auriez peut-être accusés autrefois avec d'autres médecins, il n'y en avait pas sur mon sujet ; mais je dirai ailleurs (2) ce que je pense de ces polypes, et il suffit pour le moment de faire connaître la différence d'opinion d'un homme savant (3) qui admet leur existence, d'avec celle des auteurs qui leur attribuent le catarrhe suffocant. Dans les catarrhes suffocants, dit-il, on connaît la cause assez clairement à l'extérieur par le moyen de l'ouïe, parce que les viscosités portées en abondance dans les bronches des poumons rendent la respiration sonore, de sorte qu'il semble qu'une matière soit en coction dans ces viscères. Ensuite, quand on ouvre le cadavre après la mort, la cause du catarrhe suffocant tombe sous les sens du toucher et de la vue, puisqu'on trouve les bronches presque tout entières remplies de viscosités. — Ainsi cet évêque fut attaqué d'un catarrhe suffocant, presque tel que celui à l'occasion duquel Albrecht (4), en parlant d'une autre épidémie catarrhale, dit d'une femme de soixante ans : Elle périt subi-

tement d'un catarrhe suffocant, auquel se joignit la fièvre de la péripneumonie ; car sur mon sujet, certains signes principaux de la fièvre péripneumonique manquèrent pendant la maladie, et après la mort on ne trouva point cette lésion particulière des poumons dont je parlerai ailleurs (1).

Au reste, notre constitution épidémique de fièvres catarrhales avait commencé dans un temps froid et sec, pendant que le ciel était serein jour et nuit, mais peu de temps auparavant la température avait été constamment chaude, pluvieuse, et remarquable par le souffle du vent du midi. Or vous savez qu'Hippocrate (2) a enseigné que ce changement de température, quoique dans d'autres saisons de l'année, donne lieu à des maladies diverses, parmi lesquelles il a positivement nommé les fluxions dont il a menacé les vieillards, qu'elles font périr subitement. Et en effet, il y eut d'autres vieillards qui succombèrent à cette époque, mais ils furent en petit nombre. Les autres hommes de tout âge indifféremment, à l'occasion d'un air froid, à ce qu'il semblait, étaient pris presque tous de fièvre, de toux, de crachats catarrheux ; mais quand on ne se négligeait pas, tout cela la plupart du temps était léger, court et salutaire. Moi même je me guéris par des moyens simples que j'indiquerai bientôt, et que j'avais alors coutume d'employer, quand j'étais attaqué, dans le cours de l'hiver, d'une petite fièvre catarrhale, dont nous nous garantîmes ensuite, pendant plusieurs années, moi et les miens, lors même qu'elle revint pour ainsi dire épidémiquement, en ne faisant usage chaque jour à notre souper, pendant cette saison, d'autre salade que celle de choux cuits. Ainsi donc, aux premiers signes de la suppression de la perspiration insensible, et du commencement de la fièvre, je me couchais bien couvert, et j'avais recours au remède le plus sûr de tous, c'est-à-dire, à une très-petite quantité de nourriture, et encore était-elle liquide ; le matin je buvais une ou deux tasses de bouillon délayé, que je faisais chauffer, comme tout le reste, et j'attendais tranquillement que cette boisson sortît par la peau ou par la vessie, ou par ces deux voies ; alors j'en prenais une

<hr>

(1) Hist. Vid. in append., v. 7, Act. N. C., n. X.

(2) Epist. 24.

(3) Act. modo cit., vol. 4, in append., n. IV, § 7.

(4) Commerc. litt., ann. 1743, hebd. 14, n. 1, in fin.

(1) Epist. 20 et 24.

(2) Sect. 3, aph. 12.

troisième et une quatrième tasse. De cette manière, la fièvre diminuait promptement, et cessait bientôt après, à moins que je n'eusse l'imprudence de me lever mal à propos, et d'exposer mon corps, sans qu'il fût encore assez bien rétabli, aux injures de l'air. — Au reste, j'ai appris que la même constitution épidémique avait régné au loin, presque dans le même temps, en France et en Allemagne, de même que j'ai lu dans certains ouvrages de médecine que d'autres constitutions analogues avaient été observées en d'autres temps. Quelques-unes ont été citées par J.-God. Berger (1), dans la Dissertation qu'il soutint autrefois sous la présidence de son oncle Fasch, et dans laquelle il parle des catarrhes épidémiques, tels que ceux qui régnèrent l'an 1675, dans presque toute l'Allemagne, et ceux qui furent observés par Forestus (l. 6, obs. 3), l'an 1580, en Belgique, en Allemagne et en France, et par Valescus de Tarenta à Montpellier, l'an 1387. Cette même année 1387, dans la Romagne mon pays, qui est si éloigné de la France, au mois de janvier, les toux épidémiques, avec des catarrhes et des fièvres lentes, furent si communes, qu'elles n'épargnaient personne, quoique peu de sujets succombassent, comme le prouvent les monuments (2) historiques de ma patrie.

5. Jusqu'à présent vous avez vu que j'ai expliqué le catarrhe dont traite la section dix-septième du *Sepulchretum*, sans fluxion des humeurs du cerveau. Vous remarquerez maintenant si je me sers de cette fluxion pour expliquer les affections des yeux dont il est question dans la section dix-huitième, surtout celle à laquelle se rapportent les premières observations; je veux parler de l'amaurose, que les barbares appelaient autrefois goutte sereine; sereine, parce qu'alors les yeux sont clairs, et sans aucune lésion sensible, si ce n'est que la pupille, le plus souvent, est plus grande qu'à l'ordinaire, et presque immobile; goutte, parce que les médecins ne doutaient pas qu'une humeur obstruante ne s'écoulât du cerveau dans les nerfs optiques, d'où ils expliquaient aussi la promptitude avec laquelle cette affection survenait. Ni l'une ni l'autre de ces conditions ne sont nécessaires; car cette maladie se développe insensiblement aussi, comme le prouvent les observations de Brunner (1), de Laubius (2) et de Kaltschmied (3), sans en compter d'autres, dont deux se trouvent dans le *Sepulchretum* (4); et si dans ces dernières vous examiniez, en outre, avec soin la nature des causes qui donnèrent lieu à l'amaurose, vous comprendrez facilement que ce que je dis se trouve confirmé par elles : d'un autre côté ceux qui voudraient admettre quelquefois l'obstruction parmi les causes de cette affection, peuvent la placer dans ces endroits du cerveau, d'où les esprits se portent dans les nerfs optiques. En effet, vous apprendrez dans les scholies des deux observations du *Sepulchretum*, que je citais tout à l'heure, que Plater et Spigel ne voulurent rapporter cette maladie que très-rarement à l'obstruction de ces nerfs : vous verrez même que Plater n'a point fait dépendre, comme d'autres l'avaient voulu, d'un afflux d'humeur, la cause de l'amaurose qui est assez fréquemment la suite de graves et de fréquentes convulsions, mais qu'il a enseigné qu'il fallait l'attribuer aux convulsions mêmes des yeux, parce que alors ces organes, en même temps que les autres parties, se contournent, entrent souvent en convulsions, sortent de leurs orbites, et se courbent considérablement, de sorte que le nerf optique correspondant, se trouve tiraillé et tendu à l'excès, et qu'il se tord et se blesse. Cette doctrine paraît pouvoir être confirmée par une autre observation (5) que vous lirez un peu plus haut, et dans laquelle les deux nerfs optiques furent trouvés, non pas obstrués, ni rapetissés, mais tordus, dans un cas où l'amaurose s'était manifestée dès l'enfance, âge où, suivant un aphorisme (6) d'Hippocrate, les convulsions sont extrêmement communes. Mais j'ai fait connaître ailleurs (7) en quoi, quand, et jusqu'à quel point je crois qu'il faut donner de l'importance à des explications semblables, et j'ai rapporté aussi à cet endroit plusieurs exemples d'a-

---

(1) De circul. lymphæ, c. 2, § 7.
(2) Marchesi supplem. istor. di Forli, l. 6, all', ann. 1387.

(1) Eph. N. C., cent. 1, obs. 69.
(2) Earumd., cent. 7, obs. 39.
(3) Progr. de nervis optic., etc.
(4) Obs. 1 et 5.
(5) Obs. 8.
(6) 25, sect. 3.
(7) Epist. anat. 18, n. 3 et seq.

maurose, qui avait eu lieu à la suite de convulsions, et qui s'était dissipée après elles. Je ne veux point en augmenter ici le nombre, puisque vous pouvez par vous-même en trouver beaucoup d'autres, en parcourant seulement les volumes (1) de l'Académie de Vienne, et surtout le *Parallélisme* (2) de Lentilius. Il suffit d'ajouter ceci à ce que j'écrivis alors : après avoir rapporté, d'après les notes de Valsalva, un double exemple d'amaurose de ce genre, j'en citai dans le même ouvrage (3), puisque l'occasion s'en présentait, un autre qui avait pour sujet une dame, chez laquelle cette affection fut la suite d'une blessure qui était légère en apparence, et qu'elle reçut au-dessus du sourcil, et je l'expliquai, d'après ce qui avait été dit auparavant sur la constriction convulsive du nerf optique, par la lésion du rameau ophthalmique de la cinquième paire de nerfs, qui sort de l'orbite et monte sur le front. Une explication semblable peut s'accorder en grande partie avec le passage suivant d'Hippocrate, qui se trouve dans les Coaques (4) : τὴν δοὺ ὄψιν ἀμαυ· ροῦνται , etc., c'est-à-dire, mais la vue s'obscurcit dans les blessures qui sont faites sur le sourcil, ou un peu plus haut: vous pourrez voir à quoi Ja. Houllier(5), Dis. Zacoti (6) et Lo. Duret (7), ont essayé de rapporter la cause de l'amaurose dans l'interprétation de ce passage.

Mais je voudrais que vous examinassiez si mon explication pourrait trouver son application aussi dans cette amaurose qui a été décrite par El. Camerarius (8). En effet, quoique cette histoire contienne plusieurs choses dont il est d'autant plus difficile de reconnaître la cause d'une manière positive, qu'il est moins constaté jusqu'où la blessure légère avait pénétré, cependant, comme celle-ci consistait dans une piqûre faite à l'angle interne de l'œil gauche, à l'extrémité de la paupière supérieure, vous n'ignorez sans doute pas que des ramifications nerveu-

ses s'étendent de cette même branche ophthalmique de la cinquième paire jusqu'à cet endroit, comme on le voit très-clairement dans la table de tous les nerfs de la face, qui a été faite avec un soin incomparable par l'illustre professeur d'anatomie Meckel, et publiée par la célèbre Académie royale des Sciences de Berlin (1). — Je me félicite d'autant plus volontiers de vous avoir donné ici tous ces détails, qu'en relisant cette Lettre, j'ai appris dans des ouvrages qui me sont parvenus plus tard que je n'aurais désiré, que des hommes d'un grand mérite qui ont cité avec bienveillance et expliqué les observations de cette espèce d'amaurose de Valsalva et même de moi, n'ont point négligé de parler d'Hippocrate. Car l'illustre médecin Nic. Rosen (2) n'est pas le seul qui l'ait fait, et le savant Platner (3), du temps qu'il vivait, avait déjà donné, l'an 1741, des développements encore plus étendus à ce sujet, de sorte qu'il ne passait sous silence, ni l'observation d'El. Camerarius, ni les trois interprètes de ce passage des Coaques, que j'ai cités un peu plus haut, en y ajoutant même Martianus, dont je n'ai pas encore trouvé l'interprétation à l'endroit où elle devrait être. D'un autre côté, la dissertation de J.-B. God. Oehme (4) est du nombre de celles que j'ai lues aussi dernièrement ; si vous la parcourez, vous pourrez, d'après les causes d'amaurose que j'ai entrepris d'énumérer ici en grand nombre, mais non pas toutes, en admettre d'autres : vous y verrez en outre l'histoire d'une dissection (5), que vous réunirez à celles du *Sepulchretum;* elle a pour sujet un jeune homme mort après cette maladie, et elle fut communiquée par un médecin de Copenhague au savant professeur Günz, du temps qu'il vivait : vous y trouverez également l'explication (6) d'une observation de Valsalva, et d'autres histoires analogues, — Mais je voudrais vous faire remarquer qu'en admettant les tractions sympathiques des nerfs ciliaires pour expli-

---

(1) Ut cent. 1 , obs. 78 et 130, Act., vol. 3, obs. 44, et dec. 3, a. 9, obs. 56.

(2) Decad. ead., a. 7, in append., n. 10, ad obs. 50.

(3) N. 7.

(4) Sect. 3.

(5) Comment. in Coac., l. 1, s. 3, 19.

(6) Ibid.

(7) In Coac., l. 3, tr. 2, c. 2, 12.

(8) Eph. N. C., cent. 3, obs. 55.

(1) Hist., ann. 1752, cl. de philos. experim.

(2) Dissert. de ossib. Calvar., p. 1, § 16, et not. *p.*

(3) Vid. Act. Erudit., Lips., ann. 1751, M. sept., p. 2, ad pag. probus, 167 et seq.

(4) De amaurosi.

(5) § 8.

(6) Ibid.

quer les amauroses observées ou décrites par Valsalva, ou par moi, il ne faut pas considérer ces nerfs quand ils sont déjà entrés dans l'œil, puisqu'on ne voyait dans cet organe aucune trace de lésion relative à l'iris, mais quand ils accompagnent étroitement les enveloppes du nerf optique, et qu'ils peuvent, s'ils ont été distendus, les comprimer en même temps que la moelle du nerf qu'elles enveloppent, en les tiraillant et en les resserrant.

6. Au reste, il y a aussi d'autres causes qui compriment les nerfs optiques et qui produisent l'amaurose ; elles ont été citées dans le *Sepulchretum*, et confirmées (1) par des observations de médecins, dans lesquelles il est question d'une trop grande quantité et d'une turgescence du sang, qui tuméfie les artères et les veines qui accompagnent en dedans ou en dehors la substance extrêmement molle de ces nerfs. C'est cette explication qu'emploie Bœrhaave (2) à juste titre pour rendre raison de l'amaurose d'Aetius, qui a lieu dans les maladies très-ardentes de la tête, et après la frénésie ; et je pense qu'on pourrait aussi expliquer de la même manière les exemples que Rolfinck (3) cite relativement à des femmes qui, toutes les fois qu'elles devenaient enceintes, étaient constamment aveugles jusqu'au temps de leur accouchement; et d'autres cas qu'on doit rapporter avec Heister (4) à la même espèce. A cela Wepfer (5) ajoute, que l'humeur qui s'écoule goutte à goutte des vaisseaux que j'ai nommés tout à l'heure, est quelquefois la cause de la goutte sereine. — Mais vous verrez dans le *Sepulchretum* quelques exemples bien évidents de la compression des nerfs optiques dans l'intérieur du crâne, d'où résulta l'amaurose ; tels sont les cas où (6) une espèce de tumeur grande et pesante était placée à la partie antérieure du cerveau, sur l'origine de ces nerfs (je veux parler de l'origine la plus manifeste, et qui se présente d'elle-même aux regards), et où (7) une vessie remarquable et remplie d'une matière aqueuse

très-limpide se trouvait sur ces mêmes nerfs aux environs de la croix, c'est-à-dire de l'endroit où ils se réunissent entre eux. Il n'est pas aussi facile d'expliquer une observation (1) dans laquelle il est dit qu'on trouva, pour cause de la cécité, une pierre de la grosseur d'un haricot, à l'origine et dans la substance même des nerfs optiques ; à moins que vous ne compreniez par là qu'il y avait une pierre semblable de chaque côté ; car une seule de cette petitesse ne pouvait pas exister dans la substance des deux nerfs, et comprimer leurs origines, soit celle qui est apparente et dont j'ai parlé, soit celle qui est plus cachée : toutefois je conçois très-bien que c'est cette dernière qui fut comprimée dans une cécité où (2) il y avait une tumeur de la grosseur du poing entre le cerveau et le cervelet, et que la mort fut également produite par cette même tumeur ; mais je ne conçois pas que celle-ci fût causée dans l'autre cas par la petite pierre. Au reste, pour que vous ne m'objectiez pas une autre observation (3), dans laquelle on trouva seulement à la partie droite du cerveau une grande lésion, quoique la vue eût éprouvé un affaiblissement dans les deux yeux, ni celle que je vous ai décrite ailleurs (4), et dans laquelle la même partie du cerveau présentait seule une lésion assez grave, tandis que l'amaurose avait également attaqué ces deux organes, je voudrais que vous relussiez l'une et l'autre histoire. Car lorsque vous verrez dans la première, qui a été rapportée en détail dans la deuxième section (5), que l'on avait pu remarquer le commencement manifeste d'une suffusion dans l'un et l'autre œil, vous serez peut-être étonné qu'elle n'ait pas été citée plutôt parmi celles qui appartiennent à cette dernière affection : d'un autre côté mon observation fait voir d'une manière certaine que la partie gauche du cerveau n'était pas non plus exempte de lésion, puisqu'il y avait beaucoup d'eau dans le ventricule de ce côté ; car vous voyez dans le *Sepulchretum* (6) comme la compression du cerveau par de l'eau a été souvent remarquée sur les

---

(1) Append. ad obs. 2, hujus sect.
(2) Præl. Inst., § 516.
(3) Disp. de gutta serena, c. 5.
(4) Diss. de Amaur., n. 12.
(5) In addit. ad hanc 16 sect. obs. 3.
(6) Ejusd. sect. obs. 1.
(7) Obs. 2.

(1) In addit. obs. 2.
(2) Ejusd. sect. obs. 10.
(3) Ibid., obs. 14.
(4) Epist. 9, n. 20.
(5) Obs. 18.
(6) Sect. hac 16, obs. 7, 9, 12, 15.

sujets qui avaient été affectés d'amaurose, d'amblyopie et de cécité : où, si vous
n'êtes pas satisfait de cette raison, et
que vous pensiez que l'eau exerçant
constamment une compression de la partie supérieure, soit qu'elle remplisse les
ventricules, soit aussi, ce qui est rare,
qu'elle se trouve dans certains petits sacs
oblongs, les nerfs placés au-dessous d'elle doivent paraître déprimés, comme
Chelselden (1) et Kaltschmied (2) les virent dans des cas d'amaurose produite
par des causes analogues ; considérez du
moins les convulsions épileptiques fréquentes, qui purent déranger facilement
la structure intime et inaccessible à nos
sens de l'un comme de l'autre nerf optique.

7. Mais peut-être pensez-vous que j'ai
pris un soin inutile à prévenir des doutes que vous ne pouvez avoir. Comment
en effet cela serait-il, si vous partagez
l'opinion de ceux qui croient non-seulement que les nerfs optiques s'unissent
entre eux, mais encore que celui du côté
droit se mêle de telle façon avec celui
du côté gauche, que, si l'un est comprimé
au-dessus du point de leur jonction, la
lésion appartient également à l'un et à
l'autre œil ? Mais, si vous supposez cela,
comment expliquerez-vous ce qui arriva
dans l'observation (3) citée un peu plus
haut, savoir, que cette grande tumeur,
qui, développée à la partie gauche du
cerveau, avait dû nuire également aux
deux yeux, nuisit d'abord à celui du côté gauche, et ensuite à celui du côté
droit, parce qu'en prenant de l'accroissement elle se dilatait dans ce dernier
sens ? La vision commença à s'affaiblir
dans l'œil gauche, et un mois après dans
l'œil droit également. D'ailleurs quelle
nécessité d'admettre ce mélange, si ce
qui se trouve aussi dans le *Sepulchretum* (4), d'après Bartholin, c'est-à-dire
que Vésale, Fabrice d'Aquapendente et
Valverda observèrent quelquefois que
les nerfs optiques étaient restés divisés
dans tout leur trajet, et que néanmoins le
sujet sur lequel Vésale vit cette disposition, comme je l'ai noté ailleurs (5), ne
s'était jamais plaint de la vue, et qu'il

l'avait toujours eue très-bonne? Car Valverda paraît n'avoir pas su d'une manière certaine ce qui arriva à ses sujets,
et Fabrice d'Aquapendente, en disant (1)
que l'anatomie a démontré quelquefois
très-évidemment que ces nerfs ne se
croisent pas, puisqu'ils ont été trouvés
dans certains cas, séparés et non unis,
semble peut-être à Bartholin avoir désigné par ces paroles ses propres observations ; mais moi, je pense qu'il n'a voulu
indiquer que celles des autres deux auteurs. Au reste, cette histoire de Vésale
est telle, qu'elle démontre elle seule que
de tant d'avantages attribués à cette
jonction, même de quelque manière
qu'elle s'opère, à peine en trouve-t-on
un qui puisse paraître assez vraisemblable, comme je l'ai écrit à ce même endroit. Et je ne me repens point encore
de l'avoir dit, bien que j'approuve fort
la raison de Dan. Bernouilli (2), qui
explique pourquoi ces nerfs, après s'être
approchés l'un de l'autre, se fléchissent
ensuite séparément ; car il n'exige pas
nécessairement qu'ils se joignent, et
bien moins encore qu'ils se mêlent ; et,
loin d'avoir contre lui la même observation de Vésale, elle lui est favorable,
puisque les nerfs, quoique séparés (?),
sont peints et décrits (3) avec cette courbure, comme s'ils s'approchaient, non pas
pour s'unir, mais pour sortir convenablement du crâne par leur trou, attendu
principalement qu'en suivant même ce
trajet, ils ne s'insèrent pas au milieu de
la face postérieure de l'œil. — Enfin,
pour passer volontiers d'autres remarques
sous silence, ce mélange ne s'accorde
pas du tout avec les quatre observations
de Vésale, de Cæsalpin, de Rolfinck et
de Cheselden, que j'ai citées dans la même lettre anatomique, et que Santorini (4) peut paraître avoir oubliées, quand
il rapporte une de ses histoires, semblable à celles-là, comme si la controverse
était jugée alors pour la première fois,
parce que le nerf optique appartenant à
l'œil aveugle était jusqu'à son origine,
et toujours du même côté, tel que dans
l'orbite, c'est-à-dire, plus maigre et décoloré. Au reste, ceux dont l'opinion est
combattue par des observations analo-

---

(1) Saggio delle transaz., etc., tom. 2,
pag. 2.
(2) Progr. cit. supra, ad n. 5.
(3) In hac sect.
(4) Ibid., obs. 26.
(5) Epist. anat. 16, n. 14.

(1) De oculo, p. 3, c. 11.
(2) Comment. Acad. Sc. Imp. Petropol., t. 1.
(3) De corp. hum. fab. l. 4, c. 4.
(4) Obs. anat., c. 3, n. 14.

gues font voir de quel poids elles sont dans cette difficulté, lorsque, s'efforçant de répondre, ils ne le font certainement pas d'une manière satisfaisante, comme Cæsalpin (1) qui, pour ne pas dire autre chose, suppose dans un hémisphère du cerveau ce qu'il n'assure pas avoir vu lui-même, et ce que ceux que j'ai nommés ne virent, ni ne purent voir pour différents motifs ; car il me semble avoir répondu convenablement, à ce sujet, à quelques-uns des modernes dans ma dix-huitième lettre anatomique (2). Cependant, j'ai avoué franchement dans cette lettre, comme cela doit être, que, désirant beaucoup répéter une observation analogue, et n'ayant pu exécuter mon projet sur un homme, parce que le cerveau avait déjà été enseveli, je le fis enfin sur un chien, et je vis la différence du nerf appartenant à l'œil aveugle jusqu'à la jonction ; mais je ne pus en reconnaître aucune vers les parties supérieures, ce que j'attribuai à ce que la cécité n'avait peut-être pas encore duré assez long-temps. Quoique, depuis lors, je n'aie négligé aucune occasion de faire des recherches pour le même objet, et que j'en aie trouvé deux, j'ai été aussi malheureux que dans ce cas, comme vous le verrez d'après les observations que je vais rapporter immédiatement.

8. Un homme de la Grande-Etrurie, presque épuisé par un ulcère très-fétide de la jambe, et reçu pour cette maladie à cet hôpital, y mourut vers le milieu de janvier de l'an 1740.

Examen du cadavre. Je m'étais approché du cadavre pour disséquer la tête, et dans le but de faire d'autres observations, lorsque je m'aperçus que l'homme avait perdu un œil : mais je ne pus savoir ni comment ni depuis combien de temps, parce que, comme je l'ai dit, il était étranger : vous jugerez vous-même de ces circonstances par la description de l'organe. Tandis que l'œil gauche était sain, les paupières de celui du côté droit, qui se trouvait en très-mauvais état, n'offraient en aucun endroit aucune trace de blessure ou d'ulcère ancien, pas plus que les différentes parties de la face et le reste de la tête : il y avait, comme à l'ordinaire, beaucoup de graisse dans l'orbite, au milieu des muscles qui, à la vérité, étaient pâles, mais nullement

maigres ou épuisés. Cependant, l'œil, contracté sur lui-même, était plus petit que le gauche de plus de la moitié ; sa face antérieure, qui était blanche, sans présenter aucune trace de la cornée, était divisée en trois petites éminences, comme si elle eût été coupée autrefois en trois parties ; ces éminences étaient formées, ainsi que le reste de la circonférence de l'œil, et même la plus grande partie de sa substance, par la sclérotique qui se trouvait plus dure et plus épaisse qu'à l'ordinaire, parce qu'elle était contractée sur elle-même. Cette membrane renfermait la choroïde, qui était également contractée et humide, même alors ; mais il n'y avait rien de plus dans l'œil, de sorte que les autres tuniques et les humeurs paraissaient avoir été autrefois entièrement détruites ou exprimées. Cependant les nerfs ayant été mis à découvert, soit dans les deux orbites, soit dans le crâne, tandis que les moteurs des yeux ne présentaient aucune différence, on en remarqua aussitôt une très-grande entre les optiques. En effet, comme celui du côté gauche était très-sain, de même que son œil, celui du côté droit était cendré dans un long trajet, et atrophié ; et d'abord, à partir de l'œil, dans l'étendue d'un travers de doigt ou un peu plus, il ne contenait point de substance nerveuse, mais seulement une humeur cendrée, trouble, visqueuse et un peu épaisse ; après avoir exprimé cette humeur, au moyen d'une légère pression, l'endroit où elle était restait vide, de sorte que les tuniques paraissaient être non plus celles d'un nerf, mais celles d'un canal ; du reste, elles étaient épaissies, comme sur cet homme (1) dont j'ai rappelé l'histoire un peu plus haut. Mais ensuite elle commençait à contenir une substance assez ferme et d'une couleur cendrée ; le nerf conservait cette couleur intérieurement et extérieurement, et était manifestement amaigri depuis là jusqu'à un endroit très-peu éloigné de celui où il se réunissait avec celui du côté gauche. Mais toute différence entre les deux nerfs cessait brusquement, de sorte qu'avant d'arriver à cette jonction, celui du côté droit était tout-à-fait semblable à celui du côté gauche, à l'intérieur et à l'extérieur ; et, à cet endroit, et à plus forte raison jusqu'à l'origine, il n'y avait rien qui ne fût dans l'état na-

(1) L. 2, Quæst. med. 10.
(2) N. 40.

(1) Vid. Epist. anat. 18, n. 40.

turel, des deux côtés également, soit qu'on examinât soigneusement l'extérieur, soit qu'on fût très-attentif, en disséquant avec soin la substance nerveuse qui réunissait les deux nerfs, ainsi que celle qui les formait également. Tel fut le jugement porté non-seulement par moi, qui disséquais, mais encore par tous ceux qui étaient présents et, entre autres, par Médiavia. Il en fut de même à l'égard de la femme dont je vais parler immédiatement, et qui fut disséquée au même endroit, au mois d'avril de l'année suivante.

9. Je vous décrirai en un lieu plus convenable (1) la dernière maladie de cette femme, et les autres objets contre nature qui furent trouvés sur son corps après sa mort.

Examen du cadavre. En coupant la tête, je m'aperçus que l'œil gauche n'était pas plus grand, mais un peu moins affaissé que l'œil droit de l'homme dont je viens de parler. En effet, il avait encore sa cornée, qui n'était pas entièrement opaque, quoique dans son milieu, où il y avait peut-être eu autrefois un ulcère ou une blessure (car je ne puis rien savoir positivement), cette membrane parût tachetée et brune, parce qu'une portion de l'uvée était fortement adhérente intérieurement à cette même partie de la cornée, et que, se voyant à travers celle-ci, elle rendait sa lésion plus considérable qu'elle n'était réellement. Le reste de la circonférence de l'œil était rempli par la membrane sclérotique, qui était contractée sur elle-même et épaissie, et contenait la choroïde qui lui était plus adhérente que dans l'état naturel. Mais, au-dessous de la choroïde, se trouvait une membrane blanche, épaisse, ferme, qui, avant de s'épaissir à ce point, était autrefois, ou la rétine, ou la tunique du corps vitré, ou l'une et l'autre ; ce que vous jugerez d'après sa disposition, qui était telle, qu'elle se portait en avant, en couvrant également toute la partie de l'œil, où se trouvent ordinairement le corps ciliaire et l'humeur crystalline. Je dis ordinairement, car il n'y avait nulle part dans cet œil rien qu'on pût regarder comme appartenant d'une manière certaine à cette humeur ou au corps vitré, et l'on ne voyait que quelques gouttes d'une eau trouble et brune. Cepen-

dant, non loin du siége de l'humeur crystalline, je trouvai un petit corps dur, qui ne différait pas beaucoup du crystallin par sa grosseur et par sa forme circulaire, mais qui était un peu plus gros, convexe à la partie antérieure, concave à la postérieure, de sorte qu'il représentait une espèce d'écuelle. Il était formé en grande partie d'une lame épaisse, osseuse, mais non pas continue, que je conserve encore. A la face antérieure de ce corps, était très-fortement adhérente la portion restante de l'uvée ; car l'autre partie, comme je l'ai déjà dit, était attachée à la cornée. La face concave de ce corps était tapissée par cette même membrane blanche, à l'égard de laquelle je vous ai laissé à décider un peu plus haut si c'était la rétine, ou la tunique du corps vitré, ou l'une et l'autre. En suivant le nerf optique, depuis l'œil jusqu'à son origine, voici ce que je remarquai. Il était plus maigre que celui du côté droit, et je vis, en le coupant, qu'il était composé d'une substance plus compacte et brunâtre, soit dans l'orbite, soit dans l'intérieur du crâne, tandis que le nerf de l'autre côté était tout-à-fait dans l'état naturel par l'épaisseur et par la blancheur de sa substance. Au reste, cette différence s'étendait jusqu'à l'endroit de la réunion. Mais, dans cette réunion et au-dessous, de quelque manière que l'on cherchât, on ne pouvait rien voir que de sain, des deux côtés également.

10. Que puis-dire ici, si ce n'est que j'ai été moins heureux que les autres à trouver des occasions de répéter les observations de Vésale? J'ai fait trois fois des recherches pour le même objet, en comptant la dissection du chien, et jamais je n'ai pu voir de différence entre les nerfs optiques dans leur réunion, et bien moins encore au-dessus d'elle. Or, cette différence que je vis très-distinctement au-dessous, pourquoi n'aurais-je pas pu la reconnaître au-dessus, si elle eût existé? Certes, la description prouve suffisamment que les trois yeux dont j'ai examiné les nerfs, étaient aussi aveugles que possible, tandis que Cæsalpin (1), comme vous le verrez aussi dans le *Sepulchretum* (2), trouva cette différence, même sur un sujet dont la vue n'avait été que faible, et Santorini (3) sur un au-

---

(1) Epist. 15, n. 8.

(1) Quæst. cit. supra ad n. 7.
(2) Sect. hac obs. 17.
(3) C. cit. supra, ad n. 7.

tre qui, quoique ayant été aveugle pendant long-temps, ne présentait cependant dans l'œil aucun caractère remarquable de lésion, pas plus que celui sur lequel Cheselden (1) fit son observation, et dont il ne put point constater la cécité. Est-ce que la cécité avait duré plus long-temps sur tous ces sujets que sur les miens? Mais Vésale (2) remarqua assez bien ce phénomène, même sur le nerf d'un jeune homme à qui le bourreau avait arraché l'œil correspondant un an auparavant. Enfin, cette disposition est-elle particulière à l'œil droit, puisqu'il est arrivé deux fois à Vésale, et une fois à Cæsalpin, à Santorini et à Cheselden de la voir toujours à droite? Mais cela n'est pas vraisemblable, et cependant l'Etrusque dont j'ai parlé (3) n'était-il pas aussi privé de l'œil droit?

Bien plus, d'autres occasions de faire des recherches de la même nature s'étant offertes depuis que je vous ai écrit ceci pour la première fois, il m'est également arrivé deux fois (4) de ne pouvoir reconnaître aucune différence entre les nerfs optiques droit et gauche, au delà du lieu de leur jonction, quoique l'œil droit eût été aveugle pendant long-temps; cependant je vois que d'autres auteurs, outre ceux que j'ai nommés, ont pu aussi observer une différence entre eux : car dernièrement, en cherchant autre chose, je tombai sur un passage de Heiland (5), où il dit ce qui suit au sujet d'un infanticide : L'un des yeux était privé de la faculté de voir, et le nerf optique se trouvait plus mou et plus petit que dans l'état naturel, différence qui se faisait également remarquer au-delà de leur fameuse combinaison sur la selle turcique. Ainsi, en attendant une occasion plus heureuse, contentons-nous des observations des autres. Cependant je ne me repens pas absolument d'avoir rapporté les miennes pour plusieurs raisons : 1° parce qu'elles ont appris que ce qui se présenta à Vésale n'arrive pas toujours, ni même très-souvent, dans la cécité de l'un des yeux; 2° parce que j'ai trouvé un os dans l'intérieur d'un œil, circonstance qui ne se rencontre pas aussi fré-

quemment, comme nous le verrons ailleurs, lorsque je traiterai (1) d'une lésion beaucoup plus rare, c'est-à-dire de l'ossification de la rétine, que j'ai observée; mais relativement à ce petit os dont je parlais tout à l'heure, et qui était ainsi creusé et un peu gros, je ne décide pas s'il avait formé autrefois la face et la portion antérieure de l'humeur crystalline, qui se compose (2) en grande partie de fibres et de petites membranes, et qui s'étend (3) par la macération, ou plutôt, si c'était sa membrane, qui, après la destruction du crystallin même, avait été poussée en avant, et était devenue (4) plus épaisse; 3° enfin parce que nous avons vu de cette manière différents états d'un œil aveugle, produits par différentes dispositions ou différentes causes, et que vous pourrez comparer avec d'autres, soit avec ceux dont j'ai parlé (5) ou dont je parlerai (6), soit avec ceux que vous lirez ailleurs, et particulièrement dans le *Sepulchretum*; par exemple, avec celui que présenta un enfant (7) sur lequel on trouva toutes les humeurs changées en une matière sébacée, et avec ceux des animaux (8) sur lesquels on a observé, tantôt qu'il n'y avait aucune humeur, mais une chair calleuse remplissant l'interstice qui sépare la cornée du crystallin, tantôt que le crystallin adhérait entièrement à la cornée, tantôt que la membrane albuginée était endurcie, surtout lorsque la cécité était jointe à l'atrophie du nerf optique.

11. A cette dernière classe appartiennent les observations dont les titres sont les suivants : (9) Cécité par l'atrophie des nerfs optiques; (10) Amaurose par l'affaissement des ventricules du cerveau, et par l'amaigrissement des nerfs optiques; (11) Faiblesse de la vue dans un œil par

---

(1) Loc. cit. supra, ad n. 6.
(2) C. cit. supra, ad n. 7.
(3) Ibid., n. 8.
(4) Vid. Epist. 52, n. 30, et Epist. 63, n. 6.
(5) Eph. N. C., dec. 3, A. 7, obs. 157.

(1) Epist. 52, n. 30, 31.
(2) Vid. Epist. anat. 17, n. 40 et seq.
(3) Ibid., n. 32.
(4) Vid. Epist. anat. 18, n. 19 et seq., et n. 38.
(5) Ibid. n. 28, 29, 38, 40, etc.
(6) Epist. 52, n. 30, et Epist. 63, n. 2 et seq.
(7) Sect. hac 18, obs. 25.
(8) Obs. 19.
(9) Obs. 3.
(10) Obs. 5.
(11) Obs. 17.

l'atrophie de son nerf visuel ; (1) Amaigrissement et atrophie de l'œil droit depuis l'enfance, parce que le nerf droit était plus petit que le nerf gauche au-delà du point de réunion, comme si l'atrophie n'eût pas existé au-dessus de la jonction des nerfs dans la première et la troisième de ces observations ; car ce sont les mêmes que j'ai citées plus haut (2) d'après Rolfinck et Cœsalpin, et qui n'auraient certainement pas rempli leur but, s'il en eût été autrement (3). Mais qui affirme comme une chose certaine que cet amaigrissement de l'œil doit être attribué à l'atrophie du nerf ? c'est Bartholin. Cependant rien de semblable n'a été avancé par Vésale, dont les paroles (comme si Bartholin eût rapporté une autre observation de ce dernier) se trouvent séparément (4) bientôt après ; et encore n'y voit-on pas toutes celles qui ont rapport à ce cas. Bien plus, Cœsalpin et Rolfinck ne parlent même pas de l'amaigrissement de l'œil. Ajoutez à cela le même silence que ce dernier (5) garde à l'égard d'une autre femme, dont le nerf optique droit avait été détruit par une consomption, de manière que ses tuniques étaient réunies, et chez laquelle la perte de la vue existait aussi dans cet œil : il avait recueilli cette observation à Padoue. Ajoutez-y même l'histoire que j'ai indiquée en second lieu, un peu avant, d'après le *Sepulchretum*, et que Scultet recueillit aussi à Padoue, également sur une femme ; car il me semble qu'il dit positivement que l'atrophie des yeux n'existait pas : Les nerfs optiques, dit-il, s'atrophiant insensiblement (car ils paraissaient dans ce cas deux fois plus petits que ceux que l'on trouve ordinairement), l'amaurose ou la goutte sereine eut lieu, tandis que les yeux restaient sains dans toutes leurs parties ; en effet, ils étaient encore bien nourris, parce que les veines et les artères se trouvaient en bon état. Moi aussi je remarquai également (6) sur le chien dont l'un des nerfs était plus maigre que l'autre, que l'œil aveugle qui lui répondait avait la grosseur et la plénitude naturelles ; tels étaient encore ceux que j'ai

dit un peu plus haut (1) avoir été observés par Cheselden et par Santorini, sur des hommes qui étaient aussi affectés d'amaurose, à ce qu'il paraît. En outre, Rolfinck (2), pour prouver que les yeux ne sont nullement nourris par les nerfs optiques, dit : Quand ceux-ci sont obstrués, comment s'opère la nutrition de l'œil ? Or, nous voyons dans la goutte sereine que l'œil est plutôt augmenté que diminué.

Lorsque vous aurez réfléchi à tout cela, vous serez moins éloigné de l'opinion d'Ab. Vater (3) qui prétend, quoique d'après une seule observation de Cheselden, qu'il est évident que l'atrophie de l'œil, dans l'un des exemples de Vésale, dépendait, non de la consomption du nerf optique. . . . . ., mais d'une autre cause. Il y a plus, c'est que si quelqu'un disait que la cécité, même quand elle co-existe avec l'atrophie du nerf, ne doit pas toujours être attribuée à celle-ci, mais que quelquefois l'atrophie succède à la cécité, soit parce que le nerf, semblable à toutes les autres parties, se consume après avoir cessé ses fonctions pendant long-temps, soit parce qu'il contracte une lésion des humeurs dépravées qui, sortant de l'œil altéré, reviennent par les vaisseaux qui accompagnent le nerf lui-même intérieurement et extérieurement, on ne pourrait certainement pas le contredire. Car comment l'atrophie du nerf se joindrait-elle autrement à l'altération de l'œil, qui dépend de causes externes ? ou comment l'atrophie fut-elle assez bien observée par Vésale (4) sur le jeune homme à qui le bourreau avait arraché l'œil un an auparavant ? Je passe sous silence ce que je prouvai ailleurs (5) par deux observations, savoir, que le nerf optique s'atrophie quelquefois sans que l'œil correspondant devienne aveugle, chose qui doit vous étonner. Souvent cependant l'atrophie même du nerf, ou plutôt cette lésion du nerf qui est suivie de l'atrophie, est la cause de la cécité, comme dans l'amaurose, sur laquelle il me reste peu de choses à dire.

12. Pour omettre le cas dans lequel

---

(1) Obs. 26.
(2) N. 7.
(3) Vid. Epist. anat. 16, n. 14.
(4) Obs. 26, § 2.
(5) Disp. de gutta serena, c. 4.
(6) Epist. anat. 18, n. 40.

(1) N. 10.
(2) Disp. cit. c. 3.
(3) Diss. qua visus vitia duo, etc., thes. 9.
(4) Supra, n. 10.
(5) Epist. 56, n. 21 et Epist. 63, n. 8.

l'amaurose a lieu lorsque les nerfs optiques sont altérés, chose évidente par elle-même, et qui se trouve confirmée par plusieurs observations (1) du *Sepulchretum*, et surtout par la vingt-troisième, ou lorsque ces nerfs et leurs couches sont détruits par l'acrimonie du pus, ce que démontrent les histoires de Brenner (2) et de Laubius (3) ; l'amaurose survient aussi lorsque ces nerfs eux-mêmes sont tiraillés, ou bien lorsque quelques-unes des parties du cerveau, qui sont en rapport avec eux, éprouvent une violente commotion. Je ne doute point que ce dernier accident n'ait eu lieu sur deux sujets que j'ai vus moi-même, et que j'ai secourus de mes conseils, autant qu'il m'a été possible : chez l'un et chez l'autre un coup violent reçu sur la tête avait été la cause de tous les maux qu'ils éprouvèrent ; tous les deux ensuite, et long-temps après, furent pris tout-à-coup d'une amaurose des deux yeux, pendant qu'ils étaient à Constantinople ; enfin, l'un et l'autre s'étant retirés quelque temps après dans leur patrie, l'un à Bergame, l'autre à Lecco, périrent d'apoplexie, ce qui confirme ce que j'ai avancé. Le premier était ce chevalier, à l'occasion duquel j'ai expliqué (4) des effets opposés produits par une seule et même paralysie dans les différents muscles de l'œil droit et de l'œil gauche, le comte En. Suardi ; le second était un savant médecin, que j'ai cité ailleurs (5), Fr. Spoleti (6).

13. Ne vous attendez pas qu'outre les causes d'amaurose que j'ai considérées jusqu'à présent, j'examine ici également celle qui a été indiquée dans la seizième observation de cette section du *Sepulchretum*, d'après Rolfinck. J'ai dit ailleurs (7), en parlant de mes anciennes observations (car j'en ai encore (8) une nouvelle) relativement à la dissolution en eau du crystallin et de l'humeur vitrée, ce que cet auteur lui-même pensa ensuite de son histoire, et ce que d'autres et moi en avons pensé. Au reste, quelle

que soit enfin la cause d'une amaurose véritable, comme l'œil doit paraître bien constitué à ceux qui le regardent, ce qui fait que les uns l'appellent, comme je le disais, goutte sereine, et d'autres, comme Rolfinck dans cette observation, cataracte noire, il est extrêmement facile à ceux qui osent quelquefois, pour certains motifs, simuler une maladie, de faire croire qu'ils en sont attaqués, et d'en imposer, surtout pour celle-ci, comme je l'ai vu dans quelques cas, à des médecins d'un grand nom parmi le vulgaire. Cependant, du moment qu'on soupçonne la fraude, personne ne peut être trompé, si ce n'est peut-être celui qui n'aura jamais remarqué avec Pline (1) combien sont rares ceux qui ne clignotent pas quand on leur fait quelque menace, et combien cette épreuve est difficile pour l'homme. Je me souviens même qu'il me suffit, pour un trompeur de cette espèce, chez lequel le défaut de dilatation et d'immobilité de la pupille augmentait mon soupçon, d'approcher sans rien dire mes doigts de ses paupières, comme pour examiner l'œil avec plus de soin ; car, avant de les toucher, cet imposteur ferma promptement son œil, et découvrit ainsi sa fraude malgré lui. Je suis étonné que J. B. Silvaticus ait négligé de parler d'un moyen aussi facile et aussi naturel, dans son petit ouvrage, qui du reste présente de l'utilité, et qui est intitulé : De la manière de surprendre ceux qui simulent une maladie, à l'endroit où (2) il démontre comment on peut découvrir que l'on feint d'être privé des sens. Car exposer les yeux, ce qu'il semble indiquer lui-même, à des lumières très-éclatantes, est une épreuve dangereuse par cela même que la vue, dit-il, non-seulement en est fatiguée, mais encore altérée. Quant à moi, je me souviens d'avoir surpris aussi, par ce même moyen, un individu qui feignait d'éprouver je ne sais quels accès, dans lesquels, d'après ce qu'il racontait ensuite à ses parents et aux médecins, il était entièrement privé de la faculté du mouvement et du sentiment, et qui supportait alors dans le silence le plus opiniâtre, quelques moyens irritants propres à l'exciter. En effet, comme dans un de ses accès il avait par hasard laissé ses yeux ouverts, je portai mes doigts sur ces organes, et

---

(1) Sect. hac 13, 24.
(2) Eph. N. C., cent. 1, obs. 69.
(3) Earumd. cent. 7, obs. 59.
(4) Epist. anat. 18, n. 6.
(5) Epist. super. 8, n. 5.
(6) Vid. Giornale de' Letter. d'Italia, t. 12, art. 13.
(7) Epist. anat. 18, n. 58, 59.
(8) Epist. 63, n. 6.

(1) Natur. hist., l. 11, c. 37.
(2) C. 11.

aussitôt, avant que je les touchasse, il avoua en clignotant à tous ceux qui étaient présents, qu'il voyait, et qu'il pouvait remuer les paupières.

14. J'ai parlé longuement de l'amaurose, ou de la cataracte noire. Maintenant je serai un peu plus court sur la suffusion ou sur cette espèce de cataracte qu'on appelle simplement cataracte, à cause de la couleur de la pupille, qui est bien différente dans cette maladie de ce qu'elle est naturellement, c'est-à-dire noire. Car on peut assez bien comprendre, par les écrits des autres et par les miens (1), que la cause de cette affection, quoiqu'on la nomme cataracte, ne consiste point dans une humeur épaisse qui s'écoulerait dans l'œil, et qui surtout viendrait du cerveau, comme on le prétend dans le *Sepulchretum* (2) d'après les paroles de Plemp ; il est facile aussi de reconnaître ce qu'il y a de vrai ou de faux sur le siége et sur la nature de la cataracte, soit dans les paroles de ce dernier, soit dans les observations qui sont rapportées dans cette section, d'après plusieurs auteurs. Mais j'avais moi-même indiqué (3), avant de composer mes Lettres anatomiques, certains objets qui faisaient voir évidemment quand et jusqu'à quel point pouvait avoir lieu, même après les démonstrations de Chales, de Pitcarn, ou d'autres si vous l'aimez mieux, ce que l'on disait ordinairement survenir dans les commencements de la suffusion, comme vous le trouverez également dans le *Sepulchretum* (4) ; tant que l'on a devant les yeux des moucherons et des atomes, cela dépend de petits corps qui nagent dans l'humeur aqueuse ; cependant je n'ai pas caché qu'il peut y avoir quelquefois de ces petits corps dans les dernières cellules de l'humeur vitrée, et qu'il est possible qu'il existe d'autres fois des lésions dans le nerf optique et dans la rétine, qui en imposent pour des moucherons ou pour des points, et j'ai dit en même temps de quelle manière il faut distinguer le différent siége de ces lésions et de ces corps. Si parmi les premières vous comptez les vices des petits vaisseaux qui sont entremêlés avec la rétine, et qui se trouvent çà et là plus tuméfiés que dans l'état naturel, vous aurez raison, pourvu que vous admet-

tiez qu'il peut y avoir aussi quelquefois d'autres causes. Je voudrais également que vous réfléchissiez souvent avec attention à ce que j'ai dit (1) comme par circonstance et succinctement, dans mes observations sur l'humeur aqueuse située au-dessous de la tunique crystalline : je pensai que la sécrétion de cette humeur étant empêchée, le crystallin devient sec et opaque, de la même manière à peu près que cela arrive à un crystallin qu'on a extrait, et qui est desséché. Vous semble-t-il que j'aie écrit quelque chose qui soit contre la vérité? Et pouvez-vous croire, comme le disent quelques auteurs en parlant de la cataracte, dont je n'ai même pas fait mention à cet endroit, que cela ait été réfuté, principalement par le médecin Petit? Car vous savez qu'il a répété, douze ans après moi, absolument ce que j'avais enseigné moi-même (2) : « Le crystallin, dit-il, ne peut se dessécher tant qu'il est humecté par cette humeur (aqueuse) ; mais aussitôt que celle-ci lui manque, il devient dur, sec et opaque. » Certes, je ne pouvais comprendre moi-même comment il aurait pu me réfuter sur ce point, sans se réfuter lui-même en même temps. Cela a fait que j'ai lu plus volontiers la lettre (3) publiée contre Hecquet, qui m'est enfin parvenue entre les mains, et dans laquelle on disait qu'il avait fait cette réfutation. Eh bien, il y a rapporté mon opinion, et il a gardé le silence sur la sienne, qui était absolument la même. Mais enfin quelles objections a-t-il faites? Celles qu'il aurait dit ne point combattre sa doctrine, si elles lui avaient été faites à lui-même, parce qu'elle était émise à un endroit où il n'était pas question de cataracte, comme s'il s'en fût agi là où j'ai émis la mienne : si j'en ai parlé, c'est lorsque j'ai confirmé mon opinion (4) par la sienne ; mais ce n'a été que neuf ans après la publication de sa lettre, et, loin de rien affirmer en général sur cette cause de la cataracte, comme lui l'avait fait un peu plus bas dans la même lettre sur celle de l'amaurose, j'ai dit positivement (5), après avoir cité cette même cause parmi plusieurs autres, en parlant

---

(1) Epist. anat. 18 et 19.
(2) Sect. hac 18, ad obs. 20.
(3) Advers. anat. 6, animad. 75.
(4) Sect. cit. schol. ad obs. 22.

(1) Advers. indic. animad. 71.
(2) Mém. de l'Acad. roy. des Scienc., ann. 1730, Mém. de la Capsule du crystallin.
(3) Lettre II sur les Maladies des yeux.
(4) Epist. anat. 18, n. 16.
(5) N. 17.

de toutes, que je n'affirmais rien, mais que je faisais seulement quelque conjecture. Il n'y avait donc pas de raison, lorsqu'il publia cette lettre, pour objecter qu'il n'avait jamais vu sur les cadavres l'humeur crystalline affectée d'une cataracte dans laquelle cette liqueur aqueuse manquât; car moi j'aurais pu dire avec vérité que je ne parlais pas de la cataracte, et Hecquet, qu'il blâmait avec amertume, aurait pu répondre, s'il eût vécu plus long-temps, que Petit n'avait jamais vu (1) non plus, dans l'humeur crystalline, les petits vaisseaux sanguins qui ont été observés non-seulement par le célèbre anatomiste Winslou (2) qui dit les avoir assez bien remarqués, mais aussi par tant d'autres hommes illustres cités par l'habile Zinn (3) qui les a vus lui-même; tandis qu'au contraire ce que Petit (4) avait avancé sans aucun doute, savoir, que de petits filets étaient fournis aux nerfs ciliaires par la sixième paire de nerfs, et entraient dans l'intérieur de l'œil, n'a pu être confirmé d'aucune manière par les modernes, comme le dit le même savant Zinn (5).

Mais, pour en revenir à moi seul, en mettant Hecquet de côté, lorsque dans la suite j'ai conjecturé, d'après cette opinion, que la cause de la cataracte que j'indiquais pouvait être mise au nombre de tant d'autres, je n'ai point fondé ma conjecture sur l'absence totale de l'humeur aqueuse, mais seulement sur sa diminution : or, Petit n'a certainement pas nié avoir vu cette diminution dans la maladie en question ; et s'il l'avait nié, il n'aurait pu le faire avec raison, parce qu'on ne trouve pas toujours la quantité naturelle de cette humeur, même sur les yeux sains, et qu'il n'est pas rare d'en y observer si peu, qu'elle paraît manquer. Ainsi, de même que vous croirez mal à propos, dans certains cas, qu'elle est diminuée contre nature, de même aussi vous pourriez penser sans fondement qu'elle ne l'est point dans d'autres. Que sera-ce si Petit lui-même ajoute bientôt après ce qu'il avait également avoué ailleurs (6), qu'il existe cependant

des cataractes, dans lesquelles l'humeur crystalline s'est tellement desséchée par l'absence totale de cette liqueur aqueuse, qu'on peut la réduire en poudre, comme il l'a remarqué sur plusieurs cadavres? de sorte que si j'avais écrit dans les *Adversaria* que la même chose arrive quelquefois, il n'aurait pas pu me réfuter. Vous voyez donc à quoi se réduit enfin la réfutation qu'il a faite de mon opinion ; ce qui me porterait à croire qu'il semble plutôt l'avoir faite, que l'avoir voulu la faire. Cependant, comme il est consigné dans les écrits publics de plus d'un savant, qu'il l'a faite, et qu'il a nié ce que vous voyez qu'il ne put point nier lui-même, j'ai jugé à propos de répondre ici, pour que vous ne croyiez pas que je fasse peu de cas de l'autorité d'un homme qui, pendant sa vie, a rendu à l'anatomie des services si importants, que je continue avec plaisir, même après sa mort, à honorer sa mémoire.

Mais, pour en revenir à mes *Adversaria*, je n'avais pas non plus négligé (1) une chose relative à la suffusion, en tâchant de déduire de la lumière qui résulte de la pression de l'œil, un indice du bon état de la rétine, connaissance qui, dans la cécité la plus complète que puisse produire la suffusion ou l'occlusion de la pupille, est nécessaire avant le traitement, et que cette épreuve est peut-être seule capable de donner d'une manière satisfaisante; j'aurais beaucoup désiré de lire le jugement du célèbre Ge. Aug. Langguth sur ce point, parce que, dans une dissertation (2) sur la lumière, il a approuvé tout le reste en termes pleins d'honnêteté, et l'a confirmé par ses propres expériences. Si vous entreprenez d'expliquer, non pas en général, mais en particulier, ces expériences dans lesquelles nous avons eu l'un et l'autre les mêmes résultats, et surtout celle qu'il a voulu répéter avec un de ses amis, vous comprendrez sans difficulté avec laquelle de nos opinions elles s'accordent davantage. Toutefois, cette explication étant mise de côté ici comme dans les *Adversaria*, si vous considérez seulement l'expérience que tout le monde doit facilement comprendre par elle-même, je ne doute pas que, si quelque aveugle de naissance se présente à vous pour se faire traiter, soit pour des suffusions constitutionnelles, soit pour

---

(1) Mém. cit.
(2) Expos. anat. tr. de la tête, n. 301.
(3) Descript. anat. ocul. hum. c. 5, § 4.
(4) Mém. de l'Acad. royale des Sc., ann. 1727.
(5) Descr. cit., c. 9, § 8.
(6) Mém. cit., a. 1730.

(1) Advers. 6, animad. 73 et 74.
(2) De luce ex pressione oculi.

la privation des pupilles, que vous ne veuillez examiner auparavant, par une épreuve aussi prompte et aussi simple, s'il y a quelque espoir de guérison : à moins que vous ne croyiez que, dans des yeux de cette espèce, le nerf optique et la rétine puissent être sains, sans que la pression réveille en eux aucun sentiment de lumière, parce que vous aurez peut-être appris que des personnes guéries ont dit qu'elles n'avaient jamais eu aucune idée de ce fluide, quoique pourtant il puisse arriver à peine que leurs yeux n'eussent jamais été pressés ou frappés malgré elles ; mais rien n'empêche, comme je l'ai dit, de faire l'épreuve, même pour savoir si elles ont pu le dire avec vérité, ou jusqu'à quel point elles ont pu le nier. Quant aux autres, qui sont aveugles depuis longtemps, mais non pas de naissance, je vois qu'il n'y aura pas d'incertitude à cet égard, mais que le doute que j'ai indiqué plus tard moi-même dans les Lettres anatomiques (1) existera, peut-être seul, pour les uns et pour les autres, sans cependant qu'il ait lieu aussi facilement, à cause de la complication d'une maladie rare. Mais, pour revenir enfin à l'endroit où j'ai commencé à parler de la cataracte, comme vous pouvez lire ailleurs, non-seulement la plupart des objets que j'ai rappelés ici très-succinctement, mais encore les observations de Valsalva (2) et de moi (3) sur la suffusion, vous ne trouverez ici que ce que j'ai vu plus tard, d'abord sur un homme, puis sur une femme, et qui doit être rapporté à la même maladie.

15. Un constructeur, ou, comme on dit, un maçon, âgé d'environ soixante ans, ne voyait quelque peu depuis longtemps que par côté, et dans une grande clarté de soleil. Il mourut de je ne sais quelle maladie, et, comme je faisais alors mon cours public d'anatomie (c'était au mois de février de l'an 1740), l'on apporta sa tête au gymnase. A cette époque régnait ce froid si rigoureux, dont vous vous souviendrez facilement encore, et qui, empêchant qu'on ne fît qu'avec peine les dissections nécessaires, me força de différer de plusieurs jours l'ouverture de cette tête, jusqu'au temps où, sur la fin du mois, le froid s'était considérablement adouci. Vous verrez bientôt pourquoi je suis entré dans ces détails.

Examen du cadavre. D'abord la peau du sinciput et de l'occiput offrit plusieurs cicatrices ; car le sujet était tombé autrefois d'un lieu élevé. Mais quoique, après avoir enlevé toutes les enveloppes du crâne, la face extérieure de celui-ci présentât une couleur un peu blanchâtre au-dessous des cicatrices, cependant sa face interne et tout ce qu'elle contient étaient sains, si ce n'est que le cerveau se trouvait extrêmement raide et dur, et que l'eau qui remplissait ses ventricules latéraux était tellement concrétée par la gelée, qu'en la saisissant avec la main, on l'emportait en entier, et qu'elle gardait la forme de ces cavités, semblable à de la cire liquéfiée qu'on jette dans un trou, et que l'on en retire quand elle est refroidie. Cependant, déjà depuis plusieurs jours, le froid avait diminué de plus en plus, et la tête n'avait pas toujours été éloignée du feu; on l'en avait même approchée plusieurs fois auparavant, parce qu'on croyait qu'elle serait bientôt disséquée, et on l'en avait mise surtout beaucoup plus près le jour où elle le fut. Comme je n'ai vu pareille chose que dans cette circonstance, j'ai voulu, moi Italien, l'écrire à un autre Italien, quoique Schneider n'ait pas négligé de rapporter qu'en Allemagne le même phénomène eut lieu sur le cerveau et sur une petite quantité d'humeur renfermée dans ce viscère, pendant un hiver qui fut beaucoup plus rigoureux qu'il ne l'est ordinairement dans ce pays ; cela arriva dans la voie publique sur la tête d'un petit enfant, comme vous l'aurez déjà vu dans la section (1) précédente du *Sepulchretum* (la dix-septième) : je vous ai écrit encore ceci pour que vous sachiez que je ne puis enfin disséquer les yeux, je ne dis pas seulement plusieurs jours après la mort, mais encore lorsque plusieurs gelées et plusieurs dégels se furent succédé, c'est-à-dire quand ils étaient flasques et affaissés sur eux-mêmes. C'est là ce qui porta autrefois les anatomistes, accoutumés à disséquer l'œil après toutes les autres parties du cadavre, et par conséquent lorsqu'il devait nécessairement être flasque, à accorder à l'humeur vitrée une place beaucoup plus petite que celle qui lui convient, et à mettre le crystallin presque dans le centre de l'organe même : telle fut en effet la disposition qui s'offrit à moi pendant que j'ouvrais l'un des yeux par devant ; ce qui m'engagea

----

(1) Epist. 19, n. 9.
(2) Diss. anat. 2, n. 15 et seq.
(3) Epist. anat. 18 et 19.

(1) Obs. 1, § ultim.

à ouvrir l'autre par derrière. Mais rien autre chose, je crois, ne s'opposa à mon observation ; car je vis très-bien, soit au dedans, soit au dehors du crâne, les nerfs optiques parfaitement semblables entre eux, et ils me parurent sains, si ce n'est qu'en les disséquant en travers dans les orbites, je les trouvai l'un et l'autre également enveloppés de membranes plus épaisses. Je remarquai aussi que les deux cornées et les deux sclérotiques étaient dans l'état sain et sans aucune trace de cicatrice. Pour ne pas être plus long, toute la lésion se trouva dans les humeurs crystallines, si ce n'est qu'il existait dans les humeurs vitrées une viscosité qui faisait qu'elles s'attachaient aux doigts, en formant de longs fils, de même que la pituite, et en suivant les doigts, quand on les écartait : la différence de cette viscosité, qui était plus remarquable dans l'une des humeurs que dans l'autre, m'empêcha d'attribuer entièrement cette disposition au retard, et aux autres causes que j'ai indiquées plus haut. Car l'humeur la plus visqueuse était celle sur laquelle se trouvait placé le crystallin qui présentait une couleur d'un jaune sale ; mais il était moins jaune à sa surface, qui offrait également plus de mollesse, quoique le noyau ne fût pas dur non plus. L'autre crystallin était formé d'une substance blanchâtre à sa circonférence, et brune dans son milieu ; cette dernière s'étendait jusqu'à la partie moyenne de chaque face, et était plus molle que la substance blanchâtre, qui cependant n'était point dure elle-même. En outre, non-seulement tout ce crystallin était beaucoup moins épais qu'il ne devait l'être, mais encore il manquait à un de ses côtés une partie assez considérable ; de sorte que son contour n'était pas circulaire. Je ne remarquai rien autre chose contre nature dans les deux yeux.

16. Si l'on eût pu savoir d'une manière positive si cet homme, qui, comme il a été dit, voyait un peu par côté, distinguait des deux yeux, ou d'un seul, et de quel côté, il serait plus facile de dire s'il voyait parce que la circonférence de l'une des humeurs crystallines était jaune avec plus d'humidité, ou bien parce que cette partie opaque de l'autre manquait par côté. Sans décider maintenant la question, je dirai une chose certaine, c'est que le crystallin décrit en second lieu se trouvait dans un état beaucoup plus morbide que l'autre, puisqu'il était

plus opaque partout, et plus mou à l'endroit où ordinairement il est plus dur, surtout chez les vieillards ; en outre il était plus mince, et, qui plus est, mutilé. Mais ce dernier état dépendait-il de ce que la partie qui manquait avait été attaquée par la même maladie, mais avec plus de violence, que celle qui avait ramolli la partie moyenne contre nature, et l'avait rendue brune, c'est-à-dire comme à demi-putréfiée? Rien de tout cela n'existait dans l'autre crystallin : quant à la couleur jaune qu'il présentait, on la remarque (1) souvent chez les vieillards, surtout à l'endroit où elle se trouvait dans ce cas, quoique la vision empêchée aussi dans cet œil, comme je l'ai dit, indique assez qu'il était à ce même endroit beaucoup moins humide. Au reste, les deux vices que j'ai notés sur le premier, la mutilation et la couleur brune à l'intérieur, sont tels que vous verrez un exemple de l'une dans une observation de Morand (2), qui trouve le crystallin comme brisé à la partie supérieure de sa circonférence, quoiqu'il fût aussi ferme qu'une pierre très-dure ; en outre, ce corps manquait principalement à un endroit, comme on le voit dans le dessin (3), sans que cet état dépendît de l'aiguille du chirurgien, à laquelle le sujet s'était constamment soustrait, comme le mien : quant à la couleur intérieure, je vous donnerai moi-même ailleurs (4) un exemple de cette teinte brune, et même noirâtre.

17. Je fis enlever les yeux du cadavre d'une vieille femme dont je vous décrirai dans une autre Lettre (5) la dernière maladie et la dissection, parce qu'on disait qu'elle avait été aveugle. En les incisant, je ne trouvai dans l'un aucune lésion, si ce n'est l'opacité d'une partie de la cornée ; mais l'autre, quoique en bon état dans plusieurs de ses parties, présentait une telle diminution de l'humeur crystalline dans toutes les dimensions, qu'il en restait à peine une petite portion, qui était blanche et opaque, bien qu'elle fût encore humide intérieurement ; du reste elle adhérait avec l'iris à la cornée, qui, aux endroits de cette réunion, se trouvait plus opaque et lé-

____

(1) Vid. Epist. anat. 18, n. 26.
(2) Mém. de l'Acad. royale des Sc., ann. 1730.
(3) Plag. 28, litt. D.
(4) Epist. 63, n. 6.
(5) Epist. 35, n. 12.

gèrement creusée en forme d'une fossette elliptique, et offrait une couleur d'un jaune sale : cette lésion ne s'étendait pas jusqu'à la face externe de la cornée.

18. Il est vraisemblable que ces désordres devaient être attribués à une inflammation interne de l'œil, qui avait peut-être existé autrefois. Ce qu'il y a de certain, c'est que, outre l'opacité de l'humeur crystalline, dans laquelle consiste presque toujours la nature de la suffusion, on remarquait aussi la destruction d'une grande partie de cette humeur, qui, ainsi que l'iris, avait un siége étranger, et était immobile. Au reste, ni ici, ni sur le maçon dont il a été question plus haut (1), la dureté et la sécheresse ne se joignaient à l'opacité du crystallin, de sorte que Valsalva (2) aurait volontiers appelé toutes ces affections des cataractes. Mais je ne doute point que les cataractes de cette espèce ne parviennent plus tard que les autres à une véritable maturité. Ainsi, de deux qui attaquèrent dans l'espace de quelques années les yeux de cette femme noble (3), dans lesquels j'avais vu autrefois quelques stries, je remarque que l'une était de ce genre, et je pensai, comme je pense encore, que l'autre lui appartenait aussi; car, depuis que la première s'est manifestée à une certaine partie du crystallin par une blancheur, elle reste absolument dans le même état, sans augmenter en aucune manière, quoiqu'il y ait déjà plusieurs années; quant à l'autre, qui avait blanchi le crystallin en entier, et qui cependant ne l'avait pas rendu opaque au degré convenable, bien qu'elle eût commencé depuis long-temps, comme personne n'osait entreprendre de l'abaisser, je ne sais quel étranger, homme à grandes promesses, qui se hâtait, comme dit Cicéron (4), parce qu'il lui restait beaucoup de places publiques, le fit aussitôt à l'insu de tout le monde, mais non pas de manière qu'on ne vît de nouveau quelque temps après, derrière la pupille, une opacité blanchâtre, qui n'était pas, il est vrai, aussi considérable que celle que j'ai citée ailleurs (5) sur une fille d'une haute noblesse, mais qui cependant témoigne et fait voir que la guérison ne fut pas assez heureuse. Il n'en fut pas de même à l'égard d'une autre femme, qui était la sœur de cette première dame, parce que la suffusion était mûre quand on l'abaissa; tandis que, chez la troisième sœur, sur laquelle le même étranger avait opéré l'abaissement, les indices d'une mauvaise guérison se manifestèrent beaucoup plus promptement. Vous voyez que ces trois sœurs furent toutes sujettes à la même maladie, sans qu'aucun de leurs trois illustres frères en fût attaqué. C'est ainsi que je rapporterai ailleurs (1) que toutes les femmes nées d'une même mère furent sourdes, et que tous les mâles furent exempts de cette affection.

Maintenant, en parlant de cette fille d'une haute noblesse, je me rappelle quel fut, relativement à mon observation sur ses yeux, le jugement de Gunz, qu'on trouve dans un petit ouvrage digne de beaucoup d'éloges, et qui fut publié à Leipsick, l'an 1759, sous sa présidence (2). En effet, cet auteur pensa que c'était une observation si rare, qu'il établit, d'après elle seule, parmi tant d'autres qui sont citées dans cet opuscule, un troisième genre de suffusion. Moi aussi, il est vrai, en réfléchissant de toutes manières à cet objet, j'ai avancé (3) qu'il pouvait se faire qu'on dût reconnaître aussi d'après cela une espèce de suffusion hors de l'humeur crystalline et de sa tunique; mais, d'une part, je n'ai pas cru que ce cas fût aussi rare, et de l'autre, je n'ai point voulu décider, comme je l'ai dit positivement une ou deux fois, d'où cette suffusion provenait, sans être appuyé par d'autres dissections analogues, dont j'ai manqué jusqu'à présent, parce que je n'ignorais pas moi-même, et que je ne cachais pas aux lecteurs à quels doutes était sujette ma conjecture : j'espérais d'ailleurs qu'il y aurait pendant ce temps-là des auteurs qui éclairciraient la question. Mais, semblable à ce vieillard de Térence (4), je suis maintenant beaucoup plus incertain qu'auparavant.

En effet, j'ai proposé de chercher (et je ne l'ai point supposé) si la tunique crystalline avait par hasard continué à

---

(1) N. 15.
(2) Vid. Epist. anat. 18, n. 27.
(3) Ibid., n. 19.
(4) Orat. pro Cluent.
(5) Epist. modo indic. n. 22, 23.

(1) Epist. 48, n. 48.
(2) Animadvers. de suffusion. natura et curat. c. 1, § 15.
(3) Epist. anat. 18, n. 24, 25.
(4) Phorm. Act. 2, sc. 4.

sécréter cette matière glutineuse, ce que j'ai moi-même combattu, soit par d'autres moyens, soit par ceux-mêmes que je suis étonné de voir reproduire aujourd'hui comme des objections (1) contre moi : j'ai dit qu'il fallait chercher aussi si cette matière répandue dans l'humeur aqueuse s'était ensuite agglutinée à la tunique crystalline; et, après avoir averti qu'on devait également avoir des doutes à ce sujet, par la raison surtout qu'elle n'aurait pu le faire sans s'agglutiner aussi à l'iris et à d'autres parties, je ne me serais jamais attendu qu'on eût répondu ceci entre autres choses : Cette tunique du crystallin, lorsque l'homme prend du sommeil, temps où les petites parties visqueuses peuvent le plus s'abaisser, est certainement la partie inférieure de l'œil, comme si, même alors, l'iris n'était pas plus basse que la plus grande partie de l'humeur aqueuse, de même aussi que le côté de la cornée vers lequel la tête se tourne par hasard en dormant. Or, non-seulement les doutes ne sont pas levés de cette manière, mais encore ils sont fortifiés par les paroles suivantes : Je doute d'autant moins que cette matière ne provînt de l'humeur aqueuse, qu'il est plus certain que les parties humides de notre corps, surtout celles qui ne sont pas continuellement agitées par les vaisseaux, prennent très-souvent un caractère visqueux.—Pour moi, je doute de mon côté, d'abord que cette humeur ne soit point assez agitée par les vaisseaux qui apportent sans cesse des liquides, et par les mouvements très-fréquents de l'iris et de l'œil, pour empêcher qu'elle ne prenne un caractère visqueux, et ensuite qu'elle le prenne très-souvent, quand il est certain qu'on ne trouve pas très-souvent des suffusions visqueuses dans cette même humeur. De plus, parmi le petit nombre d'observations de ce genre que j'avais indiquées, celle qui appartient à Wepfer est regardée comme devant être transportée de l'humeur aqueuse à l'humeur crystalline, quoique l'auteur ait écrit que la matière muqueuse n'était pas dans l'intérieur de la tunique de cette dernière, mais qu'elle couvrait le crystallin, sans cependant se trouver tout à l'entour, mot que je crois avoir été rapporté par hasard. Je passe d'autres considérations sous silence, car il doit me suffire d'avoir examiné soigneusement et

sans envie, pour l'amour de la vérité, si ce qui avait été dit dans un sens contraire, sans envie également, était juste et raisonnable. Je confirme même avec le plus grand plaisir que cet opuscule est du petit nombre de ceux qui ont été écrits avec science, ordre et clarté, sur la suffusion : les exemples de cette maladie qui se trouvent dans des auteurs recommandables, y sont presque tous cités, et il n'en est aucun qui n'y soit rapporté, non-seulement à un genre spécial, mais encore à une espèce particulière; les signes qui servent à les distinguer n'y sont point omis, et l'on y trouve indiqués avec soin les inconvénients et les avantages d'une mauvaise ou d'une bonne méthode de traitement.

Quant à ce que j'ai dit, que presque tous les exemples de la maladie en question sont cités dans cet ouvrage, si vous me demandez quels sont donc ceux qui ne s'y trouvent pas, je vous en indiquerai quelques-uns qui se présentent à ma mémoire pendant que j'écris ceci. Un homme d'un grand mérite, Burc. Dav. Mauchart (1), prétend avoir observé sur les deux yeux d'un chien, une cataracte membraneuse, solide, fibreuse et blanchâtre, tandis que l'humeur aqueuse, à travers les deux couches de laquelle elle s'étendait, était très-transparente, ainsi que les autres humeurs. Le même auteur a vu, avec un autre professeur très-célèbre, Je. Zeller, une pellicule fine et noirâtre, placée de telle manière devant l'une et l'autre pupille d'une femme, qu'elle était fortement adhérente à la cornée, près de sa circonférence interne ; les lésions des humeurs vitrée et crystalline, qui ont été citées par Keck (2), existaient en même temps. Un habile anatomiste, Je. Christ. May (3), dit, à l'occasion d'une femme, à laquelle deux suffusions avaient autrefois été abaissées, l'une avec succès et l'autre sans succès, dans quel état et où il avait trouvé la première, tandis qu'il remarqua que dans la dernière la face antérieure d'une tunique, qu'il jugea être la tunique crystalline, était, non point, comme sur le premier œil, transparente et en bon état, mais extrêmement épaisse et opaque.

<hr>

(1) C. 1 cit., § 6.

(1) Synechiæ, § 8.
(2) In Præf. ad dissert. suam de Ectropio.
(3) Commerc. litt., ann. 1733, hebd. 34, n. 3.

Trew (1) a fait connaître quelle différence il existait entre les deux humeurs crystallines d'un homme avancé en âge, dans l'une desquelles la suffusion était commençante, pendant que dans l'autre elle était complète. Je ne doute pas d'ailleurs que mes Lettres anatomiques ne vous fournissent encore quelque autre exemple. En effet, outre ce grand nombre d'observations qui ont été indiquées d'après elles, vous y trouverez (2) aussi une histoire de Barth. Walthieri, sur la cataracte membraneuse d'une femme, qui y est décrite un peu longuement, et qui a été rapportée également, comme je l'ai dit à cet endroit, par la célèbre Société royale de Londres. Mais ne vous étonnez pas de ce que j'ai cité pêle-mêle, suivant qu'ils se présentèrent alors à mon esprit, des exemples, soit de chiens, soit d'hommes; car nous nous servons tous sans distinction de ceux qui sont pris dans l'espèce des quadrupèdes, surtout s'il y a quelque chose de particulier, comme dans l'observation de Mauchart, où il est question d'une cataracte dans la première couche de l'humeur aqueuse (ce qui est rare) : à cette observation réunissez, pour ce motif, celle de Sprogel (3), dans laquelle il est dit qu'un chien présenta à la fois, exemple extraordinaire, les humeurs crystallines sèches et opaques, les humeurs vitrées ridées et desséchées, les nerfs optiques réduits à la petitesse d'un fil médiocre, et d'autres lésions particulières. Mais, pour ne pas parler plus longuement de la suffusion que de l'amaurose, arrivons aux autres affections des yeux.

19. Cependant il suffit d'avertir, à l'égard de la myopie et de l'affection opposée, qu'il aurait mieux valu n'en rien dire dans le *Sepulchretum* que d'avancer ce que vous y lirez (4), et ce qui avait déjà été réfuté autrefois par Plemp (5). Plater était sans doute un homme ingénieux et savant pour ce temps, et s'il n'a pas fait connaître le premier d'une manière exacte, comme quelques-uns le pensent, les fonctions soit de la tunique rétiforme, soit surtout de l'humeur crystalline, il est certain qu'il a approché de la vérité. Mais, comme s'il en eût approché par hasard, il n'a pas été assez conséquent avec lui-même dans ce qu'il a écrit ensuite; et il a supposé, relativement au siége du crystallin, dans les cas d'une véritable myopie, des choses qui conviennent à la maladie opposée, et réciproquement : c'est pour cela que la cause véritable de ces affections, qui dépend dans la première de la trop grande distance du crystallin et de la rétine, et dans la seconde de leur trop court éloignement, était inconnue de Plater, quoique d'autres pensent autrement. — Quant aux causes qui ont une autre origine, comme l'excès en plus ou en moins de la convexité, ou de la densité du crystallin, il n'en est même pas fait mention dans le *Sepulchretum*, quoiqu'on remédie à l'affection dans ce cas aussi bien que dans le premier, par l'usage des verres concaves ou convexes; de sorte que je suis étonné qu'il ait échappé à un homme d'un grand mérite de dire que ces vices, c'est-à-dire l'excès de densité ou de laxité du crystallin, n'admettent point de traitement dioptrique. — Enfin, on désigne sous le nom de nyctalopie, dans le *Sepulchretum*, l'affection opposée à la myopie, qui se rencontre sur beaucoup de vieillards, et à laquelle Scheid avait pensé avec raison qu'on pouvait donner le nom d'antimyopie, dans sa dissertation savante et pleine d'érudition, intitulée : *Vices de la Vision* (1). Mais, quoique cette affection opposée à la myopie puisse paraître différer un peu moins de la nyctalopie, dans le sens où les Grecs modernes ont pris (2) ce mot, de même que la myopie elle-même semble ne pas être aussi éloignée de la nyctalopie, comme Hippocrate (3) l'a entendue, cependant ces deux espèces de nyctalopie sont des affections qui diffèrent beaucoup de celles-là, et proviennent de causes bien différentes : aussi ni l'une ni l'autre n'admettent le traitement dioptrique. En effet, que feraient les verres contre la première, c'est-à-dire contre la cécité du soir, qui paraît dépendre d'une espèce de paralysie de la rétine, ou contre la seconde, c'est-à-dire contre la cécité

---

(1) Ejusd. commerc., ann. 1745, hebd. 36, n. 3.

(2) Epist. 18, n. 20.

(3) Eph. N. C., cent. 7, obs. 71.

(4) Sect. hac 18, append. 2, part. obs. 33.

(5) Ophthalmogr., l. 4, probl. 39.

(1) Sect. 1, n. 32.

(2) Vid. Apud. Plemp. ophthalm., l. 5, c. 26.

(3) Ibid.

diurne, qui semble devoir être rapportée à une trop grande tension de la rétine? Ainsi, de même que le signe que vous déduirez de l'inutilité des verres vous servira à distinguer les nyctalopies de ces deux affections, de même il faut aussi les distinguer par le nom. Mais vous jugerez de laquelle des deux causes de la nyctalopie se rapproche davantage celle de certaines faiblesses de la vue qui dépendent d'un vice de la rétine, par la circonstance que la lumière très-éclatante est incommode aux uns, tandis qu'elle est favorable aux autres, comme Holder (1) et Willis (2) apprennent que les sons très-forts ont été utiles aux sourds, ou à ceux qui étaient affectés d'une dureté d'ouïe causée par un relâchement.— Mais, comme la dilatation de la pupille se joint assez souvent à quelques-unes d'entre toutes les affections qui ont été citées, et sa constriction à d'autres, de même que l'effet se joint à sa cause, prenez garde de prononcer que la cause de la maladie consiste alors dans l'iris environnante, ainsi que lorsqu'il se manifeste des indices d'un commencement d'opacité de l'humeur crystalline ou de l'humeur aqueuse : cependant, quand vous aurez examiné avec attention toutes les circonstances antécédentes ou concomitantes, alors vous jugerez de la cause de ces affections de la pupille. Au reste, si vous lisez ce que Mauchart (3) a publié, soit sur la dilatation morbide de celle-ci, soit sur l'adhérence de l'iris à la cornée, vous y trouverez plus d'une chose utile à la méditation, et même à la pratique de la médecine.

20. Relativement à ce qui se trouve aussi dans le *Sepulchretum*, sur la douleur, sur la chute et sur le strabisme de l'œil, je ne donnerai que les avertissements suivants. Pour ce qui regarde la douleur, l'une des observations vingt-neuvième et trente-cinquième aurait dû ne point être rapportée; car vous reconnaîtrez facilement que c'est la même, et vous verrez également que le commencement des scholies de la première histoire n'est autre chose que ce qui est répété bientôt après dans cette même histoire (§ 2). Quant à la chute, ce que Plemb (1) avait écrit d'après Spiegel, en presque autant de mots, sans nommer l'auteur, et que vous lirez après la vingt-cinquième observation, cela n'est nullement nécessaire dans la chute légère de l'œil, ou plutôt dans la saillie peu considérable qu'il forme hors de l'orbite; car le nerf optique, dans l'état naturel, loin d'être tendu dans l'orbite, est tellement lâche, qu'il peut suivre cet organe jusqu'à un certain point sans se rompre. D'un autre côté, on ne peut pas facilement approuver ce qui est ajouté à l'observation vingt-septième, d'après Fabrice de Hilden, qui explique une chute de l'œil, à la suite d'une blessure du sourcil mal guérie, à moins qu'on n'expose la chose bien autrement qu'il ne l'a fait lui-même : car on peut bien croire que la blessure avait pénétré jusqu'au sinus frontal droit; mais qui accordera que l'œil tout entier avait été altéré par du sang qui, après s'être putréfié dans ce sinus, était parvenu jusqu'à l'organe au moyen de trous naturels qui pénétraient de ces cavités jusqu'aux yeux; qui, dis-je, l'accordera, si ce n'est celui qui ne doute nullement que ce que cet auteur avait dit un peut avant (2), d'après l'opinion de quelques-uns, sur des trous de cette espèce, ne s'accorde avec l'anatomie? Si Fabrice de Hilden eût écrit là, ou dans un autre endroit que je ne connais pas, quelle avait été l'issue de cette maladie, on pourrait voir si ce n'était pas plutôt une carie qui aurait ouvert un chemin dans l'orbite à des humeurs dépravées, à travers la paroi osseuse située entre ce sinus et l'œil. — Enfin, il n'y a dans le *Sepulchretum* qu'une seule observation (3) de strabisme, qui appartient à un œil, et dont la cause est attribuée à une grande quantité d'humeur qui arrosait le cerveau, et qui, en abreuvant les nerfs moteurs des yeux, les mettait en convulsions. Cette cause supposée sans aucune addition, vous ne comprenez nullement pourquoi le strabisme n'existait pas également dans les deux yeux. Il y a dans la scholie ajoutée à cette observation d'autres causes, qui y sont citées d'après Saxonia, savoir, la mauvaise situation, soit de la pupille, soit du crystallin : mais un

---

(1) Act. philos. Soc. R. in Ang. a. 1608, M. maj., n. 1.
(2) De anima brutor. c. 14.
(3) Dissert. de Mydriasi, et Dissert. de Synechia, etc.

(1) Ophth., l. 5, c. 32.
(2) Vid. cent. 5, obs. 1.
(3) Obs. 37.

grand nombre d'autres y sont omises ; et je ne parle pas seulement de celles qui sont internes, comme si la pupille et le crystallin étant bien situés de deux côtés, ce n'est pas la partie de la rétine qui doit leur répondre, qui leur répond dans l'un des yeux, mais une autre qui est beaucoup plus près qu'il ne convient de la petite portion qui est aveugle dans l'état naturel, et dont le siége est à l'insertion même du nerf optique ; de sorte que, si les muscles ne tiraient pas un peu vers un autre côté, une partie de l'image qui est peinte sur la rétine tomberait sur cette petite portion : je parle aussi des causes externes, c'est-à-dire de celles qui sont hors de l'œil. En effet, le strabisme peut avoir lieu nonseulement par des convulsions de quelques-uns des muscles d'un œil, mais aussi par leur paralysie : cette dernière cause avait été indiquée long-temps avant Plemb par l'auteur des *Définitions médicales*, que l'on attribue à Galien. Le strabisme, dit-il, consiste dans la paralysie, non pas de tous les muscles d'un œil, mais de quelques-uns, ce qui fait que les yeux se tournent ou en haut, ou en bas, ou par côtés. Mais le strabisme survient quelquefois aussi, lorsque quelqu'un de ces muscles est abreuvé d'humeurs qui circulent moins facilement à travers son tissu, comme je l'ai vu sur la femme d'un jurisconsulte mon ami, qui, prise d'une fluxion, comme on dit vulgairement, à l'un des côtés de la racine du nez et à son voisinage, fut attaquée de cette affection de l'œil, et parfaitement guérie dans un espace de temps assez court, pendant que j'exerçais la médecine dans mon pays. Un prêtre noble avait éprouvé aussi des fluxions, il n'y avait pas long-temps, tantôt à une joue, tantôt à l'autre, lorsque, tout-à-coup, il fut affecté de ce vice de vision, de telle sorte que, s'il baissait les yeux pour lire, comme c'est l'ordinaire, toutes les lettres lui paraissaient placées les unes sur les autres, comme en sautoir, et dans une ordre confus : cette confusion disparaissait entièrement aussitôt qu'il fermait l'un ou l'autre œil, ou qu'il plaçait le livre vis-à-vis ses deux yeux ouverts, pourvu qu'ils ne fussent pas baissés ; elle disparaissait aussi quand il voulait les tourner en haut. Cependant il restait quelque trouble ; s'il portait un peu à droite le livre ainsi placé, et aucun s'il le portait à gauche. Il me consultait par lettres, et, comme

il me semblait, d'après ce que j'ai dit en dernier lieu, qu'il y avait quelque vice dans le muscle abducteur du côté droit, dont les forces ne répondaient pas d'une manière tout-à-fait égale à celles de l'abducteur du côté gauche, je pensai aussi que le même vice devait être encore plus conjecturé dans l'abaisseur du côté droit, qui ne pouvait pas abaisser l'œil autant que l'abaisseur du côté gauche, lorsque, du reste, les autres muscles des yeux, jouissant de leurs forces naturelles, tournaient également les deux yeux à gauche, ou les portaient en haut, ce qui faisait que les images des lettres étaient peintes dans les parties de l'une et de l'autre rétine où elles avaient coutumé de l'être, tandis qu'elles se trouvaient représentées dans une partie différente de l'une des rétines, si les yeux étaient tournés à droite ou en bas, parce qu'ils l'étaient d'une manière inégale, d'où les lettres paraissaient comme doubles, et placées les unes sur les autres. Ainsi je conjecturais qu'il existait dans les deux muscles une légère paralysie, c'est-à-dire une paralysie qui ne serait pas plus forte que celle qui suffirait pour rendre raison d'un mouvement légèrement inégal : car je ne pouvais point supposer qu'elle attaquât l'une ou l'autre rétine, puisque chaque œil, de quelque côté qu'il fût tourné, voyait très-bien, et démontrait clairement que toutes les parties de l'une et de l'autre membrane étaient en bon état. Or, comme je devais, d'après l'invasion subite de cette affection, accuser une paralysie ou des convulsions, je crus plutôt que c'était une paralysie, parce qu'il ne s'y était joint aucun sentiment de douleur, ni aucune résistance aux divers mouvements de l'œil. C'est à ces indices et à d'autres analogues que j'ai coutume de m'en rapporter pour distinguer ces deux affections dans ces parties, ou dans d'autres, en tenant compte aussi de ceux qui ne pouvaient point avoir lieu dans cette affection récente, c'est-à-dire de la longueur et de la difficulté du traitement, que l'on observe le plus souvent d'une manière plus remarquable dans la paralysie que dans les convulsions. Il arrive aussi, ce que j'ai vu quelquefois, que quelque muscle de l'œil contracte une adhérence avec une partie voisine immobile, au point qu'il devient immobile lui-même. Mais toutes ces causes externes nombreuses et variées, dont il a été parlé, sont accidentelles. Que sera-ce si, dès la naissance, quelque muscle de l'un ou de l'autre œil est plus court ou plus long, plus fort ou plus faible, plus mobile ou plus lent qu'il ne doit l'être? ne naîtra-t-on pas affecté de strabisme, ou louche, suivant qu'un vice de cette espèce sera plus ou moins considérable? Lorsque, comme vous le savez, je vous eus écrit ceci, il parut un mémoire du célèbre (1) Buffon, fondé sur des expériences relatives à la cause du strabisme, et à la facilité que l'on a souvent à le guérir, points de doctrine qui sont en contradiction avec l'opinion la plus commune, d'après laquelle j'avais écrit. Si vous avez assez de sujets attaqués de cette affection, ce qui me manque à moi, pour pouvoir répéter ses expériences, rapportez-vous-en à elles. Remarquez cependant que cet auteur a fait des recherches plutôt sur le strabisme constitutionnel et produit par une cause interne, que sur le strabisme accidentel dont je me suis principalement occupé ici de reconnaître les causes externes; et à cet égard il n'a point combattu mon opinion, si j'ai bonne mémoire.

21. Avant de dire quelques mots des maladies des voies lacrymales, il convient de ne point passer entièrement sous silence l'inflammation de la cornée et certaines autres lésions de cette membrane, puisque je ne vois dans le *Sepulchretum* aucune observation anatomique des inflammations internes de l'œil, et que je n'en ai pas moi-même, si ce n'est que je me souviens d'avoir vu sur un chien aveugle, la rétine sanguinolente et presque noirâtre; d'où je conçois d'autant plus facilement ce qui pourrait arriver à la choroïde, que j'ai vue quelquefois (2) rouge, même sur des yeux sains, à cause du nombre infini de ses vaisseaux, ainsi qu'à la partie de cette membrane qu'on appelle uvée, dont l'inflammation a été décrite par Boerhaave (3) qui, selon son habitude, a dit beaucoup de choses en peu de mots sur ses symptômes, sur son danger et sur son traitement. Mais pour nous, arrêtons-nous aux inflammations de la cornée : quoique leurs causes se présentent souvent d'elles-mêmes aux regards de ceux qui examinent cette membrane, cependant il arrive quelquefois qu'on les

prend pour les effets. Je vais en rapporter deux exemples que j'ai observés, l'un sur un homme noble, l'autre sur un meûnier. Celui-ci, conduit vers moi pour savoir quelle lésion commençait à se former sur la cornée, à la suite d'une violente ophthalmie, je remarquai au milieu de cette membrane une petite tache d'une forme circulaire, blanche à sa circonférence et noirâtre à son centre. Après que je lui eus demandé ce qui avait donné lieu à cette inflammation, et qu'il m'eût dit qu'elle existait depuis que quelque chose lui avait sauté à l'œil pendant qu'il piquait une meule avec un marteau, quoiqu'il eût eu le soin de l'en retirer aussitôt, je soupçonnai, ce qui était vrai, que quelque petit fragment de la pierre, ou plutôt du fer, était resté attaché à la cornée, à l'endroit où était la tache, et que de là était née l'inflammation qui le tourmentait. J'approchai très-près de l'œil, une ou deux fois, un aimant d'une force médiocre, et je m'aperçus aussitôt que cette partie noirâtre s'élevait un peu au-dessus de la tache, parce qu'en fermant l'œil, la paupière supérieure commençait à sentir quelque chose à cet endroit. Mais, soit que la forme du fragment de fer fût telle que sa partie la plus profonde se trouvât un peu plus large, soit plutôt que les fibres de la cornée, abreuvées d'humeurs et tuméfiées, retînssent, en l'embrassant ensuite plus étroitement, cette petite portion adhérente qu'elles auraient lâchée dès le commencement, je ne pus pas l'extraire ce jour-là, et je jugeai même plus à propos de cesser mes tentatives, du moment que l'homme me dit que toutes les fois que j'approchais l'aimant de son œil, il sentait cet organe être comme entraîné vers ce corps, avec une augmentation de la douleur. Ayant donc prescrit, ce qui avait été négligé jusque-là, des purgatifs et la saignée, et ayant fait appliquer sur l'œil des topiques qui, en calmant la douleur, relâchaient doucement les fibres, peu de temps après, le fragment tomba avec des larmes, et après sa chute tout se dissipa très-facilement : au reste, s'il n'était pas tombé de lui-même, j'avais l'intention de tenter de nouveau l'expérience de l'aimant, en assujettissant l'œil avec un instrument convenable, pour qu'il ne fût pas entraîné aussi douloureusement avec le fragment.

22. Vous voyez, d'après la force de l'attraction qu'on appelle magnétique, et

----

(1) Mém. de l'Acad. royale des Sc., ann. 1745.

(2) Vid. Epist. anat. 17, n. 2.

(3) Prælect. in Instit., § 841.

qui est inutile, en apparence, pour certains médecins qui, s'ils vous voient considérer avec quelque attention les phénomènes de la nature, vous demandent aussitôt avec malignité quel profit vous pouvez en retirer pour l'exercice de la médecine ; vous voyez, dis-je, quelle utilité il peut en résulter quelquefois pour reconnaître la cause de la maladie, et même pour la détruire. En effet, il n'est point douteux que des fragments de cette espèce ne puissent être facilement enlevés au moyen de l'aimant, soit dans le commencement, lorsque les fibres ne sont pas encore resserrées, soit dans la suite, lorsqu'elles se relâchent ; il est possible du moins de les remuer, et de les porter en avant, de manière que, s'ils ne tombent pas d'eux-mêmes, on puisse les saisir avec des pincettes : et je ne dis pas ceci seulement pour l'œil, mais pour toutes les parties auxquelles des fragments semblables se seraient attachés, surtout lorsqu'on ne les voit qu'à peine, ou lorsque la douleur est forte, de sorte qu'on ne pourrait pas les saisir quand même on le voudrait, ou que les malades s'y refusent, surtout lorsque ce sont des enfants. Mais comme je savais que les anciens mêlaient souvent de l'aimant réduit en poudre avec les emplâtres qu'ils appliquaient sur la partie pour produire une attraction, et qu'ainsi pulvérisé et mélangé avec de petites parties hétérogènes, il ne pouvait pas exercer sa force, je m'occupai à chercher après cela s'il n'était pas venu auparavant à l'idée de quelqu'un (ce qui ne paraissait pas croyable) de se servir du moyen que j'employai, et qui est si naturel. Comme je commençai par les auteurs les plus modernes, après avoir vu qu'un très-grand nombre gardaient le silence à ce sujet, je trouvai enfin dans Kerckring (1) qu'une aiguille attachée à la gorge depuis neuf ans en fut extraite avec un morceau d'aimant. Quoiqu'il ne nomme aucun écrivain parmi les anciens qui ait présenté des faits analogues, je continuai néanmoins mes recherches jusqu'à ce que, averti par la table de Fabrice de Hilden, je lus (2) une de ses observations, dans laquelle il dit par quels moyens un fragment de fer attaché à la conjonctive fut enlevé ; je trouvai un cas que je vous engage à li-

re, et qui, sous la plupart des rapports, ressemble au mien autant qu'un œuf ressemble à un œuf ; mais il n'y est nullement question de l'aimant. Enfin, le hasard m'offrit ce que cette table *très-longue* ne m'avait pas fourni, car, en cherchant autre chose, je tombai sur une autre observation de cet auteur (1), relative à un fragment de fer attaché à la cornée et à la guérison extrêmement ingénieuse de cette membrane. Cette guérison fut très-heureusement opérée par le moyen de l'aimant, quand tous les autres remèdes avaient été inutiles. Au reste, de même que Kerckring n'a pas eu honte d'avouer qu'il avait appris d'un charlatan ce qui n'était pas venu à l'esprit de tant de chirurgiens, de même Fabrice de Hilden ne cache pas qu'il l'apprit de sa femme ; car il faut avoir égard à la chose et non pas à l'auteur. Ce dernier ajouta de lui-même une circonstance, savoir, qu'il faut bien prendre garde auparavant que l'aimant ne soit pas présenté à l'œil par la face qui repousse le fer. Bien que je sache que d'autres observateurs accordent cette force à l'une des faces de l'aimant sur un autre aimant, et non pas sur le fer, et que je croie que Fabrice de Hilden et Matthiole (2) qui affirment que leur aimant produisait cet effet, étaient tombés sur un fer qui jouissait de la propriété magnétique, cependant je ne m'oppose pas à ce que vous fassiez l'épreuve auparavant ; car rien ne l'empêche, et la chose est très-facile. Je vous engage à employer un aimant d'une force médiocre, et à l'approcher prudemment d'une manière graduelle et insensible, comme vous comprenez qu'on peut le faire, de crainte que le fer adhérent n'augmente, par une traction intempestive, les douleurs de la partie dans laquelle il est enfoncé.

23. Une cause beaucoup plus légère produisit une ophthalmie plus longue et plus grave sur un de mes parents, Thom. Magelli, qui est le sujet de l'autre exemple que j'ai promis ; car il n'y eut aucun des médecins ou chirurgiens auxquels ce dernier, qui n'aimait pas trop les remèdes, fut enfin obligé de montrer son œil pour le faire examiner, qui ne pensât très-positivement qu'un ulcère s'était déjà développé sur la cornée par

---

(1) Spicileg. anat., obs. 44.
(2) Cent. 4, obs. chir. 17.

(1) Cent. 5, obs. 21.
(2) Comment. in l. 5, Dioscor. c. 105.

la force de l'inflammation, et qui, pour le guérir, ne fatiguât le malade déjà depuis long-temps, mais inutilement, par différents remèdes internes et externes, auxquels celui-ci se soumettait par crainte. Enfin, il arriva par hasard qu'un chirurgien remarqua que du fond d'un petit ulcère commençait à s'élever légèrement je ne sais quoi, qui ressemblait à une petite écaille; comme ce corps cédait facilement aux tentatives qu'il faisait avec un stylet, il le retira tout entier. En l'examinant avec beaucoup de soin, après l'avoir retiré, il reconnut que c'était l'aile d'une petite mouche, et tous ceux qui virent ce corps, alors et dans la suite, confirmèrent, sans aucun doute et comme une chose très-évidente, que c'était effectivement cela. Alors Magelli se rappela la circonstance après laquelle l'inflammation avait commencé; une mouche lui ayant volé dans l'œil, il la tua, en portant très-promptement sa main entre les paupières, comme c'est l'ordinaire, et la jeta. Mais il ne l'avait pas jetée tout entière; car l'aile qui était restée s'était appliquée contre la cornée, de telle manière qu'elle ne put absolument ni se déplacer, ni se décoller, sans le secours du chirurgien. C'est donc en produisant une irritation par son adhérence, qu'elle avait excité une inflammation telle que, les fibrilles et les vaisseaux les plus déliés étant engorgés autour des petites lèvres de l'ulcère, cette aile qui se trouvait assiégée par une humeur un peu épaisse, et qui se faisait voir à travers elle, simulait le fond d'un ulcère sordide. Ce qu'il y a de certain, c'est qu'aussitôt qu'elle eut été enlevée, tout changea en mieux, et l'œil guérit promptement et avec facilité, sans laisser aucune trace de cicatrice. Je n'ignore pas que Fallopia (1) rapporte qu'il a eu deux fois des ulcères aux yeux, causés par la chute de certaines petites mouches qui, dit-il, sont dures, et qui, si elles tombent ou se glissent dans l'œil, l'ulcèrent aussitôt, et mordent très-fortement pendant la nuit. Cependant, celle dont il est question ici n'était ni très-petite, ni dure, et elle n'avait causé le mal ni pendant la nuit, ni en mordant, mais seulement en laissant une aile qui, comme je l'ai dit, simulait parfaitement un ulcère; car je me souviens très-bien que je la vis, lors-

que j'étais encore très-jeune, et que je la pris pour cette affection. Mais supposez qu'il y eût aussi un ulcère, cependant, aussitôt que l'aile eut été enlevée, tous les symptômes diminuèrent, comme si sa cause eût été emportée; tant il importe donc de chercher avec soin et avec sollicitude, sans rien négliger, les premières causes et occasions des maladies!

24. Maintenant, puisque j'ai commencé à parler des maladies de la cornée, en exposant des objets qu'il a quelquefois été permis de remarquer par la seule inspection et sans aucune dissection, j'omettrai ce que j'ai trouvé, avec le secours du scalpel, sur certaines opacités blanches qui paraissent exister à sa circonférence; car, si vous voulez, vous pourrez lire ailleurs (1) ce qui y a rapport : je désirerais que Mauchart eût parcouru ce passage, lui qui (2), tout en démontrant que cette observation n'est pas de peu d'importance pour faire des ponctions ou des incisions près de ces lieux, s'étonne que les opacités de cette espèce et leur nature aient été méconnues. Passant donc cet objet sous silence, je ferai plutôt observer qu'il est arrivé assez souvent que, dans une ophthalmie, des médecins et des chirurgiens m'ont fait voir tantôt des tâches blanches sur la cornée, tantôt comme du pus ou une matière puriforme, qui nous semblait, au premier abord, à eux et à moi, être au-delà de cette membrane. Mais j'ai remarqué plus d'une fois que cette apparence n'était, sur certains sujets, autre chose que de petits ulcères extérieurs de la cornée, qui, à les regarder en face, simulaient parfaitement ce que j'ai dit; et quand on se mettait de côté, et qu'on les examinait obliquement, ils se faisaient reconnaître aussitôt par leur excavation.

En effet, dans les inflammations vives de la conjonctive, la cornée s'ulcère facilement, de sorte que je ne craignais rien tant que cela, lorsque dans ma jeunesse je fus attaqué à Bologne, au commencement de ce siècle, d'une ophthalmie extrêmement opiniâtre, qui était accompagnée de temps en temps d'une douleur assez vive pour m'empêcher très-souvent de prendre du sommeil, à moins que je n'appliquasse sur mes pau-

---

(1) Tract. de ulcerib., c. 58.

(1) Epist. anat., 16, n. 28.
(2) Dissert. de maculis corneæ, § 9.

pières des cataplasmes tièdes de pulpe de pommes douces. Beaucoup de moyens me furent recommandés. J'en mis plusieurs en usage, et tous furent inutiles. J'en refusai inconsidérément un seul que j'ai vu dans la suite avoir été fort utile à beaucoup de personnes, et surtout à un homme de Bologne, qui ayant fait disparaître de cette manière une inflammation de l'œil droit, et se trouvant pris bientôt après de la même maladie à l'œil gauche, employa inutilement tous les autres remèdes, et ne put se guérir que par celui-là ; je veux parler de l'ulcération de la peau de derrière les oreilles, produite par l'application de médicaments qui jouissent de la propriété vésicante. M'étant donc entièrement livré à la nature et au temps, et me trouvant déjà un peu soulagé, mais non pas assez pour pouvoir encore lire et écrire sans douleur, je subis un examen public, fort plutôt de ma mémoire que de l'étude actuelle, et je fus porté sur le registre des docteurs, après quoi je me retirai pour un peu de temps dans mon pays, où je me rétablis. J'ai rapporté tout cela pour que vous sachiez combien il faut qu'après une maladie aussi grave, la bonté du Dieu tout-puissant m'ait accordé des yeux sains, puisqu'à l'âge d'environ soixante-dix-huit ans je vois sans lunettes presque aussi bien que je voyais avant cette inflammation. Si vous me demandez de quelle manière je me garantis de cette maladie pendant très-long-temps, malgré une si grande et si constante application de mes yeux le jour et la nuit, je vous dirai que ce ne fut que par des lotions de la face et des paupières, que je faisais depuis lors chaque matin ; et je ne me servais pas inconsidérément d'une eau quelconque, mais seulement de celle qui avait été fraîchement tirée d'un puits. En effet, cette eau est assez froide pour pouvoir rétablir et conserver la force des fibres affaiblies par une ophthalmie antérieure, sans présenter les dangers que Fabrice de Hilden (1) redoute de celle qui serait très-froide. Je ne puis pas savoir d'une manière certaine si Détharding veut parler de cette eau dans son petit ouvrage qui a pour titre, *du Spécifique prophylactique des yeux*, et qu'il publia à Copenhague l'an 1745 ; quoique le savant de Haller (1), le seul par qui j'ai connaissance de cet opuscule, dise que ce spécifique consiste dans des lotions que l'on fait avec de l'eau froide : mais ce que je sais positivement, c'est qu'ayant enfin négligé l'usage de l'eau que j'ai indiquée, l'inflammation, qui n'avait pas eu lieu depuis plus de quarante ans, revint promptement ; elle fut légère d'abord, n'affectant que les paupières, mais elle dura long-temps ; et ensuite lorsqu'elle attaqua ici la plupart des habitants pendant l'été, elle s'étendit jusqu'à la membrane conjonctive elle-même avec un tel degré de gravité, qu'elle commençait déjà à dégénérer en chémosis. J'en triomphai cependant sans la saignée, de la manière que j'indiquerai ailleurs (2). Ainsi depuis neuf ans mes yeux sont presque en aussi bon état qu'autrefois, et je n'ai pas encore besoin du secours des lunettes : Dieu veuille que les progrès de l'âge ne diminuent pas l'utilité que je retire de ces organes ! Mais revenons des maladies que j'ai éprouvées moi-même aux affections extérieures que j'ai observées dans les yeux des autres.

25. L'onglet de l'œil (car c'est ainsi que Celse (3) a rendu en latin ce que nous appellerions πτερύγιον, *ptérygion*, avec les Grecs, et cela neuf fois, sans que la leçon offre une seule variante ; car j'ai fait des recherches, à cause du doute de quelques savants, dans ses ouvrages manuscrits ou imprimés) ; l'onglet de l'œil, dis-je, naît le plus souvent, comme vous n'ignorez pas que je l'ai conjecturé dans les *Adversaria* (4), de la membrane semi-lunaire, que Vid. Vidius, d'après ce que quelques auteurs semblent indiquer, avait dit se trouver à l'angle interne de l'œil, dans son ouvrage (de Anat. corp. hum., lib. vii, cap. iv), à l'endroit, je pense, où après avoir décrit la caroncule et les points lacrymaux, il parle aussi d'une glande de l'angle interne sur l'homme, et, s'il est permis de le croire, d'un cartilage, ainsi que d'une membrane qui enveloppe ce dernier. Pour moi, j'avais conjecturé que l'onglet tirait son origine, non pas de la membrane du cartilage des ani-

____

(1) Cent. 1, obs. 27.

(1) Ad Boerh. method. stud. med., p. 14.
(2) Epist. 57, n. 9.
(3) De med., l. 7, c. 7, n. 4 et 5.
(4) VI, animad. 44.

maux, mais de celle que j'avais décrite devant la caroncule humaine. J'ai eu occasion d'examiner ceci avec plus d'attention les années précédentes, sur un homme de quarante ans, chez lequel deux onglets developpés dès sa jeunesse, un à chaque œil, s'étaient étendus enfin jusqu'au milieu de la cornée, lorsque s'étant rendu à Padoue auprès du célèbre professeur de chirurgie Jér. Vandelli, pour se faire traiter, il vint me consulter. Or, je vis que c'était cette même membrane qui, née d'une base large, s'était agrandie en forme de triangle ; elle n'était pas fortement adhérente à la conjonctive, et même elle en était séparée jusqu'au milieu de sa longueur, de sorte que Vandelli faisait passer sans aucune difficulté, entre l'une et l'autre membrane, un stylet d'une grosseur médiocre ; mais elle était très-étroitement unie à la cornée, à laquelle le sommet du triangle appartenait, de manière que, lorsque le malade tournait l'œil pour regarder les objets qui étaient à son côté externe, tout l'onglet devait nécessairement s'étendre : de là il était arrivé aussi que la caroncule lacrymale, suivant la membrane placée devant elle, était devenue beaucoup plus longue, et s'étendait hors de son siége. Plus cette membrane était près de sa base, moins elle s'éloignait de son état naturel ; elle y était rouge, à cause des vaisseaux dont elle était couverte, de sorte qu'on l'aurait volontiers appelée *pannus* à cet endroit ; ailleurs elle était blanche, de manière que le nom d'*onglet* lui aurait été plus convenable : cependant elle était opaque ; aussi une partie assez considérable de rayons se trouvant interceptée par elle, le malade pouvait paraître jusqu'à un certain point être déjà affecté de la nyctalopie Hippocratique (1) ; car il voyait mieux le soir qu'à midi, et dans un lieu un peu obscur que dans un endroit très-éclairé, parce que l'iris, je crois, s'était accoutumée à la dilatation, à cause de cette interception des rayons. Du reste, point de douleur aux yeux, aucun grand obstacle à leurs mouvements.

26. Mais il est temps de parler du larmoiement morbide. Ce que vous aurez lu sur cette maladie dans le *Sepulchretum*, ou aurait été passé sous silence, ou n'aurait pas été expliqué de cette manière, si ce qui est rapporté dans le

même ouvrage (1) sur le larmoiement naturel, et qui est vrai en partie, avait pu être toujours conservé, sans se trouver confondu avec des choses fausses qui y sont mêlées. Maintenant, de quatre observations qui ont rapport à l'augmentation de la sécrétion des larmes, il y en a trois (2) qui feraient croire que la cause de cet accident dépendait d'une surabondance d'humeur dans le crâne, comme s'il y avait des voies ouvertes, pour les larmes, de cette cavité vers les yeux ; et il fallait d'autant moins faire cette supposition, que cette abondance de larmes provenait très-manifestement, particulièrement sur les femmes, ou du chagrin, ou de la douleur : or, le muscle orbiculaire des paupières se contractant alors plus souvent, avec plus de force, et plus long-temps, comme nous voyons que cela arrive sur les personnes qui pleurent, d'une part la glande innominée éprouve une pression plus considérable, de sorte qu'elle sécrète plus d'humeur et en répand davantage entre les paupières, et de l'autre part les voies minces et molles par lesquelles cette humeur passe pour aller jusqu'au grand canal lacrymal, sont comprimées, de manière qu'elles ne peuvent porter qu'une moins grande quantité de cette même humeur du côté du nez. Mais dans l'autre observation (la trente-troisième), un calcul qui, comme cela est rapporté, se trouvait dans la glande lacrymale, située à l'angle interne de l'œil, put, il est vrai, être la cause du larmoiement morbide ; mais ce ne fut pas par ce qu'il rendait toute la glande impropre à recevoir l'humidité qui devait être transportée aux narines (car ce corps n'est pas une glande, point sur lequel je suis étonné que quelques personnes se trompent encore, mais bien la caroncule, qui est fournie, à sa surface seulement, de très-petites glandes sébacées, et qui ne reçoit pas cette humeur dans son intérieur), mais parce que le calcul qui était non-seulement très-inégal, mais encore extrêmement gros pour cette place, comme on le voit très-clairement en jetant les yeux sur le dessin (3) qui se trouve dans l'auteur, empêchait les points lacrymaux de toucher l'œil, et par conséquent de recevoir l'humeur, et comprimait en outre

____

(1) Vid. supra, n. 19.

(1) Sect. hac 18, post obs. 33, append. 1, et schol. ad obs. 1, in additam.

(2) I modo cit. et 31, 32.

(3) Blasii obs. med. tab. 9, fig. 10.

les petits conduits déliés qui partent de ces points.

27. En effet, les causes les plus fréquentes du larmoiement chronique consistent dans la compression, l'obstruction et l'adhérence, qui existent pendant long-temps dans les voies lacrymales, depuis les paupières jusqu'à l'intérieur du nez. Il m'est arrivé assez souvent de trouver la dernière de ces dispositions en faisant la démonstration de l'intérieur du nez; savoir, une fois sur un homme hydropique, chez lequel l'orifice inférieur du canal lacrymal manquant seulement à droite, je remarquai que les parois de ce canal lui-même s'étaient réunies, et une autre fois sur une femme qui était morte d'une fièvre. Mais comme sur celle-ci l'orifice inférieur de l'un et de l'autre conduit était petit et ne recevait pas un stylet plus avant, je cessai de m'en étonner, lorsque voulant faire entrer l'iustrument du côté des paupières, je vis que tous les quatre points lacrymaux étaient entièrement bouchés. D'ailleurs je me souviens qu'autrefois sur une autre femme, chez laquelle presque tous les cils de l'œil gauche étaient tombés par la violence de je ne sais quelle maladie, l'un des points lacrymaux et le petit conduit auquel il devait donner naissance, ainsi que tout le reste du canal jusqu'à l'intérieur du nez, non-seulement étaient bouchés, mais encore avaient dégénéré, par l'adhérence de leurs parois, en un ligament solide; tandis que je trouvai l'autre point lacrymal et son petit conduit onverts, et leur cavité plus large du double qu'à l'ordinaire; car l'humeur qui y entrait, et qui était forcée de s'y arrêter jusqu'à ce qu'elle en fût exprimée avec le doigt, l'avait dilatée de cette manière. Mais je ne me souviens pas qu'un autre sujet, qui avait l'un et l'autre canal tout-à-fait imperméable au-dessous de ce qu'on appelle le sac, présentât quelque dilatation. Il aurait été à désirer de connaître depuis quel temps ces accidents étaient survenus sur chacun de ces individus, si c'était à la suite d'une inflammation, d'une suppuration, d'une ulcération des yeux, ou du nez intérieur, et de quelles incommodités ils étaient accompagnés, circonstances sur lesquelles on prend inutilement des informations après la mort, quand les sujets sont des hommes du peuple, très-souvent inconnus et accoutumés à ne se plaindre dans les hôpitaux d'aucune au-tre maladie que de celle dont ils sont attaqués actuellement. Cependant il y a deux choses certaines; d'abord que tous eurent nécessairement un larmoiement, savoir, la seconde femme et le premier homme, d'un œil seulement, et la première femme et le second homme, de tous deux; ensuite que ces derniers avaient les parois des voies lacrymales assez adhérentes pour n'avoir pas pu être ouvertes.

28. Mais quand ces larmoiements ont pour causes, ou des obstructions des voies lacrymales, ou des adhérences, pourvu qu'elles n'existent qu'aux orifices supérieurs et inférieurs, ou des compressions, mais des compressions qui n'aient pas encore produit une adhérence trop forte et qui soient susceptibles d'être détruites par l'art, comme si un polype ou de la chair, comme dans une observation du célèbre Molinelli (1), croissant d'un ulcère voisin, comprimait la partie inférieure du canal; dans ces cas, il n'est pas douteux, après le succès des expériences de praticiens ingénieux, que la chirurgie ne puisse être utile. Le moyen le plus doux de tous, et qui suffit dans les obstructions légères, est celui d'Anel dont j'ai parlé ailleurs (2). Toutefois Valsalva affirmait dans ses Conseils, que j'ai lus, qu'il avait pratiqué avant Anel, cette partie de l'opération qui consiste à introduire un stylet délié et à le faire pénétrer par l'un des points lacrymaux jusque dans le nez, et qu'il avait ouvert de cette manière le canal nasal.

29. Comme nous avons écrit ailleurs, Valsalva (3) et moi (4), sur les tumeurs cystiques qui résultent de la dilatation des glandes des paupières, et sur leur traitement, il me reste à faire une ou deux remarques sur les lésions des cils. Le vice qui consiste dans leur couleur blanche paraît être léger; cependant il nuit nécessairement à la vision, quand on est exposé à une lumière très-éclatante; car cette couleur ne peut pas arrêter suffisamment les rayons superflus. Aussi trouve-t-on dans Hoffmann (5) l'exemple d'un homme qui, ayant les cils

---

(1) Comment. Bonon. Sc. Acad., t. 2, p. 1, in medicis.
(2) Advers. VI, animad. 62 et seq.
(3) Tract. de aure hum., c. 4, n. 4.
(4) Epist. anat. 13, n. 2.
(5)- Comm. in Gal. de us. part. 1. 20, c. 7,

blanchâtres, voyait mieux toutes les fois qu'il les teignait d'encre. J'ai rencontré plus d'une fois des sujets dont les poils étaient blancs depuis leur naissance, et qui devenaient tous aveugles. Etait-ce seulement à cause de la couleur des cils ? L'épreuve eût été facile, si le temps et le lieu avaient permis de les noircir. Mais d'où vient ce que j'ai appris relativement aux mêmes individus, que, s'ils se coupent les cheveux, ils perdent la vue beaucoup plus vite ? — Les lésions des cils, qu'on appelle trichiasis et distichiasis, sont beaucoup plus graves et plus dangereuses pour les yeux. En effet, ou les cils sont tournés vers les yeux mêmes, ou un autre rang de poils croît au-dessous d'eux, et, d'après l'expression de Celse (1), se dirige aussitôt en dedans du côté des yeux, de sorte que ces organes sont si douloureusement irrités, que, si on ne détruit pas ces vices, l'irritation est suivie d'une inflammation incurable, à laquelle succède facilement la cécité. Mais on ne peut les détruire de manière à les empêcher de revenir promptement, que par des moyens qui causent de la douleur, ou plutôt du tourment, ou qui consistent même dans l'ablation du bord des paupières, opération de laquelle je crains qu'il ne résulte, outre la difformité, plus d'une espèce d'autres maladies, à la suite de l'occlusion des extrémités des conduits des glandes sébacées situées dans les tarses, qui s'opère ensuite par la cicatrisation. Puisqu'il en est ainsi, il aurait été bien à désirer que le moyen proposé par Erndel (2) pour arrêter cette irritation, répondît à son invention ingénieuse. Cet auteur proposait de placer entre les paupières et l'œil un verre brillant et très-poli, fait de la même manière que ce que l'on appelle œil artificiel, avec la différence qu'il n'y avait aucune peinture ; d'où il résulterait que les poils seraient chassés de l'œil, sans que les rayons lumineux en fussent exclus. Mais, soit qu'un verre assez mince pour ne pas rapprocher les rayons ait fait craindre qu'il ne se cassât, ce qui serait dangereux pour les yeux, soit que l'on ait redouté que les vapeurs de la perspiration insensible ne le ternissent continuellement, ou ne communiquassent trop de chaleur à ces organes, surtout l'été, ou

que, devenues âcres par leur long séjour, elles ne donnassent lieu à une irritation, ou qu'elles n'imposassent la nécessité incommode et dangereuse d'enlever, d'essuyer et de replacer de temps en temps ce verre aussi mince ; soit que d'autres causes, dont presque aucune ne s'oppose à l'usage de l'œil artificiel, aient détourné de celui du verre, je n'ai appris, ni par la lecture, ni verbalement, que, depuis la vingt-deuxième année de ce siècle que ce moyen est connu, quelqu'un s'en soit servi, ou ait été porté, après l'avoir connu, à essayer de le perfectionner.

Le même savant a proposé une conjecture pour expliquer comment les poils, dans le distichiasis, ne sortent point par leur lieu naturel ; et il semble avancer qu'ils viennent d'un endroit plus profond que celui qui est indiqué dans l'exemple dont Tabarrani (1) m'a envoyé la description ; car celui-ci crut les avoir vus sortir par les petits orifices des glandes sébacées, qui ont été citées un peu plus haut. Pour moi, je ne doute pas que les poils qui sont contre nature ne puissent se frayer cette dernière voie, aussi bien que d'autres sur différents sujets, pour sortir entre les paupières. Mais il ne m'est pas encore arrivé de trouver l'occasion d'examiner ce fait avec attention sur les vivants, ni, à plus forte raison, sur les morts, ce que j'aimerais mieux. Et cela n'est point étonnant ; car, si tous les membres du corps humain sont composés d'un nombre de parties tel qu'il est très-difficile de pouvoir reconnaître toutes les maladies de chacune sur les cadavres, combien cela sera-t-il plus difficile pour l'œil, organe formé de tant, de si différentes et de si petites parties, qui le constituent essentiellement, ou qui lui sont accessoires au dehors, exposé en outre aux injures de l'air et à d'autres, et continuellement en fonction, excepté quand nous dormons ! De sorte que, se trouvant par là sujet à une infinité de maladies internes et externes, il y eut anciennement, comme il y a de nos jours, des médecins oculistes, uniquement occupés de ces affections. Qu'il vous suffise donc d'avoir reçu cette Lettre sur les maladies des yeux que j'ai pu voir moi-même ; la suivante traitera de celles des oreilles. Adieu.

____

(1) De medic., l. 7, c. 7, n. 8.
(2) Eph. N. C., cent. 10, obs. 75.

(1) In Epist. præfixa alteri edition suar. obs. anat.

XIVᵉ LETTRE ANATOMICO-MÉDICALE.

DES MALADIES DES OREILLES ET DU NEZ. QUELQUES MOTS SUR LE BÉGAIEMENT.

1. Comme vous n'ignorez pas que nous avons écrit, Valsalva et moi, même plus longuement, sur les maladies des oreilles que sur celles des yeux, vous ne serez point étonné non plus s'il me reste à vous dire ici encore moins de choses sur les premières que sur les dernières. Aussi réunirai-je les affections du nez à celles des oreilles, attendu surtout que l'auteur du *Sepulchretum* a embrassé les unes et les autres dans deux sections, il est vrai, mais dans deux sections courtes, la dix-neuvième et la vingtième.

2. Vous reconnaîtrez facilement que le titre de la première observation de la section dix-neuvième s'éloigne de la vérité : *Suppuration des oreilles par un abcès du cerveau.* Car, au contraire, l'abcès du cerveau, dont aucun signe antérieur n'y est mentionné, fut la conséquence de la suppression d'un ichor qui se faisait par l'oreille. Il en est de même d'une autre observation qui se trouve dans la scholie suivante, et qui n'aurait évidemment pas dû être expliquée d'une autre manière, quoique après la mort, en ouvrant le crâne, on eût trouvé dans son intérieur une sanie qui était de la même nature que celle qui s'écoulait habituellement autrefois par l'oreille. Comme je me suis expliqué ailleurs (1) sur cet objet, il suffira de confirmer ici ce que j'ai dit, par la citation des observations de Duverney, qui se trouvent dans la troisième partie de son traité sur l'organe de l'ouïe ; et, bien que ces histoires et d'autres de cet ouvrage eussent dû être rapportées dans les suppléments de cette section, elles n'y ont même pas été citées. Vous verrez, en jetant les yeux sur ces observations, combien les médecins se trompent souvent dans des jugements semblables, alors même que le pus qui s'écoulait par l'oreille, venant à se supprimer, comme ici, les sujets meurent presque subitement. Mais, direz-vous, la sérosité que Duverney trouva dans le crâne n'était pas semblable à la matière qui sortait par l'oreille, tandis qu'ici la sanie qui s'écoula en grande quantité après la mort, par les oreilles et par le nez, semblait être de la même nature que celle qui sortait autrefois par l'oreille ; comme si, après la mort, elle n'avait pas pu se transporter d'ailleurs que de la cavité du crâne dans les oreilles et dans le nez ! Car les sinus pituitaires s'ouvrent dans l'intérieur des fosses nasales, ainsi que la trompe d'Eustachi ; et la matière sanieuse rapportée par les médecins à la classe des *retenta, choses retenues,* put se sécréter et s'accumuler dans ces sinus et dans les cavités des oreilles. Mais voyez combien nous différons d'opinion, vous et moi ; car il est certain que, quand même j'aurais vu dans l'intérieur du crâne, comme je l'ai dit, non-seulement une sanie de la même nature que celle qui sortait habituellement par l'oreille, mais encore une voie formée par la carie et communiquant de cette cavité dans l'oreille, je n'aurais cependant pas prononcé tout de suite que la matière s'était écoulée du cerveau dans l'oreille, mais plutôt, au contraire, qu'elle était passée de l'oreille dans le cerveau. Pourquoi cela ? je le dirai, lorsque vous aurez lu les deux observations suivantes.

3. Un enfant avait autrefois été maltraité à l'oreille droite par les restes de la petite-vérole. Il se développa enfin une tumeur, à l'âge de douze ans, derrière cette même oreille, qui était sourde, et qui rendait du pus. Les téguments de la tumeur ayant été incisés par un chirurgien, dans le sens de la longueur de la tête, il s'écoula une assez grande quantité de pus semblable à celui qui sortait par l'oreille. Quelques heures après cette incision, l'enfant fut pris de convulsions, de sorte qu'il sautait de tout son corps, et qu'il poussait malgré lui une voix qui tenait le milieu entre le cri et le gémissement. Ces symptômes revenant fréquemment, et ensuite plus rarement, persistèrent jusqu'à

____

(1) Epist. anat. 7, n. 8.

la mort. Mais, le même jour où les convulsions se manifestèrent pour la première fois, une douleur se fit sentir en outre à l'endroit où les téguments avaient été incisés, comme je l'ai dit; et il y avait une certaine partie de cette section, qui jouissait d'un sentiment si exquis, qu'elle ne pouvait supporter le contact le plus léger. Les jours suivants, quoique le pus continuât à s'écouler, le malade commença à délirer et à perdre entièrement les forces et le pouls. Le délire s'apaisa ensuite, et l'enfant paraissant recouvrer un peu ses forces et son pouls, regardait avec des yeux vifs et parlait. Mais, bien qu'il eût gardé la parole jusque dans les derniers jours de sa vie, et que sa respiration eût toujours été facile, cependant, son état ayant empiré de nouveau, il mourut au commencement de février de l'an 1740. Lorsque ceux qui avaient traité l'enfant dans cette dernière maladie m'eurent raconté cette histoire, je jugeai que ce n'était point l'incision de la tumeur qui avait donné lieu à ces accidents extrêmement graves qu'il éprouva et qui l'emportèrent, mais bien la carie de l'os des tempes, qui, en même temps qu'elle aurait produit la tumeur, serait parvenue dans la cavité du crâne, et aurait enfin ouvert l'entrée dans celle-ci à la matière purulente. Comme j'avais fait cette réponse dans le gymnase, où la tête de l'enfant avait été transportée, je voulus voir aussitôt si je m'étais trompé dans ma conjecture.

Examen du cadavre. La face était encore d'une belle couleur rosée (c'était le quatrième jour après la mort) et sans absolument aucune cicatrice, de sorte que l'on était porté à croire que l'ancienne variole avait moins porté sa violence sur la peau.

Après l'ouverture du crâne, et après l'examen des sinus latéraux de la dure-mère qui étaient remplis de sang, et des vaisseaux rampants dans la pie-mère qui étaient engorgés du même liquide, les ventricules droit et gauche furent d'abord ouverts; il y avait peu d'eau dans le premier, tandis que le second en contenait une assez grande quantité, par la raison, je crois, que le sujet, à cause de la douleur, aimait mieux se coucher sur le côté gauche que sur le côté droit; et, en effet, en soulevant insensiblement le corps calleux, une rupture du septum lucidum s'était manifestée à un certain endroit; cependant ces parties du cerveau

étaient extrêmement molles. Mais ce qu'il y a de certain, c'est que ce décubitus avait rendu plus facile en dedans l'écoulement du pus, que je vis dans la cavité de la selle turcique, en soulevant ensuite le cerveau; et bientôt après, en écartant le cervelet, j'en remarquai aussi à la droite de ce dernier viscère, de sorte qu'il semblait qu'il en était descendu quelque peu vers l'origine de la moelle épinière. L'entrée du pus dans la cavité du crâne, comme je le fis voir très-clairement à tous ceux qui étaient présents, s'était fait par cette face de l'apophyse pierreuse de l'os temporal, que les uns appellent *postérieure* et les autres *interne et inférieure*; mais je crois que vous me comprendrez plus vite, si je désigne la face par laquelle les apophyses pierreuses droite et gauche se regardent entre elles. En effet, sur cette face, si je m'en souviens bien, à l'angle même qui est situé entre le sinus latéral et le sinus qu'on appelle supérieur parmi ceux qui sont auprès de la selle turcique, la carie avait fait un trou d'une forme presque circulaire, et de la grosseur d'une lentille. De là le pus qui s'était répandu entre cette face et la dure-mère avait corrodé cette dernière et la pie-mère, à l'endroit où elles couvrent le côté droit du cervelet; il avait en outre tellement vicié ce viscère qu'une partie de sa surface était verte et purulente, et que la portion intérieure qui était la plus proche de cette dernière et qui lui répondait était teinte d'une couleur brune dans l'épaisseur du pouce. Tout le pus qui se voyait dans l'intérieur du crâne était vert, sans cependant exhaler une odeur fétide, pas plus que la cavité de la tumeur qui avait été incisée derrière l'oreille; au contraire, les parois de cette tumeur étaient propres, tandis qu'elle-même communiquait avec le méat auditif osseux. Après avoir examiné les bornes extérieures et intérieures de la carie, le temps me manqua pour poursuivre les petits canaux situés entre elles, parce que je faisais mon cours public d'anatomie. Cependant, pour ce qui regarde la cause de ce sentiment exquis qui existait dans une certaine partie des lèvres de la tumeur ouverte, je remarquai un petit nerf délié qui, né, je crois, des cervicaux, montait par-dessous les téguments communs, au-delà de cette section, dans le sens de la longueur de la tête; de sorte qu'on était porté à conjecturer que cet état devait être rapporté à ce que quelque partie de ce rameau avait été piquée, ou légèrement intéressée dans l'incision.

4. Vous voyez à combien de faux soupçons sont exposés les chirurgiens dans le public. Leur instrument ne peut point, il est vrai, éviter tous les petits nerfs placés sous la peau; mais il ne le peut pas non plus quand l'incision n'intéresse que les téguments, comme dans l'ouverture de cette tumeur : au reste, il aurait été à souhaiter que celle-ci eût été ouverte plus promptement, ou plutôt qu'elle se fût manifestée plus vite, c'est-à-dire, avant que la carie eût pénétré dans la cavité du crâne. En considérant l'histoire dans son ensemble, j'eus d'autant plus de facilité à établir ma conjecture, que Nic. Médiavia m'avait communiqué, à peine quatre mois auparavant, une observation de lui, semblable en grande partie à celle-ci, et dans laquelle il s'agissait d'une carie par une fistule située au-dessus de l'apophyse mastoïde, et étendue non-seulement dans la cavité du tympan, mais encore dans celle du crâne. Toutefois comme un homme d'une très-grande expérience, Duverney (1), a avancé que la propagation de la carie par une fistule de cette espèce, même jusqu'au tympan seulement, *est assez rare, et qu'il n'avait qu'une ou deux observations de ce genre*, je pense qu'il ne vous sera pas moins agréable qu'il ne le fut pour moi, d'apprendre ce que Médiavia me raconta de la manière suivante, le jour même où il l'avait vu.

5. Un jeune homme portait une fistule qui paraissait ancienne, au-dessus de l'apophyse mastoïde droite ; les liquides qu'on y injectait revenaient en partie par l'oreille voisine, par laquelle néanmoins il entendait. Il fut reçu à l'hôpital, non pas pour la fistule, mais pour une fièvre qui s'y était jointe ; cette dernière ayant fait des progrès en peu de jours, il fut pris de délire avec de la propension à l'assoupissement, et mourut.

Examen du cadavre. Après avoir ouvert le crâne, on trouva tous les vaisseaux du cerveau gorgés de sang, et beaucoup d'eau verdâtre dans les ventricules latéraux ; au-dessous de cette eau se voyait du pus de la même couleur dans le ventricule droit. Ce dernier était épanché en quantité beaucoup plus considérable entre la dure-mère et la face de l'apophyse pierreuse du temporal qui a été

indiquée dans l'observation (1) précédente et s'était ainsi frayé un chemin, entre toutes les deux, jusqu'au canal vertébral. La cavité du tympan était également remplie de pus de la même qualité. Mais la carie s'étant avancée jusque derrière l'aqueduc de Fallopia et les canaux demi-circulaires, avait corrodé la face de l'apophyse pierreuse dont il a été parlé, de manière à former une fente assez large au côté postérieur du trou qui reçoit les deux portions du nerf auditif. La dure-mère qui couvrait cette fente paraissait rongée à cet endroit, mais dans une étendue moindre que celle de la fente même. Au reste, quoique le cerveau eût sa fermeté naturelle et qu'on le disséquât le lendemain de la mort, telle était la mauvaise odeur qu'exhalait cette tête, qu'il ne fut pas possible de chercher quel trajet avait suivi le pus depuis la fente jusque dans le ventricule droit, ni de voir si, outre la membrane du tympan, il y avait d'autre parties affectées de quelque lésion dans l'oreille, et quelles étaient ces parties.

6. Cette différence si remarquable qui existe pour la mauvaise odeur entre ces deux histoires, vous l'attribuerez à la différence de la saison, de l'âge et de l'état des humeurs, que présentaient les sujets, tandis que vous rapporterez les autres différences à d'autres causes ; comme celle de l'assoupissement, à une plus grande quantité d'eau contenue dans les deux ventricules du jeune homme, qui de plus était mêlée, du côté droit, avec du pus ; celle de la surdité, à la carie qui avait produit sur l'enfant une lésion plus considérable dans les organes internes de l'ouïe ; celle des convulsions, à la lésion d'un nerf sur ce dernier ; celle de la chute du pouls et des forces, à l'altération du cervelet sur le même : vous attribuerez au contraire les symptômes communs à l'un et à l'autre, aux circonstances qui furent analogues sur tous les deux ; comme l'invasion inattendue d'accidents aussi graves, à l'irritation soudaine des méninges par l'épanchement du pus ; le délire, à cette même irritation qui arrêtait le sang dans les vaisseaux qui s'étaient engorgés par cette même raison; enfin la mort, à l'altération de ces mêmes méninges, du cervelet, ou du cerveau. — Mais il est surtout une circonstance commune à l'un et à l'autre sujet, et pour laquelle je

---

(1) Parte ead. tract. cit. supra, n. 2.

(1) N. 3.

vous ai décrit ces deux histoires ; c'est qu'il y avait une voie ouverte par la carie entre les oreilles d'où s'écoulait le pus, et la cavité du crâne, et personne néanmoins, en voyant dans cette dernière une sanie de la même nature, ne pouvait soupçonner que cette voie eût livré passage au pus pour aller de la cavité du crâne dans l'oreille, tandis que tout le monde au contraire, en réfléchissant à ce qui avait précédé, avouait qu'il était passé de l'oreille dans la cavité du crâne. Or, comme il est évident que l'oreille peut produire du pus et le supporter sans préjudice pour la vie beaucoup plus long-temps que le cerveau, on voit évidemment aussi quel jugement il faut porter de préférence dans les cas analogues que j'ai cités au commencement (1). Il faut donc s'abstenir de fermer imprudemment les ulcères des oreilles, non pas tant parce qu'on empêcherait, ce qui est plus rare, que la sanie ne sortît de la cavité du crâne par les oreilles, que pour s'opposer, ce qui est beaucoup plus fréquent, à ce que la sortie du pus qui vient des oreilles mêmes étant interceptée, une carie ne se forme ou n'augmente, et ne s'étende ainsi avec beaucoup plus de facilité et de promptitude jusque dans la cavité du crâne.

Mais aux deux observations que je vous ai décrites, joignez-en deux autres, l'une de Mogling (2), et l'autre de Laubius (3). Vous lirez dans l'une et dans l'autre qu'après l'écoulement d'une certaine quantité de sanie par l'oreille, il se forma une tumeur purulente aux environs de cette dernière, que le tympan fut détruit, que la carie s'étendit à travers l'os pierreux jusqu'à la cavité du crâne, et qu'un ichor ou pus, renfermé dans celle-ci, finit par donner lieu à des maladies mortelles du cerveau : quoique l'on puisse croire dans la seconde histoire qu'il y avait déjà dès le commencement quelque chose de renfermé dans l'intérieur du cerveau, qui obscurcissait la vue, cependant vous concevrez que cet état n'augmenta pas et ne fut pas amené à suppuration, avant que l'écoulement du pus par l'oreille, qui diminuait l'obscurcissement de la vue ayant cessé, il ne survînt d'abord une amau-

rose, et enfin des symptômes apoplectiques, dont aucun ne s'était manifesté auparavant, et qui n'auraient pas eu lieu si la sortie de cette énorme quantité de pus qui s'était écoulée trois ou quatre fois de la tumeur externe avec laquelle le méat auditif communiquait d'une manière certaine, et qui ne pouvait pas alors avoir été dans l'intérieur du cerveau, avait pu épuiser et détourner de ce viscère toute cette matière putride qui se formait dans l'oreille et à ses environs.

7. On voit dans les auteurs de médecine qu'on a remarqué assez souvent, et très-anciennement, qu'il se forme des vers dans les ulcères des oreilles de longue durée, comme Dodonée (1) le démontre d'après Dioscoris, Galien et Aetius. A ces écrivains ajoutez-en d'autres plus anciens, qui ont transmis à Pline (2) les remèdes qu'il faut introduire dans des oreilles vermineuses, pour y tuer les vermisseaux. Vous ne trouverez pourtant pas mauvais que je rapporte ici combien les accidents que ces vermisseaux causèrent sur une jeune dame furent plus graves que ceux que Lanzoni (3) et Behrins (4) ont notés. J'étais par hasard avec Valsalva dans son pays, lorsque cette dame vint le trouver, et lui raconta qu'étant demoiselle elle avait rendu autrefois un vers par l'oreille gauche, et qu'il y avait six mois qu'elle en avait rendu un autre de la forme d'un ver à soie et d'une grosseur médiocre, après avoir éprouvé dans cette oreille et dans les parties voisines du front et de la tempe, une douleur qui avait cessé lorsque le ver fut sorti avec du pus ; que néanmoins elle avait été prise plus d'une fois depuis ce jour, à différents intervalles, de la même douleur, mais avec plus de violence, de sorte qu'elle tombait subitement, privée de ses sens pendant deux heures, jusqu'à ce que, revenant à elle après la cessation de cette douleur, elle rendait bientôt après un vermisseau de la même forme, mais plus petit ; et que la surdité de cette oreille persistait et se joignait à un engourdissement de la peau des parties voisines avec un certain prurit. Valsalva ne douta pas que

---

(1) N. 2.
(2) Eph. N. C., cent. 6, obs. 21.
(3) Earumd. cent. 7. obs. 40.

(1) Medic. obs. exempl. rar. in annot. ad Valesc. Tharant.
(2) Nat. hist., l. 20, c. 14 et 24.
(3) Eph. N. C., cent. 5, obs. 72.
(4) Eorumd. Act. t. 4, obs. 29.

le tympan ne fût ulcéré, et il proposa, pour expulser les vers, s'il en restait encore, de l'eau distillée de millepertuis, dans laquelle on aurait agité du vif-argent. Vous verrez différents remèdes proposés dans différents auteurs, et surtout dans Duverney (1). Pour moi, aucun moyen ne me paraît plus sûr, pour empêcher que des vermisseaux de cette espèce ne prennent naissance, ou que d'autres, après que les premiers ont été chassés, ne naissent encore, que de ne jamais dormir pendant le jour, dans les saisons de l'été et de l'automne, sans avoir bouché l'oreille dans laquelle se trouve l'ulcère. En effet, les mouches, attirées par la sanie et par la chair ulcérée, entrent alors dans cet organe, et, à l'insu du sujet, elles y déposent ou des œufs qui produisent ensuite des vermisseaux, ou des vermisseaux mêmes, si elles sont vivipares : car ces insectes ne tirent leur origine que des mouches, auxquelles Homère (2) lui-même les rapportait autrefois, au lieu de les attribuer à la putridité, puisqu'il représente Achille craignant que les mouches n'engendrassent des vers dans les blessures de Patrocle, après sa mort. Si ces vers, qui ont de quoi prendre de l'accroissement en rongeant dans le méat ulcéré, pouvaient également y trouver un lieu favorable pour subir ces transformations nombreuses qui ont été décrites par le savant Réaumur (3), et dont la dernière consiste dans la naissance des mouches, il serait moins difficile d'expliquer ce que Klaunig (4) a écrit, savoir, que des douleurs très-violentes d'une oreille et de la tête, qui avaient duré deux mois, avaient cessé aussitôt qu'une mouche s'était envolée de cette oreille, qu'il n'est aisé de concevoir ce qu'il paraît avoir cru lui-même, c'est-à-dire que cette mouche était restée attachée pendant tout ce temps dans le méat auditif. — Au reste, on pourrait peut-être retirer une grande utilité, pour chasser les vermisseaux de l'intérieur de l'oreille, de la fumée de certains corps appropriés, qu'on recevrait dans la bouche, et qu'on pousserait dans la cavité du tympan par la trompe d'Eustachi, de la manière que

j'ai indiquée ailleurs (1), quoique je n'aie rien dit alors des moyens d'expulser les vers de cette cavité à travers la membrane du tympan déjà rongée par eux, parce que le sujet que je traitais à cet endroit exigeait que cette membrane fût tellement intacte, qu'elle pût revenir sur elle-même, et repousser par la trompe l'air même médicamenteux, qu'on y faisait passer de la bouche, par la même voie, en serrant les lèvres et les narines, afin de chasser une matière nuisible accumulée dans le tympan. Lorsque vous relirez ceci, voyez, je vous prie, ce que présente enfin de nouveau une méthode de traitement qui me paraît être la même que celle-là, et qui fut proposée huit ans après dans un écrit médico-chirurgical extrêmement court. Mais passons à d'autres choses.

8. L'observation deuxième de cette section du *Sepulchretum*, qu'il faut lire en entier dans la seconde section, sous le numéro cinquante-trois, est celle qui est citée par Duverney (2). Et en effet, elle fait voir que les progrès d'un stéatome développé entre le cerveau et le cervelet, et la compression successive des nerfs optiques à leur origine, des nerfs acoustiques et d'autres, durent être suivis d'abord de l'amaurose, ensuite de la surdité, enfin de la mort. Mais Duverney apprend une chose qui aurait dû être ajoutée à cette observation, à la place de la scholie, dans la nouvelle édition du *Sepulchretum*, savoir : de quelle manière on peut conjecturer aussi pour l'oreille que toute la lésion consiste dans le nerf, quoique ses parties intérieures ne tombent pas sous les sens, comme l'œil, et qu'on ne puisse pas reconnaître avec une égale facilité, par l'inspection, que ces deux organes sont sains. Certes, il est vraisemblable que c'était de cette lésion des nerfs que dépendaient, dans les histoires d'une femme et d'un homme (3) que je vous ai rapportées ailleurs, la surdité et la dureté de l'ouïe qui précédèrent l'apoplexie sur tous les deux.

9. A l'observation troisième se trouvent ajoutés d'assez longs détails dans les scholies, sur les causes du tintement et d'autres sons analogues ; mais, à leur place on aurait pu mettre d'autres choses bien préférables, qu'on aurait également

----

(1) Parte ead. tract. cit. supra, n. 2.
(2) Iliad. 19.
(3) Mém. pour l'Hist. des Insect., t. 4, mem. 7 et 8.
(4) Eph. N. C., cent. 8, obs. 17.

(1) Epist. anat. 7, n. 14.
(2) Tract. et parte cit. supra, n. 2.
(3) Fpist. 4, n. 8 et 11.

extraites de Duverney (1). Il y a cependant dans ces scholies des remarques qui ne sont point du tout à mépriser, comme ce qui a rapport à la dureté de l'ouïe dans certaines fièvres, symptôme qui, loin d'être toujours mauvais, est même bon quelquefois, surtout s'il se joint à d'autres qui indiquent que la matière peccante est rejetée de l'intérieur de l'oreille par la trompe d'Eustachi. Et en effet, je vous ai écrit ailleurs (2) que Valsalva trouva souvent de l'eau en grande quantité dans le tympan, lorsque la surdité était survenue dans le cours de maladies aiguës. Mais il me semble que j'ai cherché dans un autre endroit (3) jusqu'à quel point il est permis ou non de faire passer, comme il le faisait lui-même, cette eau ou d'autres humeurs, de la cavité du crâne dans le tympan, par les trous nouvellement découverts par lui, et je suis entré à cet égard dans trop de détails pour qu'il faille ajouter ici quelque chose, puisque ceux qui ont écrit après moi sur ces mêmes trous ne paraissent pas avoir lu mes recherches. Car j'ai vu, moi aussi, il est vrai, de petits vaisseaux sanguins traverser ces conduits; mais j'ai averti qu'il n'arrive pas sur tous les sujets qu'ils soient eux-mêmes entièrement bouchés : en effet, comment des artérioles peuvent-elles les remplir, puisqu'ils ne sont certainement pas petits, à en juger du moins par ceux que nous avons vus plus d'une fois, Valsalva et moi? Mais, comme je l'ai dit, je ne perdrai point mon temps dans des répétitions, et je reviendrai plutôt au tintement, sur lequel j'ai lu ce qui suit dans une dissertation d'un homme célèbre : l'observation qui a été citée par Jér. Mercuriali (*Cons. méd.*, t. *II*, *Obs.* 100) sur un homme, et par Fél. Plater (*Obs. lib. II, p.* 372) sur une femme, chez lesquels le tintement était si violent, qu'il était entendu même de ceux qui étaient auprès d'eux, est très-rare. Mais le premier dit que le fait n'est nullement certain, et je ne puis rien trouver de semblable dans le livre cité du second; je lis seulement, pag. 371, que la fétidité de l'oreille purulente était incommode même aux assistants. Si vous trouvez ce que je n'ai pu trouver moi-même, voyez s'il ne faut pas rapporter ce tintement au bruit de l'artère qui frappe par ses pulsations l'intérieur de l'oreille, comme Duverney (1) le dit en parlant d'une dame; ou, si c'était réellement un sifflement, croyez qu'il était produit par de l'air, qui, accumulé et bientôt après renfermé dans la caisse du tambour, en sortait tout-à-coup avec une grande force par un trou, qui pouvait peut-être s'ouvrir (2) dans la membrane même du tympan, ou à la partie supérieure de son bord.

10. La quatrième observation attribue la cause d'une surdité de naissance à ce que l'enclume manquait, ou à ce que tous les osselets étaient plus petits d'un tiers qu'à l'ordinaire. Mais je vois qu'on élève des doutes à cet égard dans la seconde scholie et dans l'appendice qui suit, parce qu'un sujet entendit après la perforation de la membrane du tympan et la fracture des osselets ; ce qui se trouve confirmé par une observation de Valsalva (3) sur une femme qui, ayant cette membrane corrodée en entier ou en très-grande partie des deux cotés, sans aucun osselet dans une oreille, si ce n'est la base de l'étrier, et avec une désunion totale de l'enclume et de l'étrier dans l'autre, n'avait cependant pas été sourde, mais avait seulement eu pendant longtemps l'ouïe dure. C'est au même objet que se rapportent évidemment les observations de Vieussens (4), lequel trouva sur plusieurs sujets qui, sans être sourds, entendaient difficilement et incomplètement, cette membrane dans le même état, et de plus les muscles des osselets putréfiés, et ces derniers dispersés et hors de leur ordre naturel ; car il faut regarder les osselets dans ce cas comme s'ils avaient manqué, puisqu'ils étaient placés de telle sorte qu'ils ne pouvaient pas remplir leurs fonctions.

Cependant je voudrais vous faire remarquer une chose relativement aux osselets et à la membrane du tympan : c'est que si, dans les ruptures de celle-ci, l'étrier tombe, non-seulement alors la caisse du tambour, mais encore les petites membranes extrêmement molles du labyrinthe sont exposées à toutes sortes d'injures par la fenêtre ovale qui se trouve par là ouverte ; aussi je me souviens d'avoir lu qu'aucun des sujets chez lesquels

---

(1) Parte modo indicata.
(2) Epist. 6, n. 5.
(3) Epist. anat. 7, n. 5, 6, 7, 8.

(1) Tract. parte sæpe indicata.
(2) Vid. Epist. anat. 5, n. 16 et seq.
(3) Tract. de aure hum., c. 5, n. 5.
(4) Tr. de l'Oreille, p. 2, ch. 4.

l'étrier était complètement tombé, n'avait conservé long-temps l'ouïe. D'ailleurs, quoique Valsalva (1) ait dit également que la membrane du tympan n'était pas absolument nécessaire pour entendre, n'oubliez cependant pas qu'elle l'est pour protéger les parties dont la lésion empêche l'ouïe ; je veux parler du labyrinthe et de ses fenêtres, qu'elle met à l'abri des injures extérieures, de sorte qui si ces dernières agissent avec trop de force ou trop souvent, principalement sur les petites membranes qui sont moins résistantes depuis la naissance, à peine peut-il arriver qu'elles n'en triomphent pas, au moins dans un long espace de temps. Si cet accident n'arriva pas à la femme dont il a été question un peu plus haut, non plus qu'aux chiens sur lesquels Valsalva fit l'expérience que Holder (2) et Willis (3) avaient citée, c'est parce que, avant qu'il n'eût lieu, la nature avait rétabli la membrane du tympan, rongée en partie sur la femme et rompue sur les chiens, comme le même Valsalva (4) le reconnut. Vous ne m'objecterez pas que néanmoins les injures extérieures ne nuisent point à l'ouïe de ceux dont cette membrane est percée d'un trou par lequel ils font sortir la fumée de tabac reçue dans la bouche, à moins que vous n'ayez pas lu auparavant l'examen que j'ai fait (5) de la plupart des auteurs qui passaient pour avoir vu ce phénomène : car d'abord vous trouverez dans cet examen combien est petit le nombre de ceux qui l'ont observé d'une manière certaine ; ensuite vous verrez qu'il n'y en a peut-être aucun qui affirme pendant combien d'années ce dont il fut témoin put avoir lieu sans aucun préjudice pour la faculté d'entendre ; enfin vous remarquerez que telle peut être la structure de ce trou, qu'il soit possible à l'air de sortir et non d'entrer, et que telle peut être son étroitesse, qu'elle permette l'entrée d'un peu d'air, mais non point de la poussière ou d'autres corps analogues, par l'endroit par lequel la fumée même, quoique poussée, ne sera point sortie sans effort. Ainsi vous réfléchirez attentivement à cela, quand vous rencontrerez des cas de rup-

ture des osselets, ou d'érosion et de perforation de la membrane du tympan. Maintenant revenons aux autres observations rapportées dans le *Sepulchretum*.

11. Dans la cinquième histoire, il est question d'une lésion de l'ouïe par une cause qui était inconnue des anciens, c'est-à-dire par la crasse des oreilles qui se pétrifie. Galien, il est vrai, avait écrit (1) que dans le nombre des corps qui obstruent le méat auditif, se trouve la crasse qui se ramasse habituellement dans les oreilles, et il n'avait point passé sous silence le remède d'Apollonius contre la crasse (2) des oreilles, ni les moyens qu'il propose lui-même pour retirer (3) la crasse des oreilles, et qu'il semble avoir extrait de ce même auteur, à qui je croirais que Celse (4) avait aussi emprunté auparavant ceux qu'il indique. Vous pourrez comparer la méthode de ce dernier avec celle que Boerhaave (5) et Detharding (6) citent maintenant comme ayant réussi à d'autres et à eux-mêmes. Mais bien que Celse (7) ait proposé d'amollir l'amas de la crasse qui est dure quelquefois, et de la retirer avec un cure-oreille, cependant ni lui ni les autres anciens ne paraissent avoir parlé positivement, comme Casseri l'a fait dans cette observation, de calculs formés par le cérumen dans les oreilles, de la même manière qu'il s'en forme par la bile dans la vésicule du fiel. Et certes ces calculs ne sont pas fréquents, puisque depuis Casseri, qui disait qu'ils étaient très-rares, je vois qu'on n'en cite véritablement qu'une seule observation de Jos. Ch. Muller (8), qui les regarde aussi comme extrêmement rares. Bien plus, ce que je vais rapporter n'est pas commun, du moins à Padoue, savoir, que le cérumen se concrète suffisamment pour sortir en masse, quand on le retire du méat qu'il remplit, comme une épée sort de son fourreau, ou comme une tente sort d'une fistule ; à moins que la surdité ne dépende d'une cause plus profonde, et

---

(1) N. 5 cit.
(2) Act. Philos. Soc. R. in Anglia, a. 1668, n. 1.
(3) De anima brutor., c. 14.
(4) N. 5 cit.
(5) Epist. anat. 5, n. 14.

(1) De sympt. caus., l. 1, c. 3.
(2) De Compos. medic. sec. loc., l. 3, c. 1.
(3) De remed. parat. facil., c. 10.
(4) De medic., l. 6, c. 7, n. 7.
(5) Prælect. in Instit., § 551, 698, 850.
(6) Eph. N. C., cent. 5, obs. 81.
(7) N. 7 cit.
(8) Eph. N. C. dec. 2, an. 6, obs. 162.

que les oreilles aient été négligées par cela même, comme sur l'homme dont j'ai parlé ailleurs (1), et comme je l'ai vu une seconde fois sur une vieille femme, chez laquelle la petite membrane qui unit la base de l'étrier à la fenêtre ovale était ossifiée. Mais je crois facilement qu'il est d'autres pays où l'endurcissement du cérumen, même un peu plus considérable, est assez fréquent pour que le traitement de la surdité qui en résulte soit entrepris par des chirurgiens charlatans. Car je savais, d'après Duverney (2), qui avait été cité auparavant par Valsalva (3), qu'on trouve très-souvent en France le cérumen épaissi comme du plâtre, et remplissant exactement tout le méat; mais cependant j'avais appris que le traitement était administré par des chirurgiens habiles de ce pays, et qu'en Belgique (ce que m'a confirmé ensuite la lecture de la Dissertation (4) du God. du Bois) cette espèce de surdité se guérissait rarement, parce qu'elle n'était bien connue que d'un petit nombre; de sorte que je ne crus pas (5) qu'il fût hors de propos de rapporter les résultats de la méthode de traitement que Valsalva (6) avait écrit avoir établie lui-même peut-être le premier dans ce pays, et de décrire en outre l'exemple d'une autre surdité qui, à la suite d'une maladie aiguë, persistait depuis dix mois, qui avait pour cause le cérumen ou une autre matière, et que le même auteur guérit par une opération chirurgicale; je voulus aussi, à cette occasion, rapporter en peu de mots ce qu'il avait coutume de faire dans les traitements de cette espèce, quoique ces moyens lui fussent communs avec d'autres, comme je l'ai dit positivement à cet endroit. Mais vous verrez vous-même si la méthode de Duverney est absolument la même. Au reste, il me semble que j'ai omis une chose que ce dernier avait racontée lui-même, d'après l'observation quarante-cinquième du premier volume des Actes de Bartholin, savoir, que la femme de celui-ci avait rendu, par le méat de l'oreille, de petites pierres avec du cérumen; c'est que je savais qu'elle avait retiré de petits graviers avec du cé-

rumen, et non pas de petites pierres. Pour le reste, et pour ce qui appartient à l'observation rapportée dans le *Sepulchretum*, si jamais le cérumen se rapprocha de la nature du calcul, ce fut assurément dans le cas de la guérison que Valsalva dit avoir opérée : cette guérison et le siége profond du méat où ce corps s'était endurci pendant douze ans ont rendu recommandables dans l'esprit de tout le monde son habileté et le soin qu'il mit à le retirer par parties de temps en temps, comme cela fut nécessaire. Cependant le malade ne fut pas obligé d'apprendre de nouveau à parler, quoiqu'il n'eût recouvré l'ouïe que plusieurs années après, parce qu'il avait continué à parler pendant sa surdité comme auparavant, comme le font ordinairement les sourds; de telle sorte que je ne comprends nullement comment un homme d'un grand mérite a pu avancer (à moins que ce ne fût pour quelqu'un qui avait perdu la mémoire, et qui ne savait pas encore assez bien parler lorsqu'il devint sourd) une chose qui n'est certainement arrivée à aucun de mes sujets. Quant à ce que le même auteur dit, que les animaux n'ayant pas de mains pour se nettoyer les oreilles, se les frottent contre des bois et des pierres qu'ils rencontrent, et deviennent sourds s'ils ne le font, il a raison. Il convient cependant d'ajouter que cette extrême mobilité des oreilles leur a été accordée aussi, afin que, par des mouvements variés et exécutés dans les sens, ils eussent plus de facilité à en chasser les excréments âcres et tout ce qui pouvait les chagriner, comme l'a très-clairement exprimé Casseri dans ce chapitre même, d'où cette observation cinquième a été extraite (1). Que sera-ce si j'ajoute à cet état de l'oreille celui de la première partie du méat, ou du petit canal cartilagineux, dans lequel est (2) contenue la crasse des oreilles? Il est certain que si vous considérez ce canal, même dans les dessins des animaux donnés par le même auteur, et que vous réfléchissiez à son siége, à sa structure et à ses muscles, vous comprendrez en effet que tantôt agité de mille manières en même temps que les oreilles, et tantôt allongé et contracté, il peut rendre plus facile la sortie des ordures.

---

(1) Epist. anat. 5, n. 26.
(2) Parte sæpius cit.
(3) Tract. de aure hum., c. 1, n. 12.
(4) De auditu, § 15.
(5) Epist· anat. 13, n. 3.
(6) N. 12 cit.

(1) Pentæsth., l. 4, s. 1, c. 19.
(2) Declar, fig. 2, tab. 1, I, ejud. ad CC.

12. Après l'observation sixième, dont je ne parlerai pas, parce qu'il n'y est question d'aucune lésion particulière observée soit dans le nerf auditif, soit dans l'oreille même, viennent celles des suppléments. La première d'entre elles établit jusqu'à un certain point, comme cause d'une surdité incurable, l'épaississement de la membrane du tympan par première conformation. Si cet épaississement est très-considérable, la chose est certainement admissible : mais il est incertain si Laurent a vu cela de cette manière; cependant il est constant qu'il en a parlé dans son histoire anatomique, non pas liv. 4, chap. 8, mais liv. 11, chap. 13, et que Lanzoni (1) a observé le même cas sur un autre sourd de naissance. Pour ce qui est ajouté à la même observation d'après Bauhin, sur du mucus abondant et épais qui se trouve dans la cavité du tympan et qui est appliqué fort souvent contre la membrane, surtout chez les enfants, comme l'avait remarqué Fabrice d'Aquapendente, dont le témoignage est également consigné dans l'observation deuxième, il n'y a aucun doute sur la surdité ou sur une lésion grave de l'ouïe, quand cette cause persiste. Mais j'ai suffisamment démontré dans une Lettre anatomique (2) jusqu'où ont porté la chose quelques auteurs qui ont abusé des paroles de Fabrice, sans jamais nier pour cela ce que j'ai confirmé dans un autre endroit (3), qu'on trouve dans le tympan une matière sanieuse produite par la force de la maladie : c'est à cela que vous pourrez rapporter une observation de Schulze (4).

D'un autre côté, j'ai discuté longuement et avec quelque soin, dans la cinquième lettre anatomique (5), ce qui a rapport à l'observation troisième, extraite du même Fabrice. Celui-ci avait trouvé deux fois sur de petits enfants une autre membrane ajoutée extérieurement à celle du tympan; elle était très-épaisse et très-forte, et devait devenir ensuite la cause de la surdité. Cependant d'autres auteurs ne doutèrent pas que cette membrane ne fût la même que celle qui est commune à tous les enfants, et qui fut obser-

vée, après Kerckring, par Duverney, Valsalva, Cheselden, Walter, Winslow, et ensuite par Ruisch, Drak et d'autres savants. Mais comme ces derniers prétendaient que c'était une expansion de l'épiderme, et que les cinq premiers la décrivaient comme une membrane mucilagineuse, blanchâtre, muqueuse, comme diffluente et épaisse, j'ai trouvé que les uns et les autres avaient raison, mais qu'ils avaient considéré la chose sous différents rapports ; car d'une part une expansion légère de l'épiderme forme, sur les fœtus comme sur les adultes, la lame externe de la membrane du tympan, et de l'autre part celle-ci se trouve couverte, particulièrement chez les fœtus et les enfants nouveau-nés, par un tégument composé d'une matière molle. Comme j'ai démontré que cette matière est la même que la matière sébacée dont la peau du fœtus est couverte, vous voyez combien il est facile de concevoir que ce tégument se dessèche et tombe plutôt que de se changer, sur quelques sujets, en une membrane très-épaisse et très-forte, effet auquel l'épiderme est beaucoup plus propre. — J'ai jugé à propos de parler ici de cet objet succinctement, afin que vous sachiez quelle est mon opinion sur cette dernière observation, et en même temps pour que, si jamais vous voyez que je sois mis au nombre de ceux qui ont prétendu que cette espèce de membrane que l'on trouve placée sur celle du tympan des nouveaunés, n'est autre chose que l'épiderme, vous puissiez relire les endroits de mes lettres que j'ai cités. Je désirerais que vous fissiez cela partout où vous vous apercevrez que j'ai été forcé de revenir sur certains points, comme je l'ai fait (1) plus haut pour l'observation cinquième, dans la crainte que vous manquiez, moins à Valsalva ou à moi, qu'à la vérité même.

13. Après ce qui a été dit sur la quatrième observation des suppléments, relativement à une duplicature de la membrane du tympan et à une croûte adhérente à cette dernière, et formée par du cérumen épaissi, il n'y a rien à ajouter, pas plus que sur la cinquième. En effet, il est évident que si une excroissance de chair bouche le méat, l'ouïe est intercepté, à moins qu'on ne l'enlève. Or la

---

(1) Eph. N. C., cent. 3, obs. 62.
(2) VII, n. 15 et 16.
(3) Epist. 6, n. 4.
(4) Act. N. C., tom. 1, obs. 223.
(5) N. 1, et seq., usq. ad n. 13.

(1) N. 11.

manière dont il faut le faire est indiquée par plusieurs auteurs, parmi lesquels, outre le chevalier Marchetti(1), qui rendit la faculté d'entendre à un enfant né avec cette disposition, on doit surtout compter Duverney (2), qui a enseigné comment il faut retirer les corps étrangers qui altèrent l'ouïe en même temps qu'ils blessent l'oreille, quand ils se sont glissés trop profondément dans le méat; il n'a pas négligé non plus de parler de l'incision de l'oreille, lorsqu'il y a nécessité. Paul d'Egine, comme on le voit dans Fabrice d'Aquapendente (3), et Albucasis, comme on le lit dans Marcellus Donatus (4), proposèrent autrefois cette même incision, mais dans un lieu différent, à ce qui paraît, et qui est peut-être plus convenable pour voir au dedans et pour agir; mais celui de Duverney est plus sûr. Quant à ce que Donatus ajoute sur la graine des siliques introduite dans le méat, ce cas ne serait pas rare sur les enfants, si on n'y portait remède dès le commencement. Mais comme il est arrivé assez souvent qu'en introduisant des instruments pour retirer ces sortes de graines, on les a poussées plus avant, un chirurgien que je connais a réussi à les extraire sur plusieurs sujets par une méthode très-différente, qui consistait à introduire avec force, au moyen d'une seringue d'oreille, de l'huile d'amandes douces ou du lait; car il a vu de cette manière les graines être entraînées et sortir en même temps que ces liquides. Comme je lui disais que ce moyen avait été indiqué auparavant par Celse (5), qui dans ce cas poussait de l'eau avec force dans l'intérieur avec une seringue d'oreille, et que je lui objectais la recommandation de Sculteti (6), qui défendait de faire de fortes injections dans les affections des oreilles, de peur de rompre la membrane du tympan, il me répondit qu'il n'avait encore remarqué sur aucun des enfants, des oreilles desquels il avait retiré, par le procédé indiqué, les corps qui s'y étaient introduits, que l'ouïe en eût souffert en aucune manière, même long-temps après.

Mais afin qu'on n'en vienne à ces injections suspectes, ou à l'incision que Fabrice (1) n'approuve point du tout, que dans des cas de nécessité qui sont très-rares, il faudra d'abord mettre en usage les divers moyens proposés par les chirurgiens; et pour ne pas pousser plus avant les corps étrangers en introduisant les instruments, et pour extraire ces corps en les saisissant avec plus de facilité, on retirera surtout un grand avantage de l'expédient facile que Fabrice déjà cité avait coutume d'employer, et qui consistait à redresser et à dilater le méat, autant que possible, et quand il était ainsi redressé et dilaté, à l'éclairer beaucoup, en y faisant entrer la lumière du soleil; et pour cela il avait transporté aux oreilles ce que faisait ordinairement Jul. Cœs. Aranti (2) pour le nez : ce dernier voyant que l'ardeur du soleil, surtout dans un temps très-chaud, était incommode au malade, au médecin et aux aides, imagina de faire pratiquer à une fenêtre de bois fermée, un trou très-convenable pour remplir cet objet, puisque les rayons du soleil, passant par ce trou, arrivaient tout droit dans l'intérieur du nez du patient. Mais comme le soleil ne paraît pas toujours, on pourra se servir pendant la nuit, faute de mieux, de la lumière d'une chandelle; ou, si c'est pendant le jour, en se plaçant dans un lieu obscur, on fera passer cette lumière à travers une bouteille de crystal remplie d'eau, de telle sorte que la plupart de ses rayons tombent dans le méat auditif. Ainsi par l'un ou par l'autre de ces moyens, qui sont aussi très-commodes quelquefois, surtout pendant la nuit, pour examiner d'autres cavités, comme celles de la bouche et de la gorge, en éclairant, à côté du chirurgien, au moins une des parois du conduit (car de cette manière aussi la paroi opposée sera éclairée par la réflexion de la lumière), les corps étrangers pourront être mieux reconnus, saisis plus sûrement, et emmenés au dehors avec plus de succès, sans être imprudemment poussés en dedans.

14. Il suffit de dire peu de choses sur les deux observations restantes. Dans la sixième on donne la raison pour laquelle il y a plus de sujets qui sont privés, dès la naissance, du sens de l'ouïe que d'au-

---

(1) Obs. med., chir. 28.
(2) Parte sæpius cit.
(3) De chirurg. operat.
(4) De medic. hist. mirab., l. 2, c. 12.
(5) De medic., l. 6, c. 7, in fin.
(6) Armam. chir., tab. 56, ad fig. 5.

(1) Loco indicato.
(2) L. de tumor. præter nat., c. 21.

cun autre, d'après la prétendue découverte de l'origine des nerfs. Mais quand
même on accorderait à Bauhin, d'après
qui cette description a été faite, ce qui
ne doit nullement être accordé, que la
portion molle du nerf auditif naît du
cervelet à travers le pont de Varoli, ou
à travers la protubérance annulaire, il
ne s'ensuivrait cependant pas, quoiqu'elle ne parcoure pas un long espace,
qu'elle s'abreuve facilement de sécré-
tions muqueuses. Quant à ce que Bauhin ajoute aussitôt après, que c'est pour
cela aussi que les deux oreilles sont affectées dès la naissance, comme Cassius
l'a enseigné, tandis qu'il arrive qu'une
seule s'affecte la plupart du temps à la
suite d'une maladie, je ne me souviens
pas que Cassius ait dit cela nulle part,
et il est certain qu'il avance des choses
bien différentes (problèm. 17), à l'endroit qui est cité dans l'ouvrage de Bauhin; d'ailleurs il ne serait pas nécessaire
que les deux oreilles fussent toujours
affectées dès la naissance, quand même
les deux portions molles naîtraient de
la protubérance annulaire, à moins qu'il
ne fût constant, non-seulement qu'elles
se touchent entre elles à l'origine même, mais encore qu'il y a toujours une
lésion à cette même origine. Je ferais
également cette dernière réponse, si
quelqu'un maintenant, pour expliquer
la même chose, disait, en substituant la
véritable origine des deux portions molles à celles qu'on supposait du temps de
Bauhin, que les deux portions semblent
se toucher entre elles dans cette nouvelle origine que les modernes ont enfin
reconnu, c'est-à-dire au milieu du cala-
mus scriptorius (quatrième ventricule).
Peut-être vous étonnerez-vous que j'attribue ici aux modernes ce que j'avais
attribué autrefois (1) à Piccolhomini, et
ce que d'autres attribuent aujourd'hui
non-seulement à ce dernier, mais aussi
à Varoli, et même à Gab. Zerbi; cependant si vous lisez les passages de
l'un et de l'autre auteur, qui ont été indiqués par eux, et si vous jetez les yeux
(2) sur la figure 1re de Varoli (3), vous
verrez qu'il fait provenir les nerfs audi-
tifs de son pont; et si vous parcourez
Zerbi (4), vous trouverez qu'il dit que

ces nerfs se rencontrent et s'unissent
à leur origine, mais que les nerfs
optiques présentent une union semblable à leur origine, outre celle que l'on
voit vers le milieu de leur descente,
de sorte que vous comprenez tout de
suite qu'il parle de réunions d'origine,
qu'il n'a pas vues, mais imaginées; et
en effet, en écrivant plus haut (1) sur
les nerfs optiques, il dit en général que
toutes les paires de ces nerfs s'unissent à
leur origine; et relativement aux nerfs
acoustiques (2) dont il est ici question,
il avance qu'ils naissent du ventricule
antérieur. Si j'avais comparé les paroles de Piccolhomini dans lesquelles j'ai
avancé qu'il semble avoir esquissé ce
que Willis a fait connaître plus tard,
avec ce qu'il avait écrit (3) également
sur l'origine d'autres nerfs, et représenté
dans un dessin ajouté à la description,
j'aurais dit qu'il semblait avoir découvert cette origine, mais qu'il ne l'avait
pas découverte réellement.

Enfin, ce qu'on lit dans l'observation
septième relativement à la finesse de
l'ouïe, due à un triple nerf auditif de
chaque côté, je le croirais plus facilement, si l'on citait un très-habile anatomiste qui eût vu ce fait, ou si je n'avais
remarqué moi-même (4) que chaque portion du même nerf se sépare souvent en
fibres, par le contact même ou par le
mouvement, et que la portion molle se
divise quelquefois très-facilement en
deux ou trois parties assez épaisses,
pendant qu'on enlève le cerveau et qu'on
coupe ces portions.

15. Quoique j'aie parlé jusqu'à présent d'un grand nombre de causes de
lésions de l'ouïe, gardez-vous de croire
que j'en aie cité la plus grande partie.
Car l'organe de l'ouïe, comme le dit fort
bien Boerhaave (5), est le plus compliqué de tous les organes des sens; c'est
pourquoi il y a un grand nombre de
parties qui peuvent être lésées de diverses manières; en sorte que, d'après
ce que cet auteur affirme ailleurs (6)
avec vérité, la surdité est une, et cen-
tuple, ce qui est confirmé par le grand

____

(1) Advers. anat. 6, anim. 27.
(2) Ad litt. *b* et *i*.
(3) De nervis optic., epist. 1.
(4) Anat. tot. corp. hum. in anat. aur.

(1) In anat. nerv. optic.
(2) In anat. nervor. quinti par.
(3) Anat. prælect., l. 5, lect. 5.
(4) Epist. anat. 12, n. 28.
(5) Prælect. in Institut., § 563.
(6) Ad § 698, 850 et seq.

nombre de causes citées par moi (1) et par d'autres qui produisent des lésions de l'ouïe. Il n'est cependant pas douteux que ce nombre ne puisse augmenter de jour en jour, comme lorsque des membranes innombrables, dirigées dans tous les sens, et s'entrecoupant les unes les autres, occupent toute la cavité du tympan, disposition que j'ai trouvée (2) dans une oreille, par laquelle il était constant, d'après certains indices, que le sujet n'avait point entendu, ou n'avait entendu que peu ; comme aussi lorsque quelqu'un des muscles qui donnent le mouvement aux osselets dans le tympan est immobile et atrophié, ce que j'ai observé (3) sur un autre sujet, que l'on n'aurait pas, je crois, interrogé en vain, pendant sa vie, sur certaines incommodités de cette oreille, s'il eût été possible de deviner cet état. Mais il est encore d'autres maladies communes à tous les muscles, qui ont été indiquées par un petit nombre d'auteurs cités ailleurs par moi, et qu'il n'est point étonnant que Boerhaave ait omis dans une si grande quantité d'autres, puisqu'il a écrit qu'il existait en outre beaucoup d'affections, après celles qu'il avait énumérées.

Vous verrez que des causes nombreuses et variées de surdité sont confirmées aussi par d'autres auteurs, qui en rapportent des exemples dont la plupart sont les mêmes ou de la même espèce que ceux dont j'ai parlé plus haut. Plût à Dieu qu'ils se fussent occupés d'examiner et de chercher, au milieu de toutes ces histoires, avec le jugement sain qui les distingue, si les différents médecins qu'ils ont cités ont vu les lésions, et, dans le cas où ils les auraient vues, si elles étaient réellement les causes de la surdité ! En faisant ces recherches, ils auraient remarqué en outre que quelques exemples ne se trouvent pas, ou ne sont pas ainsi rapportés dans quelques-uns des ouvrages indiqués. En effet, Valsalva, pour ne parler que de lui seul, a attribué, non pas la surdité, mais la dureté de l'ouïe, à la lésion, je ne dis pas des muscles de la trompe, mais des muscles salpingo-staphylins, quoique j'aie observé moi-même (4) (pour ce qui regarde l'examen de cette cause) que cette

dureté de l'ouïe n'existait même pas sur un sujet qui avait non-seulement ces muscles lésés, mais encore les parties molles du palais détruites. — Du reste, pour revenir à Boerhaave, il pense (1) avec raison que la surdité qui dépend de la maladie vénérienne a souvent pour cause l'épaississement de la trompe d'Eustachi, qui est la suite de la cicatrisation des ulcères rongeants de la gorge. Quant aux lésions paralyques (2) qu'il indique, et qui attaquent les petites membranes, ou les nerfs du vestibule, du labyrinthe, du limaçon (mot à la place duquel les imprimeurs ont mis ailleurs mal à propos (3) les cavités spirales du tympan), il semble qu'on puisse rapporter à ces lésions, ou à d'autres de cette espèce, la surdité dont un chien, vieux et faible, était attaqué depuis trois ans, et qui se dissipa enfin (4), ainsi que la faiblesse, par une transfusion de sang. En voilà assez sur les affections des oreilles.

16. Relativement aux maladies du nez, la première de celles qui sont décrites dans la section suivante du *Sepulchretum* (la vingtième), est la perte ou la privation de l'odorat ; il y a six observations sur ce sujet, quoiqu'il ne soit fait aucune mention de cette affection dans la troisième et la sixième, qui paraissent être une seule et même histoire, pas plus que dans la cinquième, où il est question d'un soldat. Si vous voulez comparer la troisième observation avec l'ouvrage original, vous ne trouverez rien de plus dans celui-ci, mais il faudra la chercher dans la dissertation anatomique de Rolfinck, l. 2, c. xix, et non xx, de même que, pour la seconde, il faudra chercher dans l'ouvrage de Schneider sur l'os cribliforme, page 518, et non pas 118. — Toutefois, s'il fallait admettre sans hésiter ce qu'on avance sur les fumeurs de tabac, relativement à l'absence des nerfs olfactifs, objet sur lequel Schneider a des doutes (page 503), on serait porté à penser que le sens de l'odorat a manqué également. Au reste, je crois sans aucun doute que ce sens ne jouissait pas de la même énergie dans les deux narines d'un asthmatique que j'ai disséqué. En effet,

---

(1) Epist. anat. 5, n. 26.
(2) Epist. anat. 6, n. 22.
(3) Epist. anat. 7, n. 15.
(4) Epist. anat. 9, n. 9, 10.

Morgagni. TOM. I.

(1) Prælect. cit., ad § 852.
(2) Ad § 850.
(3) Ad § 563.
(4) Act. philos. Soc. R. in Ang., a. 1663, m. decemb., n. 2.

il avait l'apophyse de l'os ethmoïde qu'on appelle *crista galli*, située si obliquement, et faite de telle manière, qu'elle rétrécissait d'autant plus, d'un côté, le siége des petits trous, à travers lesquels les fibres nerveuses du nerf olfactif passent dans le nez, qu'elle l'élargissait davantage du côté opposé ; aussi y avait-il beaucoup moins de trous dans l'une des parties que dans l'autre. Mais cette cause de l'inégalité de la force de l'odorat est plus rare, tandis qu'il y en a une plus fréquente, qui dépend, comme je l'ai dit aussi autrefois (1), de ce que la cloison du nez est courbée d'un côté d'une manière assez considérable sur quelques sujets, de sorte qu'elle oppose un grand obstacle, par ce côté, aux corps odoriférants qui se porteraient plus haut et plus profondément. Comme cette disposition se rencontre assez fréquemment dans la dissection du nez, que les chirurgiens prennent garde, en examinant ou en traitant des lésions cachées de cet organe, de croire que cet état aussi dépend toujours de la maladie actuelle, tandis qu'il a souvent une autre cause, et que plus souvent encore il est naturel ; et qu'ils ne pensent pas qu'ils auront autant d'espace dans l'une des fosses nasales, qu'ils en ont trouvé dans l'autre, trompés qu'ils seront par ceux qui, sans égard pour une variété de cette espèce, écrivent d'une manière absolue « que le nez est divisé en deux grandes cavités égales, par une cloison intermédiaire. »

A cette erreur en est opposée une autre ; c'est celle des auteurs qui disent que la cloison est toujours inclinée vers l'un des côtés, excepté sur les enfants. Pour moi, qui ai disséqué très-fréquemment cette partie, de même qu'il m'est arrivé de voir beaucoup de cloisons plus ou moins courbées, de même aussi j'en ai observé un grand nombre sans courbure ou inclinaison, même sur les cadavres des adultes ; de sorte que, quoique je ne nie pas qu'on puisse mettre au nombre des causes de cette mauvaise conformation l'accroissement trop rapide de la cloison relativement aux autres os de la mâchoire supérieure, d'où résulte nécessairement une courbure, cependant ni la raison, ni les observations ne me permettent de croire que cela ait lieu sur tout le monde. C'est ce que ne crut pas non plus, à ce que je vois, Quelmalz (1), professeur de Leipsick, puisque, en passant en revue tant d'autres causes de ces courbures, qu'il observa ou conjectura, il ne dit pas même un mot de celle-là.

Vous ne vous repentirez pas de lire ces causes dans cet auteur, de même que les inconvénients, les incommodités et les obstacles qu'il en fait dépendre : j'admets moi-même un très-grand nombre des premières ; et relativement à ces effets, et même à d'autres maladies soit de la tête, soit de l'œil, soit aussi des voies lacrymales, que je vois mises en avant par d'autres auteurs, non-seulement je pense que tout cela peut avoir lieu, pourvu que la courbure de la cloison soit considérable, mais encore je dis que, quand ces affections existent pendant très-long-temps et d'une manière très-opiniâtre sans aucune cause connue, les chirurgiens peuvent être conduits à conjecturer et à reconnaître la courbure de la cloison sur le malade qu'ils ont entrepris de guérir. C'est en faveur de ces derniers que je crois ne devoir point passer absolument sous silence une chose, savoir, que la variété que j'ai remarquée dernièrement, en faisant à mes auditeurs la démonstration de l'intérieur du nez d'une vieille femme, peut aussi exister quelquefois. La cloison n'était ni courbée ni inclinée d'aucun côté ; mais, au-dessous de la moitié de sa hauteur, un peu plus en arrière qu'en avant, une partie d'une étendue médiocre était concave à l'une des faces, et convexe à l'autre ; et cette convexité était d'autant plus remarquable, qu'une espèce de bord osseux dirigé obliquement soulevait la surface de la cloison, au point que celle-ci touchait presque la surface du cornet correspondant. Cette partie était d'une étendue médiocre, comme je l'ai dit ; mais elle n'aurait pas été d'une médiocre difficulté pour les chirurgiens. C'est assurément les exposer à se tromper, que de décrire tous les objets comme invariables, dans les parties qui sont moins exposées à la vue ; c'est au contraire leur être plus utile, que de leur montrer les variétés qui ont lieu souvent, ou quelquefois.

17. Mais, mettant de côté les questions qui n'appartiennent pas assez à ce sujet,

____

(1) Advers. anat. 6, in calce explic. tab. 2.

(1) Progr. de narium, earumq. septi incurvatione.

et qui sont proposées dans l'observation septième et dans la scholie suivante du *Sepulchretum*, pour savoir si la membrane des sinus frontaux sert à l'odorat, et si les odeurs s'y arrêtent quelquefois fort long-temps, comme dans l'exemple que vous lirez dans l'ouvrage cité de Schneider, page 122, etc., et non pas 112, pour être plus sûr que l'odeur fétide d'un corps malade, et non d'une maladie mortelle, comme vous le verrez dans un autre endroit, resta fixée pendant vingt jours dans le nez d'un marchand ; mettant donc cela de côté, il aurait été à souhaiter, relativement aux polypes du nez dont il est question dans les observations suivantes, que les scholies qui viennent après l'observation neuvième, ne rapportassent point la nature et l'origine de ces corps aux concrétions polypeuses que l'on voit assez fréquemment dans les sinus de la dure-mère, quoiqu'on y lise enfin que l'on cherchera ultérieurement si ces concrétions et ces polypes sont de la même espèce. Au reste, les polypes mêmes du nez diffèrent entre eux, soit par leur nature, soit par le siége de leur origine. Ils diffèrent par leur nature ; car il est question dans Palfyn (1) d'un polype qui, formé par une accumulation d'humeurs qui distendaient la membrane interne du nez jusqu'à représenter la grosseur d'un œuf de pigeon, fut ouvert d'une extrémité à l'autre, et guéri de cette manière ; d'ailleurs Ruisch (2) en cite qui étaient enveloppés d'une membrane, et composés d'une substance pituiteuse et limoneuse ; mais il faut surtout remarquer celui que j'ai vu dans le *Sepulchretum*, non pas dans cette section, mais dans celle qui est intitulée *du Catarrhe* (3), et qui ressemblait à une vésicule oblongue...., remplie de sérosité...., membraneuse...., pendante souvent hors des narines..., et se déchargeant de temps en temps d'une sérosité qui coulait goutte à goutte. Or, la nature de ces polypes, si toutefois il faut les mettre au nombre des véritables polypes, est bien différente de la nature de ceux qui sont composés d'une substance intermédiaire entre le tissu glanduleux et le tissu cartilagineux ; mais j'ai dit, si toutefois il faut les mettre au

nombre des véritables polypes, parce que ce que Mauchart (1) avance, qu'on a vu quelquefois sur des sujets phlegmatiques la membrane pituitaire du nez tomber (c'est-à-dire éprouver une descente), de manière à en imposer à des ignorants pour un polype, s'applique à quelques polypes qui, s'ils ne sont pas de la nature de ceux dont il vient d'être parlé, en approchent au moins beaucoup.

Il est clair d'ailleurs qu'ils n'étaient pas absolument de la nature des véritables polypes, ceux que Slevogt (2) a cités, et qui étaient ou cartilagineux, ou ossifiés par le laps de temps, ou approchant de la nature de la pierre, ou même ligneux, comme Job. Van-Meckren l'a vu, si cela est digne de foi. Car il est certain que, si vous lisez avec attention le chapitre de ce dernier (3), qui a été indiqué par Slevogt, vous verrez que ce n'était pas un polype ligneux, mais une excroissance polypeuse contenant dans son milieu un morceau de bois, que le malade, qui était un petit enfant de trois ans, avait enfoncé secrètement dans son nez, et qui avait été la cause de la suppuration et de l'excroissance. Il en est de même du polype que l'ancien auteur du second livre sur les maladies (4) a décrit, parmi d'autres, de la manière suivante : il semble être de la chair ; mais si on le touche, il rend un bruit comme une pierre ; cependant Salius (5) pense que c'était un polype cancéreux : mais croirez-vous, comme Slevogt paraît l'avoir indiqué, que le polype qui ne faisait qu'approcher de la nature de la pierre, était un polype cancéreux, ou plutôt une excroissance polypeuse qui embrassait d'une manière lâche un calcul, ou des calculs plus durs ? Car Bartholin (6) rapporte qu'on a retiré du nez des calculs de la forme et de la grosseur des dattes, pour ne pas en citer un plus grand nombre de plus petits, qui ont été observés par d'autres auteurs, comme par Khern (7) et par Riedlin (8) ; et re-

----

(1) Anat. du corps hum., p. 2, tr. 4, ch. 14.
(2) Obs. anat. chir. 6.
(3) L. 1, s. 17, append. 1, ad obs. 10.

(1) Dissert. de Hernia incarcer., c. 2.
(2) Disp. de polypis capitis, § 29.
(3) Obs. med. chir., c. 14.
(4) N. 34, apud Marinell.
(5) Comment. in hunc locum qui ipsi est text. 68.
(6) Cent. 1, hist. anat. 33.
(7) Eph. N. C., dec. 3, a. 5 et 6, obs. 46.
(8) Decad. ead., a. 9 et 10, obs. 145.

lativement à ceux dont parle ce dernier, un chirurgien, ayant touché un corps dur avec son instrument introduit dans le nez, le saisit avec une pince, et continua à tirer jusqu'à ce qu'il l'eût arraché. Enfin, si l'on dit qu'un polype était devenu cartilagineux, ou osseux par le laps du temps, sans ajouter, en quelque sorte (car j'ai lu dans le chevalier Marchetti (1) et dans d'autres écrivains, que les polypes prennent quelquefois une dureté presque osseuse, et je sais qu'une pince, d'ailleurs d'une grande force, se cassa entre les mains de Meckren (2), qui s'efforçait d'arracher un polype d'une dureté cartilagineuse); si, dis-je, on rapporte qu'un polype est osseux, non pas parce qu'il approche de l'os par sa dureté, mais parce que c'est réellement un os, comme dans le cas cité par Slevogt (3), j'aimerais mieux croire avec le même (4) auteur que c'est une excroissance des os du nez, qu'un polype.

Quant au siége de l'origine des polypes, il est évident qu'il varie dans les différents cas. Car Ruisch (5) en a vu plus d'une fois qui étaient attachés dans l'intérieur du sinus maxillaire : de ce sinus ils s'étendent quelquefois, à travers son trou excréteur, jusque dans la cavité du nez, comme le chirurgien l'apprend dans Palfyn (6), qui pense avec raison que ces corps peuvent sortir de même des autres sinus; quoiqu'il me paraisse beaucoup plus simple qu'ils viennent du maxillaire, dans lequel j'ai dit qu'on en avait trouvé, parce que la sortie du mucus de ce dernier sinus étant plus difficile, à cause de sa situation et de celle de son trou excréteur, cette stagnation peut, principalement sur certains sujets, communiquer une telle acrimonie à ce mucus, qu'il corrode la petite membrane qui tapisse le sinus intérieurement, et qu'il donne lieu à un commencement de polype, qui s'élève de cette membrane. — Mais c'est d'une autre manière que Boerhaave (7) a pensé que les polypes sortent des sinus pituitaires; il dit que le mucus s'étant suffisamment épaissi pour ne pouvoir pas sortir, tout le sinus (quel

qu'il soit) se remplit enfin, et sa membrane, passant par l'ouverture en forme de pédicule, est suspendue dans la cavité des narines. Je concevrais plus facilement ce raisonnement, s'il disait que le mucus pénètre et s'accumule entre les parois osseuses du sinus et cette membrane, par une ouverture formée à quelque endroit de celle-ci, à la suite d'une érosion, ou de quelque autre manière, de telle sorte qu'en la poussant par derrière, il puisse enfin la faire sortir.

Mais l'origine des polypes est en même temps beaucoup plus considérable et beaucoup plus fréquente hors des sinus, aux endroits où la membrane pituitaire est plus épaisse et plus manifestement glanduleuse. Car vous concevrez suffisamment qu'ils naissent de cette membrane, par la raison qu'ils en tirent aussi leur origine là où elle s'étend elle-même hors du nez. C'est ainsi que vous lirez dans les Actes Helvétiques (1), qu'un polype long et épais était né, non pas des narines, mais de la gorge. C'est ainsi que vous verrez dans le *Commercium litterarium* (2), qu'un polype qui avait suffoqué un homme, fut trouvé adhérent, non-seulement à l'os vomer, mais encore à la partie voisine de l'os occipital, c'est-à-dire à la voûte du pharynx. Mais comme il est plus connu, d'après ce que je disais, que les polypes naissent beaucoup plus souvent de cette même membrane qui tapisse les parties que je viens de nommer, aux endroits où elle couvre les parois intérieures des narines ou les saillies qu'on remarque dans ces cavités, j'ajouterai ici quelques observations, non pas pour confirmer ce fait, mais plutôt pour que vous sachiez ce que nous avons vu, Valsalva et moi.

18. Des polypes s'étaient développés dans les deux narines d'un homme.

Examen du cadavre. Après sa mort, la cavité de la narine droite ayant été entièrement mise à découvert, deux polypes se présentèrent suspendus, l'un à l'os spongieux, et l'autre à un cornet. Ils tiraient leur origine d'une manière si manifeste de la membrane glanduleuse de ces os, que plus ils étaient près de celle-ci, plus ils présentaient un caractère glanduleux, et que plus ils s'en éloignaient, plus aussi ils s'écartaient du caractère glanduleux. La même disposition

---

(1) Obs. med. chir. 27.
(2) Obs. cit., c. 12.
(3) Disp. cit., § 9.
(4) Ibid., § 13.
(5) Obs. cit. 77.
(6) Tr. cit., ch. 15.
(7) Prælect. cit., ad § 498.

---

(1) Vol. 1.
(2) Ann. 1731. Specim. 45, n. 4.

existait dans la cavité de la narine gauche.

19. De même que j'ai extrait cette observation des notes de Valsalva, de même j'ai appris de sa propre bouche que, ne pouvant être certain d'enlever un polype tout entier avec son instrument, qu'en emportant une petite lame de l'endroit où il était adhérent, il n'hésita pas à le faire, pour qu'il ne revînt pas une seconde fois; en effet, la nature guérit facilement cette plaie, et le succès répondit à son attente. Je n'ignore pas que, comme on faisait l'excision d'un polype en présence de Ruysch (1), et qu'une portion cartilagineuse était emportée avec ce corps, il ne l'approuva pas, mais qu'il jugea qu'il valait mieux arracher le polype avec une portion du tégument intérieur. Cependant j'ai cru ne devoir point passer sous silence l'opinion contraire de Valsalva, et le succès qu'il obtint. Mais il est à désirer qu'il soit possible d'employer préférablement le moyen mis en usage avec succès par le célèbre Heister (2) sur une femme noble; et, lorsque cela ne se peut pas, que l'on prenne garde du moins d'imiter les funestes exemples de ceux qui ont déchiré le tronc de l'artère nasale, dont le même auteur (3) a indiqué pour cette raison le siége principal, et que le grand de Haller (4) a décrit avec un soin extrême, ainsi que les autres artères.

20. Pour moi, afin de revenir aux observations que j'ai promises, j'ai trouvé une fois des commencements de polypes dans l'intérieur du nez d'un insensé, sur le cerveau duquel je vous ai donné ailleurs (5) des détails. Vous savez déjà que j'ai rapporté à un autre endroit (6) avoir vu assez souvent, à la partie la plus basse du bord des cornets, des épaississements particuliers et rougeâtres de la membrane des narines, que j'ai regardés comme glanduleux. Mais, sur cet insensé, je remarquai que ces épaississements avaient formé, aux endroits qui répondaient à la partie postérieure des cornets inférieurs, deux caroncules molles, qui étaient suspendues à ces os, une de chaque côté. En les incisant dans tous les sens, j'observai qu'elles avaient une structure telle, qu'elles semblaient embrasser des parties rougeâtres dans un réseau blanc, ou, si vous l'aimez mieux, entre des parois d'un tissu blanc; ce qui à la fois confirmait la nature glanduleuse de ces épaississements, et faisait connaître l'origine glanduleuse des caroncules polypeuses. C'est peut-être à cette origine qu'il faut rapporter ce que j'ai remarqué sur deux autres sujets, mais à des endroits et dans un état différent. En effet, sur l'un on voyait, à la partie supérieure du nez, trois ou quatre espèces de verrues sessiles, rapprochées les unes des autres, et dont la substance paraissait être fongueuse, autant que j'en pus juger dans leur peu de profondeur : elles étaient, si je m'en souviens bien, dans l'une des cavités du nez, près de la lame criblée de l'os ethmoïde, sur la cloison même. Quant à l'autre sujet, qui était cet hydropique sur lequel j'ai noté (1) que les parois du canal lacrymal droit étaient adhérentes, je vis, en cherchant inutilement l'orifice de ce canal, que la face du cornet inférieur à laquelle répond cet orifice, était presque tout entière couverte, surtout vers la partie inférieure, de tubercules extrêmement rapprochés, de la forme et de la grosseur de grains de millet, si ce n'est que quelques-uns présentaient un peu plus de volume, e qu'ils ressemblaient à des glandes par leur couleur cendrée, et par l'humeur qu'elles laissaient écouler en assez grande quantité quand on les pressait. Cette humeur était claire et inodore comme de l'eau, mais les tubercules fendus, tout en diminuant de volume, ne se fermaient cependant pas, et conservaient en grande partie leur substance, qui ressemblait par sa couleur et par tout le reste à celle dont était composée la membrane pituitaire. Aussi, quoiqu'on ne vît nulle part de petits orifices, je pensai que ces tubercules n'étaient autre chose que des glandes qui s'étaient développées, et dont quelques-unes, qui augmentaient déjà en comparaison des autres, pouvaient facilement grossir, en forme de caroncules, par l'augmentation de l'humeur qui les distendait. Je ne trouvai nulle part, si ce n'est aux endroits que j'ai désignés, ni verrues, ni tubercules, sur aucun de

---

(1) Thes. anat. 3, n. 80.
(2) Instit. chir., p. 2, s. 2, c. 71, n. 7.
(3) Dissert. de anat. maj. in chir. necess., c. 1, n. 2.
(4) Ad prælect. Boerh. in Instit., § 494, not. e.
(5) Epist. 8, n. 11.
(6) Advers. anat. 6, animad. 88, in fin.

(1) Epist. 13, n. 27.

ces deux sujets, dont j'examinai avec soin toutes les autres parois de l'intérieur du nez.

21. Avant de m'éloigner de la fin de la scholie de l'observation neuvième, où il est question d'un vaisseau découvert par Sténon, et auquel on attribue aussi les écoulements qui se font par les narines, je témoigne mon vif regret de ce que d'autres anatomistes n'aient pas pu le trouver sur les hommes, aussi grand qu'il l'est, d'après cet auteur (1), sur les brebis, c'est-à-dire capable de recevoir un stylet. Et je ne dis pas cela seulement parce que de cette manière il est plus facile d'expliquer l'observation de Salmuth, qui vit sur un homme une pituite claire couler pendant trois jours entiers, par intervalles cependant, comme le sang coule sur d'autres, ce que vous aurez lu dans le *Sepulchretum* (2) même ; mais je le dis surtout à cause d'un écoulement beaucoup plus rare, dont était affectée une femme de Venise d'un grand mérite, pour laquelle je fus consulté vers la fin de juin de l'an 1745. Car depuis le dernier hiver, pendant lequel elle avait eu un coryza avec un écoulement fréquent d'une humeur âcre par la narine gauche seulement, elle avait continué, après la prompte cessation de tous les autres symptômes, à éprouver le même écoulement qui durait déjà depuis plusieurs mois, toujours au même endroit, et il existait encore alors, avec la différence que tous les signes d'âcreté s'étant dissipés avec le coryza, des gouttes d'un liquide semblable à l'eau d'une fontaine très-claire tombaient avec une telle fréquence, qu'il s'en écoulait une demi-once par heure, quand la femme n'était pas couchée ; car, lorsqu'elle l'était, ce liquide passait par l'ouverture postérieure du nez dans la gorge en quantité beaucoup moins considérable, autant qu'on pouvait en juger. Déjà la femme, qui était d'une constitution grasse, commençait à maigrir, parce qu'elle ne retirait absolument aucune utilité des moyens qui avaient été indiqués et employés par les médecins les plus recommandables, pour diminuer l'écoulement. Mais ce qui aurait pu se concevoir plus facilement, si c'eût été un seul canal large dont l'orifice se serait relâché, s'expliqua par un très-grand nombre de petits orifices ouverts outre mesure, et qui

laissaient écouler l'humeur, avant que, par un retard favorable, la plus grande quantité des parties aqueuses s'évaporassent et rentrassent dans le sang : ayant donc recommandé d'abord des moyens qui, en détournant l'humeur vers d'autres voies, allégeraient la membrane des narines, et ensuite d'autres remèdes internes, qui redonneraient à celle-ci la force de retenir les liquides, je prescrivis surtout à l'extérieur des fumigations très-appropriées et employées avec prudence, conduit par analogie à mettre en usage, dans le traitement d'une maladie très-rare, ce dont on se sert avec succès contre une affection très-fréquente, c'est-à-dire les fleurs blanches. J'appris ensuite que l'écoulement, qui avait diminué avec tant de lenteur qu'il durait encore plusieurs mois après, cessa enfin dans l'espace d'environ un an. — Vous lirez, il est vrai, dans Bidloo (1) l'exemple d'un écoulement beaucoup plus abondant que celui-ci, puisqu'en vingt-cinq heures il sortait, par la narine droite, environ vingt onces d'un liquide très-pur ; mais cela dépendait d'une lésion très-grave de la même narine par une cause externe, d'où résulta un ulcère qui, quoique très-léger, l'avait envahie tout entière en dedans, et qui fit que bientôt après l'humeur se troubla, et que des tentes introduites dans cette cavité en furent retirées couvertes de pus. Des médicaments portés en dedans au moyen de ces tentes, et des injections arrêtèrent promptement l'écoulement ; mais le malade mourut dans l'espace de sept ou huit mois, après des incommodités graves qui s'y joignirent, soit au commencement, soit dans la suite.

22. Il est question de l'écoulement d'une matière fétide ou sanieuse, par les narines, dans les quatre, ou plutôt dans les trois observations suivantes ; car la dixième et la treizième sont si évidemment la même, qu'il est très-étonnant qu'on ne s'en soit point aperçu, quoiqu'elles soient si rapprochées. D'ailleurs on pouvait croire autrefois que le foyer de ces sortes d'excrétions était dans le crâne ; mais aujourd'hui on ne le peut pas. Au reste, de même que l'observation onzième démontre très-clairement que le pus qui s'était écoulé des narines d'un moribond avait reflué des poumons dans ces cavités, de même la douzième ne prouve pas que le pus qui

---

(1) De glandul, n. 8.
(2) Sect. 17, append. 2, ad obs. 10.

(1) Dec. 2, exercit. anat. chir. 7.

sortit du nez d'un enfant léthargique y était descendu d'un abcès du cerveau. Ceci vous a été aussi suffisamment expliqué dans ma sixième Lettre (1), à l'endroit où j'avais sous les yeux d'autres objets relatifs à un autre enfant, et l'histoire de celui-ci, qui est rapportée plus haut dans le *Sepulchretum* (2). Si vous voulez d'autres détails, vous pouvez relire la cinquième Lettre (3), où vous trouverez qu'il n'y avait point de pus dans le crâne d'un sujet des narines duquel j'en avais vu couler. Vous remarquerez que Palfyn (4) dit la même chose, et qu'il fait venir directement les excrétions de cette nature des sinus pituitaires. Vous comprendrez aussi que Fernel les fait dériver du même endroit, ou plutôt d'autres lieux cachés des narines, en lisant le passage suivant, qui est rapporté dans la cinquième observation de cette section : Il se forme quelquefois des abcès aux environs de ces lieux, sans fièvre, avec très-peu de douleur ; et, après leur rupture, j'ai vu de véritable pus couler en abondance par les narines, comme il en sort par les oreilles purulentes ; et cela sans aucun préjudice pour la santé. Car qui croirait qu'un homme comme lui ait dit cela des abcès appartenant aux parties qu'il venait de nommer, c'est-à-dire aux premiers ventricules du cerveau, et aux prolongements dans lesquels réside le sens de l'odorat ? Il est certain du moins qu'il n'a pas dit dans ces lieux, mais aux environs de ces lieux. Que si Palfyn (5), appuyé par l'observation de Henr.-Alb. Nicolaï (6), attendu surtout qu'il dit avoir trouvé deux fois un abcès dans les sinus frontaux ; si, dis-je, Palfyn prétend que la suppuration qui survient dans les sinus pituitaires doit causer une douleur intolérable, combien Fernel aurait pensé alors que la douleur devait être plus grande dans les méninges, par l'une desquelles ces prolongements sont recouverts dans le crâne, tandis qu'ils sont couchés sur l'autre : car par ce nom il entendait, lui aussi (7), les mêmes prolongements que nous commençons à appeler maintenant conjugaison des nerfs ;

et, pour ne pas parler de la douleur, comment n'y avait-il alors ni fièvre, ni aucun autre symptôme? A peine en effet peut-on croire cela des abcès qui se forment dans quelque partie du nez, dont le sentiment est obtus. — Au reste, Drak (1) a fait voir que la sanie des ozènes vient quelquefois, non-seulement d'autres endroits des narines, mais aussi des sinus eux-mêmes, et surtout des maxillaires, et il s'est appuyé, si j'ai bonne mémoire, sur des observations de Cowper, qui ont fait connaître la manière dont cet auteur établit le diagnostic de ce cas, et l'extrême facilité avec laquelle les médicaments peuvent être introduits dans ces mêmes sinus ; ce qui est à la grande gloire de l'anatomie, à laquelle tout cela est dû : car si les anciens chirurgiens, comme Celse (2) le rapporte, enseignaient qu'il fallait fendre la narine et la coudre bientôt après, afin que les remèdes pussent arriver jusqu'à un siége beaucoup moins caché de l'ozène, aujourd'hui l'anatomie indique un moyen beaucoup plus prompt et bien préférable, par lequel on parvient à l'endroit le plus retiré. Mais que d'autres cherchent si J.-Henr. Meibomius (en repassant cette Lettre, j'ai lu ce doute dans un écrit (3) du savant Gunz) a inventé la même méthode de traitement, et si son fils Henri l'a mise en usage : car, pour moi, je remarque qu'aucune des choses qui appartiennent à Cowper, si ce n'est l'issue donnée à la matière renfermée dans le sinus maxillaire par les alvéoles des dents arrachées, n'est rapportée dans cet ouvrage, comme étant connue également des Meibomius : de plus le même aveu est fait en partie par Gunz, de qui vous apprendrez aussi avec plaisir d'autres détails relatifs au perfectionnement de ce traitement. — Mais vous comprendrez par vous-même de quelle manière on peut transporter ces premiers préceptes aux sinus frontaux, si vous réfléchissez au siége de ces derniers, et au trépan proposé par Palfyn (4) dans la suppuration qui s'y développe. Ce dernier moyen ne serait pas tant à désirer, et pourrait avoir ses inconvénients, comme le même auteur le fait observer un peu plus haut ; mais l'ozène non guéri et la carie ont

---

(1) N. 5.
(2) Sect. 3, obs. 34.
(3) N. 19.
(4) Tr. cit. supra ad n. 17, ch. 15.
(5) Ibid.
(6) Dec. obs. III, anat., obs. 10.
(7) Vid. Physiolog., l. 1, c. 9.

(1) Anthopol. Book 2, ch. 10.
(2) De medic., l. 7, c. 11.
(3) Edito ann. 1753, in quo obs. ad Ozænam maxillar. pert.
(4) Ch. 15 cit.

souvent causé des accidents beaucoup plus graves, et enfin la mort même.—Au reste, lorsque l'ulcère du nez était hors des sinus, et qu'on ne savait quelles parties il affectait précisément, et jusqu'à quel point il s'étendait, je me souviens que tout ce que Valsalva injectait de remèdes innocents, il le faisait au moyen d'une canule, dont le bout et l'extrémité des bords étaient garnis partout de petits trous, afin que toutes les parties fussent arrosées. Quand la cloison du nez commençait à être rongée par l'ulcère et à s'affaisser, le même praticien combattait celui-ci avec des remèdes internes et externes, pour qu'il n'augmentât pas, et introduisait en même temps dans les narines des tuyaux d'une forme et d'une grosseur telles, que les ailes du nez, en s'abaissant, s'éloignaient le moins possible de leur figure naturelle.

23. Les observations qui ont rapport à l'hémorrhagie du nez viennent ensuite. Les unes appartiennent au traitement, et n'ont point été faites sur les cadavres; d'autres, il est vrai, ont été faites sur les cadavres, mais non pas sur la partie principale, c'est-à-dire sur le nez. C'est pourquoi je ne dirai que quelques mots des unes et des autres, en commençant par les dernières. Les observations quatorzième et seizième, sans en compter d'autres qu'on peut y ajouter, et surtout une qui appartient à Maur. Hoffmann (1), confirment que les hémorrhagies nasales fréquentes ou considérables se joignent aux maladies des viscères, et principalement à celles du foie. Cela n'est point étonnant, car si ces lésions précèdent l'écoulement du sang, elles troublent sa distribution et le dénaturent, de sorte que, coulant plus difficilement dans le ventre, il se porte avec plus de facilité et par conséquent plus d'abondance, vers les parties supérieures, où en même temps il trouve ou se fraie une issue, à raison de sa nature aqueuse ou âcre; si les lésions succèdent aux hémorrhagies, les conduits du sang reçoivent en abondance, à cause de la diminution de leur résistance, un grand nombre de parties, qui, par cela même, loin de réparer ce qui manque de ce liquide, accablent ce qui reste, et le rendent, avec d'autant plus de facilité, plus lent ou plus épais, et disposé à la stagnation, que de bonnes humeurs ne peuvent être séparées que d'un bon sang pour former un bon chyle. — Ainsi la lésion des viscères est tantôt la cause et tantôt l'effet de cette hémorrhagie; et quoique, après avoir été effet, elle devienne cause bientôt après, elle n'est cependant jamais la cause prochaine, mais la cause éloignée. La cause prochaine serait cette érosion des vaisseaux que Boscus, dans l'observation quinzième, avait remarquée dans la dissection de ceux qui meurent d'un écoulement de sang par le nez, si toutefois il était certain qu'il eût dit cela des vaisseaux qui sont dans les cavités des narines : car, comme il semble parler du commencement du sinus veineux qu'on appelle sinus supérieur de la faux, ce commencement ne s'étend certainement pas jusque dans le nez; et bien que la même cause qui aurait produit une érosion des vaisseaux de l'intérieur de ce dernier, eût attaqué quelquefois ce sinus, cependant le sang sorti de celui-ci n'aurait pas pu descendre d'un crâne naturellement conformé, dans les narines, comme cela a été clairement démontré, d'après Schneider, soit dans la scholie de cette observation, soit surtout dans le second appendice qui se trouve immédiatement avant cette dernière, contre l'opinion de plusieurs savants, d'ailleurs recommandables, qui ont fait dériver l'hémorrhagie nasale de ce sinus. En lisant l'auteur lui-même, vous saurez quels furent ces savants, et vous apprendrez d'autres détails qui ont été donnés par Schneider, et qui, sans que le lecteur s'en doute, ont été omis mal à propos, ou décrits avec négligence.

24. Mais, quoique l'observation de Valsalva, que l'on cite encore aujourd'hui avec éloge à Bologne, n'ait point été faite sur des corps morts, elle ne doit pourtant pas être passée sous silence ici, puisqu'on trouve dans le *Sepulchretum* même, comme je l'ai déjà dit, des histoires relatives au traitement, comme celle qui est dans le premier appendice. Un homme d'une très-haute noblesse, ayant abusé des boues de l'Euganie pour fortifier ses articulations, commença à être sujet à une hémorrhagie nasale, qui revenait si souvent, qu'il perdait chaque semaine une quantité de sang, tantôt plus grande, tantôt plus petite, tantôt telle, qu'il en résultait une extrême faiblesse de ses forces et de sa tête. Cet état dura quatre ans et plus, car, quoiqu'il eût passé ce temps, pour remplir ses fonctions (c'était

(1) Eph. N. C., cent. 9 et 10, in append. I, obs. 5.

un des premiers ministres d'une grande cour), dans les principales villes de l'Europe, où il reçut un grand nombre de conseils de médecins, soit dans le lieu même, soit par lettres, cependant tout fut inutile. Revenu enfin dans sa patrie, il fait appeler Valsalva dans le moment où le sang coulait plus abondamment. Valsalva avait déjà connaissance de ce qui était arrivé à ce grand personnage, parce qu'il avait été du nombre des médecins qui avaient envoyé leurs consultations par écrit. Mais il est rare que les médecins, en lisant ce que les malades leur écrivent, comprennent ce qu'ils comprendraient en les voyant. C'est ce qui arriva alors. En effet, Valsalva ayant remarqué que toutes les fois que le malade touchait son nez par hasard, l'hémorrhagie, qui avait diminué auparavant, augmentait alors de nouveau, et se rappelant qu'il avait vu très-souvent dans ses dissections des vaisseaux sanguins très-engorgés dans l'intérieur des narines, aux environs de l'endroit où les ailes du nez se continuent avec l'os, à un travers de doigt plus ou moins de la partie la plus basse des narines, il commença à soupçonner que c'était de ces vaisseaux que le sang s'écoulait alors. Dans cette idée, il comprima cet endroit avec son doigt, qu'il introduisit dans le nez, et le sang cessa de couler aussitôt, de telle sorte qu'il n'en sortait pas du tout non plus du côté de la gorge. Ce moyen facile ayant toujours réussi dans la suite, le malade, qui l'avait appris, le mit en usage, et se garantit (1) enfin, dans l'espace de quelques mois, du retour de l'hémorrhagie.

25. Cette guérison, obtenue par Valsalva, prouve que les tentes que l'on introduit dans les narines pour arrêter l'écoulement du sang, peuvent quelquefois être moins utiles par la force des remèdes astringents dans lesquels on les trempe, que par la compression même, lorsque le sang sort des mêmes vaisseaux que ceux-là, ou du moins de ceux qui sont comprimés par les tentes. Je me souviens, pour ne pas citer d'autres exemples, qu'une femme veuve, et très-pauvre, fut prise, après un éternument, d'une hémorrhagie nasale; le sang étant sorti avec impétuosité au commencement, avait continué à couler pendant neuf heures, jusqu'à ce que, passant par hasard par là (j'étais encore très-jeune),

je fus consulté par des femmes qui pleuraient; ayant loué tous les autres moyens que d'autres médecins, après avoir fait ouvrir la veine, avaient inutilement mis en usage avant moi, et dont quelques-uns étaient intérieurs et un plus grand nombre extérieurs, j'en changeai un seul, et, à la place de tentes molles, je conseillai d'en introduire qui seraient faites avec du linge tordu; on le fit, et aussitôt le sang s'arrêta. Ces tentes avaient été trempées dans du suc d'ortie (j'avais remarqué moi-même que l'hémorrhagie diminuait quelquefois, quand on reniflait ce suc tout seul), que je fis mêler avec de l'albumine d'œuf, et avec de la suie enlevée du fond d'une chaudière et réduite en poudre très-fine. Au reste, les premières tentes avaient été imprégnées aussi de médicaments qui jouissaient de la propriété agglutinative et astringente; mais elles n'étaient pas propres à comprimer, à cause de leur mollesse. Quoi qu'il en soit, il s'était écoulé tant de sang du nez de cette veuve, que seize jours après étant venue chez moi me consulter pour une autre maladie, qui consistait en une indisposition du corps avec des palpitations du cœur, qui se joignaient, comme c'est le plus ordinaire, à de la difficulté de respirer, elle racontait en même temps que, lorsque le sang se fut arrêté, elle éprouva une anxiété qui s'était dissipée ensuite; mais que quelques jours après l'écoulement menstruel avait eu lieu, que le sang avait coulé moins abondamment qu'à l'ordinaire, et qu'il était noir, et, ce qui ne me déplut point du tout, qu'elle rendait beaucoup d'urine. C'est pourquoi je la renvoyai avec l'espoir bien fondé qu'elle recouvrerait sa première santé, pourvu qu'elle observât le régime que je lui conseillai, et qu'elle fît usage des remèdes que je lui indiquai, et qu'elle pouvait se procurer facilement. Mais, pour revenir à notre sujet, comme les petits vaisseaux qui répandent le sang ne sont pas toujours situés dans les endroits du nez qui peuvent être comprimés par des tentes introduites dans cette cavité, ou (ce qui serait plus sûr, s'ils se trouvaient à une partie de la cloison qui se présentât aux regards) par un instrument peu différent de celui que le célèbre Trew (1) a inventé dans un autre but, il faut voir, dans les cas les plus graves, si

_____

(1) Vid. Epist. 25, n. 6.

(1) Commerc. litt., ann. 1741, hebd. 16, n. 2, et tab. 1, fig. 8 et 9.

on peut les comprimer par le moyen que Heister (1), à qui le Dran l'a transmis, a recommandé pour arrêter l'hémorrhagie après l'enlèvement d'un polype, maintenant surtout qu'un chirurgien fort ingénieux, Goulard (2), a travaillé à le rendre plus facile et moins incommode.

Mais moins il y aura lieu à l'emploi des moyens de cette espèce, plus il faudra porter son attention sur les autres; et si quelquefois, dans un cas de désespoir prochain, le médecin est forcé de tenter la syncope, il semble que pour la produire, la peur qu'on fait tout-à-coup au malade soit moins convenable que les liens qu'on met autour de ses membres, et la position droite sur son séant; car de cette manière, en dénouant promptement les liens, en couchant le malade de nouveau, et en le faisant revenir avec des moyens préparés d'avance à cet effet, on pourra plus facilement faire cesser la syncope, que si elle était le résultat d'une frayeur. — Au reste, il faut prendre garde que ce que l'on doit donner pour conserver les forces dans les hémorrhagies opiniâtres ne soit propre à hâter le cours du sang, ou à en augmenter subitement la quantité. C'est ainsi que Valsalva administrait des bouillons faits avec du riz, ou de l'orge, et encore les donnait-il avec modération et alternativement; quoique la témérité ait réussi quelquefois, comme sur ce jeune homme blessé et très-altéré, dont l'histoire se trouve dans Schneider (3), et sur cet autre adolescent dont parle Lower (4) : tous deux, dans une hémorrhagie excessive, burent avec avidité, l'un tant de bière, et l'autre tant de bouillon, que le premier rendait du sang dont les gouttes étaient aqueuses en grande partie, et que sur le second ce liquide était plus semblable à du bouillon, qu'il avait pris tant de fois, qu'à du sang. Vous verrez néanmoins que l'un et l'autre furent sauvés, et même que l'adolescent devint dans la suite un homme fort et carré; en sorte que vous concevez que, lorsque la nécessité y contraint, il vaut beaucoup mieux conserver la circulation du reste du sang, autant que possible, en donnant du bouillon

un peu plus abondamment; que de la laisser s'éteindre par une hémorrhagie trop considérable, et par une abstinence excessive. — Si vous demandez par hasard de quels moyens externes Valsalva se servait, lorsqu'il n'y avait point lieu à la compression, je vous le dirai volontiers. D'abord il faisait faire des injections d'eau froide dans le nez au moyen d'une seringue, et il avait souvent remarqué que cette eau introduite de cette manière avait produit plus d'effet qu'il n'en espérait; mais, quand cela ne suffisait pas, il avait recours à l'esprit de vin. Cependant, il ne pouvait pas avoir lu Schlichting (1), homme très-recommandable par son expérience, qui a écrit qu'il avait toujours employé avec succès, ainsi qu'un autre médecin d'Amsterdam, comme spécifique, l'alcool de vin, en le faisant renifler peu à peu; car ce remède est non moins efficace pour arrêter cette espèce d'hémorrhagie, que celles des blessures. C'est de ces dernières que Valsalva avait transporté ce moyen à celles du nez, à ce que je crois, parce qu'il avait éprouvé combien il était utile, soit en forçant le sang, soit surtout en contractant les bords des petites artères ouvertes; car il semble qu'il en soit ici comme après l'arrachement d'une dent, cas dans lequel il ne peut point quelquefois arrêter le sang, lorsque le petit orifice d'une artériole rompue ne proémine pas dans l'intérieur de l'alvéole, et qu'elle est cachée elle-même tout entière dans la substance de celle-ci, de la même manière qu'est cachée dans l'os de la jambe l'artère par laquelle Petit (2) a vu survenir une hémorrhagie funeste. Vous voyez donc qu'il peut y avoir des circonstances dans lesquelles vous n'arrêteriez pas l'écoulement du sang par les narines, même avec ce moyen. Vous croirez cela beaucoup plus facilement des autres remèdes externes et internes, lorsque vous lirez qu'une si grande quantité des uns et des autres ont été employés assez souvent inutilement par les médecins, et nommément par Lentilius (3), qui avertit avec sagesse qu'il faut avoir égard aux différentes causes d'hémorrhagie sur les différents sujets.

---

(1) Instit. chir., p. 2, s. 2, c. 71, n. 10.
(2) Mém. de l'Acad. royale des Sc., ann. 1740.
(3) De Catarrh., l. 3, c. 3.
(4) Tract. de corde, c. 2.

(1) Act. N. C., tom. 6, obs. 20.
(2) Mém. de l'Acad. royale des Sc., ann. 1732.
(3) Eph. N. C., dec. 3, A. 8, append. n. 10, ad obs. 90.

En parcourant un jour les anciens monuments de ma patrie et de ma province, je trouvai que, l'an 1200, il y eut une grande mortalité d'hommes, qui périrent d'un écoulement de sang par les narines en vingt-quatre heures, dans l'Étrurie et la Romandiole : et, effectivement, c'est en parlant de la même année, quoiqu'il ne soit pas question de l'endroit d'où le sang s'écoulait, qu'un historien de Rimini, Clémentini (1), rapporte également ce qui suit : « Il mourut à Rimini beaucoup de personnes d'un écoulement de sang dans vingt-quatre heures; mais il en mourut une infinité à Ravenne et dans d'autres villes de notre province. » Pensez-vous que les médecins n'employassent pas tout ce qui était en usage alors, et surtout les astringents ? Cependant, c'était en vain, comme vous le voyez, parce que la cause de l'épidémie était inconnue. — Mais réfléchissez aux astringents mêmes dont parle Lentilius (2), et examinez en outre s'il est vraisemblable que, lorsqu'on en prend, ils puissent parvenir aussi promptement et avec autant d'énergie aux vaisseaux où ils sont surtout nécessaires, sans resserrer les autres ; et cependant vous verrez aujourd'hui beaucoup de gens recourir, dans un danger pressant, au champignon rouge de Malte, sans qu'ils en aient peut-être de véritable; car, depuis qu'un chevalier de cet ordre, mon compatriote, m'a appris combien il naît peu de ces champignons chaque année sur un rocher fort étroit, et avec quel soin on a l'habitude de les conserver, pour les envoyer en présent à des princes, je crains fort que ceux que l'on vend ne soient apportés d'un autre rocher qui est près de Trapani, ou d'Afrique; ces derniers leur ressemblent sans doute par la forme, et jusqu'à un certain point aussi par la couleur, mais leur sont bien inférieurs par les propriétés, comme il le disait lui-même.

26. Les deux dernières observations de toutes celles qui sont rapportées dans cette section, recueillies toutes deux à Rome, à ce que l'on dit, sont telles : que l'une, dans laquelle il est question d'une sangsue qui avait pénétré du nez jusqu'aux tuniques du cerveau, est rejetée avec raison et comme elle le mérite;

et que l'autre, qui a pour sujet un boulanger de la rue Suburra, est donnée comme certaine ; ce dernier ayant éternué vingt-quatre fois de suite, le vingt-cinquième éternument, qui eut lieu immédiatement après, fut mortel par la rupture des artères et des membranes qui entourent le cerveau. Je ne doute point des grands et funestes effets de l'éternument, qui sont attestés par des histoires médicales; et même si vous voulez qu'il ait causé la rupture de petits vaisseaux du cerveau sur ce boulanger, de même qu'il avait donné lieu à l'ouverture de quelques-uns de ceux de la membrane des narines sur la veuve dont il a été question un peu plus haut (1), je ne m'y opposerai pas beaucoup. Ce qu'il y a de douteux, c'est que les artères et les membranes fussent réellement rompues sur ce sujet; car Famianus Strada, qui est cité comme témoin de l'observation, ne dit rien de cela, du moins d'après toutes les recherches que j'ai pu faire, dans ce qu'il raconte du boulanger (2) de la rue Suburra, si ce n'est qu'il lui avait été rapporté, qu'après avoir éternué vingt-trois fois sans interruption, il expira au vingt-quatrième éternument; mais il ne dit pas un mot de la cause intérieure de la mort, et bien moins encore de l'inspection du cerveau. Or, l'observation suivante prouvera combien on est exposé à se tromper, sans cette inspection, dans des conjectures semblables; elle fut recueillie à Bologne, sur la fin de l'année 1701, pendant que j'y étais, par deux médecins assez connus, Salani et Bigatti.

27. Un patricien, âgé de quarante ans environ, très-gras, adonné au vin, à ce que l'on disait, était sujet déjà depuis quelque temps à une difficulté de respirer après le repas, et après avoir monté des escaliers. Accoutumé à éternuer souvent et avec force, il s'écrie enfin après quelques éternuments, qu'il est pris subitement d'une grande oppression de poitrine, et d'une difficulté de respirer; et, en disant cela, il éternue et meurt, la bouche contournée, d'après le rapport de quelques personnes.

Examen du cadavre. A l'ouverture du ventre on trouva tout dans l'état sain, si ce n'est qu'il y avait une grande quantité de graisse, surtout dans l'épiploon.

---

(1) Racconto istor. della fond. di Rimino, l. 3.
(2) Ad cit. obs. 90.

(1) N. 25.
(2) Liv. 3, prolus. 4.

La cavité de la poitrine parut, peut-être pour cette raison (1), un peu plus petite qu'elle ne devait l'être. Les poumons étaient légèrement livides. Il n'y avait aucune concrétion polypeuse dans le cœur. Enfin, les ventricules du cerveau contenaient de l'eau, mais en petite quantité; les vaisseaux de ce viscère étaient distendus et engorgés, et cependant intacts.

28. Vous concevez facilement que l'éternument étant une sorte de convulsion qui a lieu par les vœux de la nature, peut, s'il dépasse certaines bornes, dégénérer en une convulsion véritable; or, vous avez appris de moi ailleurs (2) que celle-ci est capable de produire l'apoplexie. Au reste, cela arrive surtout aux sujets chez lesquels le genre de vie donne lieu à une surabondance de sang, qui ne peut cependant pas, à cause de l'obstacle que lui oppose la graisse dans les autres endroits, distendre d'autres vaisseaux plus que ceux qui sont contenus dans le crâne. Mais de quelle manière la membrane des narines irritée peut-elle agir sympathiquement sur le diaphragme, et l'exciter, pour produire le mouvement violent de l'éternument? Je vois que cela est un si grand sujet d'étonnement pour certains hommes du plus grand mérite, qu'ils s'appuient de cette sympathie très-connue entre le diaphragme et les narines, contre ceux qui expliquent le rapport sympathique des parties entre elles par les nerfs. En effet, disent-ils, il n'y a aucune communication entre les nerfs olfactifs qui appartiennent à la première paire, et les nerfs du diaphragme qui viennent des cervicaux, oubliant ainsi les nerfs qui, nés de la cinquième paire du cerveau, se rendent à la membrane des narines, ou plutôt ne songeant nullement que cette même cinquième paire appartient aux intercostaux, qui non-seulement ont des communications aussi nombreuses avec les cervicaux, mais encore traversent le diaphragme. Or, la cinquième paire appartient aux intercostaux, sinon par les deux filets qui étaient admis auparavant par la plupart des anatomistes, et qui avaient donné lieu à de longues controverses, du moins par le rameau que Meckel (3), qui a fait la recherche des nerfs

avec la plus grande exactitude, a conduit un peu plus bas, d'un côté et d'autre, depuis la cinquième paire, jusqu'aux mêmes intercostaux; en sorte qu'il est permis d'expliquer la sympathie, non-seulement entre les narines et le diaphragme, mais encore entre les premières et les viscères du ventre, exemple que j'ai vu les années précédentes sur un personnage d'une très-grande noblesse, pour lequel j'étais consulté. En effet, les accès auxquels il était sujet, qui étaient de l'espèce des épileptiques, et qui commençaient par les hypochondres, étaient précédés d'un sentiment très-incommode d'une odeur désagréable, qu'aucun des assistants ne put jamais sentir, quoiqu'ils respirassent à dessein, non point par la bouche, mais par le nez, dans le temps où il se plaignait le plus de cette odeur; ce qui me faisait croire que c'était une irritation de quelque branche des nerfs intercostaux dans les hypochondres, d'où résultait ce mouvement qui se propageait jusqu'à la membrane des narines (mouvement non différent de celui qu'exciterait un corps fétide); jusqu'à ce que cette irritation des nerfs intercostaux venant à augmenter, un mouvement beaucoup plus désordonné attaquât le cerveau et tous les nerfs. Mais en voilà assez sur les maladies du nez.

29. Les trois sections suivantes sont consacrées aux affections de la bouche, de la voix et de la gorge. Si je dis que vous n'avez pas grand' chose à attendre des observations de Valsalva et de moi sur ces maladies, vous vous étonnerez peut-être. Cependant votre étonnement cessera, lorsque vous aurez remarqué que je n'ai point l'habitude de répéter les histoires, ni de placer dans un endroit moins convenable celles qui doivent trouver ailleurs une place plus naturelle. Ainsi, ce qui appartiendrait à ce sujet en quelque partie, il vaudra mieux que vous le lisiez en d'autres lettres. En attendant, vous trouverez ici sur ces sections quelques remarques, qui vous feront approuver ce projet de ma part, ou qui vous convaincront que j'ai fait quelques notes sur cet objet. Comme tout cela peut être embrassé dans des détails assez courts, je n'ai pas jugé à propos d'en parler séparément, et j'ai préféré le réunir à cette lettre.

_____

(1) Vid. Epist. 27, n. 2.
(2) Epist. 11, n. 17.
(3) Hist. de l'Acad. royale des Scienc. de Berlin, ann. 1751, class. de philos. exper.

30. La section vingt-unième contient plus de trente-cinq observations. Mais, outre que la deuxième histoire est une partie de la neuvième, et la onzième une autre partie de la cinquième, et que la sixième (il est fort étonnant que ceci n'ait point été remarqué) n'est autre chose que l'abrégé de celle qui suit immédiatement, c'est-à-dire la septième, si vous lisez la section en entier, vous ne trouverez presque aucune observation qui n'appartienne à une autre maladie plus grave, et qui ne soit répétée parmi celles qui y ont rapport. Vous ferez la même remarque dans la vingt-deuxième section. Ajoutez à cela, pour finir ce que j'avais commencé à dire sur la vingt-unième, que la trente-unième histoire et d'autres, comme celles qui sont rapportées dans les deux appendices, ne sont point des observations de maladie faites sur des corps morts, mais plutôt des conjectures, qui sont même peu fondées en partie. Mais que dirai-je de quelques autres histoires? Dans la treizième, il est dit que le malade avait rendu son cerveau même par la bouche en crachant; quoique quelqu'un, après avoir lu avec attention, dans Fernel, l'exemple qui est rapporté en peu de mots dans la scholie, ne nie pas que cela ne puisse avoir lieu jusqu'à un certain point, il ne le croira cependant pas facilement, à moins qu'il ne soit exprimé dans l'observation que la base du crâne avait été tellement perforée par la carie, qu'il est constant qu'une partie altérée de la substance du cerveau même était passée en effet par cet endroit dans la gorge.— Les observations vingt-neuvième et trentième ont des titres qui confirment une chose qui n'est pas vraisemblable; car, qui croirait qu'une douleur ancienne de dent, dont il est question dans celle-ci, dépendît d'une sérosité jaunâtre, retenue aux environs du corps falciforme d'un léthargique, et même dans le ventricule gauche du cerveau ? Qui croirait aussi que la douleur de dent et la carie dont il s'agit dans celle-là eussent pour cause une humeur qui tombait de la tête par un méat particulier dans l'antre d'Highmor (cavité de l'os de la mâchoire supérieure)? Cette erreur d'Highmor tient à ce qu'il prenait le trou de l'antre, qu'il remarqua et qu'il décrivit et dessina (1),

non point pour ce qu'il est, c'est-à-dire pour l'ouverture de décharge du même antre, mais pour celle de réception. — Enfin, pour ne pas être long, ce qui se trouve dans le titre de la trente-deuxième observation n'est point, il est vrai, éloigné de la vraisemblance : *Convulsion et mort par la résection d'une dent proéminente* ; mais cependant il est incertain si ce que Bartholin a écrit dans cette observation (1) (attaquée aussitôt de convulsions et d'épilepsie, elle tombe), indique la mort, ou seulement un accès épileptique.

31. Voilà assez de remarques, dites-vous, en attendant ce que j'ai noté moi-même, principalement sur les douleurs de dent, dont vous êtes tourmenté si souvent. Mais à peine ai-je quelque chose à ajouter à ce que j'ai dit ailleurs (2). Les différents sujets retirent de l'avantage, autant que j'ai pu le remarquer, de moyens tout-à-fait différents ; et, qui plus est, la même personne emploie avec utilité différents remèdes en différentes circonstances, suivant la différence de la cause et de l'état des choses. En effet, j'ai éprouvé sur moi-même que le lait chaud était quelquefois u-ile et quelquefois inutile ; que l'esprit de vin saturé de camphre était tantôt d'un plus grand avantage et tantôt d'aucun. D'un autre côté, quoique je craigne le vinaigre, j'avais résolu de l'éprouver aussi, avec les autres moyens, parce que Je. Stéphani (3) assure en avoir fait souvent l'essai, en confirmant que la douleur des dents s'assoupit comme par miracle, si on se lave la bouche avec du vinaigre d'une décoction de tartre. Mais il vaut beaucoup mieux que je n'aie pas eu besoin de faire des épreuves de cette espèce ; car Dieu a voulu que je n'éprouvasse pas de ces tourments déjà depuis long-temps.—D'autres praticiens aussi, comme vous savez, avaient promis le même résultat que Stéphani, si l'on employait un osselet de pied de crapaud. Cependant je connais un médecin très-savant qui en a fait inutilement l'épreuve, d'abord en enlevant tous les os d'un crapaud, soit après la mort de l'animal, soit pendant sa vie, de crainte que les auteurs n'étant pas d'accord dans la

---

(1) Corp. hum. dis. anat. tab. 16, fig. 3, ad litt. *d*.

(1) Instit. anat. libell. 4, c. 12.
(2) Epist. anat. 13, n. 6, 7.
(3) Comment. in Hippocr. de hom. struct.

détermination d'un d'entre eux, il ne prît l'un pour l'autre, et ensuite en les approchant tous les uns après les autres de sa dent ou de sa gencive. Quelqu'un dira peut-être, ou que ces osselets n'avaient pas été enlevés dans un temps convenable de l'année, ou qu'on n'en avait pas frotté la gencive avec autant de force qu'il fallait. Je croirais plutôt cette dernière supposition, parce que j'ai quelquefois retiré moi-même quelque soulagement du frottement des gencives ; mais, comme j'employais pour cela mes doigts, et non pas un osselet de cette espèce, on est porté à croire que ce n'est point à une vertu spéciale du crapaud, mais au frottement, lorsqu'il y a lieu, que ces sortes de miracles doivent être rapportés. — Je me souviens qu'un homme, qui, du reste, n'était pas un ignorant, promettait aussi de tels miracles, si l'on reniflait, par la narine qui répondait à la dent, un liquide provenant de l'esprit de vin, dans lequel on avait fait macérer une herbe à lui connue, échauffante, amère, qui, administrée en poudre, avait fait disparaître des fièvres, et qui poussait tantôt dans la plaine, tantôt sur des montagnes ; ce liquide était tel, qu'après l'avoir reniflé, on n'éprouvait pas une très-grande irritation dans les narines. Pour moi, je suspendis mon jugement, non pas tant parce qu'il disait qu'il ne connaissait pas l'herbe par son nom, que parce qu'il soutenait, sans aucun doute, que son remède, quelle que fût la cause de la douleur, avait également une vertu prompte et efficace.

32. Relativement à la privation du goût par la situation vicieuse des nerfs, je n'ai jamais lu, dans Columbus, ce qui se trouve dans la trente-cinquième observation de cette section (vingt-unième), sans penser aussitôt que s'il n'y a aucune erreur de la part de l'observateur, toute autre recherche devient inutile pour terminer la controverse qui existe pour savoir si c'est la cinquième ou la neuvième paire de nerfs, destinées l'une et l'autre à la langue, qui donne à celle-ci la faculté du goût, puisque, sur un homme qui était privé de cette faculté, c'était la cinquième paire qui ne se rendait pas à cet organe. Mais je suis fâché que Rolfinck, qui, comme vous le voyez également dans cet endroit, a recueilli sur un autre homme une observation semblable à celle-là pour ce qui regarde les nerfs, ait donné si peu de

détails sur un sujet qui n'est pas de peu d'importance, qu'il a entièrement négligé de dire si son sarcleur était privé du goût, ou s'il n'en était pas privé. Car je désirais plutôt d'apprendre cela que de savoir s'il dévorait des animaux vivants, du verre, des pierres et d'autres choses que ce Lazari, de Columbus, avalait. Car, non-seulement d'autres sujets, quoique jouissant du goût, ont dévoré des corps semblables, ou plus nuisibles, comme ce *cultrivore* de Bâle, qui avait une lésion assez grande du ventre, dont Fel. Plater (1) nous a transmis une description abrégée, ce que Columbus n'a pas fait pour son Lazari, mais encore d'autres rameaux de nerfs, comme vous savez, servent à la déglutition et à la digestion des aliments ; de sorte que Columbus ne satisfait pas ceux qui sont étonnés de l'extrême voracité de cet homme, en donnant pour toute raison qu'il était privé du goût. — Au reste, ne soyez pas surpris que j'aie appelé cinquième conjugaison de nerfs celle que Columbus et Rolfinck ont nommée quatrième, comme les anatomistes en avaient eu l'habitude pendant long-temps ; car, si vous jetez les yeux sur ces deux auteurs, à l'endroit où ils décrivent (2) la quatrième paire, et que vous les compariez avec Willis (3), vous verrez très-bien que je dis vrai, et qu'il s'est glissé des erreurs assez graves dans la remarque très-courte qui est placée après cette observation du *Sepulchretum*, comme si ceux-là avaient désigné la paire de nerfs qui est la sixième de Willis, et que celui-ci enseignât que la sixième paire se porte au palais.

33. Mais il est temps de faire aussi quelques remarques sur la section vingt-deuxième, qui traite des vices de la voix. Il est question, dans l'observation première, d'une aphonie survenue après un long enrouement chez une femme sur laquelle Spigel trouva toute la trachée-artère enflammée dans sa partie intérieure, avec une noirceur remarquable. Quoique l'inflammation, qui déjà dégénérait en gangrène, occupât tout l'intérieur de ce conduit, il suffit cependant, pour concevoir l'aphonie et l'enrouement antérieur, de considérer le larynx, qui

---

(1) Mantiss. obs. 50.
(2) De re anat., l. 8, c. 3, Dissert. anat., l. 4, c. 35.
(3) Cereb. anat., c. 22.

est la partie la plus élevée et la plus importante de toute la trachée, relativement à la voix : il suffit même d'avoir égard à la glotte , qui est la partie principale du larynx. Car, si cette dernière, qui est comme la petite embouchure dans une flûte, est irritée toute seule, aussitôt l'enrouement a lieu, d'après la remarque de Schelhamer (1), qui explique également le pronostic suivant de 'Gordon : l'enrouement de la voix qui a duré pendant un an n'admet point de guérison, ainsi que cet autre : s'il se prolonge davantage, il diminue la voix et finit par l'éteindre complètement, ce qui arriva à cette femme de Spigel. — Mais il n'est nullement nécessaire pour nous de suivre toutes les sentences et explications de Schelhamer à ce sujet ; cependant j'excepte encore de cette omission quelques - unes de ses idées, et surtout celle que Dodart (2) a fort approuvée, savoir, que la voix elle-même se forme lorsque l'air frappe contre la glotte, et qu'elle est augmentée et modifiée par les autres parties résonnantes, contre lesquelles le même air frappe ensuite, avant de sortir de celle qui produit le son. Car, relativement à ce que quelques savants prétendent contre Dodart, que les lésions du nez détruisent complètement, non-seulement la parole, mais encore la voix... ; qu'on lit çà et là (Forest., I. 32, obs. 22), qu'après une érosion du palais, non-seulement la voix fut viciée, mais encore détruite ; que le même sujet recouvra la voix, après qu'on lui eût replacé une lame à la place de l'os, et que le même fait a été observé par Fabrice de Hilden (Cent. II, observ. 22) ; moi, (et croyez que je dis ceci plus pour l'amour de la vérité que pour Dodard et pour moi), moi, dis-je, j'ai remarqué, à la vérité, dans des cas analogues, une confusion et une diminution de la voix, mais jamais son extinction, à moins que la même cause, qui avait vicié le palais et les narines, n'eût vicié aussi la glotte ou les parties qui sont nécessaires à ses usages. D'ailleurs, Fabrice de Hilden ne combat pas cette opinion dans cette observation , lorsqu'il dit, qu'après que la lame d'argent eût été retirée du trou du palais, qui était très-grand, à peine un ou deux mots purent-ils être prononcés distinctement, et bien articulés ; car

cela a rapport à la parole et non à la voix. Il en est de même dans l'histoire de Forestus, qui dit que, sans un instrument semblable, le malade ne pouvait être compris qu'avec peine lorsqu'il parlait, et que, quand on l'avait replacé, il parlait fort bien. Que, si le cas que ce dernier rapporte, d'après Amatus (Cent. V, curat. 14), lu en courant, semble appartenir non-seulement à la parole, mais encore à la voix, qui tantôt manquait entièrement, et tantôt se recouvrait, cependant en le comparant soigneusement avec les observations de Forestus et surtout de Fabrice de Hilden, on comprendra qu'il s'agissait de la force de la voix et de la parole, parce qu'il n'est pas vraisemblable que le trou qui se fermait avec un instrument fait en forme de clou, fût plus considérable que celui que ce dernier a désigné sous le nom de *très-grand*, et que, s'il était plus petit, il causât plus de préjudice que celui qui était très-grand. — Au reste, soit qu'une surabondance d'humeur relâche, par un afflux de trop longue durée, les fibres de la glotte qu'elle n'avait d'abord qu'irritées en les distendant inégalement, au point qu'elles perdent enfin toute force élastique, soit au contraire qu'une sécheresse intérieure, ou les irrite en les crispant, ou les affaisse et les rende moins propres à obéir aux mouvements des muscles, la chose pourra quelquefois finir par faire dégénérer l'enrouement en une perte de voix : c'est ce qui semble être arrivé au célèbre orateur Hortensius, si nous ajoutons foi au passage suivant de Samonicus (1) : Ou lorsqu'un cri forcé écorche la surface du conduit avec un bruit rompu ; c'est dans cet état que périt autrefois Hortensius, car, accablé par les procès, il se tut, parce que sa voix se perdait lorsqu'il vivait encore ; et déjà la langue de cet orateur éloquent, qui n'était pas encore mort, s'éteignait. Et pour que vous compreniez que Samonicus a indiqué par là un enrouement antérieur, rappelez-vous ce que Lucrèce (2), que Samonicus a eu fort souvent en vue, comme je l'ai fait voir ailleurs (3), avait écrit : Car souvent la voix écorche le gosier, et le cri, en sortant, rend la trachée plus rude. En

<hr>

(1) Dissert. de voce, p. 2, c. 3.
(2) Mém. de l'Acad. royale des Sc., ann. 1700.

(1) De Medic. c. uvæ, faucib. et c. medend.
(2) De rer. natur., l. 4, v. 531 et seq.
(3) Epist. in Samonic. I,

effet, dès que les principes de la voix, en trop grande foule, ont commencé à se précipiter au dehors par leur canal étroit, ils remplissent aussi le passage, écorchent l'entrée en la rendant rauque, et blessent le chemin par où la voix s'échappe dans les airs. — Mais vous trouverez peut-être ailleurs (1) plus de détails sur le cas de Hortensius. Qu'il suffise ici d'avoir donné ceux-là sur l'enrouement, et sur l'aphonie qui lui succède quelquefois-

34. Quant à l'aphonie appelée κατ' ἐξοχην, qui résulte d'un vice du cerveau, j'ajouterai quelque chose au premier appendice que vous verrez après la dix-huitième observation. Vous lirez (2) dans cet appendice, que cette affection tient le milieu entre l'apoplexie et l'épilepsie, parce que le malade est sans sentiment et sans voix, mais non pas sans mouvement, et qu'il n'éprouve pas de convulsions; qu'elle peut quelquefois, par la violence de la cause, dégénérer en apoplexie; que c'est à cela que se rapporte aussi l'aphonie dont il est question dans un aphorisme (3) d'Hippocrate : Si un ivrogne devient tout-à-coup ἄφωνος (sans voix), il meurt de convulsions, à moins qu'il ne soit pris de fièvre, ou qu'il ne recouvre la voix, lorsqu'il est parvenu à l'heure où l'ivresse se dissipe; enfin que cette aphonie dépend presque toujours d'une sympathie des parties inférieures, et d'une vapeur narcotique qui assoupit ou trouble les esprits animaux dans le cerveau. L'expression presque toujours a été intercalée ici avec non moins de raison qu'elle l'a été par Celse dans la traduction de l'aphorisme cité, comme on le verra d'après une de mes observations, qui va être immédiatement rapportée. Au reste, voici la traduction de Celse (4) : Celui qui a perdu la voix pendant qu'il est ivre, périt presque toujours de convulsions, à moins que la fièvre ne se déclare, ou qu'il n'ait commencé à parler, au temps où l'ivresse doit se dissiper.

35. Un laboureur d'un âge mûr, d'une constitution maigre, d'un teint brun par toute la peau, avait été pris d'aphonie pendant qu'il était ivre. Lorsqu'on l'apporta dans cet hôpital, à peine remuait-il la tête. Il mourut quatre jours après l'ivresse, avec un pouls extrêmement pétit et insensible, et sans convulsions.

Examen du cadavre. Je disséquai avec soin le cadavre dans le gymnase, non-seulement pour terminer le cours d'anatomie avant la fin de février de l'an 1737, mais aussi afin de reconnaître dans la plupart des parties quelques choses qui appartiennent à un autre sujet. Dans cette dissection, je remarquai les objets suivants qui étaient contre nature. A la face interne de l'estomac, vers le fond, on voyait quelques points noirs, semblables à de la poudre de tabac un peu grossière; en les examinant avec un peu plus d'attention, je reconnus que c'étaient des indices de mortification peu considérables, mais certains. Ensuite, je remarquai un peu plus haut deux taches noires, et près d'elles j'en vis une autre rouge, qui était un peu plus grande; c'était une véritable ulcération, quoique très-légère. Mais j'étais étonné de ce que j'avais trouvé dernièrement des lésions semblables, et même plus remarquables, dans l'estomac, dans l'œsophage et dans l'intestin duodénum d'une femme pauvre, par la dissection de laquelle j'avais commencé ce cours d'anatomie; j'en étais étonné, dis-je, parce qu'elle avait eu une habitation et une maladie bien différentes, comme je vous l'écrirai en son lieu (1). Du reste, je trouvai l'œsophage et les intestins de l'homme que je disséquais alors, parfaitement sains, si ce n'est qu'on voyait dans la première partie de l'iléum une ou deux saillies de la grosseur du bout du petit doigt, d'une substance rouge sans être glanduleuse, comme la dissection me le démontra; mais une petite portion de cœcum et une portion un peu plus considérable du rectum étaient rouges. La rate parut un peu grosse, le foie un peu dur et légèrement pâle; la vésicule de ce dernier contenait une bile un peu visqueuse et d'un vert sale. La vessie urinaire était à demi pleine, et avait ses tuniques épaissies. Il y avait au fond du bassin autant d'eau sanguinolente qu'un verre d'une moyenne grandeur en contiendrait; était-elle le résultat de la dissection? Chaque côté de la poitrine renfermait autant d'eau de la même qualité. Le cœur présentait un peu de graisse extérieurement; il y avait dans ses

<hr>

(1) Epist. in eumd. II.
(2) Sect. 22.
(3) 5, sect. 5.
(4) De medic., l. 2, c. 6.

(1) Epist. 29, n. 20.

ventricules des concrétions polypeuses. Les valvules placées à l'un et à l'autre orifice veineux de ce viscère étaient çà et là un peu épaisses, dures et blanchâtres. L'aorte également, depuis le cœur jusqu'à l'endroit où elle commence à s'attacher aux vertèbres, offrait intérieurement, en différents points, des taches blanches, premiers indices d'une ossification qui devait s'y développer un jour. Après avoir écarté la voûte du crâne qui était épaissie, et la dure-mère dans les sinus de laquelle il y avait quelque petite concrétion polypeuse, de la pie-mère sous-jacente, on voyait dans celle-ci les vaisseaux distendus par du sang, mais d'une manière assez peu remarquable ; au-dessous de la même méninge, dans les sillons du cerveau, était de l'eau limpide, qui présentait plusieurs bulles d'air, quoique la dissection se fît dans le temps de l'année que j'ai indiqué, et qu'il y eût à peine six jours depuis la mort. Les ventricules latéraux contenaient aussi beaucoup d'eau limpide, et les plexus choroïdes étaient pâles. Pendant que j'enlevais lentement ces derniers en les portant en arrière, je remarquai que la partie de la glande pinéale par laquelle elle leur était unie était couverte d'une substance jaune qui paraissait être molle par elle-même ; mais, quand je l'écrasais entre mes doigts, elle se trouvait manifestement comme graveleuse. Le cerveau était ferme sous le scalpel ; mais tout ce qu'il y avait de substance médullaire à partir de la voûte, et les nerfs eux-mêmes, étaient très-mous.

36. Vous voyez donc, pour passer ici sous silence les autres objets qui seront examinés à un autre endroit, que ce n'était pas seulement par sympathie, ou par une vapeur, que les esprits et le cerveau avaient été affectés dans ce cas, et que cet homme n'était pas mort avec des convulsions, quoiqu'il eût été attaqué d'aphonie pendant qu'il était ivre, et que la voix ne lui fût pas revenue au temps où l'ivresse doit se dissiper. Mais quel est ce temps ? dirons-nous. Je sais qu'il est différemment indiqué, en différents endroits, dans les ouvrages d'Hippocrate ; cependant il est écrit (1) assez positivement, dans le deuxième livre sur les maladies qui est attribué à cet auteur : Quand quelqu'un est privé de la voix à la suite d'une ivresse....., si la

fièvre ne le saisit pas aussitôt, il meurt le troisième jour ; de sorte qu'il semble en résulter que l'ivresse doit se dissiper au moins dans l'espace de trois jours. Au reste, il faut croire facilement Heurnius (1), qui avertit que Galien dit que l'ivresse se dissipe le deuxième ou le troisième jour (car les Grecs faisaient usage d'un vin épais) ; que dans d'autres pays l'ivresse est de six ou sept heures ; mais qu'il faut avoir égard au corps agissant et au corps recevant, c'est-à-dire, comme il venait de l'avancer, que la cessation de cet état est relative à la qualité du vin, à la nature particulière du malade, au temps et au lieu. Vous verrez que Raymann (2), qui raconte de quelle manière il sauva un homme qui avait perdu la voix à la suite d'une ivresse, et qui avait déjà eu des convulsions par intervalles, est assez d'accord avec Heurnius. Au contraire, une femme mourut d'une ivresse, dans l'espace de douze heures, non sans un peu de fièvre et de légères convulsions, et Littre (3), qui la disséqua, a bien rendu compte du mauvais état de la plupart des autres parties qui existait déjà depuis assez long-temps, mais il aurait été à désirer qu'il eût voulu ou qu'il eût pu (4) faire connaître quel était alors celui du cerveau.

37. A présent je vais dire quelque chose d'une aphonie bien moins grave, et de très-courte durée, que, jeune encore, je traitai dans mon pays, avec deux vieux médecins, à qui le noble comte Alex. Monsignani voulut m'associer. Celui-ci, âgé de plus de soixante ans, maigre, bilieux, accoutumé à parler à haute voix, comme on dit, sujet auparavant à la strangurie, à la goutte, au flux hémorrhoïdal, exempt alors de toutes ces incommodités, et n'ayant même été attaqué pendant l'hiver dernier d'aucun rhume, dont il était habitué à être souvent affecté à la gorge avec des crachats abondants dans cette saison, avait commencé à être pris, aux premiers jours de mai, sans aucune cause antérieure connue, d'une extinction de voix, et en partie aussi d'une interception

---

(1) N. 22.

Morgagni, T. I.

---

(1) In cit. aphor., n. 5.
(2) Act. N. C., tom. 6, obs. 1.
(3) Hist. de l'Acad. royale des Sc., ann. 1706, obs. anat. 5.
(4) De hoc aphoniæ genere. Vid. Epist. 63, n. 13, 14.

de la respiration, de sorte qu'il éprouvait un sentiment de constriction aux environs du larynx, mais non ailleurs. Cet état survenait et cessait tout-à-coup, et cela sans aucune excrétion. Le temps de son invasion et de sa durée variait. Cette dernière était, au plus, de deux minutes, et le plus souvent beaucoup plus courte. Mais, bien que l'attaque de cette incommodité eût lieu presque chaque nuit vers la septième heure, cependant elle était excitée pendant le jour par le bâillement, l'éternument, la toux, qui, à la vérité, ne la produisaient pas toujours, comme l'action de boire la faisait naître constamment; mais c'était seulement quand il buvait du vin, et non point quand il buvait de l'eau, de l'huile d'amandes, du sérum, des émulsions, ou toute autre boisson indiquée par moi. Au reste, il était accoutumé auparavant aussi, lorsque, comme c'est l'ordinaire, il faisait usage de vin à sa table en homme sobre, à éprouver quelque chose de semblable, bien que l'incommodité fût beaucoup plus légère et beaucoup plus courte; mais actuellement elle était telle que je l'ai décrite; quand le malade en était attaqué, il ne pouvait rien prendre par la bouche, ni se tenir en place, et il était obligé de se promener. Du reste, la tête, la poitrine, le ventre, et le cou quand on le touchait avec la main, étaient en bon état, ainsi que le pouls. Seulement les amygdales et les parties voisines paraissaient comme légèrement enflammées; les crachats étaient abondants, et le malade leur trouvait un goût manifestement acide; leur excrétion rendue plus facile par ce qu'on appelle sucre d'orge, semblait arrêter quelquefois l'invasion de l'accès. Il était très-vraisemblable que la membrane par laquelle la partie supérieure du larynx et les environs sont tapissés, douée d'une sensibilité d'autant plus exquise qu'elle était attaquée d'une certaine phlogose, se contractait et se crispait, dès qu'elle était irritée un peu vivement par de petites parties acides de vin, ou d'une humeur qui s'exprimait en plus grande quantité, par le bâillement, l'éternument, la toux, et quelquefois par sa quantité même, des glandes voisines dans lesquelles la stagnation l'avait viciée davantage, et entraînait sympathiquement les nerfs et les muscles; de sorte que ces parties resserraient le larynx plus étroitement qu'il ne devait l'être, et avec d'autant plus de facilité que, par leur nature, elles étaient

déjà, comme il a été dit, portées à cet effet, auquel elles se trouvaient peut-être encore plus disposées par une affection hypochondriaque, qu'un écoulement de sang par des hémorrhoïdes avait annoncée. L'événement confirma cette dernière présomption. En effet, après avoir évacué doucement les premières voies, et tiré du sang avec modération, d'abord du coude, puis aussi du siége, d'où, comme je l'ai dit, il s'écoulait autrefois naturellement, et, après avoir administré en même temps des calmants, des laxatifs, des délayants, et des remèdes propres à corriger le goût acide, quelques nuits se passèrent sans accès d'aphonie, qui devinrent aussi beaucoup plus rares pendant le jour; et, après un voyage de courte durée, qui fut recommandé au malade, les crachats devinrent moins abondants et moins acides, le vin mêlé avec de l'eau put être supporté, et, pour ne pas en dire davantage, dans l'espace de quarante ou de cinquante jours à dater de son commencement, une affection qui faisait craindre un mal plus grave ou plus long, ou du moins son retour, fut entièrement vaincue et détruite. Il convient d'ajouter ici, sans cependant décider la question, ce que le même malade, qui certes était homme grave, prétendait avoir vu autrefois à Rome sur un prince qui était attaqué d'une maladie semblable; savoir, que celle-ci avait coutume de se dissiper quand quelqu'un soufflait dans l'oreille de ce prince. Mais il faut que l'affection fût assez différente de celle que j'ai décrite; car notre malade ne nous aurait pas appelés pour le traiter, s'il avait remarqué qu'un remède aussi facile lui eût apporté le même soulagement.

38. Il faut dire aussi quelque chose du bégaiement. On rapporte dans l'observation vingt-unième (1) que Santorini enseigne ce qui suit : Qu'il y a au milieu de la région du palais, c'est à-dire au quatrième os de la mâchoire supérieure, d'après tous les sujets qu'il avait vus jusqu'alors ne pouvoir pas prononcer la lettre R, deux trous qui ne sont nullement ouverts, et qu'on ne trouve pas facilement sur ceux qui sont affectés de cette maladie, et que par conséquent la cause immédiate, qui établit la proposition, doit dépendre de ces deux méats ouverts. Au contraire, c'est de ces méats non ou-

---

(1) Sect. 22.

verts qu'elle doit dépendre, dira quelqu'un qui ne lira pas ce passage avec négligence, et qui fera attention au titre de l'observation : Le bégaiement dépend quelquefois du défaut des trous du quatrième os de la mâchoire supérieure. Mais, si l'on jette les yeux sur Santorini lui-même, on trouvera qu'il a écrit tout l'opposé, car il dit qu'il a remarqué sur des bègues ces deux trous, qui ne sont point aussi ouverts, et qu'on ne trouve pas aussi facilement sur ceux qui n'ont pas cette maladie ; donc ces deux méats, plus ouverts que dans l'état naturel, seront, dit-il, la cause immédiate qui établit la proposition.

Voyez, je vous prie, avec quelle négligence on rapporte quelquefois les paroles des auteurs ! Cependant ce passage du *Sepulchretum* est celui que des hommes très-recommandables ont eu en vue, en écrivant que Santorini a attribué le bégaiement à l'absence du conduit incisif (Bonet, *Sepulchr.* 1, p. 473). S'ils avaient mieux aimé jeter les yeux sur le chapitre de Santorini qui est cité (1) à cet endroit, il n'est pas douteux qu'ils n'auraient pas cru cela, et qu'ils n'auraient pas compris qu'il s'agissait du conduit incisif. En effet, cet auteur ajoute un peu plus bas : « Comme j'ai dit que l'on voit au milieu de la région du palais deux méats qui rendent bègues, de même l'on observe auprès des dents des trous plus grands (ils existent pourtant naturellement depuis la naissance sur tous ceux-là), par lesquels la pituite tombant goutte à goutte, ou arrosant la langue à cette partie antérieure, rend la locution embarrassée, d'où résultent une prononciation peu distincte et des paroles à demi articulées ; » de sorte qu'il est évident qu'il a déduit, de la trop grande ouverture de ce méat placé derrière les dents incisives, non pas le vice appelé par les Grecs τραυλότης, dont il est question dans l'observation citée, mais celui qu'ils nommaient ψελλότης : les savantes scholies de la vingt-quatrième observation feront voir combien ces deux espèces de bégaiement diffèrent entre elles. — Ici vous demanderez pourquoi cette autre observation de Santorini a été omise dans le *Sepulchretum*, quand la première y est rapportée, quoique d'une manière inexacte. Vous demanderez également quels sont donc, dans le même

quatrième os, et au milieu de la région du palais, ces deux autres trous qui sont plus ouverts sur les bègues que sur le reste des hommes, et enfin quelle importance il faut accorder à ces observations de Santorini? Pour moi, je ne doute pas que la même négligence qui a altéré la première à ce point n'ait fait omettre l'autre. Quant aux trous de cette région moyenne du palais, je ne me souviens pas de les avoir vus sur tant de têtes dépouillées et sèches que j'ai examinées, et je ne les remarque sur aucune de celles que j'ai sous les yeux maintenant encore en écrivant ceci ; cependant je ne croirais pas facilement que, dans un si grand nombre, je ne sois jamais tombé sur quelqu'une qui appartînt à un bègue, sur laquelle j'aurais pu voir ces trous, parce qu'ils devaient être plus faciles à trouver et plus ouverts que sur les autres têtes, où ils étaient très-cachés. Au reste, quoiqu'on soit porté à soupçonner que Santorini avait transporté à tous les autres bègues ce qu'il avait remarqué sur quelques-uns, quoique le jugement reste suspendu, même après l'avoir lu, et, qui plus est, que cette incertitude dépende des difficultés qui semblent naître de ce qu'il écrit (car il avoue que ceux mêmes qui ont toujours naturellement une surabondance de pituite dans la bouche, ne sont pas pour cela affectés de l'une ou de l'autre espèce de bégaiement) ; cependant je pense qu'il est plus juste, à raison de son mérite reconnu à d'autres égards, de ne rien prononcer avant que d'habiles anatomistes n'aient examiné la chose avec soin sur un grand nombre de sujets. C'est ainsi que Delius (1), ayant trouvé le voile du palais double sur un bègue, avertit sagement qu'il faut chercher si d'autres bègues ont un vice du palais ou des amygdales. Si cela se fait, je conjecture, conduit par un raisonnement qui n'est point sans fondement, qu'on reconnaîtra que le bégaiement ne peut point être attribué à ce que le voile du palais était double. En effet, quoique j'aie indiqué ailleurs (2), comme vous savez, plusieurs exemples de cette conformation, cependant ni Zerbi, ni ceux que Slevogt cite, ni moi-même, du moins sur le sujet que je disséquai à Bologne, n'apprîmes rien relativement à un vice de la parole de cette espèce,

---

(1) Meth. vitand. error., l. 3, q. 9.

(1) Act. N. C., tom. 8, obs. 106.
(2) Epist. anat. 10, n. 21.

bien que nous eussions demandé presque tous avec soin quelles étaient les incommodités qui se joignaient à cet état d'un voile du palais double; et assurément cette Lucrèce de Zerbi ne se serait pas livrée à la profession de cantatrice, ou n'aurait pas fait un très-grand plaisir en chantant, ce qu'il affirme lui-même, si elle eût eu un vice dans la parole.

Mais on peut croire que les grandes lésions de l'os hyoïde produisent quelquefois le bégaiement, et certes je conçois que le savant Hahn (1) ait enseigné qu'une mauvaise conformation de cet os donne lieu au bégaiement, au balbutiement et au mutisme. La direction des muscles qui meuvent la langue ne paraît pas pouvoir être changée sans que les mouvements de celle-ci ne s'écartent de l'ordre de la nature. Si Kerckring (2) avait dit la vérité relativement à l'os hyoïde, quand il a écrit qu'on ne voit même pas son cartilage sur les fœtus, je ne douterais pas que ce ne fût pour cela aussi que les petits enfants ne commencent à parler que long-temps après leur naissance, et que, lorsqu'ils ont commencé, ils essaient des mots entrecoupés, ou prononcent des paroles confuses, comme Min. Félix (3) et Alb. Tibulle (4) se sont exprimés en parlant de leur langage. Toutefois l'illustre Albinus (5) indique suffisamment combien l'hyoïde, qui est l'appui de la langue et de quelques-uns de ses muscles, se perfectionne tard dans toutes ses parties, et s'ossifie complètement. D'un autre côté, Molinetti (6) a pensé que l'enfant ne parle pas aussitôt après sa naissance, parce que l'apophyse styloïde, d'où naissent les muscles stylo-glosse et stylo-hyoïdien, n'est pas apparente sur le fœtus. Si vous entendez par là qu'il nie son existence, il s'est trompé, d'après le témoignage de Cassebohm (7), qui dit l'avoir vue sur un fœtus de quatre mois, et d'après celui de Kerckring (8), qui prétend l'avoir observée, même sur un fœtus de trois mois; mais, si au contraire vous com-

prenez, à raison de la petitesse et de la flexibilité du cartilage dont elle est alors composée, qu'il n'en a pas fait plus de cas que si elle eût été nulle, surtout pour fortifier l'origine et l'action de ces muscles, vous pourrez, de cette manière, écarter ce que j'ai vu, en relisant ceci, présenté comme une objection à l'opinion de cet auteur, objection fondée sur une observation singulière du grand de Haller (1). En effet, celui-ci trouva sur un homme âgé d'environ cinquante ans, qui n'avait jamais eu aucun vice dans la parole, l'apophyse styloïde de la longueur d'un pouce et demi, ossifiée dans sa moitié inférieure, et cartilagineuse dans sa moitié supérieure. Mais vous comprenez sans doute, afin de passer sous silence que les muscles dont je parle avaient peut-être pu naître en partie, sur cet homme, du voisinage de l'os temporal, comme nous avons trouvé quelquefois aussi, Valsalva (2) et moi (3) que leur analogue, le stylo-pharyngien, en tirait son origine; vous comprenez, dis-je, qu'un cartilage si petit et si faible, que Molinetti regardait comme nul sur les nouveau-nés, n'est point comparable avec celui qui l'emportait autant sur lui en épaisseur et en fermeté, à raison des progrès de l'âge; vous savez ensuite aussi quels sont les muscles, et combien il y en a qui tirent leur origine de certains cartilages du larynx. Mais vous jugerez vous-même de cette défense de Molinetti.

Pour moi, de quelque endroit qu'on doive faire dériver les causes du bégaiement des petits enfants (car on peut en admettre d'autres que celles dont il a été fait mention), je crois que celui des adultes dépend des mêmes causes, toutes les fois qu'il arrive que les progrès de l'âge ne peuvent point triompher, soit d'une seule, soit de plusieurs d'entre elles. Au reste, il faut les chercher sur les jeunes enfants, chez lesquels on peut les remarquer plus facilement, parce qu'ils bégaient tous, pour tâcher de les reconnaître sur les adultes avec plus de sagacité, et, autant que possible, de les détruire quelquefois et de les diminuer.

39. Enfin, pour ce qui regarde la section vingt-troisième, qui traite de l'angine, il est fort étonnant qu'il n'y ait au-

---

(1) Commerc. litt., ann. 1736, hebd. 31, n. 1, ad § 25.
(2) Osteogen. c. 11.
(3) In Octavio.
(4) L. 2, eleg. 5, v. 94.
(5) Icon. oss. fœt. ad fig. 151.
(6) Dissert. anat. pathol., l. 2, c. 1.
(7) De aure hum. tr. 1, § 43.
(8) Osteogen. c. 5.

(1) In Dissert. Willigii inscript. observ. botan., etc., § 2.
(2) Vid. Epist. anat. 11, n. 4.
(3) Ibid. n. 8.

cune observation d'une maladie très-grave et très-fréquente du larynx et des parties voisines de la gorge, qui fasse connaître ce que l'on a trouvé sur les sujets morts d'une véritable angine. En effet, parmi les histoires qui y sont rapportées, les unes appartiennent aux poumons, ou aux poumons et au thymus, qui étaient tellement remplis de sang, que ceux-là tiraient en bas la trachée-artère par leur poids, et que celui-ci comprimait ce conduit par son volume vicieusement augmenté; les autres ont rapport à des lésions du cerveau ou d'autres parties, de sorte que quelqu'un sans expérience pourrait douter si cette affection attaque jamais le larynx ou la gorge. Mais certes la tumeur qui, dans une angine, existe souvent aux environs de cette dernière partie, extérieurement ou intérieurement, que j'ai vue plus d'une fois, que j'ai fait ouvrir avec prudence lorsque déjà elle contenait du pus, et qui fut le premier motif qui engagea à pratiquer l'opération qu'on appelle la laryngotomie, fait voir que cette maladie dépend d'une inflammation qui attaque les organes que je viens d'indiquer. En effet, pour ne pas parler des muscles qui portent les cartilages aryténoïdes, dans l'adduction, à moins que vous ne supposiez que les glandes qui lubréfient le larynx soient entièrement exemptes de ce qui arrive souvent aux autres de la même espèce, on verra qu'il est impossible que des inflammations, et des inflammations très-fâcheuses, n'attaquent pas quelquefois, par exemple, les glandes aryténoïdes que j'ai découvertes, et dont la tuméfaction intercepte nécessairement la voie étroite de l'air. Mais je dis cela, non pas parce que je crois que vous pensez autrement, mais seulement pour que vous compreniez que c'est là une de ces maladies dont le siége, la nature, et les effets particuliers, tantôt plus, tantôt moins graves, ne paraissent pas (1) avoir été cherchés par la dissection, comme dans les autres affections, quoiqu'ils eussent dû l'être d'une manière spéciale. Pour moi, je ne l'ai pas fait, parce qu'une fois je n'ai pas eu le temps, et que depuis je n'ai jamais trouvé (2) l'occasion de disséquer des sujets morts d'une véritable angine. Cependant j'ai ouvert un ou deux corps chez lesquels cette maladie avait peut-être existé avec d'autres, mais dont elle n'avait certainement pas causé la mort : vous verrez, en relisant la quatrième Lettre (3) que je vous ai écrite, ce que j'ai noté dans la gorge et dans le larynx de ces cadavres. D'ailleurs vous pourrez rapporter en partie à une véritable angine quelques-uns des objets dont j'ai parlé en traitant (4) de l'hydrophobie. Adieu.

---

(1) Vid. tamen Epist. 63, n. 16 et seq.
(2) Sed Vid. Epist. 44, n. 3.
(3) N. 24 et seq.
(4) Epist. 8, n. 19 et seq.

FIN DU LIVRE PREMIER.

RECHERCHES

ANATOMIQUES

SUR LE SIÉGE ET LES CAUSES

DES MALADIES.

LIVRE SECOND.
DES MALADIES DE LA POITRINE.

A

GUIL. BROMFIELD,
CHIRURGIEN TRÈS-EXPÉRIMENTÉ DE LONDRES,

J.-B. MORGAGNI;

Salut,

Il y a un an et plus, illustre Bromfield, que vous m'avez écrit une lettre qui conviendrait plus à votre honnêteté qu'à mes services. En effet, vous me rendiez grâce de ce que j'avais reçu avec affabilité votre fils Guillaume, digne de son père, et de ce que je m'étais plu à le décorer, de mes propres mains, de la palme de docteur de philosophie et de médecine, tandis que c'était à moi à vous remercier tous deux : vous, de l'avoir envoyé ; lui, d'être venu jusqu'ici assister à mes leçons d'anatomie, de l'avoir fait chaque jour avec assiduité et attention, de n'avoir négligé aucune marque de devoir et d'affection envers moi, et, ce qui m'a été agréable au-dessus de tout, de m'avoir communiqué amicalement certains objets, dont vous songiez à enrichir la chirurgie d'une manière conforme à votre grande habileté. Quant à ce que vous ajoutiez dans la même lettre, outre ces actions de grâce, que si j'avais par hasard quelque affaire là où vous êtes, vous vous en chargeriez avec plaisir, vous apprendrez par cette épître qu'il ne pouvait rien m'arriver de plus désirable ; car j'ai l'intention de faire offrir cet ouvrage à la célèbre Société royale, qui me reçut avec bonté au nombre de ses membres, avant l'année 1724 ; c'est, il est vrai, un faible témoignage de reconnaissance et de devoir, si l'on a égard à ce qu'il contient de moi ; mais si l'on considère ce qui appartient aux autres, j'espère que ce tribut ne paraîtra pas indigne de lui être offert. En effet, ce travail tend au même but que la Société, qui est de faire avancer et d'éclairer par des observations l'histoire de la nature. Plût à Dieu que les maladies examinées, sur les corps malades ou morts, eussent une part beaucoup plus petite dans cette histoire ! —Quand bien même la raison et l'expérience ne prouveraient pas suffisamment combien cet examen est utile, c'est une chose assez clairement démontrée par la seule autorité des médecins les plus recommandables, et leur exemple en rendrait la preuve très-évidente. Car, dans les temps anciens, lorsqu'il n'était pas permis de disséquer des cadavres humains, Hippocrate, ou ceux qui lui succédèrent de très-près, cherchèrent le siége et les causes des maladies dans les entrailles des animaux ; c'est ce que nous apprennent les livres de la plus haute antiquité, qui sont de cet auteur, ou qu'on place au nombre de ses écrits. Cette coutume fut observée par Galien, et par d'autres médecins avant et après lui, et elle l'a été encore assez souvent dans les temps les plus modernes : on la suit même volontiers de nos jours, lorsque l'occasion s'en présente, comme on le voit d'après plusieurs observations rapportées, au milieu des autres, par Bonet et Manget dans le *Sepulchretum* anatomique, et par Thom. Bartholin dans son *Concilium*. Il arriva par là que l'on reçut avec plus d'ardeur, soit avant, soit après Galien, jusqu'à ce qu'enfin il fût permis de disséquer des cadavres humains, la faculté, du reste très-rare dans les lieux et dans les temps, d'ouvrir ces derniers. Car, en Égypte, quelques siècles avant

cet auteur, les rois permirent aussi, comme on le voit dans Pline (1), de disséquer les corps des morts pour examiner les maladies ; et, quelques siècles après lui, la même chose fut pratiquée à Constantinople, pendant une peste, par des médecins qui cherchaient de cette manière les causes et les différents symptômes des maladies, comme le démontre très-clairement Freind, votre compatriote, dans son histoire savante de la médecine jusqu'à 560. Mais, depuis que la même permission eût commencé enfin à être accordée en Italie, et à devenir insensiblement de plus en plus fréquente, il est prouvé par les ouvrages qui parurent avant la fin du quinzième siècle, ou après le commencement du siècle suivant, par exemple, par ceux d'Alex. Benoît, et surtout d'Ant. Beniveni, que nos ancêtres ne manquèrent pas de zèle pour faire les mêmes recherches. Ainsi, peu d'années après eux, Jacques de Carpie enseigna positivement qu'on mettait à part, non-seulement des cadavres d'hommes sains, mais encore ceux des sujets malades, attendu qu'il faut chercher sur ces derniers de quelle manière un membre est affecté. Or, ces recherches furent faites aussi par ceux qui fleurirent ensuite en Italie, comme l'apprend la lecture de Massa, de Colombus, de Fallopia, d'Eustachi et d'autres, parmi lesquels il faut particulièrement nommer Lælius à Fonte et Dom. Panaroli, dont le premier a décrit çà et là dans ses *Consultations* citées par Stahl lui-même, ce qu'on trouva sur les cadavres de certains individus dont il parle, et dont le second a rapporté parmi ses observations, comme Beniveni, plusieurs extispices.

Mais, après ceux d'entre les Italiens que j'ai nommés les premiers, on commença à ouvrir plus souvent les corps des hommes dans les autres nations policées, et des écrits innombrables de médecins de ces pays prouvent combien on

_____

(1) Nat. hist., l. 19, c. 5.

eut à cœur de chercher le siége et les causes des maladies : à ce sujet on doit citer Vésale, Coiter, Gasp. Bauhin, Salmuth, Spigel, Th. Bartholin, Rolfinck, Vesling, Rhodius, Van-Horne, Scultet d'Ulm, Wepfer, et un très-grand nombre d'autres; car, comme je n'ai désigné que ceux qui enseignèrent, ou étudièrent, ou firent l'un et l'autre en Italie, et surtout à Padoue, vous voyez sans doute combien j'en ai omis dans cette même Allemagne, prise dans le sens le plus étendu, quoique je ne sois pas descendu, ce que je n'ai point fait non plus pour ceux de l'Italie, jusqu'aux auteurs les plus modernes, parmi lesquels il n'aurait point fallu surtout passer sous silence Boerhaave et Hoffmann, qui tous deux, en parlant des maladies et de leur traitement, ont rapporté ce que l'anatomie fait ordinairement connaître dans presque chacune des affections. A ceux-là ajoutons, si cela se peut, le nombre extraordinaire de médecins livrés aux mêmes recherches, que la France compta dans cet espace de temps; ou, puisque la chose n'est pas possible, nommions-en du moins quelques-uns dans un si grand nombre : Ja. Sylvius, Je. Fernel, Guill. Rondelet, Amb. Paré, Ja. Houllier, Barth. Cabrol, And. Laurent, Je. Riolan. — Mais quel pays, pour ne pas en citer quelques autres, afin d'être court, l'emporte dans ce genre d'étude sur votre Angleterre, où il est étonnant combien tout ce qui commence à être cultivé fait des progrès rapides et vastes? Personne ne peut ignorer, pour peu qu'il ait jeté les yeux sur le commencement de son second exercice sur la *Circulation du sang*, à combien de dissections de corps morbides, l'incomparable Harvey devait ce qu'il appelait son *Anatomie médicale*, et de quelle utilité il pensait qu'elle serait à la médecine. Plût à Dieu qu'il eût publié cette Anatomie, comme il en avait l'intention! Certes, les observations qui se trouvent éparses dans ses écrits, et qui sont relatives à cet objet, démontrent très-clairement qu'elle aurait été digne de lui. Les

histoires, que des hommes célèbres, Highmor, Warthon, Glisson, et surtout Willis, ont consignées chacun dans leurs ouvrages, prouvent également avec quel zèle ils imitèrent aussi dans cette partie le travail de Harvey. J'en passe d'autres sous silence, particulièrement parmi ceux qui écrivirent après eux, quoique j'en pusse citer un très-grand nombre, comme Lower, Cowper, et ceux qui m'ont fait l'honneur de me dédier et de m'offrir leurs écrits, Méad, Cochburn, Rutty. Ainsi depuis que cette Société royale, et d'autres, excitées principalement par son exemple, ont commencé à publier leurs actes et leurs recueils, presque personne ne peut ignorer avec quel soin les médecins et les chirurgiens du premier mérite, soit Italiens, soit Allemands, soit Français, soit de votre nation, ont cultivé cette anatomie, dont j'ai entrepris de vous parler ici aussi longuement; non point que je croie que cela vous soit moins présent et moins connu qu'à moi, mais afin que, réfléchissant maintenant sur tous ces objets, vous ne soyez pas étonné si je n'ai pas jugé indigne d'être offert à la Société royale, mon projet de poursuivre les recherches que les maîtres de l'art de guérir n'auraient pas faites eux-mêmes avec les plus grands efforts, dans tous les temps et dans tous les lieux, si elles n'eussent été de la plus grande utilité.

Je suis confirmé dans cette opinion, parce que les observations de ce genre que je rapporte ne sont pas de moi seul, mais appartiennent en assez grande partie à d'autres, et spécialement à un médecin-chirurgien, anatomiste célèbre, membre de la même Société, du temps qu'il vivait, Ant.-Mar. Valsalva. Pour qu'il n'arrivât point aux travaux de ce grand homme ce que nous voyons avec douleur être arrivé à ceux de tant d'autres, j'ai cru, non-seulement par piété pour mon maître, mais encore par le désir d'être utile aux étudiants, devoir faire une chose, qui, si elle avait pu être exécutée autrefois par les disciples d'And. Vésale, de Pi. Castelli, de Guill.

Harvey, nous empêcherait de lire dans Je. Schenck, dans Théoph. Bonet, dans Th. Bartholin, de justes plaintes sur la perte irréparable que les médecins ont faite des écrits posthumes de ce genre, appartenant à ces trois auteurs. Car Schenck dit (*in Præf. ad obs.*) que Vésale avait composé un autre ouvrage anatomique, dans lequel il avait embrassé, en de très-longs détails, l'histoire des dissections des corps morts de maladies cachées et de longue durée. D'un autre côté, Bonet (*in Præf. ad Sepulch.*) cite des auteurs qui rapportent qu'un professeur de Rome, Castelli, devait publier deux cents observations de cette espèce; et en effet, Castelli, lui-même, dit dans la Lettre qui se trouve à la tête des Iatrologismes de Panaroli : J'ai placé dans mon *Sepulchretum* deux cents observations que j'ai faites sur les cadavres; je les ferai imprimer, si Dieu me donne....... Enfin, Th. Bartholin dit ce qui suit de Harvey dans son *Concilium de Anat. pract. ex Cadaverib. morbos. ador.*, après avoir avancé que les Actes de la Société royale se remplissaient déjà alors de faits relatifs à cet objet : l'incomparable interprète de la nature, Guil. Harvey, la gloire immortelle de l'Angleterre, qui ne le cède à aucun des anciens en mérite, a porté, dit-on, ses pensées, au milieu d'autres études qu'il a

cultivées avec ardeur, du côté de cette anatomie (il s'en était même occupé, comme je l'ai dit un peu plus haut); mais je ne sais par quelle fatalité il n'a pu satisfaire l'espérance publique. Vulcain, dit-il bientôt après, s'est joué d'un essai semblable que je faisais, en consumant un ouvrage que vingt années de veilles avaient presque terminé; en sorte que tout le monde comprend quels dangers menacent des travaux aussi importants et aussi longs, non-seulement quand leurs auteurs sont morts, mais encore pendant leur vie. C'est une raison de plus pour me féliciter d'avoir rendu service à Valsalva, après sa mort, ainsi qu'aux médecins vivants, et à ceux qui viendront après nous, en mettant en sûreté ses observations, qui sont un peu plus nombreuses que ne l'étaient celles de Castelli ; je m'en félicite surtout, si cet ouvrage, qui les contient, et qui se recommande de lui-même à tous les gens de bien, à cause de ce bon office, est favorablement accueilli de la Société royale, à laquelle il sera humblement offert par vous en mon nom. J'espère de l'extrême bonté de cette Société, qu'il y recevra un bon accueil, et de votre grande honnêteté, illustre Bromfield, que vous voudrez bien le lui offrir. Adieu.

A Padoue, le 31 août 1760.

XVᴱ LETTRE ANATOMICO-MÉDICALE

DE J.-B. MORGAGNI A SON AMI.

DES LÉSIONS DE LA RESPIRATION, PRODUITES PRINCIPALEMENT PAR DES CAUSES SITUÉES HORS DE LA POITRINE, MAIS AUSSI PAR DES CAUSES PLACÉES DANS L'INTÉRIEUR DES POUMONS, SURTOUT PAR DES CALCULS.

1. Quoiqu'il y ait beaucoup moins de parties dans la poitrine que dans la tête, et qu'il ne s'en trouve aucune dans la première cavité, dont la structure et les fonctions soient enveloppées de ténèbres épaisses, comme le cerveau, cependant il y a entre ce petit nombre d'organes une telle liaison, à cause de leur voisinage, ou de leur adhérence, ou de leurs usages, que la lésion de l'un d'entre eux entraîne la plupart du temps celle de tous les autres. Cette circonstance m'opposerait une grande difficulté, en passant des maladies de la tête à celles de la poitrine et à la détermination du siége de celles-ci, et cette difficulté serait même assez souvent insurmontable, non-seulement pour séparer l'affection principale des autres qui ne sont qu'accessoires, mais encore pour fixer son siége primitif et spécial, si j'écrivais à un autre qu'à vous, qui n'ayant souvent exigé de moi, sur d'autres points, qu'une conjecture vraisemblable, n'en exigerez pas davantage sur celui-ci. Ce que je dis aura lieu surtout pour les lésions de la respiration, dont il est question dans la première section du second livre du *Sepulchretum* anatomique. Car, outre que la maladie qui les produit peut exister en même temps dans les poumons et dans une autre partie de la poitrine, il arrive quelquefois qu'elle se trouve en même temps aussi dans les poumons et dans une autre partie hors de la poitrine, comme dans la tête, au cou, dans le ventre. Bien plus, Boerhaave (1) a été jusqu'à écrire qu'il est à peine quelque petite partie dans tout le corps, qui ne participe en quel-

que chose à l'acte de la respiration; et il a ajouté avec la plus grande vérité que l'extrême difficulté dans les maladies dépend du grand nombre d'organes qui concourent à l'action; la lésion de quelqu'un d'entre eux trouble toute la fonction, tandis qu'il est très-difficile de savoir quel est celui, dans tout le nombre, qui est spécialement lésé.

2. Aucun autre motif, je pense, n'a pu porter Bonet, non-seulement à insérer dans cette section, en différents endroits et d'une manière positive, tant d'observations qui appartiennent aussi à d'autres, mais encore à y rapporter les mêmes histoires une première et une seconde fois, à moins que chacune d'elles n'embrassât les lésions de plus d'une partie; quoiqu'il en ait répété un si grand nombre, qu'il semble, en les comparant entre elles, qu'il l'ait fait beaucoup plus souvent, plutôt par négligence qu'à dessein. Si vous me demandez quelles sont celles qui se trouvent dans ce cas, il ne me serait pas facile de vous les nommer toutes; mais je vous citerai seulement celles que j'ai remarquées, en faisant tout autre chose. En effet, comparez la seizième histoire et la cent quatrième, l'appendice de la soixante-dix-huitième et le § 2 de la quatre-vingt-septième (et, pour que vous ne doutiez pas que ce ne soit réellement la même observation, voyez la quatre-vingt-onzième de la section septième de ce second livre), le dernier § de la quatre-vingt-septième et la cent quinzième, le § 12 de la quatre-vingt-neuvième et la cent douzième, le § 13 de la cent quarantième et le § 3 de la cent cinquante-cinquième. Au reste, celles-là sont éloignées les unes des autres, de sorte que la mémoire a pu

---

(1) Prælect. ad Instit. § 601.

beaucoup plus facilement se trouver en défaut dans un si grand nombre. Mais voyez, si vous voulez, celles qui sont beaucoup plus rapprochées. Comparez donc la quarante-septième et la quarante-neuvième, le § 6 de la soixante-quatrième et la soixante-cinquième, le § 8 de la quatre-vingt-septième et la quatre-vingt-huitième, la cent trente-neuvième et le § 6 de la cent quarantième, la cent quarante-troisième et la cent quarante-sixième : l'observation quarante-huitième de la section vingt-unième du troisième livre fera voir que ces deux dernières appartiennent à la même femme, et le § 9 de l'observation quatrième de la même section prouvera clairement que ce n'est pas une autre femme que celle dont le cas est indiqué dans les § 4 et 10 de l'observation cent cinquante-cinquième de la section qui nous occupe. Comment cela? c'est qu'une seule observation est répétée quatre fois, non-seulement entre celles qui sont éloignées, mais encore entre d'autres qui sont très-rapprochées. En effet, voyez le § 4 de l'observation quarante-sixième (je parle de la première ; car bientôt après, une autre observation est désignée par négligence sous le même numéro), et lisez ensuite l'observation cent vingt-huitième, et après elle les § 2 et 12 de l'observation cent quarantième, et vous verrez facilement si je dis vrai. Qui ne croirait que les répétitions ont du moins été évitées dans les suppléments de cette première section? Mais comparez les observations troisième et sixième, et vous reconnaîtrez que c'est une seule et même histoire : vous verrez la même chose, si, après avoir lu les § 1, 2, 3, de l'observation dix-huitième, et la scholie qui y est ajoutée, vous revenez aux observations que Bonet avait rapportées lui-même sous les numéros XCIII et XCII, si ce n'est qu'il semble avoir attribué celle-ci à Baillou, tandis qu'elle est de Willis : de plus, la dix-neuvième histoire est la même que celle que Bonet avait décrite immédiatement après sous le numéro XCIV, comme s'il s'agissait, non point d'en rapporter de nouvelles, mais de décrire une seconde fois par ordre celles qui étaient déjà placées plus haut. Mais il s'en faut bien que les lecteurs soient avertis aux observations treizième et vingt-sixième, qu'il semble que l'une soit celle du même homme, consignée dans les suppléments d'après Dom. de Marchetti, et rapportée par Bonet sous

le numéro CV d'après P. de Marchetti, père de Dominique, et que, pour l'autre, Éti. Blancard, qui du reste avoue (1) que ce qu'il n'avait pas observé lui-même, il l'avait mêlé d'après le rapport des autres, paraît ne l'avoir pas tirée d'ailleurs que des observations publiées tant d'années auparavant par Rivière ; il semble en outre que cette dernière soit la même que celle que Bonet avait désignée avant Blancard sous le numéro CXXIII, avec la différence que Bonet a nommé Rivière, sans avoir rétabli ses paroles, et en omettant beaucoup de choses dans l'histoire de la maladie, et quelques-unes ainsi Blancard dans la dissection du cadavre.

3. Si toutes les observations de cette section avaient été distribuées avec plus de soin en certains chapitres, tout le monde les aurait lues avec plus d'utilité, et ceux qui font des recueils les auraient oubliées moins facilement. Ainsi pour moi, comme je persiste dans la résolution de ne rien répéter, j'ai besoin d'un certain ordre pour décrire les histoires de Valsalva et de moi, qui ont plus de rapport à ce sujet que les autres. Car quoique j'en aie en outre un grand nombre dans lesquelles il est question, parmi d'autres incommodités, de lésions de la respiration, néanmoins j'ai réservé pour d'autres sections toutes celles qui m'ont paru leur appartenir plus spécialement, et j'ai placé les autres ici. Or, pour ne pas m'éloigner de ce qui a été indiqué plus haut, je crois que je ferai pour celles-ci une division qui ne sera pas incommode, en rapportant d'abord celles dans lesquelles la principale cause des lésions de la respiration est hors de la poitrine, et ensuite celles dans lesquelles elle est dans l'intérieur de la poitrine ; et en décrivant, parmi ces dernières, premièrement celles dans lesquelles cette cause a son siége dans les poumons, et secondement enfin celles dans lesquelles elle existe, il est vrai, dans la poitrine, mais hors des poumons : d'ailleurs, comme dans les cas où elle est hors de la poitrine, elle a principalement son siége à la tête, ou au ventre, ou au cou, je vais commencer par la tête.

4. Willis a sans doute beaucoup éclairé la doctrine de l'asthme convulsif dans les écoles de médecine, et l'a confirmée par ses propres observations, surtout par celles des sujets qui devenaient aussitôt

---

(1) In præfat. ad anat. pract. rational.

essoufflés, s'ils n'avaient pas toujours la tête élevée ou penchée, et qui respiraient comme des moribonds, lorsqu'ils la portaient en arrière, ou qu'ils se couchaient en supination, et cela uniquement parce que la grande accumulation de sérosité âcre qu'on trouvait dans leur cerveau en le disséquant retombait pendant qu'ils inclinaient cette partie, comme je l'ai dit, du côté de l'origine des nerfs qui se distribuent aux poumons, et la comprimait avec plus de force, d'après ce que vous apprendrez dans l'observation cent soixante-quatrième de cette première section. Mais cependant le même auteur aurait mieux fait d'omettre ce que vous lirez dans la scholie qui suit la même observation, savoir que les anciens médecins ne connaissaient que la première espèce d'asthme, qui dépend entièrement de l'obstruction ou du trop peu d'ouverture des conduits aériens, et qu'ils ignoraient la seconde, c'est-à-dire la convulsive, puisqu'ils avaient coutume de rapporter assez mal à propos ces sortes d'asthmes à des vapeurs élevées de la rate, de l'utérus, du mésentère, ou de quelque autre viscère. En effet, pour passer sous silence des passages de Galien, et même d'Hippocrate, et ce que les interprètes de ce dernier ont écrit sur l'aphorisme 68, sect. 4 (car les paroles d'Avienne que j'ai vu produites également (1), ont rapport, il est vrai, à l'asthme dépendant des nerfs, de la nuque et du cerveau, mais par un catarrhe, et non point par des convulsions), je n'en appellerai point ici à d'autres autorités qu'à celles que vous pourrez lire dans le *Sepulchretum*.

Ainsi voyez les scholies des observations voisines, cent soixantième et cent soixante-cinquième. Dans la première, où il s'agit d'une orthopnée causée par un calcul du rein, Baillou dit : On prétend que la cause de cette incommodité est un petit nerf de la sixième conjugaison, qui traverse le diaphragme, et rampe jusqu'aux reins ; quand il est comprimé, il peut causer dans les parties supérieures quelque difficulté de respirer, comme il produit dans la cuisse correspondante un sentiment de stupeur. Dans l'autre scholie, Plater s'exprime ainsi : Les plus grands nerfs du diaphragme surtout, qui naissent de la

moelle du dos, étant attaqués, seuls et séparément, de fluxions ou d'autres maladies, produisent une certaine dyspnée ; telle est celle que j'ai vue dans les affections asthmatiques attaquer tout-à-coup les malades, sans aucun autre indice apparent d'une maladie des poumons. Est-ce donc que ces anciens médecins parlent ici de vapeurs, ou d'affections de nerfs ? Méconnaissent-ils complètement toute autre espèce d'asthme que celle qui dépend de l'obstruction ou de la compression des bronches ? Voyez, je vous prie, dans la même scholie, les paroles de Willis lui-même, qui sont un peu plus bas que celles de Plater : Suivant que les fonctions ordinaires des nerfs du diaphragme sont empêchées ou troublées, il en résulte une difficulté de respirer d'une espèce différente. Plater a-t-il dit autre chose ? et plus bas : La raison pour laquelle la difficulté de respirer succède, en différentes circonstances, chez les hypochondriaques. . . . . . , au trouble de la rate, c'est que les nerfs spléniques communiquent avec les nerfs pneumoniques. Est-ce que dans Baillou la difficulté de la respiration est déduite du rein par un autre genre d'explication ? J'ignore à la vérité comment Vésale aurait expliqué ce qu'il observa sur une petite fille hydrocéphale, dont il est question dans le livre précédent du *Sepulchretum* (1), savoir, que toutes les fois que la tête était remuée par les assistants, ou un peu élevée, quoique aussi légèrement que possible, aussitôt la petite fille était prise d'une grande toux incommode, avec de la difficulté de respirer ; mais cependant je crois qu'il n'aurait fallu rapporter la cause de cet accident ni à des vapeurs, ni à un catarrhe qui serait descendu subitement dans les poumons par les nerfs ; attendu surtout que l'auteur observa des lésions au cerveau et dans quelques autres viscères, et absolument aucune dans les poumons.

5. Mais je voudrais que vous reçussiez ce que je vous dis ici de manière à rendre à chacun ce qui lui est dû, sans rien ôter à Willis. Il faut plutôt s'étonner que les médecins n'aient pas compris plus souvent avant cet auteur ce que nous comprenons tous depuis lui. En effet, comme depuis que les hommes existent, on a pu remarquer avec quelle promptitude et quelle évidence la respi-

_____

(1) Canon, l. 3, fen. non 9, sed. 10.

(1) Sect. 16, obs. 6.

ration change par la terreur, par la colère, par la joie, par le chagrin, par les larmes, et comme l'ancien auteur du livre sur l'épilepsie (1) avertit positivement et avec vérité que les plaisirs, la joie, le rire, les jeux, ne nous viennent d'aucune autre partie que du cerveau, de même que le chagrin, l'anxiété, la tristesse, les gémissements et les plaintes, certes il semble que les médecins auraient dû reconnaître facilement, d'après cela, que l'influence que le cerveau exerce sur la respiration, lorsqu'il éprouve une légère commotion uniquement par des pensées naturelles et des affections journalières de l'âme, il peut l'exercer également et à un degré beaucoup plus considérable, lorsqu'il est irrité ou comprimé par une force de maladie plus grande. L'effet de cette force a été très-bien vu et clairement expliqué par Willis, qui la considère, tantôt dans le cerveau, tantôt dans ses appendices, la moelle et les nerfs, qui lui attribue, tantôt des convulsions, tantôt des paralysies, et qui place les unes ou les autres de ces affections, tantôt dans les fibres intérieures des poumons eux-mêmes, tantôt dans le diaphragme et dans les autres muscles qui servent à la respiration. A ce dernier genre de difficulté de respirer appartiennent deux observations, l'une de Valsalva, l'autre de moi, que je vais vous écrire immédiatement.

6. Un homme de quarante ans était guéri d'une fièvre aiguë, accompagnée de délire et d'une affection soporeuse, lorsque peu de temps après, ayant commis des écarts de régime dans le manger et dans le boire, et ayant été continuellement occupé à manier du chanvre, il est forcé de gagner de nouveau son lit pour une grave lésion de la respiration, qui le contraint d'avoir la tête haute, et à laquelle se joignent du sifflement et une grande élévation de l'abdomen. Il parle difficilement, et par intervalles, c'est-à-dire dans le moment de l'expiration. Il tousse, il éprouve de l'ardeur dans la gorge; il souffre, non pas intérieurement, mais à l'extérieur de la poitrine et du ventre; il est tourmenté par des veilles. Enfin, quatre ou cinq heures après avoir pris un bol qui contenait de l'opium, ne pouvant plus rester dans son lit, il se promène, et, en regagnant son lit, il meurt subitement.

Examen du cadavre. A l'ouverture

(1) N. 16.

du ventre et de la poitrine, on trouva tous les viscères dans l'état sain, et, qui plus est, on ne remarqua rien dans les poumons eux-mêmes, si ce n'est qu'ils étaient considérablement gonflés par de l'air, et parsemés çà et là de taches noires. A l'exception d'une très-petite concrétion polypeuse, qui existait dans le ventricule droit du cœur, le reste du sang conservait en quelque sorte sa liquidité naturelle. Mais, après que le crâne eut été ouvert, on aperçut d'abord une concrétion gélatineuse de sérosité autour des vaisseaux sanguins qui rampent dans la pie-mère; ensuite on trouva une sérosité limpide dans les ventricules latéraux du cerveau, qui en étaient remplis, ainsi que dans l'intérieur des premières vertèbres; autour de la moelle épinière; enfin on remarqua que la consistance même de la substance cérébrale était moindre que dans l'état naturel.

7. Quoiqu'on pût facilement soupçonner sur cet homme, d'après ce que je vous ai écrit moi-même ailleurs (1) que la poussière du chanvre qu'il maniait, ayant excité de la toux et un sentiment d'ardeur en irritant la gorge, avait de même produit l'orthopnée en très-grande partie, en se précipitant dans les poumons et en les blessant, cependant la dissection apprit le contraire. En effet, on ne trouva pas ici, comme sur cet asthmatique qui s'occupait habituellement à séparer les plumes dont on garnit les matelas de leurs petites parties usées, les vésicules du poumon entièrement remplies de la poussière légère des plumes, d'après ce que vous verrez dans les suppléments de cette section (2); il n'y avait que ces taches noires, et Valsalva, après les avoir examinées, pensa qu'elles n'appartenaient nullement à la cause de la maladie, parce qu'il reconnut cette cause d'une manière satisfaisante dans l'intérieur du crâne. Mais dirons-nous que c'était en produisant des convulsions, ou une paralysie, qu'elle donnait lieu à une si grande difficulté de respirer? Il y a quelques signes qui peuvent faire croire que c'était en paralysant. Car, si vous croyez que les fibres des poumons étaient attaquées de paralysie, vous comprendrez facilement que ces viscères ne pouvaient pas chasser l'air, et que c'est pour cela qu'on les

(1) Epist. 7, n. 14.
(2) Obs. 4, § 2.

trouva extrêmement gonflés par ce fluide; vous comprendrez de même pourquoi, après l'administration de l'opium, l'affection s'aggrava, et fut suivie de la mort, parce que les mêmes fibres se relâchaient de plus en plus : si ces dernières eussent été distendues par des convulsions, il semble qu'il serait résulté de ce médicament plutôt de l'avantage que du désavantage pour elles. D'un autre côté, cette douleur extérieure de la poitrine et du ventre n'était pas plus un indice de convulsions que de paralysie, parce que les efforts continuels et violents des muscles, dans une respiration de cette espèce, relâchaient et tiraillaient les parties elles-mêmes et leur voisinage. Du reste, soit que vous pensiez que la question doive être jugée de cette dernière manière, ou plutôt d'une autre, elle ne pourra point, à cause de l'absence des signes, être agitée dans mon observation que voici :

8. Une femme âgée d'environ quarante ans, mère de famille, dont je vous ai décrit dans une autre Lettre (1) les lésions de l'œil gauche, et qui avait été jugée par les médecins qu'elle avait eus, affectée d'un engouement des poumons, pour certains motifs que je ne pus connaître en m'en informant, étant morte enfin à l'hôpital avec un pouls petit dans les derniers jours, avec la face rouge, sans délire, et sans aucune affection soporeuse, fut disséquée avec soin au commencement d'avril de l'an 1741, par moi, qui m'occupais alors à répéter des recherches anatomiques, nombreuses et variées, comme je le faisais très-souvent.

Examen du cadavre. Je ne trouvai dans le ventre rien qui fût contre nature, si ce n'est l'ovaire gauche et le fond de l'utérus. Car le premier viscère, distendu par une hydatide intérieure, égalait la grosseur d'une châtaigne ; le dernier formait, en un certain lieu de sa face interne et antérieure, et à un autre endroit de sa face postérieure, une excroissance d'une substance d'un brun rougeâtre, inégale, d'une circonférence presque ronde, et d'une hauteur médiocre. Dans la poitrine, les poumons étaient parfaitement sains et intacts, ainsi que le cœur. Mais le cerveau présenta, autant que jamais aucun autre, tous les vaisseaux qui rampent dans la

pie-mère engorgés de sang ; il y avait aussi beaucoup de ce liquide dans les vaisseaux qui traversent la substance médullaire. Au reste, comme le cervelet était très-mou, le cerveau ne l'était pas du tout.

9. Il est étonnant que cette femme n'eût point déliré, et qu'elle n'eût point été assoupie, comme je l'ai dit, dans les derniers jours. Est-ce que avant la dernière maladie elle était déjà accoutumée à avoir ces vaisseaux du cerveau un peu plus distendus que dans l'état naturel? Car, de cette manière, on pourrait comprendre les deux difficultés ; pourquoi elle souffrit moins que d'autres sujets de l'augmentation de la distension que les vaisseaux avaient éprouvée en dernier lieu, et pourquoi la distension antérieure, qui était peut-être plus grande à l'origine des nerfs qui se distribuent aux organes de la respiration, comprimant davantage cette origine, la compression troublait les fonctions des poumons, comme si ces viscères eussent réellement été engoués. —Ne dites pas que, si les choses s'étaient passées de cette manière, la femme se serait plainte de la tête plus que de la poitrine, ou du moins autant. En effet, il est possible qu'elle s'en plaignit (car je fus condamné à ignorer à quelles incommodités elle avait été sujette auparavant), comme il est possible qu'elle ne s'en plaignit pas. A ce sujet, apprenez ce que Valsalva écrivit dans une consultation pour un homme d'une très-haute noblesse, qui, se portant bien de la tête, éprouvait des convulsions, d'abord aux testicules, ensuite à tout le ventre pour ainsi dire, et enfin à la tête : il affirmait donc que, dans des cas analogues, il avait trouvé plus d'une fois par la dissection l'origine des convulsions dans le cerveau même, quoiqu'il n'eût existé aucun indice d'une affection de ce viscère, même dans le temps des mouvements convulsifs, tandis qu'en examinant avec le soin le plus scrupuleux toutes les autres parties affectées de convulsions et de douleur, il n'avait vu absolument aucune marque de lésion. Il ajoutait à cela que souvent aussi dans les blessures, les convulsions imminentes étaient annoncées (1) par une douleur antérieure, non point des parties blessées, mais du pharynx, quoique cependant il soit certain que la cause des

---

(1) Epist. 13, n. 9.

(1) Vid. Epist. 54, n. 2 et seq,

convulsions et de la douleur existe, non pas dans le pharynx, mais dans les blessures; vous pourrez voir également sur cet objet, même dans le *Sepulchretum* (1), des observations de Wepfer. Ainsi, quand la respiration est difficile par la lésion des nerfs, bien qu'on la reconnaisse plus facilement alors, si la tête est malade en même temps que les signes d'autres causes manquent, il arrive néanmoins quelquefois que l'affection dépend de cette dernière partie, quoiqu'elle semble être parfaitement saine.

10. Au reste, il est évident que, dans des douleurs très-aiguës, la respiration peut souvent aussi être troublée par l'influence des nerfs, sans que le cerveau en exerce aucune. En effet, quelle que soit la partie que ces douleurs affectent, nous voyons la respiration changer aussitôt. Ainsi, soit que les nerfs qui servent à la respiration soient trop vivement irrités ou comprimés, ou obstrués, ou altérés dans leur substance intime, soit que ces effets attaquent ceux qui communiquent avec eux, il est clair que les lésions de la respiration peuvent dépendre des uns ou des autres. Car les premiers (pour passer sous silence les anciennes expériences de Galien (2) sur les nerfs costaux, et pour considérer uniquement celles qui ont été faites récemment sur les nerfs phréniques par Lower, et que vous verrez dans cette section du *Sepulchretum* (3)); les premiers, dis-je, c'est-à-dire les nerfs phréniques étant coupés, la respiration devient aussitôt telle que nous la voyons sur les chevaux poussifs; de sorte que Lower a fait dépendre avec raison cette maladie des chevaux, de ce que ces nerfs, tiraillés par un trop grand abaissement du diaphragme, ont éprouvé un relâchement ou une extension au-delà de leur ton naturel. Quant aux nerfs qui communiquent avec ceux qui servent à la respiration, qu'importe-t-il d'en parler, puisque nous voyons presque tous les jours comment leur irritation nuit à la respiration sur les hypochondriaques, et principalement sur les hystériques? En outre, j'ai fait voir plus haut (4) que

même dans Baillou une orthopnée avait été expliquée de la même manière, par un calcul du rein. Mais, depuis que Willis a poursuivi plus en détail les effets des convulsions des nerfs dans toutes les parties éloignées, non-seulement la plupart des médecins se sont mis à embrasser cette doctrine, lorsqu'il le fallait, mais encore, gagnés assez souvent par sa facilité et sa commodité, et trompés quelquefois aussi par une fausse apparence, ils en ont tellement abusé, que, quand il ne manquait pas des lésions d'organes, ils n'accusaient que des convulsions dans beaucoup de maladies, et surtout dans celles qui ont rapport à la respiration, de la même manière que la plupart des anciens accusaient des vapeurs. Plusieurs histoires apprendront dans les Lettres suivantes (1) combien cet abus est facile, si nous n'y prenons garde.

11. Maintenant il me reste dans cette Lettre, après avoir examiné la cause de la difficulté de la respiration dans la tête, à la considérer également dans le ventre; je ne serai pas long sur un objet qui était très-connu dès les temps les plus anciens. Vous voyez en effet que Galien est cité dans cette section du *Sepulchretum* (2), comme enseignant passivement cette doctrine dans certaines affections de l'estomac, du foie, de la rate, ou de toute partie du ventre qui est en rapport d'union avec les organes de la respiration. Je mets de côté les convulsions, dont il a déjà été suffisamment parlé par occasion, dans les cas où elles se déclarent aussi dans un viscère du ventre. Qu'un hypochondriaque ne prouve aucune convulsion, que l'estomac seulement, ou les intestins les plus voisins soient distendus par des vents, ils opposeront certainement un obstacle au diaphragme, quand il descend pour l'inspiration. C'est ainsi que l'on trouva sur cette dame asthmatique, dont il est question dans la cent quarante-septième observation de cette section, les poumons en bon état, mais tous les intestins et surtout le jejunum énormément gonflés et distendus. Quant au foie qui a pris un développement contre nature, il nuira non-seulement par sa masse à la descente du diaphragme, mais aussi par

---

(1) L. 1, s. 13, in addit. obs. 2, et in schol.
(2) De Anatomic. administ., l. 8, c. 4.
(3) Append. ad obs. 110.
(4) N. 4.

(1) Epist. 17, n. 26, et Epist. 18, n. 47 et seq.
(2) In schol. ad obs. 158.

son poids à son élévation ; il s'opposera donc et à l'inspiration et à l'expiration. — Vous trouverez dans la même section (1) des exemples de dyspnée par l'augmentation du volume du foie : il existe également des histoires de cette affection par une masse trop considérable d'autres viscères du ventre, unis au diaphragme, ou seulement situés au-dessous de lui. Je me souviens entre autres de celle qu'Albertini me racontait dans ma jeunesse. Un homme de Gênes était tourmenté par un asthme, et le médecin ne doutait pas que la cause n'en fût renfermée dans la poitrine. Albertini, ayant été consulté, soupçonna qu'elle était plutôt cachée dans le ventre, non loin du diaphragme, à cause d'un symptôme que l'estomac présentait pendant que le sujet prenait de la nourriture, ou après qu'il en avait pris ; car je ne me rappelle pas d'une manière certaine cette circonstance. Ce que je me rappelle, c'est que l'observation du malade qui mourut, envoyée à Albertini par le médecin, homme savant et sincère, confirma ce soupçon ; car une maladie avait attaqué le pancréas, qui s'était développé en forme de plusieurs tumeurs, lesquelles ressemblaient à autant de pommes, et approchaient de la nature du cancer. Mais, comme il est plus convenable de renvoyer à un autre lieu les observations de Valsalva et de moi relatives à cet objet, parce qu'il y est question de désordres autres que ceux de la respiration, vous les trouverez ailleurs, et vous en verrez, entre autres, quelques-unes dans lesquelles une très-grande difficulté de respirer se joignait à une lésion de l'estomac, qui était légère en apparence.

Il suffira d'avertir ici d'une chose : c'est que, à cause des limites communes de la partie inférieure de la poitrine et de la partie supérieure du ventre, auxquelles la plupart des médecins ne font pas assez d'attention, parce que les uns ne se rappellent pas et que quelques autres ignorent combien la partie supérieure de la cavité du ventre se porte en haut avec ses viscères les plus élevés, dans l'intérieur de la voûte du diaphragme, qui est embrassée tout autour par la partie la plus basse de la cavité de la poitrine ; à cause de cela, dis-je, il arrive assez souvent, soit dans d'autres lé-sions, soit dans celles de la respiration, que l'on attribue mal à propos à la poitrine la cause qui appartient au ventre.

12. Mais, quoique la cause de la difficulté de respirer, située au cou, et consistant dans une demi-obstruction ou dans la compression du tronc de la trachée-artère, se fasse connaître d'elle-même la plupart du temps, comme lorsque quelques corps avalés, au lieu d'entrer dans le pharynx, tombent par hasard dans le larynx, où lorsqu'une tumeur dure croît près de ce conduit (les histoires de cette espèce ne manquent pas dans le *Sepulchretum*) ; cependant il arrive quelquefois que l'obstruction, ainsi que la compression, peuvent rester cachées, et qu'elles sont moins reconnaissables par le récit du malade, ou par l'inspection que fait le médecin, que par une conjecture. C'est à cela qu'appartient ce que Fantoni (1) trouva autrefois sur le cadavre d'un homme, les aryténoïdes ulcérées, et leur épaississement devenu si considérable, qu'il né restait au larynx qu'un méat très-étroit, par où le malade, qui avait vécu dans cet état pendant long-temps, respirait très-difficilement. C'est au même objet que se rapportent deux observations qui ne sont pas vulgaires : l'une appartient en commun à Valsalva et à moi, et l'autre à Médiavia. La première fut recueillie sur une fille, chez laquelle je vis pour la première fois, l'ouverture de l'hymen divisée en deux parties par une espèce de bandelette de la même substance que cette membrane ; et, à ce sujet, je sais bien que j'ai déjà décrit cette bandelette dans les *Adversaria* (2), d'après d'autres observations que j'ai jointes à celle-là dans la suite, et que j'en ai fait mention une seconde fois, ainsi que de la séparation de l'hymen d'avec les colonnes et d'avec les caroncules que quelques-uns appellent aujourd'hui *pisiformes* ; mais j'ignore que j'aie dit, comme les mêmes auteurs l'écrivent, que c'était une disposition naturelle, ou qui n'avait pas besoin du secours du chirurgien, et que j'aie avancé certaines autres choses, dont il ne me convient pas de parler ici.

13. Ainsi, la fille que je citais tout-à-l'heure, âgée de quarante ans, asthmatique depuis long-temps, avec un affaiblissement de la voix, passait pour être ma-

____

(1) In addit., obs. 12 et 17.

(1) Anat. corp. hum., diss. 13.
(2) I, n. 29, et IV, Animadv. 23.

lade des poumons aux yeux des médecins qui le croyaient sans aucun doute, lorsque l'asthme l'attaquant avec plus de violence, elle mourut subitement, et fut transportée par de jeunes étudiants à l'amphithéâtre anatomique de Bologne, l'an 1704.

Examen du cadavre. Les viscères du ventre ne présentaient rien contre nature, si ce n'est que les ovaires étaient un peu gros, durs, blancs, entièrement squirrheux, couverts de quelques hydatides. Mais, dans la poitrine et dans les poumons mêmes, il n'existait absolument aucune lésion, de sorte que tout le monde pensait déjà qu'on trouverait la cause de la maladie dans l'intérieur du crâne. Cependant tout y était aussi dans l'état naturel. Ceux qui avaient examiné avec soin les viscères disséqués par ordre, en étaient étonnés ; mais nous l'étions bien davantage, nous autres qui en avions fait la dissection, lorsque je dis à Valsalva : Que n'ouvrons-nous aussi le larynx, pour voir si, par hasard, la cause de la diminution de la voix, de l'asthme et de la mort ne serait pas cachée à cet endroit? Car, dans ce temps-là, on n'ouvrait pas cet organe, dans le cours public d'anatomie, pour faire voir la glotte *horizontale*, les ventricules du larynx, les glandes aryténoïdes , objets que je n'avais pas encore découverts ou rétablis. Valsalva y ayant consenti, j'ordonnai qu'on cherchât aussitôt dans les parties qui n'avaient pas encore été ensevelies, et qu'on m'apportât le larynx. Dès que je l'ouvris, après avoir fait une incision par derrière dans le sens de sa longueur, ce que nous cherchions se présenta aussitôt. Car du pus d'un blanc cendré et comme pultacé, formé en manière d'un corps obturateur, bouchait entièrement la cavité du larynx au-dessous de la glotte ; et, à cet endroit, la tunique qui tapisse cet organe était ulcérée, ainsi qu'aux lieux où elle couvrait quelques anneaux voisins de la trachée-artère, quoique ici l'ulcération fût plus légère. Ayant fait la démonstration de ces objets dans l'amphithéâtre, le dernier jour du cours d'anatomie, tout le monde fut satisfait.

14. En réfléchissant ensuite d'où une si grande quantité de pus de cette nature avait pu se ramasser dans cet endroit, de manière à boucher complètement le passage, je me mis à disséquer des larynx avec plus de soin ; et, après avoir examiné non-seulement les glandes placées sous la tunique, mais encore les cavités des ventricules, dans lesquelles cette tunique s'étend, en couvrant des glandes de la même espèce et la cuisse intérieure des glandes aryténoïdes, je conjecturai sans difficulté que l'ulcération, qui s'était manifestée plus bas, sur la fille dont il a été parlé, avait pu aussi être cachée dans les ventricules, et qu'il était possible qu'un pus épais y eût séjourné, surtout dans la position que le corps prend pour dormir, qu'il y fût devenu un peu plus dense, qu'il en fût sorti ensuite par l'action de parler, et qu'il se fût réuni à celui qui découlait des parties voisines des parois du larynx et de la trachée-artère. C'est ainsi qu'en opposant un obstacle plus ou moins grand à l'air, il rendait la respiration plus ou moins difficile, jusqu'à ce qu'enfin il s'écoula des deux sources en si grande quantité, et jusqu'à ce qu'il sortit des ventricules dans un tel état de densité, qu'il ne put être détourné de cet endroit, ni rejeté au-dehors par l'expiration, de la même manière que Mentzel (1) vit cet accident produit subitement par une petite portion d'une pituite fort épaisse, qui s'arrêta par hasard entre les deux premiers anneaux de la trachée-artère, et qui boucha ce conduit complètement et d'une manière très-ferme, sur une jeune fille, qui d'ailleurs était saine et vigoureuse. — Au reste, sur la fille en question, qui n'était ni vigoureuse ni saine, des crachats purulents, de la toux, un sentiment d'érosion au larynx (symptômes qui , je crois, avaient existé chez elle), la difficulté de respirer et l'affaiblissement de la voix (phénomènes qu'elle avait certainement présentés), simulaient une ulcération des poumons; et il n'y avait que la recherche attentive des autres signes qui confirment l'affection de ces viscères, pour savoir, par exemple, si la malade sentait monter d'un lieu profond la matière qu'elle rejetait, s'il existait un sentiment de pesanteur ou de compression dans la poitrine, si le décubitus avait lieu sur le dos, ou était difficile sur le côté, si l'action de monter des lieux en pente était pénible, et s'il existait d'autres symptômes de ce genre, auxquels il faut faire d'autant plus d'attention qu'ils sont plus nombreux ; il n'y avait, dis-je, que l'absence de ces caractères et une douleur existant constamment au larynx depuis le commencement,

―――――――――

(1) Eph. N. C., dec. 2, a. 4, obs. 62.

qui pussent porter le médecin à conjecturer ce que c'était réellement, quoiqu'il fût plus difficile alors de soupçonner l'existence d'une lésion dont il n'y avait pas d'exemple. — Ainsi vous profiterez de l'histoire proposée, d'abord en ce que vous soupçonnerez, dans les maladies, que ce qui a été observé une fois peut avoir lieu de nouveau, et n'est peut-être pas extrêmement rare ; et ensuite en ce que vous ne prononcerez pas facilement, dans les dissections des cadavres, qu'il n'existe aucune cause de maladie qui tombe sous les sens, et que, par conséquent, il faut l'attribuer à des convulsions internes, ou à d'autres affections de cette espèce, qui pourraient dépendre de petits corps invisibles. C'est ce qui serait indubitablement arrivé dans ce cas, si je n'avais eu par hasard l'idée, après avoir examiné les autres parties, de voir aussi en dernier lieu ce petit organe, le larynx ; gardez-vous donc d'en négliger l'examen, quand il s'agira des lésions de la respiration, et surtout d'une mort subite produite comme par suffocation. Mais arrivons à l'autre observation.

15. Une femme plus qu'octogénaire se plaignait déjà, depuis plusieurs jours, d'une difficulté de respirer et d'avaler, avec de l'ardeur à la gorge, lorsqu'elle fut reçue à l'hôpital de Padoue. Là, elle est prise d'un paroxysme si violent de la difficulté de la respiration, qu'elle est sur le point d'expirer. Elle est cependant sauvée par des crachats d'un pus fétide mêlé de sang, qui eurent lieu ensuite. Comme la femme indiquait que le larynx était le siége de la maladie, qu'elle le tirait en avant en le saisissant avec ses doigts, et qu'elle respirait ainsi un peu plus facilement, on examina en dedans la gorge et le voile du palais ; les arcs musculeux qui montent jusqu'à celui-ci parurent être poussés en arrière, de sorte que l'orifice du pharynx du côté de la bouche semblait être dilaté : ces parties étaient un peu plus rouges qu'à l'ordinaire ; mais on ne put rien voir de plus. La femme vécut dans cet état pendant quinze jours et plus, avec ces crachats et cette difficulté de respirer, jusqu'à ce que cette dernière, devenant plus pressante, et tous les secours étant inutiles, elle succomba vers la fin d'août de l'an 1725.

Examen du cadavre. Le cou où il était évident que la cause de la maladie était cachée, fut disséqué ; voici ce qu'on y trouva : il s'était développé,

par derrière la trachée-artère, à un travers de doigt au-dessous du cartilage cricoïde, une tumeur de la grosseur de la moitié d'une noix, qui comprimait à la vérité l'œsophage, situé derrière elle mais beaucoup plus encore la trachée, de sorte qu'à cet endroit, elle rétrécissait considérablement son canal, dans lequel elle s'ouvrait par une fente oblongue. Celle-ci ayant été dilatée, on vit la cavité de la tumeur remplie d'une matière putride et embrassée par une paroi dure à l'intérieur, et composée extérieurement de quelques petits grains d'une couleur jaunâtre, semblables à ceux du millet. D'autres grains formaient aussi deux glandes, qui étaient très-voisines de la tumeur en dehors, et dont chacune égalait la grosseur d'un pois médiocre, de manière qu'il semblait que c'était une glande semblable à celle-ci, mais plus développée, qui avait formé la tumeur. Une incision ayant été faite, depuis l'œsophage jusqu'au pharynx, on trouva ce dernier extrêmement ridé en dedans, de telle sorte, cependant, qu'on pouvait effacer les rides avec les doigts, et redonner à cet organe son ampleur naturelle.

16. Ce que l'on observa après la mort fournit de lui-même une explication très-claire de ce qu'on avait remarqué pendant la vie, comme lorsque la malade fut sur le point d'expirer par la menace de la rupture de la tumeur, qui était extrêmement distendue par le pus, ou lorsque, en tirant en avant la trachée-artère avec ses doigts, et en écartant ainsi la tumeur de l'œsophage et même des vertèbres qui la retenaient, elle faisait que le conduit aérien était moins pressé. Cependant vous me demanderez peut-être deux choses : d'abord, pourquoi ce conduit fut une seconde fois la cause de la mort, quoique la tumeur eût diminué de volume par la sortie du pus ; ensuite, quelles furent ces glandes, dont trois, et surtout une, étaient tuméfiées à ce point. Vous comprendrez facilement la dernière difficulté, si, prenant les *Adversaria* entre vos mains, vous jetez les yeux sur les glandes placées derrière la trachée-artère, que j'ai dessinées (1) autrefois, et si vous considérez ce que j'ai observé (2) dans quelques cas, sur ces mêmes glan-

---

(1) Advers. 1, tab. 2, fig. 1.
(2) Advers. 5, animad. 59.

20.

des qui étaient tuméfiées, mais moins qu'ici. Quant à l'autre effet, vous l'attribuerez à la matière accumulée en partie, encore alors, dans la tumeur, et tombée en partie de cette tumeur dans les bronches ; d'une part, elle ne laissait à l'air, comme on le trouva, qu'un passage très-étroit, et de l'autre part, rapportée peut-être jusque là par l'air expiré, elle aura rendu ce passage un instant plus étroit encore, jusqu'à ce que la femme, extrêmement affaiblie par l'âge, la maladie et la petite quantité d'aliments qu'elle prenait à cause de la grande difficulté qu'elle éprouvait à avaler, expira. Au reste, on peut croire que c'est à raison de cette même difficulté d'avaler, que le pharynx, ayant été en repos pendant si long-temps, s'était contracté intérieurement pour former ces rides. Mais, à cette histoire, vous ajouterez celle que Vit. Riedlin (1) a rapportée relativement à une petite partie de sang grumeleux, qui avait presque la dureté d'une pierre, qu'il trouva près de la trachée-artère, et qui comprimait celle-ci, sur un vieillard qui, ayant fait une chute grave quelques années auparavant, avait commencé dès lors à éprouver de la douleur à cette partie, et avait toujours eu depuis cette époque la respiration difficile. D'après ces deux observations, vous adopterez plus volontiers l'opinion de Gabriel (2), qui pensa qu'une orthopnée, jointe à un sentiment de matière suffocante à la gorge et à une extinction de voix, et qui s'était dissipée après que trente vers eurent été rendus, avait été produite par ceux-ci, en distendant l'œsophage, et en pressant la trachée-artère, attendu surtout qu'il avait vu sur un autre sujet, mort également d'une orthopnée inattendue, un très-grand nombre de vers occupant l'œsophage et même la trachée adjacente, dans laquelle ils s'étaient frayé un passage au moyen d'une érosion. — Mais, quoique la pression qui s'exerce par derrière rétrécisse davantage et plus facilement la trachée-artère, parce qu'elle n'est point fournie de cartilages à cette face, cependant une pression plus forte, exercée par devant, peut produire une telle constriction, qu'elle donne lieu à une certaine difficulté de respirer, et enfin à la mort, comme dans le cas du sarcome trouvé par Vorwaltner (1), et dans celui de la glande du thymus devenue grosse et remplie de tophus calcaires, qui fut observée par Chri. Vater (2), de sorte qu'il ne fut pas nécessaire de recourir aux polypes du cœur pour expliquer la mort de l'enfant, puisque l'extrémité supérieure du sternum, ainsi que ce sarcome, qui se trouvait sous le sternum auprès de la gorge, ne permettaient pas qu'une partie du thymus prît du développement en avant ; de cette manière, l'un et l'autre corps, en augmentant, pressaient la trachée-artère contre les vertèbres à cet endroit, et finirent par fermer le passage à l'air.

17. Jusqu'à présent il a été question de la cause qui rend la respiration difficile, qu'elle ait son siége dans la tête, ou dans le ventre, ou au cou. Maintenant, je dirai quelque chose de cette cause, lorsqu'elle existe dans la poitrine, quoique les histoires que j'ai citées en dernier lieu appartiennent en partie aussi à la poitrine, de même que deux observations de Laubius s'y rapportent complètement. Dans l'une de ces dernières, il est question d'une vomique adhérente, avec un calcul aigu et rude, qu'elle renfermait, à la partie postérieure de la trachée-artère, aux environs de la première division, et dans l'autre, d'un grand stéatome qui embrassait le même conduit. Vous les lirez dans les Centuries (3) de l'Académie des Curieux de la nature de Vienne, parce qu'elles contiennent d'autres choses qui méritent d'être examinées avec soin. Car, pour moi, devant traiter ici des causes qui sont inhérentes aux poumons mêmes, je me hâte d'arriver à leur recherche. — Personne ne peut douter que tout ce qui comprime trop fortement, ou qui engoue, ou qui rend inflexibles et raides les cellules des poumons et les petits conduits minces de l'air, qui appartiennent à ces cellules, ne donne lieu en même temps à une lésion de la respiration. Par exemple, le sang exerce une compression trop forte, soit en distendant par sa quantité les petits vaisseaux attachés aux cellules, soit en devenant turgescent, soit en traversant les poumons avec plus de difficulté par toute autre cause qui retarde son cours ; le premier de ces effets

---

(1) Eph. N. C., dec. 3, obs. 120.
(2) Ibid., obs. 188.

(1) Ibid., obs. 144.
(2) Dec. ead. 3, a. 9, obs. 161 in fin.
(3) IX, obs. 15, et VII, obs. 40.

a lieu chez les pléthoriques, surtout lorsqu'ils accélèrent précipitamment leur marche ; le second survient dans les fièvres ardentes, et le troisième paraît avoir existé sur une princesse (1), qui, prise d'une très-grande difficulté de respirer, avait les vaisseaux des poumons engorgés jusqu'à la lividité. Quant à l'engouement, outre les humeurs, ou trop visqueuses, ou trop abondantes, que les glandes des bronches sécrètent, une poussière très-fine peut le produire, lorsqu'elle est continuellement attirée dans ces viscères avec l'air, comme sur cet homme occupé à nettoyer des plumes, dont il a été fait mention plus haut (2), et principalement sur ces tailleurs de pierre, dont les poumons étaient si durs, qu'il semblait, en les coupant, qu'on conduisait le scalpel comme à travers un monceau de sable ; vous lirez également ce fait dans le *Sepulchretum* (3). Ce qui rend les poumons durs les rend aussi inflexibles et incapables de développement, effets dont l'un s'oppose entièrement à l'expiration et l'autre à l'inspiration.

18. Mais ce qui est le résultat de causes qui volent dans l'air peut l'être aussi de causes innées, qui en même temps remplissent ou ne remplissent pas les bronches. En effet, j'ai remarqué dans les dissections, en poursuivant ces conduits, que leurs cartilages s'ossifient quelquefois, même avant que l'âge ne soit avancé. D'ailleurs Aristote (4) savait que, dans la décrépitude, le poumon s'endurcit et se terrifie, et Littre (5) et Vieussens (6) ont écrit que quelques-uns des anneaux des bronches, ou même tous, étaient ossifiés ; l'un sur un homme de quatre-vingts ans, l'autre sur une dame qui avait quelques années de plus, quoique ni l'un ni l'autre n'aient exprimé positivement si cet état existait profondément aussi dans l'intérieur des poumons, et qu'on puisse même croire qu'ils n'ont pas voulu le dire, puisqu'ils ont parlé *d'anneaux*. Pour moi, j'ai vu cette disposition, et je puis encore la montrer dans les parties les plus profondes des poumons, où, à la place de chaque anneau, plusieurs morceaux cartilagineux sont naturellement unis entre eux ; et cependant quelques-uns de ceux qui ont recueilli avec science des exemples de toutes les petites parties du corps humain, qui ont quelquefois été trouvées ossifiées, n'ont point parlé, je ne dis pas de celles-ci, ni de la plèvre, ni de l'œil interne, dont j'ai vu (1) l'ossification, mais encore des cartilages du tronc de la trachée-artère qui se présentent avec plus de facilité. Au reste, je croirais que ce qui est cité dans cette section du *Sepulchretum* (2) d'après Columbus appartient moins à ce que j'ai observé, qu'aux tuniques des vaisseaux, parce que cet auteur écrit avoir vu dans les poumons des os qui n'étaient pas petits.

19. Mais vous concevez facilement que les bronches peuvent en même temps devenir inflexibles et s'obstruer par des causes innées, si vous remarquez que des calculs se développent dans leur propre substance. Sans doute, je n'ignore pas que les glandes bronchiques s'endurcissent quelquefois comme de la chaux, à l'intérieur comme à l'extérieur des poumons ; cependant je crois que la même chose arrive beaucoup plus souvent à une humeur trop épaisse, ou à du pus retenu long-temps dans les cellules de ces viscères, et je sais positivement que cela a eu lieu dans les ramifications des bronches. Lisez, vous aussi, comme je l'ai fait autrefois, la plupart des histoires dans lesquelles près de cent auteurs ont rapporté que des calculs ou des tophus avaient été rejetés par la toux, ou trouvés dans les poumons, et vous vous rendrez certainement à mon opinion. Vous en verrez plusieurs citées dans Rhodius (3), quelques-unes dans Hen. Meibomius (4), d'autre dans Sachs (5) (apprenez, pour ne pas être retardé par une faute d'impression, que l'avant-dernière de celle-ci est de Paaw) ; mais vous en trouverez le plus grand nombre, pour ne pas nommer les autres auteurs, dans

---

(1) Eph. earumd.; cent. 8, obs. 79.
(2) N. 7.
(3) Addis. ad hanc sect. obs. 4.
(4) De juvent., c. 14.
(5) Hist. de l'Acad. royale des Sc., ann. 1706, obs. anat. 7.
(6) Traité de la structure du cœur, ch. 16.

(1) Vid. Epist. 21, n. 19 et 22, et Epist. 13, n. 9, 10, et Epist. 52, n. 30, 31.
(2) Obs. 46, primæ § 6.
(3) Cent. 2, obs. med. 3.
(4) Exercet med. de observ. rar., etc., n. 20, 21.
(5) Eph. N. C., dec. 1, a. 2, obs. 181, in schol.

Schenck (1), qui a non-seulement cité, mais encore décrit avant eux les observations qui étaient à sa disposition à cette époque. Au reste, quoique quelques histoires de Crucius, de Blasius, de Saxonia et de Gendrot, que je ne me souviens pas d'avoir vu indiquer ailleurs, aient été rapportées dans cette première section du *Sepulchretum*, cependant j'ai remarqué qu'outre celles qui n'appartenaient point au sujet, comme ne contenant point le résultat de la dissection, on en a omis dans la même section et dans les suivantes quelques-unes qu'on aurait pu extraire des écrivains cités un peu plus haut, ou de quelques volumes (2) de l'Académie de Vienne publiés à cette époque, et d'autres auteurs, par exemple, de Contulus (3), et surtout de Morton (4) : je ne parle pas des livres qui n'avaient pas encore paru dans ce temps-là, comme les Centuries (5) et les Actes (6) de la même Académie, le Commercium Litterarium (7), et d'autres ouvrages.

20. Mais, comme vous n'avez peut-être pas dans ce moment la plupart de ces ouvrages, et que pourtant cet objet n'est pas tout-à-fait indigne d'être traité avec plus de soin, je vais rapporter ici la substance des histoires que j'ai lues. Depuis qu'Aristote (8) sembla indiquer que l'on trouvait souvent des calculs dans les poumons des victimes, et qu'Arétée (9) et Galien (10) notèrent que des hommes avaient rendu des graviers par la toux ; les premiers, à ma connaissance, qui aient vu rejeter de ces graviers, ayant la dureté de véritables calculs, sont Alexandre de Tralles (11) et Paul d'Egine (12). Mais Curtius (13), autant que je me le rappelle en ce moment, est le premier qui en ait trouvé dans les pou-

mons de l'homme ; toutefois je ne me rappelle pas qu'il en ait observé trois fois, comme quelques-uns le disent ; je sais seulement que j'ai lu qu'en disséquant un corps , il vit plusieurs petits cailloux nés dans le poumon, parmi lesquels il y en avait un qui approchait de la grosseur d'un haricot. D'un autre côté, relativement à leur nombre, Fernel aussi (1) en a vu quelquefois les poumons remplis. Gesner (2) parle de plusieurs qui ont été trouvés sur un jeune homme, Fabrice de Hilden (3) d'une très-grande quantité sur une femme, Huldenreich (4) de quelques centaines sur un étudiant, Rayger (5) d'une infinité sur un autre sujet ; je passe sous silence les autres auteurs, ainsi que ceux qui ont cité des cas où ces corps avaient été rejetés, et parmi lesquels il suffit d'en nommer deux, Fabrice de Hilden (6), qui dit qu'un phthisique en rendit une infinité, et Boerhaave (7), qui rapporte que Vaillant en rejeta quatre cents ; et, pour parler aussi de leur volume, ces derniers étaient tous petits.

Mais, de la grosseur de grains de millet, ces cailloux parviennent souvent jusqu'à celle d'une lentille, d'un pois, d'un pois-chiche, d'une fève ; bien plus, Beniveni (8) et Prévoti (9) en ont vu qui avaient été rendus par la toux ; le premier, un qui approchait de la grosseur d'une aveline ; le second, un autre qui surpassait ce dernier corps. Il faut qu'ils fussent gros aussi , ceux dont la sortie par la fente de la glotte, opérée sans menace de suffocation, étonnait Kochler (10) ; et en effet, ils blessaient la trachée-artère en la traversant. Je n'ai pas été moins étonné moi-même dernièrement, lorsqu'un postillon, en me consultant pour une toux sèche, me fit voir un calcul, à peine plus petit qu'un noyau de pêche, de moyenne grosseur, qu'il avait rendu avec des efforts cruels, ainsi que deux autres du volume d'une vesce

---

(1) Obs. med. rar., l. 2, ubi de pulm. calc. cum strausii. addit.

(2) Dec. 3, a. 3, obs. 71, 72, 248, et a. 4, obs. 109.

(3) De Lapidib. podag., etc., c. 8.

(4) Phthysiolog., l. 3, c. 6.

(5) III, obs. 62.

(6) Tom. 4, obs. 49, et tom. 5, obs. 68.

(7) A. 1743, hebd. 15, n. 2.

(8) De partib. animal., l. 3, c. 4.

(9) Morb. diut., l. 1, c. 4.

(10) Apud Schenck. cit. supra, ad n.19.

(11) Ibid.

(12) Apud Schenck. cit. supra, ad n.19.

(13) Comment. in mundin. anat., ç. 54, in fin.

(1) Apud Schenck. loc. cit.

(2) Ibid.

(3) Cent. 2, obs. 29.

(4) Eph. N. C., dec. 1, a. 6, obs. 224.

(5) Earumd., dec. 3, a. 3, obs. 248.

(6) Cent. 6, obs. 22.

(7) Prælect. in Instit., § 835.

(8) Apud Schenck., loc. cit.

(9) Vid. Rhodii, obs. cit. supra, ad n. 19.

(10) Commerc. litt., a. 1741, hebd. 8, in fin.

qu'il avait rejetés ensuite : il les avait tous amenés du poumon droit; car il les sentait monter de ce côté. Cependant celui que décrit Æthée (1) était plus gros; il égalait une noix, et, ce qui rend la chose plus étonnante, c'est qu'une jeune fille de quatorze ans le rendit par la toux, sans aucune lésion consécutive apparente, si toutefois les médecins se tinrent assez en garde contre la tromperie d'une femme. Mais je crois facilement que Fabrice de Hilden (2) en trouva un de la même grosseur dans l'intérieur d'un poumon, et que Contulus (3) en observa un autre qui égalait un œuf de pigeon, quoique ce dernier se soit servi mal à propos du dessin du poumon d'une grenouille donné par Malpighi, pour y représenter un calcul d'homme.

21. Il y a cependant dans cet auteur quelque chose qu'il ne faut point passer sous silence relativement à la dureté et aux symptômes de ce calcul, et à son traitement dès le principe. En effet, comme le plus souvent ces corps sont semblables à la matière qui se concrète dans les articulations des goutteux, friables, polis comme la pierre ponce, crétacés ou tophacés, tel que celui que le postillon (4) avait rendu et me montra, et comme assez rarement ils sont très-durs, durs outre mesure, extrêmement durs, et qu'un seul à peine a présenté la dureté de la pierre et le poids de vingt grains, celui dont je parle était, d'après la description, de marbre cannelé et très-pesant. D'ailleurs, comme cette maladie a coutume d'être accompagnée assez fréquemment d'un asthme et d'une orthopnée, et plus souvent d'une toux de longue durée et sèche, à moins qu'il ne s'y joigne une hémoptysie, ou une phthisie (car il est très-rare qu'il n'y ait jamais eu de toux, comme dans l'observation de Jc. Franck (5), lorsque les poumons étaient remplis de calculs; mais il est beaucoup plus rare, non-seulement qu'on ne fasse pas mention de la toux, mais même qu'on dise positivement qu'elle n'avait jamais existé; je passe sous silence le cas où nulle douleur, et nulle gêne dans les poumons n'excitait

les plaintes d'un autre sujet (1), sur lequel ces viscères étaient également remplis de calculs, sans pourtant se trouver desséchés, comme sur celui de Franck, de sorte qu'on pouvait croire qu'ils étaient moins irritables); comme, dis-je, les symptômes que j'ai cités ont coutume d'exister assez fréquemment ou plus souvent, Contulus raconte qu'une toux violente s'étant déclarée sur son jeune homme, celui-ci rendit par la gorge une certaine quantité d'eau très-limpide, pendant que la maigreur faisait des progrès de jour en jour, et qu'il éprouvait, au milieu de la poitrine, une vive douleur, qui semblait être produite par un clou enfoncé, permanent et immobile. Je n'ignore pas que celui que je disais tout à l'heure n'avait jamais été tourmenté par aucune toux, avait ressenti une douleur continuelle du poumon du côté droit, et je sais combien furent longues et violentes les douleurs de côtés auxquelles fut en proie celui que j'ai cité plus haut, d'après Beniveni (2) : Morton (3) a même appris (et il l'a confirmé aussi par des histoires qu'il a rapportées) que lorsqu'avec une hémoptysie une douleur violente de poitrine, simulant celle de la pleurésie ou de la péripneumonie, survient au commencement d'une phthisie, il est permis de soupçonner avec fondement que celle-ci est d'une espèce calculeuse. Mais cependant il dit que les calculs présentent alors des angles et des pointes; et en effet, Paul d'Égine (4) parle d'une douleur qu'éprouvait un hémoptysique, qui rejeta de ces calculs, hérissés d'aspérités semblables à celles des fruits du *trapa natans*.

Toutefois, quand les calculs sont polis, et nullement propres à déchirer, quoiqu'ils soient quelquefois assez gros, Morton rapporte qu'ils ne causent aucune incommodité, si ce n'est une toux sans expectoration, et une pesanteur dans la poitrine. Mais ni Franck, ni Beniveni, ni Contulus ne disent que ceux qu'ils observèrent présentassent des angles et des pointes; aussi n'ont-ils parlé d'aucun crachement de sang; en sorte qu'on est porté à conjecturer que ce n'est pas toujours en piquant et en déchirant, mais

---

(1) Apud Schenck., l. cit.
(2) Obs. cit. supra, ad n. 29.
(3) C. 8, cit. supra, ad n. 19.
(4) N. 20.
(5) Eph. N. C., dec. 3, a. 3, obs. 72.

(1) Earamd., dec. 1, obs. 181.
(2) N. 20.
(3) C. cit. supra, ad n. 19.
(4) Apud Schenck., l. cit. supra, ad n. 19.

en écartant par leur poids le poumon de la plèvre, ou du médiastin, auquel ce viscère peut être attaché par hasard, qu'ils produisent la douleur dans certains cas, et quelquefois même d'une autre manière. Vous comprendrez en outre, d'après ce que j'ajouterai bientôt, quand j'aurai parlé de ce que Contulus et d'autres ont noté sur la guérison des sujets, que des calculs ont été assez souvent propres à déchirer, et que plus d'une fois ils n'ont réellement ni déchiré, ni causé aucune douleur. — Comme la plupart des médecins avaient résolu qu'il fallait donner du lait à ce jeune homme pour calmer la douleur et arrêter l'amaigrissement, Alb. Fabri, celui que j'ai déjà cité ailleurs (1) avec des éloges mérités, s'y opposa avec beaucoup de force, parce que lui seul devinant la cause de la maladie, pensait que des concrétions calculeuses dans les poumons pouvaient être augmentées par l'usage de ce liquide. Nous voyons que Morton (2) embrassa dans la suite cette opinion pour la même raison, et qu'il ne permettait la diète lactée dans la phthisie dépendante de calculs pulmonaires, que lorsqu'il y était contraint par la nécessité; et certes, le sujet dont je disais que Franck avait trouvé les poumons remplis de calculs, était accoutumé à prendre du lait avec tant d'avidité, qu'il en buvait en place d'eau et de bière.

Au reste, l'événement confirma le jugement de Fabri. Car l'usage du lait fit grossir le calcul, ou du moins augmenta la douleur, et hâta la mort; tandis que, sur un autre jeune homme, Fabri, rapportant la maladie à la même cause d'après tous les mêmes symptômes, parvint, en administrant, non pas du lait, mais de l'huile d'amandes, et d'autres choses analogues, même sous forme de look, à faire rendre par la toux un petit caillou, à dissiper insensiblement la douleur, et à rétablir parfaitement la santé. C'est ainsi également que Beniveni avait vu qu'en adoucissant la poitrine, et en donnant de la souplesse au gosier et à la trachée-artère, on avait opéré la sortie du calcul dont j'ai parlé, et la cessation de toute douleur, et d'une petite toux sans expectoration.

22. Ainsi, bien que ces sortes de malades, même après avoir rendu des cal-

culs, meurent beaucoup trop souvent, soit parce qu'ils ne les ont pas tous rejetés, soit parce qu'il s'en forme d'autres, soit parce qu'ils conservent dans les poumons de très-graves lésions produites par eux, ce qui les fait périr d'une phthisie, ou presque toujours d'un crachement de sang, parce que la substance molle des poumons se blesse facilement aussi par l'effort même qu'ils font pour rejeter le calcul, comme l'a très-bien enseigné Boerhaave (1), cependant il y a des exemples, et ils ne sont pas très-rares, de sujets qui, après avoir rendu des calculs, non-seulement ont vécu long-temps, comme Pi. Borelli (2), Rich. Morton (3), Séb. Roth (4) Je. Franck de Hildesheim (5) l'affirment, mais encore ont recouvré leur santé, comme cela paraît être vrai pour quelques-uns de ces mêmes sujets, et comme cela est certain pour d'autres dont il a été question un peu plus haut, et dont parlent Alexandre de Tralles (6), Je. Wier (7) et Hess (8), et surtout pour celui qui raconte ce qui eut lieu sur lui-même, et qui fut guéri après un voyage, sans avoir fait usage d'aucun médicament; je veux parler d'Oswalde Gabelchover (9). Je passe d'autres auteurs sous silence, et entre autres Pechlin (10), et celui que je vous ai cité plus haut (11), Casp. Desid. Martinetti (12), dont le premier vit trois calculs rendus par la toux sans aucune incommodité consécutive, et dont le second en observa deux, après la sortie desquels des affections asthmatiques, qui avaient tourmenté les malades auparavant, se dissipèrent complètement. Je ne puis cependant oublier Zacutus (13) et Ge. Wolf. Wedel (14); car l'un et l'autre parlent aussi de sujets rendus à leur première santé, après avoir rejeté de

---

(1) Ad § cit. supra, ad n. 20.
(2) Cent. 1, obs. 67.
(3) C. cit. supra, ad n. 21.
(4) Apud Schenck., loc. cit. supra, ad n. 19.
(5) Ibid.
(6) Ibid.
(7) Ibid.
(8) Ibid.
(9) Ibid.
(10) Act. Erud. Lips., a. 1691, M. maj.
(11) Epist. 5, n. 12.
(12) Litter. *ibid.*, cit.
(13) De Praxi med. admir., l. 1, obs. 103.
(14) Eph. N. C., dec. 1, a. 3, obs. 16.

---

(1) Epist. 8, n. 32 et Epist. 10, n. 11.
(2) C. indicato.

l'intérieur des poumons des calculs hérissés d'aspérités : un de ces calculs était pesant, dur, oblong comme un noyau de datte, et avec des aspérités; il en était de même du plus grand nombre des autres, dont un était de la grosseur d'une fève et les autres d'un pois, et tous présentaient des angles aigus et trois pointes. Ces auteurs rapportent que le premier avait donné lieu auparavant à une orthopnée et à une toux sans expectoration , et qu'une légère hémoptysie avec de la toux avait été produite par les autres , sans parler d'aucune douleur. Vous verrez qu'il n'a pas été fait mention de celle-ci, même par ceux qui ont rapporté que la mort, ainsi que les autres incommodités qui l'avaient précédée, avaient pour cause des calculs hérissés d'aspérités. En effet , des calculs de cette espèce ont été trouvés dans les poumons, ou observés après avoir été rendus par la toux, savoir : un qui était inégal et avec des aspérités , par un collègue de Je. Wier (1), cet autre gros dont j'ai parlé (2) et qui présentait de tous côtés des aspérités , par Fabrice de Hilden ; un troisième qui était pointu en deux endroits, par Rayer (3); vingt qui étaient hérissés de beaucoup d'aspérités, par Je. Seb. Albrecht (4); et un bien plus grand nombre, qui tous avaient une surface garnie d'aspérités, par J. Phil. Wolf (5) : mais en parlant de phthisie, de toux, d'hémoptysie, d'asthme, de dyspnée , de fièvre hectique , que les malades avaient éprouvés , aucun des auteurs qui ont indiqué ces diverses affections d'une manière différente, n'a fait mention de douleur ; de sorte qu'il faut bien qu'elle fût légère , et non pas violente (telle que Morton (6) l'a décrite), quoique les calculs , non-seulement fussent propres à déchirer, mais encore eussent déchiré en effet, comme le crachement de sang le fit voir sur quelques-uns.

23. Bien plus, le sang est sorti quelquefois en assez grande quantité pour causer la mort, comme dans le cas de cet homme noble qui , d'après le rapport de Dodonée (7), dans lequel il est question à la vérité d'une toux violente, mais non point de douleur, avait souvent craché un calcul , qui, né dans les extrémités des petites branches et des prolongements de la trachée-artère, avait la forme du lieu qu'il occupait, et était oblong , cylindrique , mince , et couvert par intervalles de petits rameaux. Au contraire, un autre homme (1) ne rejeta point de sang ; et , après avoir été tourmenté par une légère dyspnée sans aucune douleur, il présenta dans les deux poumons plusieurs concrétions tophacées, qui égalaient le volume d'avelines assez grosses, et qui avaient plusieurs crochets pointus, par lesquels elles s'implantaient dans plusieurs rameaux des bronches : cela venait de ce que, molles dans le principe , elles avaient pris insensiblement la forme intérieure des canaux qui les contenaient, et avaient ainsi formé çà et là des crochets aux endroits où une voie s'ouvrait d'un canal dans un autre. Cela s'accorde avec l'observation de Plater (2), qui rapporte qu'il avait trouvé quelquefois dans les dissections des calculs pulmonaires d'une surface tantôt égale , tantôt inégale, et formés comme des tophus, en proportion des vaisseaux. — Actuellement vous voyez enfin, après un long discours sur ces calculs , mais qui ne sera peut-être pas inutile, que ce que j'ai avancé au commencement est certain, savoir qu'on en a trouvé qui s'étaient concrétés dans les bronches. D'un autre côté , il est croyable que la plupart de ceux que j'ai cités, et surtout les plus petits, s'étaient également concrétés dans ces mêmes bronches, et dans les cellules qui terminent leurs dernières ramifications , par la circonstance que leur sortie avait lieu assez souvent sans être suivie de pus et de sang. Que si les ramifications des bronches sont assiégées çà et là par une matière qui puisse s'endurcir ainsi, vous concevez de quelle manière les poumons, par une cause innée, se pétrifient et simulent des tophus pierreux, ou ressemblent à une matière dure, gypseuse, c'est-à-dire deviennent tels qu'ils sont cités dans le *Sepulchretum* (3).

<hr>

(1) Apud Schenk., loco indicato.
(2) N. 20.
(3) Obs. cit. supra, ad eumd., n. 20.
(4) Act. N. C., tom. 4, obs. 49.
(5) Eorumd., t. 5, obs. 28.
(6) C. cit. supra, ad n. 21.
(7) Apud Schenck., loc. cit. supra,
n. 19.

(1) Commerc. litt., a. 1743, hebd. 13,
n. 2.
(2) Sect. bac Sepulchr. 1, in schol. ad
obs. 41.
(3) Sect. ead., obs. 47, § 1 et 2, et in
addit. obs. 1.

24. Enfin ce n'est pas de cette manière seulement que les poumons peuvent s'endurcir ; il y a aussi d'autres modes d'endurcissement de ces viscères, comme lorsqu'ils deviennent squirrheux, ou, ce qui est plus rare, lorsqu'ils ressemblent à des tendons ou à de la chair. Vous avez des exemples de ce dernier changement, sans compter celui que vous apprendrez ailleurs (1) d'après Valsalva, dans Franç. Sylvius (2) et dans J.-B. Fantoni (3) ; mais vous en trouverez ailleurs (4) de moi sur la transformation en tendons, ou en une substance semblable à du foie cuit, cas dans lequel il arrive, non-seulement que les bronches sont engouées et rendues moins flexibles, mais encore très-fortement comprimées. Au reste, comme ce dernier état appartient à la section qui traite de la douleur de poitrine et des côtés, je renvoie (5) mes observations de ce genre à cette section ; et comme d'ailleurs il serait trop long de rapporter ici celles qui ont rapport aux autres espèces de changement que j'ai citées, il suffira de décrire l'histoire d'un poumon tophacé. Vous la recevrez d'autant plus volontiers qu'elle est, non pas de moi, mais de Malpighi, anatomiste et médecin du premier mérite. En effet, lorsque Albertini, de qui je tiens cette histoire, remplissait avec le plus grand zèle les fonctions de médecin adjoint à l'hôpital de Sainte-Marie de la Mort de Bologne, ce dernier avait coutume, s'il se présentait quelque maladie trop obscure, de voir le malade à sa demande, et de lui dire ce qu'il en pensait, comme il arriva dans le cas que je vais rapporter immédiatement.

25. Une femme affectée d'une gale très-légère, mais d'une maigreur qui n'était pas peu considérable, se trouvait tourmentée de temps en temps par une petite toux, qui n'était jamais suivie de crachats épais, et avait constamment une difficulté de respirer, qu'elle n'augmentait ni ne diminuait en se couchant en supination, et sur l'un ou l'autre côté. Elle respirait, il est vrai, avec un peu plus de facilité la tête élevée ; mais alors elle éprouvait le sentiment d'un grand poids, qui semblait être suspendu de la gorge dans la cavité de la poitrine, et produire cette oppression. Il est probable, dit Malpighi, que cette femme a les poumons tartarisés, pour me servir de son expression.

Examen du cadavre. La femme étant morte dans cet état, la poitrine fut ouverte, et aussitôt que le scalpel eut été enfoncé dans les poumons, le bruit que ces viscères rendirent, et qui était tel que si on eût divisé des concrétions de sable, fit voir la vérité du diagnostic de Malpighi, qui fut aussi très-clairement confirmé par la continuation de la dissection.

26. On ne peut exprimer avec quelle admiration cette dissection fut reçue par ceux qui avaient appris auparavant d'Albertini la conjecture de Malpighi. Celui-ci put être conduit à cette conjecture par une raison probable, en considérant attentivement les symptômes, et aussi en s'aidant de ses propres observations, ou du moins de celles des autres en quelque partie. Car on avait transmis (1) à la mémoire qu'une toux sèche, outre la difficulté de respirer, s'était jointe à des poumons tophacés ou gypseux, et qu'un homme qui crachait souvent des calculs, avait éprouvé (2) au milieu de la poitrine le sentiment d'une certaine pesanteur : bien plus, Morton trouva des pierres crétacées, polies, nombreuses, et dont quelques-unes étaient assez grosses, dans les poumons de plusieurs sujets qui, comme il a été dit plus haut (3), étaient accoutumés à souffrir d'une toux sans expectoration, et de quelque petite pesanteur dans la poitrine.

Je fus fâché moi-même, lorsque je rencontrai des poumons de cette espèce, de n'avoir pu savoir d'une manière certaine quels symptômes et quelles incommodités avaient existé pendant la vie, principalement sur un homme déjà vieux, dont j'examinai avec soin la plupart des vaisseaux sanguins, à la fin du cours public d'anatomie que je fis l'an 1729, et sur lequel je vis l'artère vertébrale gauche naître de l'arc même de l'aorte, entre la carotide et la sous-clavière de ce côté. Dans ce cas l'un des poumons était tophacé ; le ventricule droit du cœur et l'oreillette correspondante étaient entièrement remplis de

---

(1) Epist. 17, n. 10.
(2) Sect. hac Sepulch., obs. 50.
(3) Obs. med. 15.
(4) Epist. 18, n. 30, et Epist. 45, n. 23.
(5) Vid. Epist. 20 et 21.

(1) Vid. Sepulch., sect. hac 1, obs. 47, et 1 in addit.
(2) Sect. ead., obs. 46, primæ § 11.
(3) N. 21.

concrétions polypeuses, fermes, et charnues en apparence, tandis que l'oreillette gauche, et surtout le ventricule de ce côté, ne contenaient presque rien, si ce n'est du sang noir à demi coagulé; toutes les veines également étaient très-distendues par du sang, mais les artères paraissaient plus contractées proportionnellement à la taille, et l'aorte présentait des lames osseuses à sa division en iliaques, de même que plus bas en plusieurs endroits, tandis qu'au-dessus il n'y avait nulle part rien de semblable. Toutefois, comme je l'ai dit, je ne sus ce que le sujet souffrit pendant sa vie, ni de quelle maladie il était mort. Au reste, pour que vous ne soyez pas fâché de ce que j'ai peut-être rapporté dans cette Lettre moins d'observations de Valsalva et de moi que vous n'en attendiez, vous en aurez un grand nombre dans la suivante. Adieu.

XVIᵉ LETTRE ANATOMICO-MÉDICALE.

DES LÉSIONS DE LA RESPIRATION PAR DES CAUSES SITUÉES DANS L'INSÉRIEUR DE LA POITRINE, ET D'ABORD PAR L'HYDROPISIE DE CETTE CAVITÉ, OU DU PÉRICARDE.

1. Il reste à voir quelles sont les causes situées dans l'intérieur de la poitrine, mais hors des poumons, qui nuisent à la respiration. Les principales, et celles qui se rencontrent plus souvent que quelques-uns ne le pensent, ont rapport aux épanchements d'eau, ou aux dilatations du cœur et des gros vaisseaux. Au reste, vous trouverez çà et là dans cette première section du second livre du *Sepulchretum* anatomique, plusieurs observations sur ces deux espèces d'affections; mais vous ne verrez aucune section particulière, ni pour les unes, ni pour les autres. Pour moi, il me semble qu'il sera à la fois plus commode et plus utile de diviser mes histoires, et d'embrasser dans cette Lettre celles qui appartiennent à l'hydropisie de la poitrine et du péricarde, et de réserver pour la suivante celles qui ont rapport aux anévrismes du cœur et de l'aorte. Voici donc neuf observations de Valsalva, qui sont relatives à cette hydropisie.

2. Une femme, âgé d'environ vingt-deux ans, cachectique, très-altérée, toussant légèrement, et crachant quelque peu d'une matière catarrhale, se marie. Quelques jours après la noce, elle est obligée de se coucher. Le pouls est vif, fréquent, petit, la toux incommode avec peu de crachats, la soif grande, les pieds tuméfiés par une œdématie, qui faisait d'autant plus de progrès que la maladie s'aggravait davantage: en outre, déjà la face, les bras et les mains présentaient le même genre de tuméfaction. Sentiment d'une chaleur excessive dans la partie gauche de la poitrine; de temps en temps oppression de la région précordiale; respiration difficile, au point que, l'affection augmentant, la malade est forcée de respirer la tête élevée. C'est pourquoi elle meurt en peu de jours.

Examen du cadavre. Le ventre contenait un peu de sérosité, mais tous les viscères y étaient sains, si ce n'est que la rate était plus grosse que dans l'état naturel. L'utérus fut disséqué aussi pour voir si, par hasard, comme c'était une nouvelle mariée, on apercevrait quelque principe de conception. Il contenait deux vésicules, et une masse informe. Mais celle-ci était composée d'une substance muqueuse, à laquelle s'en joignait une autre d'une telle couleur, qu'elle ne différait pas beaucoup du sang coagulé; du reste, toute la masse était entièrement dégagée des parois de l'utérus. Au contraire, les deux vésicules, dont l'une égalait la grosseur d'une petite lentille, et l'autre celle d'un petit pois, étaient tellement confondues avec ces parois, qu'on ne pouvait les enlever qu'avec difficulté; mais elles n'étaient fournies d'aucun vaisseau sanguin, et l'humeur qu'elles renfermaient ne se concrétait pas par l'action du feu, tandis que les œufs, c'est-à-dire les vésicules des ovaires, composées d'une double membrane, non-seulement ont des vaisseaux sanguins apparents, mais encore contiennent une humeur qui se concrète par l'action du feu, et qui a le goût de l'albumine, comme on l'observa même sur cette femme. Enfin, l'entrée des deux trompes de Fallope dans l'utérus était entièrement bouchée. A l'ouverture de la poitrine, on trouva les poumons complètement dégagés de la plèvre, mais durs, de sorte que si les symptômes propres de la péripneumonie eussent existé entièrement, on aurait pu croire que ces viscères avaient été attaqués d'inflammation. Il y avait dans les deux côtés de la poitrine une telle quantité d'eau, qu'une partie s'échappa avec impétuosité quand on coupa le sternum. Il y en avait aussi dans le péricarde environ cinq onces. Prise dans ces deux cavités, et placée sur le feu, celle de la poitrine se coagula, et non pas celle du péricarde. Il y avait une concrétion polypeuse dans chaque ventricule du cœur : mais celle du ventricule droit était la plus grosse ; elle s'introduisait dans les orifices des vaisseaux, et son volume augmentait surtout dans l'oreillette.

3. Ce n'est pas le lieu de disserter ici pour savoir si les vésicules des ovaires des femmes sont de petits œufs, et bien moins encore, si cette masse informe était un principe de conception, quand les deux trompes étaient entièrement bouchées. Je m'occupe principalement, dans cette observation et dans les suivantes, de l'eau qui comprimait les poumons tout à l'entour, et qui s'opposait par là à leur facile développement, pour ne pas négliger, en leur lieu, les autres choses qui appartiennent au même objet.

4. Une femme d'environ vingt-six ans, qui avait eu plus d'une grossesse, éprouve, après des troubles de l'âme, une légère tuméfaction dans tout le corps, et surtout dans le ventre ; elle respire difficilement et la tête élevée, elle se couche sans peine sur l'un ou l'autre côté, elle sent un grand poids dans la poitrine, elle a une soif très-vive, jusqu'à ce que, la difficulté de respirer augmentant, elle meurt.

Examen du cadavre. Il y avait un peu d'eau dans le ventre ; mais l'estomac et le foie, dont l'un était très-gonflé et l'autre gros, poussaient tellement le diaphragme en haut, que la cavité de la poitrine se trouvait diminuée. Du reste, les conduits de la lymphe étaient turges-

cents dans le ventre, qui avait tous ses viscères en bon état, à l'exception des ovaires qui présentaient de la dureté. La poitrine se trouvait entièrement remplie d'eau ; les poumons étaient légèrement durs et rouges, et parsemés de différentes taches noires, mais sains du reste. Le ventricule droit du cœur contenait une concrétion polypeuse, et autour d'elle du sang grumeleux ; celui-ci était liquide dans le ventricule gauche, et dans tous les vaisseaux.

5. Relativement à ce que Valsalva a écrit, comme je l'ai rendu, que la femme se couchait sans peine sur l'un ou l'autre côté, elle qui respirait avec difficulté et la tête élevée, ou bien il a omis à cet endroit par oubli, comme cela arrive, la particule négative, ou bien il faut entendre cela comme s'il eût voulu dire que, sans la seule difficulté de respirer, elle pouvait se coucher pour un peu de temps sans peine sur l'un ou l'autre côté, comme les médecins le lui avaient peut-être ordonné quelquefois pour en faire l'épreuve ; car aucune gêne d'une part ou de l'autre (attendu que la poitrine était également pleine dans ses deux cavités), ni aucune douleur ne l'en empêchait. Quant à ce qu'il dit, dans cette observation et dans quelques autres de cette espèce, de la turgescence des conduits de la lymphe, je croirais qu'elle avait eu lieu, soit à cause d'une surabondance de sérosité dans le sang, soit à cause de la compression, ou de l'obstruction de ces conduits, dans des parties plus avancées, dispositions qui sont quelquefois telles, que les tuniques minces de quelques vaisseaux lymphatiques crèvent, et que l'eau se répand dans les cavités du corps. Vous avez dans le *Sepulchretum* (1) l'histoire d'un jeune homme qui se fit traiter par Willis et par Lower. Ce jeune homme, après s'être livré avec excès à l'équitation, et à d'autres exercices du corps de longue durée, éprouva pendant quelque temps, dans la partie gauche de la poitrine, un sentiment qui ne pouvait exister sans une compression interne, et sentit enfin à cet endroit comme une rupture de quelque vaisseau ; et ensuite, pendant une demi-heure, à cette région, l'écoulement d'un liquide qui semblait tomber d'en haut au fond de la poitrine, non-seulement put être senti par lui, mais encore en-

______

(1) L. 2, s. 1, schol. ad obs. 75.

tendu par les assistants ; chose qui n'est pas très-facile à expliquer pour ceux qui nient qu'il existe quelque espace entre les poumons et les parois de la poitrine, mais qui est vraie cependant, comme cela fut prouvé ensuite, soit par la fluctuation de l'humeur accumulée dans ce côté, que le sujet lui-même et les autres percevaient très-manifestement lors de l'agitation du corps, soit par sa sortie qui fut d'abord opérée au moyen d'une sonde qu'un chirurgien introduisit, et qui eut toujours lieu dans la suite par un trou que la nature ouvrit, et que l'art conserva.

6. Un homme approchant de sa quarantième année avait déjà éprouvé pendant plusieurs semaines une fièvre lente. A cette fièvre se joignirent une légère tuméfaction des pieds, une toux sans expectoration, et de la sécheresse à la gorge. Il était essoufflé, et il respirait la tête élevée ; à peine le pouls était-il sensible. Il meurt inopinément.

Examen du cadavre. Pendant que les téguments de l'abdomen sont séparés des muscles soujacents avec le scalpel, il s'écoule une humeur aqueuse de la partie gauche de la région ombilicale. Cependant tout était sain dans le ventre ; à l'exception de la rate, qui était trois fois plus grosse que dans l'état naturel. Il y avait de la sérosité limpide en stagnation dans les deux côtés de la poitrine ; conservée dans un vase de verre, elle déposa quelque chose peu d'heures après, mais ce dépôt était formé par des parties séparées, et il s'était fait au fond du vase, tandis que rien n'était réuni en un seul corps, ni ne nageait, comme c'est l'ordinaire, pour la sérosité trouvée dans la poitrine. Les poumons étaient sains et entièrement libres, si ce n'est que le lobe inférieur de celui du côté gauche se trouvait uni à la plèvre par un lien court et mince. Le péricarde était dilaté, et contenait plus d'une demi-livre de sérosité limpide. Le cœur était gros, et son ventricule droit principalement renfermait une concrétion polypeuse molle ; cette dernière disposition est assurément rare dans les cœurs de ceux dont les cavités contiennent de l'eau en stagnation. Le canal thoracique et les conduits de la lymphe étaient vides dans le ventre, au point qu'on n'en vit nulle part aucun vestige.

7. Ici aussi en parlant de la concrétion polypeuse du cœur, Valsalva peut paraître avoir omis par hasard la parti-

cule négative, et avoir voulu dire que ce n'est pas une chose rare, puisque, sur neuf observations d'hydropisie de la poitrine, à peine y en a-t-il deux dans lesquelles il ait noté qu'elle n'existait pas. Quant à ce qu'il remarqua que les conduits de la lymphe étaient vides sur ce cadavre, peut-être cela indique-t-il que la cause qui donna lieu à l'hydropisie était différente de celle qui l'avait produite sur la femme dont je viens de parler immédiatement. Mais vous me demanderez peut-être si cette cause consistait dans la rupture de ces vaisseaux ; car vous êtes conduit à le soupçonner, soit par leur vacuité, soit par l'épanchement d'une humeur limpide qui déposait peu, soit par l'observation de Duverney (1) le jeune, sur des ascitiques, chez lesquels, quand le chirurgien évacue une humeur qui ne diffère pas de celle-là, le ventre a coutume de se tuméfier de nouveau bientôt après, sans qu'il y ait presque aucun espoir pour la conservation de la vie. Toutefois je pense qu'on ne peut déterminer d'une manière assez sûre, dans tous les cas, si ces symptômes indiquent d'une manière nécessaire, ou seulement vraisemblable, la rupture de ces vaisseaux : mais si dans celui-ci leur vacuité eût annoncé leur rupture, le ventre, où on les trouva vides, aurait été lui-même aussi hydropique. Au reste, cette hydropisie de la poitrine qui, sans parler de la grosseur du cœur, était jointe à l'hydropisie du péricarde, comme sur cette femme nouvellement mariée (2), qui présentait aussi une dureté des poumons, dont n'était pas non plus tout-à-fait exempte l'autre femme (3), chez laquelle, en outre, les viscères soujacents poussaient avec tant de force le diaphragme dans la poitrine ; tout cela, dis-je, vous rendrait plus agréable, je pense, une observation dans laquelle il ne serait question d'aucune cause qui pût troubler la respiration, autre que l'hydropisie de la poitrine, dont il s'agit principalement ici : telle est celle que je vais rapporter.

8. Une vieille femme de soixante-dix ans respire difficilement, elle ne se couche que sur le dos, elle crache par une toux légère une matière catarrhale, et

(1) Mém. de l'Acad. royale des Sc., ann. 1703.
(2) N. 2.
(3) N. 4.

elle est très-altérée; quelquefois le pouls est à peine sensible; le pied droit est légèrement tuméfié par une œdématie. Avant de mourir, elle vomit pendant un quart d'heure beaucoup d'humeur d'une couleur érugineuse.

Examen du cadavre. L'intestin colon, à l'endroit où il était déjà parvenu sous l'estomac, se détournait en bas jusqu'au pubis, et remontait de là pour revenir à son lieu accoutumé. Ce dernier viscère contenait une humeur de la même qualité que celle qui avait été rejetée par le vomissement, et une matière concrète de la même couleur nageait dans ce liquide. Une portion de cette humeur mise à part présenta le lendemain une matière qui s'était précipitée à son fond. Mais deux autres portions, qui formaient le reste, et dans l'une desquelles on versa de ce que l'on appelle esprit de vitriol (acide sulfurique étendu d'eau), et dans l'autre du sel ammoniac, ne firent apercevoir alors, il est vrai, aucun changement, mais bientôt après la première présenta un léger sédiment à son fond, et la seconde aucun. Il y avait environ deux livres de sérosité en stagnation dans les deux côtés de la poitrine. L'un et l'autre poumon étaient adhérents à la partie antérieure. Dans le ventricule droit du cœur était une concrétion polypeuse d'une grosseur médiocre, qui se prolongeait à travers les orifices des vaisseaux.

9. Si vous éloignez d'ici ce qui appartient à la matière rendue par le vomissement, parce qu'elle a rapport à un autre sujet; si vous écartez ce qui est relatif à la situation de l'intestin colon, qui est moins fréquente à la vérité (sans cependant être très-rare), et qui, d'après ce que l'on put remarquer, ne fut nullement nuisible dans ce cas; et si vous mettez de côté l'adhérence des poumons et la concrétion polypeuse, deux choses qui assurément ont été trouvées aussi en différentes circonstances sur des sujets qui respiraient facilement, il ne restera que l'épanchement d'eau dans la poitrine pour rendre raison de la difficulté de respirer. Comme vous remarquerez aussi ce dernier symptôme, ainsi que la tuméfaction des pieds, et la soif ou la sécheresse de la gorge, sur les trois hydropiques précédents, et sur deux d'entre eux la faiblesse du pouls, une toux sans expectoration ou presque sans expectoration et comparable à celle de

cette dernière femme, qui n'amenait à la fin rien autre chose qu'une matière catarrhale, vous pouvez déjà, je crois, soupçonner également sur ces trois sujets ce qui appartenait à l'hydropisie de la poitrine, et ce qui avait rapport à d'autres affections jointes à celles-ci. Ces dernières néanmoins pouvaient surtout augmenter la difficulté de la respiration, de manière que la tête devait être élevée pour que celle-ci pût s'opérer. Ainsi vous ne vous étonnerez pas que la vieille femme pût se coucher sur le dos. Quant à ce que le décubitus n'était possible ni sur l'un, ni sur l'autre côté, cela venait de ce que l'eau était accumulée dans les deux cavités de la poitrine, mais sans trop les remplir ni l'une ni l'autre. Pour mieux comprendre ce dernier point et quelques-uns de ceux que je n'ai qu'effleurés ici, faites attention aux histoires qui suivent, et comparez-les avec celle-ci et avec les précédentes.

10. Une jeune femme avait été tourmentée pendant long-temps par de la toux, de la soif, de la difficulté de respirer, qui l'accablaient surtout pendant la nuit dans les derniers jours de sa vie. En toussant elle crachait de temps en temps une matière catarrhale : elle ne pouvait se coucher sur le côté gauche, à cause d'une anxiété qu'elle éprouvait à la région précordiale; c'est pourquoi elle restait sur le côté droit. Les pieds étaient tuméfiés par une œdématie; la face aussi et le ventre présentaient une tuméfaction, mais celle de ce dernier était légère. Environ trois jours avant de mourir, cette femme était comme assoupie, et répondait lentement; les deux derniers jours le pouls était entièrement insensible.

Examen du cadavre. Il y avait dans le ventre de trois à quatre livres de sérosité épanchée. Le foie était un peu pâle, la rate petite; du reste ces deux viscères étaient sains. A peine aperçut-on quelque trace de vaisseaux lymphatiques dans le ventre. — Dans les deux cavités de la poitrine les deux poumons étaient sains; mais, tandis que celui du côté gauche se trouvait libre, celui du côté droit était fortement adhérent à la plèvre; d'ailleurs dans le côté gauche, il y avait peu de sérosité, tandis que dans le côté droit tout l'espace qui se trouvait entre la plèvre et les poumons était rempli d'une sérosité jaune. Le sang était liquide dans les ventricules du cœur, sans aucun indice de concrétion polypeuse. — Enfin dans la tête, le cerveau était sain, si ce n'est que les ventricules latéraux contenaient de la sérosité, qui était légèrement teinte de sang. Quand on eut placé celle-ci sur du feu, une matière épaisse descendit au fond du vase, et la sérosité elle-même s'évapora. Quant au liquide que j'ai dit avoir été observé dans le ventre et dans le côté droit de la poitrine, il se troubla d'abord par l'action du feu, et ensuite celui de la poitrine s'évapora peu à peu entièrement, et celui du ventre presque entièrement, en laissant l'un et l'autre à leur fond une pellicule légèrement glutineuse.

11. Omettant ce qui a rapport à l'affection soporeuse, dont j'ai traité ailleurs, et dont vous voyez que la cause était ici la sérosité (il n'est pas étonnant que sur un tel corps, il s'en fût épanché aussi en dernier lieu dans le cerveau), et négligeant même ce qui appartient à d'autres symptômes, que vous trouverez et que vous comparerez facilement avec ceux des histoires précédentes, je ne passerai pas sous silence deux circonstances qui sont relatives à la difficulté de la respiration : l'une, c'est que la femme ne pouvait pas se coucher sur le côté gauche, parce que c'était de ce côté qu'elle respirait avec facilité, attendu que le côté droit était entièrement rempli d'eau; par conséquent, si l'eau du côté droit tombant sur le médiastin poussait celui-ci sur la cavité gauche de la poitrine, qui elle-même n'était pas entièrement vide de sérosité, et qui du reste est toujours plus petite que la cavité droite, une anxiété de la région précordiale tourmentait la malade par l'augmentation de la gêne de la respiration : l'autre, c'est que celle-ci était plus difficile surtout pendant la nuit. Mais si ce dernier symptôme était le signe pathognomique de l'hydropisie de la poitrine, comme le disent nos praticiens, vous devriez être plus étonné de voir qu'il manque dans tant d'autres observations de Valsalva ou de moi, que de le trouver cité dans celle-ci seulement. Cependant vous verrez que Reimann (1) cite un très-grand nombre de médecins, et de médecins célèbres, qui ont enseigné ce point de doctrine. Le premier d'entre eux est Char. le Pois, comme

vous le trouverez dans le *Sepulchretum* (1) même; cet auteur et d'autres après lui ont confirmé leur opinion par leurs propres observations, qui sont rapportées (2) dans le même ouvrage.

Au reste, on ne peut nier que si ce symptôme se joint aux autres, de telle sorte qu'une plus grande difficulté de respirer réveille tout-à-coup le sujet à son premier sommeil, on ne soit souvent fondé à conjecturer qu'il est attaqué d'une hydropisie de la poitrine, soit que le sang devenu turgescent par la chaleur du lit ne trouve pas assez d'espace pour traverser les poumons comprimés par l'eau, comme le dit Willis (3), soit plutôt pour un autre motif; car l'eau n'est pas la seule qui puisse comprimer les poumons, ou resserrer les vaisseaux sanguins qui les traversent. Néanmoins il est vraisemblable que Willis a bien expliqué le phénomène, si l'on prend en général son explication, attendu que Reimann (4), que j'ai cité, a noté que le même symptôme a lieu ordinairement aussi dans d'autres maladies, dans lesquelles je remarque que les poumons avaient pu être comprimés, et les voies du sang qui les traversent resserrées, ou embarrassées, de manière que ce liquide, devenu turgescent par la chaleur du lit, autant que par l'exercice du corps, ne put pas traverser les poumons, surtout dans cette position du corps. Que si la cause qui exerce la compression ou la constriction, si les voies qui doivent être resserrées dans les poumons, si enfin le sang qui doit traverser ces viscères, si, dis-je, toutes ces circonstances, ou la plupart d'entre elles, ne sont pas telles que cet effet doive s'ensuivre, le malade couché ne sera pas plus réveillé dans ces maladies aux premières heures de son sommeil par le danger d'une suffocation menaçante, que dans l'hydropisie de la poitrine.

Ainsi vous concevez que c'est avec raison que Helwich (5) avertit que, de ce que le malade n'est pas réveillé de cette manière, il ne s'ensuit nullement qu'il n'est pas affecté d'une hydropisie de la poitrine; et en effet, aux observations qu'il indique lui-même, on peut en ajou-

(1) Act. N. C., t. 1, obs. 170.

(1) L. 2, s. 1, schol. ad obs. 137.
(2) Ead. s. ob. 81, 82.
(3) Ibid. schol., ad obs. 76.
(4) Obs. 170 cit.
(5) Eph. N. C., cent. 10, obs. 32,

ter d'autres, et surtout celle d'une jeune fille (1) noble qui avait le sommeil long et prolongé dans le grand jour, et celle d'un sénateur polonais (2) qui n'éprouvait aucune interruption dans le sommeil par le danger d'une suffocation ; néanmoins on trouva dans la poitrine de tous deux une grande quantité d'eau. Vous concevez aussi que, lorsque le même Helwich (3) ne doute pas au contraire que ceux chez lesquels une interruption de cette espèce a lieu, ne soient attaqués d'une hydropisie de la poitrine ; vous concevez, dis-je, qu'il semble accorder plus qu'il ne convient à des observations qui, à la vérité, sont très-nombreuses, comme il a été dit plus haut, qu'il confirme lui-même par deux histoires recueillies sur deux dames, la première par lui, la seconde par d'autres, et que vous pouvez confirmer aussi par d'autres observations, et nommément par celles que l'oncle (4) de Vallisnieri décrivit sur un teinturier, et l'illustre Buchner (5) sur un autre homme, mais qui cependant, quoiqu'elles soient vraies, n'empêchent pas que celles que Reimann leur a opposées ne soient vraies également ; à ce sujet, je citerai surtout celle qui avait conduit un médecin très-expérimenté, J. Vicary (6), à croire qu'il pouvait jurer, principalement à cause de ce signe, que le malade était infailliblement affecté d'une hydropisie de la poitrine ; et lorsque après la mort, il ne trouva pas, à l'ouverture de la poitrine, une seule drachme d'eau ou de sérosité, dans les cavités droite et gauche de la poitrine, il s'écria dans son étonnement, avec une candeur qu'on ne saurait jamais assez louer : Combien les diagnostics sont quelquefois trompeurs ! — Je n'ignore pas quelle exception Helwich imagina dans la suite, savoir, que ce symptôme n'a point de valeur, si les pieds ne se sont pas tuméfiés après et non pas avant son apparition, ni par quels moyens ingénieux d'autres auteurs se sont appliqués à aller au-devant de cette dernière observation, ainsi que des autres qui ont été objectées par Reimann. Mais je ne

vois personne qui admette cette restriction, et je ne veux ni n'ai besoin de prendre part aux différends des autres en examinant ce cas d'exception, ou d'autres, et d'autres encore, puisque leur nombre, même bien qu'on les admette sans examen, prouve assez avec quelle fréquence et quelle facilité le symptôme dont je parle, ou, si vous l'aimez mieux, son apparence, peut tromper aussi de bons médecins ; en sorte que, dans les maladies des poumons, du cœur, de l'aorte, du péricarde, et dans les suffocations spasmodiques que j'ai vu plus d'une fois survenir, non-seulement dans l'espace assez considérable d'une, ou de deux, ou de trois heures après le premier sommeil, mais encore exactement en même temps que lui, ceux-ci accusent, au lieu de ces maladies, de l'eau renfermée dans l'un ou l'autre côté de la poitrine, ou dans tous les deux. — Ainsi ce symptôme n'est point par lui-même, et sans de nombreuses hésitations, très-caractéristique de cette maladie, puisqu'on le voit quelquefois aussi dans d'autres, et qu'il a manqué assez souvent, comme mes observations et celles de Valsalva le confirment, sur des sujets chez lesquels l'on reconnu, après la mort, que cette affection existait. Il ne faudra cependant point le mépriser, si, comme je l'ai dit, il est joint à d'autres signes principaux, qui indiquent le plus souvent qu'il y a de l'eau accumulée dans la poitrine.

12. Une femme de soixante-dix ans, d'un tempérament sanguin, grasse, attaquée elle-même d'une pleurésie, pendant qu'elle donnait des soins assidus à son fils affecté de cette maladie, en fut délivrée quelques jours après, sans avoir expectoré aucune matière. Mais à la pleurésie succéda tout de suite le sentiment d'une grande oppression dans la partie gauche de la poitrine, de sorte qu'elle ne pouvait respirer dans son lit, sans être couchée sur le côté droit. Elle crachait une matière catarrhale, elle était très-altérée, et elle avait les membres inférieurs tuméfiés. Ajoutez à cela que quatre mois après, il se déclara en outre une diarrhée considérable, qui augmenta de jour en jour, et qui dura trois mois. Pendant tout cet espace de temps, la fièvre revenait par périodes fixes, avec du froid, de la chaleur, et de la douleur de tête ; d'ailleurs le pouls était dur et vif. Tous ces symptômes persistant, la femme mourut à la fin du septième mois, à dater du commencement de la maladie.

---

(1) Sepulch., l. 2, s. 2, obs. 3, in schol.
(2) Commerc. litt., a. 1733, hebd. 11, n. 2.
(3) Cit. obs. 32.
(4) Eph. N. C., cent. 8, obs. 74.
(5) Eorumd. Act., t. 6, obs. 50.
(6) Eorumd. cent. 1, obs. 3, in schol.

Examen du cadavre. A l'ouverture du ventre, on trouva le foie d'une couleur un peu cendrée, mais sain du reste: les autres viscères étaient sains aussi, si ce n'est qu'il y avait dans le pancréas une artère qui était parvenue à la dureté de l'os, et qui renfermait à son origine du sang coagulé, tandis que le reste ne contenait que la substance fibreuse de ce liquide, qui était condensée. Il n'y avait absolument aucune lésion dans la cavité droite de la poitrine ; mais la cavité gauche était remplie d'eau, dans laquelle nageaient des espèces de filaments. D'ailleurs le poumon était intact au milieu de cette eau; seulement il se trouvait un peu flasque. Il y avait dans le ventricule droit du cœur une grande concrétion polypeuse, qui s'étendait de là jusque dans la veine cave.

13. Les autres circonstances font voir que vous ne devez pas croire qu'un empyème succéda à la pleurésie, et la grande quantité d'eau que l'on trouve ordinairement dans la poitrine avec des filaments de cette espèce, après de graves inflammations de cette cavité, le confirmera lorsque je traiterai de ces inflammations. Quant à ce que la substance fibreuse du sang arrêtée dans quelque artère, comme elle l'était dans celle qui était ossifiée ici, se condense, au point de fermer enfin le passage à la portion de ce liquide qui suit par derrière, le chirurgien Petit (1) a enseigné ce point de doctrine les années précédentes. Mais, pour l'effet contraire à celui qu'on observa sur la femme dont il a été question un peu plus haut (2), et qui a lieu le plus ordinairement, savoir, que celle dont je parle maintenant ne se couchait pas sur le côté qui était rempli d'eau, il faut peut-être en chercher la cause, sinon dans le médiastin qui résistait alors peut-être davantage à l'eau placée sur lui, du moins dans le côté opposé, parce que ce dernier, étant entièrement vide de sérosité, pouvait supporter la diminution de sa concavité opérée par l'eau qui pesait sur lui, tandis qu'il ne le pouvait pas sur la première femme, attendu qu'il était lui-même embarrassé en quelque partie par le liquide qu'il contenait.

14. Une femme de cinquante ans, d'une constitution moyenne, d'un teint pâle, ayant éprouvé de la dyspnée pendant un an, fut reçue à l'hôpital de Sainte-Marie de la Vie de Bologne, lorsque la maladie eut enfin augmenté. La respiration était très-laborieuse, la soif grande, le pouls médiocrement vif et petit; celui-ci manquant davantage de jour en jour, la malade mourut.

Examen du cadavre. Tous les viscères du ventre étaient en bon état. Le poumon du côté gauche était sain aussi et dégagé des côtes de toutes parts ; mais il nageait dans une livre et demie d'une eau un peu salée. D'ailleurs le poumon droit était si fortement adhérent à la plèvre, qu'il formait un seul corps continu avec elle ; aussi ne vit-on pas d'eau de ce côté, si ce n'est qu'en séparant avec le scalpel ce viscère de la membrane, il s'écoula un peu de sérosité par une déchirure de sa partie inférieure. Il y avait dans le cœur trois concrétions polypeuses, qui ressemblaient, par leur couleur et leur substance, à un mucus dense. Au reste, on trouva le sang épais et visqueux dans les veines.

15. A quoi attribuerons-nous la cause pour laquelle une si petite quantité de sérosité (relativement à celle des observations précédentes), qui se trouvait dans l'une des cavités de la poitrine seulement, rendait la respiration très-laborieuse? Est-ce parce que, contenant de petites parties salines, elle ne comprimait pas tant les poumons par sa quantité, qu'elle ne les resserrait en les irritant de temps en temps comme avec des espèces d'aiguillons? Vous savez qu'Albertini (1), fort de ses observations, a enseigné cette doctrine, et qu'il a expliqué, par des irritations de ces sortes de sels, la difficulté de la respiration dépendante d'un épanchement de sérosité qui était, non pas très-abondante, mais trouble et d'un jaune intense. Celle-ci n'est pas décrite de cette manière, il est vrai, dans la dissection en question ; mais cependant il est dit qu'elle était un peu salée, ce qui n'est pas noté dans les autres. — Vous attendez peut-être que je parle ici de cette adhérence si forte entre l'un des poumons et la plèvre ; mais vous pourrez apprendre, en jetant seulement les yeux sur le *Sepulchretum*, combien les avis sont partagés sur la question de savoir si cette adhérence est nuisible ou n'est

----

(1) Mém. de l'Acad. royale des Sc., a. 1731.
(2) N. 10.

(1) Comment. de Bonon. Sc. Inst., t. 1, in opusc.

pas nuisible. En effet, Hippocrate , ou , si vous l'aimez mieux , l'ancien auteur du second livre sur les maladies (1) l'a appelée , d'après l'interprétation de Salius, chute du poumon sur le côté, et de là il a fait dépendre la respiration laborieuse, qui résulte non-seulement d'une plaie faite par les chirurgiens pour extraire le pus , mais encore d'une cause interne , comme cela est exprimé dans ce passage , et dans celui du livre sur les lieux , où il est écrit positivement que le poumon desséché adhère au côté humide, et produit une pleurésie sèche ; et bien que Boerhaave (2) ait retourné jusqu'à un certain point cette sentence , il a pourtant enseigné la même chose, puisqu'il dit qu'à l'endroit qui a été le siége de la pleurésie , la plèvre rendue imperspirable adhère au poumon du même côté. D'ailleurs d'autres auteurs ont embrassé l'opinion d'Hippocrate, en expliquant autrement, à la vérité, cette adhérence , c'est-à-dire en la faisant dépendre de ce qu'il s'opère par les poumons malades une transsudation de sérosité visqueuse , qui fait l'office d'un gluten , dans le repos et la compression (3) de la poitrine causés par l'interception de la respiration , ou de ce que les poumons prennent un grand volume à cause de la matière catarrhale dont ils sont imbibés, et de ce qu'ils se remuent à peine dans cet état (4) ; mais cependant ils ont rapporté à cette adhérence trouvée après la mort, la difficulté de la respiration qui tourmentait les sujets pendant la vie. D'autres au contraire nient qu'on puisse l'attribuer à cette cause , en mettant en avant, non-seulement leurs propres observations, mais encore celles de leurs adversaires, puisque le même qui venait de dire (5) qu'il avait trouvé la cause d'un asthme de plusieurs années dans une adhérence extrême des poumons avec les côtes , ajoute immédiatement après que les poumons étaient adhérents de la même manière sur un homme , qui cependant avait été un bon coureur, et que par conséquent une adhérence de cette espèce ne produit pas nécessairement un asthme. Or, il y a tant d'observations ap-

partenant à d'autres ou à moi, qui sont semblables à celle-là, que je crois devoir être court sur un sujet très-connu. On trouve même les poumons très-fortement adhérents de toutes parts, non-seulement aux côtes, mais encore au diaphragme et au médiastin , sans que la respiration ait quelquefois été difficile , comme l'observation vingt-quatrième , qu'on lit dans les suppléments du *Sepulchretum* (1), et qui est de Diemerbroeck (2) , le prouvera. D'ailleurs des adhérences moins considérables, et telles que celles dont il est parlé dans la même observation, se sont offertes en si grand nombre et si souvent aux anciens anatomistes aussi, que quelques-uns d'entre eux crurent (3) que c'était une disposition naturelle et utile à l'homme.

16. Dans une telle diversité d'opinions de si grands hommes, l'accord n'est pas facile : car ce que vous voyez (4) mis en avant par quelques-uns , que si l'adhérence est lâche et rare , elle ne s'oppose pas à la respiration , mais qu'elle lui est nuisible , si elle est plus forte et qu'elle existe partout ou dans une grande étendue, ne s'accorde nullement avec les observations qui ont été citées un peu plus haut. D'ailleurs, relativement à l'opinion de ceux qui nient qu'elle soit nuisible parce que les poumons doivent certainement suivre le mouvement de dilatation de la poitrine dans l'inspiration, et se resserrer (5) avec elle dans l'expiration , et à la raison qu'un grand homme oppose pour ainsi dire à celle-là , savoir, que dans une grande adhérence des poumons avec la plèvre, ces viscères ne peuvent cependant pas descendre, quand la poitrine se dilate, ni suivre le diaphragme, on ne peut point accorder ces deux idées, en affirmant que la respiration est lésée par l'adhérence des poumons aux côtes seulement, mais qu'elle ne l'est pas par l'adhérence de ces viscères aux côtes et au diaphragme en même temps. En effet, pour ne pas faire d'autres réflexions, vous avez vu que, dans une des observations citées, l'adhérence existait seulement avec les côtes , sans aucune lésion de la respiration. Vous en trouverez plu-

---

(1) Vid. Sepulch., l. 2, s. 1, in schol. ad obs. 67.

(2) Prælect. ad Instit., § 606.

(3) Sepulc. s. cit. schol., ad obs. 63.

(4) Sect. ead., obs. 64, § 9.

(5) Ibid., § 8.

(1) Sect. cit.

(2) Anat., l. 2, c. non 12, sed 13.

(3) Vid. schol. ad illam obs. 24, et ad super. obs. 64, § ult. et ad 65.

(4) In iisd. schol.

(5) Vid. schol. 3, ad obs. 32, in addit.

sieurs semblables à celle-là , et surtout deux qui appartiennent au célèbre Hahn (1) ; telle est aussi celle que Piccolhomini (2) recueillit autrefois sur un de ses amis , chez lequel tout le poumon était très-fortement adhérent de toutes parts à toutes les côtes , quoique cependant il n'eût existé sur lui aucune difficulté de respirer.

Que conclure donc de là ? Certes je ne puis nier ce que je trouve le plus souvent en disséquant indifféremment des cadavres d'hommes et de femmes , morts de toute espèce de maladies , ni ce que tout le monde voit presque tous les ans , lorsque je fais dans l'amphithéâtre la démonstration des viscères de la poitrine à leur place ; je veux parler de l'adhérence plus ou moins grande des poumons aux parois de cette cavité ; en sorte que lorsque Diemerbroeck (3) écrit que cela est commun presque au tiers des hommes, et que Tulpius (4) dit que le poumon est entièrement libre sur peu de corps, j'avouerai que mes observations prises en général approchent un peu plus de celles du dernier que de celles du premier. Prétendrons-nous donc que peu de personnes seulement ont la respiration facile? Je ne dirai pas plus facile, comme quelques-uns, qui ont reconnu qu'on trouve presque constamment cette adhérence sur les adultes. Cependant je ne partage pas pour cela l'opinion de ceux qui ont pensé que c'est une disposition naturelle, me rappelant bien que, parmi tant de fœtus que j'ai disséqués, j'ai remarqué à peine sur un quelque connexion de cette espèce (au reste Diemerbroeck (5) ne semble pas avoir cru que chacun naisse avec elle), et sachant également qu'on la trouve si rarement sur les autres animaux qui approchent le plus de nous par leur structure, que si elle est un peu trop étendue, on soupçonne qu'elle dépend d'une maladie.

Mais de même que cette disposition n'est pas naturelle, de même, comme le pensait Diemerbroeck, elle ne dépend que quelquefois à peine d'une maladie, par exemple, d'une pleurésie, d'une péripneumonie, ou d'une autre affection analogue avec ulcération. Car il n'est pas croyable, et je sais que souvent il n'est pas vrai, que, à l'exception de quelques hommes, tous les autres aient éprouvé des incommodités de cette nature. Mais il est une chose beaucoup plus probable, et je me souviens que Duvernoy me l'écrivit autrefois ; c'est qu'un état qui est commun aux hommes seulement et presque à eux tous, sans qu'il le soit aux fœtus de leur espèce, dépend peut-être de l'action du rire, qui est commune à eux seuls, après qu'ils sont nés. — Au reste, de quelque cause que dépende (abstraction faite des sujets sur lesquels on ne saurait nier que cet état a pu être produit par une maladie) une disposition que l'on sait d'une manière certaine exister le plus souvent sur les autres individus, tandis qu'il est incertain dans quelle partie principalement , et jusqu'à quel point elle existe, Colombus (1) avertit avec raison, d'après cela, que quelqu'un peut avoir une blessure qui perfore la poitrine , sans cependant que l'on voie la blessure respirer, et c'est avec prudence, pour ce motif également, qu'agissent les chirurgiens qui achèvent la perforation de la plèvre plutôt avec le doigt qu'avec le fer.

Mais, pour revenir enfin à ce que vous attendez, lorsqu'une lésion intérieure de la respiration a été rapportée à l'adhérence des poumons que l'on a trouvée, je soupçonne fort, ou que quelqu'autre cause, parmi un si grand nombre qui peuvent sans contredit produire cette lésion, n'aura pas été remarquée, ou que si en effet il n'y en avait nulle part aucune autre, elle avait pu rester cachée dans la face même du poumon qui était adhérente à la plèvre ; je parle, par exemple , de quelque crispation qui s'oppose suffisamment à la libre circulation des humeurs, pour que les nerfs puissent en être irrités, et troubler les fonctions intimes des poumons. Cette conjecture, si vous considérez la différence de la nature des humeurs et de la disposition des nerfs sur les différents sujets, ne vous déplaira peut-être pas d'une manière absolue, ou bien elle vous portera à en imaginer d'autres plus satisfaisantes pour vous, et même pour moi, sur une matière très-difficile.

17. Une fille de quinze ans était

---

(1) Act. N. C., tom. 7, obs. 13.
(2) L. 4, anat. Prælect., lect. 8.
(3) Obs. 24, cit. in fin., n. 15.
(4) Vid. schol. ad obs. 65 cit. , ad eumd. n.
(5) Vid. schol. ad cit. obs. 24.

(1) Vid. schol. ad § 9, obs. 64 cit., ad n. 15.

tourmentée par une fièvre aiguë, et surtout par une cruelle douleur de tête ; car tous les autres symptômes étaient légers. La fièvre semble diminuer vers le dixième jour. Mais peu de jours après il s'y joint une grande soif, une respiration laborieuse, et une douleur au côté gauche de la poitrine. Ces deux derniers symptômes s'aggravant, elle mourut dans l'espace de peu de jours, contre l'attente des assistants, ayant la langue libre, ainsi que les facultés intellectuelles.

Examen du cadavre. A l'ouverture de la poitrine, on trouve à la vérité les poumons sains, mais le côté gauche de cette cavité était rempli d'une sérosité qui ne différait pas beaucoup de l'urine des bêtes de somme, et dans laquelle nageaient des concrétions qui avaient l'apparence de l'albumine. Il y avait aussi de la sérosité dans le côté droit, mais elle était peu abondante. Toutefois le péricarde en contenait une telle quantité qu'il en était rempli : celle-ci était plus épaisse que celle qu'on avait observée dans la poitrine ; et comme la face extérieure du cœur présentait une légère érosion, on pouvait conjecturer que cette érosion était peut-être un effet de la même sérosité. Des concrétions polypeuses renfermées dans les ventricules du cœur ressemblaient en quelque sorte à un mucus dense ; mais celle du ventricule gauche était la plus grosse.

18. La diminution apparente d'une fièvre de cette espèce, sans aucune excrétion de la matière qui l'entretenait, était une circonstance extrêmement suspecte ; car cette matière s'était répandue dans les cavités de la poitrine et du péricarde avec une acrimonie qui fut annoncée d'abord par cette violente douleur de tête, et bientôt après par celle du côté gauche de la poitrine, et qui fut confirmée par l'érosion du cœur. Mais comme elle s'était détournée de la tête vers la poitrine et le cœur, il n'est pas étonnant que la langue et les facultés intellectuelles fussent libres jusqu'à la fin, et que la mort survînt plus vite qu'elle n'a lieu ordinairement dans l'hydropisie, et que les assistants ne s'y attendaient ; quoique les hydropisies nées à la suite de maladies aiguës soient toutes fâcheuses, comme on le voit dans les *Pronostics* (1). Car elles ne délivrent pas de la fièvre, et elles sont très-douloureuses et mortelles. Quant à ces concrétions qui nageaient dans la sérosité épanchée, et que Valsalva assimila à de l'albumine, il faut entendre qu'il a voulu parler de l'albumine de l'œuf condensé dans l'eau chaude, comme il le déclare dans une autre observation (1). — Enfin, pour ce qui regarde l'hydropisie du péricarde dont il a été question également plus haut dans quelques histoires, j'en traiterai bientôt séparément, quand j'aurai rapporté la maladie et la dissection d'une autre fille.

19. Une fille âgée d'environ vingt-deux ans ne peut respirer que la tête élevée, elle a une grande soif, elle tousse, elle rend des crachats comme purulents et de temps en temps teints de sang, elle a de la fièvre, elle éprouve une tuméfaction de la face, enfin elle meurt.

Examen du cadavre. Il y avait quelques livres d'eau en stagnation dans le ventre, et cependant tous ses viscères étaient sains. Le côté droit de la poitrine était rempli de sérosité ; il y en avait moins dans le côté gauche. La substance des poumons ne présentait aucune lésion ; seulement elle était un peu rouge en quelques endroits, et blanche dans d'autres. Le péricarde était entièrement rempli d'eau ; les ventricules du cœur ne contenaient rien que du sang liquide.

20. J'ai suffisamment parlé plus haut, autant que le permettaient les observations de Valsalva relatives à ce sujet, de l'hydropisie de la poitrine et de la plupart de ses symptômes, pour que je juge à propos d'en traiter moins longuement dans cette histoire, comme je l'ai fait aussi dans la précédente, attendu surtout qu'il existait d'autres incommodités que celle-là ; quoique sur cette dernière fille les crachats ne parussent pas être réellement purulents, et que relativement à la teinte de sang qu'ils présentaient quelquefois, on doive facilement penser que c'était l'effet fortuit d'une toux plus violente. J'aime mieux ajouter quelque chose ici sur l'hydropisie du péricarde, comme je l'ai promis une ou deux fois. — Au milieu de ce qui est propre et particulier à Avenzoar, Freind (2) avance, parce qu'il parle de cette hydropisie, et qu'il ajoute qu'il ne l'a néanmoins jamais vue, « que Galien lui-même ne dit pas non plus un mot de la même affection. » Mais il est

---

(1) N. 8.

(1) Epist. 20, n. 56.
(2) Hist. de la Médec., p. 2.

juste d'entendre ce passage, comme s'il voulait dire que Galien non plus ne l'avait jamais vue sur l'homme, puisque du reste rien n'est plus connu parmi ses sectateurs, que ce qu'il a écrit dans le cinquième livre sur les lieux affectés (1); savoir, que les palpitations du cœur surviennent, ou par elles-mêmes, ou avec un certain signe indiquant que le cœur lui-même remue dans un liquide, et qu'il ne doit point paraître étonnant qu'une quantité d'humeur s'accumule quelquefois dans la membrane qui enveloppe le cœur, de telle sorte qu'elle puisse empêcher ce viscère de s'élever : car, d'après ce qu'il continue de dire, il vit dans cette membrane beaucoup d'humeur sur des animaux qu'il disséqua, et il y trouva une hydatide sur une guenon, et une tumeur squirrheuse sur un coq ; enfin il conclut qu'il en résulte une conjecture vraisemblable, c'est-à-dire que les hommes aussi peuvent être attaqués de semblables affections. Ainsi il est évident, non-seulement que Galien n'a pas entièrement gardé le silence sur cette maladie, mais encore qu'il l'a conjecturée avec sagacité : il me semble même, comme je le démontrerai plus bas (2), qu'il a indiqué quelque caractère pour la reconnaître, et qu'il a donné quelque raison pour expliquer d'où elle peut dépendre ; je veux parler de la rupture d'hydatides dans l'intérieur du péricarde. Mais si vous ne pouvez pas traiter avec une égale équité un médecin moderne, qui du reste est un homme instruit, et à qui il a échappé de dire, je ne sais comment, qu'il faut plutôt chercher l'hydropisie du péricarde dans les inventions des hommes de l'art, que dans les opérations de la nature, du moins partagerez-vous l'opinion d'un autre homme célèbre, que j'ai déjà cité, et qui a prononcé seulement que l'hydropisie du péricarde est une affection très-rare. Car nous entendrons par là qu'il a voulu dire qu'elle est très-rare par elle-même, et non point quand elle est jointe à d'autres maladies de la poitrine. En effet, j'ai vu très-souvent moi aussi, comme beaucoup d'autres, ces complications ; mais je ne me rappelle pas maintenant d'avoir jamais observé cette affection seule. Ainsi, d'une part il est très-difficile de distinguer les signes qui lui sont propres, et de l'autre part il faut

examiner avec plus d'attention les observations qui lui appartiennent, si elle a été trouvée seule quelquefois, comme dans cet exemple de Valsalva.

21. Un homme, qui déjà depuis quelque temps avait les pieds tuméfiés par une œdématie, est pris d'une fièvre légère ; la respiration est difficile et le devient davantage de jour en jour, de sorte qu'il est forcé de respirer la tête élevée ; il tousse, il crache une matière catarrhale, il est fort altéré ; enfin il meurt.

Examen du cadavre. A la dissection du cadavre on trouve le péricarde rempli d'eau.

22. Mais je sais que vous êtes étonné maintenant de ne lire dans l'histoire d'une hydropisie du péricarde qui existait seule, aucun signe que vous n'ayez vu plus haut dans la même hydropisie jointe à celle de la poitrine, et même dans l'hydropisie de la poitrine sans celle du péricarde. Cela fait que vous croirez davantage que Grœtz a écrit la vérité dans une dissertation (1) qu'il a publiée sous la présidence d'Hoffmann, lorsqu'il dit positivement qu'il ne trouve presque aucuns signes au moyen desquels un médecin, même très-expérimenté, puisse bien distinguer ces deux hydropisies. Il ajoute cependant aussitôt après : à moins que quelqu'un ne dise peut-être que les lipothymies sont plus fréquentes, et la difficulté de respirer plus légère, dans l'hydropisie du péricarde que dans celle de la poitrine, et à moins qu'il n'observe en outre que le malade affecté de l'hydropisie du péricarde ne sent pas la fluctuation des eaux, en se tournant d'un côté sur l'autre, aussi distinctement que cela arrive ordinairement dans l'hydropisie de la poitrine. Néanmoins, dit-il, dans les commencements de l'hydropisie du péricarde, les sujets sont la plupart du temps attaqués d'une cachexie pituiteuse, ou scorbutique, accompagnée d'une couleur plombée de la face, de la pâleur et de la viscosité de l'urine, de différentes obstructions des viscères, de l'inertie des fonctions du corps, de l'affaiblissement des forces : mais, dans les progrès de la maladie, le pouls diminue beaucoup, l'urine est pâle, claire, peu abondante, les lipothymies sont fréquentes quelquefois ; on sent un poids qui pèse sur le cœur, et qui le resserre ; la respiration est un peu plus difficile ; il

____

(1) C. 2.
(2) N. 33.

(1) De hydr. pericard., § 4.

survient assez souvent une fièvre lente avec de la soif, et d'autres symptômes cruels qu'il omet; de sorte que l'affection attaquant secrètement dès le principe, et faisant des progrès successivement et peu à peu, parvient à cette gravité de symptômes qui a été indiquée.

J'ai rappelé tout cela pour que vous le compariez non-seulement avec les histoires que j'ai rapportées, ou que je rapporterai, mais encore avec celles qui ont été décrites par d'autres, et même avec celle (1) qui a fourni à Grœtz l'occasion de composer cette dissertation. Quoique le péricarde fût tellement distendu que, suivant son expression, il remplissait toute la cavité de la poitrine, et qu'il le fût par une eau qui avait corrodé toute la face externe du cœur, tandis que la cavité de la poitrine se trouvait par cela même vide de toute sérosité, cependant je n'ai lu relativement aux signes que ceci : savoir, que le malade qui sentait un poids gravatif au bas de la poitrine, et qui avait été long-temps tourmenté par les autres symptômes qui annoncent une hydropisie de la poitrine, mourut enfin accablé comme par une hydrothorax, maladie que l'on croyait exister. Que si vous vous éloignez de cette observation, et que vous ouvriez le *Sepulchretum*, où plusieurs histoires ont été décrites, soit que vous jetiez les yeux sur celles dans lesquelles il est question, en même temps que d'une grande hydropisie du péricarde, d'autres affections, et en particulier d'une érosion du cœur semblable à celle-là, par exemple, sur la quatre-vingt-sixième de la première section de ce second livre (vous lirez à la vérité que l'urine était peu abondante, mais trouble, et le sang scorbutique; d'ailleurs, en mettant de côté ce qui appartenait évidemment à une autre incommodité, comme la douleur de l'hypochondre gauche, il ne restera que l'asthme très-violent qui se rapportait aussi en partie à une autre affection), soit que vous cherchiez celles dans lesquelles il est dit seulement que le péricarde était rempli d'eau, ou qu'élevé en forme d'une tumeur énorme, il était distendu par plusieurs livres d'eau, vous trouverez pour tout symptôme que le cœur éprouvait de fortes palpitations, ou que le malade ressentait depuis long-temps des palpitations, et avait de la difficulté à respirer,

comme on le voit dans les § 10 et 4 de l'observation vingt-unième de la section huitième, dans laquelle on a rapporté encore plus d'histoires de cette hydropisie que dans la première, parce qu'elle traite des palpitations du cœur.

23. Puisque nous en sommes venus au symptôme indiqué par une conjecture de Galien, comme je l'ai dit plus haut (1), il faut voir, relativement à ce caractère et à un autre qui a été proposé en même temps, et qui consiste en un certain signe indiquant que le cœur même remue dans un liquide, si le fait répond très-souvent à cette conjecture. Saxonia, comme vous le verrez dans le *Sepulchretum* (2), en disant que les signes des palpitations du cœur dépendantes de cette maladie, sont la mollesse du pouls, la fréquence de la respiration, l'absence de la soif, la cavité des yeux, a noté que les malades sentent surtout alors leur cœur nager, pour ainsi dire, dans de l'eau, et qu'un Patricien de Venise, qui avait une grande quantité d'eau dans le péricarde, comme la dissection le démontra, avait coutume de le lui raconter. D'ailleurs, quoique Reimann (3) sût d'un autre de nos professeurs aussi, qu'un vieillard avait éprouvé la même sensation, cependant il dit qu'il est peu d'hommes d'un sentiment aussi exquis (et en effet, je ne vois pas qu'il soit question de ce signe, dans tant d'autres, je ne dis pas raisonnements (4), mais observations), et il prouve par des histoires qu'il rapporte que les palpitations manquent quelquefois dans cette affection. Au reste, pour que vous ne croyiez pas que ces histoires soient très-rares, n'oubliez pas que les observations de cet auteur sont d'accord avec celles que j'ai déjà décrites, ou que je décrirai plus bas, et avec d'autres qui se trouvent principalement rapportées (5) dans le *Sepulchretum* d'après Diemerbroeck, qui dit qu'aucun des sujets qu'il disséqua, et qui avaient été attaqués de cette hydropisie, même assez grièvement, n'avait éprouvé absolument aucune palpitation du cœur, mais qui prétend au contraire qu'il avait trouvé le pouls

---

(1) In procemio, et § 3, ejus disput.

(1) N. 20.
(2) L. 2, s. 8, obs. 29.
(3) Act. N. C., t. 1, obs. 170.
(4) Ut Sepulchr. cit., s. 8, in schol. ad obs. 21, § 4.
(5) Sect. ead. 8, obs. 22.

languissant et plus rare ; et il ajoute que les palpitations sont provoquées plutôt par une liqueur quelconque, quoique en petite quantité, pourvu que....., par quelque qualité irritante, elle puisse incommoder le cœur. Diemerbroeck a beaucoup de partisans parmi les modernes, et de même que tous approuvent ce dernier point, de même quelques-uns confirment le premier, parce qu'ils ne doutent pas que le ton et la force des fièvres du cœur ne soient affaiblis et diminués par une grande quantité d'eau qui les arrose de tous côtés pendant long-temps. Il existe d'ailleurs aussi des observations, non-seulement d'irritation, mais encore d'érosion du cœur, dans cette hydropisie, sans qu'il y soit fait aucune mention de palpitations ; telle est celle que j'ai rapportée plus haut (1), telles sont encore (et celles-ci sont même plus remarquables) celles que vous trouverez dans les Centuries III et IV (2) de l'Académie de Vienne, et dans le *Sepulchretum* (3), sans en compter une autre qui a été citée plus haut (4) : si par hasard vous supposez que dans ces cas l'érosion existait plutôt en apparence qu'en réalité, du moins avouerez-vous que la matière qui était adhérente tout autour du cœur produisait sur lui une irritation ou une gêne.

D'un autre côté, il y a une infinité d'observations (ce que personne n'ignore), dans lesquelles, le péricarde ne contenant point d'eau, des palpitations du cœur avaient accompagné d'autres maladies bien différentes. Il faut se rappeler cette circonstance toutes les fois qu'on lit que ce symptôme était joint à l'hydropisie du péricarde. Or, on le lit souvent ; car, pour ne citer que les exemples qui sont dans les volumes de l'Académie de Vienne, et qu'on n'a pu rapporter dans le *Sepulchretum*, vous y trouverez ce fait noté cinq fois (5), mais vous y verrez également cinq fois, ou qu'il existait en même temps une ossification, soit de l'aorte près du cœur, soit des valvules de la veine cave auprès de celui-ci, ou que le cœur était

aussi plus gros que dans l'état naturel, et qu'il présentait même quelquefois une grosseur étonnante, ou que ce viscère était tellement surchargé de graisse, sans tenir compte de celle dont il ne manque presque jamais, que les oreillettes et le corps lui-même tout entier ne semblaient être au premier aspect qu'un grand monceau de tissu graisseux, ou que les poumons étaient squirrheux ou bien en très-mauvais état, ou enfin (et ceci n'est point rare) que l'hydropisie de la poitrine était jointe à celle du péricarde. Or, il est certain, par d'autres observations, auxquelles vous pouvez ajouter aussi une histoire qui se trouve dans les mêmes volumes (1), que l'hydropisie de la poitrine, ainsi que ces autres lésions que je viens de citer, peuvent être accompagnées quelquefois de palpitations. — Mais, direz-vous, il y a également des exemples dans lesquels il est évident que les palpitations dépendaient de l'hydropisie du péricarde ; car on lit même dans le *Sepulchretum* des histoires où il est dit qu'elles étaient jointes à cette maladie seulement, comme cela a été reconnu plus haut (2) ; et certes un médecin de la plus grande autorité qui a écrit après ces controverses, Boerhaave (3), a confirmé positivement que l'hydropisie du péricarde donne lieu à des palpitations extraordinaires du cœur. Que conclure de là ? il faut croire que tous ces auteurs ont observé la vérité, mais sur des hommes disposés d'une manière différente et à différents temps de la maladie ; ainsi, de même qu'il ne faut pas regarder ce symptôme comme inséparable de l'affection, et tout à-fait propre à elle, de même il ne faut pas trop le mépriser, surtout lorsqu'il se trouvera réuni à d'autres qu'on a souvent remarqués dans cette hydropisie.

24. Mais comment, pour en revenir à ce point, distinguerons-nous cette hydropisie de celle de la poitrine ? Vous avez vu (4) quel moyen Grœtz a indiqué ; apprenez maintenant celui de Reimann (5) : Il y a ici également, dit-il, difficulté de respirer, qui augmente surtout par des mouvements trop forts, ou

---

(1) N. 17.
(2) Obs. 141.
(3) L. 2, s. 2, obs. 3, cum schol.
(4) N. 22.
(5) Dec. 3, a. 5 obs. 154 ; cent. 6, obs. 51 ; Act. tom. 1, obs. 170, t. 2, obs. 7, t. 6, obs. 143.

---

(1) Tomo eod. 6, obs. 50.
(2) N. 22.
(3) Prœlect. ad Instit., § 711.
(4) N. 22.
(5) Obs. cit. supra, ad n. 23.

par l'action de monter des lieux en pente, avec cette différence cependant que
l'oppression de la respiration est plutôt
incommode que sonore; il existe peut-
être d'une manière plus remarquable que
dans une ascite de la poitrine, des lipothymies fréquentes, une petite toux sèche et une phthisie lente du corps sans
cause manifeste. Char. le Pois a admis
aussi cette phthisie, et quelques autres
caractères qu'il explique par des raisonnements, comme vous le verrez dans le
Sepulchretum (1). Mais, si vous cherchez plutôt des observations qu'une autorité et des raisonnements, vous n'en
trouverez pas non plus dans Reimann,
qui soient relatives à la distinction de la
maladie dont il s'agit d'avec les autres,
comme cela eût été à désirer. Cependant
il en existait quelques-unes publiées peu
d'années auparavant, qui pouvaient être
rapportées d'après Vieussens, ainsi
qu'une autre qui avait été décrite long-
temps avant par Stalpart (2). — En effet,
celui-ci raconte qu'il guérit parfaitement
une jeune fille dont la face était très-
tuméfiée et pâle, qui n'avait jamais eu
d'écoulement menstruel, et sur laquelle
on pouvait entendre très-distinctement
l'agitation de l'eau dans le péricarde,
lors des pulsations du cœur, qui éprouvait des palpitations. Et certes, Galien,
comme nous l'avons vu plus haut (3),
avait écrit que les palpitations du cœur,
qui dépendent d'une hydropisie du péricarde, se font avec un certain signe indiquant que le cœur même remue dans
un liquide, nous laissant la liberté d'interpréter si ce signe doit être perçu par
les malades, comme il a été dit un peu
plus haut (4) que cela était arrivé quelquefois, ou bien par les médecins qui,
en approchant la main ou l'oreille de la
région du péricarde, y auraient reconnu
quelque fluctuation. Ce symptôme devrait sans contredit être regardé comme
le plus certain de tous et comme pathognomonique, si toutefois il pouvait exister constamment, et s'il se rencontrait
sur ceux aussi qui n'ont pas encore beaucoup d'eau dans le péricarde ou dont le
cœur, loin d'être violemment agité dans
le liquide, tremble à peine avec un fré-

(1) In cit. ibid., schol. ad obs. 21,
§ 4.
(2) Cent. 1, obs. 56.
(3) N. 20.
(4) N. 23.

missement languissant et obscur, et si
on pouvait ne s'en laisser jamais imposer,
soit par des eaux stagnantes dans la poitrine, soit par le mouvement même des
palpitations, ou par quelque autre cause
qui trompe facilement le médecin. Une
cause de cette nature a peut-être été
soupçonnée par ceux qui n'ont point parlé de l'observation de Stalpart, attendu
surtout, non-seulement qu'elle n'était
pas confirmée par la dissection, mais encore qu'elle devenait peut-être un peu
douteuse à cause de la circonstance
d'une guérison complète dans une maladie de cette espèce.

Au reste, quoique Vieussens (1), après
avoir promis quatre observations sur l'hydropisie du péricarde, ne nomme même
pas cette affection dans la troisième qui
appartient à l'hydropisie des poumons, et
qu'il décrive dans la seconde une hydropisie du péricarde jointe à d'autres maladies; cependant, dans la première, il
la distingue de l'hydropisie de la poitrine et d'autres affections, ainsi que dans
la quatrième, à moins que par hasard
vous ne croyiez, vous aussi, que les concrétions polypeuses précèdent la mort de
long temps, et que vous ne regardiez pas
la compression des poumons comme l'effet d'une très-grande distension du péricarde, ce qui pourtant est très-évident.
Ainsi, la première observation, qui fut
recueillie sur un enfant, présente les
symptômes suivants : dès le commencement, de gai, de vif et de bien coloré
qu'il était, il devint triste, paresseux, pâle; ses yeux étaient moins vifs, et ses
paupières et ses lèvres tiraient sur la couleur plombée. S'il marchait un peu trop
vite, ou s'il montait un escalier, la respiration devenait très-difficile, et les
palpitations du cœur qui le tourmentaient continuellement étaient plus violentes. Ensuite, la maladie étant fort
avancée, il perdit l'appétit et les forces
du corps; ses extrémités étaient constamment un peu froides, les pieds tuméfiés,
le pouls toujours extrêmement mou, faible, petit, fréquent et un peu inégal.
Enfin il fut pris d'une fièvre lente, et
succomba. Mais l'observation quatrième, dans laquelle l'hydropisie du péricarde était beaucoup plus considérable,
a pour objet un homme d'un tempérament mélancolique, qui s'était toujours
bien porté, jusqu'à ce que, un an aupa-

(1) Traité du Cœur, ch. 1.

ravant, il commença à éprouver une difficulté de respirer, qui avait tellement augmenté d'une manière insensible, qu'elle le forçait à la fin, depuis trois ou quatre mois, à se tenir assis jour et nuit sur son lit, pour ne pas être suffoqué. Alors il était maigre, ses mains et ses pieds n'étaient pas tuméfiés, il est vrai, mais ils étaient un peu froids la plupart du temps ; ses yeux avaient peu de vivacité, sa face et surtout ses lèvres (de crainte qu'en changeant l'expression de l'auteur, je ne la rendisse obscure ou équivoque) étaient d'un gris de fer obscur. Ayant reçu l'ordre de se coucher sur le côté droit, et bientôt après sur le côté gauche, il éprouva la même gêne sur l'un et sur l'autre ; mais cette gêne était beaucoup plus grande, lorsqu'il se couchait sur le dos, et dans cette position la couleur de la face s'obscurcissait, le pouls devenait plus petit, plus fréquent, plus inégal, et les extrémités du corps semblaient être un peu plus froides. Quoique, à cette époque, il pût encore aller de lui-même de son lit auprès du feu, il mourut néanmoins subitement le lendemain, en dînant, et confirma le diagnostic et le pronostic que Vieussens avait portés sur la maladie et sur la mort. Vous concevrez par une comparaison quels indices cet auteur put suivre, d'après la première observation de l'enfant, pour reconnaître cette maladie. Car il avoue, dans la seconde de ces quatre histoires, qu'il avait été conduit bientôt après à la connaissance de la même affection, sur un autre enfant, quoiqu'elle fût compliquée avec d'autres, et en particulier avec l'hydropisie de la poitrine, par la circonstance qu'il avait existé, dans tout le cours de ses progrès et sur sa fin, des palpitations du cœur, une couleur plombée des deux paupières inférieures et des ongles, beaucoup de chagrin, et quelques autres symptômes semblables à ceux qu'il avait remarqués sur le premier enfant; et en effet, il avait observé sur le second, dans les commencements, que la face était un peu pâle et les extrémités sans chaleur, que la respiration n'était pas entièrement libre, surtout quand le malade montait des escaliers, et que le pouls présentait beaucoup de mollesse et trop de fréquence.

— Si, en attendant que je considère moi-même plus bas tous ces symptômes, vous les comparez avec ceux de Grœtz (1) et de Reimann (1), vous verrez tout de suite en quoi ils diffèrent, en quoi ils ont assez d'analogie, et en quoi enfin ils sont semblables.

25. Peut-être me demanderez-vous ici quels caractères conduisirent Vieussens à reconnaître d'avance sur le second enfant l'hydropisie de la poitrine, outre celle du péricarde. C'est que le sujet avait les jambes tuméfiées, qu'il ne pouvait pas se coucher la tête basse, et que toutes les fois qu'il se tournait sur le côté droit, il respirait avec beaucoup de difficulté : c'est pour cela, dit-il, que je crus qu'il y avait de l'eau épanchée dans le côté gauche de la poitrine ; et, en effet, l'on trouva qu'elle le remplissait entièrement. Mais ne vous étonnez pas que sur l'homme que j'ai dit (2) n'avoir pas pu se coucher la tête basse, il n'existât aucune autre hydropisie que celle du péricarde; car celle-ci était si considérable et tellement hors de toute mesure, que cet organe distendu couvrait presque totalement les poumons. En outre, ces deux autres signes manquaient; enfin, il n'y a non plus aucun symptôme d'hydropisie de la poitrine qui lui soit tellement propre, que les médecins même les plus habiles ne se trompent sur son diagnostic. C'est ce que Vieussens (3) avoue être arrivé à lui-même sur un jeune homme, et à un autre grand médecin, donnant ainsi un bel exemple de candeur, que le célèbre Schrey (4) a imité. C'est pourquoi vous devez faire plus d'attention, soit à ce que j'ai dit plus haut (5) des signes de la même hydropisie, soit à mes observations sur cette affection, que je vais rapporter maintenant ici, comme l'ordre l'exige. Au reste, la plupart d'entre elles, de même aussi que celles que j'ajouterai sur l'hydropisie du péricarde, seront assurément moins propres à apprendre qu'à faire désapprendre ; car il n'est pas inutile d'opérer également ce dernier effet, afin qu'il soit évident, comme dit Vieussens (6), « qu'il n'est pas aussi facile de » reconnaître l'hydropisie de la poitri» ne, que le croient quelques médecins, » qui ont trop de confiance en eux-mê-

<hr>

(1) N. 22.

(1) N. 24.
(2) Ibid.
(3) Ch. cit.
(4) Act. N. C., t. 2, obs. 34
(5) N. 9, 11, 15.
(6) Ch. cit.

» mes, qui ignorent l'anatomie, et qui
» n'ont jamais cru qu'ils devaient ouvrir
» les cadavres, ou les examiner, lorsqu'ils
» étaient ouverts par d'autres. » En effet,
ceux qui ont disséqué ou vu beaucoup
de cadavres ont appris du moins à douter, tandis que les autres ne doutent
nullement.

26. Un homme de Bologne respirait
avec difficulté, et ne pouvait se coucher
sur le côté gauche ; le décubitus sur le
côté droit non-seulement était possible,
mais encore continuel. Quoiqu'il se couchât sans avoir la tête trop élevée, et
qu'il n'eût pas les pieds tuméfiés, je
m'informai néanmoins si, par hasard, il
était réveillé dans les premières heures
de son sommeil par un sentiment subit
de suffocation : il me dit que non. Mais
il se plaignait d'une dureté à la partie
supérieure du ventre ; on la sentait en
effet en portant la main à un endroit tel,
qu'on pouvait croire que le pancréas
était endurci.

Examen du cadavre. Après la mort,
le ventre ouvert fit voir que cette dureté dépendait du foie, qui à la vérité
était sain, mais qui avait été poussé au
lieu que j'ai indiqué par le diaphragme,
lequel était abaissé à droite, et ne semblait plus avoir à cet endroit la nature
charnue. Mais, à l'ouverture de la poitrine, on vit une si grande quantité d'eau
placée sur cette partie du diaphragme,
qu'elle poussait aussi du côté gauche le
médiastin, quoique épaissi.

27. J'ai entendu dire que le diaphragme avait quelquefois été abaissé
par le poumon droit, devenu plus volumineux à l'occasion d'une cause quelconque, au point que les médecins prenaient
le foie, qui, du reste, était sain, mais qui
se trouvait poussé en bas, pour une tumeur. D'un autre côté, j'ai lu dans le
Sepulchretum (1) qu'une certaine quantité d'eau, accumulée dans le côté gauche de la poitrine, avait poussé en bas
le diaphragme, à l'endroit où l'œsophage
s'avance comme un sac vers le rein gauche, de sorte que l'estomac était placé sur
le foie.

Au reste, vous concevez assez quels
signes de l'hydropisie de la poitrine
manquèrent dans ce cas. Cependant le
sujet respirait difficilement, et il ne se
couchait que sur un côté. Qu'est-ce

donc, quand ceux-ci manquent également ! Vous croirez peut-être que je
vais rapporter ici les observations de
Ruff sur une fille, et de Wepfer sur un
jeune homme ; car celui qui les cite dit
que cette fille ayant la poitrine tout entière remplie d'une eau verte, était restée sans difficulté de respirer jusqu'à sa
mort, et que ce jeune homme, bien que
l'on trouvât trois livres de sérosité dans
le côté droit de sa poitrine et une dans
son péricarde, avait pu néanmoins.....,
jusqu'au dernier moment de sa vie, se
coucher dans une situation basse ; bien
plus, il montait, dit le même auteur, les
lieux en pente sans gêne, et il arrivait
au haut plutôt en courant qu'à pas lents.
Mais vous, en revoyant ceci dans le *Sepulchretum* (car les deux observations
sont rapportées dans cet ouvrage, à l'endroit où il est question(1)des phthisiques),
vous trouverez que le jeune homme
avait fait, il est vrai, ce que j'ai dit en
dernier lieu, lorsqu'il semblait qu'il n'y
avait point encore d'eau épanchée, mais
qu'ensuite il respira plus difficilement,
et qu'il prenait souvent de l'air en dilatant sa poitrine, quoiqu'il marchât à pas
lents ; tandis que vous verrez que la fille
écartait les ailes du nez pendant la
respiration, sans que néanmoins la dyspnée fût remarquable. Il suffit donc de
dire que l'un et l'autre sujet pouvaient
se coucher, et que le jeune homme du
moins le fit constamment dans une situation basse. — Mais je vais rapporter ici
une observation que Mediavia me communiqua, selon sa coutume, le jour
même où il l'avait recueillie (c'était le
19 mars 1745). Vous apprendrez par
elle qu'il arrive quelquefois que, quoique la poitrine soit pleine d'eau, il
manque non-seulement les deux symptômes, qui ne manquaient pas sur l'homme en question, mais encore tous ceux
que l'on regarde comme les principaux.

28. Un lainier, homme dans la force de
l'âge, d'une habitude de corps maigre,
avait reçu quelques jours auparavant
une blessure faite avec un couteau à l'une
des épaules, de sorte qu'on pouvait introduire un doigt à travers l'os large de
celle-ci. Il était évident qu'il y avait du
pus entre cet os et les côtes, et il s'en
écoulait en grande quantité par une voie

---

(1) L. 2, s. 7, in schol. ad obs. 25, in
additam.

(1) Sect. ead., obs. 91, et in additam,
obs. 48.

artificielle, qui, de la partie la plus déclive, avait été ouverte jusqu'à cet endroit. Mais il était incertain s'il y en avait aussi dans la poitrine, et si la blessure avait pénétré dans cette cavité. Car, quoiqu'on eût remarqué quelque chose de sanguinolent dans les crachats, il n'était pas assez certain (sur un lainier maigre), s'il fallait attribuer cet accident à une blessure du poumon, ou peut-être à une ancienne lésion de ce viscère, attendu surtout que tous les autres symptômes d'une plaie pénétrante et d'un liquide épanché dans la poitrine manquaient. Ce qu'il y a de positif, c'est que le malade se couchait toujours la tête basse, et sur l'un ou l'autre côté, soit que l'art le lui ordonnât, soit qu'il l'aimât mieux lui-même, et que jamais, depuis qu'il eut reçu cette blessure jusqu'à sa mort, il n'éprouva aucune difficulté de respirer. A la fin de sa vie, son pouls était dur et petit.

Examen du cadavre. La poitrine du cadavre fut examinée avec soin au dedans et au dehors. A l'extérieur, il y avait au-dessous de tout cet os large un grand sinus, d'où le pus s'écoulait habituellement, et où était contenue encore alors une matière très-fétide dans des parois qui répandaient une mauvaise odeur, et qui étaient noirâtres. Cependant il n'existait nulle part aucune communication avec la cavité de la poitrine. — L'examen de l'intérieur confirma celui de l'extérieur. Car il n'y avait point de pus, ni dans l'un ni dans l'autre côté de la poitrine; mais ils étaient remplis tous deux d'une eau jaune; et, quand celle-ci eut été enlevée en dernier lieu, on ne vit nulle part aucune trace de voie ou de petit canal, par lequel le sinus dont j'ai parlé communiquât avec cette cavité. Les poumons étaient adhérents à la plèvre dans une certaine étendue, et ils se trouvaient couverts, à l'endroit où ils touchaient le diaphragme, d'une sorte de gélatine. Après avoir essuyé celle-ci, bien qu'on ne trouvât pas ces viscères en bon état, en les examinant et en les coupant, cependant ils ne présentaient aucune lésion qui fût bien remarquable, ou qui pût paraître récente.

29. Pour ce qui regarde la blessure, je croirais entièrement qu'elle avait été faite, non pas en ligne droite, mais obliquement, et que l'os large de l'épaule se trouvant alors par hasard assez éloigné de l'endroit des côtes vers lequel se dirigeait le couteau qui avait déjà traversé cet os, elle n'avait pas pénétré pour cette raison dans la poitrine. Mais, relativement à l'eau, je penserais volontiers que son accumulation avait plutôt augmenté que commencé par la blessure reçue, pendant que le sujet, qui se livrait auparavant à un exercice continuel au milieu de la chaleur, était couché, et, par conséquent se reposait. Au reste, quoi qu'il en soit, vous voyez certainement que les principaux symptômes d'une si grande hydropisie manquaient; de sorte que vous devrez être moins étonné si quelques-uns d'entre eux n'existaient pas dans trois observations que je recueillis autrefois à Bologne (de même que la première que j'ai décrite), et que je vais rapporter immédiatement.

30. Un petit garçon avait commencé à éprouver de la difficulté à respirer, avant la fin de l'année 1704, sans aucune cause manifeste qu'il pût accuser. Il fut reçu ensuite, pour cette incommodité, à l'hôpital de Sainte-Marie de la Mort, et il y fut traité par plusieurs moyens variés, mais inutilement. Je sais que, dans le nombre de ces moyens, la saignée, ordonnée une ou deux fois, parut à la vérité diminuer aussitôt un peu cette difficulté une ou deux fois également, mais que ce soulagement ne dura pas, tandis que les purgatifs ne produisirent même pas cet effet, quoiqu'ils n'eussent pas été manifestement nuisibles. Au reste, tout cela me fut raconté, lorsque je vis le malade pour la première fois (ce n'était pas tout-à-fait trois jours avant sa mort); alors il était pâle, et il respirait toujours la tête élevée. Je remarquai que, pendant l'inspiration, le bas de la poitrine s'élevait considérablement. Il n'y avait ni soif, ni chaleur, ni aucun autre indice de cette espèce qui appartînt à la fièvre. Cependant les pulsations des artères étaient fréquentes; mais celles du cœur, qui semblait palpiter quand on en approchait la main, l'étaient beaucoup plus. Cette comparaison, faite souvent et avec soin, donna toujours le même résultat, qui eut lieu aussi relativement à une inégalité extraordinaire des pulsations des artères et du cœur. La difficulté de respirer ayant augmenté, le malade mourut environ cent jours après que celle-ci eut commencé.

Examen du cadavre. La face était tuméfiée après la mort, comme elle l'avait été aussi pendant que le sujet expirait ; mais les pieds ne l'étaient pas. Il existait une lividité autour des yeux et à l'abdomen ; les parois de celui-ci étant écartées, l'épiploon se montra noirâtre, et couvert à ses deux faces de globules comme glanduleux. La rate était saine. Mais le foie, qui était blanc à l'extérieur, approchait de la couleur du tabac intérieurement ; sa vésicule était d'un blanc jaune et très-contractée. D'ailleurs, ce viscère lui-même était uni aux parties voisines, et surtout au diaphragme, même aux endroits où, du reste, il n'a pas coutume de l'être, au moyen de toiles membraneuses fines. Mais le péritoine, dans la partie qui tapisse le diaphragme, présentait des inégalités formées par des espèces de petits globules, de grosseur et de forme différentes. Au reste, il y avait dans le ventre de l'eau d'un jaune vert. Les deux côtés de la poitrine étaient remplis d'une eau semblable ; et, pendant qu'on l'enlevait avec des éponges, on voyait s'attacher à celles-ci différents morceaux d'espèces de petites membranes, avec une sorte de gélatine. Le poumon droit était adhérent au côté, par le moyen de plusieurs toiles, semblables à celles que j'ai décrites avec le foie ; et, après l'avoir poussé du côté gauche avec la main, la plèvre qui répondait à sa partie postérieure parut çà et là comme si elle eût été frappée de petits coups, de sorte qu'elle présentait du sang rouge en stagnation. Mais le poumon gauche était très-fortement adhérent, par toute l'étendue de ses faces supérieure et latérale, à la plèvre, qui, à ces endroits, dans la plus grande portion de ce qui recouvre le diaphragme sousjacent, à la partie antérieure du médiastin, et là où celui-ci est placé sur le péricarde, non-seulement offrait des inégalités globuleuses, comme j'ai dit qu'il en existait sur la partie du péritoine, mais encore était d'une telle dureté et d'une telle épaisseur, qu'elle ne l'emportait pas de peu sur les parois de l'aorte, à l'endroit où celle-ci naît du cœur ; elle était composée à l'intérieur d'une substance blanche, qui était formée par de très-petites parties. On voyait sortir des poumons, comprimés avec la main, un ichor écumeux et blanchâtre. Du reste, ils n'étaient attaqués d'aucune lésion, pas plus que le cœur, à moins que, par hasard, vous n'attachiez une grande importance à deux ou trois concrétions polypeuses, petites et presque muqueuses, dont une s'étendait dans l'oreillette droite, et les deux autres dans l'aorte et dans l'artère pulmonaire, une dans chacun de ces vaisseaux. Il y avait dans le péricarde de l'eau très-semblable à celle du ventre et de la poitrine, qui a été décrite, mais elle était en quantité à peine plus que moyenne. Il resterait à ajouter ici quelle lésion présentait le lobe gauche de la glande thyroïde, si ce n'était déjà consigné dans la neuvième Lettre anatomique (1) : au reste, apprenez que le petit garçon, que je dis à cet endroit avoir succombé à une hydropisie de la poitrine, était celui-ci même.

31. Quoiqu'on pût faire des réflexions nombreuses et variées sur cette histoire, je ne choisirai, pour être court, qu'un petit nombre d'objets. Et d'abord, pour ce qui regarde la plèvre, il est difficile de connaître la véritable cause pour laquelle elle parut comme enflammée par la stagnation du sang, à la partie postérieure droite de la poitrine. Car, si par hasard vous accusez l'eau d'un jaune vert d'avoir produit cet effet, en irritant cette membrane avec des aiguillons de sel, pour ainsi dire, et que vous conjecturiez que c'est la même eau qui, en causant une irritation sur le cœur dans le péricarde, avait troublé le pouls à ce point, il faut voir alors pourquoi un liquide de la même nature, qui était dans le ventre et dans le côté gauche de la poitrine, ne donna lieu à aucune irritation, ni dans l'un, ni dans l'autre de ces deux endroits, ni même dans la partie restante du côté droit de la poitrine, qui était la plus grande.

Il est difficile aussi, pour moi du moins, de dire pourquoi la plèvre, quoique paraissant enflammée à cet endroit fixe, ne causait pourtant aucune douleur pleurétique, et enfin pourquoi elle était devenue aussi épaisse et aussi dure sur tant de points qui étaient si étendus du côté gauche, tandis qu'elle ne l'était nulle part du côté droit. Car si vous pensez que cet état dépendait de l'accumulation de l'eau, il y en avait aussi de la même qualité à droite ; de sorte que l'explication est beaucoup plus difficile dans mon observation que dans la soixante-quinzième de la première section du second livre du *Sepulchretum*, laquelle est attribuée à tort, comme je le ferai voir bientôt, à Franç. Michini uniquement. En effet, dans cette histoire il est dit

____

(1) N. 39.

qu'il existait une très-grande quantité d'eau dans le même côté gauche de la poitrine seulement, et que seulement aussi de ce côté la plèvre était extrêmement épaisse et calleuse, et que les poumons également, ainsi que le médiastin et le diaphragme..., étaient presque calleux.

32. Mais plût à Dieu que je pusse expliquer aussi clairement et avec autant de facilité toutes ces premières difficultés, que ma réflexion sur le principal auteur de cette observation ! Voyez en effet les sept histoires de Fallopia, qui sont intitulées : *Observations sur les veines*, et vous lirez à la fin de la septième, en autant de mots, ce qui est attribué à Michini, si ce n'est qu'il y a, au milieu de ce passage et après lui, un petit nombre d'autres détails que je rapporterai bientôt. Or, d'une part il est prouvé que ces observations appartiennent à Fallopia par ses Instituts ou par ses Observations anatomiques, partout où il est question des mêmes objets qui sont rappelés dans la plupart de ces sept histoires; et d'une autre part cela est confirmé sans aucun doute par les paroles qui terminent la quatrième : Et j'ai observé cette année, moi Fallopia, sur plusieurs cadavres, cette sympathie de veines.—Mais, pour que vous ne croyiez pas que les éditeurs de toutes les œuvres de Fallopia lui avaient imprudemment attribué les observations de Michini, ou que Michini s'était approprié ce qui appartenait à Fallopia, apprenez ce qui suit. Lorsque Michini publia à Venise, l'an 1570, l'ouvrage de celui-ci, intitulé : *Expositio in librum Galeni de ossibus*, et qu'il y ajouta ces sept observations qui paraissaient également alors pour la première fois, il dit avec franchise au frontispice du livre, que tout était du même auteur, c'est-à-dire de Fallopia, mais que lui, son disciple, l'avait écrit d'après un manuscrit très-exact, pendant qu'il le professait publiquement; et il mit, à l'endroit convenable, le titre suivant à ces mêmes observations : *Observations anatomiques de Gabr. Fallopia, écrites sous sa dictée par Franç. Michini de Saint-Archange.* Celui-ci ajouta ce qu'on lit dans ce livre entre la cinquième et la sixième observation ; le voici : Lorsque j'eus vu moi-même et observé tout cela sur deux cadavres, l'année (1554) où Fallopia le raconta et le fit voir dans ses cours particuliers et publics d'anatomie, je voulus, pour rendre

la connaissance de cette vérité plus facile, y joindre le dessin de ces veines, fait par un Allemand très-habile, Moyban, alors mon condisciple. Je pense que ce dernier était ce Je. Moyban, médecin savant qui avait alors vingt-huit ans, comme vous l'apprendrez facilement d'après Mercklin (1); de sorte qu'il avait pu assister avec Michini à ces dissections de Fallopia, et faire, à la demande de son maître, le dessin que nous avons parmi ces observations dans les œuvres de celui-ci, et qui est le même que celui que Michini a donné, si ce n'est qu'il est beaucoup plus petit.

Cependant, direz-vous, Michini vit lui-même et observa ces objets. Je ne dis pas non ; mais il les vit comme tous les autres élèves de Fallopia qui étaient présents. J'ai observé cela, dit Fallopia, dans sa quatrième observation, non-seulement sur un seul cadavre, mais encore sur plusieurs, et je l'ai fait voir aux assistants. Or, celui qui fait voir est l'auteur des observations; ceux qui ne font qu'assistes et regarder sont les témoins. Au reste, Michini lui-même ne s'attribue pas autre chose à la fin de la septième observation, où on lit ces mots : Et comme nous vîmes la même année deux affections contre nature, qui ont lieu peut-être rarement, et que l'on remarque plus rarement encore, j'ai voulu à cause de cela les placer ici pour les étudiants. Puis il raconte aussitôt ce qu'ils virent sur le petit cadavre d'une jeune fille ; bientôt après il dit : Nous vîmes sur le cadavre d'un adulte une hydropisie de poumon, et il rapporte l'observation dont je parle maintenant. Il ne dit pas : je trouvai, mais, nous vîmes ; de sorte que vous comprenez facilement ici aussi qu'il vit pendant que Fallopia disséquait, racontait et démontrait, tandis que lui n'avait fait que regarder, attendu surtout qu'il place ce qui suit au milieu de l'observation : Et mon savant maître Fallopia prétendit que cette maladie peut être appelée empyème, ou hydropisie de la poitrine.

Je loue donc la franchise de Michini, sans cependant lui attribuer des choses qui ne lui appartiennent pas, comme Marcellus Donatus (2). Franc. Michini, dit-il, qui a fait imprimer quelques observations anatomiques qui lui sont propres, écrit dans la cinquième qu'il, etc.,

---

(1) In Linden. renov.
(2) De medic. hist. mirab., l. 3, c. 9.

etc. Comment, en effet, cette cinquième observation peut-elle appartenir à Michini, puisque Michini a avoué qu'il avait écrit celle-là comme toutes les autres, sous la dictée de Fallopia? Je croirais plutôt, si ce que rapporte Donatus ne désignait pas d'une manière très-évidente celles dont il est question ici, qu'il voulait parler de quelques autres observations anatomiques, qui sont attribuées à Michini par ceux qui, en passant en revue les écrits des médecins ou des anatomistes, indiquent presque toujours des auteurs différents. Ces dernières furent publiées à Venise en 1554, c'est-à-dire l'année où, comme nous l'avons vu, celui-ci était au nombre des disciples de Fallopia, non pas pour disséquer avec lui, mais pour apprendre. Cependant il est possible qu'il eût disséqué auparavant; oui, mais je n'ai pu remarquer un seul mot qui me fît comprendre qu'il était anatomiste, soit dans ce qu'il publia de Fallopia, soit dans la lettre qu'il mit à la tête de cette édition, et qu'il écrivit à Florenzole, dans le comté de Plaisance, le 21 octobre 1569, où il exerçait peut-être la médecine. — Quoique les choses soient telles, et qu'il ne soit jamais arrivé à moi, ni même au savant de Haller (1), comme je l'ai appris en relisant ceci, de voir des observations publiées par Michini autres que celles de Fallopia, ou de tomber sur un seul auteur qui en eût vu, cependant je ne soutiendrai pas pour cela qu'il n'en a pas publié. Il me suffit d'avoir donné quelques détails, en attribuant à Fallopia ce qui lui appartient d'après le sentiment de Michini lui-même, sur les premières éditions des œuvres de celui-là, et sur l'histoire de l'anatomie, afin qu'en vous éloignant un moment du sujet, je satisfisse l'amour que vous avez pour ces deux genres d'étude.

33. Ainsi Fallopia prétendait que la maladie dont il est question dans cette observation soixante-quinzième du *Sepulchretum* peut être appelée empyème, ou hydropisie de la poitrine; et il ajoutait un peu plus bas sur la même affection ce qui suit : Hippocrate parle de cette hydropisie de la poitrine dans le chapitre 2 de son traité sur les maladies, et vers le milieu du livre sur les affections internes, à l'endroit où il traite des autres espèces d'hydropisie, et où il appelle celle-ci hydropisie du poumon. Par conséquent vous voyez déjà pourquoi cette observation commence ainsi : Nous vîmes sur le cadavre d'un adulte une hydropisie du poumon; car c'est de cette manière qu'elle avait été désignée dans ce même chapitre, que Fallopia rapproche avec habileté d'un endroit d'un autre livre de cet auteur, afin qu'en comparant entre eux l'un et l'autre passage, nous comprenions, d'après les symptômes et le traitement, que c'est de la même maladie qu'il est question de part et d'autre, c'est-à-dire de l'hydropisie de la poitrine, qu'il faut traiter, quand on le peut, en évacuant l'eau au moyen d'une ouverture. Quant à la manière dont ce liquide s'épanche dans la poitrine, le second passage ne l'indique pas autrement que Galien (qui était accoutumé à imiter Hippocrate) m'a paru plus haut (1) avoir expliqué comment il se répand dans le péricarde, je veux dire, par la rupture d'hydatides, que celui-ci appelle tubercules à cet endroit : si des tubercules étaient nés dans le poumon, qu'ils fussent remplis d'eau, et qu'ils se fussent rompus dans la poitrine. Mais il en est ainsi, et sur le bœuf, et sur le chien, et sur le cochon. Or, il semble que de tels accidents ont lieu aussi d'autant plus souvent sur l'homme que sur les bêtes, que nous faisons usage d'une diète plus morbide.

Vous voyez comme ces médecins de la plus haute antiquité, qui, d'après l'opinion de quelques-uns, n'auraient rien dit de ces espèces d'hydropisie, n'ayant pas la faculté de chercher les maladies et leurs origines sur des cadavres d'hommes, les cherchaient sur des bêtes, et déduisaient avec sagacité de ce qu'ils voyaient sur celles-ci des conjectures pour l'espèce humaine. Il est très-connu aujourd'hui aussi qu'on voit des états semblables sur les bœufs et sur les brebis, et Will surtout, ainsi que Willis, le confirment par leurs propres observations, qui sont rapportées dans le *Sepulchretum* (2); et je me souviens, pour ne pas parler de faits analogues que j'ai observés sur des bêtes et sur des hommes, d'avoir vu sur un cochon qui du reste était sain, une hydatide qui, présentant la plus petite partie d'elle-même sur la surface du pou-

----

(1) In Boerh. meth. stud. med., p. 7, s. 6.

(1) N. 20.
(2) L. 2, s. 1, obs. 135, et schol. ad obs. 75.

mon, s'agrandissait tellement à l'intérieur, qu'elle contenait quelques onces d'eau limpide. — Mais de même que Fallopia vit principalement sur des hommes de l'eau épanchée, de même son disciple Coiter (1) trouva aussi sur eux dans la suite des hydatides : car, après avoir dit qu'il avait observé plusieurs fois que de l'eau remplissait, ou les deux côtés de la poitrine, ou un seul, ce qui permet d'affirmer avec Hippocrate qu'il se fait une hydropisie dans la poitrine, il rapporte deux exemples, l'une d'un professeur de Bologne, qu'il disséqua à la prière de Jér. Cardani, son ami intime, et l'autre d'une fille ; il trouva sur le premier des hydatides adhérentes à tous les viscères du ventre, et sur la seconde il n'en observa à la vérité qu'une située à côté du col de l'utérus; mais elle était si grosse, qu'elle présentait pour ainsi dire un volume deux fois plus grand que la vessie urinaire, et elle se trouvait extrêmement remplie d'une eau claire et limpide, comme il le dit plus bas ; en sorte qu'on est porté à conjecturer que c'était par la rupture de vessies semblables que l'eau qui remplissait le côté droit de la poitrine sur les deux sujets s'était épanchée, attendu surtout que nous lisons dans la première section (2) du second livre du *Sepulchretum*, que d'autres ont trouvé ensuite le poumon des hommes rempli de vessies, à l'ouverture desquelles il sortait, ou de l'eau, ou une humeur transparente, qui, bien qu'elle fût épaisse alors comme l'albumine de l'œuf, pouvait cependant avoir été auparavant plus liquide dans les mêmes vessies, ou plutôt dans d'autres qui s'étaient rompues, et avoir produit l'hydropisie qui existait dans l'un des côtés de la poitrine.

Mais vous me demanderez peut-être ici deux choses : premièrement, comment on peut appeler cette affection une hydropisie du poumon, puisque les hydatides de ce viscère étant déjà rompues, l'eau est épanchée dans la poitrine ; ensuite, si l'hydropisie de la poitrine se forme le plus souvent de cette manière. Pour ce qui regarde la première question, il me semble qu'on peut appeler proprement la maladie hydropisie du poumon ; lorsque la sérosité est fixée dans le poumon même, comme Tozzi (3) et Alber-

tini (1) disent l'avoir trouvée sur des cadavres tout en parlant d'autres objets qui appartiennent à cette affection, aux symptômes de laquelle on peut ajouter, d'après Je. Maur. Hoffmann (2), le malaise d'une pression exercée par un poids, et un sentiment de gravité s'étendant de la gorge en bas, par le milieu de la poitrine, dont les malades se plaignent. Et quoiqu'il existe des observations (3) de cette hydropisie jointe à l'hydropisie de la poitrine, il arrive souvent cependant que les hydatides (lorsque ce sont elles qui contiennent l'eau des poumons) s'étant rompues, la première disparaît pour former la seconde, que plusieurs continuent d'appeler hydropisie du poumon, soit que, considérant l'origine, ils aiment mieux indiquer la cause que l'effet, soit aussi qu'ils préfèrent suivre l'exemple de Fabrice de Hilden (4), qui, ayant trouvé beaucoup d'eau séreuse dans le péricarde autour du cœur, n'appela point cette maladie hydropisie du péricarde, mais hydrocarde. Quant à l'autre question, qui consiste à savoir si l'hydropisie de la poitrine se forme le plus souvent de cette manière, personne, je crois, ne le soutiendra facilement, attendu que ses causes sont nombreuses et variées. A ces causes en effet appartient aussi, entre autres choses, ce que vous verrez confirmé ensuite par les observations (5) de Valsalva, de moi, et d'autres, et ce que Coiter que j'ai cité avait déjà noté alors dans les siennes, que vous trouverez également (6) dans le *Sepulchretum*; savoir, qu'il est diverses maladies que l'hydropisie de la poitrine peut accompagner, comme les péripneumonies, les pleurésies, les phthisies, les hydropisies ; que par conséquent il paraît que la cause de cette accumulation d'eau dans la poitrine n'est pas toujours une, mais multiple et variée. De cette manière cet illustre anatomiste, en disséquant après son maître des cadavres humains, non-seulement éclairait, mais encore étendait la doctrine des anciens médecins.

Je croirais que c'est cette doctrine

<hr>

(1) Obs. anat.
(2) Obs. 33 et 36.
(3) Medic. part. pract. ubi de morbis pectoris.

(1) Comment. de Bonon. Sc. Inst., t. 1, in opusc.
(2) Act. N. C., t. 1, obs. 213.
(3) Ut cit. Sepulch., sect. 1, obs. 73 et 77.
(4) Cent. 1, obs. 43.
(5) Epist. 20 et 21.
(6) L. 2, s. 7, obs. 40.

qu'avait aussi en vue Fallopia, lorsqu'il prétendait (1) que la maladie en question pouvait être appelée empyème, ou hydropisie de la poitrine, c'est-à-dire, si l'on a égard aux symptômes les plus anciens, une affection très-semblable à l'empyème; car le malade, comme on le voit dans le passage du second livre sur les maladies, que Fallopia indiquait, éprouve les mêmes choses que celui qui est en suppuration, mais, pour que nous puissions le reconnaître, plus faiblement et plus long-temps. Cependant quelques-unes des observations (2) déjà rapportées prouvent suffisamment que ceux même qui ont un épanchement d'eau, et non pas de pus, dans la poitrine, éprouvent quelquefois des accidents violents, qui les font périr promptement; et que d'ailleurs tous les signes indiqués manquent de temps en temps, et la plupart assez souvent; comme il est certain que sur le petit garçon (3), à l'occasion duquel j'ai écrit ceci, il n'y avait ni fièvre, ni toux, ni tuméfaction des pieds, ni contraction des ongles, quoiqu'il existât une hydropisie de la poitrine.

Mais prenez garde de croire que je dise ceci parce que je pense que l'ancienne doctrine doit être rejetée, attendu qu'elle n'est pas d'une certitude absolue sous tous les rapports; je le dis au contraire parce que les médecins, que je désignais plus haut avec Vieussens (4), prouvent qu'ils ignorent aussi ce dernier point qui a été reconnu avec franchise dans le livre sur l'Ancienne Médecine (5), alors surtout que, ne craignant rien tant auprès du peuple que de paraître douter de la nature d'une maladie cachée, ils font souvent ce qu'Hippocrate (6) a blâmé avec raison, c'est-à-dire qu'ils prononcent qu'une maladie existant, il en existe une autre. Mais passons aux observations que j'ai promises.

34. Une fille de Bologne, âgée de dix-huit ans, ayant répercuté une gale par des frictions, fut prise d'une orthopnée très-grave, sans fièvre et sans les autres symptômes que je citais tout à l'heure. Après une saignée du bras de six ou sept onces, elle se trouva plus mal; mais une autre saignée de la même quantité lui ayant été pratiquée au pied quelques jours après, elle fut tellement abattue que la difficulté de respirer étant devenue plus grande, elle mourut le lendemain; c'était, si j'ai bonne mémoire, en 1703.

Examen du cadavre. Le cadavre n'était tuméfié nulle part, mais une quantité convenable de graisse l'arrondissait partout, et l'on ne vit aucun vestige de gale. Dans le ventre, le foie était plus livide et plus dur qu'à l'ordinaire; les autres viscères y étaient sains, et entre autres la rate, quoique son extrémité supérieure fût presque entièrement séparée du reste de son corps, de manière que s'il n'y avait pas eu une continuation établie au moyen d'une petite portion de l'un des côtés, se serait trouvé deux rates au lieu d'une. Ce que j'observai avec soin sur les parties propres aux femmes appartient moins à notre sujet; cependant je ne dois pas passer sous silence un ou deux objets qui y sont relatifs, soit à raison de ce que je dirai bientôt des mamelles, soit à cause de ce qu'on lit dans les aphorismes (1). L'hymen et l'utérus étaient parfaitement intacts; mais la cavité de ce dernier se trouvait remplie d'une humeur épaisse, semblable à de l'eau dans laquelle on a récemment lavé de la chair. Cette humeur ayant été essuyée, une pression exercée par-dessous, avec les doigts, faisait sortir, surtout du milieu de la face du fond de l'utérus, comme des points de sang, qui, lorsqu'on augmentait un peu cette pression, devenaient de petites gouttes : d'ailleurs on voyait çà et là, à travers la substance de l'utérus, des espèces de sinus remplis de sang; en sorte que je ne doutai nullement que ce ne fussent là des indices d'une prochaine éruption des menstrues, qui aurait eu lieu chez cette fille, si elle eût vécu un peu plus long-temps. Comme je commençais à ouvrir la poitrine, je voulus couper les mamelles qui étaient gonflées, et en le faisant je fus étonné que le lait sortît en plus d'un endroit, même par une sorte d'éjaculation. Bientôt, au premier coup de scalpel enfoncé plus profondément dans les cartilages des côtés, il s'échappa de l'eau bleuâtre qui remplissait toute la poitrine. Après que cette eau eût été enlevée, je trouvai le poumon gauche adhérent à la plè-

---

(1) N. 32.
(2) Vid. n. 2 et 7.
(3) N. 30.
(4) N. 25.
(5) N. 21.
(6) De morbis, l. 1, n. 5.

(1) Sect. 5, aph. 39.

vre par quelques parties seulement de la face postérieure , tandis que celui du côté droit était très-étroitement uni à cette membrane par toute l'étendue des faces postérieure et latérale. Le péricarde aussi était tellement distendu par de l'eau accumulée dans sa cavité, qu'avant de le couper, il ressemblait à un cœur très-dur au toucher, et extrêmement volumineux. Cependant ce dernier viscère se trouva d'une grosseur convenable , sans contenir presque point de sang ; mais il y avait dans les ventricules des concrétions polypeuses, semblables à de la graisse d'un blanc jaunâtre. Je ne touchai pas à la tête, parce que la fille, que j'interrogeai souvent à l'hôpital, m'avait constamment répondu qu'elle n'y éprouvait ni de la douleur, ni aucune autre incommodité.

35. Parmi les autres maladies qui sont la suite de la répercussion de la gale, on compte aussi avec raison l'hydropisie de la poitrine, comme le confirme cette histoire plus clairement encore que celle de Storch (1), homme d'une très-grande expérience. Du reste ne croyez pas que le médecin assez connu qui fit tirer du sang une ou deux fois le soupçonnât, et qu'il se doutât qu'en faisant pratiquer la saignée, il suivait l'opinion de Vallesius (2) qui aprouve ce traitement jusqu'à un certain point, préférablement à celle de Galien qui ne loue pas le précepte qu'on lit presque à la fin du livre *sur le régime dans les maladies aiguës*, et qui est traduit dans Vallesius de la manière suivante : Si un hydropique respire avec difficulté, que ce soit dans la saison de l'été, et que le sujet se trouve jeune et vigoureux, il faut tirer du sang du bras. Notre médecin n'avait songé à rien de tout cela, pas plus que celui qui fit de même tirer du sang au petit garçon, comme je l'ai dit (3). Vous remarquerez ce qui en arriva à l'un et à l'autre malade ; vous excuserez cependant ces deux médecins avec d'autant plus de facilité, que ni l'un ni l'autre n'étaient du nombre de ceux qui croient qu'ils ne peuvent pas se tromper, en s'attribuant tout à eux, et en n'accordant rien aux autres ; ils avouaient même avec candeur tous deux, et surtout l'un, combien l'art

était encore imparfait, ainsi que leurs propres connaissances dans le diagnostic des maladies obscures, comme celle-ci, et comme l'hydropisie du péricarde, qui était jointe à l'hydropisie de poitrine sur cette fille, de même que dans trois autres exemples que je vais rapporter immédiatement.

36. Une femme de cinquante ans respirait déjà depuis quelques jours difficilement et avec quelque bruit. Cependant cette difficulté de respirer ne l'empêchait pas de se coucher, et n'interrompait pas son sommeil. Mais, outre quel'un des bras, dont elle souffrait, était tuméfié par une œdématie (Fantoni le père (1), Buchner (2), Valsalva (3) et d'autres, remarquèrent quelquefois une tuméfaction semblable dans l'hydropisie de la poitrine), comme elle disait que, lors des mouvements de la poitrine, elle sentait une fluctuation dans cette cavité, et que même sans mouvement elle y éprouvait un poids, il ne paraissait pas douteux qu'il n'y eût de l'eau dans cette cavité. A cela se joignit aussi , trois ou quatre jours avant la mort, un œdème des pieds , sans que la difficulté de respirer augmentât en aucune manière ; la femme mourut pendant qu'elle commençait à prendre de la nourriture. Elle n'avait pas été sujette aux syncopes, et elle ne se plaignait jamais d'aucun malaise ou d'aucun serrement à la région du cœur, ni d'aucune douleur aux lombes, ni, enfin, d'aucune incommodité qui appartînt à l'estomac. J'ai voulu parler ici de ces objets, en partie à cause de ce que j'écrirai avant la fin de cette lettre, et en partie à raison de ce que je vais rapporter immédiatement.

Examen du cadavre. A l'ouverture du ventre, je trouvai l'estomac contracté, et dans ce viscère, près de l'anneau même du pylore, il y avait, comme je l'ai indiqué aussi dans la troisième partie des *Adversaria* (4), une caroncule assez grosse attachée par un pédoncule oblong à la tunique interne. Cette caroncule était de la même couleur que celle-ci, quand on l'examinait à l'extérieur ; car , intérieurement, elle était composée d'une substance molle d'un rouge blanchâtre, de manière qu'elle ne ressemblait à rien tant qu'à une glande

<hr>

(1) Act. N. C., tom. 5, obs. 147.
(2) Vid. hujus Comment. in Hippocr. locum indicatum.
(3) N. 30.

(1) Obs. anat. medic. 30 et 38.
(2) Act. N. C., t. 6, obs. 50.
(3) Supra, n. 2.
(4) Anim. 4.

du mésentère, remplie de chyle. Le pancréas était plus épais et plus dur que dans l'état naturel, à l'endroit où il est adhérent à l'intestin duodénum ; en sorte que j'étais moins étonné que son conduit fût plus large qu'à l'ordinaire au-dessus de cette partie. L'une et l'autre cavité de la poitrine contenaient beaucoup d'eau verdâtre. Le péricarde était aussi distendu par de l'eau, qui avait peut-être la même couleur ; je dis peut-être, parce qu'ayant différé pendant quelques jours de couper cette membrane, comme l'exigeait l'ordre du cours d'anatomie qui se fait au gymnase de Bologne, ce liquide était alors de la couleur de l'eau dans laquelle on a lavé de la chair ; elle paraissait même avoir diminué par ce retard, et cependant il y en avait environ deux livres. Le cœur, couvert presque tout entier d'une graisse assez épaisse, renfermait des concrétions polypeuses dans ses ventricules. Enfin, à l'ouverture de la tête, on trouva de l'eau entre les méninges, et dans les ventricules latéraux.

37. Quoiqu'il fût facile de concevoir, même pendant la vie, qu'il y avait de l'eau dans la poitrine, vous voyez cependant quels sont les signes qui manquèrent, et ceux qui se manifestèrent à peine à la fin. On pourrait aisément se passer de tous ces symptômes, si un seul, celui du sentiment d'un liquide flottant dans la poitrine, sans aucune cause antérieure de suppuration, était constant. Car, quelquefois, cette fluctuation non-seulement est sentie par les malades, mais encore entendue par d'autres, comme l'a suffisamment enseigné autrefois Hippocrate dans les passages où j'ai fait voir plus haut (1) qu'il s'agit de cette hydropisie, lorsqu'il dit : Secouez le malade après l'avoir saisi par les épaules, ensuite écoutez de quel côté la fluctuation est plus forte, et puis ouvrez la partie où vous aurez entendu le bruit. Cela se trouve confirmé aussi par plus d'une observation des modernes, comme celle que j'ai citée (2) précédemment, et celle de Fantoni le père (3), qui a été publiée par son fils ; car c'est seulement à la sensation éprouvée par les malades qu'appartiennent la mienne que je viens de rapporter, et celles des hommes célèbres,

J.-B. Mauchart (1) et Je.-Ph. Wolff (2). — Mais cependant ce symptôme n'est ni ne peut être constant. En effet, outre que vous le chercherez en vain dans mes autres observations et dans toutes celles de Valsalva, la même chose vous arrivera aussi en lisant la plupart des histoires des autres, dans lesquelles on n'aurait pas pu omettre, à ce qu'il semble, un caractère aussi clair de cette maladie, s'il eût existé. Vous verrez même que quelques-uns ont noté positivement qu'il manquait. C'est ainsi que, quoique cette fille et ce sénateur Polonais que j'ai déjà (3) cités, pour ne pas parler ici d'autres sujets, eussent une aussi grande quantité d'eau dans la poitrine, vous lirez dans leurs histoires qu'il n'existait aucune fluctuation pendant la vie. Cependant je ne croirais pas que vous puissiez soupçonner que, sur ces derniers et sur tous les autres, l'épanchement de l'eau se fût formé, ou eût considérablement augmenté au moment de la mort. En effet, sur la plupart des autres sujets il y avait quelques signes qui indiquaient que le liquide était épanché auparavant, et, s'il est particulièrement question des deux que j'ai nommés en dernier lieu, comment enfin rapporterez-vous à la mort l'augmentation de l'eau, surtout d'une eau verte, sur la fille (relativement à laquelle il me semble avoir lu ce soupçon dans quelques auteurs), attendu qu'elle expira paisiblement et sans agonie, ou sur le sénateur qui, au moment où il se croyait tout-à-fait bien portant, périt d'une mort subite, en jouant, pendant qu'il était sur le point de se décharger le ventre naturellement, et qu'il allait à la selle ?

Ainsi cette maladie n'a pas pour signe constant la fluctuation perçue par les malades, et bien moins encore cette fluctuation entendue par les autres. Mais, comme je le disais, ce caractère ne peut pas non plus exister constamment ; par exemple, si l'eau (ceci a été également indiqué par d'autres que par Fantoni (1) déjà cité) est en très-petite quantité, ou assez abondante pour remplir entièrement la poitrine. Car ceux qui ont éprouvé une suppuration, et chez lesquels il ne se fait aucun bruit quand on les se-

(1) N. 32 et 33.
(2) N. 5.
(3) Obs. anat. med. 29.

(1) Eph. N. C., cent. 7, obs. 100.
(2) Forumd. Act., t. 5, obs. 35.
(3) N. 11 et 27.
(4) Schol. ad cit., obs. 29.

coue....., mais qui ont une grande difficulté de respirer, et les ongles livides ; ceux-là sont pleins de pus, comme Hippocrate lui-même l'enseigne ailleurs (1). Mais du moins, direz-vous, la fluctuation paraît devoir être sensible dans le temps où l'eau, de peu abondante qu'elle est, augmente, sans cependant être encore parvenue à son plus haut degré. Il le semble assurément. Mais il est certain que quelques sujets ne la sentent pas, comme le sénateur dont j'ai parlé, qui assurait qu'il ne sentait, ou qu'il n'avait senti aucune fluctuation de liquide dans la poitrine ; ceux-ci n'y font pas attention ; ceux-là, enfin, ne le disent pas aux médecins. D'un autre côté les autres symptômes peuvent être alors si peu nombreux, si légers, et tellement communs à d'autres maladies, que si quelqu'un s'informe de celui-là, il semble le faire sans raison : d'ailleurs il n'est certainement pas possible de saisir tous les malades par les épaules, et de les secouer, ou de les agiter en sens opposé. Vous verrez clairement que ces circonstances se trouvèrent réunies dans le cas qui suit.

38. Une femme de la campagne, n'ayant guère plus de vingt-cinq ans, d'un teint blanc et pâle, s'étant mariée quatre mois auparavant, était déjà grosse depuis trois, lorsqu'elle fut reçue pour une petite fièvre erratique à l'hôpital de Padoue, où elle resta couchée un mois ou plus. Le pouls n'était ni petit, ni intermittent ; point de soif, quoiqu'elle se nourrît presque toujours de fruits, ce qu'on ne trouvait pas étonnant de la part d'une femme enceinte ; aucune tuméfaction des pieds ; point de syncope ; elle ne s'était jamais plainte d'aucun malaise ou d'aucune anxiété à la région du cœur, ni d'aucun sentiment de pesanteur, ni absolument d'aucune incommodité de la poitrine, si ce n'est qu'elle était habituée à éprouver par intervalles déjà depuis long-temps, mais légèrement, une petite toux sèche ; ensuite aussi, quand elle avalait ce qu'on lui offrait pendant que c'était encore chaud, elle était prise d'une difficulté de respirer ; c'est pourquoi elle avait coutume de demander des choses froides. Hors ce cas, elle n'avait point la respiration gênée, bien loin d'être réveillée pendant la nuit par un sentiment de suffocation, et d'être forcée de

s'asseoir. Ainsi, comme je l'ai dit, elle se couchait, mais sur le côté droit. Elle mourut couchée sur le même côté, quoiqu'il ne se fût joint à cette petite fièvre aucune autre incommodité, si ce n'est une douleur aux lombes, dont elle se plaignit dans les derniers temps seulement.

Examen du cadavre. On ouvrit le ventre une demi-heure après la mort de la mère, afin de pouvoir baptiser son fruit, s'il vivait ; ce qui fut exécuté avec succès. En effet, l'enfant, après que l'on eut coupé avec prudence l'utérus et ses membranes, se montra pour ainsi dire aussitôt, remua les mains, et ne mourut qu'une heure après la mère. Quand on l'eut enlevé, moi je disséquai avec soin, le même jour et les jours suivants, avant le 14 novembre de l'an 1724, l'utérus avec le placenta qui lui était adhérent, et les membranes, ainsi que tout le reste du corps de la mère, à l'exception de la tête. Mais, renvoyant les différents objets à différents endroits, je ne décrirai ici presque rien autre chose que ce qui était contre nature. Ainsi, croyez que les autres parties étaient en bon état, de même que toute l'habitude du corps qui présentait une quantité convenable d'une très-bonne graisse placée sur des muscles rouges, et interposée entre eux, de sorte qu'il y avait à peine un peu d'eau au milieu de celle des endroits où il semblait qu'il n'y en avait pas pendant la vie, comme je l'ai dit, ni après la mort avant la dissection, je veux parler des extrémités des pieds, sans toutefois ignorer que quelqu'un peut rapporter cet état à la gestation de l'utérus. La rate était un peu plus grosse que dans l'état naturel ; mais le foie était si volumineux qu'il descendait plus bas qu'à l'ordinaire, et qu'il s'étendait jusqu'à la rate. Il était pâle à l'extérieur ; intérieurement il présentait des taches légères formées par sa couleur propre et par celle du tabac, sans cependant être dur. L'estomac était contracté vers le milieu de sa longueur, et s'élevait des deux côtés, mais moins à droite ; cette dernière partie descendait obliquement ; l'autre, placée en travers, et ayant son fond tourné un peu en avant, était à demi pleine d'air et de liquide. Il y avait plusieurs vers cylindriques dans les intestins grêles, qui étaient un peu rouges là où ces vers se trouvaient, surtout à un endroit, et qui y formaient des saillies, comme s'ils eussent été dilatés par une force. Avant d'ouvrir la poitrine,

____

(1) Coac. prœnot.

je remarquai que le coup était tuméfié par l'engorgement de la glande thyroïde, et que le lait s'exprimait facilement des mamelles. Cette cavité étant ouverte, voici ce qui donna lieu aux informations plus exactes que je pris sur tout ce qui avait précédé, et à la description telle que je l'ai faite ici. Il y avait dans le côté droit beaucoup d'eau jaunâtre, et au milieu d'elle étaient des espèces de toiles épaisses, mais muqueuses. Un peu d'eau de la même qualité se trouvait aussi dans le côté gauche ; mais le péricarde en contenait une telle quantité, qu'il en était presque plein, et des toiles semblables à celles que j'ai indiquées tout à l'heure nageaient dans ce liquide. Enfin, il y avait dans les deux ventricules du cœur des concrétions polypeuses composées d'une sorte de mucus ; mais celles du ventricule gauche étaient un peu plus denses.

39. La pâleur de la face, une petite fièvre, une toux sèche, le décubitus sur l'un des côtés, avaient existé, il est vrai, sur cette femme ; mais tous les autres symptômes, et surtout ceux qui passent pour être tout-à-fait propres à l'hydropisie de la poitrine, avaient manqué. Mais, dites-vous, quels étaient sur ce sujet, et sur les deux femmes dont j'ai parlé en dernier lieu, les caractères particuliers de l'hydropisie du péricarde? Avant de rien répondre, laissez-moi vous décrire une quatrième dissection que je fis à Bologne avec Valsalva, vers la fin de l'an 1704.

40. Un homme de plus de quarante ans venait de temps en temps, à pied, d'Imola à Bologne, portant tour à tour des objets qu'on lui avait confiés d'une ville à l'autre. Comme cet homme, que la route même échauffait, buvait souvent, surtout dans les derniers temps où il était toujours altéré, il fut pris d'un rhume grave à la gorge, et de fièvre, et fut reçu à l'hôpital. Là, bientôt après, sans se plaindre davantage de la gorge, il disait que toute sa maladie était dans le ventre ; cependant rien n'excitait plus ses plaintes qu'une douleur de l'épine à la région des lombes, laquelle, à ce qu'il lui semblait, partageait cette partie par le milieu. Il y en avait qui croyaient pour cette raison que cet homme était attaqué d'une inflammation des intestins. Valsalva soupçonnait que celle-ci avait son siége dans la poitrine. Cependant le pouls était faible et petit ; mais néanmoins il semblait, comme l'on dit,

être lié. Le malade voulut se lever souvent, comme pour s'en aller. Il mourut dans cet état trois ou quatre jours après son entrée à l'hôpital.

Examen du cadavre. Le ventre ne contenait rien qui ne fût dans l'état naturel. Mais à la poitrine, il y avait, principalement dans l'un de ses côtés, un liquide stagnant, dans lequel nageaient des morceaux d'espèces de petites membranes très-blanches, de sorte qu'il ne ressemblait à rien tant qu'à du petit-lait de vache, qui contient des parcelles de fromage de la seconde fabrication. Les vaisseaux de la plèvre étaient plus rouges qu'à l'ordinaire, sans cependant l'être beaucoup. Mais le péricarde était tellement distendu, que, à peine fut-il piqué, il lança à une hauteur assez considérable une sorte de filet mince formé par l'eau dont il était extrêmement rempli. La pointe du cœur, plus rouge que dans l'état naturel, semblait avoir été légèrement enflammée. Enfin, en disséquant la tête, je remarquai d'abord qu'il manquait plusieurs dents, mais que celles qui restaient encore étaient toutes noires et plus ou moins cariées; cela dépendait-il de ce que le sujet avait l'habitude de boire pendant qu'il avait chaud, ou bien de ce qu'il s'exposait dans tous les temps aux injures de l'air? Ayant ensuite ouvert le crâne, je trouvai beaucoup d'eau entre la dure-mère et la pie-mère. La première membrane avait, autant que jamais aucune autre, des trousseaux de fibres près de ses replis. Mais les vaisseaux rampants dans l'autre méninge, partout où elle couvrait le cerveau, étaient très - engorgés de sang ; il n'en était pas de même de ceux qui se trouvaient dans les ventricules latéraux. Enfin la base du cerveau et les parties voisines étaient molles.

41. Quant à ce que le malade voulait se lever souvent, comme pour s'en aller, il y avait évidemment quelque peu de délire dans cette idée, et il en faut chercher la cause dans une si grande distension des vaisseaux du cerveau, ou dans l'acrimonie de l'eau qui entourait ce viscère. Car on peut croire aussi que, dans la poitrine, une eau de la même qualité avait enflammé la plèvre et la pointe du cœur. Que sera-ce, si une partie de ce liquide, étant tombée de la cavité du crâne dans le canal vertébral, donnait lieu à cette douleur si cruelle des lombes? En effet, on est très-porté à conjecturer, lorsqu'on voit de l'eau

épanchée dans plusieurs cavités du corps, qu'il y en a aussi dans quelques autres. Mais je dis cela pour que vous ne croyiez pas que cette douleur doive être tellement attribuée à l'hydropisie du péricarde, que, ne pouvant avoir d'autre cause qu'elle, il faut peut-être la mettre au nombre des signes propres de cette maladie, attendu surtout qu'une douleur des lombes existait aussi sur la femme dont il a été parlé (1) en dernier lieu, et qu'elle fut très-considérable sur un jeune homme dont l'histoire, décrite par Blasius, a été rapportée dans le *Sepulchretum* (2). Certes, mes deux sujets, et surtout ce jeune homme, étaient affectés de cette hydropisie, mais il ne manquait sur aucun des lésions auxquelles on pût attribuer cette douleur. — Au reste, Valsalva lui-même conjecturait, d'après cette douleur, que l'homme dont je parle avait une affection, non pas du péricarde en particulier, mais de quelque partie de la poitrine. Vous pouvez même vous rappeler facilement ce que je vous ai écrit ailleurs (3), qu'il avait coutume de faire dépendre ce sentiment douloureux existant aux environs de cette région de l'épine, d'une affection des appendices du diaphragme qui se trouvait comprimé ou irrité, de telle sorte cependant qu'il pensait que l'eau était accumulée dans la poitrine, et non pas dans le péricarde. D'ailleurs, quoiqu'on en rencontrât dans ces deux cavités sur le cadavre dont je parlais à cet endroit, comme sur celui-ci également, cependant il est dit que, sur un autre homme (4) qui éprouvait une douleur atroce à cette partie du dos, où le diaphragme sépare la région moyenne de la région inférieure du corps, on trouva une humeur séreuse dans la poitrine, et non pas dans le péricarde. — Mais, direz-vous, plus le péricarde est distendu, plus il tiraille la partie tendineuse du diaphragme, à laquelle il est plus étroitement uni ; par conséquent, comme il agit sur elle, non-seulement par son poids, mais encore par des tiraillements, il semble que cette douleur doive être plutôt rapportée à la réplétion du péricarde qu'à celle de la poitrine. Mais, si la chose est comme vous le conjecturez, quelle

est donc la raison pour laquelle, dans presque aucune des observations de Valsalva ou de moi, que j'ai embrassées dans cette Lettre, les malades ne se plaignirent jamais de cette douleur? Est-ce par hasard parce que le péricarde n'était pas aussi distendu? Mais il ne pouvait pas l'être plus que dans les cas observés par Grœtz (1) et par Vieussens (2), et cependant ceux-ci n'ont pas mis cette douleur au nombre des autres caractères de la maladie en question. Il vous reste à dire que le péricarde avait été distendu insensiblement sur leurs malades, tandis que sur le mien il le fut très-promptement, de sorte que ses fibres, ainsi que celles du diaphragme, ne purent pas se relâcher peu à peu. Ne vous servez donc pas d'autres exemples, extraits du *Sepulchretum* ou de mes écrits, dans lesquels vous ne pouvez soutenir que la dilatation s'était faite en peu de temps ; et revoyez par opposition l'observation de la jeune fille (3), chez laquelle beaucoup d'eau s'accumula dans le péricarde en assez peu de jours, ou lisez celle que je rapporterai bientôt, et qui a pour sujet une autre fille sur laquelle cette accumulation s'était opérée tout-à-coup, quoique ni l'une ni l'autre ne fussent affectées de cette douleur des lombes. — J'ai discuté ce symptôme avec d'autant plus de soin, que, n'ayant été proposé par personne, que je sache, comme un indice de cette maladie, il m'est venu dans l'idée de chercher, pendant que je décrivais la dernière observation, s'il pouvait être mis au nombre de tous les autres qui ne sont pas constants. En effet, il pourra peut-être quelquefois, réuni à d'autres, être utile dans les cas où le péricarde éprouve une distension prompte et très-considérable, deux circonstances dont j'avoue que l'une ne se rencontra pas sur ces deux filles, quoique l'autre eût lieu chez elles.

42. Cependant vous concevez que ce que l'on dit (4), et ce qui est vrai le plus souvent, savoir, que l'hydropisie du péricarde se forme insensiblement, n'arrive même pas constamment ; car elle s'opère quelquefois en très-peu de temps, de même que l'hydropisie de la poitrine. Vous saurez ceci beaucoup mieux en-

(1) N. 38.
(2) L. 2, s. 1, obs. 60.
(3) Epist. 10, n. 12.
(4) Act. N. C., tom. 6, obs. 50.

(1) Vid. supra, n. 21.
(2) Vid. n. 24 et 25.
(3) N. 17.
(4) Vid. n. 22.

core, quand vous aurez lu une observation de Low (1), ou lorsque je rapporterai (2) moi-même les histoires d'inflammation de la poitrine, auxquelles vous ajouterez aussi celle qui sera décrite séparément à un autre endroit (3). — Je vais maintenant rapporter l'histoire que je vous ai promise tout à l'heure; vous devez en faire le plus grand cas, d'abord parce qu'elle est du nombre de ces observations extrêmement rares, où l'on ne trouva qu'une hydropisie du péricarde à laquelle on pût attribuer tout ce que le sujet avait souffert, et ensuite parce qu'elle m'a été racontée plus d'une fois et confirmée par Hipp.-Fr. Albertini, médecin d'une très-grande exactitude à chercher et à noter tous les symptômes. Je l'ai gardée exprès pour la fin, parce qu'après l'avoir décrite, j'exposerai d'une manière plus certaine et plus facile ce que l'on doit penser des autres signes de cette maladie.

43. Il y avait à Bologne une religieuse (je pourrais, si je voulais, citer ici son illustre origine et sa célèbre communauté) qu'un médecin avait guérie de fluxions aux gencives et aux joues, auxquelles elle était sujette, en lui faisant prendre une décoction de bois sudorifiques : il la sauva avec le même bonheur d'une fièvre aiguë dont elle fut attaquée ensuite. Comme il pouvait se contenter de l'une et de l'autre guérison, semblable à quelques médecins soigneux mal à propos, il se mit, au retour du mois d'avril, à presser la religieuse afin qu'elle ne laissât point passer un temps aussi favorable sans prendre des remèdes, pour se garantir de fluxions. Elle s'y refusa d'abord, parce qu'elle était très-bien portante, et qu'elle se trouvait suffisamment purgée par la décoction et par la fièvre. Cependant, le médecin lui répétant plus souvent les mêmes instances, elle céda enfin malgré elle, comme si son esprit présageait ce qui arriva. En effet, ayant pris la même quantité de ce qu'on appelle sirop d'or, que d'autres religieuses en prirent ce jour-là dans le couvent, ce remède qui réussit bien à toutes celles-ci, produisit chez elle, quelle que fût la cause d'un accident aussi extraordinaire, près de cinquante évacuations alvines. Ensuite une soif insupportable

ayant succédé, comme cela arrive presque toujours, à ces déjections d'une grande quantité de sérosité, sans que des bouillons pris très-abondamment la diminuassent, elle but copieusement d'une émulsion délayée, et l'abondance des urines ne répondit pas à cette grande quantité de boisson. Le lendemain, s'étant assise sur son lit pour se lever, et ayant commencé à s'habiller, voilà qu'elle est prise d'une oppression de cœur et d'une syncope qui succède à celle-ci. Ensuite cette oppression ne cessa jamais d'augmenter, toutes les fois qu'elle parlait ou qu'elle se remuait sans modération. On appelle plusieurs médecins : comme leurs opinions étaient très-différentes les unes des autres, ce qui arrive dans les maladies de cette espèce, on adjoint Albertini à leur conseil dans le mois de juillet. L'un fit des conjectures sur un anévrisme, l'autre sur un polype, celui-ci sur des tubercules pulmonaires : il y en avait aussi qui soupçonnaient une hydropisie des poumons ou de la poitrine. Dès qu'on en fut venu à Albertini (dont je ne me suis jamais repenti d'avoir imité dans l'occasion la prudence et la lenteur, préférablement à la hardiesse et à la célérité de quelques médecins), il dit qu'il n'appartenait pas à sa modestie d'entreprendre de décider sur-le-champ, après avoir vu à peine la malade une première fois, ce que tant de praticiens, recommandables par leur âge, par leur autorité, par leur savoir, par leur esprit, par leur expérience, n'avaient pas pu déterminer d'une manière satisfaisante depuis près de trois mois; qu'on lui permit donc de visiter la religieuse deux ou trois fois, et de chercher la nature d'une maladie très-obscure d'après ce qu'il comprendrait peut-être mieux en voyant, qu'en entendant raconter. Après avoir fait avec soin ce qu'il avait dit, et avoir réfléchi très-attentivement, non-seulement à ce qui existait, mais encore à ce qui n'existait pas, on convoqua de nouveau le conseil des médecins, où il expliqua pour la première fois chacune des raisons pour lesquelles il lui semblait moins vraisemblable que cette maladie fût une de celles qui ont été citées, qu'une hydropisie, et une hydropisie du péricarde : une hydropisie, car elle avait commencé aussitôt après qu'une aussi grande quantité de liquide aqueux eût été bue, parce que celui-ci n'était point sorti du corps, et qu'il n'avait point pu se mêler suffisamment avec le sang en

---

(1) Eph. N. C., dec. 3, a. 5, obs. 154.
(2) Epist. 20 et 21.
(3) Epist. 45, n. 16.

aussi peu de temps, de sorte qu'il fallait croire pour cette raison que quelque portion de cette boisson s'était retirée dans un lieu qui, dès le principe, était plus disposé que d'autres à la recevoir, comme cela arrive ; une hydropisie du péricarde, parce qu'il avait reconnu par la dissection, dans d'autres circonstances, que de l'eau était accumulée dans cette cavité sur quelques sujets, chez lesquels il avait remarqué pendant la vie les mêmes incommodités, ou des incommodités semblables. Apprenez maintenant les symptômes qui n'existaient pas dans ce cas. La couleur de la face était bonne ; point de trouble dans le sommeil. Les évacuations alvines et les règles étaient régulières. La respiration, soit que la malade fût debout, soit qu'elle se couchât en supination, soit qu'elle restât sur l'un ou l'autre côté, était également facile. Le pouls n'était ni tendu, ni dur, ni vibrant, ni inégal en aucune manière. Point de palpitations, ni de grandes pulsations dans la poitrine. Nulle douleur à la région des poumons. Point de toux. Il n'y avait absolument rien, excepté ce qui a été dit plus haut, et ce qui va l'être bientôt, qui s'éloignât de l'état naturel, et dont elle se plaignît. Cela engagea Albertini à ne point adopter l'opinion des autres ; mais il pensait que les circonstances suivantes étaient en faveur de la sienne : la religieuse sentait son cœur appesanti, comme si une pierre était placée sur ce viscère ; quand elle gardait le silence et qu'elle se reposait, elle n'était pas tourmentée par cette oppression du cœur, dont j'ai parlé au commencement ; si elle voulait faire quelque chose, ou parler un peu trop long-temps, aussitôt elle ressentait cette même oppression, dont elle avait coutume d'exprimer la sensation, en la comparant à celle que nous éprouvons lorsque, au milieu d'une grande foule de peuple rassemblé, nous sommes serrés et pressés de tous côtés. Mais cette oppression du cœur était accompagnée d'une espèce de défaillance légère ; et le pouls était toujours faible, même pendant le repos. Cette dernière circonstance rendait sans contredit le traitement extrêmement difficile : car, outre qu'en essayant d'évacuer avec des médicaments le liquide accumulé dans la cavité, il y avait à craindre que la sérosité qui est nécessaire au sang ne diminuât plutôt que l'autre, et que le sang lui-même ne traversât avec beaucoup moins de facilité le cœur qui était pres-

sé par l'eau, dont une aussi longue stagnation avait déjà rendu ce viscère flasque ; outre cela, dis-je, il y avait une chose bien évidente, c'est que les remèdes un peu trop actifs, quels qu'ils fussent, devaient produire le même effet que les mouvements du corps, et que les moyens faibles ne seraient d'aucun secours, ou resteraient insuffisants. C'est ce qui arriva ; car la religieuse, comme Albertini, prévoyant ce qu'il en serait, l'avait prédit alors, mourut enfin de cette maladie. En effet, ayant traîné son existence pendant un an depuis le commencement de l'affection, aux autres symptômes se joignit un sentiment momentané de piqûres, qui revenait de temps en temps dans le lieu affecté, avec de légères convulsions à ce même endroit ; le pouls commença à s'affaiblir insensiblement et de plus en plus, et à s'obscurcir pour ainsi dire : ces signes ne furent point des indices trompeurs d'une mort déjà très-prochaine.

Examen du cadavre. Pour reconnaître le siége et la nature de cette maladie obscure, il fut permis à Albertini d'ouvrir la poitrine, avec une autre personne seulement, Rob. Muratori, médecin déjà vieux, et homme respectable. Ils trouvèrent donc tout dans l'état sain, si ce n'est que le péricarde était distendu par environ neuf onces d'eau, et que la membrane du cœur avait commencé à éprouver manifestement une érosion, qui avait été produite évidemment par la même eau, devenue enfin plus âcre par une longue stagnation, et de laquelle dépendaient ce sentiment de piqûres et ces légères convulsions.

44. Voilà une histoire telle que je l'avais déjà écrite dans ce temps-là, peu après l'avoir apprise de la bouche d'Albertini ; elle contient non-seulement des choses qui apprennent en quoi un médecin ne doit pas insister contre la volonté des malades, et ce qu'il faut imiter dans l'occasion, mais surtout des détails qui peuvent être utiles pour reconnaître la maladie en question. Et, comme il y est dit qu'Albertini avait remarqué aussi les symptômes de cette affection sur d'autres sujets, vous pourrez lire ce qu'il a enseigné en général sur cet objet dans les Mémoires de l'Académie (1) des Sciences de Bologne, et le comparer avec l'observation de cette religieuse, qu'il indi-

____

(1) Tom. 1, in opusc.

que, je pense, à l'endroit où il dit avoir
vu la surface du cœur légèrement corrodée sur le cadavre d'une femme. Ne vous
étonnez pas qu'il écrive que, quand l'eau
est corrosive, il survient certains accidents, autres que ceux qui existaient
dans ce cas ; car elle ne l'était pas dès le
principe, comme elle le devint à la fin,
lorsque la force extrêmement affaiblie
des fibres du cœur ne pouvait plus donner lieu à un pouls vibrant, et que néanmoins ces légères convulsions remarquées
à la région de ce viscère, indiquaient que
quelque chose se passait autrement qu'auparavant, quoique la religieuse reposât.
Quant à ce qu'il raconte, que le mouvement produit une difficulté de respirer, ou plutôt, comme il l'appelle, *une
apnée*, qui se dissipe bientôt après, vous
croirez que cet état diffère à peine de
ces espèces de défaillances de courte durée, qu'il n'exprime pas positivement
dans les Mémoires, bien qu'il les eût
certainement observées sur la religieuse.
Les autres objets qu'il rapporte dans cet
ouvrage ne s'éloignent presque pas de
cette histoire, ou ne s'en éloignent que
pour la quantité ou la qualité de l'eau.
— Mais la qualité elle-même, quoique
susceptible de changer par la stagnation,
de la manière qui a été exposée par
Grœtz (1), comme je l'ai dit, peut cependant, même au commencement, différer
beaucoup de la qualité aqueuse ; lorsque,
par exemple, la sérosité du sang en diffère elle-même beaucoup aussi. En effet,
j'ai remarqué assez souvent que cette
dernière, provenant de corps morbides,
était jaune, ou tirait sur le vert, sur le
pourpre, sur le blanchâtre, telle que se
présente très-fréquemment l'humeur que
l'on voit épanchée dans le ventre, dans
la poitrine, ou enfin dans le péricarde
même de tel ou tel hydropique ; ce qui
pourrait servir d'argument à ceux qui
avancent sans aucun doute que l'eau du
péricarde ne vient pas des glandes, mais
est apportée par les plus petites artères
elles-mêmes ; quoique, lorsque certaines
parcelles sont trop abondantes dans la sérosité du sang, elles dominent également
dans les humeurs sécrétées par les glandes, au point que la salive de ceux chez
lesquels les reins avaient cessé leurs fonctions un peu trop long-temps, parut ne
différer nullement de l'urine, par la couleur, par la saveur et par l'odeur (2). —

Au reste, il n'est pas bien démontré
quelle est la qualité de l'eau du péricarde
dans l'état naturel, d'après les expériences de Vieussens (1), qui observa que la
sérosité prise sur des sujets qui avaient
éprouvé pendant long-temps une hydropisie du péricarde, se coagulait quand
on l'exposait au feu, ou d'elle-même,
tandis qu'elle devenait verte lorsqu'on la
mêlait avec la teinture de fleurs de mau-
ve, et enfin que le sel qu'on en avait retiré était mis en fermentation par les esprits qu'on appelle acides. De même,
moi je ne conclurais pas justement d'a-
près une expérience (2) de Valsalva,
dans laquelle, ayant placé sur du feu de
l'eau qui était en stagnation dans la poitrine et dans le péricarde du même cadavre, il vit une portion de celle de la
première cavité, se concréter, et une autre portion de celle de la seconde ne pas
se concréter ; je n'en conclurais pas justement, dis-je, que l'humeur par laquelle j'ai trouvé que l'une et l'autre cavité étaient plus ou moins lubréfiées dans
l'état naturel, différait dans celle-ci et
dans celle-là. C'est que, non-seulement
la raison indique, mais encore un grand
nombre d'expériences (3), même celles
de Valsalva, en partie, confirment que
ces qualités varient suivant la différence,
soit du temps de la stagnation, soit de
l'état morbide du sang et des viscères.—
Pour ce qui regarde l'abondance de l'humeur du péricarde, qui se trouve en
quantité médiocre sur les corps sains,
comme l'a enseigné le premier, à ce que
je crois, l'ancien auteur du livre *sur le
Cœur* (4), il est évident, même d'après
les observations décrites ou citées précédemment, que les corps morbides, et
principalement ceux qui ont été attaqués
d'une hydropisie de cette partie, en présentent non-seulement beaucoup, ou
très-abondamment, mais encore une
quantité presque incroyable quelquefois ;
ce qui vient de ce que la cause est plus
ou moins grande, ou qu'elle dure plus
ou moins long-temps, soit qu'elle consiste dans l'empêchement du reflux de
l'humeur, soit qu'elle dépende de l'augmentation de son afflux, et que cette
augmentation provienne, ou d'une surabondance de sérosité dans le sang, ou

---

(1) Disp. cit. supra, ad n. 22, § 19.
(2) Vid. Epist. 41, n. 5.

(1) Ch. 1, cit. supra, ad n. 24.
(2) Vid. supr., n. 2.
(3) Vid. supra, n. 6 et 10.
(4) N. 1.

du mouvement de ce dernier liquide trop long-temps retardé aux environs de la région précordiale (que ce ralentissement soit dû à quelque vice organique, ou à une autre cause, quelle qu'elle soit), ou enfin, pour passer sous silence d'autres circonstances, et entre autres la rupture des vaisseaux lymphatiques du cœur, de l'ouverture de follicules d'hydatides. En effet, d'autres auteurs après Galien qui avait remarqué de ces hydatides sur une guenon, comme il a été dit plus haut (1), en ont vu dans le péricarde des animaux, et plusieurs en ont observé dans celui des hommes. Car Wepfer (2) en trouva un grand nombre qui étaient éparses çà et là sur la face extérieure du cœur d'un cochon. D'un autre côté, Baillou (3) et de la Corde (4) ont rapporté que le cœur était assiégé d'hydatides sur deux femmes. Nous avons observé, dit Rolfinck (5), des hydatides sur la membrane du cœur de personnes sujettes à des palpitations pendant leur maladie. Fantoni (6) le père vit sur un homme le cœur nageant dans une lymphe très-abondante et jaune; le sommet de ce viscère était ulcéré par une hydatide putréfiée; mais chez un autre il observa (7) des hydatides sur la plus grande partie de la surface du cœur. Le célèbre Thebesius (8) trouva sur un marchand, dont le côté droit de la poitrine était rempli d'eau, ainsi que le péricarde qui était extrêmement dilaté, la membrane extérieure du cœur hérissée d'hydatides. Moi aussi, comme je vous l'ai écrit ailleurs (9), j'ai vu sur la même membrane la trace d'une sorte d'hydatide rompue, et je dois vous parler (10) d'une autre qui était grosse, et qui se trouvait suspendue au même endroit.

J'ai voulu dire un mot de tout cela ici, pour vous faire comprendre plus facilement que, de même que l'hydropisie du péricarde peut considérablement varier, et pour la source, et pour la qualité, et pour la quantité de l'eau, de même aussi ses symptômes peuvent va-

rier, comme l'a écrit Albertini (1), et surtout le pouls, qu'il trouva toujours à la vérité plutôt petit et fréquent, mais principalement lorsque la quantité d'eau était extrêmement considérable; d'ailleurs il observa qu'il était mou quand le liquide se trouvait pur ou visqueux, et enfin il le reconnut vibrant et tendu quand celui-ci était salé et irritant. Vous verrez dans Vieussens quelles étaient la qualité et la quantité de l'eau sur deux sujets, dont il a indiqué que le pouls de l'un, comme je l'ai raconté (2) plus haut, était petit, fréquent, inégal, tandis que celui de l'autre fut toujours, en outre, très-mou et très-faible. D'un autre côté Hoffmann (3) a noté que, sur une veuve noble dont le péricarde épaissi contenait plus d'une livre de sérosité, qui était visqueuse, comme les autres circonstances le démontrent, le pouls était petit et languissant. Cet auteur rapporte ensuite ce que Baillou (4) observa sur une autre veuve; mais, si les copistes du premier ou les imprimeurs avaient écrit avec plus d'exactitude les paroles du second, vous reconnaîtriez facilement que le pouls de la femme, qui était grand, élevé, lent, entrecoupé, avec des intermittences intermédiaires entre deux pulsations, ainsi que les autres symptômes qui sont rapportés dans cette histoire, appartenaient peut-être à une hydropisie du péricarde; mais que certainement cette maladie, au lieu d'être seule, comme je la considère ici, était jointe à d'autres affections. Passant donc ici sous silence les observations de cette espèce, qui se présenteraient en grand nombre, il faut faire d'autant moins d'attention à ce que des hommes, d'ailleurs recommandables par leur science, rapportent de la manière suivante, d'après Zacutus : Zacutus Lusitanus vit trois fois cette affection (l'hydropisie du péricarde), dans laquelle les malades vivaient accablés par des défaillances, par des palpitations du cœur, par un pouls dur, petit, et par des syncopes sans aucune cause antérieure; une petite fièvre s'y étant jointe, ils furent consumés : c'est à cause de cette consomption du corps qu'il a plu à quelques écrivains de caractériser cette affection du nom de

---

(1) N. 20.
(2) Sepulchr., l. 4, s. 3, in schol. ad obs. 26, n. 4.
(3) Ibid., l. 3, s. 37, obs. 3, § 12.
(4) Ibid., s. 21, obs. 21, § 14.
(5) Ibid., l. 2, s. 8, obs. 6.
(6) Obs. anat. med. 15, ult. edition.
(7) Ibid., obs. 11.
(8) Eph. N. C., cent. 4, obs. 115.
(9) Epist. 3, n. 26.
(10) Epist. 23, n. 15.

(1) In opusc. cit.
(2) N. 24.
(3) Medic. rat., t. 4, p. 4, c. 9, obs. 4.
(4) Ephem., l. 1, a. 1570, const. hyem.

phthisie du péricarde. Mais, s'ils avaient indiqué le passage où cet auteur a écrit cela (1), ou s'ils avaient lu eux-mêmes l'observation en entier, il leur aurait été facile de comprendre que ce passage se rapporte, non point à une hydropisie du péricarde, ou à une humeur répandue dans son intérieur, mais à une petite tumeur un peu dure, développée sur la membrane qui embrasse cette cavité. Mettant donc ces histoires de côté, comme elles le méritent, si nous avons égard à ce qui a été écrit sur le pouls dans un petit nombre d'observations relatives à ce sujet, il sera constant qu'il varie sur les différents individus, et que, si par hasard on a fait à cet égard quelques remarques plus souvent que d'autres, il semble qu'on doive les rapporter à la petitesse, à la débilité et à la fréquence; et tout le monde sait assez, non-seulement combien ces états eux-mêmes peuvent varier suivant les différents temps de l'affection, mais encore à combien d'autres maladies ils sont communs.

45. Que si maintenant enfin nous comparons la plupart des autres symptômes de cette maladie que j'ai cités plus haut (2), d'après l'observation ou l'opinion d'hommes célèbres, avec les histoires que j'ai décrites ou indiquées, il sera évident aussi que, parmi ces signes, il y en a qui ne sont pas constants, et d'autres qui ne sont même pas fréquents, comme les défaillances, qui passaient pour avoir lieu plus souvent dans cette hydropisie que dans celle de la poitrine, mais que vous ne trouverez citées dans aucune observation de Valsalva, de Vieussens ou de moi, soit sur l'une ou l'autre de ces affections, soit sur toutes deux; vous verrez même qu'il est dit positivement dans quelques-unes des miennes (3) qu'elles n'existaient pas, et qu'elles ont à peine été indiquées jusqu'à un certain point dans la dernière, qui est d'Albertini (4). Je ne nie pas à la vérité que ce symptôme n'ait existé sur les sujets dont les histoires ont été rapportées par Fischer (5), Reimann (6), Low (7), Hoffman (8);

mais, si l'hydropisie du péricarde se trouvait jointe sur les trois premiers malades, ou à une extrême faiblesse dépendante d'une fièvre hectique de longue durée, ou à un vice des valvules du cœur, ou à une hydropisie de la poitrine, il ne reste presque que la veuve de Hoffmann chez laquelle je sache que la maladie dont je parle était accompagnée de syncopes, qui étaient même fréquentes. Comment donc pourrais-je dire qu'on observe très-souvent ce symptôme dans cette affection, quand bien même il n'appartiendrait pas à tant d'autres?

D'un autre côté, cette petite toux sèche que l'on regardait comme étant presque toujours plus forte dans l'hydropisie du péricarde que dans celle de la poitrine, avez-vous lu qu'elle fût plus considérable sur ceux qui étaient affectés de l'une et l'autre maladie, et dont j'ai décrit les histoires? Certes, il n'en est même pas fait mention dans tous les exemples que j'ai vus, à l'exception de celui d'une femme; et Kellner (1) a noté positivement qu'il n'y eut point de toux sur un homme qui était attaqué aussi de l'une et l'autre hydropisie. Mais elle existait, direz-vous, sur d'autres sujets, chez lesquels Low (2), Bonet (3), Wepfer (4), virent le même cas. Tant s'en faut que je n'en convienne pas, qu'au contraire je suis plus étonné que ce symptôme ait manqué sur tant d'autres, que je citais tout-à-l'heure. En effet, l'eau dans l'hydropisie de la poitrine touche les nerfs phréniques, les poumons, et toute la plèvre, de sorte que si elle est irritante, elle ne peut pas ne pas les irriter, et ne pas provoquer ainsi la toux; tandis que, dans l'hydropisie du péricarde, elle ne touche aucune de ces parties, et par conséquent elle ne paraît pas devoir exciter la toux au même degré, et bien moins encore d'une manière plus remarquable; quoique, si elle est très-irritante, elle puisse peut-être, en agissant sur le péricarde, finir par entraîner sympathiquement, par l'intermédiaire de celui-ci, le diaphragme qui lui est attaché : toutefois l'eau de la poitrine pourra produire cet effet, même plus facilement, par le moyen de la plèvre qui est plus mince,

----

(1) De prax. medic. admir., l. 1, obs. 137.
(2) Vid. n. 21, 23, 24.
(3) N. 36 et 38.
(4) N. 43.
(5) Act. N. C., tom. 8, obs. 31.
(6) Eorumd., t. 1, obs. 170.
(7) Eph. N. C., dec. 3, a. 5, obs. 54.
(8) Obs. 4 supra cit. ad n. 44.

(1) Act. N. C., tom. 5, obs. 1, not. 1.
(2) Cit. in Eph., obs. 154.
(3) Sepulch., l. 2, s. 2, obs. 3.
(4) Ibid., lib. 4, s. 3, obs. 26. in add. dit.

et qui est adhérente au diaphragme dans une bien plus grande étendue.

Mais ils toussaient, dites-vous, d'après les observations de Harder (1), de Schrock (2), d'Erndl (3), de Reimann (4), ceux même qui avaient une hydropisie, non point de la poitrine, mais du péricarde. Ils toussaient assurément; mais il existait des vomiques dans les poumons, ou entre leur membrane et la plèvre; ou, s'il n'y en avait pas, il ne manquait pas d'autres causes qui pouvaient irriter le diaphragme, du moins par sa face inférieure. Enfin, si nous considérons ceux chez lesquels l'hydropisie du péricarde existait seule, certainement l'homme que Valsalva (5) disséqua toussait, mais ni Vieussens ni Hoffmann ne parlent de toux dans leurs observations, et Albertini ne l'observa point sur la religieuse. Lorsque ce dernier a écrit en général dans les Mémoires cités (6), que la toux, dans cette affection, est nulle ou modérée, certes il n'a pas voulu dire qu'elle fût plus considérable que dans l'hydropisie de la poitrine. — Au contraire, je reconnaîtrais plus volontiers que ce que la plupart des auteurs disent, que la difficulté de respirer est moindre dans l'hydropisie du péricarde que dans celle de la poitrine, du moins assez fréquemment, est vrai au jugement des yeux ou des oreilles. Car Duverney (7) le jeune fait voir clairement combien est grande le plus souvent cette difficulté de respirer dans l'hydropisie de la poitrine, puisqu'il la place au premier rang de ses symptômes en disant qu'elle est très-considérable, ou puisqu'en voyant qu'après la sortie des eaux du ventre d'un ascitique elle ne diminue pas, ou ne diminue que peu, il enseigne qu'il y a aussi un liquide en stagnation dans la poitrine, ce qu'il confirme évidemment, ou par l'évacuation des eaux de cette dernière cavité, ou par la dissection du cadavre, de même qu'autrefois Ja. Oœthée (8) confirma le soupçon qu'il avait qu'une humeur était épanchée dans la poitrine, en reremarquant que, quoiqu'il eût soulagé le

ventre un peu tuméfié d'une masse d'humeurs, au moyen de purgations, néanmoins la difficulté de la respiration n'avait pas diminué. Relisez même les observations que je vous ai décrites dans cette lettre, et reconnaissez combien la respiration des sujets affectés de cette maladie est ordinairement laborieuse, et combien souvent ils respirent la tête élevée; et de ce que vous lirez que l'une et l'autre hydropisie existèrent sur la plupart d'entre eux, ne croyez pas pour cela que cette difficulté de respirer si considérable doive être rapportée plutôt à l'hydropisie du péricarde qu'à celle de la poitrine. En effet, ceux qui observèrent la première sans la seconde et sans d'autres causes de dyspnée (vous comprenez pourquoi je vais mettre ici de côté les observations de Kellner, de Schrock, d'Erndl, de Reimann, de Vicary, et d'autres analogues que je passe à dessein sous silence); ceux, dis-je, qui observèrent l'hydropisie du péricarde seule, sans aucune autre maladie qui nuisît à la respiration, savoir : Hoffmann sur la veuve, Vieussens sur l'enfant, Albertini sur la religieuse, ne parlent certainement pas d'orthopnée. De plus, Vieussens, comme je l'ai dit auparavant (1), conjectura sur un autre enfant que l'hydropisie de la poitrine était jointe à l'hydropisie du péricarde, de ce que le malade ne pouvait plus se coucher la tête basse; et non-seulement Albertini affirmait que la respiration avait été également facile sur cette religieuse, soit qu'elle se tînt debout, soit qu'elle se couchât sur le dos ou sur l'un ou l'autre côté, mais encore il a écrit en général, d'après ses propres observations (2), que, dans cette maladie, le décubitus difficile et la nécessité fréquente de s'asseoir ont lieu à peine quelquefois.

D'ailleurs, quoique Valsalva (3) eût remarqué une orthopnée sur un homme chez lequel cette hydropisie était déjà fort avancée, à ce qu'il paraît, de même que Vieussens l'observa une fois aussi au dernier degré de la maladie, comme je l'ai dit plus haut (4) d'après sa quatrième observation, et comme je le répéterai bientôt, cependant après avoir écrit dans les histoires (5) dont je vous enverrai une

(1) Ibid., I. 2, s. 7, obs. 24, in addit.
(2) Eph. N. C., dec. 3, a. 4, obs. 118.
(3) Earumd. cent. 3 et 4, obs. 141.
(4) Act. N. C., tom. 1, obs. cit. 170.
(5) Supra, n. 21.
(6) Supra, n. 44.
(7) Mém. de l'Acad. royale des Sc., ann. 1703.
(8) Sepulchr., I. 2, s. 1, obs. 76.

(1) N. 25.
(2) Comment. cit.
(3) Supra, n. 21.
(4) N. 24.
(5) Epist. 52, n. 20, 36.

autre fois la description, et qui ont pour sujets deux jeunes gens qui moururent d'une péripneumonie, que l'un s'était couché et qu'il était moins mal la tête basse, et que l'autre se couchait de manière qu'il tenait la tête basse, il ajouta aussitôt après ces paroles, comme le font ordinairement la plupart de ceux dont le péricarde est gonflé par une grande quantité d'eau; et, en effet, celui-ci était tellement distendu par ce liquide chez l'un et chez l'autre, que sur le premier on pouvait appeler avec raison cet état une hydropisie du péricarde, et que sur le second cet organe occupait un grand espace dans la poitrine. D'un autre côté, Lancisi (1), donnant aussi les signes de cette hydropisie, a proposé le même que je viens d'indiquer, mais d'une manière très-différente. Car, après avoir écrit que ceux qui sont attaqués de cette maladie ont la respiration difficile, et que, dès le commencement, ils ne peuvent respirer que hors du lit, il dit : Enfin, près de la mort, ils sont forcés au décubitus, parce que le péricarde, gonflé par une livre ou même une livre et demie de liquide, fait violence au centre du diaphragme, et ne permet aux malades aucune position qui soit moins incommode que la position horizontale, dans laquelle le péricarde montant vers la gorge ne comprime plus de diaphragme. Je ne doute pas que cet homme célèbre n'ait observé ce qu'il dit sur quelques sujets; et je ne nie pas une chose qui est conforme à la raison, et que confirme l'observation de Willis (2) sur ce jeune homme qui, attaqué d'une hydropisie de la poitrine, permit qu'étant couché en supination dans son lit, on lui abaissât la tête du bord de celui-ci jusqu'au carreau, d'après les ordres de Willis qui voulait en faire l'essai, et sentit aussitôt un écoulement d'eau vers les clavicules, et en même temps une métastase de la douleur vers cet endroit : cependant je ne sais pas si je comprends assez pourquoi ceux qui étaient tourmentés, je ne dis pas tant d'une hydropisie de la poitrine que d'une hydropisie du péricarde, même beaucoup plus grande que celle qui a été désignée par Lancisi, n'éprouvèrent pas le même soulagement en se couchant. Au contraire même, celui qui était affecté d'une hydropisie extrêmement considérable, comme le fait voir l'observation de Vieussens, citée un peu plus haut, était forcé de s'asseoir continuellement sur son lit dans les derniers mois de sa maladie déjà avancée; car, s'il essayait de se coucher, ce qu'il n'avait pu faire les mois précédents, il était menacé aussitôt d'un danger évident de suffocation et de mort. Peut-être, pour ne rien dire avec Vieussens de la compression augmentée des vaisseaux sanguins, était-ce là la cause pour laquelle le péricarde distendu par une si grande quantité d'eau ne pesait pas, il est vrai, sur le diaphragme pendant que le sujet était couché, mais surchargeait considérablement les poumons, sur lesquels il était placé dans cette position, et s'opposait d'autant plus à leur dilatation par sa masse, que le diaphragme s'élevant alors davantage, il était lui-même poussé en haut également.

Si les choses se passent ainsi, vous comprenez que ce symptôme, tel qu'il a été proposé, soit par d'autres, soit par Lancisi, varie aussi suivant la différence de la quantité de liquide accumulé. Il paraît cependant que, dans la plupart (1) des cas, lorsqu'il y en avait autant que Lancisi en indique, ou même un peu plus, il ne força pas les malades dès le commencement à être hors du lit pour respirer, ni, dans les derniers temps, à respirer étant couchés; et même la difficulté de la respiration n'était nullement augmentée, quelque position qu'ils prissent, quoique l'hydropisie de la poitrine fût jointe à l'hydropisie du péricarde. Ce qui fait aussi que nous ne devons pas trop facilement regarder ce symptôme de décubitus comme propre à celle-ci, d'autant plus qu'on l'a observé (2) quelquefois également sur ceux qui n'avaient qu'une hydropisie de la poitrine.

Je ne me repens pas d'avoir rapporté un peu plus haut l'observation de Lancisi, quoiqu'elle diffère autant de celle de Vieussens; car, en relisant ceci, je reçois les nouveaux Mémoires (3) de l'Académie impériale de Pétersbourg, dans lesquels je trouve, entre autres choses rares, une observation (4) de Schreiber

---

(1) De mot. cord., l. 1, s. 1, c. 5, prop. 23, in schol.

(2) Pharmac. rat., p. 2, s. 1, c. 13, in fin.

(1) Vid. n. 27 et 36 supra, et Sepulchr., l. 1, s. 2, obs. 3.

(2) Vid. n. 26, 28.

(3) Tom. 3.

(4) 5, inter Physic.

sur un péricarde, que quatre livres environ d'une eau sanguinolente distendaient au point que, les poumons étant poussés en arrière et vers les côtés, il remplissait lui-même la partie moyenne et les parties antérieures et latérales de la poitrine. Cependant le malade ayant enfin éprouvé une très-grande augmentation de la gêne de la respiration...., il lui avait été impossible de se coucher sur l'un ou l'autre côté de la poitrine, mais le décubitus sur le dos avait été supportable. Les poumons étaient aussi très-adhérents à la plèvre sur ce sujet, qui avait même rendu à la fin, par des crachats, une matière blanche, visqueuse, mêlée de beaucoup de sang : en outre toute la surface du cœur était hérissée de poils, formés à la vérité par la sérosité, mais au moyen desquels le ventricule gauche adhérait le plus fortement possible au péricarde. Il n'est pourtant pas question de palpitations ni de défaillances dans ce cas, mais d'une pression dans la poitrine, et d'une toux sèche continuelle. Vous réunirez chacun de ces objets à ce que j'ai dit plus haut ou à ce que je dirai plus bas des symptômes de l'hydropisie du péricarde, excepté la toux seulement, parce qu'elle avait existé au commencement, lorsqu'une inflammation interne de la poitrine précéda la maladie, à ce qui paraît, et que vous comprenez, d'après ce qui a été dit, dans quel état se trouvaient ensuite les poumons ; d'ailleurs une portion de sérosité jaunâtre flottait au-dessus du diaphragme. Mais je voudrais vous faire remarquer surtout ici que, quoique l'hydropisie du péricarde fût aussi considérable, il n'y avait pourtant pas eu d'orthopnée, position du corps qui avait été si nécessaire au malade de Vieussens pour respirer, quelle qu'en fût la cause. En voilà donc assez sur les défaillances, sur la toux et sur la difficulté de respirer. Maintenant passons au reste. — La soif se joint si rarement à l'hydropisie du péricarde, que je ne voudrais pas qu'elle eût été mise au nombre de ses symptômes, attendu surtout que Saxonia (1) a dit positivement, en les énumérant, que la soif est nulle. Toutefois, bien que vous trouviez au contraire qu'il est question, ou de sécheresse de la gorge, ou de soif, dans toutes les observations d'hydropisie de la poitrine que j'ai décrites d'après Valsalva, il arrive néanmoins quelquefois

qu'elles n'existent pas, même dans cette affection, ce qui est confirmé par d'autres histoires, et spécialement par une de Ruff (1), et par plusieurs des miennes (2). Ainsi l'absence ou la présence de la soif ne distinguera pas d'une manière certaine ces deux hydropisies. Mais la tuméfaction des pieds les distinguera bien moins encore ; car vous lirez qu'elle a été comptée parmi les symptômes de l'hydropisie de la poitrine, et cependant nous voyons qu'elle a existé un peu plus souvent que la soif dans l'hydropisie du péricarde, et mes observations mêmes prouvent qu'elle a manqué assez fréquemment dans l'autre (3), et quelquefois dans les deux réunies (4). Il n'y a peut-être pour établir cette distinction que la fluctuation, qui a été perçue quelquefois dans cette autre hydropisie, comme je l'ai dit plus haut (5), tandis que je ne me souviens pas d'avoir lu qu'elle l'ait été dans l'hydropisie du péricarde, lors de l'agitation du corps : toutefois elle peut indiquer que l'hydropisie de la poitrine existe, sans pouvoir faire connaître que celle du péricarde manque alors.

Pour ce qui regarde la fluctuation de l'eau, perçue par le malade ou par le médecin dans le péricarde même, de telle ou telle autre manière, d'une part, Grœtz (6) a pensé qu'elle ne se ferait pas sentir aussi distinctement que dans l'hydropisie de la poitrine ; et, d'une autre part, je n'ai pas caché moi-même les circonstances où elle est moins sensible, celles où elle ne peut l'être d'aucune manière, et celles où elle est simulée par quelque cause fortuite qui induit en erreur ; je n'ai pas caché cela, dis-je, à l'endroit où j'ai reconnu (7) que, si on pouvait détruire toutes ces circonstances, ce symptôme serait le meilleur de tous. — D'un autre côté, je ne doute pas que la fièvre lente, la phthisie, la tristesse, la pâleur de la face, la diminution de la vivacité des yeux, le froid léger des extrémités du corps, et d'autres symptômes analogues, ne puissent souvent être communs à l'une et à l'autre hydropisie ; je sais même positivement,

<hr>

(1) Vid. supra, n. 23.

(1) Sepulch., l. 2, s. 7, obs. 91.
(2) N. 30, 38, et Epist. 10, n. 11.
(3) Supra, n. 26, 28, 30.
(4) N. 34, 38.
(5) N. 37.
(6) N. 22.
(7) N. 24.

d'après une autre observation (1) de Vieussens, que la plupart d'entre eux le sont en effet. Et quand bien même je verrais que plusieurs des signes qui ont été examinés plus haut avaient existé en même temps sur quelqu'un chez lequel on trouverait une hydropisie du péricarde, je ne changerais pas pour cela tout de suite d'opinion ; mais je considérerais auparavant les autres objets. Il est une observation de Brunner (2), que je rapporterai ici pour exemple, préférablement à plusieurs autres que je pourrais citer, parce que je l'ai vainement cherchée dans le *Sepulchretum*, où elle aurait pu être consignée, puisqu'elle fut publiée l'an 1687. Cet auteur trouva le péricarde gonflé d'eau sur un jeune soldat, qui se plaignait d'une dyspnée et d'une anxiété de la région précordiale ; il pouvait à peine dormir la nuit, s'il n'avait pas la tête élevée; il était altéré; ses pieds étaient œdématiés, et il toussait souvent sèchement. Cependant il rendait quelquefois des crachats épais; il avait l'abdomen gonflé, le scrotum très-tuméfié, et toute l'habitude du corps un peu œdématiée, surtout du côté droit, sur lequel il se couchait le plus souvent dans son lit. Malgré ces symptômes et d'autres qu'on avait pu remarquer, même avant la mort, et parmi lesquels il n'est pas question de palpitations du cœur, ni de défaillances, ni de lésions du pouls, dont vous voyez même que l'égalité a été mentionnée, on trouva dans le ventre, en disséquant le sujet, le foie volumineux, et huit livres d'eau ; et, pour passer le reste sous silence, le côté droit de la poitrine était rempli d'une eau de la même qualité; de sorte que, quand même tous les symptômes qui avaient précédé auraient été du nombre de ceux que quelques-uns regardent comme propres à l'hydropisie du péricarde, ou à celle de la poitrine, néanmoins la multiplicité des lésions empêcherait de savoir à laquelle des deux ils appartenaient spécialement.

47. Puis donc que ces deux hydropisies ne peuvent pas être suffisamment distinguées par tous les signes qui ont été considérés jusqu'ici, il me reste à voir s'il y a quelque autre symptôme tellement propre à l'hydropisie du péricarde, qu'elle ne puisse exister sans lui, ni lui

sans elle. Mais je ne pense pas que vous croyez que celui qui a été proposé par Vieussens (1) (une teinte des paupières et des lèvres tirant sur la couleur plombée), soit celui que je cherche, attendu qu'il peut se rencontrer également dans d'autres maladies, et qu'il n'existait certainement pas sur la religieuse (2). Consisterait-il donc plutôt dans ces sensations qu'Albertini (3) a confirmées : je veux parler d'un poids placé sur le cœur, d'une oppression causée par le plus léger mouvement, et d'une espèce de constriction du cœur lui-même? je dis, a confirmé; car Grœtz (4) avait avancé que, dans les progrès de la maladie, on sent un poids qui surcharge et resserre le cœur ; Lancisi (5) avait écrit aussi ensuite qu'à cette affection se joint un poids........, une pesanteur du cœur....., une anxiété de la région précordiale ; et Hoffmann avait raconté que la veuve que j'ai citée (6) comme étant attaquée de la même maladie, s'était plainte amèrement d'un grand poids qui surchargeait le cœur, et qui empêchait la respiration. Vous rapporterez à ceci le cas de l'homme qui disait à Fantoni le père (7), qu'il était oppressé par un poids très-lourd dans la poitrine, à moins que vous ne soupçonniez, par hasard, que cette incommodité doive être moins attribuée à une sérosité très-abondante contenue dans le péricarde, qu'à une dureté et à une densité du poumon, qui le faisaient paraître, non point membraneux, mais entièrement carnifié, comme Franc. Sylvius (8) en avait rencontré assez souvent. Mais vous croirez plus facilement que c'est à ce sujet qu'appartiennent cette pression dans la poitrine, et ces oppressions si considérables du cœur, que des hommes célèbres, Schreiber (9) et Ficher (10), remarquèrent dans l'hydropisie du péricarde.

Cependant, quoique ces symptômes soient également conformes à la raison, je crains néanmoins que ce ne soient

(1) Traité du Cœur, ch. 16, obs. 1. -
(2) Exercit. de Gland. in duodeno, § 5.

(1) Traité cit., ch. 1.
(2) Supra, n. 45.
(3) Ibid.
(4) Vid. supra, n. 21.
(5) In schol. cit. supra, ad n. 45.
(6) N. 44.
(7) Obs. anat. med. 15.
(8) Sepulch., l. 2, s. 1, obs. 50.
(9) Vid. supra, n. 46.
(10) Act. N. C., tom. 8, obs. 31.

pas ceux que je cherche, quand je vois qu'il n'en est point question dans les observations (1) soignées de Vieussens, qu'il est positivement exprimé qu'ils n'existaient pas dans une histoire de Borrichius (2), et que, pour ne pas citer des exemples de Valsalva, un sénateur de Bologne (3) et deux femmes (4), sur lesquels j'ai observé une hydropisie du péricarde, ne se plaignirent jamais d'un sentiment de pesanteur ou d'anxiété de cette espèce à la région du cœur : et, bien que l'une de ces dernières sentît un poids dans la poitrine, elle avait cependant une grande quantité d'eau épanchée dans les côtés droit et gauche de cette cavité. C'est ce qui a fait que je n'ai pas rapporté un peu plus haut certaines observations de Fantoni le père (5), de Gerbez (6), de Bonet (7), de Kelner (8), de Reimann (9), et d'autres encore. Car je lis, il est vrai, dans toutes ces histoires, que les sujets attaqués d'une hydropisie du péricarde se plaignaient d'un grand poids placé dans la poitrine, d'une pesanteur de poitrine, d'une douleur gravative au bas du sternum, de serrements de poitrine et d'anxiétés précordiales, d'une constriction de la région précordiale, et d'un sentiment de compression du cœur; mais je lis en même temps que cette affection était jointe, dans les quatre premières observations, à l'hydropisie de la poitrine, et dans la cinquième à la grosseur du cœur et à d'autres lésions de ce viscère et de l'aorte; cette grosseur du cœur (et elle n'était pas ordinaire) existait aussi dans la quatrième; et il y avait aussi dans la seconde d'autres lésions, et spécialement un corps glanduleux squirrheux, qui, après que l'on eut mis le sternum de côté, se présenta attaché, par l'une de ses extrémités, au lobe inférieur du poumon droit, et par l'autre, au médiastin et au diaphragme.

Ainsi, quand même je serais d'avis d'attribuer en partie la cause de ces plaintes aux eaux qui regorgeaient dans le péri-

carde, néanmoins ce que j'ai fait pour la première observation de Fantoni, je serais obligé de le faire également pour chacune de celles-ci, c'est-à-dire de douter s'il faut accorder plus d'influence à ces eaux, qu'aux autres causes qui pesaient sur le diaphragme par leur propre poids (il était très-considérable); ou qui donnaient lieu à ces autres sensations dont j'ai parlé, soit en resserrant les poumons et le cœur lui-même, ou les vaisseaux de ces deux viscères, soit en s'opposant de quelque autre manière à la facilité du passage du sang à travers le cœur. Après ces considérations, je pense qu'il est moins nécessaire, ayant surtout prolongé cette lettre plus que je ne le croyais au commencement, de chercher si ces sensations elles-mêmes peuvent quelquefois dépendre d'ailleurs, même sans aucune hydropisie du péricarde, et bien moins encore de parler des palpitations, du pouls, de la douleur des lombes, sur lesquels j'ai donné plus haut (1) des détails suffisants.

48. Puisqu'il en est ainsi pour tous ces objets, vous croirez facilement qu'il faut encore attendre plus long-temps, avant d'en venir, pour le traitement de cette maladie, à l'opération du trépan sur le sternum et à la perforation du péricarde, proposées dans l'Anthropographie (2) par Riolan, et ailleurs (3), si, d'après les recommandations de Schrock (4) et de Grœtz (5), il faut auparavant être très-certain de l'abondance d'une sérosité dans le péricarde. Car l'art, autant que je puis le voir, n'a pas encore fait assez de progrès pour pouvoir le reconnaître d'une manière très-sûre et évidente. — Plût à Dieu qu'il fût possible, après avoir très-souvent répété les observations, sinon de remarquer d'autres symptômes, du moins d'établir quels sont les signes, parmi ceux qui ont été proposés, qui accompagnent cette maladie plus souvent ou plus rarement, soit au commencement, soit au moins près de la fin. En effet, je vois qu'assez fréquemment ceux qui en étaient affectés ont succombé (6) inopinément, contre l'attente des assis-

---

(1) Vid. supra, n. 24 et 25.
(2) Sepulch., sect. cit., obs. 86.
(3) Epist. 10, n. 11.
(4) Supra, n. 56, 58.
(5) Obs. cit. 37.
(6) Eph. N. C., dec. 3, a. 7, obs. 186.
(7) Sepulchr., l. 2, s. 2, obs. 3.
(8) Act. N. C., tom. 5, obs. 1.
(9) Eorumd. tom. 1, obs. 170.

(1) N. 23, 41, 44.
(2) L. 3, c. 7, in fin.
(3) Encheirid. Anat., l. 3, c. 4.
(4) Eph. N. C., dec. 3. a. 4, obs. 118.
(5) Disp. supra, ad n. 22, cit. § 25.
(6) Vid. supra, n. 6, 17, 24, 56, 38, et Act. N. C., t. 5, obs. 121, et t. 6, obs. 143.

tants, d'une mort inopinée, d'une mort subite.

En attendant, lorsque, d'une part, il n'y aura point d'indices d'autres maladies, que certains signes de l'hydropisie de la poitrine, dont la grande affinité avec celle du péricarde est constante, manqueront, comme le sentiment d'une fluctuation surtout dans les parties de la poitrine les plus éloignées du cœur, comme la nécessité du respirer la tête élevée, principalement après les premières heures du sommeil, comme le décubitus beaucoup plus difficile sur l'un des côtés (car il n'arrive pas très-souvent qu'une égale quantité d'eau s'accumule dans l'une et l'autre cavité de la poitrine dans le même espace de temps); et que d'autres symptômes de la même hydropisie seront nuls, ou beaucoup plus légers, comme la tuméfaction des membres, comme la toux, comme la soif ; et lorsque, d'une autre part, le malade sentira une sorte de poids à la place même du cœur, que dans les mouvements du corps ce viscère sera oppressé et comme resserré, que la respiration manquera jusqu'à un certain point, mais que ces incommodités mêmes cesseront bientôt ou diminueront si le sujet se repose, et que celui-ci prendra plus commodément du repos étant couché la tête basse : lors, dis-je, que toutes ces circonstances existeront à la fois, ou qu'elles seront du moins en très-grand nombre, quoique la plupart des observations qui ont été décrites ou citées plus haut m'empêchent de prononcer d'une manière certaine, je dirai néanmoins qu'il est très-vraisemblable et extrêmement probable qu'il existe une hydropisie du péricarde. Mais je le dirai d'autant plus volontiers, si en outre le malade est du nombre de ceux qui sentent alors leur cœur nager pour ainsi dire dans l'eau, ou qui présentent quelque autre signe qui indique que de l'eau flotte dans le péricarde distendu, et non ailleurs. Au reste, lorsque quelques autres d'entre les symptômes nombreux que j'ai cités existeront, je ne les mépriserai pas non plus, comme surtout les palpitations du cœur (quoique ce signe ait à peine été remarqué dans une des observations si nombreuses que je vous ai décrites), comme un peu de froid aux extrémités, comme la pâleur de la face et principalement des lèvres et des paupières, pâleur tirant sur la couleur plombée, et comme d'autres indices analogues que les médecins oublient quelquefois

de chercher et de considérer, ou que les malades, qui sont la plupart du temps des hommes ignorants et accablés par leurs maux, négligent de dire, ce qui fait qu'il ne serait pas étonnant qu'ils eussent été omis dans certaines histoires, quand bien même ils auraient existé. Voilà ce que j'avais à vous écrire pour le moment sur l'hydropisie de la poitrine, et, à son occasion, sur celle du péricarde aussi. Adieu.

49. A peine avais-je relu cette lettre pour vous l'envoyer, que J.-B. Molinari, médecin aussi recommandable par son savoir que par son honnêteté, sachant que je n'avais pas, à mon grand regret, l'excellent traité de P. Sénac, médecin du roi de France, sur la structure, l'action et les maladies du cœur, depuis cinq ans qu'il était publié, eut le soin de me l'apporter avec une extrême politesse, depuis Vienne jusqu'ici. Rien depuis long-temps ne m'a causé plus de peine que de n'avoir pas eu plus tôt entre les mains un ouvrage comme celui-là, où j'ai appris un grand nombre de choses, et où j'ai vu, non sans un sentiment d'une noble pudeur et sans un grand étonnement, que cet homme supérieur donne à ma médiocrité des éloges que je ne saurais reconnaître, et qui ne pourraient m'être accordés que par un ami très-bienveillant, et lié avec moi par l'intimité la plus étroite et par toutes sortes de devoirs. Mais ce que je n'ai pu faire pendant si long-temps, pour répondre au moins par des sentiments pleins de gratitude à une si grande honnêteté envers moi, je ne cesserai de le faire tant que je vivrai. Maintenant je ne veux pas, puisque le sujet de cette lettre le demande, que vous ignoriez que l'illustre auteur a écrit, entre autres maladies, sur l'hydropisie du péricarde (1), avec cette abondance et ce soin qu'une affection fréquente exigeait, et avec cet esprit et ce jugement qui étaient commandés, comme il le dit avec vérité, par une maladie difficile à connaître, et plus difficile à guérir. Il examine, par ordre et avec clarté, ses causes, sa nature, ses symptômes, son traitement. Et, pour ce qui regarde ce dernier objet, il change le lieu du moyen proposé (2) par Riolan, de manière qu'on ne peut blesser ni l'artère mammaire, ni

----

(1) L. 4, c. 5.
(2) Supra, n. 48.

lé cœur, et qu'il est possible d'évacuer utilement l'eau de la poitrine, si par hasard une hydropisie de cette cavité en avait imposé pour une hydropisie du péricarde. Cependant il met tant de soin à considérer auparavant les symptômes de cette dernière maladie, et même à les augmenter, soit par les observations des autres auteurs, dont je n'avais pas quelques ouvrages entre les mains, soit par les siennes propres, qu'il enseigne à distinguer cette hydropisie, autant que possible, de celle de la poitrine et des autres affections : je dis, autant que possible ; car il ne pense pas avoir surmonté toutes les difficultés, et si je le croyais, écrit-il sagement, je prouverais que je ne les connais pas assez. Mais pourquoi en dire davantage, puisque je vous donnerai la faculté de lire cet excellent traité aussitôt que j'aurai profité de la science qu'il renferme et de son autorité, en revoyant quelques autres lettres ? Plût à Dieu que j'eusse pu en profiter pour celle-ci !

Au reste, lorsque vous lirez ce livre, vous trouverez plusieurs passages qui vous serviront à confirmer ce qui se trouve dans cette Lettre. Si vous en rencontrez dans lesquels nous ne soyons pas d'accord, croyez que vous me ferez un très-grand plaisir, si vous adoptez l'opinion de ce grand homme préférablement à la mienne. Adieu, pour la seconde fois.

XVIIe LETTRE ANATOMICO-MÉDICALE

DE J.-B. MORGAGNI A SON AMI.

DES LÉSIONS DE LA RESPIRATION PAR DES ANÉVRISMES DU COEUR, OU DE L'AORTE PECTORALE.

1. Maintenant je dois parler des anévrismes internes de la poitrine, qui compriment les poumons par leur masse, qui troublent le mouvement du sang à travers ces viscères, et qui souvent aussi surchargent le diaphragme par leur poids, de sorte qu'ils donnent lieu à des lésions de la respiration de plusieurs manières. Les principaux et les plus fréquents sont ceux du cœur, ou ceux de l'aorte. Avant d'en rapporter des observations, il faut prévenir une question que vous m'adressez en secret, savoir, comment il se fait que, puisque ces maladies sont comme je le dis, aussi fréquentes, les médecins anciens n'en aient cependant fait aucune mention positive. Car, si quelqu'un voulait par hasard que ce fût à cela que se rapportât ce qu'on lit dans le livre premier sur les maladies (1), à l'endroit où il est dit qu'une veine devient quelquefois comme variqueuse, et qu'il soutînt que par le nom de veine il faut aussi entendre une artère, comme on avait coutume de le faire dans les temps anciens ; celui-là reconnaîtra, s'il lit le passage tout entier, que les dilatations dont il y est question appartiennent aux veines, et qu'elles sont de telle sorte que, venant enfin à se rompre, elles donnent lieu à la mort, non pas d'une manière prompte en répandant une trop grande quantité de sang, mais lentement en laissant un ulcère et en rendant le poumon purulent. Ce n'est pas autrement que Martianus (1), et avant lui Salius (2), ont entendu la chose. Il y a plus ; c'est que, relativement à ce qu'on lit bientôt après, dans le même ouvrage, que les veines du côté deviennent aussi variqueuses, et s'élèvent en dedans, Salius (3) avertit qu'Hippocrate a désigné par ces mots celles qui sont situées en dedans

_____

(1) N. 10, apud Marinell.

Morgagni. **T. 1.**

(1) Annot. ad cit., l. vers. 219.
(2) Comment. in ejusd., l. s. 3, t. 19 et seq.
(3) Ibid., ad t. 22.

superficiellement, de peur qu'on ne croie par hasard qu'il s'agit de celles qui rampent au milieu des côtes, et dans d'autres espaces intérieurs, où les modernes ont remarqué qu'il survient quelquefois des dilatations des artères intercostales : et en effet, c'est après la rupture de ces veines variqueuses que ce médecin ancien dit que les malades tombent en suppuration. De plus, on trouve dans le livre sur les Affections internes (1), à l'endroit où il est question d'une varice dans le poumon, de ses symptômes et de son traitement, que, quand la maladie n'éprouve pas une rémission après les quatorze premiers jours, il faut employer les mêmes moyens que sur celui qui a le poumon en suppuration.

Toutefois, bien que quelqu'un veuille, malgré cela, rapporter tout ce que je viens de dire à des anévrismes, il n'y aura cependant pas assez de certitude à ce sujet, puisque d'autres auteurs sont d'une opinion contraire ; ou, si l'on croit la chose certaine, il restera douteux d'un autre côté si elle est fondée sur des dissections, ou plutôt sur des conjectures, attendu surtout que les animaux qu'on avait coutume de disséquer alors à la place des corps humains sont attaqués rarement des maladies de cette espèce ; enfin les affections que j'ai dit être les plus fréquentes, et sur lesquelles vous m'interrogez, appartiennent aux dilatations du cœur et de l'aorte, et non à d'autres. Au reste, je pense que cette raison même que je viens d'indiquer est principalement celle pour laquelle les médecins anciens n'ont point fait mention de ces dilatations.

2. En effet, depuis que, pour le rétablissement de l'anatomie, on a enfin commencé à disséquer un peu plus souvent des cadavres humains, on a commencé aussi à parler de ces maladies. Car je vois que Nic. Massa (2) cite un homme qui fut disséqué l'an 1534, et qui avait le cœur gros, et d'un volume qu'il n'avait jamais vu sur aucun autre ; que Vésale (3) parle du cœur d'un homme très-savant, dans le ventricule gauche duquel il trouva près de deux livres d'une chair glanduleuse, mais en même temps un peu noirâtre ; le cœur s'était distendu comme un utérus....., pour renfermer la masse de cette chair ; que plus tard aussi Ch. Étienne (1) vit sur un cadavre dont la partie droite du poumon avait été entièrement détruite et corrodée par une lésion particulière, l'oreillette du cœur du même côté parvenue à une si grande ampleur, qu'elle paraissait trois fois plus grosse que l'autre. Après ces auteurs et d'autres, et nommément après Baillou, qui a parlé (2) d'un cœur qui avait le volume d'une tête un peu grosse, et d'un autre (comme vous pouvez le voir dans le *Sepulchretum* (3)), qui était tellement distendu avec ses valvules et avec l'aorte, qu'il paraissait trois fois, ou au moins deux fois plus gros qu'à l'ordinaire, And. Laurent (4) trouva le cœur du chevalier Guicciardin parvenu à un volume comme prodigieux et si extraordinaire, qu'il remplissait presque toute la poitrine, tandis que près de trois ou quatre livres de sang distendaient l'un et l'autre sinus de ce viscère. Mais ce cas, et d'autres ensuite devenus plus fréquents, à proportion que l'on a disséqué plus souvent des cadavres, ont été décrits çà et là par d'autres auteurs, qui ont ajouté à cette description ce qui avait précédé pendant la vie avec d'autant plus de soin, que la connaissance de ces symptômes est plus utile, et que, malgré cela, elle avait été plus négligée par ces prédécesseurs, si l'on en excepte Vésale et Baillou.

3. Ce n'est pas d'une autre manière non plus que les médecins sont parvenus à la véritable connaissance des dilatations de l'aorte. Ainsi Vésale, par exemple, ayant remarqué aux environs des vertèbres dorsales une tumeur pulsative, fut conduit, par ce qu'il avait observé auparavant dans les anévrismes externes, à dire qu'il y avait là un anévrisme formé par la dilatation de l'artère aorte. Mais cependant les médecins ne surent positivement que Vésale disait vrai, que quand, le malade étant mort, on trouva cette artère tellement dilatée, qu'elle égalait presque le volume d'un œuf d'autruche, comme vous l'apprendrez dans le *Sepulchretum* même (5), où vous verrez en

---

(1) N. 5.
(2) Lib. introd. anat. c. 28.
(3) De corp. hum. fabr., l. 1, c. 5.

(1) De dissect. part. corp. hum., l. 2, c. 35.
(2) Epid., l. 2, in constit. autumn., a. 1575.
(3) L. 2, s. 8, obs. 26, § 2.
(4) Hist. anat. hum. corp., l. 9, qu. 18.
(5) L. 4, s. 2, obs. 21, § 7.

outre ce que cet anévrisme contenait, et jusqu'à quel point il avait vicié les vertèbres voisines et les côtes. — Cette observation fut faite l'an 1557, et donna du poids à ce que Fernel avait écrit, soit à l'endroit où il a enseigné (1) que les palpitations du cœur avaient souvent dilaté une artère extérieure pour former un anévrisme de la grosseur du poing fermé, dont les pulsations étaient sensibles et au toucher et à la vue, soit au passage où, après avoir parlé des anévrismes externes, il a ajouté ceci (2) : Il se forme aussi quelquefois un anévrisme dans les artères intérieures, principalement dans la poitrine, aux environs de la rate et du mésentère, là où l'on remarque souvent des pulsations violentes. En effet, cet auteur pouvait avoir dit cela par conjecture; et certes toutes les pulsations, quoique violentes, ne dépendent pas d'un anévrisme, comme on le verra ailleurs (3) d'après mes observations également. S'il n'en était pas ainsi, un grand médecin, Baillou, qui ne se souvenait pas d'avoir jamais touché un hypochondre où les palpitations et les pulsations fussent aussi profondes que sur J. Formagée, ne se serait pas laissé tromper au point de ne reconnaître qu'il existait un anévrisme que par la mort subite et par la dissection du cadavre, comme il l'avoue avec candeur dans son Conseil (4) écrit en 1575. Il avait, je pense, réfléchi davantage à ce grand nombre de passages d'Hippocrate, qui sont rapportés ou cités dans le Conseil et dans les Annotations (5), et où il est question des pulsations de l'hypochondre et du reste du ventre, qui sont quelquefois si fortes, que ni la course ni la crainte ne pourraient en produire de semblables aux environs du cœur (6). Si vous lisez en entier et attentivement tous ces passages, vous verrez qu'ils se rapportent aux symptômes des maladies aiguës, ou que, s'ils appartiennent à d'autres affections (7), ce n'est point à des anévrismes.

Mais après la dissection qui fit voir l'anévrisme que Vésale avait reconnu d'a-

vance, quelques autres ouvertures de corps, relatives au même sujet, furent faites dans ce même siècle. Prenez garde toutefois de mettre dans ce nombre celle de Paré (1), à l'imitation de Freind (2), qui semble le faire comme s'il n'avait aucun doute (3) : car le premier dit qu'il trouva une dilatation de la veine pulmonaire; et s'il l'appela, non pas varice, mais anévrisme, il put le faire par la même raison qui fit qu'il désigna cette veine par le nom d'artère veineuse, comme c'était l'usage dans ce temps-là. Mais, outre la dissection de Baillou qui a été citée plus haut (4), et d'autres soit du même Baillou sur un marchand (5) et sur un cuisinier (6), soit d'autres médecins qui vivaient de son temps, vous aurez raison de mettre dans ce nombre avec Freind (7), qui a suivi l'exemple de Lancisi (8), cette même observation de Laurent, que je vous ai indiquée (9) plus haut, sur le chevalier Guicciardin, qui, en même temps qu'il avait le cœur aussi dilaté, avait également l'entrée de l'aorte si ouverte, qu'elle égalait la grosseur du bras. C'est cette observation qui, dans la traduction française de l'histoire de Freind, « est rapportée comme un cas qu'on peut trouver dans Laurent, publié par Guicciardin; » ce qui prouve encore combien presque tous les auteurs savants, peu de temps avant notre âge, agissaient plus sûrement pour eux en écrivant leurs propres matières en latin, qui est un idiome connu de tous les autres savants.

4. Au reste, la doctrine des dilatations de l'aorte fit des progrès si lents dans le seizième siècle et dans la plus grande partie du dix-septième, que J.-B. Sylvaticus, en publiant l'an 1509 son *Traité sur l'Anévrisme*, n'en parla pas du tout dans ce sujet qu'il traita longuement et en général, et que J. Riolan (10) enseigna plusieurs années après que l'anévrisme survenait rarement dans le tronc de l'aorte, à cause de l'épaisseur

------

(1) Patholog., l. 5, c. 12.
(2) Ibid., l. 7, c. 3.
(3) Epist. 24, n. 34 et seq.
(4) 107, l. 1.
(5) 5 et 6.
(6) Epidem. Hipp., l. 7, in Eratolai filio.
(7) Vid. etiam Vallesii comment. in cit. locum, n. 4, et in l. 5, Epid., n. 11.

(1) Oper., l. 6, c. 32.
(2) Hist. de la médec., p. 1.
(3) Vid. Epist. 21, n. 35.
(4) N. 2.
(5) Paradigm. 13.
(6) Ibid., 26.
(7) P. cit.
(8) De subit. mort. schol. ad obs. ult. n. 8.
(9) N. 2.
(10) Encheir. anat., l. 5, c. 46.

des tuniques. Bien plus, l'an 1670 , un médecin qui d'ailleurs avait de l'érudition , Joach. Ge. Elsner, mit pour titre à une observation , en parlant d'un anévrisme de l'aorte trouvé par Guill. Riva, *Paradoxe relatif à l'anévrisme aortique*; et il ne balança pas à affirmer que l'anévrisme se forme rarement ou jamais dans les grosses artères , et qu'il paraît étonnant qu'il ait pu se développer dans l'aorte même..... Que serait-ce , s'il n'avait eu connaissance d'aucun exemple semblable , en opposition avec ce qu'il avance à la fin même de l'observation ? Or, cette observation est celle que Lancisi (1) a voulu désigner, lorsqu'il a dit que le dessin de l'anévrisme de Riva , fait la première année par le soin d'un Allemand, avait été inséré à l'observ. 18; car le nom des Ephémérides Germaniques des Curieux de la Nature a été omis à cet endroit par la négligence des imprimeurs , ou corrompu de la manière que j'ai indiquée, de même que nous voyons tant d'autres passages altérés dans les œuvres posthumes de ce grand homme.

Mais, depuis l'an 1670 jusqu'à nos jours, les anatomistes ayant travaillé de plus en plus, on a ajouté tant d'observations à ces premières , que les dilatations de l'aorte ne passent plus pour des affections étonnantes, ou rares. On en est même venu en même temps au point que leurs causes occasionnelles et tous leurs symptômes ayant été très-souvent remarqués et notés par ordre , les médecins d'aujourd'hui croient pouvoir reconnaître et reconnaissent fréquemment cette maladie , lorsqu'elle est encore peu avancée et entièrement cachée et obscure, tandis que ceux d'autrefois , autant que vous pouvez le voir, n'en avaient aucune idée , et ne commencèrent enfin à la connaître au seizième siècle, que lorsque, soulevant déjà les parois de la poitrine, elle se manifestait par une tumeur et par des pulsations. Ainsi Malpighi (2) n'était nullement répréhensible d'avoir rapporté la dilatation de l'artère aorte parmi les connaissances de son siècle, qui fut aussi le mien en partie ; et à plus forte raison ne devait-on pas lui objecter que les anévrismes étaient connus dans les anciennes écoles grecques , arabes et latines , et que tous les livres de l'an-

tiquité parlent des anévrismes. En effet, il n'était pas question des anévrismes externes , mais des anévrismes internes, et spécialement de ceux de l'artère aorte elle-même ; et si quelque auteur d'une de ces trois écoles avait laissé quelque ouvrage sur ces derniers, il n'aurait certainement pas échappé à Sylvaticus, qui, dans son traité, s'est montré si versé dans la lecture de tous ces écrivains. Car il est évident que ce que Aétius (1) a avancé, que l'anévrisme se développe dans quelque partie du corps que ce soit, doit s'entendre de l'anévrisme externe, soit parce qu'il parle à cet endroit des tumeurs extérieures, soit parce qu'il garde constamment le silence sur les anévrismes internes qui sont beaucoup plus dangereux, soit parce qu'il décrit les signes et le traitement des anévrismes externes.

5. C'est donc avec raison que Lancisi (2) a écrit qu'Hippocrate n'a parlé d'aucun anévrisme des artères , et que, quoiqu'on lise plusieurs exemples de cette maladie des artères dans Galien, dans Paul d'Egine , dans Oribase , dans Aétius , dans Actuarius et dans Avicenne, cependant ces mêmes auteurs gardent un profond silence, autant qu'on peut le voir, sur les anévrismes du cœur et de ses plus gros vaisseaux, qui furent connus ensuite des chirurgiens et des médecins plus modernes, lorsqu'on fit de fréquentes dissections de cadavres. Il a lui-même cité quelques observations de ces derniers praticiens, comme j'ai dit (3) qu'il avait cité celles de Laurent et de Riva, et vous verrez par vous-même, en lisant ses ouvrages (4), qu'il indiqua également celles de Harvey, de Marchetti et d'autres. Car il n'a jamais caché que les dilatations du cœur fussent connues avant lui, aussi bien que celles de l'aorte. Il s'est plaint seulement (5) de ce que les histoires des premières , qu'il avait lues dans les ouvrages des médecins observateurs, avaient été décrites d'une manière moins complète et moins soignée que ce n'était nécessaire pour les autres auteurs, et surtout pour lui, qui devait présenter, autant qu'il le pour-

---

(1) De aneur., l. 2, c. 2, prop. 22.
(2) Resp. ad epist. de rec. med. stud.

(1) Medic. tetrab. 4. serm. 3, c. 10.
(2) De aneur., l. 1, prop. 2.
(3) N. 3 et 4.
(4) Schol. ad obs. 2, repent. mort., n. 11, et de aneur., l. 2, c. 6, prop. 48.
(5) Ibid.

rait, le complément de leurs doctrines. Au reste il a appelé ces affections anévrismes du cœur ; j'emploierai moi aussi ce nom indifféremment avec celui de dilatations, soit parce que je ne veux point du tout m'embarrasser ici dans la question de savoir ce que les médecins grecs entendaient proprement par le mot anévrisme, soit parce qu'il est juste d'accorder quelque chose à un homme qui a éclairé la doctrine des anévrismes autant que personne, attendu surtout que je vois que les auteurs les plus célèbres ont suivi cette coutume établie par lui, à moins que vous ne croyez peut-être que Baillou l'avait indiquée autrefois, lorsqu'il écrivit dans le premier livre de ses Conseils, non pas ch. 15, comme on le voit dans le *Sepulchretum* (1), mais Conseil 109, que si l'anévrisme existe dans le cœur même, l'affection est mortelle.

Au reste, je rapporterai d'abord, selon mon habitude, les observations d'anévrisme de Valsava, et ensuite les miennes, en les distribuant dans un tel ordre que je parlerai en premier lieu des anévrismes du cœur, en second lieu de ceux de l'aorte, et troisièmement des uns et des autres. Je ne décrirai pourtant pas tous les exemples que j'ai à ma disposition ; car plusieurs trouveront une place plus convenable dans d'autres lettres, surtout dans celles où je traiterai de la mort subite (2). Je rapporterai ici ceux qui appartiennent aux lésions de la respiration, en éclairant de tout mon pouvoir cette doctrine nouvelle. Chez nous, dit Albertini (3), qui a bien mérité de la même doctrine, on n'entendait jamais ou que très-rarement autrefois, dans les lésions de la respiration, les noms de vices de la structure du cœur et des vaisseaux voisins ; depuis peu de temps que l'on a fait souvent des observations sur les morts, les mêmes noms s'entendent trop souvent, et sont trop redoutés sur les vivants. Ainsi, pour ne pas admettre témérairement ces dilatations sur ceux chez lesquels elles n'existent pas, et d'un autre côté pour les reconnaître plus facilement sur ceux chez lesquels elles existent, il sera utile de comparer les observations que j'ai embrassées dans les deux

Lettres précédentes avec celles que je rapporterai dans celle-ci et dans la suivante.

6. Un vieillard d'environ cinquante-cinq ans, d'un corps athlétique, d'un teint un peu pâle, commença à se plaindre d'une douleur gravative de la poitrine, surtout à la partie gauche, sur laquelle il ne pouvait pas se coucher. Il avait une toux fréquente sans être violente, et il crachait des matières séreuses. Il était tourmenté de temps en temps par des oppressions de la poitrine, avec de la difficulté de respirer et des anxiétés du cœur. Le pouls, d'abord rare, dur, fort, vibrant, devint ensuite, en conservant sa dureté, plus fréquent et inégal : l'abdomen, sans être tuméfié, était cependant tendu : il mourut.

Examen du cadavre. Le ventre contenait de l'eau. Mais, quoique la rate fût adhérente au foie d'une manière si étroite qu'on pouvait à peine l'en séparer sans déchirure, cependant ces deux viscères et ceux du voisinage étaient sains. On ne voyait aucun conduit de la lymphe à travers les intestins et le mésentère ; on en apercevait quelques-uns à travers les vaisseaux émulgents, tandis que ceux des gros troncs vasculaires à la région des lombes étaient nombreux et engorgés. Il y avait une humeur séreuse dans la poitrine, surtout dans la cavité gauche, qui en était entièrement remplie ; les poumons, teints d'une couleur noire, et parsemés partout de taches noirâtres, conservaient néanmoins leur mollesse naturelle. Le cœur était gros outre mesure, mais l'oreillette droite égalait la moitié de son volume. Celle-ci ayant été incisée, il s'échappa du sang liquide, comme si le corps eût été vivant. Cependant une grande partie de l'oreillette était occupée par une concrétion polypeuse molle qui s'y portait du ventricule voisin, dans lequel était aussi une portion de sang coagulé ; le ventricule gauche contenait du sang également coagulé, mais d'une manière moins remarquable. L'aorte était éloignée de son siége naturel d'environ deux travers de doigt dans le sens de sa longueur, à l'endroit où elle descendait le long des vertèbres du dos.

7. Il n'est pas facile de dire si cette désunion existait depuis la naissance, ou si l'adhérence se trouvant moins considérable à cet endroit seulement, l'aorte se sépara des vertèbres, lorsqu'à cette disposition naturelle se joignirent la force

---

(1) L. 2, s. 8, in schol. ad obs. 27.
(2) Epist. 26 et 27.
(3) Comment. de Bonon. Sc. Acad., t. 1, in opusc.

et la vibration du pouls. Mais, quoiqu'on puisse avoir des doutes sur la question de savoir si la dilatation du cœur et celle de l'oreillette droite précédèrent l'hydropisie de la poitrine, ou si l'hydropisie précéda la dilatation, cependant il est plus vraisemblable pour moi que les lésions du cœur avaient existé primitivement, soit que j'aie égard au premier état du pouls, soit que je considère combien il est plus facile à ces lésions de produire l'hydropisie, qu'à l'hydropisie de donner lieu à ces lésions. Voyez, si vous voulez, Lancisi (1), et transportez ce qu'il dit des anévrismes voisins du cœur aux anévrismes du cœur lui-même, particulièrement sur ceux chez lesquels il existe une disposition à l'hydropisie, comme sur ce vieillard qui était un peu pâle, et vous n'accorderez pas à la douleur gravative de la poitrine, surtout à la partie gauche, sur laquelle ce sujet ne pouvait pas se coucher, une influence telle, qu'oubliant l'énorme augmentation de la grosseur du cœur et de l'oreillette droite, vous pensiez qu'il faille absolument rapporter ces symptômes au liquide contenu dans la poitrine, et principalement dans la partie gauche, car cela aurait été un obstacle, d'après ce qui arrive le plus ordinairement, à ce qu'il se couchât sur le côté droit plutôt que sur le côté gauche.

8. Un homme âgé de soixante ans est pris d'orthopnée; à peine peut il se plaindre d'une oppression de la poitrine. Le pouls ne s'éloigne pas de la règle naturelle de ses mouvements. Enfin la difficulté de respirer augmentant de plus en plus, il meurt le sixième jour dans cet état d'inspiration et d'expiration.

Examen du cadavre. A l'ouverture de la poitrine, on trouve les poumons un peu durs à leur partie postérieure, et teints d'une couleur noire. Le cœur, très-volumineux, contenait dans le ventricule droit une grosse concrétion polypeuse, qui, en s'étendant dans l'oreillette voisine, l'avait tellement dilatée qu'elle égalait une grande bourse; cette concrétion envoyait aussi de longs prolongements dans les vaisseaux voisins, de sorte que ceux-ci ne pouvaient recevoir promptement une quantité convenable de sang. Dans le ventre, une tumeur ronde se voyait sur le rein gauche; elle était fortement unie au moyen de membranes aux autres parties voisines, et elle

(1) De aneur., l. 2, in fin.

était tellement adhérente à la capsule atrabilaire, qu'elle formait dans un endroit un corps continu avec elle. Elle était composée d'une substance glanduleuse, qui présentait à son centre deux sinus distincts l'un de l'autre, et renfermant une humeur séreuse. Une portion de cette humeur, mise sur le feu, se concréta; une autre, dans laquelle on versa de ce qu'on appelle esprit de soufre (acide sulfureux), se précipita insensiblement, après avoir pris une couleur noire, et fut entièrement concrétée dans l'espace de plusieurs heures; une troisième portion, mêlée avec de l'esprit de sel ammoniac, resta constamment liquide.

9. Il est moins important de chercher si cette tumeur formait seulement une partie de la capsule atrabilaire dans ce cas où j'ignore ce qui préceda relativement à cette capsule, que de conjecturer quelle fut la pensée de Valsalva dans plusieurs passages de cette histoire. Car, de même que, selon mon habitude, je me suis gardé soigneusement, en la décrivant, de rien ajouter à ce qu'il dit, ou d'en rien retrancher, de même je pense qu'après avoir rempli fidèlement cette tâche, il m'est permis maintenant de concevoir la chose de telle sorte que ce qu'il rapporte de la mort survenue le sixième jour, je comprends que c'est le sixième jour depuis que le sujet commença à respirer la tête élevée, ou depuis qu'il eut été reçu dans quelque hôpital, et que, relativement à ce qu'il avance, que le malade put à peine se plaindre d'une oppression de la poitrine, j'entends, non pas que cette oppression manqua presque toujours, mais plutôt qu'elle fut si considérable, que la difficulté de respirer lui permettait à peine de parler pour s'en plaindre. Du reste, ne vous étonnez pas beaucoup de ce que le pouls ne fut point fort ni vibrant, et qu'il ne s'ensuivit pas une hydropisie, comme sur le premier sujet, car le temps ou la disposition purent manquer pour produire cette affection : d'un autre côté, ou le cœur recevait moins de sang à cause de l'affaiblissement plus considérable de l'oreillette droite qui était dilatée en forme d'une grande bourse, ou l'augmentation du volume de ce viscère était due plutôt à l'ampleur des ventricules qu'à l'épaississement simultané des parois, pour ne rien dire des concrétions très-grosses et moins muqueuses, qui assiégeaient non-seulement le cœur, mais

encore les vaisseaux, et quoiqu'elles n'eussent pas commencé à se former avant ces derniers jours, cependant Valsalva n'avait pu examiner le pouls que ces mêmes jours.

10. Une jeune fille de treize ans, presque toujours valétudinaire depuis sa naissance, commença à se plaindre dans les derniers mois d'une respiration laborieuse, d'une toux avec des crachats abondants et épais, et d'une tuméfaction du ventre. En outre, les derniers jours de sa vie elle était plus altérée et très-affamée, mais après avoir pris de la nourriture, elle éprouvait une grande tension dans le ventre. Le pouls était vif, dur et petit. D'ailleurs l'oppression de la poitrine augmentait d'une manière si considérable quelquefois, qu'elle se leva plus d'une fois tout-à-coup de son lit en gémissant. Enfin, ayant été prise d'un paroxysme de cette espèce, elle mourut en poussant un grand cri et subitement.

Examen du cadavre. Une certaine quantité d'eau jaune était épanchée dans le ventre. L'estomac et les intestins étaient distendus par beaucoup d'air ; la rate était très-dure et d'une couleur noire ; le rein gauche était enflammé à l'intérieur jusqu'à un certain point. La poitrine contenait tant de sérosité, que ce liquide sauta pendant qu'on coupait les cartilages du sternum. Le thymus était gros ; les poumons étaient sains, si ce n'est que la substance de celui du côté gauche, près des grandes ramifications des bronches, était tellement endurcie, qu'elle ressemblait à de la chair très-ferme. Le péricarde contenait quatre ou cinq onces de sérosité jaunâtre, et l'oreillette droite du cœur renfermait une telle quantité de sang, qu'elle égalait presque, dans cet état de distension, la grosseur du cœur. L'un et l'autre ventricules contenaient une concrétion polypeuse qui avait la plus grande ressemblance possible avec du mucus épaissi ; mais celle du ventricule droit était la plus grosse. Au reste, la sérosité, soit du péricarde, soit du ventre, s'évapora quand on la mit sur du feu, en laissant seulement une croûte qui s'attachait aux côtés et au fond du vase. Mais celle de la dernière cavité laissa une croûte plus mince que celle de la première, et cette croûte était parsemée çà et là de quelques stries, et se trouvait disposée comme du nitre *cristallisé*.

11. Il est vraisemblable que cette jeune fille avait déjà dès sa naissance, non-seulement les humeurs moins saines, mais encore la force des parties solides et surtout de l'oreillette droite affaiblie, et leur structure relâchée, ce qui la rendit presque toujours valétudinaire, jusqu'à ce que cette oreillette s'étant dilatée en forme d'anévrisme, il se forma facilement une hydropisie du ventre, de la poitrine et du péricarde, dans un corps de cette espèce, en sorte qu'elle succomba à un genre de mort très-violent, attaquée, non pas d'une seule maladie, mais de plusieurs qui l'accablaient en même temps, et qui avaient principalement leur siége dans la poitrine.

12. Une fille qui était malade depuis sa naissance, et qui était toujours restée couchée, respirait en haletant, à cause surtout de l'extrême affaiblissement de ses forces, et avait toute la peau teinte d'une couleur comme livide. Enfin, étant parvenue à l'âge de seize ans environ, elle mourut.

Examen du cadavre. Le cœur était petit, et comme un peu arrondi vers la pointe. Le ventricule gauche avait la forme que le ventricule droit a coutume de présenter, et réciproquement ; et quoique ce dernier fût plus ample, cependant ses parois étaient plus épaisses. L'oreillette droite était également, dans son entier, deux fois plus grosse et deux fois plus charnue que toute l'oreillette gauche ; le trou ovale était encore ouvert entre elles, de manière qu'il pouvait recevoir le petit doigt. Des trois valvules triangulaires, une seule avait la grandeur convenable, les autres deux étaient trop petites ; les valvules sigmoïdes, qui se trouvent à l'entrée de l'artère pulmonaire, étaient dans l'état naturel à leur base, mais à leur partie supérieure elles paraissaient être cartilagineuses ; elles y présentaient même déjà un petit fragment osseux, et elles étaient tellement unies entre elles par cette partie, qu'elles laissaient à peine un trou qui n'était pas plus grand qu'une lentille, par lequel le sang passait. Mais auprès de ce trou étaient de petites productions membranoso-charnues, placées de telle manière qu'elles pouvaient remplir les fonctions de valvules, en cédant au sang qui sortait, et en s'opposant à celui qui aurait rétrogradé.

13. Je croirais que sur cette fille aussi le principe de la lésion observée à l'entrée de l'artère pulmonaire existait déjà depuis la naissance, et que cette lésion, ayant fait insensiblement de plus en plus

de progrès, devait être regardée évidemment comme la cause de tout ce qu'elle
avait souffert pendant sa vie, et de ce
que l'on trouva après sa mort. Je m'explique : l'entrée moins facile du sang
dans cette artère faisait qu'il passait par la
même artère et par la veine correspondante une quantité de ce liquide moindre que
dans l'état naturel, pour se rendre dans
l'oreillette gauche et dans le ventricule
du même côté, d'où il se répandait aussi
moins abondamment dans tout le corps,
et d'un autre côté elle était la cause de
la stagnation d'une trop grande quantité
de ce même liquide dans le ventricule
droit, dans l'oreillette droite, et dans
toutes les veines, d'où résultaient la couleur comme livide de toute la peau, la
dilatation du ventricule droit et de l'o-
reillette droite, et l'ouverture encore
existante du trou ovale, dont la valvule
était poussée par beaucoup de sang de
droite à gauche, tandis qu'il n'y en avait
qu'une petite quantité qui la repoussait
de gauche à droite pour l'appliquer sur
le bord du trou. Mais c'était par des
causes contraires que l'oreillette gauche
et le ventricule gauche n'étaient ni assez
développés, ni assez forts, et que le sang
ne se portant pas et ne parvenant pas en
quantité convenable au cerveau et à toutes les parties, il s'ensuivait un affaiblissement très-considérable des forces et
une respiration haletante ; ce dernier
symptôme dépendait aussi de ce qu'un
vaisseau gros et ferme comme l'artère
pulmonaire ne pouvait pas être suffisamment pressé et dilaté par une petite portion de sang qui entrait dans sa cavité,
ce qui l'empêchait de revenir avec force
sur elle-même, et de faire avancer ce liquide à travers le poumon avec l'énergie
nécessaire.

Mais cette lésion, qui avait commencé
à se former sur cette fille d'une manière
insensible, et depuis la naissance, lorsque tout était encore dans un grand relâchement, vous verrez qu'elle se développa d'une manière même beaucoup
plus remarquable par un obstacle semblable, mais situé à un autre endroit,
dans l'espace de peu de mois, sur un
homme âgé d'environ trente ans, dont
Vieussens (1) décrit l'histoire. En effet,
les valvules mitrales s'étant ossifiées et
diminuant considérablement l'orifice par
lequel le sang passe dans le ventricule
gauche, la capacité de ce dernier et l'é-
paisseur de ses parois (ce que l'on voit
assez bien dans la fig. 2, tab. 13, comparée avec la fig. 2, tab. 11) étaient
moins grandes, tandis qu'au contraire
les deux oreillettes avec les troncs réunis
(car c'est ainsi qu'il les appelle) de la
veine pulmonaire et des veines caves
(Valsalva comprend ces troncs dans le
seul nom d'oreillettes), et le tronc de
l'artère pulmonaire, ainsi que le ventricule droit, étaient très-dilatés ; les colonnes et les trousseaux charnus de ce
dernier ventricule étaient devenus extrêmement épais ; était-ce par une autre
cause qui sera indiquée ailleurs (1), ou
bien parce que les mouvements plus fréquents et plus forts de ces parties augmentèrent leur épaisseur, comme nous
voyons que cela a lieu dans les muscles
des membres? Or, il est certain que ces
mêmes parties du cœur avaient dû se
contracter et agir constamment et avec
beaucoup de force, pour tâcher de chasser une quantité aussi considérable de
sang en stagnation, et de pousser ce liquide dans les vaisseaux pulmonaires,
qui ne le recevaient pas facilement, à
cause de la difficulté qu'il éprouvait à
entrer dans le ventricule gauche; d'un
autre côté, ce ventricule n'avait besoin
de faire presque aucun effort pour chasser une petite quantité de sang dans
l'aorte, et voilà pourquoi la petitesse et
la faiblesse du pouls étaient aussi une
preuve, dans ce cas, de l'affaiblissement
des nerfs et de tout le corps. Je désire
que vous compariez avec cette histoire
et avec cette explication une observation assez analogue, sur laquelle je suis
tombé par hasard, après avoir écrit ceci,
en feuilletant le second livre (2) du *Sepulchretum*. Jusqu'à présent j'ai parlé
des anévrismes des ventricules et des
oreillettes du cœur que Valsalva rencontra ; maintenant je vais en rapporter
d'autres qu'il trouva dans l'aorte.

14. Un vieillard âgé de soixante-quinze
ans, d'un caractère très-vif, d'un tempérament sanguin, d'une taille élevée, d'une
bonne constitution, maigrit pendant quelques années avant sa mort, surtout dans
les dernières, et sentit en même temps
que des douleurs gravatives, qu'il éprouvait déjà depuis long-temps au côté gau-

---

(1) Traité du Cœur, ch. 16.

(1) Epist. 18, n. 35.
(2) In addit. ad sect. 8, obs. 5.

che de la poitrine et qui ne se calmaient qu'après avoir rendu des vents , étaient devenues plus fortes , principalement au commencement de cet hiver. Il était tourmenté aussi par une toux incommode , à la suite de laquelle il rendait très-souvent tantôt une matière séreuse, tantôt des crachats ronds et plus épais. Dans les mouvements trop vifs, il était pris d'une difficulté de respirer et de cette douleur de poitrine dont j'ai parlé, et quelquefois aussi de palpitations du cœur, qui le forçaient de s'arrêter. Enfin , le 3 janvier, un peu avant la fin du jour, il éprouve une espèce de syncope, il crache abondamment du sang, et il a la respiration très-difficile et stertoreuse. Après l'ouverture de la veine, ces accidents s'apaisent vers la première heure de la nuit, et il ne reste qu'une douleur comme pongitive au côté gauche, sur lequel il ne pouvait se coucher sans éprouver du malaise : le pouls était faible, rare, dur, vibrant, rarement inégal. A la cinquième heure, ces premiers symptômes reprennent leur intensité , la respiration est stertoreuse, et une matière blanche se mêle à des crachats de sang; ensuite ils se mitigent quelquefois, jusqu'à ce que la respiration stertoreuse et l'expectoration cessant à la dixième heure, il mourut la bouche ouverte, comme s'il aspirait de l'air par intervalles.

Examen du cadavre. Pendant qu'on ouvrait la poitrine , il s'échappa du côté gauche de cette cavité une sérosité qui la remplissait entièrement, avec du sang coagulé , tandis que l'autre côté était sain. Les poumons s'éloignaient peu de l'état naturel : seulement on voyait aux environs des bronches des corps noirs qui ressemblaient à des glandes. Il y avait trois onces de sérosité dans le péricarde : les ventricules du cœur ne contenaient que du sang grumeleux, qui n'était pas en grande quantité. Mais l'aorte , dans tout le trajet qui s'étend depuis le cœur jusqu'au diaphragme , était dilatée en forme d'un énorme anévrisme, qui n'était pourtant pas également développé partout, mais qui se trouvait plus petit à certains endroits, et plus grand à d'autres. Il était très-fortement adhérent à la quatrième et à la cinquième vertèbre du dos, qui semblaient être un peu courbées à droite : il s'était rompu près d'elles , et il avait répandu du sang par une large ouverture dans le côté gauche de la poitrine. Aux environs de ce trou, était une concrétion polypeuse, creusée

en forme de petit tuyau : mais le trou lui-même était entouré d'un ulcère, de sorte que la paroi de l'artère lésée d'abord par une humeur corrosive , et attaquée ensuite d'un ulcère devenu de plus en plus profond , paraissait avoir été réduite à une telle ténuité, qu'elle ne put plus supporter le choc du sang.

Dans le ventre, le rein droit présenta quelque chose de remarquable : sa moitié inférieure était dans l'état naturel, mais l'autre moitié tout entière était changée en une grande vessie composée seulement d'une membrane fine, à travers laquelle les vaisseaux formaient un réseau élégant, quoique avec des aires inégales ; ce fut après avoir injecté de l'encre dans l'artère émulgente que ce réseau se présenta à la vue. Cette vessie était remplie d'environ trois onces de sérosité, qui placée sur le feu exhala une odeur d'urine, et s'évapora en bouillant et en écumant. Voici également une chose qui s'offrit à Valsalva, et qui est encore plus digne d'être notée. Comme les vaisseaux chylifères naissaient en grand nombre des intestins grêles dans un espace de deux coudées environ , à partir d'un endroit situé huit doigts plus bas que le pylore, et qu'ils gagnaient le centre du mésentère , cette étendue d'intestins que je viens d'indiquer était parsemée de taches blanchâtres, qui avaient même, d'après les expressions de l'auteur, de petites cavernes irrégulières, de forme et de grandeur différentes , de telle sorte que les unes égalaient une lentille, que d'autres étaient deux fois plus grosses, et que quelques-unes étaient plus petites : quoiqu'il ne pût point voir les vaisseaux chylifères sortir de ces petites cavernes, il pensa néanmoins qu'ils communiquaient avec elles , puisqu'elles étaient très - certainement remplies de chyle, qu'il goûta et qu'il trouva semblable à du lait, si ce n'est qu'il approchait plus que lui du goût salé.

15. Pour ne point m'occuper de chercher si ces corps situés près des bronches étaient réellement des glandes bronchiques, ne soyez pas étonné que, parmi des objets qui étaient évidemment l'effet d'une maladie, j'aie décrit en dernier lieu des choses qui paraissent appartenir plutôt à un état naturel. Car ces petites cavernes peuvent beaucoup plus se rapporter à ce dernier état que cette transformation d'une grande partie de l'un des reins en une vessie , changement sur lequel j'ai écrit et sur lequel j'écrirai

ailleurs (1). En effet, il est permis de soupçonner que ces petites cavernes n'avaient été aussi apparentes que parce que le canal thoracique, comprimé par un aussi grand anévrisme de l'aorte pectorale, laissait un passage trop étroit au chyle, de manière que celui-ci était forcé de s'arrêter dans son trajet à travers les parois des intestins, et d'y dilater ses petits vaisseaux comme des varices, ou, si vous l'aimez mieux, d'ouvrir par ce moyen de petits réservoirs, qui sont moins remarquables dans l'état naturel. Ce qu'il y a de certain, c'est que Santorini (2), qui vit dans la suite, au même endroit, de petites cavernes de la même espèce, si ce n'est qu'elles étaient de la grosseur d'un grain de panic, les observa une fois aussi, comme Valsalva, sur un sujet qui était mort d'un anévrisme; et quoiqu'il n'indique pas le siége de ce dernier, il est possible néanmoins qu'il existât à un endroit où il ralentissait le mouvement du chyle; et certes moi-même, qui ai vu à peine une fois quelque chose de semblable, je me souviens d'avoir remarqué qu'il y avait quelque compression dans les voies du chyle sur une chienne qui était pleine. Quoi qu'il en soit, Santorini et moi avons entièrement confirmé l'opinion de Valsalva, puisque lui vit les vaisseaux chylifères sortir des petites cavernes elles-mêmes, et que moi, non-seulement j'ai observé la même chose, mais encore j'ai remarqué de plus petits vaisseaux qui se rendaient à ces cavernes. Mais arrivons à des effets plus certains et plus graves de l'anévrisme en question.

16. Ces douleurs de longue durée qui appesantissaient la partie gauche de la poitrine prouvent que cet anévrisme avait commencé déjà depuis long-temps. Quant à ce qu'elles se mitigeaient après la sortie des vents, cela pouvait en imposer au malade, comme je l'ai vu sur tant d'autres sujets, qui croyaient pour ce motif n'être attaqués que d'une affection venteuse. C'est que lorsqu'une partie de la poitrine est occupée par un anévrisme, souvent l'œsophage est tellement comprimé, que la sortie des vents n'est point du tout facile; ce qui fait que ceux-ci distendent l'estomac et la partie voisine de l'œsophage, et augmentent le malaise, en diminuant encore plus la

cavité de la poitrine, et en comprimant l'anévrisme. Il arrive donc nécessairement que, lorsque les vents sont enfin sortis, ce malaise diminue sans cependant être détruit : cette circonstance, jointe à un sentiment de pesanteur ou de quelqu'autre incommodité, qui ne saurait être attribuée à des vents, doit être un avertissement pour le médecin de ne pas se laisser tromper comme le malade.

Mais ces objets et d'autres encore qui doivent être expliqués ailleurs sont faciles à comprendre dans cette histoire, tandis qu'il est quelques points qui sont moins évidents, et entre autres les deux suivants : 1° comment ce vieillard put-il vivre dix heures ou plus, après que les symptômes de la rupture de l'anévrisme se furent manifestés? 2° par quelle voie ce crachement abondant de sang eut-il lieu? — Pour ce qui regarde la première difficulté, un homme très-célèbre, Paul Valcareng (1), dans un cas qu'on pourrait comparer jusqu'à un certain point avec celui-ci, explique la chose en supposant que le sang ne s'écoula pas de toutes manières aussitôt après la rupture de l'anévrisme, mais peu à peu. Cependant, comme son malade ne vécut que quatre heures environ après cette rupture, tandis que celui dont il est question ici en vécut dix, il est permis de soupçonner que la concrétion polypeuse qu'il trouva creusée en forme de petit tuyau aux environs de la grande ouverture de l'anévrisme, avait été pour ainsi dire bouchée une ou deux fois (comme l'indique la diminution des symptômes les plus graves qu'on observa deux fois) par quelque portion d'une concrétion semblable, ou même par des grumeaux de sang coagulé que le reste du sang liquide entraînait à cet endroit depuis la cavité du grand anévrisme, jusqu'à ce qu'une partie de ces grumeaux chassée une ou deux fois du petit tuyau, ayant laissé un passage à demi ouvert à l'effusion du sang qui s'opérait par intervalles, ce passage resta à la fin tout-à-fait ouvert.

Quant au crachement de sang, vous pourriez peut-être concevoir que quelques petits canaux conduisant d'un anévrisme de cette espèce dans l'œsophage ou dans la trachée-artère (celui des deux conduits qui était le plus prêt), avaient été moins remarqués à cause de leur obli-

---

(1) Vid. Epist. 58, n. 39 et seq.
(2) Obs. anat., c. 9, § 10.

(1) De Aortæ aneur., obs. 2.

quité à travers cette concrétion polypeuse, attendu surtout que l'auteur ne
paraît pas les avoir cherchés avec soin.
Au reste, de quelque manière qu'il faille
expliquer ce phénomène, il y a une chose
certaine, c'est que sur d'autres sujets
aussi le sang sortit par la bouche en
même temps qu'un anévrisme se rompait
dans la cavité de la poitrine. Tel était
celui dont parle Valcareng déjà cité :
il emmena dans le même temps une médiocre quantité de sang par des crachats.

17. Un homme de cinquante-cinq ans,
d'une petite taille, mais robuste, et extrêmement lubrique, qui faisait le métier pénible tantôt de postillon, tantôt
de cocher, commença à être sujet environ
deux ans auparavant à plusieurs maladies différentes ; d'abord à des fièvres,
ensuite à des affections de la rate, puis
à une cachexie, enfin, à une hydropisie. Guéri de cette dernière un an avant
de mourir, il conserva néanmoins une
couleur citrine de la peau et une difficulté de respirer ; celle-ci augmentait
par le mouvement, et n'avait pas lieu
sans une espèce d'oppression du cœur.
Les artères formaient des saillies manifestes au cou et aux tempes : le pouls
était dur, plutôt rare que fréquent, et
vibrant, jamais intermittent, jamais inégal. Le malade se couchait sur l'un ou sur
l'autre côté, à volonté. Il toussait souvent, et crachait, mais ses crachats
étaient peu abondants et séreux. Le sang
qu'on lui tira, après s'être coagulé en
se séparant de sa sérosité qui était en
très-petite quantité et jaunâtre, présenta
une couenne blanche, comme sur les
sujets qui sont attaqués d'une péripneumonie ; cette couenne avait trois doigts
d'épaisseur, tandis que la partie rouge
placée au-dessous d'elle n'avait pas plus
de deux doigts. Il commença ensuite à
éprouver de temps en temps des syncopes, et à aller insensiblement plus mal :
dans les derniers jours, la face était tuméfiée. Enfin, il mourut subitement
pendant qu'on le transportait d'un lit
dans un autre.

Examen du cadavre. A l'ouverture
du ventre, on trouva les intestins unis
avec l'épiploon antérieurement, et entre
eux par leurs faces latérales ; les autres
viscères aussi étaient fortement adhérents
contre nature avec les parties voisines.
De même, à l'ouverture de la poitrine,
on remarqua que les poumons étaient adhérents à la plèvre, que celui du côté
droit l'était en plusieurs endroits où cette
membrane tapisse les côtes, mais que
le gauche l'était presque partout, de sorte
qu'il ne se trouvait libre ni du côté du
médiastin, ni du côté du diaphragme,
ni dans presque aucune partie. Autour
des bronches étaient un très-grand nombre de glandes noires, dures et grosses
les unes comme des fèves, les autres
comme de l'orge. D'ailleurs l'aorte était
endurcie et offrait à l'intérieur des écailles osseuses ; elle était dilatée, de manière qu'elle formait un anévrisme large
de trois doigts et long d'un palme : en
outre, elle présentait une dilatation encore plus grande vers la quatrième vertèbre du dos, au point que le corps de
celle-ci formait une concavité qui était
occupée par l'artère, dont l'adhérence à
cet endroit était tellement forte qu'on ne
pouvait l'en arracher sans déchirure. Une
concrétion polypeuse, née du ventricule
gauche du cœur, était renfermée dans cet
anévrisme. Il y avait dans la cavité gauche de la poitrine un peu de sérosité stagnante, et de plus un grand grumeau de
sang, qui peut-être était sorti de l'anévrisme après sa rupture, dont pourtant
on ne vit nulle part aucune trace manifeste.

18. Mes amis et moi n'avons peut-être
vu sur aucune classe d'hommes des anévrismes de l'aorte plus fréquemment que
sur les postillons, qu'on appelle dans ce
pays *Vetturini*, sur les courriers et sur
ceux qui sont presque continuellement à
cheval. Cela n'est pas étonnant, car en
mettant même de côté les chutes, les
efforts, les injures de l'air, auxquels ils
s'exposent, l'agitation et les secousses
trop fortes doivent nécessairement à la
fin relâcher le tissu des parois de l'artère, et vaincre leur résistance, d'une
part en excitant le mouvement du sang
et en pressant ces parois, et de l'autre
part en forçant ces dernières, qui sont
ébranlées, à aller à la rencontre des coups
de ce liquide. Cela arrive aussi plus facilement lorsque la lubricité et les maladies se joignent à ces circonstances,
comme dans cette histoire. J'attribuerais
volontiers ces adhérences des viscères
qu'on trouva sur le cadavre aux affections et spécialement à l'hydropisie (1)
qui avaient précédé. Quant aux glandes
bronchiques, elles n'étaient pas encore
très-bien connues dans ce temps-là de
tout le monde ; cependant je ne croirais

____

(1) Vid. Epist. 39, n. 30.

pas que ce fût pour cela principalement qu'elles ont été notées, de même que sur le vieillard (1) de l'histoire précédente, mais parce qu'elles se présentèrent ou plus grosses, ou plus nombreuses, ou plus dures qu'elles ne le sont ordinairement sur les autres sujets. Je parlerai ailleurs (2) des lames osseuses qui se trouvaient dans l'intérieur de l'artère dilatée, ainsi que de l'excavation des os voisins sur lesquels elle s'appuyait. Il suffit d'avertir ici que, même dans le premier anévrisme interne que je sache avoir été reconnu par l'anatomie, les vertèbres qui étaient unies avec lui avaient été creusées, comme je l'ai dit plus haut (3). Lorsque vous lirez cette histoire dans le *Sepulchretum*, vous remarquerez aussi une chose qui se rapporte à notre sujet ; c'est que ce premier anévrisme eut pour cause les sauts et les secousses d'un cheval fougueux.

19. Un homme de cinquante ans, d'une bonne constitution, s'était plaint pour la première fois, depuis trois ou quatre ans, d'une respiration pénible, surtout après des mouvements trop violents. Il commença à se manifester environ trois mois auparavant, à la partie gauche du cou, une tumeur dure, indolente, et qui devait être rapportée, autant qu'on pouvait en juger à l'extérieur, au genre des sarcomes : cette tumeur, ayant fait des progrès peu à peu, égalait le volume d'un gros poing ; elle semblait même déjà en représenter deux, placés l'un sur l'autre. Le malade fut reçu à l'hôpital de Sainte-Marie de la Mort de Bologne, après que ses forces s'affaiblissant insensiblement, il eut été attaqué d'une petite fièvre. Le pouls était quelquefois vif et dur, et quelquefois inégal, soit pour la régularité, soit pour la force. La tête était le siége d'une douleur violente et même d'un peu de délire. La lésion de la respiration avait augmenté, et celle-ci était stertoreuse ; mais la voix se trouvait tellement diminuée, qu'elle se rapprochait de celle d'une femme. La poitrine était un peu douloureuse. A ces symptômes se joignirent bientôt la difficulté et même l'impossibilité absolue de la déglutition ; enfin la mort survint, pendant que la face ainsi que toute la tête étaient très-rouges, le 17 décembre de l'année 1688.

Examen du cadavre. La tumeur, qui pendant la vie du sujet avait été dure, s'était déjà ramollie après la mort. Aussitôt qu'on eût commencé à l'inciser, il s'écoula une grande quantité de sang ; et comme on la disséqua jusqu'à sa racine, on la trouva remplie d'un sang en partie concrété en grumeaux et en partie liquide. Les glandes qui sont ordinairement situées près de cet endroit étaient très-endurcies et comprimaient les unes l'œsophage, « les autres la veine jugulaire même, partie dont les membranes étaient fort épaissies. D'ailleurs celle-ci présentait une déchirure dans son grand tronc, ainsi que l'aorte. Après avoir examiné la tumeur avec soin, on ouvrit la poitrine. » Les poumons, à l'extérieur, étaient parsemés çà et là de taches noires ; mais, à l'intérieur, ils étaient remplis en plusieurs endroits de globules d'une matière noire, et partout de beaucoup de sérosité. Le poumon droit était adhérent à la plèvre au moyen de beaucoup de fibres ; celui du côté gauche était entièrement libre, mais très-enflammé. Le ventricule droit du cœur contenait une concrétion polypeuse, qui occupait aussi les orifices de la veine cave et de l'artère pulmonaire. Enfin, à l'ouverture du ventre, on trouva tout dans l'état naturel, à l'exception de l'extrémité de l'intestin ileum, qui était attaquée d'inflammation.

20. Je suis resté incertain si je décrirais cette observation de Valsalva, et je ne savais, en la décrivant, à quoi la rapporter ; serait-ce à certaines tumeurs remplies de sang, comme celles que j'ai trouvées (1) plus d'une fois dans la glande thyroïde, ou à d'autres qui communiquaient avec une rupture de quelque veine, et dont nous avons parlé ailleurs Valsalva (2) et moi (3), ou plutôt à ces dilatations de l'aorte, dont je traite maintenant ? Enfin mon esprit a incliné davantage vers ce dernier côté, en considérant la gêne de la respiration, qui avait commencé si long-temps auparavant, surtout après des mouvements trop violents. Car, relativement à ce qu'aucunes pulsations de la tumeur n'ont été notées, il y a tant de causes qui peuvent les rendre obscures par les progrès du temps, qu'il ne faudrait pas s'étonner qu'il n'eût pas été possible de les re-

---

(1) N. 14.
(2) Epist. 27, n. 20 et seq.
(3) N. 5.

(1) Epist. anat. 9, n. 39.
(2) Tract. de aure hum., c. 4, n. 8.
(3) Epist. anat. 13, n. 4.

marquer dans les derniers jours, où l'on observa la tumeur après l'admission du sujet à l'hôpital. J'ai dit un mot ailleurs (1) de ces causes, et j'en rappellerai quelqu'une dans la Lettre suivante (2). — Je conçois donc la chose de la manière suivante : l'artère aorte se dilata en haut peu à peu pour former le sac qui constituait la tumeur, à l'endroit où il est dit qu'elle présenta une déchirure après la dissection de celle-ci ; et cette tumeur, en comprimant toutes les parties environnantes, causa la plupart des accidents que l'on observa pendant la vie. En effet, la compression de la trachée-artère et du larynx, devenus par là plus étroits, rendait la voix moins forte : l'œsophage et le pharnyx comprimés laissaient aux aliments un passage d'abord difficile, qui était nul bientôt après ; enfin la compression du gros tronc de la veine jugulaire, c'est-à-dire de la jugulaire interne, empêchait le retour du sang des parties supérieures, et surtout du cerveau ; d'où la douleur, la rougeur, le délire léger. Cependant, comme il est parlé aussi de la déchirure de cette même jugulaire, et que quelques objets ont été décrits par Valsalva dans cette partie de la dissection de telle sorte que vous pouvez peut-être croire devoir les prendre dans un autre sens que moi, j'ai mieux aimé rapporter dans ce passage les propres paroles de l'auteur telles que je les ai trouvées, et avertir seulement qu'il n'avait pas encore vingt-trois ans lorsqu'il fit cette observation, quoique vers le même temps il en recueillit une autre, qui ne me laisse aucun doute, et qui est la première des trois suivantes, dans lesquelles il observa à la fois un anévrisme du cœur et de l'aorte.

21. Un pauvre, âgé de soixante-cinq ans, qui était d'un tempérament sanguin, et d'une assez bonne constitution, avait commencé à éprouver par intervalles, quelques années auparavant, une oppression de la poitrine avec un pouls rare, tendu, vibrant ; ces incommodités étaient suivies de la perte de la connaissance ainsi que des forces. Mais, au mois de décembre de l'année 1687, après avoir été reçu au même hôpital pour une fièvre tierce, pendant que celle-ci semblait déjà diminuer par l'effet des remèdes, les serrements de la poitrine, avec des palpitations du cœur, augmentèrent tellement, que vers le onzième jour de la fièvre il se croyait très-près de la mort, et que les autres le croyaient également. Cependant les mêmes symptômes persistèrent jusqu'au vingtième jour avec une si grande violence, qu'il était attaqué d'aphonie, et qu'on l'abandonnait comme étant dans un état presque désespéré. Mais vers le vingt-septième jour, il se plaignait, comme il pouvait, d'une grande réplétion de la poitrine, et vers le trentième, ces paroxysmes éprouvant une rémission et le pouls approchant déjà de l'état naturel, il crachait une grande quantité d'une espèce de gélatine, qui était mêlée avec une matière abondante d'un pâle rougeâtre. Sur ces entrefaites, le malade, qui ne mangeait point, se gorgeait d'une grande quantité de vin qu'on lui apportait à l'insu de tout le monde ; d'où résulta une inflammation d'abord de l'œil droit, et bientôt après de l'œil gauche, et de cette inflammation la cécité. Enfin, le décubitus continuel et les excréments ayant donné lieu à une gangrène à la région de l'os sacrum, il mourut vers le quarantième jour.

Examen du cadavre. La poitrine fut disséquée avec l'aide de Hypp.-Franc. Albertini, qui remplissait alors avec le plus grand zèle les fonctions de médecin-adjoint dans cet hôpital. Les poumons étaient fortement adhérents à la plèvre ; ce qui toutefois se rencontre ordinairement sur beaucoup de cadavres. Après que ces viscères eurent été coupés, ils laissèrent voir une matière parfaitement semblable à celle que le malade crachait, avec la différence qu'elle était plus ténue ; mais leur substance même était teinte d'une couleur noire. Il y avait dans le péricarde environ une livre et demie d'une sérosité d'un noir jaunâtre et insipide, et le cœur était d'une telle grosseur, qu'il égalait celui d'un bœuf. Le ventricule droit avait sa cavité dans l'état naturel, mais ses parois étaient très-épaisses : au contraire, la cavité du ventricule gauche était si grande, qu'elle pouvait contenir un autre cœur d'une grosseur naturelle, et ses parois se trouvaient si minces, qu'il semblait qu'elles n'avaient pu soutenir qu'avec peine les mouvements du cœur. La capacité de l'aorte n'était pas beaucoup moindre que celle de ce ventricule qui était aussi considérable, en sorte que cette artère semblait également appartenir, non pas à un homme, mais à un bœuf. Quant à son

(1) Ibid.
(2) Epist. 18, n. 20.

intérieur, sa substance membraneuse avait dégénéré en cartilagineuse.

22. Les excès du vin dans ce temps même sont un indice de ce qu'ils devaient être auparavant. C'est là évidemment la première cause de la maladie ; en effet, un médecin très-expérimenté, Lancisi (1), assure que sur cent anévrismes développés spontanément, il en avait vu plus de cinquante sur des goulus et sur des ivrognes. Mais il est difficile de dire positivement quelle est celle de ces lésions qui exista primitivement, et quelle est celle qui fut consécutive. Cependant il est vraisemblable que la dilatation de l'aorte existait avant celle du ventricule qui donne naissance à cette artère. Car le ventricule dilaté, avec un amincissement aussi grand de ses parois, ne paraît pas pouvoir chasser le sang dans l'artère avec assez de force pour la dilater. Celle-ci, dilatée et cartilagineuse en même temps, semble certainement être moins propre à pousser le sang jusqu'aux veines, en sorte que, ne recevant pour ce motif que quelque portion de ce liquide chassé par le ventricule, elle force l'autre portion à rester dans ce dernier et à le dilater, et par conséquent à s'arrêter aussi dans les poumons, d'où dépendaient ici ces oppressions, ces serrements de la poitrine ; de là résulta aussi l'augmentation de la sécrétion des glandes qui versaient leur humeur dans les bronches, de la même manière que l'hydropisie de la membrane qui enveloppe le cœur, c'est-à-dire du péricarde, fut produite par la stagnation du sang dans cette même membrane, et par les pulsations fréquentes du cœur qui palpita pendant long-temps.

23. Un homme âgé de cinquante ans, secouant tous les jours de la laine pour faire des matelas, commença à se plaindre d'une respiration difficile, qui s'opérait avec un sifflement. Il était pris quelquefois d'une oppression à la région précordiale et d'une gêne de la respiration, auxquelles succédait de temps en temps une vive douleur aux lombes. Les artères du cou battaient avec force. A cela s'étant joint un crachement de sang quelques jours avant la mort, il expira dans des mouvements pénibles et troublés de la respiration.

Examen du cadavre. Il y avait dans l'une et l'autre cavité de la poitrine de la sérosité d'une couleur de sang délayé. La partie inférieure du poumon gauche et un lobe du poumon droit étaient noirâtres, à la suite d'un épanchement de sang qui s'était fait dans leur substance. Le cœur augmenté de volume ne présenta aucune trace de concrétion polypeuse dans ses cavités. L'aorte, près de ce viscère, était dilatée en forme d'un anévrisme, dont les parois internes étaient couvertes çà et là d'écailles osseuses. Pendant qu'on retirait du crâne le cerveau qui était mou, il s'écoula une médiocre quantité de sérosité ; mais il y en avait davantage vers l'origine de la moelle épinière, et peu dans les ventricules. — Une grande fétidité empêcha de disséquer le ventre pour chercher la cause de la douleur des lombes, quoique Valsalva crût alors que ce serait en vain qu'on l'aurait cherché à cet endroit, parce qu'il pensait qu'elle devait plutôt être rapportée à des nerfs qui avaient peut-être été irrités ailleurs.

24. Si cette douleur n'avait pas coutume de succéder dans d'autres cas à la gêne de la respiration et à l'oppression de la région précordiale, il serait peut-être permis de soupçonner que sa cause consistait aussi dans cette eau, qui occupait en grande quantité la partie supérieure du canal vertébral, et qui pouvait avoir rempli également la partie inférieure, même à un degré plus considérable. Ici elle paraît devoir être attribuée plutôt aux efforts trop violents que faisait dans la respiration le diaphragme, qui s'attache par l'une de ses extrémités aux vertèbres des lombes. Au reste, je rapporterais plus volontiers dans ce cas la dilatation de l'aorte à la force trop considérable avec laquelle le cœur augmenté de volume poussait le sang dans cette artère ; car la formation des écailles osseuses semble pouvoir être attribuée aussi à cette cause, puisque, d'après Boerhaave (1), l'origine de la même artère est ossifiée seulement sur les cerfs qui se sont exercés à la course très-long-temps et très-souvent, et non pas sur ceux qui se nourrissent tranquillement dans les parcs des grands. Mais, de même que ces lésions doivent être rapportées à la force trop considérable du ventricule gauche du cœur, de même on doit rapporter à une trop grande force

---

(1) De Aneur., propos. 41.

(1) Prælect. in Instit., § 478.

du ventricule droit la cause pour laquelle le sang, après avoir enfin rompu ses vaisseaux, se répandit, avec d'autant plus de facilité, dans la substance des poumons, c'est-à-dire dans ses vésicules d'où il sortit par des crachats, que ces viscères ne pouvaient pas être très-sains ni très-fermes, à cause de la poussière de la laine qui y tombait continuellement avec l'air. Or, cette dilatation de l'artère étant admise pour quelque temps, il est vraisemblable que les ventricules du cœur avaient aussi été un peu dilatés par la stagnation du sang ; en sorte que l'augmentation du volume était due non-seulement à l'épaississement des parois, mais encore à l'ampleur des ventricules. Vous regarderez cela comme dit pour l'observation qui suit immédiatement.

25. Une femme d'environ soixante ans avait déjà éprouvé par intervalles depuis long-temps de la toux, et une difficulté de respirer, surtout après des mouvements trop violents. Enfin une tumeur pulsative commença à se manifester sous la clavicule droite près du sternum : cette tumeur augmenta tellement dans l'espace de deux ou trois mois, qu'elle ressemblait pour ainsi dire à une autre tête, née du milieu de ce dernier os ; car de là elle s'étendait, presque semblable à une boule, jusqu'à la gorge. Il y existait un sentiment de douleur brûlante. Cependant ces premières incommodités étaient devenues plus grandes, et il s'y en était joint d'autres. Car une œdématie s'étendait depuis le milieu des bras jusqu'aux mains tout entières, et de la partie presque la plus élevée des cuisses jusqu'à toute la longueur des pieds ; ce qui était d'autant plus remarquable, que les bras étant diminués de volume depuis la partie supérieure jusqu'à la partie moyenne, cette tuméfaction assez considérable commençait brusquement à cet endroit ; cette disposition, quoique moins évidente aux cuisses, pouvait y être remarquée aussi, quand on comparait leurs parties supérieures avec les parties voisines. La face était également un peu tuméfiée. Les crachats étaient fréquents, et presque purulents les derniers jours. Le pouls était faible et petit. Il n'y avait de repos pour la malade que quand elle était assise ; car un mouvement quelconque, même léger, et le décubitus en supination, la mettaient aussitôt en danger de suffocation. Le même effet était produit par la nourriture ou par la

boisson, de sorte qu'elle fut obligée à la fin de s'en abstenir entièrement. C'est pourquoi, ayant passé six jours dans cette abstinence, elle mourut, avec de légers mouvements convulsifs, plutôt de faim que de la maladie elle-même.

Examen du cadavre. Il y avait de la sérosité limpide en stagnation dans le ventre. On trouva le foie et l'estomac situés plus bas qu'à l'ordinaire. L'intestin colon ne se dirigeait pas de droite à gauche ; mais aussitôt qu'il avait touché le fond de ce dernier viscère, il descendait de là brusquement, par le milieu du ventre, vers l'intestin rectum. Les excréments qui n'avaient pas été rendus long-temps avant la mort étaient contenus presque tous dans le commencement du colon. Sur le rein gauche il y avait extérieurement une glande de la grosseur d'une châtaigne et d'une couleur jaunâtre à l'intérieur. — Dans la poitrine, il y avait de la sérosité stagnante qu'il fallut enlever avec des éponges. Le poumon gauche, très-contracté et comme enflammé, contenait dans son milieu un ichor sanieux, et çà et là de petits tubercules dont quelques-uns étaient en suppuration. Le péricarde était rempli de sérosité. Le cœur, situé un peu plus bas qu'à l'ordinaire, et placé presque tout entier dans la partie gauche, était deux fois plus gros que dans l'état naturel, et ne contenait aucune concrétion polypeuse. D'un autre côté, l'aorte donnait naissance à un sac anévrismatique, oblong et volumineux ; l'orifice de ce sac communiquait avec l'artère à la partie supérieure et un peu antérieure de l'arc même, de sorte que le tronc commun de la sous-clavière et de la carotide droite se trouvant dilaté en forme d'anévrisme, ces deux artères tiraient leur origine de la face postérieure du commencement du sac. Mais, comme ce dernier devenait d'autant plus large qu'il s'éloignait davantage de l'orifice, il comprimait d'abord considérablement les parties intérieures de la poitrine contre la trachée-artère et l'œsophage, et ensuite, après avoir entièrement détruit par des pulsations continuelles et par une humeur corrosive qui sortait de son intérieur, non-seulement les os de la partie antérieure du thorax, surtout la clavicule droite, mais encore les parties des côtes et du sternum voisines de celle-ci, il s'était frayé une voie vers l'extérieur, et, en soulevant les muscles et les téguments, il était parvenu à former une espèce de seconde tête, comme je l'ai dit. Au reste, les parties qu'il avait soulevées avaient empêché par leur position circonvoisine, que le sang ne se répandît facilement après la rupture de l'anévrisme. En effet, la tunique extérieure de l'artère, qui était d'autant plus mince qu'elle s'éloignait davantage du tronc, ne pouvait presque plus être reconnue ni saisie dès qu'on était parvenu hors de la poitrine. Mais la tunique interne conservait au tronc également son état naturel, et semblait même bientôt après être composée de trois membranes qui paraissaient se subdiviser chacune en d'autres, mais plus épaisses et comme charnues, et qui, si elles eussent été plus fermes, auraient représenté presque un corps musculeux, dont le tendon aurait été cette tunique interne, à l'endroit où elle sortait du tronc. Cependant ces membranes comme charnues formant la tunique interne du sac, qui égalait en quelques endroits l'épaisseur d'un travers de doigt, étaient déchirées et corrodées dans certains points ; de sorte que le sang serait sorti par là, si la tunique extérieure ou les parois des parties environnantes ne l'en eussent empêché. Au reste, dans la cavité du sac était contenu du sang grumeleux. Les membres qui étaient œdématiés furent également disséqués : l'on ne trouva point de sérosité au milieu des fibres des muscles ; mais elle paraissait être renfermée entre tous les muscles et la peau, dans les cellules dilatées de la membrane adipeuse. — Au reste, on pouvait croire que la sérosité s'était arrêtée dans les parties des membres que j'ai nommées, à cause de l'impulsion affaiblie du sang dans les artères, et par cela même incapable de la pousser en haut ; car il est certain, comme je l'ai décrit plus haut, que les parties des membres les plus proches du cœur n'étaient nullement tuméfiées. Cette sérosité, exprimée du bras par plusieurs points où la peau avait été incisée, ressemblait à de l'eau par la couleur ; et lorsqu'elle eut été placée sur du feu, elle ne devint point trouble, et elle s'évapora entièrement. Mais celle qu'on avait retirée des cavités de la poitrine, approchant d'un jaune foncé, se troubla, et forma peu de temps après à sa surface une pellicule, qu'elle laissa enfin au fond du vase par l'effet toujours croissant de l'évaporation. Quant à la sérosité puisée dans le ventre, elle se rapprochait de la première par la couleur, et, quoiqu'elle

ne se fût pas évaporée comme l'autre, elle ne se troubla néanmoins en aucune manière. En outre, une portion de chacune de ces sérosités qu'on n'exposa pas au feu, ayant été conservée séparément dans des vases de verre, l'une présenta bientôt après beaucoup de concrétions qui nageaient au milieu d'elle (ces concrétions étaient membraniformes et semblables à celles qui se voient fréquemment dans le vin), et la première et la troisième en offrirent beaucoup moins.

26. Plusieurs choses sont dignes de remarque dans cette histoire, soit que l'on considère la femme pendant la vie ou après la mort. — Il faut surtout remarquer que pendant la vie la femme tombait en danger de suffocation, non seulement après un exercice trop violent, comme cela arrive dans la plupart des cas d'anévrisme, mais encore après un mouvement quelconque, même léger, et qui plus est après avoir pris de la nourriture ou de la boisson. Je ne me souviens pas d'avoir jamais vu des accidents plus semblables à ceux-ci et aux autres qui ont été décrits dans l'histoire de cette femme, que lorsque je me trouvais en qualité de médecin, au mois d'octobre de l'année 1705, auprès du marquis Alo. Paulucci, premier lieutenant des troupes du pape, neveu, frère et oncle de trois cardinaux de la S. E. R. du même nom que lui, et digne d'une vie beaucoup plus longue et plus heureuse. En effet, attaqué d'une maladie de la même espèce, il ne pouvait ni se coucher, ni débarrasser les intestins ou la vessie, ni même avaler des aliments, sans donner lieu presque aussitôt à un paroxysme dans lequel il était menacé d'une suffocation subite, et quelquefois même presque de la mort. Car il sautait tout-à-coup de son siége, sur lequel il se tenait constamment pour éviter tout mouvement, et courait à la fenêtre dans l'espérance de pouvoir mieux respirer ; cependant sa respiration était stertoreuse, sa face devenait entièrement livide, et il rendait, sans le vouloir, l'urine et les autres excréments. Ces derniers accidents et d'autres analogues avaient lieu le plus souvent ; mais, quelquefois, l'anxiété augmentait tellement, que la respiration était suspendue sans qu'il pût même respirer avec bruit, et que, parfaitement semblable à un homme mort, il tombait en avant sur les bras de ses domestiques qui le soutenaient des deux côtés ; et lorsqu'enfin il

commençait à sortir d'un si grand danger, et qu'il demandait quelquefois par hasard l'urinal, il s'efforçait inutilement d'uriner alors, parce que sa verge s'était rétractée en dedans d'une manière presque incroyable. Je fus fâché d'être obligé de revenir de mon pays à Bologne, avant qu'il ne succombât à son sort inévitable, pour présider d'office la première assemblée publique de l'Académie célèbre appelée aujourd'hui Institut des Sciences. En effet, de cette manière, je ne pus point examiner par la dissection cette maladie que j'avais reconnue par la pensée avec un petit nombre de praticiens : ce n'est pas qu'il soit douteux que l'anatomie ne fît découvrir un anévrisme de la grosseur d'une tête de chevreau à la courbure de l'aorte, anévrisme qui comprimait les conduits de l'œsophage et surtout de la trachée-artère ; car cela a été formellement avoué par le médecin de ce grand personnage, du reste homme savant, qui rapportait auparavant à des convulsions, avec la plupart des autres médecins, tout ce que le malade éprouvait, surtout par une raison qui, comme le célèbre Pasta (1) l'a démontré, en a souvent imposé ou aurait pu en imposer à d'autres, savoir, qu'il ne semble pas qu'une cause constante, comme un anévrisme, puisse produire des incommodités qui ne le soient pas ; mais c'est que j'aurais pu indiquer plus clairement le siége de cet anévrisme, et reconnaître positivement s'il appartenait à une simple dilatation de l'aorte ou à un sac, et d'autres choses semblables.

27. Car je ne doute pas que vous ne vous souveniez que je divisai autrefois (2) les anévrismes en ceux qui sont formés par une égale dilatation d'un vaisseau dans tous les sens, et en ceux qui croissent comme un sac sur un côté du vaisseau, et que ma division fut adoptée par Schreiber (3) et Nalcareugh (4), hommes d'un grand savoir : or, l'existence d'un sac de telle ou telle manière étant admise, Littre (5) et Boerhaave (6) ont facilement rendu raison, soit des défaillances, soit des suffocations, auxquelles

le changement de situation du corps donne lieu ; car tantôt le sang retombe au fond du sac devenu plus déclive, en quantité telle qu'il n'en reste pas assez dans les artères pour que la circulation continue, et tantôt il revient sur la partie opposée du sac de manière à comprimer très-fortement les bronches, si par hasard elles sont très-près de l'anévrisme, ce qui avait lieu sur la femme en question. Mais, à l'égard de Paulucci, soit que l'aorte formât un sac, soit qu'elle n'en formât pas, telle était du moins sa dilatation, que, placée sur la trachée-artère (ceci arrivait lorsque le corps était renversé sur le dos), elle la comprimait d'autant plus fortement, qu'il s'arrêtait à cet endroit plus de sang, qui augmentait en même temps la dilatation et le poids : or, la déglutition des aliments, par laquelle l'anévrisme voisin de l'œsophage pouvait à peine être légèrement comprimé ou agité, indiquait que ce liquide avait coutume de s'y arrêter facilement sur lui et sur cette femme à l'occasion d'un changement quelconque, même léger. C'est ainsi que certains effets d'un anévrisme qui existe toujours, il est vrai, mais sans être toujours également dilaté ou volumineux, peuvent ne point se manifester constamment. C'est ainsi que vous comprenez aussi que, s'il s'y joint quelque cause interne ou autre, qui aurait été moins remarquée, comme des vents faisant effort pour sortir par l'œsophage, comme quelque compression fortuite des membres et, par conséquent, des vaisseaux, opposant un obstacle au sang et retardant par là un peu son mouvement dans le tronc de l'aorte et dans l'anévrisme, cette cause peut donner lieu à un paroxysme très-violent sur des malades de cette espèce ; et réciproquement vous concevez que, si les vaisseaux des membres sont relâchés à propos, lorsque le sang commence à s'arrêter dans l'anévrisme, son mouvement peut quelquefois devenir tellement facile, que le paroxysme soit heureusement arrêté dès le principe même. L'une et l'autre de ces deux circonstances avaient lieu sur Paulucci. En effet, quelquefois il était pris d'un paroxysme sans autre cause apparente ; et, d'autres fois, les paroxysmes déjà menaçants, et même commencés, étaient arrêtés par le moyen que je viens d'indiquer. Déjà, dès le commencement, lorsque la maladie encore obscure trompait sous l'apparence de certaines douleurs

---

(1) Epist. de cord. polyp., n. 5.
(2) Advers. 2, animadv. 39.
(3) Act. Erud. Lips., a. 1731, m. aug.
(4) De Aortæ ancur., obs. 1.
(5) Mém. de l'Acad. royale des Sc., a. 1707.
(6) Prælect. in Instit., § 826.

qui revenaient d'une manière vague dans l'épaule gauche et dans les parties voisines, le malade avait éprouvé du soulagement par l'immersion de la main et du bras correspondants dans de l'eau assez chaude. Mais, du moment que l'affection eut commencé à se manifester avec des signes moins équivoques, et surtout avec les paroxysmes de la suffocation dont il a été parlé, il demandait de temps en temps dans le progrès ou dans le déclin de ces paroxysmes, de la même eau, uniquement pour se laver les mains et le front, et il assurait que cela le soulageait toujours un peu plus qu'aucune autre espèce de remède. Alors moi, qui voyais le malade pour la première fois ces jours-là, je dis, en apprenant ces détails : « Que ne prévenons-nous de cette même manière l'invasion du paroxysme, non-seulement en lavant les mains, mais encore en tenant les bras eux-mêmes plongés assez long-temps dans la même eau jusqu'aux coudes, pour que, si l'effet répond à nos vœux, tous les indices du paroxysme imminent se dissipent et s'évanouissent entièrement ? » Les autres personnes ne s'y opposant pas, et le malade surtout y donnant son consentement, la chose fut tentée avec un tel succès, que les paroxysmes ayant été très-fréquents pendant les trois jours précédents, les uns avec des caractères graves, les autres avec des symptômes plus légers, aucun accès ne parvint à se manifester le jour où on les prévint de cette manière pour la première fois (le 7 octobre) et les quatre jours suivants, et que plusieurs ayant commencé, principalement le septième jour, tous furent aussitôt arrêtés par le moyen indiqué ; et, quoiqu'il y en eût deux les jours suivants, qui ne purent point l'être ; cependant quelques autres, et surtout un qui s'annonçait avec plus de gravité le quatorzième jour, furent suspendus par le même remède (croyez ce que je dis, car je notai très-attentivement et avec soin tout ce qui arriva pendant toute la durée de ce dernier paroxysme, et quel jour il eut lieu). Plût à Dieu que ce moyen eût pu arrêter tous les accès, comme il est certain qu'il arrêta ceux que j'ai indiqués à la grande joie du malade, qui était non moins satisfait que s'il avait été délivré autant de fois par lui d'une mort présente.

J'ai employé dans la suite, non sans quelque succès, ce même genre de secours, aidé de frictions sur les bras, au-dessous de l'eau chaude ; je l'ai employé, dis-je, sur deux filles, qui étaient prises, par intervalles, d'une grande anxiété à la région précordiale, laquelle se joignait, chez l'une, à un sentiment de suffocation, et, chez l'autre, à la suspension de toutes les facultés. Car je réveillai celle-ci de cette manière, et je fis bientôt disparaître l'accès qui, sans cela, aurait été long, comme il l'était ordinairement : quant à l'autre, je la soulageai au moins quelque peu. Et, pour ne pas trop m'éloigner de ceux chez lesquels il était certain qu'il existait un vice organique à la région précordiale, qui donnait lieu à de fréquentes anxiétés avec de la difficulté de respirer, comme personne ne pouvait détruire en eux cette lésion, je parvins à diminuer, du moins par ce moyen facile, leurs incommodités avec une telle promptitude, principalement sur un noble patricien de Venise, que ceux qui étaient présents en étaient étonnés. De même, ayant été appelé en consultation auprès d'un prince sérénissime affecté d'une maladie semblable, je n'hésitai pas à proposer le même moyen avec le même espoir ; toutefois, les médecins qui prononcèrent, après que je fus retourné à Padoue pour remplir mes fonctions de professeur, que la mort était déjà imminente, négligèrent de le mettre en usage, et ils se trompèrent tellement dans ce jugement, que cet excellent prince, traité par d'autres médecins, survécut encore plusieurs mois, comme j'avais dit que cela pouvait arriver. Mais, puisque des convulsions internes donnent souvent lieu à des anxiétés de cette espèce, comme sur ces deux filles, et que souvent aussi elles peuvent se joindre à un vice organique, comme sur tous les autres sujets qui ont été cités, et hâter de cette manière l'arrivée des accès et en augmenter la violence, si pour cette raison vous voulez aussi rapporter l'utilité des frictions faites dans l'eau chaude à une certaine révulsion des mouvements, et si vous attribuez à l'immersion dans cette eau assez chaude un relâchement qui se propage des membres aux viscères, de la même manière que l'action contraire du froid s'étend des pieds à l'intérieur, au point qu'elle donne lieu assez fréquemment à des coliques, non-seulement je ne m'oppose pas à cette explication, mais même j'approuve fort que vous transportiez à ceci ce que l'illustre médecin Sénac (1) a enseigné de la même manière sur la cause qui fait que les frictions et les pédiluves ont souvent calmé les palpitations du cœur. Mais revenons à la femme disséquée (2) par Valsalva.

28. Ce n'est pas ici le lieu de m'étendre longuement sur le changement de situation de certains viscères, que Valsalva remarqua sur cette femme. Car j'ai averti autrefois (3), et vous avez pu voir, comme vous pourrez le voir encore, dans plusieurs de ces Lettres qui vous sont adressées, que l'intestin colon occupe assez souvent dès la naissance la place qu'il a décrite en partie. Mais le cœur avait poussé plus bas qu'à l'ordinaire le foie et l'estomac, et lui-même se trouvait également entraîné vers la partie inférieure, non-seulement par son poids et par sa masse, mais encore par ceux de l'anévrisme de l'aorte, qui l'avait chassé aussi vers le côté gauche ; et d'ailleurs ce premier viscère n'avait pas pu refouler les deux autres, sans pousser en bas le diaphragme interposé entre lui et eux. Au reste, j'ai admis dans mes Lettres anatomiques (4) qu'on pourrait avec droit et raison appeler cette disposition, *chute du cœur*, nom que je donnerais volontiers aussi à celle que Pacchioni a décrite dans deux histoires (5) ; car ce n'est pas à tort que j'ai rejeté de cette classe certaines autres dispositions, que d'autres auteurs n'ont proposées plus fréquemment que parce qu'ils ne paraissent pas avoir remarqué que le cœur dans l'état naturel s'appuie sur le diaphragme : et en effet je ne vois pas que Valsalva soit jamais tombé dans une erreur semblable. Au contraire, dans la véritable chute du cœur, le diaphragme est quelquefois tellement déprimé, qu'il s'étend en bas en forme de capuchon, pour embrasser le cœur, comme le médecin (6) du roi de France déjà cité l'a vu sur le marquis du Palais. Mais, de même que le diaphragme et le cœur descendent plus ou moins, de même on remarque dans l'hypochondre gauche plus ou moins d'effets incommodes de la compression de l'estomac et

des pulsations du cœur, comme le confirment les histoires de Pacchioni : c'est pourquoi non-seulement les malades, mais encore les médecins, qui n'examinent pas tout avec attention, peuvent prendre une maladie du cœur et ses pulsations pour une affection de l'estomac et pour des pulsations de l'artère cæliaque. C'est par une compression semblable du diaphragme qu'il est arrivé assez souvent que ceux qui étaient affectés d'une hydropisie de la poitrine se plaignaient d'une douleur et d'un poids qui se faisaient sentir à la région de l'estomac.

Mais il ne faut pas vous étonner que Valsalva n'ait parlé dans l'histoire de cette femme, ni de plaintes relatives à l'estomac, ni de pulsations à la région de ce viscère : car le cœur n'était descendu qu'un peu plus bas qu'à l'ordinaire, et en outre les derniers jours où il paraît qu'il la visita, il existait des incommodités bien plus graves dont la malade devait se plaindre en passant les plus légères sous silence, comme c'est l'ordinaire. Je ne dis rien des pulsations du cœur, qui durent évidemment être alors petites et faibles, comme cela arrive dans une maladie longue, qui donne lieu à beaucoup d'incommodités, et qui enfin force à l'abstinence.

29. Au reste, il faut pardonner à Valsalva, comme à plusieurs autres, d'avoir pu, dans le temps où il recueillit cette observation, regarder jusqu'à un certain point comme des membranes de l'aorte, des concrétions polypeuses qui étaient adhérentes intérieurement à cette artère, et qui simulaient de la chair, quoique Harvey (1), qui passe dans l'opinion de quelques auteurs pour avoir le premier de tous parlé de cet objet dans ses écrits, eût averti qu'une chair de cette espèce n'appartient pas aux tuniques d'une artère. Mais vous trouverez dans l'observation même que j'ai déjà (2) citée plus d'une fois, comme étant la première histoire d'un anévrisme du tronc de l'aorte faite par la dissection, que le sang s'était formé en une concrétion, ou en une matière carniforme privée de fibres, et qui était entourée d'ailleurs d'une substance blanchâtre et dure, de l'épaisseur d'un travers de doigt, et semblable par sa couleur et par son apparence à du

---

(1) Traité du Cœur, l. 4, ch. 11, n. 19.
(2) Supra, n. 25.
(3) Advers. 2, animad. 2.
(4) XV, n. 53.
(5) Oper. edit. 4, vers. fin.
(6) L. cit., ch. 8, n. 4.

(1) De circ. sang. exerc. 3, sive ad Riolan, 2.
(2) N. 3 et 18.

lard de cochon bouilli. Quand vous lirez ce passage, je désire non-seulement que vous fassiez attention à ce qui est évident, que cette concrétion était·double, mais encore que vous voyiez si elle paraît avoir été entraînée d'un côté et d'autre. Vous ferez les mêmes remarques, soit dans le dessin représentant la dissection d'un anévrisme de l'aorte, qui appartient à Riva (1) et qui est évidemment le premier qui ait été fait, soit dans la description plus complète que Ruisch (2) a donnée des tuniques (ou plutôt des concrétions) charnues innombrables, qui, placées comme par lames, formaient un anévrisme. Je passe sous silence d'autres histoires qui ont été publiées depuis, et dans quelques-unes desquelles, comme dans celle-ci de Valsalva, vous pouvez facilement reconnaître les deux choses dont j'ai parlé. — S'il en est ainsi, comme il est certain que cela a lieu souvent également d'après mes observations, surtout dans les anévrismes qui sont suspendus à l'artère comme un sac, j'espère qu'un homme recommandable par son grand savoir, et mon ami, ne sera nullement fâché que je continue du moins à regarder ces concrétions que j'ai décrites aussi autrefois (3), pour des polypes formés avant la mort. Car ce n'est pas suivant la différente position des cadavres que j'ai coutume de les trouver à quelque région, tantôt d'un côté, tantôt de l'autre ; mais lors même que le corps a été immobile, je les vois placées de toutes parts et adhérentes, avec une couleur qui, au lieu d'être sale, est pâle, et avec une substance extraordinairement desséchée ; de telle sorte que plus elles diffèrent de toutes celles que j'ai jamais observées dans les ventricules du cœur, plus elles indiquent qu'elles n'ont pas été formées tout récemment, comme elles, puisqu'elles ne sont pas, comme elles non plus, semblables au sang que j'ai eu occasion d'examiner le lendemain du jour où il s'était coagulé dans un vase de verre, et puisqu'elles en diffèrent au contraire beaucoup au toucher et à la vue.

Toutefois l'on ne rencontre pas dans tous les anévrismes, quoique le sang soit épais et visqueux, et la surface de l'artère inégale, une largeur très-considérable de cette artère, ni un affaiblissement de ses parois, et enfin tout n'est pas tellement disposé, qu'il semble que des dépôts et des adhérences paraissent devoir se former facilement par l'extrême diminution du mouvement du sang : il y a plus, c'est que ce mouvement ayant été entièrement suspendu sur des chiens vivants par la ligature très-étroite de l'artère, il ne se présenta aucune concrétion polypeuse au-dessus du lien, comme il s'en était présenté à Lancisi (1). Du reste, non-seulement je confie cela sans peine à un homme qui m'est très-cher par son caractère, par son zèle, par son savoir et par son amitié pour moi, mais encore je confirme volontiers, par quelques-unes de mes observations et par la plupart de celles de Valsalva, ce qu'il prétend relativement à certains anévrismes. Au reste, de même que j'avoue que c'est avec raison que Lancisi a révoqué en doute l'existence d'une infinité d'autres polypes que la plupart des médecins admettaient avec trop de facilité sur les vivants, et que je ne connais personne qui ait disserté avec plus de force, de raisonnement que lui sur tout ce sujet, et qui ait rendu plus de services à la médecine dans cette partie, de même je croirais qu'on peut faire une exception pour un très-petit nombre de ces polypes parmi une si grande quantité, surtout pour ceux que l'on rencontre là où le mouvement du sang a été nul pendant long-temps, ou embarrassé d'une manière très-remarquable. Car ce que Lancisi trouva sur des chiens, d'autres l'ont vu sur des hommes, comme Petit (2), chirurgien de beaucoup d'expérience, qui a décrit et dessiné un polype dans l'artère des amputés au-dessus de la ligature, et qui dit qu'on le rencontre presque toujours entier, non-seulement le vingtième ou trentième jour après l'amputation, mais encore le second. Or, si le mouvement du sang a été non pas entièrement empêché comme à cet endroit, mais seulement considérablement ralenti comme dans un grand anévrisme, il me paraît très-difficile dans beaucoup de circonstances que ce liquide ne cède rien à la fin (du moins dans un long espace de temps), et qu'il ne se forme aucune concrétion ni aucune adhérence, lorsqu'il

---

(1) Eph. N. C., dec. 1, a. 1, obs. 18.
(2) Obs. anat. chir., 38.
(3) Advers, 2, animad. 41.

(1) De aneur. propos. 38.
(2) Mém. de l'Acad. royale des Sc., ann. 1731.

s'avance plus lentement de ce côté, ou même qu'il s'arrête pour ainsi dire, comme dans les anévrismes sacciformes : car il ne peut pas facilement revenir tout entier par le même orifice du sac à travers lequel il est tombé sans peine et par où il a été poussé avec facilité. Cette circonstance a été mise par Littre (1) au nombre des causes qui ralentissent le mouvement du sang ; quant à moi, je ne sais pas si ce n'est pas la principale de toutes. Que sera-ce donc si, à cette cause, sans compter toutes les autres en général, se joint, comme c'est l'ordinaire à la fin, le repos presque continuel du malade, qui craint la syncope ou la suffocation ? Que si même avec ces dispositions il ne se formait quelquefois par hasard aucun polype avant la mort, je croirais qu'il existe sur le sujet une cause particulière cachée, qui fait qu'il ne pourrait point s'en former même après la mort, ou qu'il ne pourrait s'en former qu'avec peine. Mais je laisse cela au jugement et à la volonté des autres, et surtout de l'homme illustre que j'aime et que je loue comme il le mérite.

30. Avant de finir de parler des anévrismes que Valsalva trouva beaucoup plus souvent qu'il ne l'aurait cru en disséquant l'artère aorte, je sens que je dois me garder de passer entièrement sous silence ce que ce médecin, frappé d'une si grande fréquence d'une maladie mortelle, imagina, afin qu'en s'opposant à elle dès le commencement, il arrêtât son accroissement et ses progrès. Cette méthode préservative a été publiée par Hip.-Franç. Albertini (2), son camarade d'études ; si vous la lisez, vous croirez aussitôt avec moi qu'il n'a certainement existé personne qui ait exécuté avec autant de sévérité et de soin les préceptes suivans qu'Hippocrate (3) avait donnés autrefois sur les varices des veines internes, dont il a été parlé plus haut (4) : « Mais il est avantageux dans de telles maladies, si vous entreprenez le traitement dès le principe, de tirer du sang des veines des mains, et d'employer une diète qui rende le sujet très sec et très-exsanguin. » Au reste le soulagement répondit à une si grande sévérité. Car ce qu'Hippocrate a ajouté : « Si le traitement a lieu

au commencement de la maladie, les veines s'affaissent de nouveau dans le lieu sur le côté, et deviennent petites, » arrive absolument de la même manière aux artères aussi par le même traitement employé à temps. Et Valsalva ne jugea pas seulement cela d'après la disparition des pulsations et des autres symptômes qui accompagnent un anévrisme commençant, mais il le vit de ses propres yeux. En effet, un homme noble qu'il avait parfaitement guéri de cette manière, étant mort par hasard d'une autre maladie dans la suite, il trouva l'artère qui avait été autrefois le siége du commencement de l'anévrisme, contractée de nouveau jusqu'à son état naturel, mais comme calleuse à cet endroit. Il négligea d'écrire ce fait comme beaucoup d'autres dans ces dernières années, mais il le communiqua à différentes personnes, et nommément à un médecin d'un grand mérite et d'une bonne foi reconnue, J.-Ant. Stancario, de qui j'appris moi-même, l'an 1728, en passant par Bologne, ce que je viens de dire et ce que j'ajouterai. Après avoir tiré autant de sang qu'il fallait, et avoir fait les autres choses qu'Albertini a décrites ensuite, Valsalva s'était accoutumé à diminuer chaque jour de plus en plus la nourriture et la boisson, au point de ne donner le matin qu'une demi-livre de bouillie, et le soir moitié moins, sans rien autre chose, si ce n'est de l'eau (et encore dans une certaine mesure) qu'il préparait avec ce qu'on appelle la gelée de coing, ou avec la pierre ostéocolle réduite en poudre très-fine. Dès qu'il avait assez amaigri le malade par ce moyen, pour que celui-ci eût de la peine à soulever la main du lit où il était couché par son ordre dès le commencement, il augmentait insensiblement la nourriture chaque jour, jusqu'à ce que les forces nécessaires pour se lever lui fussent revenues. Mais Stancario disait en outre (car il avait guéri lui-même très-heureusement une jeune religieuse avec le même moyen) que les pulsations reviennent les premiers jours où ceux que l'on traite de cette manière commencent à se lever, mais qu'il ne faut point s'en effrayer ; car elles ne persistent point jusqu'à ne pas se dissiper entièrement à la fin, et elles ne reviennent plus, à moins que par hasard les sujets ne veuillent pas s'en tenir aux lois d'un régime modéré. En effet, Valsalva avait déjà fait disparaître inutilement les pulsations par cet-

----

(1) Mém., an. 1707.
(2) Opusc. cit. supra, ad n. 5.
(3) De morbis, l. 1, n. 10.
(4) N. 1.

te méthode de traitement sur un jeune docteur qui ne voulut point s'astreindre à ce régime ; car elles revinrent de nouveau, et la maladie jointe à ces pulsations enleva enfin le sujet.

Vous pourrez, si vous voulez, ajouter ces faits à ce qu'Albertini a rapporté, et remarquer en même temps avec moi combien est éloigné de cette méthode de Valsalva, qui ne donnait même de l'eau que dans une certaine mesure, le conseil de ceux qui ont recommandé aux sujets affectés de cette maladie de boire chaud, et combien au contraire s'en rapproche le traitement mis en usage pour arrêter dès le principe même les anévrismes externes, comme l'avait heureusement éprouvé Bern. Genga (1), et comme J.-M. Lancisi (2) l'a confirmé avec raison ; en sorte que ce traitement pourrait paraître avoir été transporté par Valsalva des anévrismes externes aux anévrismes internes, si Hippocrate ne l'avait indiqué le premier jusqu'à un certain point, comme il a été dit plus haut.

31. Je n'ignore pas qu'il y aura beaucoup de personnes qui trouveront le traitement de Valsalva beaucoup plus sévère que ne semble le comporter leur anévrisme, surtout dans le temps où il pourrait être utile : car les incommodités légères alors, et le danger qui n'est pas encore imminent, permettent aux malades de se flatter sur une maladie qu'ils ne voient pas ; mais ils penseront bien autrement lorsque la chose en sera venue au point qu'ils ne pourront plus éviter par aucun moyen des accidents très-graves et continuels, ni la mort même qui les menacera à chaque instant. — Ceux qui n'ont pas voulu se soumettre à ce régime sévère, lorsqu'il pouvait les guérir, sont quelquefois forcés, comme la femme en question (3), de supporter une abstinence extrême, qui non-seulement ne les sauve pas, mais accélère plutôt leur mort, parce que leur corps est déjà extrêmement affaibli et épuisé ; et, à cause de cette même faiblesse, les saignées, qui auraient apporté du soulagement dans le temps, deviennent alors funestes. Au contraire, rien ne prouve mieux combien sont efficaces au

commencement ces saignées et cette abstinence, que l'utilité que les médecins leur connaissent, si on les met en usage même avec modération, pour retarder les progrès d'un anévrisme déjà formé, mais qui n'est pas encore trop avancé.— J'ai vu à Bologne une vieille femme, qui avait été reçue à l'hôpital pour une inflammation grave des yeux. Comme je trouvais son pouls plein, vibrant et rémittent, et que je voyais que les artères carotides à la région du cou étaient saillantes, surtout celle du côté gauche, qui proéminait non loin du larynx en forme d'un anévrisme de la grosseur d'une noix, je lui demandai si cet état était récent ou ancien, et j'appris ce que je vais rapporter. Ce que je remarquais au cou s'était manifesté neuf ans auparavant, après deux années de fatigue et de travaux continuels avec des efforts de tout le corps. La femme ayant fait voir ce que j'ai décrit à deux médecins assez connus, l'un et l'autre annoncèrent que c'était un anévrisme, ce qui était évident, mais leurs conseils furent différents : car l'un ordonna qu'on lui tirât du sang chaque mois ; l'autre prescrivit, non pas qu'elle se fît tirer du sang, mais plutôt qu'elle mangeât peu, en conseillant d'autres choses analogues, et en donnant pour raison qu'il avait connu un homme chez lequel un anévrisme s'était rompu dans le temps même où le sang coulait d'une veine qu'on lui avait ouverte. Soit que cet accident eût lieu par hasard, la rupture étant déjà imminente par l'extrême affaiblissement et la demi-déchirure des parois de l'anévrisme, soit que cette rupture fût peut-être un peu accélérée par une légère augmentation de l'impétuosité du reste du sang contre des parois semblables pendant la saignée, on peut, il est vrai, ajouter cette cause à toutes les autres pour lesquelles un médecin ne doit provoquer aucun mouvement dans les derniers temps, c'est-à-dire lorsque les indices d'une rupture menaçante existent déjà, attendu surtout qu'outre l'exemple de Baillou (1), j'en connais un autre qui en diffère peu et qui va être bientôt rapporté, mais cela ne doit pas faire rejeter le secours de la saignée, qui est très-utile dans les commencements et dans les progrès de l'anévrisme. Ce moyen, quoique trop du goût de la femme dont j'avais commencé à parler, lui fut

---

(1) Anat. chirurg., l. 2, c. 24.
(2) De mot. cord. et aneur., l. 2, c. 1, propos. 11, in fin.
(3) Supra, n. 25.

(1) Vid. n. seq. in fin.

cependant assez avantageux. Car, ayant suivi entièrement le conseil du premier médecin, elle eut une telle aversion pour celui du second, même dans ce que l'autre aurait certainement approuvé, qu'elle commettait des écarts de régime toutes les fois que l'occasion s'en présentait ou que son appétit le lui suggérait, et néanmoins elle porta pendant ces neuf ans ce que j'ai décrit au cou, sans que cet état eût augmenté en aucune manière, quoique des palpitations du cœur s'y fussent jointes de temps en temps. Au reste, il serait dangereux d'imiter cette femme, à moins que par hasard on ne fît autant de sang qu'elle; car, outre celui qu'on lui tirait tous les mois, un an avant que je ne la visse, elle en avait expectoré une telle quantité à la suite d'une petite toux, qu'elle fut réduite à l'extrémité, sans cependant tomber dans la cachexie, et que de plus elle fut prise à la fin d'une grave inflammation des yeux, comme je l'ai dit.

32. Apprenez maintenant l'autre exemple que je vous ai promis un peu plus haut; il ne diffère pas beaucoup, si je ne me trompe, de celui que le médecin de la vieille femme m'avait raconté. Un homme noble, âgé de plus de cinquante ans, vint à Padoue au commencement du mois de mai de l'an 1730, pour me consulter en même temps qu'un autre vieux médecin. Il disait que, depuis qu'il avait répercuté avec de l'onguent de soufre une gale en récidive (il y avait alors dix ans), il était devenu insensiblement sujet à un sentiment incommode de pesanteur et de constriction, semblable à celui que l'on éprouve quand un bol s'arrête au milieu de l'œsophage; qu'il lui semblait que le siége de ce sentiment était dans l'intérieur de la poitrine, vis-à-vis la partie moyenne du sternum, si ce n'est que quelquefois, mais rarement, il s'étendait jusqu'à répondre au bas de cet os; mais qu'alors la respiration était un peu gênée, et qu'un très-grand engourdissement se répandait dans les deux membres supérieurs; que cette sensation n'existait au commencement que pendant la promenade, surtout quand il marchait sur des lieux en pente; mais qu'ensuite elle avait eu lieu même lorsqu'il se penchait, et qu'il restait dans cette position; qu'il l'éprouvait très-rarement l'été, ou avant le dîner, et plus souvent l'hiver, après le dîner, et lorsqu'il se couchait; que la plupart du temps elle se dissipait promptement, s'il s'arrêtait; mais que

l'hiver dernier, après l'avoir réveillé pendant qu'il dormait, ce qu'elle n'avait jamais fait auparavant, elle persista pendant deux ou trois heures, quoiqu'il se fût levé. Du reste, il n'éprouvait aucune palpitation, et il n'avait point le pouls intermittent; cependant ce dernier était très-fréquent et vibrant, lorsque nous le touchions au moment où ce sentiment incommode n'était pas entièrement dissipé; pendant ce temps aussi, en appliquant étroitement la main aux environs de la mamelle gauche, il nous sembla que le cœur battait un peu plus fort que dans l'état naturel. Comme en interrogeant le malade nous trouvions qu'il n'existait de mal nulle part que ce que j'ai rapporté, et surtout qu'il n'y avait aucun vestige d'affection céphalique ou hypocondriaque, nous commençâmes à soupçonner tous deux que des parcelles irritantes et corrosives de la gale répercutée autrefois s'étaient fixées, non pas tant sur un ganglion ou sur quelque plexus des nerfs qui se distribuent à la région précordiale, que peut-être sur les tuniques de l'aorte, et qu'elles avaient rendu cette artère propre à la dilatation. Cependant, comme le cas n'était pas bien clair, nous donnâmes un conseil que nous croyions ne pouvoir pas être nuisible, s'il n'était pas utile, et nous ne jugeâmes pas à propos de négliger la saignée, parce que le sujet était fort, qu'il avait une bonne constitution, que son teint était coloré depuis son enfance, dans l'idée qu'elle ne nuirait pas, et même qu'elle serait sans doute utile, surtout dans le printemps, soit que la maladie dépendît des contractions des nerfs, ou d'une dilatation de l'artère. Je me souviens que je lui répétai aussi, pendant qu'il s'en allait, que s'il sentait qu'elle lui fût avantageuse, il eût le soin de la faire réitérer ensuite avant la fin de cette saison, mais que s'il remarquait que la première le troublât ou l'affaiblît, il la négligeât, et qu'il en fît de même pour les autres remèdes, à l'exception d'un seul, que nous avions soigneusement recommandé; je veux parler de l'usage approprié des choses que les médecins appellent non-naturelles. C'est pourquoi, étant arrivé heureusement chez lui (sa demeure n'était pas très-éloignée), et ayant commencé à faire usage des premiers remèdes qui étaient les plus innocents, il se fit tirer du bras huit onces de sang; et son médecin jugea qu'il fallait en tirer de nouveau, parce que, disait-il, il était enflammé, et que réellement il était noir et très-visqueux. Mais, dès que le jour (le quatrième) où il était convenu que la saignée devait être faite fut arrivé, le malade, se souvenant peut-être de mes conseils, s'y refusa, en objectant une faiblesse qu'il disait éprouver ; et en effet il avait été un peu tourmenté par sa maladie les deux nuits qui avaient précédé immédiatement. D'un autre côté, comme cette faiblesse ne lui enlevait pas sa gaîté ordinaire, ni la faculté de se promener, ni la force du pouls, d'après le témoignage du chirurgien, cédant enfin à ses instances, il donna son pied, comme le médecin l'avait ordonné, et on ne lui tira pas plus de six onces de sang. La saignée faite, il fut pris d'une défaillance tout en disant que le chirurgien l'avait tué, et bientôt après, lorsqu'il fut revenu de celle-là, il en eut une autre, et enfin une troisième après qu'il se fut levé de son lit de lui-même pour aller à la garde-robe ; ayant en même temps été attaqué de sa maladie, il ne put plus être soulagé ; c'est pourquoi il mourut paisiblement le même jour, c'est-à-dire le vingtième environ depuis celui où il était parti de Padoue. Comme la plupart des habitants de sa cité accusaient le médecin et le chirurgien, comme c'est l'ordinaire, de ce qu'en tirant du sang ce jour-là contre la prudence et contre la raison, ils avaient causé la mort de cet homme noble qui avait succombé aussitôt après, et qu'on nous consultait par lettres sur cet objet, nous fîmes connaître ce qui arrive très-souvent dans une maladie de l'espèce de celle que nous avions soupçonnée, même sans avoir tiré de sang, et nous apaisâmes la chaleur des esprits contre ces hommes de l'art ; ce qu'ils auraient fait eux-même beaucoup plus tôt, je pense, s'ils avaient eu la faculté de disséquer le cadavre, en faisant voir la cause de la mort, non pas dans le sang qu'on avait tiré par la veine, mais dans celui qui s'était évidemment écoulé par une rupture de quelque vaisseau interne ; quoique Baillou, à qui pareille chose arriva (Formagée, dont j'ai cité le cas plus haut (1), mourut trois heures après une saignée, par la rupture soudaine de son anévrisme), n'ait pas nié que cet accident donna lieu à de grandes calomnies pour notre art, qui est utile à beaucoup de personnes, et qu'il ait reconnu que ce fut un malheur honteux. Mais lui, qui avait pris une maladie pour une autre, ne put point prévenir la calomnie, tandis que les autres, ayant connaissance de notre soupçon et de ce que nous avions recommandé au malade, auraient pu pourvoir à leur défense d'une manière plus avantageuse. Au reste, ce cas que je vous ai décrit ici est encore une grande leçon qui apprend qu'il ne faut point forcer les malades à se soumettre à quelque remède important, ou qui en a l'apparence, quand ils témoignent de la répugnance, surtout dans les maladies obscures. Mais adieu ; vous recevrez dans la prochaine Lettre mes observations d'anévrisme confirmées par l'anatomie.

---

(1) N. 3.

XVIIIe LETTRE ANATOMICO-MÉDICALE.

FIN DES LÉSIONS DE LA RESPIRATION PAR DES ANÉVRISMES DU COEUR, OU DE L'AORTE PECTORALE.

1. Recevez aussi mes observations d'anévrismes de l'intérieur de la poitrine ; elles sont distribuées dans le même ordre que celui que j'ai suivi dans la Lettre précédente pour celles de Valsalva, en sorte que, soit que ces anévrismes eussent leur siége dans le cœur, ou dans l'aorte, ou enfin dans l'un et dans l'autre, vous comprendrez également qu'il en résulta des lésions de la respiration dont il s'agit.

2. Un cordonnier, âgé de trente-trois ans, était sujet depuis peu d'années à une difficulté de respirer qu'il ressentait même étant assis, position ordinaire des cordonniers, et à de légères défaillances pendant lesquelles le pouls était inégal, mais sans continuer de l'être ensuite, et quelquefois aussi à des vertiges; au reste, c'était principalement aux autres incommodités que j'ai nommées qu'il était sujet, comme je l'ai appris de celui qui avait été son médecin un an auparavant : enfin, vers le milieu du mois de janvier de l'an 1739, le matin, après être monté de lui-même à l'hôpital par l'escalier dont les degrés sont en grand nombre, et avoir été reçu aussitôt dans un lit, il indiquait avec sa main et en parlant qu'il éprouvait une douleur à la région du diaphragme; il toussait, et son pouls était faible et un peu fréquent, mais nullement intermittent, ni inégal d'aucune manière. Quoique la mort ne parût pas aussi prochaine, il vomit des matières vertes, et il mourut dans l'espace d'une demi-heure après son arrivée.

Examen du cadavre. En examinant le cadavre, qu'on apporta au gymnase pour le commencement du cours d'anatomie, je vis qu'il était en assez bon état, quoiqu'il fût couvert d'une petite gale, et qu'il offrît une couleur semblable à celle d'un cachectique, sans toutefois que les pieds fussent tuméfiés en aucune manière. A l'ouverture du ventre, dans lequel était épanchée une petite quantité de sérosité sanguinolente, une grande partie des intestins grêles présenta une couleur d'un brun rougeâtre ; mais le colon était tellement contracté dans une étendue assez considérable, surtout à l'endroit où il se porte de l'hypochondre droit à l'hypochondre gauche, qu'il ne dépassait pas de beaucoup la grosseur du pouce. L'estomac était aussi contracté, mais il se trouvait parsemé çà et là intérieurement de stries inflammatoires, particulièrement dans ses rides, tandis que son orifice supérieur était déjà livide et un peu noirâtre; il contenait quelque peu de bile jaune ; cette bile, quoique ayant une apparence noirâtre dans sa vésicule, avait cependant communiqué une couleur d'un jaune foncé à cette même vésicule et au voisinage. La rate, plus grosse que dans l'état naturel, et saine néanmoins, était très-fortement unie au diaphragme par toute sa face convexe. Ce qui frappait surtout les regards, c'était la petitesse de l'aorte qui, depuis le diaphragme jusqu'à sa division, aurait plutôt convenu à une petite femme qu'à un homme comme celui-ci, d'une taille plutôt grande que petite : je devais peut-être rapporter cette petitesse à ce que l'aorte ici passait dans le ventre, non pas, comme à l'ordinaire, sous l'arc formé par la réunion des appendices du diaphragme, c'est-à-dire par la moitié d'un trou, mais par un trou, si ce trou n'avait pas eu la largeur ordinaire, et qu'il n'eût pas été long de deux doigts. Mais, pour ne pas paraître obscur sur un objet que je ne me souviens pas maintenant d'avoir lu dans d'autres auteurs, concevez qu'un tendon long de neuf lignes de Bologne (1) et épais d'une, laissant en arrière et en bas l'intervalle que je viens d'indiquer, et qui le séparait de la partie supérieure de l'arc, traversait du côté interne de l'appendice droit au côté interne de l'appendice gauche, et que c'est ainsi que l'aorte passait dans le ventre entre ce tendon et cet arc. — Après avoir examiné ces objets et d'autres qu'il

-----

(1) Vid. Valsalvæ de aure hum., tab. 9, ad*.

est moins important de rappeler ici, en incisant la veine cave à l'endroit où elle se porte du foie au diaphragme, il s'écoula beaucoup de sang qui était tellement épais et noir, qu'il s'attachait à l'éponge plutôt qu'il ne la gonflait, et qu'il la teignait comme si c'eût été de l'encre. Je trouvai qu'il n'était pas sorti ensuite une moins grande quantité de sang de cette espèce par la même veine, lorsque, dix jours après, c'est-à-dire le treizième jour depuis celui de la mort, je revins auprès du cadavre qui ne répandait aucune mauvaise odeur dans cette saison froide, après avoir fait pendant ce temps-là la démonstration de chaque viscère du ventre par ordre. Lorsque j'eus ouvert la poitrine, je vis dans l'un et dans l'autre côté, de l'eau limpide, mais assez peu abondante, tandis que le poumon droit était adhérent à la plèvre presque partout, et que le gauche l'était seulement en quelques endroits. L'un et l'autre étaient gonflés, mais sans pesanteur et sans aucun état morbide, soit dans les bronches et dans les autres vaisseaux, soit dans sa propre substance. Je remarquai seulement que celle-ci ne put s'enlever et se séparer des bronches et des autres vaisseaux qu'avec beaucoup plus de difficulté qu'à l'ordinaire. De même aussi, bientôt après, en arrachant la tunique externe de l'aorte, j'éprouvai plus de résistance que de coutume. Du reste, non-seulement il y avait plusieurs glandes bronchiques à la première division de la trachée-artère en bronches, mais encore elles étaient tellement volumineuses, qu'elles égalaient des grains de raisin de moyenne grosseur. Dans le péricarde, il y avait de l'eau rougeâtre qui n'était pas très-abondante; mais le cœur était plus gros que deux cœurs réunis ensemble. Les deux oreillettes et ce qu'on appelle les sinus de la veine pulmonaire étaient également plus amples qu'à l'ordinaire; mais les ventricules, et surtout le gauche, l'étaient d'une manière beaucoup plus remarquable. D'ailleurs, ce dernier avait pris un tel développement en largeur, que l'épaisseur diminuée de toutes ses parois égalait à peine celle de la paroi qui est propre au ventricule droit. Cependant les colonnes qui s'entrelacent dans l'intérieur du ventricule gauche en forme de réseau, n'étaient pas pour cela déchirées, et bien moins encore détruites. D'un autre côté, les valvules ne présentaient aucune lésion évidente, si ce n'est celles qui se trouvent à l'orifice de l'aorte; car je les trouvai extrêmement maigres et contractées sur elles-mêmes, un peu raides et un peu dures, surtout à la partie supérieure du bord de chacune d'elles. D'ailleurs, comme il y avait à l'origine de l'aorte une médiocre quantité de sang de la qualité de celui que j'ai décrit plus haut, il s'en trouvait davantage dans le ventricule gauche, et les branches des vaisseaux coronaires qui rampent sur la surface du cœur en étaient tellement remplies, qu'elles offraient d'elles-mêmes à l'œil un plus grand nombre d'anastomoses latérales que dans l'état ordinaire. Mais, quoique l'aorte ne parût être nulle part dilatée outre mesure, pas plus que la veine cave, elle présenta néanmoins des lésions assez considérables dans tout son tronc, et ces lésions étaient d'autant plus grandes, que celui-ci s'approchait davantage du cœur. En effet, comme depuis les artères iliaques elle était parsemée intérieurement de grandes taches blanchâtres, commencements d'une ossification qui devait s'y développer, de telle sorte qu'elle n'était dans l'état naturel qu'en un petit nombre d'endroits peu étendus, plus elle montait à travers la poitrine, plus cette lésion augmentait, au point qu'avant d'arriver à la sous-clavière gauche, ces taches approchaient plus manifestement çà et là de la nature des écailles osseuses. Cependant il n'existait aucun os nulle part, pas même entre le cœur et l'orifice commun à la sous-clavière et à la carotide droites. Dans toute cette étendue, l'artère était pâle intérieurement, et d'une surface inégale en plusieurs endroits; cette surface présentait aussi des lésions derrière les valvules sémi-lunaires elles-mêmes. Mais, dans tout le trajet que j'indiquais tout-à-l'heure, telle était la dureté de ses parois, qu'un scalpel enfoncé avec beaucoup de force ne pouvait les fendre qu'avec peine, tandis qu'on voyait dans les parties divisées une substance intermédiaire entre la nature du cartilage et celle du ligament. — Enfin le crâne fut ouvert; mais, à l'exception de la turgescence des veines des méninges qui étaient remplies d'un sang noir, tel que celui qui distendait également la plupart des sinus dans lesquels ces veines se réunissent, il n'y avait rien de remarquable, attendu qu'il ne se trouvait point de sérosité épanchée dans les ventricules mêmes du cerveau, tant s'en faut qu'on remarquât quelque chose de morbide ailleurs.

3. J'ai raconté longuement ce que j'ai vu, et j'aurais également fait connaître le reste, si je l'avais vu, ou si je l'avais su d'une manière certaine, je veux parler de ce qui avait précédé dans les derniers mois, ou du moins dans les derniers jours. Mais peut-être exista-t-il primitivement des causes d'irritation dans l'estomac et dans les intestins, comme ce qui fut observé dans leur intérieur, et les vomissements de matières vertes peuvent l'indiquer, soit que le sujet eût avalé des choses irritantes, soit que des liquides de la même qualité se fussent ramassés peu à peu dans ces viscères, par exemple, une bile telle que je l'ai décrite, et des humeurs acides. Supposez encore que l'estomac avait déjà été attaqué d'une phlogose par une cause quelconque, comme le démontraient ces stries rougeâtres, et surtout l'orifice supérieur de ce viscère, qui présentait une lividité noirâtre. Vous comprenez suffisamment, d'après cela, pourquoi des vomissements , un pouls languissant et une douleur à la région du diaphragme, précédèrent la mort de très-peu de temps, attendu surtout que ce muscle était alors de plus en plus gêné sous le poids du cœur placé sur lui, poids qui se trouvait augmenté par un sang épais de cette espèce, lequel s'arrêtait dans ce viscère d'autant plus long-temps que les forces expultrices du cœur devenaient plus faibles , comme l'indiquait l'état du pouls. Si, à cela, on ajoute encore la compression du cerveau produite par le sang qui restait en stagnation dans les vaisseaux des méninges à cause de son impulsion languissante, et, par conséquent, un afflux peu considérable d'esprits vers le cœur dans le temps où il en aurait eu un grand besoin, il sera facile de reconnaître les causes qui conspirèrent à rendre la mort aussi prompte; ce qui cependant ne doit point surprendre, si l'on fait attention, d'après la remarque de Lancisi (1), aux exemples nombreux de ceux dont le cœur affecté d'une dilatation cessa de se mouvoir avec d'autant plus de facilité, qu'il était surchargé, et bientôt après, s'il s'y joignait quelque chose, accablé sous le poids du sang en stagnation. Vous trouverez de ces exemples dans quelques-unes des observations (1) suivantes , pour que vous n'en alliez par chercher dans les auteurs ou dans la Lettre précédente (2).

4. Mais d'où dirons-nous que dépendait la dilatation du cœur sur cet homme? Il avait, comme je l'ai dit, une grande partie du tronc de l'aorte d'une étroitesse extraordinaire; or, l'on verra bientôt combien cette disposition est capable de dilater le cœur, et cela sera confirmé par la comparaison de mon observation en question avec une autre que l'habile anatomiste Meckel (3) recueillit sur une fille. A ce vice, qui existait depuis la naissance, se joignit dans la suite sur notre homme une profession qui rendait encore plus difficile le passage du sang dans cette artère. En effet, non-seulement les cordonniers, comme les autres ouvriers qui travaillent assis, fléchissent en angles et tiennent fléchies en plus d'un endroit les grandes branches inférieures de l'aorte, mais encore plus ils se courbent en avant, plus ils compriment les viscères du ventre, qui est souvent rempli dans la plupart d'entre eux de nourriture et de boisson ; et, par le moyen de ces viscères, le diaphragme lui-même, de sorte que le mouvement du sang est moins facile dans le ventre et dans la poitrine, parce que les branches des artères et le tronc lui-même éprouvent une constriction et deviennent plus étroits. Ainsi ces causes opposant un obstacle au progrès du sang dans l'aorte, de même qu'à sa sortie du cœur, celui-ci dut pousser le liquide avec de plus grands efforts dans cette artère, à laquelle il fallut aussi plus de force pour résister et revenir sur elle-même, jusqu'à ce que sa structure fût tellement viciée par cette action, qu'elle contracta cette dureté que j'ai décrite, surtout près du cœur, et ce resserrement et cette maigreur dans ses valvules. Mais dès lors elle ne put ni céder convenablement pour recevoir le sang, ni se contracter pour le pousser en avant. Il fallut donc que quelque portion de ce liquide restât dans le cœur, portion d'autant plus considérable, que les valvules ne pouvaient point assez s'appliquer contre les parois

---

(1) De subit. mort. schol. 11, ad obs. phys. anat. 2.

(1) N. 8 et 14.
(2) N. 10.
(3) Mém. de l'Acad. royale de Berlin, a. 1750.

de l'artère à cause de leur rigidité pour lui permettre de sortir librement, ni se déployer suffisamment pour empêcher bientôt après son retour, à raison de cette même rigidité, jointe à leur contraction et à leur maigreur. Ainsi vous voyez clairement dans mon observation en question, comme dans d'autres, par exemple dans celles de Verdries (1) et de Swinger (2), dont le premier trouva l'aorte près du cœur entièrement ossifiée, et le second les valvules de cette artère durés et cartilagineuses ; vous voyez, dis-je, quelles causes purent distendre et dilater le cœur insensiblement et de plus en plus, en lui résistant et en retenant dans son intérieur du sang qui l'irritait et s'opposait d'autant plus à ses efforts qu'il se trouvait plus abondant ; ce qui était d'autant plus facile ici, que deux genres de lésion étaient réunis sur l'aorte, et que le sang résistait davantage par son épaississement, en même temps que, rempli de sels corrosifs, comme l'indiquait même cette gale, il pouvait rompre les petits liens (de quelque nature qu'ils soient) qui unissaient les fibres du cœur. Que si par hasard ce viscère, ou quelqu'une de ses parties, était plus lâche et plus faible dès la naissance, sa dilation, ou celle de cette partie, put par cela même être plus facile.

5. Mais il paraît nécessaire, sinon dans ce cas, du moins dans quelques-uns, de reconnaître cette dernière cause, comme lorsqu'un obstacle existe dans l'aorte, et que néanmoins le ventricule droit du cœur est dilaté, sans que le gauche le soit, comme sur ce chanoine dont Lancisi (3) rapporte la dissection. Car sans cela le ventricule, à l'émissaire duquel un obstacle est opposé, est presque toujours plus dilaté ; tel est le ventricule gauche lorsqu'un obstacle existe dans l'aorte. C'est pourquoi je doute que Lancisi, s'il avait pu mettre lui-même la dernière main à ses écrits, eût ajouté ceci : Lorsque l'obstacle existe dans l'aorte, la dilatation se forme le plus ordinairement dans les cavités droites du cœur ; mais lorsqu'elle a lieu dans les cavités gauches, on l'observe presque toujours dans l'oreillette, et non pas dans le ventricule ; et cela est évident, ajoute-t-il, dans le cas rapporté par Bonet lui-

même dans le *Sepulchretum* (*lib.* II, *sect.* 7, *obs.* 49), d'après la remarque de Dan. Horst. En effet, s'il avait relu cette histoire, il aurait vu que l'oreillette gauche, il est vrai, parut être plus grosse, mais qu'il n'est rien dit en particulier de la grosseur des ventricules ; on y lit seulement d'une manière générale que le cœur avait excédé son volume, en sorte que les assistants étaient très-étonnés d'une telle grosseur. D'ailleurs, s'il eût jeté de nouveau les yeux non-seulement sur les observations des autres, mais encore sur les siennes propres, il aurait reconnu aussitôt qu'il devait penser autrement, à moins que nous ne croyions par hasard qu'un autre homme très-célèbre n'aurait pas dit de lui-même que, d'après les expériences de Lancisi, le cœur droit est plus rarement affecté d'anévrisme, et le gauche plus fréquemment.

Quant à moi, soit que je considère mes observations, soit que j'aie égard à celles des autres, il me semble me rappeler que j'ai observé et lu qu'il existait plus de cas d'anévrismes du ventricule gauche que du ventricule droit ; que ceux de l'oreillette gauche n'étaient pas en grand nombre ; et que les anévrismes du ventricule gauche étaient joints à une lésion des parties voisines de l'aorte ou de ses valvules, tandis que ceux du ventricule droit coexistaient presque toujours avec quelque obstacle situé sur les valvules qui se trouvent à l'entrée de sa cavité, ou dans les voies mêmes du sang à travers le poumon, ou enfin à l'entrée du ventricule gauche, excepté pour quelques exemples dans l'observation desquels il ne paraît pas que l'on ait cherché avec soin ce que je viens d'indiquer, ou dans lesquels il est facile de voir, d'après l'opinion de Lancisi (1) lui-même, qu'il existait une mollesse héréditaire des fibres droites. Mais, direz-vous, la paroi propre du ventricule droit n'est donc pas plus mince, par conséquent plus faible, et par cela même plus favorable aux dilatations ? Cela est vrai, si des causes analogues, agissant de la même manière, font des efforts égaux pour produire la dilatation des ventricules. Mais la question n'a point été présentée ici de cette manière. Ainsi, lorsqu'il y a un obstacle à l'émissaire du ventricule gauche, et qu'il existe une dilatation, non pas de

<hr>

(1) Eph. N. C., cent. 6, obs. 51.
(2) Eorumd. Act., tom. 1, obs. 18.
(3) De aneur., obs. 53.

(1) Ibid., propos. 47.

celui-ci, mais du ventricule droit, ou que, s'ils sont dilatés tous les deux, celui du côté droit l'est davantage, il paraît que le ventricule gauche jouit d'une plus grande force qu'à l'ordinaire, et que le ventricule droit est plus faible, soit que cette dernière disposition existe depuis la naissance, soit qu'elle soit survenue dans la suite, à l'occasion d'une cause quelconque, comme sur un sujet dont l'histoire de la maladie et de la dissection me fut communiquée autrefois en peu de mots par un homme non moins recommandable, même dans ce temps-là, par son honnêteté que par son savoir et par son mérite, et à qui ses talents ont valu dernièrement le titre de premier médecin du pape; je veux parler de Marc-Ant. Laurenti. Voici ce qu'il disait :

6. Un homme tourmenté souvent par une affection semblable au cauchemar, et par une difficulté de respirer à laquelle une fièvre légère s'était jointe parut se rétablir presque entièrement après qu'on lui eut tiré du sang. Mais la maladie étant revenue, il mourut ayant la face et le cou livides.

Examen du cadavre. A l'ouverture de la poitrine, on remarqua de l'eau dans cette cavité, et le cœur se présenta dans un tel état de grosseur, qu'on n'en avait jamais vu auparavant d'aussi volumineux, à cause surtout de l'extrême dilatation du ventricule droit et de l'oreillette qui lui est unie. Mais l'aorte était étonnamment resserrée et contractée près du cœur.

7. Il arrive aussi quelquefois que l'on rencontre la dilatation du ventricule gauche, en même temps que celle de l'oreillette droite, comme dans cette observation que le grand Santorini me raconta de la manière suivante, peu de temps après l'avoir recueillie à Venise, au milieu de l'automne de l'an 1708; vous pouvez la comparer avec une de celles de Valsalva (1).

8. Un homme qui avait éprouvé auparavant par intervalles une difficulté de respirer qui durait peu de temps, se mit dernièrement à se promener dans sa chambre d'un pas précipité en s'écriant qu'il mourait, et il mourut enfin subitement en tombant sur son lit.

Examen du cadavre. La poitrine contenait plusieurs livres d'une sérosité sanguinolente; mais elle n'était pas en égale quantité des deux côtés. L'aorte présentait intérieurement des aspérités formées par des écailles osseuses, au milieu desquelles étaient quelques tubercules. Le ventricule gauche du cœur et l'oreillette droite étaient dilatés. Il parut inutile après cela d'ouvrir la tête.

9. Je ne doute pas que vous ne vous expliquiez, même par ce que j'ai supposé plus haut, la plupart des choses qui ont été décrites dans ces deux dernières observations. Vous serez peut-être porté plutôt à me demander si un symptôme dont il n'est question ni dans l'une ni dans l'autre manqua, et, dans le cas où il aurait manqué, surtout dans la première, ce qu'il faut penser du point de doctrine de Lancisi (1), qui dit qu'il suit de la dilatation de l'oreillette et du ventricule droits du cœur, que l'orifice placé entre eux et garni de valvules triangulaires se dilate aussi, au point que, lorsqu'il ne peut plus être entièrement fermé par celles-ci, une portion du sang chassée par la contraction du ventricule, à travers les ouvertures qui existent nécessairement entre les valvules, est poussée dans la veine cave, d'où résulte une dilatation remarquable des veines jugulaires qui, se trouvant extérieures, frappent les regards de tout le monde au cou, dilatation qui alterne bientôt après avec une égale constriction lorsque le ventricule se dilate; ce qui en imposerait quelquefois à des médecins peu attentifs pour des pulsations et des contractions des artères carotides. Vous me demanderez donc si ces pulsations ou ces fluctuations des veines jugulaires existèrent sur les sujets dont il a été parlé tout à l'heure, et, dans le cas où elles n'existèrent pas, comment il est possible qu'on les appelle avec raison le signe pathognomonique de la dilatation des cavités droites du cœur. Pour moi, je ne saurais dire d'une manière positive si ces pulsations existèrent ou non sur ces sujets, parce que je n'avais appris de ces médecins célèbres et d'une bonne foi reconnue que succinctement, comme cela arrive dans les conversations, les choses principales qui avaient rapport à ces histoires. D'un autre côté, je n'ignore pas ce que Lancisi savait lui-même, que Homberg (2) pensa que sur une dame noble sujette à des ac-

---

(1) Epist. 17, n. 10.

(1) De aneur. propos. 57 et 60.
(2) Mém. de l'Acad. royale des Sc., ann. 1704.

cès d'asthme et chez laquelle les pulsations des jugulaires et même des veines brachiales étaient fréquentes, des palpitations très-violentes du cœur, sans lesquelles les pulsations n'avaient jamais lieu, ne désunissaient point à la vérité les valvules, si je comprends bien l'auteur, mais qu'elles les forçaient uniquement, en les poussant ainsi alternativement en dehors, à transmettre au sang des veines chacune de ces secousses, qui étaient d'autant plus fortes, qu'il y avait plus de difficulté à chasser dans les artères déjà embarrassées de polypes ce liquide qui avait considérablement dilaté les ventricules; quoique, comme il est dit que ce cœur était flasque et semblable à un petit sac de cuir mou, on soit porté à soupçonner que l'orifice du ventricule droit qui est en rapport avec les veines avait été agrandi de manière à ne pouvoir être exactement bouché par ses valvules. Au reste, vous pouvez adopter celle de ces deux explications que vous voudrez, si vous pensez que quelques valvules propres aux veines elles-mêmes rendent moins facile la rétrogradation du sang à travers ces vaisseaux. En effet, ou les veines sont dilatées, et alors elles ne peuvent pas être bouchées par leurs valvules; ou bien elles ne le sont pas, et dans ce cas les secousses, surtout celles qui sont fortes, sont transmises par le moyen de celles-ci.

Mais je connais encore d'autres choses que Lancisi ne pouvait pas savoir, puisqu'elles ont été publiées après sa mort. Car le célèbre Morand (1), ayant observé sur une autre femme, outre des palpitations et des défaillances, des pulsations continuelles, des veines jugulaires dont la grosseur égalait celle du pouce, et ayant trouvé sur son cadavre, comme il l'avait prédit, l'oreillette droite du cœur presque remplie par une concrétion polypeuse dont les ramifications s'étendaient à travers les veines voisines jusqu'aux jugulaires, pensa qu'une portion de sang, empêchée par la concrétion polypeuse de descendre dans le ventricule, était repoussée par le resserrement que l'oreillette éprouvait à chacune de ses contractions dans les veines, suivant la direction des ramifications polypeuses, et dilatait ainsi ces veines alternativement. Mais plus tard un homme d'une

très-grande expérience, And. Pasta (1), rapporta dans une Lettre où, fort d'un grand nombre de raisons et d'observations, il a tellement révoqué en doute l'existence des polypes dans le cœur et dans les autres réservoirs du sang pendant la vie, qu'il ne paraît pas du tout facile de lui faire une réponse claire, forte et pleinement convaincante; rapporta, dis-je, en propres termes ce qu'il trouva sur trois sujets qui avaient éprouvé, quelques mois avant de mourir, ces pulsations des veines du cou, jointes par intervalles à des palpitations de cœur, à de la difficulté de respirer, et à des défaillances, non sans un pouls inégal et constamment intermittent : il dit donc qu'il ne trouva nulle part aucun polype, aucune dilatation de l'oreillette droite, mais que le ventricule uni à celle-ci était deux fois trop grand sur l'un et beaucoup plus ample encore sur l'autre, tandis que sur le troisième il n'avait même pas observé la dilatation de ce ventricule, qui fut empêchée, je crois, en partie par un grand anneau osseux du péricarde, qui était très-étroitement adhérent au cœur, et qui, par la constriction qu'il exerçait, avait certainement rendu le ventricule gauche trois fois trop petit, et avait fait qu'on ne voyait qu'à peine des traces de l'oreillette droite, pendant que celle du côté gauche, qui n'était pas comprimée par l'os, se trouvait extraordinairement dilatée. Puisqu'il en est ainsi, il faut voir jusqu'à quel point on peut recourir au symptôme proposé par le célèbre médecin Lancisi.

10. Quand je considère que, sur les cinq observations citées tout-à-l'heure, il y en a au moins trois dans lesquelles on trouva une dilatation, sinon de l'oreillette droite, du moins du ventricule droit, et que je les réunis à celles de Lancisi, il me semble que cet auteur a fait connaître un symptôme véritable, puisqu'il existait dans la plupart des cas, mais qu'il faut l'expliquer tantôt de la manière qu'il a imaginée, tantôt de celle que Homberg a indiquée : toutefois il est évident, comme je l'ai fait entendre plus haut (2), que la dilatation de l'orifice de ce ventricule est proportionnelle à la sienne propre, c'est-à-dire que, si les parois du ventricule éprouvent une trop forte expansion, les endroits auxquels les

----

(1) Mém. cit., a. 1732.

(1) Epist. de cord. polyp., n. 9 et 13.
(2) N. 9.

nous conjecturons d'après les derniers petites cordes tendineuses des valvules sont attachées s'éloignent déjà trop de cet orifice, de manière que les petites cordes ne peuvent point assez obéir aux valvules, pour que celles-ci bouchent promptement et complètement leur orifice ; à moins qu'il n'arrive constamment (ce qui pourra s'observer dans des cœurs de cette espèce) que les valvules s'agrandissent aussi, et que les petites cordes s'allongent. Mais, dans l'observation de Morand, et dans celle de Pasta qui a été citée en troisième lieu, il ne se présenta, je l'avoue, aucune dilatation des cavités droites du cœur. Cependant il faut reconnaître qu'il existait dans l'une et dans l'autre un obstacle qui s'opposait au sang qui devait entrer dans le ventricule droit : en effet, cela est indiqué dans la première, même par l'énorme dilatation des veines jugulaires avec des palpitations du cœur et des défaillances, et dans la seconde par la diminution du ventricule gauche et par l'expansion extraordinaire de son oreillette ; car plus ces dernières dispositions retardaient le passage du sang à gauche, plus il semble que ce liquide s'accumulait abondamment dans le ventricule droit, et qu'il devait en même temps résister davantage à celui qui y arrivait ; et celui-ci n'ayant pas une oreillette dans laquelle il pût se retirer alternativement, il paraît qu'il refluait en quantité proportionnellement plus grande dans les veines voisines, et qu'en les distendant il éloignait davantage de leur axe les parois de ces veines et les valvules qui leur sont attachées, et que de cette manière les secousses que les valvules tricuspides, poussées avec force en haut par les palpitations du cœur, communiquaient au sang, pouvaient être transmises plus facilement : tel était aussi dans l'observation de Morand où les veines étaient évidemment dans la même disposition, le mode suivant lequel les secousses étaient communiquées par la portion du sang qui, ne pouvant entrer dans le ventricule droit (quelle que fût la véritable cause de cet empêchement), était repoussée en haut par les contractions de l'oreillette.

Outre ces cas, il peut en survenir d'autres, dans lesquels, sans aucune dilatation du ventricule droit et de son oreillette, le sang revienne cependant en partie, lors des contractions du premier, dans les veines, par l'orifice intermédiaire entre ces deux cavités, et par conséquent sou-

lève alternativement ces veines ; cela a lieu, par exemple, lorsque quelque valvule triangulaire est amaigrie, ou inflexible, et par suite incapable de remplir ses fonctions, ou lorsque les petites cordes dont il a déjà été parlé, se trouvant corrodées, ou rompues, ou relâchées, ne peuvent plus retenir la valvule de manière à ce qu'elle bouche l'orifice, mais la laissent renverser en dehors par le sang, qui a ainsi une voie ouverte pour rétrograder. — Ainsi, quand on examinera tous ces objets avec attention, on verra, je pense, que le symptôme proposé par Lancisi indique le plus souvent, il est vrai, une dilatation du ventricule droit, mais que, sans indiquer quelquefois cette dilatation, il annonce néanmoins toujours quelque lésion, dont le siége est dans les cavités droites du cœur, ou dont l'effet leur appartient de telle sorte, que la circulation du sang dans la partie droite de ce viscère ne se fait pas selon les vœux de la nature.

11. Mais, pour faire un bon usage de ce symptôme, il faut prendre garde avant tout que quelquefois par hasard, au lieu de pulsations, ce ne soit une turgescence alternative des veines jugulaires, répondant à une inspiration ou à une expiration violente, comme dans cette expérience que je vous décrirai dans une autre Lettre (1) ; mais il sera facile de reconnaître si elle s'accorde davantage avec le nombre des inspirations, ou avec celui des battements du pouls. Ensuite, si ce sont réellement des pulsations, il faut faire attention de ne pas prendre les pulsations des artères carotides pour celles des veines jugulaires. Je trouve un passage de Galien (2) qui se rapporte à cela : Dans les violentes douleurs de tête, dit-il, surtout lorsqu'elles sont accompagnées d'une grande chaleur, les veines des tempes semblent avoir des pulsations, et sont comme vibrantes. Mais nous avons vu plus souvent aussi les jugulaires du cou, qui sont situées superficiellement, être agitées d'un mouvement qui ne diffère pas de celui du pouls. Il semble également qu'il s'opère dans les tempes un mouvement provenant des artères sousjacentes, dans le temps où elles battent très-fortement. Au reste, j'ai dit que c'est à cet objet que se rapporte ce passage de Galien, si

____

(1) Epist. 19, n. 33, 34.
(2) In I prorrhet. Hipp. comm. 3, n. 9.

mots de quelle manière il expliquait ce qu'il avait écrit en premier lieu. Si , au contraire, nous aimons mieux admettre, comme peut-être nous le devons , qu'il a désigné des choses tout-à-fait différentes par les premières et par les dernières paroles, nous avouerons nécessairement qu'on avait remarqué aussi autrefois les pulsations mêmes des veines temporales et des veines jugulaires. En effet ces pulsations fortes des veines jugulaires dont parle Hippocrate, ont été rapportées aux artères par Jacot (1) et par Duret (2); ce qu'il n'est pas permis de faire dans ce passage de Galien, où les veines sont formellement distinguées des artères, et où les jugulaires externes sont désignées d'une manière très-évidente.— Mais, puisque les grandes pulsations des artères sousjacentes élèvent alternativement ces veines, il ne sera pas difficile de remarquer qu'elles élèvent non-seulement les veines elles-mêmes , mais aussi en même temps les parties voisines du cou, surtout celles qui sont plus vis-à-vis les carotides. Que si les vaisseaux qui ont des pulsations sont eux-mêmes dilatés au cou et proéminents, alors il sera permis de distinguer les veines dont je parle des carotides , en faisant attention à la situation superficielle des premières et à la mollesse de leurs parois, et surtout en remarquant avec Morand (3) qu'en appliquant le doigt sur le vaisseau, la partie placée au-dessous se désenfle, d'après les lois de la circulation, tandis que la tuméfaction de celle qui est au-dessus augmente , ou du moins se maintient. Au reste, je ne veux pas que vous vous étonniez de ce que je n'ai pas noté que, pour distinguer les pulsations des veines de celles des artères, il faut faire attention si elles ont lieu dans le même temps que le cœur bat, ou dans un temps différent; car vous verrez par la suite (4) que cela peut quelquefois nous tromper. Il faut en outre remarquer s'il ne peut pas exister quelque autre cause qui donne lieu au symptôme proposé, sans qu'elle consiste encore dans une lésion organique du cœur, comme chez les filles affectées de chlorose. En effet, quoique Lancisi (5) ne doute pas que les pulsations des veines jugulaires n'aient lieu de la même manière sur ces dernières, surtout lorsqu'en montant des lieux en pente, elles accélèrent le retour d'un sang épaissi vers la partie droite du cœur , d'où il ne peut pas sortir aussi promptement à travers les vaisseaux des poumons, qui sont obstrués, ou comprimés, ou convulsés, et quoiqu'il ajoute que, si ces pulsations ne cèdent pas aux remèdes et persévèrent long-temps, il survient enfin, même sur ces filles, une dilatation de cette partie du cœur, comme il l'a observé quelquefois lui-même, cependant il n'y a pas de raison de croire que cette dilatation existe d'avance, puisqu'il n'est rien de plus fréquent que de voir toutes les incommodités qui accompagnent la chlorose se dissiper en même temps qu'elle. Mais, lorsque cette maladie, ni aucune autre de cette espèce, ne se seront jointes aux pulsations , celles-ci annoncent, dit-il (1), une dilatation proportionnellement plus grande des cavités droites du cœur, si elle est démontrée par d'autres caractères, parmi lesquels il place l'angoisse et les palpitations du cœur, et le plus souvent un pouls grand et égal. Ce dernier symptôme et les oppressions du cœur sont confirmés par Albertini (2), qui y joint les défaillances. Vous comprendrez également, même en relisant les histoires qui ont été citées un peu plus haut (3), ou qui ont été décrites jusqu'ici dans cette Lettre ou en premier lieu dans la précédente (4), que les autres signes se rencontrent souvent aussi.

Mais vous vous arrêterez peut-être au pouls, lorsque vous vous rappellerez que, sur trois sujets disséqués par Pasta (5), il n'y en eut pas un seul qui n'eût constamment le pouls inégal et intermittent, quoique deux d'entre eux au moins eussent le ventricule droit dilaté. Je voudrais donc vous faire remarquer que ce signe tiré du pouls n'est pas nécessairement vrai, lorsqu'il se joint d'autres lésions à la dilatation des cavités droites, telles qu'elles existaient sur ces deux sujets, comme vous le verrez en lisant Pasta lui-même, de même que sur un chanoine dont j'ai parlé plus haut (6)

----

(1) L. 2, comm.
(2) In Coac., l. 2, c. 10, n. 1.
(3) Loc. cit. supra, ad n. 9.
(4) N. 12.
(5) Propos. 57, ibid. cit.

(1) Propos. ead. et 60.
(2) Comment. de Bonon. Acad., t. 1, in opusc.
(3) N. 9.
(4) N. 6, 8, 10.
(5) Supra, ad n. 9.
(6) N. 5.

d'après une observation de Lancisi, et qui avait le pouls inégal et intermittent. Mais d'un autre côté voyez si ceux dans l'histoire desquels Valsalva (1) a parlé en même temps d'une dilatation de ces cavités et de l'état du pouls, avaient celui-ci inégal, si ce n'est peut-être dans les derniers temps. D'ailleurs le cordonnier dont j'ai décrit (2) l'observation ne l'avait pas non plus inégal, même à l'approche de la mort, lorsque les défaillances s'étaient dissipées. Et pour que vous sachiez que ce qui est arrivé à Lancisi, à Albertini, à Valsalva et à moi, est arrivé aussi à d'autres, regardez surtout cette grande dilatation de l'oreillette droite, dont le dessin et la description ont été publiés par P. Denis à la fin de son Anatomie (3) ; vous verrez, il est vrai, une oreillette plus grosse qu'une tête d'enfant nouveau-né, mais vous trouverez que dans ce qui est relatif au pouls, il n'est nullement question de son inégalité. Cependant il est un autre auteur qui écrit avoir observé sur un autre homme qui avait été sujet à une difficulté de respirer et à l'intermittence du pouls, la grosseur du ventricule droit du cœur et de l'oreillette droite tellement augmentée, qu'on ne remarquait qu'une seule cavité. Cela est vrai, mais il n'est point dit quelle lésion existait ou n'existait pas dans les cavités gauches, dans l'aorte, dans les poumons, comme il n'est pas spécifié non plus si cette intermittence du pouls fut de longue durée, ou si elle se manifesta seulement dans les derniers jours ; toutefois il suffit pour mon sujet actuel que l'égalité du pouls se rencontre souvent dans les dilatations de la partie droite du cœur.

12. Au reste, je remarque que cette dernière observation et celle qui a été publiée par Denis, s'accordent assez sur deux points. Car d'abord si dans celle-ci on trouva une seule cavité remarquable formée par l'oreillette et le ventricule droits, dans celle-là l'orifice interposé entre ces deux parties était extraordinairement agrandi. Ensuite si dans la dernière les parois de l'oreillette étaient épaisses, dures, calleuses et cartilagineuses à l'intérieur, dans la première la membrane interne de l'oreillette était couverte d'une substance osseuse et squameuse, semblable à une coquille d'œuf très-dure. Puisque les choses étaient dans cet état, il aura évidemment existé chez l'un et l'autre malade des pulsations des veines jugulaires à cause de cet énorme agrandissement de l'orifice cité fort souvent ; mais elles ne dépendaient certainement, ni sur l'un ni sur l'autre, des contractions alternatives de l'oreillette droite, parce qu'elle ne pouvait pas se contracter à raison de cette croûte intérieure soit cartilagineuse, soit osseuse, et de la dureté même de celle-ci ou du reste des parois, et parce qu'elle restait raide et inflexible pendant toute la durée de la dilatation. Ainsi, comme dans ces cas et dans plusieurs autres, surtout dans celui où (1) il restait à peine des traces de l'oreillette droite, il faut rapporter au ventricule ces pulsations, qui dans quelques autres circonstances peuvent dépendre de l'oreillette, si vous demandez par hasard de quelle manière on peut distinguer quelle est celle de ces cavités qui les produit, je répondrai qu'on le peut lorsque les pulsations, soit des artères soit des veines jugulaires, sont déjà un peu moins fréquentes. En effet, si en fixant les yeux sur ces dernières, et en approchant en même temps les doigts de l'artère, des tempes ou du carpe, vous voyez évidemment que ces veines s'élèvent au même instant où vous sentez l'artère battre, vous concevrez que l'élévation des premières dépend des contractions du ventricule droit; mais si le contraire a lieu, elle dépendra des contractions, non pas de celui-ci, mais de l'oreillette qui lui est unie. Car vous savez que les artères battent lors des contractions non pas des oreillettes, mais des ventricules, et réciproquement qu'elles s'affaissent lors des contractions non pas des ventricules, mais des oreillettes. C'est pourquoi si les artères s'affaissant les veines jugulaires s'élèvent, les pulsations de celles-ci ne peuvent pas dépendre du ventricule droit, qui est alors en repos; mais si au contraire les artères et ces veines battent en même temps, il est nécessaire que les pulsations des veines soient produites, non pas par l'oreillette qui est en repos, mais par le ventricule qui est alors en action, et qui, après avoir poussé en haut les valvules avec force, agite

(1) N. cit. 6, 8, 10.
(2) Supra, n. 2.
(3) L'Anat. de l'Homme.

(1) Supra, n. 9.

le sang des veines, si toutefois les valvules ferment l'orifice, ou qui repousse une portion de son sang dans les veines, si les valvules ne bouchent pas exactement l'orifice, comme la nature l'a établi, circonstance dont l'indice vraisemblable doit être retiré des caractères de la dilatation des cavités droites du cœur qui ont été indiquées plus haut (1). — Voilà ce que j'avais à dire pour le moment sur les pulsations des veines jugulaires. Si vous voyez que ce symptôme et l'examen que je viens d'en faire puissent être de quelque utilité pour reconnaître des maladies très - obscures du cœur, vous voyez en même temps si c'est avec raison ou à tort qu'on a écrit ce qui suit contre les modernes : A quoi sert la connaissance exacte de l'usage des valvules du cœur au médecin qui traite des maladies de ce viscère, pour la connaissance de la maladie?

13. Mais pour que vous ne croyiez point par hasard que j'ai oublié pendant ce temps-là les observations que je vous ai promises (2), et qui vous feront comprendre qu'il est arrivé assez souvent que ceux qui avaient le cœur dilaté ont été enlevés par une mort plus prompte qu'on ne le pensait, bien j'en aie plusieurs, soit de mes amis, soit de moi, que je renvoie à d'autres Lettres, j'aime mieux ajouter ici à celle que j'ai rapportée d'après le récit du célèbre Santorini, une autre histoire qui me rappellera la mémoire de mon disciple Ang.-Nic. Villi, très-recommandable par sa probité et par son zèle, et dont la mort a arrêté les progrès au commencement même de l'exercice de la médecine. Voici ce qu'il m'écrivait sur la fin de l'année 1727.

14. Un chasseur, qui avait presque constamment la courte-haleine (car j'aime à me servir de ce mot), disait déjà depuis huit jours qu'il était moins bien portant, mais il ne se plaignait que de l'estomac ; enfin, après avoir assisté à l'office divin, et avoir pris, vers midi, un peu de nourriture, il fut forcé de se coucher, et il mourut après avoir à peine appelé sa femme.

Examen du cadavre. Après avoir incisé la peau du cadavre, qui était semblable par la couleur à celle des cachectiques, ainsi que la membrane adipeuse qui est très-fine, on ouvrit bientôt le ventre et la poitrine. Dans la première cavité tout était sain ; mais, dans la seconde, les poumons étaient très-gonflés d'air, adhérents et presque confondus de toutes parts avec les parties voisines, si ce n'est seulement avec les supérieures, de sorte qu'il fallut une grande force pour les arracher des côtes, du diaphragme et du médiastin. Dans le péricarde il n'y avait presque point de liquide ; mais le cœur était flasque et très-gros.

15. Il semblait à Villi que la cause de toutes les incommodités, et même de la mort, devait être attribuée à cette adhérence si forte des poumons avec les parties voisines. Mais moi, je lui rappelai l'observation de Diemerbroeck (1), qui trouva sur un homme qui avait vécu bien portant, sans aucune difficulté de respirer, jusqu'à ce qu'il fût pendu, les poumons si fortement adhérents, nonseulement à toutes ces parties, mais encore aux supérieures, qu'on ne put point les arracher sans de grandes déchirures. Au reste, j'accordais aussi quelque chose à cette adhérence, d'après ce que j'ai conjecturé à ce sujet dans une autre Lettre (2), après vous avoir cité cette même observation de Diemerbroeck et d'autres, mais je ne doutais pas néanmoins qu'il ne fallût accuser beaucoup plus l'extrême grosseur de cœur, attendu surtout qu'il était flasque, à raison des principales causes qui ont été indiquées plus haut (3) dans l'observation du cordonnier. Bien plus, la distension du cœur (qui, dans cet état, presse et pousse le médiastin vers les poumons et ceux-ci vers les côtes, peut quelquefois être en partie la cause de l'adhérence des poumons, qui a été aussi notée sur le cordonnier, de même qu'il est certain que la difficulté de la respiration est son effet, à raison même de cette constriction et de cette pression. Cela fait que je suis quelquefois plus étonné lorsqu'on n'a pas égard à la très-grande augmentation du volume du cœur dans l'explication des histoires des asthmatiques, comme dans celle qu'on lit dans la première section du deuxième livre du *Sepulchretum* (4). En effet, quoiqu'il ne manquât pas de sanie dans

---

(1) Supra, n. 11.
(2) Supra, n. 5.

(1) Anat., l. 2, c. 13.
(2) Epist. 16, n. 15, 16.
(3) N. 3.
(4) In addit. Vid. schol. ad obs. 34.

les bronches des poumons qui étaient adhérents à la plèvre et au péricarde, ni
d'autres choses très-éloignées de l'état
naturel, entre autres la compacité et la
densité de la substance du poumon gauche, semblable au parenchyme du foie
qui est d'un pâle rougeâtre, ce qui veut
dire que ce poumon était attaqué d'une
inflammation mortelle, mais qui n'est
point du tout reconnue dans cet ouvrage,
cependant on ne devait point omettre
parmi les causes de cet asthme le cœur,
qui, par une si grande ampleur, devait,
sans aucun doute, retarder considérablement la circulation du sang, et, par conséquent, le passage de ce liquide à travers les vaisseaux des poumons. Car le
cœur était gros et répondait à l'ampleur
du péricarde; or, cette ampleur était si
considérable, qu'il est dit que le péricarde couvrait toute la cavité de la poitrine. Combien sont différentes les paroles du grand médecin Baillou, que vous
pouvez lire dans la même section (1)!
Un homme respirait difficilement, il
était essoufflé, il avait maigri. Tout le
monde accusait les poumons. A l'ouverture du cadavre on ne trouva rien de
remarquable dans le poumon. Le cœur,
chose étonnante, égalait la grosseur d'une
tête un peu volumineuse; il avait tellement
grossi que le concours et l'afflux de tout
le sang et de tout l'air se faisaient vers
lui. C'est ainsi qu'il s'exprimait d'une
manière conforme à ce temps-là. D'ailleurs, Mar. Gerbez (2) dit ouvertement,
au sujet d'un moine dont la masse du
cœur était telle que, placé sur une balance, il pesa trente livres ordinaires,
tandis que les poumons étaient petits,
flasques et altérés, qu'il conjecturait que
le cœur avait été l'unique cause, d'abord
de la difficulté de respirer, qui durait
depuis si long-temps, et qui avait augmenté la dernière année, et ensuite de
l'altération des poumons, en tant qu'il
comprimait ceux-ci par sa masse, et qu'il
retardait la circulation du sang à travers
leur substance.

Ainsi vous ajouterez aussi cette cause
à toutes les autres qui font que le cœur,
augmenté de volume, nuit au mouvement du sang à travers les poumons, et
rend, par là, la respiration difficile. Vous
lirez çà et là que ce dernier symptôme
s'est joint à cette maladie; non-seulement dans mes histoires, mais encore

dans celles des autres, comme dans celle
de Hottinger (1), qui parle d'un homme
dont le cœur était plus gros que celui
d'un bœuf, tandis que les oreillettes répondaient à cette grosseur; telles sont
encore les observations de Zwinger (2)
sur un autre homme chez lequel la grande
masse du cœur co-existait avec une grosseur remarquable de son oreillette droite,
et de Fraundorffer (3) sur un enfant de
neuf mois, qui avait la même oreillette
si grosse, que non-seulement elle couvrait tout le côté droit du cœur, mais
encore qu'elle s'étendait au-delà de sa
pointe. C'est à cela qu'appartiennent
aussi, pour passer d'autres exemples sous
silence, des observations soit de Riedlin (4), qui vit, dans un cas, le cœur
beaucoup plus gros qu'à l'ordinaire, soit
de Budée (5) et de Laubius (6), dont l'un
trouva ce viscère d'une grosseur extraordinaire et l'autre trois fois trop volumineux, soit du fils de Grass (7), qui rencontra l'oreillette droite du cœur deux
fois plus grosse que dans l'état naturel.
— Au reste, si, dans tous ces exemples,
vous demandez, par hasard, quels symptômes relatifs à la maladie dont je traite
on observa pendant la vie, abstraction
faite de la difficulté de respirer, vous
apprendrez qu'il y eut de fréquentes lipothymies dans le dernier, avec des palpitations du cœur, dont Hottinger parle
aussi, et que la mort survint enfin d'une
manière inattendue. Mais, dans tous les
autres cas, à peine est-il fait mention de
quelque chose qu'on doive rapporter à
ce sujet, si ce n'est dans l'histoire de
Zwinger qui dit que le pouls était petit,
languissant, inégal, et dans celle de
Riedlin, où celui-ci était inégalement
intermittent; toutefois, il existait aussi
sur l'un et l'autre sujet des lésions des
poumons, et un liquide épanché dans la
poitrine, ainsi que sur celui de Hottinger. Au reste, je ne suis pas étonné que
d'autres symptômes de cette espèce
n'aient point été mentionnés dans ces
histoires, omission qui dépend quelquefois de l'âge du malade, ou de la brièveté du temps pendant lequel on a pu
l'interroger, ou de la négligence de ceux

---

(1) Ob. 91.
(2) Eph. N. C., dec. 3, a. 9, obs. 223.

(1) Ibid., obs. 89.
(2) Dec. cad., a. 5, obs. 8.
(3) Ibid., obs. 124.
(4) Earumd. cent. 3, obs. 45.
(5) Cent. 2, obs. 106.
(6) Cent. 20, obs. 84.
(7) Cent. 5, obs. 24.

qui aient fait le rapport de ses incommodités, ou du grand nombre et de la variété des objets qu'on avait à décrire, ou enfin d'autres causes qui s'opposaient à cette indication. En effet, vous croirez difficilement qu'il n'existait pas même une lésion de la respiration, sans rien dire des caractères qui sont particulièrement relatifs à cet objet, sur le célèbre Alex. Marchetti (1), dont la masse du cœur était extrêmement volumineuse, et la dilatation de l'oreillette droite remarquable. Vous n'aurez pas une opinion différente au sujet d'une femme (2) dans l'histoire de laquelle vous ne trouverez également aucun de ces symptômes, quoique la même oreillette fût si dilatée, que non-seulement elle égalait le ventricule auquel elle était unie, mais encore qu'elle le surpassait en grosseur. Cependant, le célèbre auteur de l'observation, Thébésius, avait noté qu'il existait, depuis plusieurs années au moins, de la difficulté de respirer, et souvent d'autres symptômes qui avaient peut-être rapport à ceci, sur un marchand (3) qui avait le cœur gros et tuméfié, et l'oreillette droite également très-dilatée.

Pour dire quelque chose aussi de l'oreillette gauche, dont les exemples de dilatation sont moins nombreux que ceux de l'oreillette droite, outre les cas que j'ai cités plus haut d'après Pasta (4), et ceux que vous trouverez dans cette Lettre et dans d'autres des miennes, Schrey (5), homme sincère, observa sur un enfant de sept ans des palpitations du cœur, et un pouls fréquent et faible, tandis que le cœur, d'une grosseur étonnante, l'emportait sur celui d'un adulte, et que l'oreillette gauche égalait le volume d'un œuf. Mais il y avait beaucoup d'eau dans la poitrine de cet enfant et dans celle du marchand. — Si vous désirez voir d'autres exemples de dilatation du cœur, vous en avez plusieurs qui ont été cités çà et là dans cette Lettre : ensuite, outre ceux que le célèbre Van-Swieten (6) vous indiquera, vous en trouverez dans l'illustre Sénac (7) un assez grand nombre qui appartiennent à d'autres ou à lui, et qu'il a consignés dans le chapitre où

il traite en particulier cette matière avec une telle abondance et une telle habileté, qu'après l'avoir lu, vous n'aurez certainement rien à désirer, soit sur les causes qui dilatent le cœur, soit sur les incommodités qui proviennent de cette dilatation, soit sur les moyens propres à diminuer ces incommodités, soit sur les symptômes qui indiquent la dilatation, non-seulement de ce viscère, mais encore de chacune de ses parties, surtout si vous faites en même temps attention, pour ce qui regarde ce dernier objet, aux remarques et aux exceptions qu'il avait déjà établies ailleurs (1) sur ces mêmes symptômes.

16. En voilà assez sur les anévrismes du cœur. Maintenant je dois rapporter immédiatement des anévrismes de l'aorte. Or, je commencerai par celui dont je pense que l'histoire ne mérite nullement d'être perdue, soit à cause du personnage qu'il enleva, soit surtout par égard pour ceux qui ont écrit sur sa maladie. Le sujet était le premier médecin de Modène, Ant. Ferrarini, et les auteurs étaient Bern. Ramazzini et Marc. Malpighi. En effet, en parcourant tous les Conseils médicaux manuscrits de Malpighi lui-même (il ne faut pas juger facilement du nombre de ces Conseils, ni surtout du mérite de quelques-uns d'entre eux, d'après ceux du même écrivain qui ont été publiés par quelques personnes), et les Lettres médicales qu'on lui avait adressées de toutes parts, pièces qu'Albertini m'avait prêtées, je tombai par hasard sur celles de ces Lettres que Ramazzini envoya de temps en temps à Malpighi depuis le commencement de la maladie que j'ai indiquée jusqu'à sa fin, pour le consulter. J'ai extrait avec soin de toutes ces Lettres et d'autres feuilles intermédiaires une histoire que j'ai arrangée, et qui est restée inédite jusqu'à ce jour ; la voici :

17. Ant. Ferrarini, d'un tempérament qu'on appelait mélancolique, mais d'une constitution tendante à la cachexie, accoutumé à cracher continuellement beaucoup de salive remplie de sels corrosifs, après avoir été tourmenté déjà pendant un an par une toux férine presque continuelle, à laquelle s'était jointe à la fin quelque difficulté de respirer, surtout dans les mouvements qu'il faisait pour monter des lieux en pente, fut pris tout-

____

(1) Cent. 7, append. n. 4.
(2) Cent. 4, obs. 120.
(3) Ibid., obs. 115.
(4) N. 9.
(5) Act. N. C., tom. 2, obs. 54.
(6) Comment. in Boerh., aphor., § 176.
(7) Traité du Cœur, l. 4, ch. 8.

____

(1) L. 4, n. 4, ch. 9, n. 7, et ch. 11, n. 9.

à-coup, avant la fin du mois d'août de l'an 1689, pendant une nuit profonde, d'une telle angoisse de poitrine, qu'il craignit d'être suffoqué subitement. Cependant, après qu'il eut expectoré une matière catarrhale en assez grande quantité, cette angoisse cessa. Mais deux jours après, ayant été attaqué de la même angoisse, quoique moins forte, en déchargeant son ventre au moyen d'un lavement qu'il avait pris, et ayant été forcé ensuite de respirer la tête élevée, il éprouva à la suite d'une saignée un soulagement assez marqué, mais qui ne fut pas de longue durée. Car il était tourmenté souvent par des veilles, de temps en temps par une toux très-incommode et presque sans expectoration, mais surtout par le sentiment d'un lien qui lui aurait serré la partie supérieure de la trachée-artère, ce qui pourtant ne l'empêchait pas de se coucher encore quelquefois. Cependant l'amaigrissement s'était joint à ces symptômes, et les paroxymes étaient plus graves et plus fréquents. Toutefois, le pouls n'eut jamais rien de fébrile. D'autres médecins qui étaient présents jugèrent, malgré l'opinion de Ramazzini, qu'il fallait tirer du sang du pied ; ce qui affaiblit considérablement les forces qui s'étaient assez bien conservées jusqu'alors, et rendit la maladie plus violente. Car l'angoisse qui déjà revenait chaque jour avec la constriction de la trachée-artère et de la gorge, avait lieu quelquefois trois ou quatre fois et pendant deux heures avec une telle violence, qu'il n'y avait personne qui ne crût qu'il allait être suffoqué. Cependant il se remettait, sans rien rejeter par la bouche, mais en ayant tout le corps couvert de sueur. D'ailleurs, soit qu'il s'efforçât d'avaler de la nourriture ou quelque autre chose, soit qu'on lui donnât un lavement de lait et à plus forte raison d'un autre liquide quelconque, aussitôt cette angoisse, et surtout cette constriction revenaient. Lorsque ces symptômes n'existaient pas, il n'éprouvait nulle part aucune douleur ni aucun malaise, si ce n'est sa difficulté habituelle de respirer, qui était médiocre, et le sentiment d'un certain vent, comme il le disait, qui lui montait des hypochondres à la gorge. Cette circonstance, l'invasion et la cessation soudaines de l'accès, quelquefois un léger soulagement après la sortie du gaz, et le tempérament que l'on appelait mélancolique, comme il a été dit,

portaient le malade, le médecin et la plupart des autres personnes, à penser qu'il fallait peut-être rapporter les paroxysmes, comme chez les hystériques, uniquement à des irritations et à des convulsions nerveuses. Car quoique dès le principe les uns conjecturassent qu'il y avait une matière épaisse accumulée dans les poumons, et que d'autres soupçonnassent qu'une matière ténue s'écoulait des glandes de la gorge dans ces viscères, cependant ensuite la plupart pensaient, comme je l'ai dit, que c'étaient des convulsions dépendantes de l'irritation des nerfs qui était produite de temps en temps par des humeurs des hypochondres, que quelques-uns rapportaient spécialement à la rate ; d'autres, au contraire, faisaient dépendre l'irritation du cerveau, pensant qu'il y avait quelque chose d'épileptique dans les paroxysmes. Enfin, il ne manquait pas de gens qui, ne comprenant point du tout comment le malade pouvait résister à tant et à de si violents accès, et non-seulement cela, mais encore comment les forces n'étaient pas entièrement abattues après une si grande abstinence, soupçonnaient qu'il y avait là quelque sortilége. Malpighi seul (presque toutes ses lettres adressées à Ramazzini démontrent très-clairement ceci) craignait qu'outre des irritations nerveuses, il n'y eût quelque grand obstacle caché dans la structure, c'est-à-dire, quelque lésion organique, que des humeurs pleines de sels corrosifs auraient produites ; c'est pour cela qu'il désapprouvait avec prudence l'usage des narcotiques qu'on avait donnés de temps en temps au malade, et les bains qu'on proposait, tandis qu'il approuvait, ou recommandait lui-même, selon son habitude, d'autres choses moins suspectes. Enfin, soixante-dix jours après le premier accès, le malade succomba à la violence de l'affection, après avoir été forcé de rester assis presque toujours pendant un aussi long espace de temps, dans son lit ou sur une chaise, pour respirer avec plus de facilité, ce à quoi il réussissait surtout s'il s'asseyait la tête penchée, ou plutôt le corps courbé en avant en forme d'arc, position qu'il gardait presque constamment pour cette raison.

Examen du cadavre. A l'ouverture du ventre, la rate ni aucun autre viscère ne présentèrent rien de morbide. Dans la poitrine également, les poumons étaient sains. Mais on observa sur l'aorte, qui s'élevait au-dessus du cœur, un grand anévrisme, d'où l'on retira une livre ou plus de sang coagulé, au milieu duquel était une concrétion polypeuse de la longueur et de la grosseur du doigt indicateur.

18. Parmi d'autres symptômes que j'observai dans la suite, d'après la même cause, sur le marquis Paulucci, Ferrarini avait présenté principalement ceux que vous ajouterez maintenant à ce qui a été dit ailleurs (1) sur le premier, savoir qu'il sentait une espèce de vent qui montait des hypochondres, et qu'il n'était assis dans aucune position plus commodément que lorsqu'il avait la tête et le corps penchés en avant. De même que l'une de ces deux circonstances pouvait induire en erreur, de même l'autre pouvait en détourner. En effet, si on voulait prendre la première pour un indice de convulsions hypochondriaques, et expliquer par elle seule ces affreux paroxysmes, la seconde s'y opposait en indiquant une chose bien différente, c'est-à-dire en faisant voir qu'il existait quelque chose dans la poitrine qui comprimait davantage la trachée-artère, si par cette inclinaison du corps ce quelque chose ne s'éloignait pas un peu de celle-ci. C'est ainsi que Ramazzini exposait le phénomène, en rapportant à Malpighi l'histoire de la dissection qui vient d'être décrite. Vous verrez en effet que c'est de la même manière que Reisel expliqua dans une observation publiée la même année, et consignée ensuite dans le *Sepulchretum* (2), pourquoi un enfant sentait son asthme et son extrême anxiété diminuer, lorsque se tenant debout il appuyait sa tête et sa poitrine sur un banc, parce que le cœur, qui était très-gros, se reposait mieux appuyé sur le sternum, que s'il comprimait les poumons placés en supination. C'est ainsi que Vieussens (3) donna dans la suite la raison pour laquelle un soldat rendait sa respiration moins difficile en s'asseyant sur son lit dans la même position que celle que j'ai décrite à l'occasion de Ferrarini; c'était pour qu'une sorte de petit cœur extrêmement dilaté par une concrétion polypeuse, ne comprimât point la trachée-artère dans la supination, au point de faire naître le danger de la suffocation. Telle aura été peut-être aussi la cause pour laquelle

cet homme dont j'ai cité, d'après Denis (1), l'extrême dilatation de l'oreillette droite du cœur, conservait presque la même position, avec la différence que c'était pour que les poumons souffrissent moins de la masse et du poids de ce viscère. Au reste, Freind (2) a vu la même position être la plus commode à un autre sujet qui avait un anévrisme de l'aorte pectorale, et Albertini (3) la met au nombre des symptômes qui ne contribuent pas peu à nous faire connaître les dilatations des réservoirs du sang dans la poitrine. C'est aussi à cela que se rapportait ce que Pacchioni (4) observa sur un malade, savoir, que toutes les fois qu'il était menacé d'un grand danger de suffocation, l'inclinaison de la tête lui était utile et le soulageait, ainsi que l'élévation des fesses en l'air; car, de cette manière, le diaphragme était déchargé au moins du poids de quelque partie du cœur, qui était deux fois plus gros qu'à l'ordinaire; je dis le diaphragme, parce que la même inclinaison soulageait le sujet, soit qu'il fût en supination, soit qu'il fût en pronation. D'ailleurs, un autre malade, qui avait également le cœur d'un très-gros volume, et dont l'histoire a été décrite par Beggius (5), échappait au danger de la suffocation s'il inclinait la poitrine vers les genoux, ou s'il était assis un peu penché en avant. Au reste, je citerai plus bas encore d'autres exemples de cette espèce.

19. Mais, direz-vous, il est prouvé, d'après les observations de Willis, dans la première section du deuxième livre du *Sepulchretum* (6), et dans la treizième du livre précédent (7), qu'il a existé des hommes qui, s'ils n'avaient point la tête élevée ou inclinée en avant, éprouvaient aussitôt des tremblements du cœur et des défaillances, ou bien (et ceci appartient davantage au sujet actuel) devenaient tout-à-coup essoufflés et respiraient très-difficilement comme des moribonds, lors cependant que ni les uns ni les autres n'avaient aucun anévrisme dans la poitrine, et que tous offraient dans les ventricules du cerveau une grande accumu-

---

(1) Epist. 17, n. 26.
(2) In addit. ad sect. 1, l. 2, obs. 29.
(3) Traité du Cœur, ch. 1.

(1) Supra, n. 11, 12.
(2) Hist. de la Médec., I.
(3) Opusc. cit. supra, ad n. 11.
(4) Oper. edit. 4 vers. fin., hist. 2.
(5) Ibid. hist. seq.
(6) Obs. 164.
(7) Obs. 4.

lation de sérosité salée ou âcre, qui tombant, quand la tête n'était pas élevée ou inclinée, du côté de l'origine des nerfs qui se distribuent aux viscères de la région précordiale, excitait en eux des convulsions atroces. Mais moi, je parle ici non pas de l'élévation de la tête, mais plutôt de l'inclinaison de la poitrine en avant; et je dis en outre que ceux dans le cerveau desquels il y avait une si grande quantité de sérosité de cette espèce, ne purent pas ne pas présenter d'autres signes d'un mauvais état de la tête, qui manquaient sur la plupart de ceux dont j'ai fait mention, et qui n'étaient pas exempts des symptômes qui indiquaient que le siége principal de la maladie était dans la poitrine quand on comparait avec soin ce qui avait précédé avec ce qui existait actuellement. En effet, la maladie s'était déclarée chez les uns après des affections morales très-graves, comme dans l'exemple de Paulucci et de celui que j'ai cité d'après Denis, et chez les autres après une toux de longue durée et violente. Or, de même que dans une toux de cette espèce on voit évidemment avec quelle fréquence et avec quelle violence le mouvement naturel de la respiration et par conséquent du sang est changé, et combien ont lieu souvent et avec force les répercussions soudaines que ce liquide exerce sur les parois de ses réservoirs et de ses vaisseaux de l'intérieur de la poitrine; de même dans les affections de l'âme, l'état de la face, de la respiration, du pouls, peuvent facilement faire connaître combien et de quelles manières différentes le cours du sang est tantôt accéléré et tantôt ralenti dans ces mêmes voies, de sorte qu'il n'est pas étonnant qu'un grand effort fait pour arrêter ou pour cacher son indignation ait donné lieu, d'après Denis, à cet anévrisme remarquable de l'oreillette droite, de la même manière qu'une extrême dilatation du cœur et de l'aorte était survenue par la même cause, d'après Harvey (1), dans un cas où les amis du sujet pensaient avant la dissection du cadavre, à raison de la violence inouïe de la maladie, qu'il avait été frappé d'un maléfice par une sorcière, ou qu'il était attaqué d'un malin esprit, comme cela a été dit à l'occasion de Ferrarini.

Au reste, telle est l'influence des affections de l'âme sur la dilatation des conduits et des réservoirs du sang dans la poitrine, que c'est avec raison qu'Albertini (1) leur a attribué la cause pour laquelle ces dilatations se trouvent très-rarement sur les bêtes, et aussi souvent sur les hommes. Lors donc que ces circonstances, ou d'autres qui peuvent donner naissance à des anévrismes, auront existé antérieurement, nous conjecturerons que la maladie est déjà déclarée, non-seulement quand nous aurons remarqué la plupart des caractères par lesquels elle a coutume de se manifester d'après la description que le même auteur en a faite avec trop de soin pour qu'il soit nécessaire d'y rien ajouter, mais encore quand nous comprendrons qu'il n'y a aucune autre maladie cachée dans la poitrine, en comparant entre eux les causes et les symptômes des autres affections de cette cavité, et les effets des remèdes. — Celui qui ne ferait pas attention à ces circonstances porterait une mauvaise conjecture sur un anévrisme. C'est ainsi que sur deux hommes, dont le célèbre Capper (2) a décrit les histoires, l'un, à la vérité, respirait difficilement, et était forcé de s'asseoir le corps tellement courbé....., qu'il semblait, pour ainsi dire, cacher sa tête entre ses genoux, sans avoir néanmoins aucun anévrisme, son corps étant au contraire extrêmement petit; mais les autres symptômes de cette affection manquaient, et il était évidemment phthisique. C'est ainsi qu'un enfant, dont il est question dans le *Sepulchretum* (3), et dont la mort fut produite non par un anévrisme, mais par une masse de chair étroitement adhérente à la plèvre et aux côtes, se plaignait d'une douleur obtuse de la poitrine et d'une difficulté de respirer, de sorte que quelqu'un aurait pu soupçonner l'existence d'un anévrisme dans une maladie obscure qui avait commencé par une chute grave sur l'un des côtés, attendu surtout qu'il s'y était joint à la fin, jusqu'à un certain point, le signe que j'ai dit avoir existé sur Paulucci et sur Ferrarini, car l'enfant ne pouvait plus prendre de sommeil, s'il n'avait la tête penchée sur une table plus basse. Cependant d'autres symptômes d'anévrisme d'une plus grande valeur, qui existaient sur les sujets précédents, man-

---

(1) De cir. sang. exerç. anat. 3.

(1) Opusc. cit. supra, ad. n. 11.
(2) Act. N. C., tom. 4, obs. 47.
(3) L. 2, s. 2, obs. 4, in addit.

quaient sur l'enfant; et j'ai averti qu'il
fallait avoir égard non pas à quelques-
uns d'entre eux, mais à la plupart, parce que, de même qu'ils ne se rencontrent pas toujours tous ensemble (et certainement ils n'existaient pas tous sur
ceux-là), de même, si l'on n'en considère que quelques-uns, on se trompe souvent.

20. Vous demanderez peut-être comment il pouvait se faire que, quoiqu'il
existât une dilatation de l'aorte sur ces
deux sujets, on ne remarquât cependant
aucune pulsation ni sur l'un ni sur l'autre. C'est sûrement l'absence de ce dernier symptôme qui induisit en erreur
la plupart de leurs médecins, bien que, de
même que des pulsations peuvent exister
sans un anévrisme (1) artériel, de même
un anévrisme artériel peut exister sans
pulsations, soit que celles-ci se manifestent légèrement et seulement avant que
la maladie commence, sur quelques sujets chez lesquels elles peuvent être plutôt remarquées par les malades eux-mêmes que par les médecins, comme peut-
être sur Ferrarini, soit que sur d'autres
elles se présentent aux médecins dans
les commencements de la manifestation
de la maladie (ce qui eut certainement
lieu sur Paulucci avant qu'il ne retour-
nât dans son pays), mais qu'ensuite elles
s'obscurcissent tellement sur les uns
comme sur les autres, qu'elles semblent
ne point exister. Au reste, comme j'ai
cité autrefois (2) trois causes de cet obscurcissement, je ne les répéterai pas ici.
Il suffit d'ajouter relativement à la première d'entre elles qui appartient spécialement à ces deux malades qu'elle a lieu
assez souvent, même dans les anévrismes externes, comme je l'ai observé moi
aussi, et que Paré autrefois (3), après
avoir mis les pulsations au nombre des
symptômes de ces anévrismes, avertit
bientôt avec raison de ne point se laisser
tromper par les signes cités plus haut:
car, quelquefois dans des anévrismes remarquables, on ne peut sentir aucun
pouls....., parce que le sang se concrète
en thrombus, et se coagule. Si quelques
chirurgiens n'avaient pas oublié dans la
suite cet avertissement plein de vérité,
ou qu'ils eussent cru que cela ne peut
point s'appliquer aux petits anévrismes,

certes d'une part cet ami de Ruisch (1)
n'aurait pas osé ouvrir aux environs du talon une tumeur de la grosseur d'une noix,
quoiqu'il n'y eût aucune pulsation à raison de la coagulation du sang, et, de
l'autre part, Ruisch (2) n'aurait pas averti de nouveau qu'on ne sent pas exactement les pulsations dans tout anévrisme, quoique les auteurs les donnent
comme un signe pathognomonique. Si le
sang se coagule dans l'anévrisme, on ne
sent aucune pulsation. Mais il ajoute
qu'il avait éprouvé cela dans de très-
grands anévrismes, et il a rapporté
l'exemple de celui qui, commençant au
tronc de l'aorte environ trois doigts au-
dessus du cœur, occupait l'extérieur de
la poitrine comme un coussin. Littre (3)
a décrit dans la suite un anévrisme comparable à celui-là en partie : mais ces
deux auteurs ont noté que quelque temps
avant la mort les pulsations étaient devenues entièrement obscures, et que cela
devait être attribué à une quantité de
petites lames dont il était parlé ailleurs (4), ou bien à des concrétions polypeuses, que le sang, en s'arrêtant dans
l'intérieur, avait augmentées de plus en
plus.

C'est donc ainsi que l'observation de
l'obscurcissement des pulsations fut
transportée des anévrismes externes à
ceux qui, quoique s'étant frayé une voie à
l'extérieur, appartenaient néanmoins au
tronc intérieur de l'aorte : elle le fut ensuite également aux anévrismes entièrement cachés ; car Lancisi s'exprime
d'une manière générale dans sa Proposition LVIII (5), de même qu'Albertini (6)
à l'endroit où il fait mention des pulsations des anévrismes, devenues sinon entièrement insensibles, au moins bien plus
faibles et languissantes. D'ailleurs, bien
que l'un et l'autre de ces derniers parlent dans ces passages de la maladie déjà
ancienne, et qu'ils citent d'autres causes
que celle que j'ai indiquée, cependant
rien peut-être ne s'oppose suffisamment à
ce que, sur quelques sujets, les pulsations
soient empêchées plus promptement par la
même cause, et que le sang qu'on trouva

_____

(1) Vid. Epist. 39, n. 19, 20.
(2) Epist. anat. 13, n. 4.
(3) Oper., l. 7, c. 34.

(1) Vid. anat. chir., obs. 38.
(2) Ibid.
(3) Mém. de l'Acad. royale des Sc.,
ann. 1707.
(4) Epist. 17, n. 29.
(5) De anevr.
(6) Opusc. cit. supra, ad n. 11.

enfin coagulé de toutes parts dans les anévrismes de Paulucci et de Ferrarini, eût commencé à se coaguler plus tôt, et à placer une barrière proportionnellement beaucoup plus épaisse, entre les mains des médecins qui touchaient l'extérieur, et les pulsations qui étaient évidemment plus éloignées de celle-ci dans ce temps-là. — Vous comprenez donc suffisamment comment il put arriver que, quoiqu'il existât un anévrisme sur ces deux sujets, les pulsations ne se fissent sentir ni sur l'un ni sur l'autre. D'ailleurs il a été expliqué dans la Lettre précédente (1), comment il pouvait se faire que, cette maladie étant constante, les paroxysmes ne fussent point continuels. Ainsi de ce qu'il n'existe point de pulsation, et de ce que les graves effets de la maladie ne se manifestent point pendant un plus long ou un plus court espace de temps, ne jugez pas tout de suite qu'un malade n'est point attaqué d'un anévrisme; et ne vous fiez pas à des trèves même plus longues, à moins que tous les symptômes de l'affection ne se dissipent entièrement en même temps que les paroxysmes, et que ceux-ci ne reviennent plus, si les causes, à l'occasion desquelles ils étaient excités, se renouvellent comme les mouvements du corps, la déglutition ou d'autres circonstances analogues qui avaient coutume de rappeler les accès sur les deux malades en question, ou qui les rappellent ordinairement sur d'autres qui présentent des cas semblables.

21. Si par hasard vous vous êtes étonné jusqu'à présent de ce qu'ayant promis mes observations dans cette Lettre, j'ai plutôt mis en avant des réflexions que rapporté des histoires, attendu que, sur les cinq que j'ai décrites, une seule est de moi, les autres appartenant à d'autres, votre étonnement cessera, lorsque vous aurez remarqué que j'ai mieux aimé ensuite (2), en renvoyant plusieurs de mes observations à d'autres Lettres, vous communiquer des histoires qui sont d'autres auteurs, à la vérité, mais inédites, de crainte que peut-être elles ne se perdissent. Toutefois pour que vous ne soyez pas trop fâché de ce plan que vous devriez plutôt approuver, les observations que je vais rapporter seront toutes de moi jusqu'à la dernière. Je commencerai par une qui a des rapports avec celle qui a été décrite en dernier lieu, soit que vous considériez le genre de la cause, soit que vous ayez égard à une grande gêne dans la déglutition, ou au siège même de l'anévrisme.

22. Je vis à Padoue l'an 1723, je crois, un trompette, sur qui sa profession avait développé déjà depuis long-temps un anévrisme incurable, qui occupait les parties interne et supérieure de la poitrine. Plus cet anévrisme faisait de progrès, plus il augmentait la gêne de la déglutition et la difficulté de respirer, jusqu'à ce que la première de ces deux fonctions d'abord, et bientôt après la seconde, étant entièrement empêchées, le sujet mourut.

Examen du cadavre. Tout ce qui avait été le siége de la maladie ayant été apporté du cadavre dans l'amphithéâtre d'anatomie, j'observai que l'arc de l'aorte avec cette branche remarquable qui donne naissance à la sous-clavière et à la carotide droites, était tellement dilaté, qu'il comprimait la trachée-artère et l'œsophage. Pendant que Volpie disséquait cet anévrisme dans cet endroit, je remarquai que la face intérieure de cet arc était occupée par une concrétion polypeuse très-épaisse, dont la structure à la vérité était semblable à celle des autres que j'avais vues auparavant, en cela qu'elle pouvait se séparer comme un ognon en lames courbées qui s'embrassaient les unes les autres; mais une grande partie de sa substance était dure et d'un blanc jaunâtre, de manière qu'elle ne ressemblait à rien tant qu'à du suif endurci.

23. Freind (1) écrit d'après le témoignage d'Adolp. Occon, à ce qu'il paraît, qu'une matière semblable à du suif a été trouvée quelquefois par Vésale dans l'intérieur des anévrismes. Je ne vois pas du tout cela dans le récit d'Occon, tel qu'il a été rapporté dans le *Sepulchretum* (2), ou tel qu'on le lit plus en détail dans Schenck (3); quoiqu'il n'y ait rien de plus fréquent que de rencontrer des concrétions polypeuses semblables à du suif, à du lard, à de la graisse, ce qui fait que les observateurs d'autrefois et des temps postérieurs ont indiqué ces concrétions

---

(1) N. 27.
(2) Supra, n. 15.

(1) Hist. de la médec., ad a. 1640, ubi de aneurysm.
(2) L. 4, s. 2, obs. 21, § 7, partic. 2.
(3) L. 5, obs. medic. 5.

soit par le nom de ces choses, soit par la comparaison. D'ailleurs, on les observe non-seulement dans le cœur, mais encore quelquefois dans les anévrismes mêmes. C'est ainsi que j'ai rappelé (1) qu'on trouva dans celui qui passe pour avoir été disséqué le premier de tous, la partie extérieure d'une concrétion semblable à du lard de cochon par la couleur et par l'apparence. C'est ainsi que Lancisi a décrit (2) une substance polypeuse semblable à du lard, et disposée en voûte, dans cet anévrisme dont la longueur n'excédait pas la moitié de celle de la courbure de l'aorte; de sorte que je ne vois pas pourquoi Freind (3) rapporte ce fait, comme si Lancisi eût vu dans toute la courbure de l'aorte quelque chose de semblable à du lard et renfermé dans un kyste : de même je ne vois pas non plus pourquoi il dit que ce grand anévrisme décrit par Ruisch (4), et comparable (5) en grande partie avec un autre dont Littre a parlé, remplissait toute la cavité de la poitrine sans une tumeur extérieure quelconque. J'avoue que ces erreurs sont légères, si l'on a égard à la matière que Freind traite, et peut-être ne faut-il pas les lui imputer toutes; mais cependant celles-là, et d'autres (6) encore que j'ai remarquées dans un petit nombre de pages tout en faisant autre chose, donnent l'idée d'un auteur qui se fie trop à sa mémoire en écrivant, et rendent plus circonspect en le lisant.

24. Au reste, de même que j'ai rapporté (7) la cause de l'anévrisme sur Ferrarini à une toux férine et de longue durée, de même je crois qu'il faut l'attribuer sur le trompette à ce qu'il embouchait son instrument souvent et avec force. Car tout ce qui change violemment et long-temps le mouvement naturel de la respiration, change aussi le mouvement du sang, de sorte que, tantôt ralenti, tantôt précipité, celui-ci dilate enfin la partie la moins forte d'un vaisseau, si par hasard il y en a quelqu'une qui se trouve dans cet état, soit en la distendant, soit en la pressant. C'est pour cela que Lancisi (1) a noté qu'il se forme aussi assez souvent des anévrismes sur les individus qui font de grands efforts de respiration pour sonner de la trompette ou pour jouer d'un instrument à vent, et qu'Albertini (2) a tiré de ce genre de profession un indice qui, joint à d'autres, fait conjecturer l'existence d'anévrismes encore latents. — Quant à ce que tous les trompettes et tous ceux qui ont été tourmentés par une toux férine ne sont pas attaqués de cette maladie, cela dépend ou de ce que la structure des vaisseaux de la région précordiale est plus forte chez eux, ou de ce que les efforts et l'agitation sont plus légers et moins continuels, ou enfin de ce que la quantité du sang est moindre et sa qualité meilleure, de sorte qu'il ne se joint aucunes autres causes de distension ou d'érosion à celle que j'ai indiquée. C'est ainsi que tous ceux qui sont affectés d'une toux férine, ou qui sonnent de la trompette, ou qui jouent d'un instrument à vent, n'ont pas des ulcères des poumons, ni ne présentent une forte adhérence de ceux-ci avec la plèvre, quoique ces deux lésions aient été trouvées sur deux hommes livrés habituellement à l'exercice de ces sortes d'instruments, par des auteurs célèbres, Duising (3) et Fabricius (4). D'ailleurs, ce dernier a sans doute pensé avec raison que ces vices devaient augmenter le nombre des maladies, auxquelles Ramazzini (5) a enseigné que les artistes de ce genre sont sujets, mais dans ce sens que nous reconnaissions qu'ils sont plus ou moins exposés à ces différentes affections suivant leur différente constitution. — Relativement à la gêne et à l'impossibilité de la déglutition que l'on doit rapporter sur notre trompette à la masse, à la situation et au siége de l'anévrisme, qui exerçait de cette manière une trop forte compression sur l'œsophage, la chose est évidente par elle-même, et se trouve confirmée par d'autres exemples qui ont été décrits plus haut (6). Enfin, pour ce

---

(1) Epist. 17, n. 29. Vid. Sepulchr., § cit., partic. 1.
(2) De subit. mort. obs. ultim.
(3) Loco indicato.
(4) Obs. 38, cit. supra, ad n. 20.
(5) Ibid.
(6) Vid. Epist. 17, n. 3.
(7) Supra, n. 19.

(1) De aneur., propos. 39 et 55.
(2) Opusc. cit. supra, ad n. 11.
(3) Commerc. litt., a. 1741, hebd. 44, n. 1.
(4) In propempt. edito Helmst., a. 1751.
(5) Diatrib. de morb. artif., c. 37, vers. fin.
(6) N. 17, et Epist. 17, n. 25 et 26.

qui regarde le siége de l'anévrisme occupant l'arc même de l'aorte, il arrive si souvent que l'on en rencontre là, ou près de cet endroit, que si vous commencez par celui que j'ai dit avoir été évidemment le premier de tous qui ait été dessiné par Riva (1), et même par ceux que vous trouvez cités dans le *Sepulchretum* (2) d'après Laz. Rivière et Ott. Heurnius, et si en passant sur ceux qui ont été décrits par Ruisch (3), par Littre (4), et ensuite par d'autres que je ne nomme pas à dessein pour abréger, vous descendez jusqu'aux miens, et que vous compariez ceux qui ont été observés à l'arc, ou près de lui, avec tous les autres quels qu'ils soient que vous lirez s'être développés ailleurs par une cause interne, vous serez étonné sans doute que toutes les autres parties de l'aorte aient formé aussi rarement des anévrismes, tandis que son tronc seul en a présenté aussi fréquemment. Je ne répéterai pas ici la cause de cette différence dont j'ai parlé autrefois dans les *Adversaria* (5), attendu surtout que je vois qu'elle a reçu ensuite l'approbation d'hommes savants, entre autres de Valcareng (6), qui a fait voir qu'elle avait été confirmée par Freind et par Michelotti. J'ajouterai de préférence deux réflexions : premièrement, plus la force avec laquelle le sang est poussé du ventricule gauche du cœur contre l'arc opposé de l'aorte est grande, plus celle avec laquelle il est repoussé dans les deux parties voisines de l'aorte par l'arc qui se contracte bientôt après, est considérable ; mais comme il est reçu avec plus de facilité dans la partie qui descend que dans celle qui monte à partir du cœur, par la raison que cette dernière est beaucoup plus courte, qu'elle ne donne pas naissance à de grandes branches, et même qu'elle est fermée par les valvules semi-lunaires, il s'ensuit que si une violence doit être exercée sur l'une ou l'autre partie de l'artère, ce sera plutôt sur celle-ci, et par conséquent l'on trouvera habituellement beaucoup plus d'anévris-

mes entre l'extrémité de l'arc et le cœur, que sur l'autre partie voisine : en second lieu, quoique l'extrémité du tronc de l'artère pulmonaire ne soit pas plus éloignée du ventricule droit du cœur que l'arc de l'aorte ne l'est du ventricule gauche, et que ce tronc ne paraisse pas pouvoir résister proportionnellement aux forces du ventricule droit plus que le tronc de l'aorte à celles du ventricule gauche, cependant on trouve bien moins d'anévrismes sur celui-là que sur l'arc ou près de l'arc ; ce qui dépend évidemment de la position différente du tronc de l'artère pulmonaire, qui n'est pas aussi directement opposé au cours du sang qui le traverse, et qui ne repousse pas ce liquide en entier, ni aussi subitement, ni avec autant de force. Mais passons au reste des observations.

25. Un habitant de Bellune, âgé d'environ cinquante ans, accoutumé à tondre des toiles de laine avec de grands ciseaux, qui pourtant n'étaient pas les plus grands et les plus lourds, avait commencé à éprouver un an auparavant une élévation de la partie supérieure droite de la poitrine. Cela était-il dû à l'usage du vin qu'il buvait quelquefois trop abondamment ? ou bien à une maladie vénérienne ? ou plutôt à l'une et à l'autre de ces causes jointes à ce métier qu'il exerçait, comme je l'ai dit ? Car il ne fut pas possible de savoir quelles incommodités avaient existé avant ou après, si ce n'est du moins que depuis qu'il était retourné à Venise vers le commencement du mois d'octobre de l'an 1707, il était tourmenté par une difficulté de respirer, soit qu'il se promenât, soit qu'il parlât : cependant cette difficulté de respirer ne l'attaquait point par paroxysmes, ne le menaçait point de suffocation, et n'interrompait point son sommeil, et elle aurait facilement été rapportée aussi à la profession du sujet, surtout par ceux qui auraient connu et approuvé l'expérience faite par Kerckring (1) dans un atelier de ces sortes d'ouvriers. Mais en outre il ne pouvait déjà plus manger ni boire beaucoup. La face était tuméfiée et d'un rouge brun, la voix obscure et rauque, les crachats épais ; on avait aperçu même de loin autrefois, du moins avant les vingt derniers jours, les pulsations de la tumeur. Au commencement de décembre

---

(1) Ibid.; n. 20.
(2) L. 4, s. 3, obs. 21, § 10, et l. 2, s. 5, obs. 8.
(3) Anat. chir., obs. 37 et 38.
(4) Mém. de l'Acad. royale des Sc., ann. 1707 et 1712.
(5) II, animad. 41.
(6) De Aort. aneur. obs.

(1) Vid. in Act. N. C., t. 5, schol. ad obs. 85.

suivant, après avoir passé la soirée au milieu des personnes de sa maison, et s'être entretenu avec elles, selon son habitude, cet homme ayant gagné son lit et ayant dit qu'il voulait dormir bientôt, fut trouvé moribond peu de temps après avec la respiration stertoreuse, et avec de l'écume à la bouche et aux narines, et mourut en cet état dans l'espace de quatre heures environ.

Examen du cadavre. La face du cadavre était gonflée et livide; les mains et les pieds n'étaient point enflés; mais le prépuce et le gland se trouvaient tuméfiés et livides, et exhalaient une forte odeur, comme s'ils approchaient de l'état de gangrène; toutefois, comme nous voulions examiner l'urètre, Santorini et moi, ni le temps, ni le lieu, ni ceux qui étaient présents ne le permirent. C'est pourquoi, quand, après l'ouverture du ventre, nous eûmes remarqué que le foie et la rate étaient plus durs qu'à l'ordinaire, et que celle-ci se trouvait en outre plus volumineuse que dans l'état naturel, toute notre attention se tourna du côté de la poitrine. Extérieurement, à la partie du thorax située entre l'aisselle droite et le sternum, proéminait une tumeur d'une forme hémisphérique, mais déprimée, s'étendant de la quatrième côte à la clavicule, plus proche du sternum que de l'aisselle, cédant à la pression, au point qu'on comprenait tout de suite qu'il ne restait peut-être déjà plus aucun des os ou des cartilages qui existent à cet endroit entre les muscles et la cavité de la poitrine. Effectivement, nous trouvâmes la clavicule rompue et rongée intérieurement par la carie, tandis que les quatre côtes supérieures, surtout dans la partie qui reste ordinairement long-temps cartilagineuse, étaient altérées ou détruites par un anévrisme dont la grosseur dépassait celle de la tête d'un chevreau, qui approchait de la forme d'un ovale, et dont le siége s'étendait de la base du cœur à la partie supérieure de la poitrine. Au reste cet anévrisme était comme un sac, et son côté gauche communiquait par un trou qui recevait deux doigts avec le côté droit de l'aorte, avant que celle-ci ne fournît l'origine commune à la sous-clavière et à la carotide droites. Ce sac semblait être formé par un prolongement de la substance de cette même artère, mais devenue plus blanche, plus tenace, plus dense et non moins épaisse. A l'intérieur, cette substance était tapissée par un grand nombre de lames courbes, superposées les unes sur les autres, comme fibreuses, réellement polypeuses, mais sèches : elles embrassaient dans leur contour tant de sang presque coagulé, que celui-ci enlevé avec ces lames polypeuses, et placé sur une balance, pesa quarante onces. La masse de l'anévrisme avait poussé le poumon droit en arrière et surtout en bas, de sorte que ce viscère semblait avoir été rapetissé par la compression, et quand il eut été incisé, on voyait du pus blanc sortir çà et là par les divisions des bronches. Le poumon gauche était sain. Cependant dans l'une et l'autre cavité de la poitrine, mais principalement dans la droite, il y avait une certaine quantité de sérosité jaunâtre, qui était mêlée avec des espèces de pellicules muqueuses. Le péricarde était adhérent au cœur au moyen d'une matière de cette espèce, également muqueuse et jaunâtre. Dans l'oreillette droite et dans le ventricule qui lui est uni était une concrétion polypeuse; l'artère pulmonaire renfermait du sang; le ventricule gauche ne contenait rien. Enfin l'aorte descendante était inégale en quelques points intérieurement, avec des indices d'une ossification qui commençait par une dureté comme tendineuse.

26. Quoique nous ayons trouvé dans la poitrine de cet homme plusieurs choses qui rendaient la respiration difficile, soit qu'il marchât, soit seulement qu'il parlât, et qui purent également, réunies à quelque autre cause, intercepter celle-ci, c'est-à-dire suffoquer, cependant si vous aimez mieux croire qu'il était survenu quelque chose d'apoplectique à raison du retard que le sang éprouvait aussi en revenant du cerveau, je ne m'y opposerai pas beaucoup en considérant le siége de l'anévrisme. Car il était dans un lieu tel qu'il pouvait comprimer le tronc de la veine cave supérieure, par la raison surtout que le sujet était couché, peut-être même sur le côté droit. Je m'explique: dans cette dernière position, non-seulement le sac anévrismatique pressait ce tronc par sa masse, mais encore il le surchargeait par son poids; et il produisait d'autant plus sûrement ce double effet, qu'il recevait alors plus de sang, parce que le tronc de l'aorte qui est dirigé d'avant en arrière ne montait pas dans la position de l'homme couché, mais descendait plutôt, en sorte que ce liquide entrait dans l'orifice du sac même, et distendait celui-ci peut-être plus

qu'il ne l'avait jamais fait auparavant, soit que ses parois eussent enfin été réduites à céder davantge, soit plutôt que la turgescence ou la quantité du sang fut plus considérable cette nuit parce que le malade aurait bu un peu plus de vin, ou qu'il y aurait eu une suppression de la perspiration insensible dans une saison froide. Vous expliquerez donc cela comme vous le voudrez, puisque la respiration stertoreuse, l'écume de la bouche, le gonflement et la lividité de la face, conviennent à l'un et à l'autre genre de mort.

27. Mais l'anatomie a offert assez souvent une altération ou une destruction des os et des cartilages voisins d'un anévrisme, telles que je les ai trouvées sur l'homme en question et sur d'autres sujets; soit que l'anévrisme eût succédé à une contusion grave, comme sur le lieutenant dont parle le célèbre Ch. Vater (1), ou, pour passer sous silence d'autres exemples plus anciens également, et pour citer un cas plus semblable au mien, sur un homme dont Shreiber (2) décrit l'histoire, et sur lequel les côtes et les cartilages étaient rongés par la carie, tandis que les muscles couvraient l'anévrisme qui s'était rompu au-dessous d'eux; soit que sans aucun coup antérieur, comme sur le jeune homme dont Fack (3) fait mention, la dilatation de l'artère eût commencé par l'influence d'une trop grande âcreté du sang, et qu'elle eût augmenté par des mouvements trop violents des bras et du corps au jeu de la paume, en détruisant la clavicule voisine. Quant à vous, vous rapporterez comme vous voudrez la carie et la destruction que j'observai sur les côtes et sur la clavicule, ou aux pulsations de l'anévrisme contigu, ou à un ichor corrosif qui découlait de celui-ci, quoique là où les pulsations creusent avec carie, elles n'agissent pas sans un ichor de cette espèce. En effet les petits vaisseaux du périoste et du périchondre, et tous les autres quels qu'ils soient, par exemple ceux de la plèvre qui est tendue près de ces membranes, se trouvant entre des corps résistants et l'anévrisme qui bat continuellement et avec force, et étant par cela même contus et affaiblis, se rom-

pent enfin facilement çà et là, et forment comme de petits ulcères, extrêmement circonscrits, qui échappent au sens, et qui versent néanmoins entre les lames de ces mêmes membranes une humeur qui contracte de l'âcreté et une force corrosive assez considérable par la stagnation, surtout dans certains corps. Croyez qu'il en est de même des petits vaisseaux qui rampent à travers la partie des parois de l'anévrisme qui est pressée contre ces corps résistants.

Au reste, l'ichor corrosif n'est pas toujours l'effet de l'anévrisme, comme je l'ai exposé tout à l'heure, mais il en est aussi la cause, comme je l'ai indiqué ailleurs (1), et comme l'ingénieux Lancisi l'a expliqué ensuite d'un grand nombre de manières. En effet tantôt des humeurs âcres restent en stagnation entre les tuniques d'une partie de quelque artère qui a été frappée, comme dans ces anévrismes qui succèdent, d'après ce que j'ai dit un peu plus haut, aux coups et aux contusions (2); tantôt un ichor corrosif s'arrête dans ces mêmes endroits sans aucune cause externe antérieure, comme dans ceux qui se forment (3) sur les hypochondriaques, sur les scorbutiques ou sur les hystériques, ou bien il s'écoule d'une érosion des parties voisines dans les parois de l'artère, comme dans ceux qui se développent (4) près des os déjà affectés d'une carie vénérienne. Toutefois je ne doute nullement que les petits corps rongeants qui altèrent les humeurs des sujets infectés de la maladie vénérienne, ne se fixent assez souvent, comme j'ai dit que cela avait lieu chez les scorbutiques et chez les hystériques, sur les tuniques des artères qu'ils affaiblissent en les corrodant çà et là, et qu'ils rendent ainsi propres aux dilatations, de la même manière que ces corps se manifestent au dehors en s'arrêtant également dans d'autres parties qui ne sont point du tout osseuses. En effet, j'ai trouvé souvent des indices évidents d'érosion, comme je l'ai écrit ailleurs (5), sur les tuniques même de l'aorte, surtout lorsque celle-ci était couverte çà et là à l'intérieur (car j'en ai vu aussi quelquefois quand elle ne l'était pas) de petites écail-

---

(1) Eph. N. C., dec. 3, a. 9, obs. 162.
(2) Nov. Comm. Acad. Sc. Imp. Petropol., tom. 5, inter physic., n. 4,
(3) Eph. N. C., cent. 5, obs. 74.

(1) Advers. 2, animad. 41.
(2) De aneur., propos. 20 et seq.
(3) Ibid., propos. 30 et seq.
(4) Ibid., propos. 32 et seq.
(5) Animad, indic, 41.

les osseuses. Je renvoie ces observations à d'autres Lettres (1), dans lesquelles elles trouveront une place plus convenable. Quant à celles qui vont être rapportées maintenant, quoiqu'il existât de ces écailles, elles appartiennent néanmoins aux affections dont l'ordre exige que je traite ici, c'est-à-dire à des anévrismes du cœur et de l'aorte en même temps.

28. Du temps que j'étais à Bologne, l'an 1702, j'entendis souvent une vieille femme, presque octogénaire, se plaindre de l'estomac; mais c'est ainsi que le peuple de ce pays a coutume d'indiquer la partie inférieure de la poitrine. Le pouls était très-vibrant, et la difficulté de respirer si grande qu'elle était forcée de s'asseoir sur son lit; cette difficulté de respirer éprouvait cependant quelquefois une rémission après l'administration d'huile fraîche d'amandes douces. Enfin elle augmenta tellement, qu'elle suffoqua la femme.

Examen du cadavre. A l'ouverture de la poitrine, je vis dans cette cavité de l'eau en assez grande quantité; mais le péricarde en contenait beaucoup, de sorte qu'elle le distendait considérablement. Le cœur semblait appartenir à un taureau par sa masse, par l'épaisseur de ses parois, par la capacité de ses cavités. Celles-ci renfermaient des concrétions polypeuses assez volumineuses, qui s'étendaient jusqu'aux vaisseaux. L'aorte, depuis le cœur jusqu'au premier orifice des branches supérieures, était très-dilatée, et couverte à l'intérieur dans presque toute cette étendue de petites écailles osseuses qui ne ressemblaient à rien tant qu'à des gouttes très-rapprochées de cire blanche après qu'elles se sont refroidies sur le pavé. Le poumon gauche, surtout dans sa partie inférieure, était mou et à demi altéré, de la même manière que si on l'eût fait macérer long-temps dans l'eau, comme les anatomistes le font quelquefois.

29. Vous lirez dans Malpighi (2) une histoire semblable à celle-ci sous beaucoup de rapports, soit que vous considériez la vibration du pouls, soit que vous ayez égard à la quantité d'eau contenue dans le péricarde, à la dilatation de la cavité principale du cœur et de l'aorte, et aux écailles osseuses développées dans l'intérieur de celle-ci. Vous verrez que j'ai aussi observé ces trois dernières lésions dans les deux observations suivantes. Avant de les rapporter, elles me fournissent l'occasion, elles et les deux qui ont été décrites immédiatement, de dire quelque chose de l'opinion d'un homme célèbre sur la cause des anévrismes et des lames osseuses qui s'y développent. Il pense que cette cause peut consister dans la carie des os, mais bien autrement que je ne l'ai expliqué un peu plus haut (1). Il dit donc que comme la plupart des artères sont contiguës à des os comme à des appuis, si par hasard la carie creuse un os, la résistance de l'appui manquant à cet endroit, l'artère est portée à se dilater, à s'unir avec l'os carié, et à former des lames osseuses produites par le suc osseux qui provient de cet os. Il est vraisemblable que s'il était arrivé à cet écrivain ce qui arriva au célèbre Targioni (2), de voir une grande cavité creusée dans les vertèbres dorsales, et de trouver la veine azygos placée à côté d'elle extrêmement variqueuse, il est vraisemblable, dis-je, qu'il aurait plutôt regardé la cavité comme la cause de la varice, opposé en cela à Targioni, dont vous embrasseriez plus facilement l'opinion, si la varice avait commencé lorsque les vertèbres n'avaient pas encore cessé de céder à cause de l'âge. — Au reste, j'avoue volontiers que l'opinion proposée peut quelquefois avoir lieu en quelque partie, pour ce qui regarde certaines dilatations des artères, comme sur le postillon dont il a été question dans la Lettre précédente (3), et plus encore dans le cas à l'occasion duquel cette opinion a pris naissance; car dans ce dernier exemple il y avait à la face postérieure de l'aorte quelques tubercules hémisphériques répondant à des cavités, qui, creusées dans les corps contigus des vertèbres dorsales, recevaient chacune une de ces dilatations hémisphériques. Cependant l'aorte était dilatée aussi à sa face antérieure, et cette face ne manquait pas de saillies hémisphériques semblables; or aucune de ces deux lésions ne pouvait dépendre des cavités des vertèbres. J'ai également chez moi

----

(1) Epist. 26, n. 17, et Epist. 27, n. 2, 22 et seq.

(2) Epist. de struct. glandul.

(1) N. 27.

(2) Prima Raccolta di osserv. med., p. 22.

(3) 17, n. 17.

l'aorte desséchée d'un homme, avec un sac anévrismatique oblong, qui commence avant l'endroit où les branches supérieures naissent de cette artère ; mais à l'origine même du sac est une saillie formée par une dilatation particulière hémisphérique, capable de recevoir l'extrémité du plus gros pouce ; or assurément ce tubercule, comme le siége indiqué le fait voir, n'avait été voisin d'aucun os. Mais à l'égard de ce sac, que j'ai décrit sur l'homme de Bellune (1), et qui touchait la clavicule et les côtes dont la structure était altérée, dirons-nous qu'il avait pour cause cette altération, lorsque sa première origine se trouvait également à une partie de l'artère qui est aussi éloignée de cet os et de tous les autres ? Vous avec vu en outre dans l'histoire précédente de la vieille femme, et vous avez lu comme vous lirez encore dans d'autres observations, que des anévrismes étaient situés au même endroit de l'aorte, et qu'il existait aussi, pour parler également de cet objet, de petites lames osseuses ; eh bien, rapporterons-nous ces lésions aux os, qui étaient éloignés et intacts ? Je ne dis rien du suc osseux qui est révoqué en doute par des expériences récentes de Duhamel (2), même pour l'endroit où l'on croyait qu'il s'écoulait des os fracturés ; de sorte que si vous partagez son opinion, vous penserez maintenant qu'il faut le faire dériver d'autant moins des os cariés. Mais j'examinerai bientôt d'autres objets relatifs à l'origine des lames osseuses dans les artères, lorsque j'aurai rapporté une autre observation que je recueillis également à Bologne deux ans après la précédente.

30. Un homme, dont l'oncle avait été enlevé par une maladie cachée dans la poitrine avec de grandes pulsations, trop adonné aux plaisirs de l'amour, surtout lorsqu'il était jeune, ainsi qu'aux excès de la table, et en proie, à l'âge mûr, à des affections morales et à de grands chagrins, commença à éprouver d'abord des pulsations semblables, et après un certain temps à respirer en outre avec difficulté lorsqu'il marchait dans la plaine, et beaucoup plus encore quand il allait sur des lieux en pente. Cette difficulté de respirer augmentait presque chaque mois sous la forme d'un paroxysme particulier, au point que cet homme paraissait être sur le point d'être suffoqué, si on ne lui tirait pas promptement du sang ; car c'est ainsi qu'il était soulagé. Enfin il fut pris d'une fièvre légère, et ce fut principalement dans cette occasion que le médecin s'aperçut que le pouls ne s'éloignait pas peu de l'état naturel ; en effet, il ne s'accordait point avec cette petite fièvre, puisqu'il était fort et très-vibrant, surtout du côté gauche. Le médecin demanda aussitôt s'il n'y avait jamais de pulsations dans la poitrine ; car le malade n'en avait point parlé, quoiqu'il en existât depuis long-temps, comme je l'ai dit, et qu'elles fussent si violentes, que la main approchée au-dessous de la mamelle gauche était pressée souvent avec beaucoup de force, et repoussée pour ainsi dire. Déjà la respiration ne pouvait plus avoir lieu que la tête élevée ; quelques crachats sanguinolents, mais en très-petit nombre, étaient rendus. Le sang tiré de la veine (deux onces et pas davantage) parut être d'une très-bonne qualité. Cependant le malade devenait insensiblement plus maigre, comme un hectique, sans toutefois que cet état fût très-remarquable : œdématie des pieds, affaiblissement des forces, pouls petit sans cesser d'être vibrant, continuation des pulsations au-dessous de la mamelle. Bien plus, le quarantième jour environ après l'invasion de cette petite fièvre, et une heure avant la mort, les pulsations devinrent aussi fortes que jamais.

Examen du cadavre. Le ventre ne présenta presque rien contre nature, si ce n'est la rate, qui était d'une grosseur convenable à la vérité, mais dure et très-noire. Il n'y avait point d'eau accumulée dans la poitrine, ni dans le ventre, ni dans le péricarde. Mais le cœur était très-volumineux, et les veines qui rampent sur sa surface se trouvaient dilatées et comme variqueuses. Après avoir coupé le ventricule droit, qui renfermait une légère concrétion polypeuse, et le ventricule gauche, dans lequel il n'y avait rien de semblable, je trouvai toutes les parois du cœur épaissies en même temps que les deux ventricules étaient dilatés, mais surtout celui du côté gauche, où j'observai que les valvules mitrales étaient trois fois plus grosses qu'à l'ordinaire, et que les colonnes auxquelles celles-ci sont attachées se trouvaient élargies. L'aorte était aussi beaucoup plus grosse que dans l'état naturel, de-

(1) Supra, n. 25.
(2) Mém. de l'Acad. royale des Sc., ann. 1741.

puis le cœur jusqu'au voisinage des émulgentes, et dans tout ce trajet elle était raidie par des lames osseuses qu'elle présentait en grand nombre intérieurement. Pendant l'examen des objets que j'ai indiqués, et pendant qu'on séparait le cœur des vaisseaux, il tomba de ces derniers une grande quantité de sang noir et à demi coagulé, et ce liquide sortit aussi de l'un d'eux, savoir de la veine cave supérieure, sous la forme d'une espèce de cylindre oblong, comme une épée sort de son fourreau. En disséquant les poumons, je les trouvai tachetés et remplis d'une humeur écumeuse, et je leur reconnus une dureté comme tendineuse au toucher.

31. Comme les parois du cœur, devenues trop vigoureuses, chassaient avec trop de violence le sang dans l'aorte, et que ce liquide dilatait celle-ci avec d'autant plus de facilité peut-être qu'elle était moins forte (car la maladie de l'oncle indique un peu quelque chose d'héréditaire), et comme le sang ne pouvait point être poussé convenablement par l'artère dilatée et devenue ensuite raide, il en résultait qu'il était forcé de s'arrêter en partie dans le ventricule voisin, comme je l'ai dit aussi ailleurs, et de distendre principalement ce dernier; toutefois, se trouvant retardé par la même cause dans les vaisseaux des poumons et même dans le ventricule droit, mais un peu moins violemment, parce que ce n'était que médiatement et successivement, il dilata également celui-ci, mais à un moindre degré. Vous concevez donc, d'après cela et d'après l'augmentation du volume du cœur qui surchargeait le diaphragme, la difficulté de respirer et les crachats sanguinolents; mais les efforts de l'un et l'autre ventricule, qui étaient d'autant plus considérables qu'il leur fallait chasser plus de sang, et dans des voies embarrassées par un autre sang, les regarderez-vous comme la cause de la dureté de ces voies et de leur rigidité, effets dont l'un se manifesta dans la dissection des poumons, l'autre dans celle de l'aorte? Si vous les faites dépendre de là, vous agirez d'après la doctrine (1) de Boerhaave, admise par plusieurs, et qui consiste à déduire d'un mouvement continuel et plus fort qu'il ne doit l'être, non-seulement l'endurcissement, mais encore l'ossification des parties, produits

par la vieillesse et par une vie laborieuse. En effet, que les plus petits vaisseaux des parties soient pressés et comprimés fortement pendant un plus long espace de la vie, ou qu'ils le soient moins longtemps, mais beaucoup plus fortement, au point de devenir imperméables et enfin nuls, vous concevrez la dureté de ces parties, et en dernier lieu leur raideur osseuse. Cependant, comme je sais que cette doctrine n'a point été adoptée par des hommes célèbres, et que l'un d'entre eux, dont j'ai la dissertation entre les mains, a mis en avant contre elle, soit des raisons, soit surtout des observations, avec lesquelles les miennes s'accordent en partie, d'après ce que je ferai voir ailleurs (1), je pense que vous devez procéder ici pas à pas, et non sans une distinction.

32. Ainsi d'abord on ne peut pas nier que les parties des vieillards ne soient plus dures, puisque, d'une part, les anatomistes (2) confirment que même leur cerveau présente plus de fermeté et de dureté, et que de l'autre personne n'ignore combien il est plus difficile aux dents, à l'estomac, au feu même, de broyer, de digérer, et de cuire la viande des animaux vieux. Or, je crois qu'il est permis de faire dépendre cette dureté de la cause que Boerhaave lui a attribuée. De même j'ai vu quelquefois (3) sur des vieillards, moi aussi comme d'autres (4), la rigidité et l'ossification de certains ligaments, de membranes, de tendons, et même d'une partie de la substance musculaire du cœur; et rien ne s'oppose beaucoup, je crois, à ce que je dise que cela tenait surtout à la même cause. D'un autre côté, il est évident que les artères sont composées de membranes et de fibres musculaires. Il paraît donc que le même raisonnement est applicable aussi à ces vaisseaux, s'ils s'ossifient de la même manière; mais qu'il ne l'est pas, s'ils s'ossifient autrement. Or, je ne puis nier qu'ils ne s'ossifient souvent autrement, lorsque je pense aux écailles répandues çà et là dont il est ici question, et à ce que j'ai observé en même temps qu'elles. Mais, de même que je fais volontiers cet aveu, de même je croirais que les artères

---

(1) Prælect. ad Instit., § 415.

(1) Epist. 27, n. 21, 22.
(2) Vid. apud Haller. in extrema ad cit. Boerh., § adnot
(3) Epist. indicata, n. 18.
(4) Vid. apud Haller, loc. modo cit.

peuvent s'ossifier de cette première manière, car je ne vois pas du tout pourquoi nous nierions d'une manière absolue pour les tuniques de ces vaisseaux ce que nous reconnaissons pour d'autres. En effet, la tunique moyenne ne s'oppose pas à cette opinion, quoiqu'elle soit musculeuse et qu'elle se trouve continuellement dans une contraction et un relâchement alternatifs, puisque nous savons, comme je le disais tout à l'heure, que la chair du cœur même s'est ossifiée. Le tissu cellulaire interposé entre ces tuniques ne s'y oppose pas non plus; car, resserré entre elles dans l'état naturel, il ne se montre sous la forme cellulaire que par le moyen du tiraillement et de l'injection de l'air, ce qui fait qu'il ne garantit pas assez de la compression les vaisseaux qui passent dans les tuniques; et en effet nous voyons ailleurs des membranes au-dessous desquelles se trouve un tissu de cette espèce devenir osseuses malgré cela; toutefois, nous considérons moins ici les vaisseaux qui se rendent aux tuniques, que leurs dernières ramifications qui se répandent à travers la substance intime de celles-ci. Mais en outre Boerhaave (1) a indiqué, d'après Ruisch, qu'en examinant des artères injectées d'une part sur des fœtus et de l'autre sur des vieillards, et en comparant les vaisseaux des unes et des autres, on voit que ceux qui se rendent à leurs tuniques se rompent dans le tissu cellulaire même par l'influence de l'âge, et se réunissent, ce que l'illustre de Haller (2) a confirmé positivement. D'ailleurs, les artères des poumons, quoique la substance de ces viscères soit celluleuse, ne sont pas exemptes de cette lésion, attendu qu'il existe un exemple (3) dans lequel les artères et leurs rameaux étaient entièrement ossifiés dans les poumons.

Au reste, relativement à ce que l'on observe aussi l'ossification des veines, contre les parois desquelles le sang ne se porte pas avec impétuosité, comme contre celles des artères, ou à ce que celles-ci ne commencent pas toujours à s'ossifier près du cœur, où elles éprouvent une plus forte pression de la part de ce liquide poussé sur elles, cela a lieu beaucoup plus rarement, et il n'est point

étonnant qu'il arrive quelquefois aux veines pour d'autres causes ce qui arrive également aux autres membranes, ou que certains trajets d'artères aient parfois, soit dès le principe, soit à la suite d'un genre de vie particulier et d'une situation plus fréquente du corps ou des membres, leurs petits vaisseaux intérieurs plus disposés à recevoir la compression du sang qui distend toutes les artères. Comme cette dernière disposition peut exister aussi çà et là depuis la naissance, même dans de petites parties d'artères, ou dans des lames externes plutôt qu'internes de la tunique intérieure, il peut de même arriver de là qu'il ne se forme pas un os continu, ou que la face interne de la tunique interne, quoique plus exposée à l'impétuosité du sang, ne s'ossifie pas elle-même, tandis que celle qu'elle couvre s'ossifie.

33. Que si vous approuvez par hasard quelques-unes de ces réponses que j'ai faites plutôt pour vous engager à répondre mieux, que parce que je suis assez content de toutes (et certes vous verrez ailleurs (1) que je n'accorde pas beaucoup d'importance à la plupart d'entre elles), je pense que nous ne devons cependant point tout de suite en venir au point d'avouer que jamais les artères ne se changent en nature osseuse de la même manière que les tendons et certaines autres parties. Pourquoi en effet cela serait-il, si quelquefois toute la tunique interne, ou toute l'artère, se transformait en cette nature? Fallopia (2) (car les anciens anatomistes n'ignoraient pas non plus ce genre d'observations), non-seulement a remarqué long-temps avant Sténon que les oiseaux vieux avaient les cordes des muscles ossifiées à cause d'un trop grand exercice et d'un trop grand travail, et que les cordes des oiseaux jeunes étaient molles, mais encore a affirmé (3) positivement avoir vu sur une vieille femme toutes les artères du côté gauche ossifiées. D'ailleurs Coiter (4) a écrit quelque chose qui regarde encore Fallopia, savoir, que des hommes dignes de foi lui avaient rapporté à Bologne qu'ils avaient vu à Padoue, sur un corps disséqué par Fallopia, l'artère aorte, ou la grande artère, entièrement osseuse.

---

(1) Prælect. cit., ad § 471.
(2) Ad earumd., § 467, not. 2.
(3) Eph. N. C., dec. 2, a. 3, obs. 38.

(1) Epist. 27, n. 21, 22.
(2) De partib. similar., c. 10.
(3) Ibid., c. 14.
(4) Obs. anat.

D'un autre côté, il fallait nécessairement qu'il existât une ossification complète de la portion descendante de la même artère, que Harvey (1) enleva du cadavre d'un noble personnage, avec les deux branches crurales dans la longueur d'un empan, car il dit que ses tuniques étaient totalement converties en un canal et en un tube osseux, et certes, si quelque tunique avait encore existé, il n'y avait pas lieu à l'argument de cet auteur, que la faculté du pouls n'avait pas pu être transmise à travers la solidité de l'os. Je passe sous silence d'autres observations, parce que Harvey en a dit suffisamment dans celle-là pour que, malgré sa réserve, je ne puisse pas facilement conjecturer, ni à plus forte raison faire voir, ou prouver sa pensée d'une autre manière. — Mais en voilà assez ; je n'adopte point une opinion contraire, mais je suspends pour un peu de temps mon assentiment, jusqu'à ce que la vérité se découvre davantage à mes recherches. Maintenant arrivons à l'observation restante d'une dilatation du cœur et de l'aorte.

34. Une femme qui paraissait âgée d'environ quarante ans, un peu grasse, accoutumée à gagner sa vie en lavant du linge, étant venue souvent à l'hôpital pendant ces six dernières années, pour une difficulté de respirer qui avait l'apparence d'un asthme convulsif, sans que son pouls eût jamais pu être senti au carpe, était revenue, pour cette même difficulté de respirer, au même hôpital, où elle mourut dans l'espace de quinze jours, après avoir rendu, disait-on, dans les derniers temps, des crachats épais et purulents.

Examen du cadavre. Je fis l'examen du cadavre, qui fut transporté à l'Amphithéâtre pour le cours public d'anatomie. Il ne paraissait tuméfié nulle part, pas même aux pieds, et il ne semblait point être du tout en mauvais état. Mais le lendemain de la mort, après que les téguments de l'abdomen eurent été enlevés, les muscles commencèrent à devenir verts ; et le troisième jour cette couleur était beaucoup plus prononcée, et il s'exhalait une odeur extrêmement fétide, quoique les viscères du ventre mis à découvert bientôt après ne fussent ni livides ni morbides. Toutefois, peu de temps après que l'estomac, l'épiploon, le mésentère, et certains autres viscères

eurent été enlevés, ils commencèrent tous à devenir livides et fétides, de sorte que le lendemain, le pancréas, teint d'une couleur d'un vert sale, ne ressemblait à rien moins qu'à un pancréas. Cependant une odeur forte et insupportable s'était répandue non-seulement dans l'Amphithéâtre, mais encore dans presque tout le Gymnase, quoique la température fût froide et neigeuse pendant les jours qui précédèrent immédiatement ce grand froid qui commença à se faire sentir le 10 février de l'an 1740. Il fallut donc enlever et enterrer promptement le cadavre, mais je voulus auparavant qu'on incisât les téguments à l'un et à l'autre carpe, pour voir si par hasard l'artère n'existait pas, ou si elle était petite, ou si elle se trouvait embarrassée de quelque manière à l'endroit où les médecins la cherchent ordinairement, et j'ordonnai que la poitrine fût ouverte pour chercher le siége de la maladie. Or, l'artère était à l'un et à l'autre carpe dans la situation et dans l'état où elle est habituellement. La poitrine ne contenait pas non plus de liquide épanché, et les poumons n'étaient point adhérents à la plèvre ; ces derniers se trouvaient, il est vrai, gonflés et remplis d'une humeur écumeuse, mais ils ne présentèrent outre cela aucune autre trace de lésion intérieurement ni extérieurement. Dans l'intérieur du péricarde, qui était dur, épais, et comme tendineux, je trouvai le cœur gros. En disséquant ce dernier, je remarquai que cette grosseur et la capacité des ventricules ne coexistaient pas avec l'amincissement des parois, qui étaient plutôt épaissies. Des concrétions polypeuses blanchâtres et épaisses, mais qui n'étaient pas plus dures que la couenne qui se forme sur la surface du sang qu'on a tiré par l'ouverture de la veine, et qui même se laissaient facilement déchirer, se trouvaient dans chaque ventricule, mais surtout dans celui du côté droit, d'où la plus longue d'entre elles s'étendait à travers l'artère pulmonaire. Après avoir écarté ces concrétions, comme j'examinais avec plus de soin la face interne des ventricules, les valvules, les oreillettes et les gros vaisseaux, je trouvai tout dans les bornes de l'état sain, à l'exception de ceci. Le sinus de l'oreillette gauche était plus ample, et sa surface interne plus inégale qu'à l'ordinaire. Les digues (*) des val-

---

(1) Exercit. anat. 3, de circ. sang.

(*) Les auteurs ne sont pas d'accord

vules de l'aorte, pour me servir de l'expression de Valsalva (1), étaient épaissies çà et là, surtout celles de deux d'entre elles ; il en était de même d'une de celles qui se trouvent à l'entrée de l'artère pulmonaire. Pendant que je les examinais, il me fut facile de remarquer qu'outre les deux orifices où commencent les artères coronaires, il y en avait ici de plus un troisième, qui était situé, non pas à côté de celui de la partie droite, mais à côté de celui de la partie gauche ; et telle était sa grandeur, que je ne me souviens pas d'avoir jamais vu une telle dimension dans celui que j'ai décrit ailleurs (2), à côté de celui de la partie droite. Mais il fut beaucoup plus facile de reconnaître que l'aorte était dilatée depuis ces valvules presque jusqu'à l'endroit d'où naissent les premières intercostales inférieures. Cette dilatation n'était pas moins évidente qu'une dureté et un épaississement plus considérables des tuniques dans tout ce trajet, où la face interne était jaune en plusieurs endroits, et présentait des indices d'une ossification prochaine, tels que ceux qu'on remarquait à l'origine de l'une des sous-clavières. De plus, aussitôt que l'aorte pouvait prendre le nom de *descendante*, elle offrait intérieurement quelques petites lames véritablement osseuses, et dans le même endroit ses fibres étaient apparentes dans une étendue assez considérable, de la même manière que si elle eût été tiraillée. Enfin, dans la partie qui s'approchait du diaphragme, elle paraissait creusée par des espèces de sillons dirigés dans le sens de sa longueur.

35. Je vous écrirai ailleurs (3) sur ces sillons, car j'en ai remarqué sur d'autres sujets aussi. Quant à cette disposition extrême qu'avaient les viscères, surtout de ceux du ventre, à une putridité extraordinaire, et à l'état du pouls qui ne pouvait point être senti, je n'ai rien à en dire, à moins de vouloir rapporter

peut-être ce dernier à des convulsions (1), et la première à cette fièvre d'un mauvais caractère, qui s'y était jointe en dernier lieu. D'un autre côté, je ne décide pas non plus si les crachats furent vers la fin purulents ou plutôt puriformes. Il est un seul objet que je n'ai point encore exposé, quoique je l'aie cité également dans les deux histoires précédentes (2), et que je m'efforcerai d'expliquer : savoir, comment il peut se faire qu'à la dilatation des ventricules du cœur se joigne non pas l'amincissement, mais plutôt l'épaississement de leurs parois, ce qu'un homme très-célèbre, qui nie l'augmentation de la chair musculaire contre nature même dans les anévrismes du cœur, paraît n'avoir pas vu ou n'avoir pas assez considéré.

Lorsque les ventricules du cœur sont affectés d'un anévrisme, ils ne chassent pas tout le sang dans les artères, et par conséquent il faut ajouter à celui qu'ils reçoivent des veines la portion qui est restée dans leur intérieur auparavant. Donc une plus grande quantité de ce liquide résistera davantage à celui qui doit revenir de la substance même du cœur dans les ventricules par des conduits nombreux, mais étroits : par conséquent une partie de ce dernier s'arrêtant dans les parois du cœur, les rendra plus épaisses. Que si l'anévrisme des ventricules se joint à celui de l'aorte, comme sur ces trois sujets dont j'ai parlé en dernier lieu, il arrivera en outre que celle-ci ne pouvant pas alors pousser en avant comme elle le doit le sang chassé par le cœur, une bien plus grande quantité du même sang sera repoussée bientôt après, lors de la contraction de l'artère, dans les orifices de l'une et l'autre artère coronaire ; et par conséquent les parois du cœur recevront plus de sang en même temps qu'elles en chasseront moins, d'où leur épaississement augmentera par une double cause, et il augmentera d'autant plus que les conduits par lesquels elles chassent le liquide seront naturellement plus étroits ou moins nombreux, ou que les orifices par lesquels elles le reçoivent seront plus grands, ou quelquefois en plus grand nombre, comme sur cette femme. Cependant tous ceux qui auront une dilatation des ventricules n'éprouveront pas un épaississement des parois de

---

sur la partie des valvules que Morgagni appelle *agger* ; les uns croient que c'est le bord libre, et d'autres, comme de Haller, pensent que c'est le bord adhérent. Nous serions disposés à adopter préférablement l'opinion de ce dernier.

(*Note des Trad.*)

(1) Diss. anat. 1, n. 10.
(2) Epist. anat. 15, n. 8.
(3) Epist. 24, n. 34 et 37.

---

(1) Ibid., n. 7 in fin.
(2) N. 28 et 30.

ces cavités, qui, au contraire, s'aminciront sur certains sujets, soit que les diamètres de ces conduits qui chassent et qui reçoivent le sang ne soient pas dans cette disposition ou même qu'ils se trouvent dans une disposition contraire dès la naissance, soit aussi que la structure des fibres soit plus molle et par là plus propre à céder; structure quelquefois naturelle, et d'autres fois dépendante d'humeurs corrosives qui auront dissous plusieurs de ces fibrilles très-ténues dont les autres fibres sont composées, ou au moyen desquelles elles s'unissent entre elles.

36. Il y a long-temps, comme vous savez bien, que je vous ai envoyé cette explication. Je vois maintenant qu'il y a quelques points qui ne s'accordent pas avec les observations de l'illustre Sénac, surtout avec les passages où (1) celui-ci cherche si à la face interne des ventricules du cœur s'ouvrent en effet de petits orifices, qui versent le sang dans ces cavités, comme on pouvait croire que cela avait été démontré par tant d'auteurs célèbres dont l'opinion était presque généralement adoptée. Je désire donc que vous examiniez la chose avec soin, et que le peu de parties que vous jugerez devoir être changées dans mon explication, vous les changiez ou rejetiez. Mais lorsque vous lirez l'ouvrage de cet écrivain, vous y rencontrerez souvent d'autres objets qui se rapportent à ceci. Car vous y verrez la confirmation de ce que l'histoire rapportée en dernier lieu a appris, que tous les anévrismes du cœur, et à plus forte raison de l'aorte, ne sont pas accompagnés d'un pouls trop fort, comme quelques-uns semblent le croire, et vous y trouverez l'indication (2) de plus d'une cause de cette non-coexistence, et par conséquent les raisons pour lesquelles tous les anévrismes du cœur ne dilatent pas l'aorte (3); et dans le cas où il existe un anévrisme dans ces deux parties, vous y apprendrez quel est celui qui paraît (4) avoir été la cause de l'autre, et quels sont alors les caractères de tous deux, quoique les pulsations (5) soient obscures : vous y rencontrerez encore d'autres questions de cette espèce, qui,

bien qu'elles ne présentent pas moins de difficulté que d'utilité, ont été néanmoins très-clairement résolues, et avec non moins de science que d'esprit, autant que le permet la nature de la chose. Il n'y manque pas non plus d'avertissements ni de remarques qui peuvent être utiles, comme lorsque vous lirez (1) que le cœur est quelquefois dilaté, sans qu'il paraisse l'être si on ne le remplit pas; que la même chose (2) arrive quelquefois pour l'aorte, à moins qu'on n'y fasse beaucoup d'attention, non pas quand elle est dilatée latéralement en forme de sac, mais quand elle l'est également de tous côtés (3); et que les dilatations des oreillettes, en comprimant cette artère ou la pulmonaire, nuisent à la sortie du sang des ventricules du cœur. A cela on peut ajouter que l'anévrisme de l'une des deux artères, en comprimant le tronc contigu de l'autre, s'oppose encore plus à la sortie du sang, et qu'en comprimant l'une ou l'autre oreillette ou les veines qui s'y déchargent, il s'oppose au retour de ce liquide.

Mais, pour revenir à Sénac, outre le peu d'objets que j'ai indiqués parmi un grand nombre, son ouvrage renferme aussi des observations qui lui sont propres sur des anévrismes du cœur et de l'aorte en même temps; et loin de ne pas rapporter, comme Lentilius (4), leurs symptômes particuliers, il les a au contraire indiqués presque en entier, principalement sur le marquis du Palais (5), qui présentait, entre autres, celui que j'ai examiné soigneusement plus haut (6) avec les autres indices des anévrismes, c'est-à-dire que le sujet ne pouvait pas se coucher, et qu'il était forcé de s'asseoir le corps courbé en avant. — Vous lirez (7) aussi que cette position du corps, qui existait avec d'autres signes d'une lésion chronique du cœur, apportait quelque soulagement sur un vieillard dont le cœur était d'une grosseur presque effrayante, et dont l'aorte, aussitôt après être parvenue au-dessous du diaphragme, présentait la grosseur du poing : je croi-

(1) Traité du Cœur, l. 2, c. 5, n. 11.
(2) L. 4, c. 4, n. 4, et c. 8, n. 9 et 10.
(3) C. 8, n. 6.
(4) Ibid.
(5) C. 4, n. 4.

(1) C. 8, n. 2.
(2) Supplém., ch. 3.
(3) L. 4, ch. 11, n. 2.
(4) Eph. N. C., dec. 3, a. 3, in append., n. 5, ad obs. 31.
(5) L. 4, ch. 8, n. 4, 6, 7.
(6) N. 18, 19.
(7) Act. N. C., tom. 3, obs. 31.

rais que cette dernière lésion était un anévrisme, auquel était adhérente à l'intérieur une matière polypeuse ; car si c'eût été un follicule membraneux, ou un apostème qui se fût ouvert dans l'aorte, avant que l'apostème n'eût fait passer son pus dans l'artère, l'artère aurait chassé son sang dans l'apostème, parce qu'elle le pousse avec beaucoup plus de force.

37. Quoique je vous aie rapporté beaucoup d'exemples d'anévrismes de l'aorte qui me sont propres, je vous en rapporterai cependant d'autres ailleurs dans l'occasion ; et je parle non-seulement de ceux qui consistent dans une dilatation presque égale de l'aorte dans tous les sens, mais encore de ceux qui se développent à son côté en forme de sac, pour que vous ne croyiez pas que ces derniers se rencontrent très-rarement, parce qu'il est arrivé par hasard que je n'en ai rapporté qu'un seul exemple, soit d'après l'observation de Valsalva, soit d'après la mienne. Il est certain au contraire que sur quatre anévrismes que j'ai, et que Volpie remplit et fit sécher autrefois, et qui tous ont leur siége ou dans l'arc de l'aorte, ou dans le trajet qui se trouve entre l'arc et le cœur, un seul appartient à la première espèce, et les trois autres à la seconde. Si quelque jour vous venez à Padoue, comme je le désire, vous les verrez chez moi. En attendant, adieu ; aimez-moi comme vous le faites.

<hr>

XIXe LETTRE ANATOMICO-MÉDICALE.

LONGS DÉTAILS SUR LA SUFFOCATION, QUELQUES MOTS SUR LA TOUX.

1. Après vous avoir envoyé quatre lettres, pour la plupart fort longues, sur les lésions de la respiration, je vais vous en adresser une seule sur la suffocation et sur la toux. Cela tient à ce que la difficulté de respirer étant souvent accompagnée de la toux, et se terminant plus souvent encore par la suffocation, je n'ai pas pu écrire sur la première sans parler fréquemment en même temps des deux dernières, dont l'une a été indiquée positivement, et l'autre d'une manière un peu obscure. La même chose arrivera nécessairement pour certaines autres maladies de la poitrine dont je traiterai par la suite. Ainsi vous chercherez ailleurs ce que je paraîtrai omettre ici. Au reste, si l'on compare les observations que le *Sepulchretum* renferme dans cette seconde section (1) sur la suffocation, ou dans la suivante sur la toux, avec celles que la précédente embrasse, on trouvera qu'elles ne sont pas très-nombreuses, quoique plusieurs aient été répétées tout ouvertement, et quelques autres par négligence. C'est ainsi en effet que celle qui avait été décrite sous le numéro xxi se trouve encore bientôt après sous le numéro xxix, et celle que Bonet lui-même avait rapportée sous le numéro xv (1) se rencontre de nouveau dans les suppléments sous le numéro iii. D'un autre côté, dans la section suivante, la troisième observation ne diffère pas du § 4 de la vingt-huitième, ni la douzième de la quinzième, ni le § 1 du § 7 dans la dix-septième, ni le § 3 de la dix-huitième du § 2 de la dix-neuvième, ni la trentième du § 6 de la vingt-septième, ni la trente-unième du § 8 de la dix-huitième ; et, ce que personne ne croirait facilement, il n'y a point de différence entre les § voisins 4 et 5, dans l'observation vingtième.

2. Mais, comme la suffocation a lieu non-seulement par des causes internes, mais encore par d'autres qui viennent du dehors, dont je n'ai point parlé jusqu'à présent, je commencerai par celles de cette dernière espèce ; et d'abord, selon mon habitude, je vous décrirai quelques observations de Valsalva, que je ferai suivre, après en avoir rapporté quelques-unes de moi, telles qu'elles sont, de quelques expériences que nous avons faites lui et moi. Après cela, passant de

<hr>

(1) L. 2.   (1) § 1.

cette espèce de causes à celles qui sont internes, si j'ai quelques histoires qui appartiennent d'une manière spéciale, d'abord à la suffocation, et ensuite à la toux, je ne vous les laisserai pas ignorer.

3. Une femme de vingt-un ans fut pendue publiquement.

Examen du cadavre. La peau du cadavre, au dos, aux lombes et aux fesses, était rougeâtre dans certains points, et un peu livide dans d'autres. La bouche était contournée, les yeux à demi ouverts, et la face entièrement livide ; mais peu de temps après la section des veines jugulaires externes, celle-ci devint pâle. En effet, le sang avait conservé une liquidité presque naturelle. — A l'ouverture de la poitrine, il fallut dégager les poumons de la plèvre, parce qu'ils lui étaient adhérents de l'un et de l'autre côté en plusieurs endroits, et que le lobe inférieur de celui du côté droit l'était aussi au diaphragme. Ces viscères paraissaient être attaqués d'une légère phlogose vers le dos.

4. La section des jugulaires, qui fit voir que la liquidité du sang s'était conservée, confirma que la lividité de la face dépendait de la stagnation du sang dans les veines de cette partie. Or, en admettant cette liquidité, on conçoit facilement que tout ce qui fut noté par Valsalva, soit dans les parties postérieures, soit du corps, soit des poumons, était survenu depuis que le cadavre, enlevé de la potence, avait été placé en supination.

5. Un voleur, qui n'avait pas plus de deux ans que cette femme, périt du même supplice.

Examen du cadavre. Le cadavre ayant été livré pour le cours public d'anatomie, on remarqua extérieurement que la face, où les yeux étaient à demi ouverts, les bras, le dos, les fesses étaient un peu rouges dans certains points et livides dans d'autres. Mais, intérieurement, il n'y avait rien de remarquable, si ce n'est que les poumons parurent rougeâtres comme à la suite d'une phlogose.

6. Ici, au contraire, quoique tout le reste doive être expliqué de la même manière, cependant ce qui regarde les poumons, puisqu'on ne les considéra pas seulement par derrière, paraîtrait devoir être rapporté à la suffocation, si cela s'accordait avec la première observation et avec les deux qui suivent. Quant à ce que les deux yeux étaient à demi-ouverts

sur les deux sujets dont il a été parlé, et même tout-à-fait ouverts sur celui dont il va être question immédiatement, cette circonstance ne vient certainement pas beaucoup à l'appui de cette remarque de Garmann (1) : Presque tous ceux qui périssent de mort violente ont les yeux couverts par les paupières.

7. Un homme fut pendu.

Examen du cadavre. Les yeux étaient ouverts et gonflés et la face un peu livide. Dans le ventre, on remarqua quelques vaisseaux chylifères aux environs des glandes lombaires, auxquels ils semblaient se terminer. Dans la poitrine, les poumons qui, tous deux, et surtout le droit, étaient tellement adhérents à la plèvre qu'on eut de la peine à les en séparer, se trouvaient un peu rouges par derrière. Le cœur ne contenait aucune concrétion polypeuse. A la tête, les vaisseaux sanguins de la dure-mère étaient un peu engorgés.

8. Un homme maigre, dans la force de l'âge, est pendu pour plusieurs vols considérables. Il avait été sujet par intervalles, surtout en se promenant, à une difficulté de respirer, et à une toux incommode.

Examen du cadavre. A l'ouverture du ventre, faite pendant le cours public d'anatomie, on aperçoit quelques vaisseaux lactés dans le mésentère. Dans la poitrine, les poumons étaient parsemés de différentes taches comme noirâtres ; cependant ils n'étaient point adhérents à la plèvre, à l'exception de la partie supérieure de celui du côté droit qui, dans un volume de la grosseur d'une pomme, était endurcie et teinte d'une rougeur particulière, comme si elle avait été enflammée ; car cette partie était fortement attachée à la plèvre aux environs des côtes et à l'endroit correspondant à la clavicule. Le péricarde contenait à peine une demi-once de sérosité ; on ne trouva aucun grumeau de sang dans le cœur. Au cou, la corde du bourreau avait rompu les muscles qui unissent l'os hyoïde au larynx et aux parties voisines, de sorte que cet os était séparé du larynx. Enfin on arriva à la tête. La peau qui couvrait le crâne avait les petits vaisseaux sanguins de sa face interne engorgés. Le cerveau, autant qu'on pouvait en juger par les sens, ne différait nullement de l'état naturel. Les muscles et

(1) De mirac. mortuor., l. 1, tit. 5, § 7.

les autres parties environnantes des yeux paraissaient être comme enflammés par le sang en stagnation : l'une et l'autre rétine présentaient une couleur rouge. La membrane du tympan de l'une des oreilles était teinte de sang, ainsi que les osselets qui lui sont unis ; le tympan de l'autre oreille offrit une rougeur plus légère, mais cependant plus grande qu'à l'ordinaire.

9. La lésion grave qui existait dans le poumon, et qui doit, sans aucun doute, être rapportée, non pas au supplice récent, mais à quelque cause ancienne, paraît avoir rendu cet homme sujet à la difficulté de respirer et à la toux incommode dont j'ai parlé, attendu surtout que le sang, excité dans la promenade, parvenait à la partie embarrassée de ses voies dans ce viscère, à travers lequel il fallait qu'il passât alors en plus grande quantité et avec plus de vitesse ; et, en même temps ce liquide exprimait facilement de cette partie viciée contre laquelle il se précipitait, quelque chose qui se transportait dans les voies voisines de l'air, et excitait la toux en produisant de l'irritation. Quant à ces différentes taches comme noirâtres dont les poumons étaient parsemés, quoique je ne nie pas qu'elles ne puissent se rapporter à la suffocation, cependant je ne l'affirmerais pas comme un fait certain ; et, d'ailleurs, je ne trouve pas positivement dans cette observation et dans les précédentes, ce que Bartholin observa sur deux sujets morts de ce même supplice, comme vous pourrez le lire dans cette section (1) II du *Sepulchretum*. Car sur l'un il remarqua que les poumons étaient gros, et non-seulement parsemés d'une couleur bleue mêlée de rouge, comme du marbre (état auquel nous pourrions rapporter ces taches), mais encore tellement remplis de sang écumeux, que les veines extérieures paraissaient engorgées partout dans la membrane, au point même qu'elles l'empêchaient presque de faire les démonstrations dans la dissection du cœur ; et, sur l'autre, il trouva le canal des poumons rempli d'une grande quantité d'écume. Littre (2) remarqua également sur une femme que deux hommes avaient suffoquée en lui serrant le cou avec les mains, que les poumons étaient extrêmement tendus par l'air qu'ils renfermaient, et que leur membrane extérieure se trouvait parsemée tout entière de petits vaisseaux dilatés. De plus, Pacchioni (1) rapporte que les poumons de ceux qui périssent suffoqués par la corde sont remplis d'un sang noir et de mucus.

Quant à l'écume, il suffit de jeter les yeux sur un aphorisme (2) d'Hippocrate, en examinant surtout de quelle manière il a été rendu en latin par Celse (3) à la fin du chapitre VIII du livre II : Celui que l'on a retiré de la corde avec la bouche écumeuse ne revient pas à la vie. Toutefois, je ferai plus bas (4) quelques remarques sur cet aphorisme, et vous verrez également d'autres notes faites à son sujet par le célèbre Langguth (5), dans l'ouvrage duquel vous trouverez qu'il observa aussi un grand engorgement sanguin des poumons parmi les autres objets qu'il remarqua dans la dissection (6) des pendus. Pourquoi donc Valsalva n'a-t-il rien noté de semblable ? est-ce parce qu'il arrivait plus tard à l'examen des poumons, d'après l'ordre exigé par le cours public d'anatomie ? Une observation de Harvey (7) que je suis étonné de voir omise dans le *Sepulchretum*, de même que d'autres voisines de celle-ci, et qui appartiennent à la section précédente, pourra éclairer la chose jusqu'à un certain point. Je fis voir autrefois dit-il, à beaucoup d'assistants, l'oreillette droite du cœur et les poumons extrêmement distendus et remplis de sang, sur un cadavre humain récemment étranglé, c'est-à-dire deux heures après la pendaison, quand la poitrine et le péricarde eurent été ouverts, et avant que la rougeur de la face eût disparu ; mais l'oreillette surtout, qui avait la grosseur du poing d'un homme très-grand, était si engorgée qu'on aurait cru qu'elle allait se rompre. Le jour suivant, le corps étant entièrement refroidi, et le sang s'étant écoulé par d'autres voies, cette masse se désenflant s'était dissipée. Cela

<hr>

(1) Obs. 23 et 24.
(2) Hist. de l'Acad. royale des Sc., ann. 1704, obs. anat. 2.

(1) Oper. edit. 4 in prolaps. cord. hist. 1.
(2) 43, sect. 2.
(3) De medic.
(4) N. 36.
(5) Disp. de redd. rec. præfocatis ad empta anima, § 11.
(6) Ibid., § 10.
(7) De circul. sang. exerc. 3.

tient à ce que le sang liquide, tel que celui qui a été observé sur les cadavres de cette espèce, comme je l'ai dit, s'écoule facilement vers les parties inférieures des vaisseaux, suivant la situation de ces cadavres, et est poussé de toutes parts vers elles par les fibres refroidies et par cela même contractées, en sorte que, de cette manière, les vaisseaux antérieurs et postérieurs des poumons ne peuvent pas être également engorgés sur les cadavres en supination. Quant à l'écume, après que l'air est sorti des bulles, elle s'affaisse en formant une humeur peu abondante, qui doit s'écouler facilement quand on a déplacé le corps.

10. Mais à quoi attribuerons-nous la cause pour laquelle Valsalva a noté, comme je l'ai rapporté, que le sang était liquide, et a dit positivement, en outre, qu'il ne trouva aucune concrétion polypeuse ni aucun grumeau de sang dans le cœur, attendu qu'il est exprimé dans cette section (1) même du *Sepulchretum*, d'après Besler, qu'une jeune fille qui mourut de suffocation avait le corps du cœur rempli de sang, et que cela est commun aux sujets suffoqués? Nous l'attribuerons à ce que, dans la partie de la Lettre de Besler, qui forme l'observation soixante-quatrième, et non pas soixante-troisième dans le livre de Zacutus cité au même endroit, il est question d'une fille chez laquelle une dernière maladie, la suffocation, se joignit enfin à une affection qui durait depuis six ans, et qu'il est vraisemblable que Besler avait voulu parler des sujets suffoqués de cette manière, plutôt que de ceux qui jouissaient d'une bonne santé lorsqu'ils furent étranglés tout-à-coup par une force extérieure, comme dans presque tous les cas rapportés par Valsalva. Car il est aussi évident que l'état du sang ainsi que des viscères est différent sur les premiers et sur les seconds, qu'il est clair que plus un sang épais et grumeleux est peu propre à traverser les petits vaisseaux des poumons, plus il est propre à s'arrêter dans ces vaisseaux et à produire la suffocation. De plus, je ne doute pas que si ceux qui sont étranglés avec la corde ont, par hasard, le sang plus propre à la coagulation, il ne présente, je ne dis pas seulement des grumeaux, mais encore des concrétions polypeuses dans les réservoirs du sang, telles que celles que je vois avoir

____

(1) Obs. 32.

été retirées des sinus de la dure-mère sur des pendus, par Coiter (1), pour ne pas citer d'autres auteurs.

11. Ainsi, la même liquidité du sang qui existait sur ceux qui furent étranglés par une violence extérieure pendant qu'ils jouissaient d'une bonne santé, fait trouver moins étonnant que Valsalva ait observé que le cerveau ne différait en rien de l'état naturel sur les mêmes sujets, ou que les vaisseaux de la dure-mère étaient seulement un peu engorgés de sang, tandis que les petits vaisseaux intérieurs de la peau qui couvre le crâne et ceux qui environnent les yeux, ou qui traversent la tunique rétiforme ou le tympan des oreilles, étaient tellement distendus, que certaines de ces parties paraissaient enflammées, et que quelques-unes, comme la membrane du tympan et les osselets qui lui sont unis, semblaient aussi être teintes de sang. En effet, après que la corde eut été déliée, et que les voies très-larges des veines jugulaires internes eurent été ouvertes au sang qui devait descendre, une très-grande partie de celui-ci, qui était liquide, s'écoula facilement des sinus du cerveau et des plus grosses veines qui s'y terminent, pendant que celui qui avait moins de facilité à revenir par les détours et l'étroitesse des petites veines plus éloignées s'arrêtait dans ces dernières, excepté dans quelques-unes d'entre elles qui, se trouvant plus remplies ou moins résistantes, s'étaient rompues auparavant par l'effet de la corde ou par une autre violence extérieure; car Littre trouva sur la femme dont il a été parlé plus haut (2) la membrane de l'un des tympans, non-seulement rouge, comme Valsalva, mais encore déchirée, de sorte qu'elle avait répandu environ une once de sang. Toutefois, la force de la cause qui rompt les vaisseaux peut être plus grande ou plus petite, suivant le différent mode de strangulation, comme je l'indiquerai plus bas (3), pour ne rien dire de la différence du relâchement et de la disposition soit des petites veines, soit des membranes de ces parties sur les différents sujets. Du reste, il paraît que c'est à raison de ces dernières circonstances que le célèbre anatomiste Phil. Con. Fabritius (4) trouva, non pas tou-

____

(1) Obs. anat.
(2) N. 9.
(3) N. 58.
(4) Ideæ anat. pract., sect. 4.

jours, mais quelquefois, sur ceux qui avaient été étranglés par la corde, la lame antérieure de la cornée de l'œil, éloignée de la lame interne ou postérieure, et que l'illustre P. Christ Burgmann (1) remarqua que les tuniques des yeux présentaient la forme de deux petits cornets, presque semblables à des doigts, et qu'elles descendaient insensiblement jusqu'aux joues. Sur trois sujets qui avaient été pendus à la potence, un seul offrit cette disposition, qui est très-rare ; car vous ne direz pas qu'elle soit sans exemple, comme Garmann (2) put le faire peut-être autrefois, lorsqu'il rapporta un cas analogue, d'après Kornmann, en citant ses propres paroles : Deux cornes longues comme un doigt naissaient des yeux sur un chimiste pendu à la potence. J'ai transcrit ces paroles pour que vous ne les cherchiez pas avec Burgmann, mais pour que vous sachiez qu'elles ne sont pas autres que celles dont Bertram s'était servi auparavant, comme on le voit dans Bartholin (3).

12. Enfin, il faut rapporter également à la différence des modes de la strangulation, et de la constitution des sujets étranglés, celle que l'on observe au cou, et qui consiste en ce que l'on trouve sur les uns une rupture de quelques muscles et quelquefois de certains cartilages du larynx, sur d'autres une luxation ou plutôt une fracture des vertèbres supérieures, et sur quelques-uns presque rien de tout cela. Valsalva a parlé dans la dernière histoire (4) de la rupture des muscles, et il a écrit dans celle qui va suivre immédiatement qu'avec cette rupture des muscles il en existait aussi une de quelque cartilage du larynx.

13. Un homme avait été pendu.

Examen du cadavre. Il avait les muscles sterno-thyroïdiens et hyo-thyroïdiens déchirés, de sorte qu'il ne restait à leur place, autour du cartilage cricoïde, qu'une substance membraneuse. De plus, ce cartilage même était rompu. Dans la cavité gauche de la poitrine, la plèvre présentait çà et là des inégalités formées par un grand nombre de tubercules durs : les uns étaient de la grosseur d'une lentille, d'autres égalaient un pois, quelques-uns une fève.

14. Ces tubercules appartenaient à une maladie qui avait été facilement contractée au milieu de la malpropreté d'une prison ; car j'ai noté que ce même homme, dont je disséquai le cadavre avec Valsalva dans le Gymnase de Bologne, l'an 1703, avait été presque pendant un an dans un cachot, et qu'outre ces tubercules qui étaient d'une dureté comme cartilagineuse et qui occupaient presque toute la plèvre de ce côté, il avait aussi le poumon gauche un peu dur dans certains endroits. Il y avait d'ailleurs dans la même cavité de la poitrine une quantité médiocre d'une humeur rougeâtre. Au reste, le *Sepulchretum* (1) même indique les causes qui font que presque aucun des accusés qui sont retenus très-long-temps en prison, n'en sort en bonne santé ; ces causes sont toujours un air malsain, souvent aussi une mauvaise nourriture, des chagrins continuels, et une vie oisive ; et quoique cette inaction engraisse quelques-uns d'entre eux, je n'approuverais pourtant pas l'usage de cette espèce de graisse, et je préférerais la préparation de celle d'un homme qui aurait été tué par hasard pendant qu'il était bien portant.

Mais, pour revenir aux objets qui appartiennent à la lésion violente des parties du cou, certes celle que le professeur Weiss (2) trouva sur un soldat pendu était très-considérable ; car le cartilage cricoïde était brisé en plusieurs petits morceaux, et la partie inférieure de la trachée était entièrement détachée du larynx, de sorte qu'une assez grande quantité de sang s'écoula d'un côté par la bouche et par les narines, et descendit de l'autre dans les bronches. D'ailleurs, on peut croire que Columbus (3) a indiqué des ruptures non-seulement de cartilages, mais encore quelquefois de vertèbres, en niant que la tête se luxe sur les pendus d'après ses propres observations recueillies fort souvent à Padoue, à Pise et à Rome, et même en confirmant que telle est la force du ligament qui s'y oppose, qu'il a remarqué que la seconde vertèbre peut plus facilement se fracturer

---

(1) Dissert. Epist. de singulari tunicar. utriusq. oculi expans.

(2) L. 1, cit. supra, ad n. 6, tit. 10, § 10 et 11.

(3) Cent. 2, Epist. med. 11.

(4) N. 8.

(1) L. hoc. 2, s. 7, in adnot., ad obs. 12.

(2) Commerc. litt., a. 1745, hebd. 24, I sub. n. 7.

(3) De re anat., l. 5, c. 2.

que se luxer, et non-seulement la seconde, mais encore la première. Si nous reconnaissons que cela puisse avoir lieu de cette manière, nous avouerons que les Latins employaient une expression propre lorsqu'ils disaient, comme on le voit dans Cicéron (1), que le genre de supplice dont je parle brise le cou; si nous ne le reconnaissons pas, nous penserons qu'ils s'exprimaient avec plus de vérité lorsqu'ils disaient que ce supplice brise le gosier avec la corde, comme on le trouve dans Salluste (2), pourvu que nous admettions qu'ils entendaient parler du gosier quand ils se servaient du mot *gula*. — Au reste, j'ai vu quelquefois avec Valsalva le larynx rompu par cette cause, mais je n'ai point observé la rupture des vertèbres, quoiqu'elles ne fussent point luxées non plus. Lorsque je dis ceci, ce n'est pas pour prononcer dans la dissidence que je remarque entre des hommes d'une très-grande expérience. En effet, les uns, comme vous le lirez aussi dans Palfyn (3), disent qu'ils ont trouvé sur presque tous ceux qui étaient morts de ce supplice, la première vertèbre du cou entièrement séparée de la seconde. D'autres au contraire nient ce que Colombus avait nié relativement à ces vertèbres, et ils le nient non-seulement pour celles-là, mais encore pour toutes. D'ailleurs, je n'ignore pas que Panaroli, par exemple, a écrit (car je me servirai de l'observation que vous lirez dans le *Sepulchretum* (4)) qu'il avait trouvé au moyen de l'anatomie la seconde vertèbre du cou luxée; mais je sais aussi que c'était sur un sujet qui était tombé d'un arbre, de sorte que la vertèbre (5) put se fracturer et se luxer en même temps. — Ainsi, jusqu'à ce que l'occasion de faire des recherches plus exactes sur ces objets se représente, je serai fâché de n'avoir pas eu l'idée de profiter de celle qui s'offrit à moi autrefois à Bologne, ce qui tint, soit à ce qu'on disputait moins alors sur ce sujet, soit à ce que les cadavres de cette espèce, appartenant à des hommes entièrement sains à cause du peu de temps qu'ils avaient passé le plus souvent en prison dans cette ville, m'occupaient tellement pour la recherche des choses qui sont dans l'état naturel, qu'il me restait à peine du temps pour remarquer, même légèrement, les effets particuliers de la strangulation. C'est pourquoi rien de ce que je notai alors dans mes feuilles n'a rapport à ceci, à l'exception d'un très-petit nombre d'objets qui vont être exposés immédiatement.

15. Le cadavre d'un jeune homme qui avait été pendu fut livré, l'an 1705, à l'Amphithéâtre de Bologne pour le cours public d'anatomie.

Examen du cadavre. Le scrotum était rouge comme à la suite de meurtrissures. Le larynx était parfaitement sain, et les muscles environnants n'étaient point rompus, ni même lésés en aucune manière, ou ne l'étaient que légèrement: il ne se présenta non plus dans la dissection du cou rien qui parût être contre nature. Les plus petits vaisseaux sanguins se voyaient en grand nombre avec élégance, surtout à la tête, comme à la suite d'une injection. Mais cependant je ne trouvai aucune lésion dans l'intérieur du crâne; et je ne fus pas étonné de voir que les sinus de la dure-mère étaient vides, parce que j'avais remarqué qu'il s'était écoulé beaucoup de sang des veines jugulaires qui avaient été coupées auparavant avec la tête.

16. Est-ce que le larynx des jeunes gens, en cédant à la corde, est moins exposé à la rupture par sa mollesse? Ce qu'il y a de certain, c'est que Valsalva, comme vous l'avez vu, n'a pas parlé de cette rupture sur les jeunes sujets, et que je ne me souviens pas de l'avoir observée (1) moi-même. Au reste, c'est la quantité de sang qui s'était écoulée du corps suspendu dans les vaisseaux moins comprimés, qui fit paraître la peau qui forme le scrotum comme meurtrie. Vous verrez de même que l'un des deux sujets dont je vais parler immédiatement, avait non-seulement le scrotum affecté de la même manière, mais encore la verge en érection.

17. Deux voleurs, l'un homme fait, et l'autre jeune, périrent en même temps du même supplice l'an 1706.

Examen du cadavre. Les deux corps enlevés de la potence plus tôt qu'à l'ordinaire, c'est-à-dire quatre heures après la mort, et transportés à un endroit où je pouvais les disséquer aussitôt avec mes amis, étaient encore chauds à l'extérieur

---

(1) In Verrem, l. 5, et in Vatin.
(2) De conjur. Catil.
(3) Anat. du Corps hum., tr. 5, c. 8.
(4) L. 4, s. 6, obs. 1.
(5) Vid. etiam Epist. 56, n. 55 et 57.

(1) Sed vid. Epist. 56, n. 37.

dans une saison très-froide. En disséquant le premier et en incisant le tronc de l'aorte au-dessous des émulgentes dans le sens de la longueur de ce vaisseau, je remarquai que du sang liquide s'écoulait en assez grande quantité de la partie supérieure et de la partie inférieure de l'artère : d'ailleurs, le tronc correspondant de la veine cave était très-distendu par du sang. Avant de faire ces remarques, j'avais observé que l'intestin ileum était d'un rouge livide dans une certaine étendue, et qu'il contenait à cet endroit des lombrics cylindriques.

18. Je n'ai point voulu passer sous silence cette dernière circonstance, parce que j'ai remarqué souvent aussi sur des chiens suffoqués, que les intestins étaient affectés d'une sorte de phlogose à l'endroit où des lombrics étaient nichés, en sorte que cette couleur, jointe à une certaine saillie de l'intestin, m'indiquait leur siége. Au reste, il est certain que cet homme ne s'était plaint d'aucune incommodité des intestins, de manière qu'il paraît que quelque mouvement opéré par les vers après la mort fit aborder le sang vers cet endroit, parce qu'il était liquide, comme je l'ai dit. Il suit de là que lorsque nous voyons sur les intestins des cadavres quelque partie teinte de cette couleur, il ne faut pas tout de suite prononcer qu'elle avait déjà été attaquée d'inflammation ou de gangrène pendant la vie, à moins que ce qui a précédé la mort ou ce qui coexiste avec cette couleur sur les cadavres ne nous le démontre, attendu que celle-ci peut quelquefois être produite même après la mort, surtout lorsque le sang est délayé et liquide.

19. Quant au cadavre du jeune homme, outre que le scrotum était affecté d'une espèce d'ecchymose, on voyait encore la verge en érection. Disséqué environ six heures après la mort, il était chaud à l'intérieur, et une heure encore après il conservait de la tiédeur, même extérieurement. Le sang était liquide. Les autres objets que j'ai par écrit sur ce cadavre et sur le précédent ne se rapportent nullement à ce sujet, et quelques-uns ont été décrits ailleurs, je veux parler de la situation au-dessous de l'ombilic de la partie de l'intestin colon qui est tendue sous l'estomac, lequel était lui-même situé plus bas qu'à l'ordinaire sur ce jeune homme, et principalement de ce qui appartient aux vaisseaux lactés, qui étaient remplis d'un chyle à demi concrété et par conséquent plus propre à

la stagnation, et qui se trouvaient parsemés de valvules très-nombreuses qui formaient comme de petits nœuds ; pour le reste, vous le trouverez décrit d'après ce même jeune homme dans la seconde partie des *Adversaria* (animad. L.).

20. Vous savez comment Ruisch (1) expliquait l'érection de la verge sur les cadavres qui approchent de la putréfaction dans la saison de l'été. Mais le corps du jeune homme en question était alors très-éloigné de la putréfaction, il n'avait aucune autre partie enflée, et c'était, comme je l'ai dit, dans une saison très-froide. Pa. Zacchias (2), écrivant qu'on avait aussi remarqué quelquefois sur d'autres pendus ce que j'observai sur celui-ci, donne de ce fait une raison qui convenait au temps où il écrivait. Mais Lancisi (3) devant exposer la cause du même phénomène sur un sujet que des convulsions de tout le corps précédées d'un asthme suffocant avaient fait périr, affirme (4) que la continuation de la tension du pénis après la mort ne se rencontre pas rarement sur les sujets étranglés, et apprend en même temps qu'elle dépend des convulsions des fibres qui empêchent le retour du sang à travers les veines de la verge. Si vous voulez embrasser cette opinion (car vous admettrez facilement des convulsions sur les individus étranglés, même d'après la contorsion de la bouche que j'ai notée plus haut (5) avec Valsalva), ajoutez à cette cause que le sang tombe en bas dans le corps d'un pendu en quantité d'autant plus grande, que moins ce liquide peut être chassé dans les artères supérieures à raison de la constriction du cou par la corde, plus le cœur dans les dernières pulsations en envoie dans les inférieures. C'est évidemment à cela qu'il fallait rapporter ce que Columbus (6) attribuait à l'approche des règles sur une femme pendue ; je veux parler des veines du vagin qui étaient remarquables et très-noires. C'est de la même cause que dépendait également ce que j'ai vu sur un homme qui s'était pen-

---

(1) Thes. anat. 10, n. 95.

(2) Quæst. med. legal., l. 5, tit. 2, qu. 11, n. 5.

(3) De subit. mort. obs. bar. 4.

(4) Ibid. in schol., n. 8.

(5) N. 3.

(6) De re anat., l. 6.

du lui-même dans sa prison; car, comme
tout le corps était teint d'une rougeur livide, la face interne de l'urètre l'était
bien davantage et beaucoup au-delà de
l'état ordinaire : au reste, j'examinai à
peine autre chose sur ce cadavre qui était
fétide, parce que j'étais occupé du cours
public d'anatomie en 1718, et que je me
trouvais moins bien portant. Mais je me
souviens d'une manière certaine que Valsalva faisait dépendre de la même cause
ce qu'il racontait avoir observé sur des
chiens vivants auxquels il avait lié les
deux artères carotides, et qui avaient la
verge tendue. Je suis bien aise de ne pas
avoir oublié ce récit, parce que je remarque qu'il se trouve omis par hasard dans
les feuilles où il a noté les autres phénomènes qui eurent lieu après la constriction
des artères au cou. Mais l'occasion de
communiquer ces sortes d'expériences de
Valsalva, que j'ai promis dans les Lettres Anatomiques (1) de rapporter ailleurs par divisions et avec soin, sans négliger de parler de celle de Galien qui a
rapport au même objet, se présente ici
tellement à propos, que si je n'en pro-
fitais pas, je n'espérerais pas d'en trouver facilement une autre semblable pour
remplir ma promesse. En effet, elles ont
pour but de pouvoir nous faire porter un
jugement sur les causes de la mort des
pendus, que l'on a coutume de mettre en
avant. Mais, comme depuis les temps les
plus anciens ces expériences ont donné
des résultats différents aux différents auteurs, il faut que je commence de plus
haut, et que j'examine avec beaucoup de
soin les anciennes et modernes pour l'a-
mour de la vérité, et que je les compare
entre elles.

21. Le premier de tous qui ait parlé
de l'expérience de la ligature des deux
artères carotides pendant la vie, est Aristote, d'après plusieurs auteurs, comme
Columbus (2), Salius (3), Sanctorius (4),
et autres. Pour moi, s'il est permis de
s'écarter avec modestie de l'opinion de
ces grands hommes, je ne pense pas qu'A-
ristote ait parlé de cette expérience, mais
d'une autre bien différente, c'est-à-dire
de la constriction des deux veines jugulaires internes. Au reste, je ne suis pas
porté à cette idée par le passage (1) qui
est le seul que je vois cité par eux et par
Cœsalpin (2), et où Aristote dit en parlant succinctement de cet objet : Ceux
sur qui on saisit les veines au cou deviennent insensibles ; car je n'ignore pas
que les anciens ont très-souvent désigné
aussi les artères par le nom de veines :
mais j'y suis porté par cet autre passage (3), où, après avoir distingué la grosse veine ou la veine cave de l'aorte, et
avoir entrepris la description de la veine cave supérieure, il dit, lorsqu'il est
arrivé aux jugulaires : Celles-ci, en arrivant séparément au cou, marchent le
long de l'artère des poumons ; quand
elles sont saisies quelquefois au dehors,
les hommes tombent privés de leurs sens
et les paupières fermées : après s'être
ainsi étendues et avoir embrassé l'artère,
elles se portent dans l'intervalle des
oreilles, à l'endroit où les mâchoires s'u-
nissent à la gorge. Je n'appuie pas ici
mon opinion avec Riolan (4), qui du
reste entend comme moi qu'il s'agit des
veines jugulaires, sur ce qu'il est dit
qu'elles reçoivent dans leur milieu ou
embrassent l'artère; car ce n'est pas l'artère carotide, et bien moins encore
l'aorte, comme l'expose Niphus (5), qu'il
est exprimé qu'elles reçoivent entre elles, mais l'artère des poumons, comme
Aristote vient de l'appeler, c'est-à-dire
la trachée-artère, le long de laquelle il
est indiqué qu'elles montent au bas du
cou, en s'avançant de part et d'autre.
En effet, il est prouvé évidemment que
l'auteur décrit ici les veines jugulaires,
et non pas les artères carotides, soit par
le commencement de la description de
la veine cave supérieure, comme je l'ai
dit précédemment, soit aussi par ce qui
se trouve rapporté de la manière suivante (6) aussitôt après cette description relativement à la partie de l'aorte qui correspond à cette veine : La veine plus
petite que j'ai dit s'appeler aorte, se répand aussi de la même manière en branches, qui suivent les parties de la veine
plus grosse. D'ailleurs, la montée des
veines le long de la trachée-artère indique suffisamment qu'Aristote a parlé des

---

(1) XIII, n. 30.
(2) De re anat., l. 14.
(3) De affect. partic., c. 2.
(4) Comment. in art. med. Gal. qu.
35, et in I Fen. I Avic. qu. 108.

(1) De Somno et Vigil., c. 2.
(2) L. 2, med. quæst. 15.
(3) Hist. animal., l. 3, c. 3.
(4) Anthropogr., l. 3, c. 9.
(5) Expos. in hunc loc.
(6) Initio, c. 4.

veines jugulaires internes, et non pas externes; je dis ceci, de crainte que vous ne croyiez peut-être qu'il a voulu désigner les jugulaires externes en employant l'expression de saisies au dehors.

22. Si vous me demandez comment ce que cet auteur rapporte put avoir lieu, à peine répondrai-je autre chose que ce que dit autrefois Gasp. Hoffmann (1) : Aristote vit-il quelque chose de semblable à ce que Costœus (*l.* 6, *disq. physiol. c.* 16) raconte des charlatans, qui, en plaçant autour des nerfs et des vaisseaux jugulaires d'une chèvre un lien qu'ils puissent serrer ou relâcher à leur volonté sans qu'on s'en aperçoive, tantôt forcent la bête à tomber privée de tout sentiment et de tout mouvement, et tantôt lui permettent de se relever? Et comme Aristote parle positivement des hommes, le même Hoffmann ajoute ailleurs (2) que Benedictus écrit (*pract.* 34) que c'est une coutume dans l'Assyrie de lier les veines qui sont autour de la gorge, aux jeunes gens à qui l'on veut enlever le prépuce; car ils perdent le sentiment et le mouvement. — J'ajouterai à ceci un passage de Valverda (3): Aussitôt, dit-il, que les carotides sont obstruées ou bouchées de quelque manière que ce soit, nous nous endormons. J'ai vu moi-même Réald. Columbus faire cette expérience à Pise, l'an 1544, sur un jeune homme, au milieu d'une assemblée nombreuse de grands personnages, qui étaient aussi effrayés que nous autres nous riions, en leur persuadant que c'était un effet de la force de l'enchantement. Il paraît que le moyen de boucher ces vaisseaux auquel ce jeune homme se soumettait par plaisanterie, mais que les assitants regardaient comme un effet de l'enchantement, devait être facile; c'était une raison de plus pour désirer que Valverda ou Columbus le fissent connaître. Le premier ne l'a pas fait, comme le remarque Riolan (4), et bien moins encore Columbus, qui non-seulement n'a pas dit avoir fait cette opération à des endroits (5) très-convenables pour produire cet effet, mais

encore a entièrement attribué la perte de la voix à la ligature des nerfs qui avait été faite sur un chien en même temps que celle de ces artères, ce qui arrive très-souvent, au lieu de l'attribuer à la ligature des artères mêmes. Si Jér. Rubeüs (1) avait lu ce dernier auteur en entier, je ne doute pas qu'il n'eût écrit qu'il était embarrassé par le récit de Valverda, qui lui a fait nier qu'il fût vraisemblable qu'un anatomiste aussi savant que Columbus eût lié imprudemment les nerfs avec les artères. —Toutefois vous croirez que le livre d'Aristote sur le sommeil et sur les veilles n'a pas été lu non plus attentivement par Rubeüs (2), qui paraît avoir ignoré les paroles de cet auteur que j'ai citées en premier lieu (3) (paroles que quelqu'un appelait, après les avoir lues peut-être dans Cœsalpin, la grande et mémorable autorité du philosophe, ce qui est certainement vrai), et néanmoins il en abusait en prétendant que ce que Sténon avait enseigné, que la fibre musculaire était mise en action par le sang pour le mouvememt, il l'avait appris d'Hippocrate et d'autres anciens, ainsi que de Cœsalpin à la fin de la troisième question, où la preuve en est positivement indiquée d'après des ligatures, et où se trouve rapporté le passage d'Aristote dont il a été parlé. Que serait-ce, s'il avait lu cet autre passage dans lequel il est dit que les hommes tombent, ou ce qui a été raconté un peu plus haut sur les chèvres des charlatans et sur d'autres hommes?

Au reste, tout cela, et ce que Cœsalpin a dit à la fin de cette question (il aurait fallu ajouter du cinquième livre), quoique vrai, ne tendait cependant pas à nous faire comprendre que le mouvement des muscles est tout-à-coup arrêté par la constriction des artères qui s'y rendent, attendu surtout que Galien (4) dit que la ligature d'une artère quelconque ne cause aucun préjudice dans le moment à la petite partie à laquelle elle se rend; mais cela tendait seulement à nous faire voir qu'après la constriction des vaisseaux du cou il n'y a plus d'influence exercée par le cœur sur le cerveau et sur les nerfs, ce qui serait né-

---

(1) Comment. in c. 10, l. 8, Gal. de us. part.
(2) De thorace, l. 2, c. 29.
(3) Anat. corp. hum., l. 6, c. 11.
(4) C. 9, cit. ad n. 21.
(5) L. ibid. cit., et l. 7.

(1) Annot. in Cels., l. 4, c. 1.
(2) Ibid.
(3) N. 21.
(4) De puls. usu, c. 2.

cessaire. Ce ne serait pas à un autre objet non plus qu'appartiendrait ce passage d'Hippocrate (1), l'interception des veines fait que quelqu'un est tout-à-coup privé de la voix, si tout le monde pensait, comme Hoffmann (2) déjà cité, que cette interception des veines d'Hippocrate est la même que l'interception des veines du cou d'Aristote. Mais, comme Galien (3) dit qu'Hippocrate appelle interception des veines, les réplétions qui naissent de l'abondance, et qu'Hippocrate lui-même, en parlant de ces interceptions qui surviennent à un homme bien portant sans cause manifeste, nomme le cœur ou le foie, mais nullement le cerveau, je n'ai pas osé pour ces motifs avancer que l'expérience dont il s'agit était connue de ce dernier auteur qui lui aurait pour ainsi dire fait allusion, et j'ai mieux aimé rapporter son origine à Aristote. Ne soyez pas fâché non plus que je vous aie fait voir que l'expérience citée par celui-ci est relative non pas aux artères, mais aux veines du cou; car vous verrez aussi par la suite combien il importera que j'aie parlé ici de celle de ces dernières.

23. Cependant il est très-évident que cette expérience qui est relative aux artères du cou était connue aussi des anciens, d'après Rufus d'Ephèse (4), qui dit que les anciens appelaient les artères qui montent à travers le cou, carotides, c'est-à-dire somnifères, parce que leur compression appesantissait l'homme dans le sommeil, et lui ôtait la voix. Il ajoute ensuite ce qui a induit en erreur Dan. Leclerc, homme d'ailleurs d'une grande érudition: Du reste, on a découvert dans notre siècle que cet effet dépend non pas des artères, mais des nerfs sensoriaux situés auprès d'elles. « Apprenez de là, dit Leclerc (5), que les nerfs qu'on a appelés dans la suite récurrents, étaient découverts récemment à cette époque », et par conséquent, écrit-il ailleurs (6), « il faut remarquer que Galien s'attribue

la découverte de ces nerfs, quoique Rufus d'Ephèse, qui vivait avant lui, en eût déjà parlé ». Cela vient de ce que Leclerc n'a pas fait attention que, comme les troncs des nerfs vagues, d'où naissent inférieurement les nerfs récurrents, sont plus près des artères que ces dernières petites branches, Rufus a voulu désigner ces troncs, que d'ailleurs il ne donne certainement pas comme ayant été découverts de son temps; mais l'accident qui résulte de la compression de ces mêmes troncs liés facilement en même temps que les artères, et que l'on attribuait auparavant à celles-ci, voilà ce dont il attribue la découverte à son siècle. Au reste, plusieurs passages de Galien se rapportent à ceci, et entre autres ceux que je suis étonné que Leclerc ait méconnus. J'ai l'habitude, dit-il (1), d'appeler nerfs vocaux ceux que j'ai découverts moi-même; car mes maîtres ne connaissaient que ceux qui sont auprès des artères... Et le mode de lésion des muscles du gosier est le même, soit que les nerfs récurrents soient viciés, ou bien ceux qui sont auprès des artères; le mot viciés veut dire, comme je l'ai indiqué un peu plus haut, incisés, ou interceptés avec un lien. Le même auteur, après avoir parlé ailleurs (2) des nerfs qui sont attachés aux artères carotides et qui les accompagnent, et avoir averti, fondé sur des expériences, que l'animal perd aussitôt la voix par la constriction de ces nerfs et non pas des artères, a écrit enfin ce qui suit : Mais la plupart des médecins et des philosophes serraient aussi avec des liens les nerfs en même temps que les artères, et comme ils voyaient que cela faisait perdre aussitôt la voix à l'animal, ils pensèrent qu'il fallait attribuer cet effet aux artères; ils nommèrent aussi l'assoupissement, mais mal à propos, à moins que par ce nom ils ne voulussent peut-être désigner la perte de la voix; car, à l'exception de cette fonction, aucune autre ne contracte aucune lésion, ni sur-le-champ, ni quelque temps après, comme je l'ai dit plus haut, même si l'on coupe les nerfs qui sont attachés aux artères.

Cependant vous voyez très-clairement en quoi cet auteur diffère de Rufus, et des médecins et des philosophes qui vivaient dans le siècle de ce dernier. Vous

---

(1) De vict. rat. in acut., n. 57.
(2) Comment. in c. 12, l. 16, de us. part.
(3) Comment. 4, in cit. Hippocr., l. n. 23.
(4) De corp. hum. part. appell., l. 2, c. 3.
(5) Hist. de la méd., 3 part., l. 2, c. 3.
(6) L. 3, c. 7.

(1) De loc. aff., l. 1, c. 6.
(2) De Hippocr. et Plat., decr. l. 2, c. 6.

voyez également jusqu'à quel point il est d'accord ou non avec ceux qui ont répété dans la suite cette même expérience, et dont il ne convient assurément pas que je répète ici les observations, surtout celles de Valsalva, attendu que j'en ai parlé longuement ailleurs (1), soit pour ce qui a rapport à la ligature ou à la section des nerfs situés très-près des carotides, soit pour ce qui regarde la constriction (2) de ces mêmes nerfs en même temps que celle des artères. D'ailleurs, il ne faut pas beaucoup s'étonner qu'après la publication de ces observations, Abrah. Ensius (3) ait vu sur un jeune chien le sentiment s'éteindre en un moment par la ligature de ces nerfs, puisqu'il est arrivé quelquefois à d'autres aussi, quelle qu'en fût la cause, de remarquer la même chose, et même d'observer que la mort s'en était suivie sur-le-champ, comme je l'ai rapporté à cet endroit (4); mais ce qui se voit beaucoup plus souvent, et même presque toujours, voilà ce qu'il convient de se rappeler. Bien plus, J. Henr. Brunner (5), digne de son illustre aïeul, répétant, il n'y a pas bien long-temps, ces expériences sur un chien et sur des lapins, ne vit jamais rien d'analogue; mais il remarqua plutôt d'autres phénomènes, que je désire que vous compariez avec les observations de la plupart des auteurs, et spécialement avec celles de Valsalva, et avec les remarques que j'ai faites sur ces dernières, soit lorsque j'ai averti que les liens avec lesquels on serre les nerfs ne produisent pas tous le même effet, soit lorsque j'ai fait observer que l'animal à qui on avait coupé les nerfs vivait plus long-temps que celui à qui on les avait liés. J'avais aussi démontré que c'est se tromper entièrement que de croire que les nerfs vagues descendent le long du cou séparés des intercostaux, sur les animaux comme sur les hommes, de telle sorte qu'on puisse lier ou couper les premiers sans les derniers. Mais il ne paraît pas, s'il faut dire la vérité, que cet avertissement ait été bien présent à la mémoire de la plupart de ceux qui ont exposé ou cité dans la suite des expériences ou des recherches de cette espèce. Toutefois, passons cela sous silence, car il suffit pour le moment, ne perdant pas le sujet de vue, de considérer les expériences de Galien et d'autres auteurs relatives à la constriction des vaisseaux sanguins du cou sans celle d'aucuns nerfs. Au reste, j'ai dit les expériences de Galien, selon mon habitude, parce que si par hasard quelques auteurs s'étant déjà aperçus de l'erreur, ont comprimé avant lui les vaisseaux sans aucuns nerfs, leurs observations ne sont point parvenues jusqu'à moi.

24. Ainsi, à l'endroit où Galien a écrit sur les nerfs ce que j'ai rapporté un peu plus haut, il a enseigné (1) aussi ce qu'il observa après avoir lié séparément les artères ou les veines situées entre le cœur et le cerveau, c'est-à-dire les carotides et les jugulaires internes. Par la constriction des artères, dit-il, l'animal ne perd pas la voix ni ne devient assoupi, comme la plupart de ceux qui ont mal disséqué depuis Hippocrate l'ont rapporté, et par celle des veines, aucune fonction ne s'anéantit évidemment; et il conclut de telle sorte qu'il dit qu'à la vérité l'animal ne devient point assoupi après la section des nerfs, ni à plus forte raison après celle des artères (tout écoulement de sang étant cependant empêché); mais que si les nerfs sont blessés, il perd la voix, et que si ce sont les artères, cela n'arrive point, et bien moins encore si ce sont les veines. D'un autre côté, il confirme ailleurs (2) qu'il fit souvent l'expérience de la ligature des carotides, dans laquelle l'animal ne souffrait en aucune manière, ni tout de suite, ni plus tard, qu'il observa même quelquefois celui-ci dans cet état pendant un jour entier, et qu'il le tua lorsque la nuit était déjà profonde, parce qu'il pensait qu'une expérience aussi longue n'était plus fidèle ni sûre; car il était possible que, dans un si grand espace de temps qui s'était écoulé depuis que les lacs avaient été mis autour des artères, quelqu'un des membres principaux eût été lésé sympathiquement. Enfin, après avoir affirmé dans un autre endroit (3) que l'animal passait ainsi l'espace d'un jour

____

(1) Epist. anat. 13, n. 27, et seq. usq. ad 40.
(2) Ibid., n. 30 et 31.
(3) Diss. de causa vices cord. altera produc., n. 4.
(4) N. 30.
(5) Experim. circa ligatur. nervor., § 25 et seq.

____

(1) C. 6, l. 2, supra, ad n. 23 cit.
(2) De utilit. resp., c. 5.
(3) De puls. usu, c. 2.

entier sans aucun mal , comme il l'avait souvent éprouvé , il ajoute seulement que , l'ayant forcé à courir, il le vit courir long-temps fort bien, puis avec moins de force, et qu'ensuite il ne put pas courir ; que, l'ayant en conséquence forcé de nouveau, il ne continua pas long-temps sa course, mais se reposa aussitôt. — Voilà en somme ce que Galien dit avoir observé après la ligature des carotides , d'après ce que j'ai vu dans les trois passages que j'ai indiqués ici à la fin des pages , car je n'ai encore rien pu trouver de relatif à ce sujet dans le huitième livre (*de Administ.*) , que je vois cité en outre pour cet objet par des hommes savants. Galien a eu un grand nombre de partisans, et, parmi ceux qui ont répété ses expériences, Columbus (comme on peut le concevoir d'après ce qui a été dit plus haut (1)), et Sanctorius (2) qui dit : Nous avons vu un chien, à qui on lia les carotides, pouvoir se remuer et sentir pendant une heure, car il n'est pas douteux qu'après plusieurs heures il ne meure enfin, à cause de l'admirable sympathie qui règne entre le cœur et le cerveau ; et, pour que vous ne croyiez pas facilement qu'après l'intervalle d'une heure le chien perdit le mouvement et le sentiment, vous comprendrez peut-être pourquoi Sanctorius a écrit ainsi, d'après un autre passage (3) où il dit : Nous avons vu un chien, à qui on lia et coupa ensuite totalement les carotides, pouvoir encore se remuer pendant quelque temps, et périr plus tard par l'écoulement du sang artériel. Si vous croyez que ce dernier chien fût le même que l'autre, vous voyez pourquoi il ne conserva pas plus long-temps le sentiment et le mouvement ; si au contraire vous pensez que c'était un autre chien , vous comprenez que l'expérience fut les deux fois en faveur de Galien. — D'un autre côté, parmi ceux qui ont écrit de notre temps , l'illustre médecin Van-Swieten (4) dit : J'ai lié l'une et l'autre carotide à un chien, et je n'ai pas pu observer qu'il en souffrît quelque mal, car j'ai trouvé cet animal huit jours après fort et vif. Le célèbre Emett (5) écrit qu'il fut aussi

d'une excellente santé et d'une grande vivacité pendant quelques semaines, celui sur lequel il avait fait lui-même cette expérience, et à qui il avait lié en même temps les veines jugulaires, ce que Van-Swieten n'avait fait sur le sien qu'après ces huit jours. Le même ajoute cependant (1) qu'ayant souvent répété l'expérience, il était quelquefois arrivé que les chiens paraissaient assoupis pendant l'espace de deux heures , quoiqu'aucun ne fût pris d'apoplexie ni ne pérît. Vous verrez qu'il est question d'un espace de temps plus long relativement à ce chien auquel est-il dit dans Denis (2) qu'on avait lié les deux carotides, car il resta un peu assoupi pendant quelques jours à la suite de l'expérience, bien qu'après cela il eût recouvré sa première vigueur et sa vivacité.

Vous pouvez réunir les observations de ces auteurs à celles de Galien, si vous en exceptez en partie celles des deux derniers. Mais , au contraire, plusieurs autres ne sont point ses partisans, tel Avicenne, qui , comme on le voit dans Salius (3) , dit : Après la ligature des veines apoplectiques (car c'est ainsi que les Arabes appelaient les carotides) le mouvement et le sentiment se perdent aussitôt. Son opinion paraît avoir été adoptée par Ch. Étienne (4) , et parmi les modernes par Baglivi dans le passage que j'ai rapporté ailleurs (5). Mais parmi ceux qui ont fait l'expérience, je vois que l'on cite Drelincourt (6), qui, quoiqu'il n'en ait fait qu'une qui même ne dura que peu de temps, combat cependant Galien d'une manière assez plausible. En effet, voici ce qu'il dit : Les artères carotides ayant été liées à un dogue, sans avoir encore été ouvertes, et la tête de l'animal étant pendante hors de la table , la léthargie l'accabla ; mais la tête étant élevée , et la carotide gauche ayant été ouverte, le dogue se secoua et s'agita. Il ne faut pas entièrement passer sous silence que l'expérimentateur Lamure (7) (bien qu'il ne fît

---

(1) N. 22.
(2) Quæst. 35, cit. supra, ad n. 21.
(3) Quæst. 108, ibid. cit.
(4) Comment. in Boerh., aphor., § 170. n. 3.
(5) Tentam. de morb., cap. n. 30.

(1) Not. *a*, ad n. 33.
(2) L'Anat. de l'Homme, ed. 5, demonstr. 7.
(3) De affect. partic., c. 2.
(4) De dissect. part. corp. hum., l. 4, c. 88.
(5) Epist. anat. 13, n. 30.
(6) Experim. anat. canicid, 1 , n. 10,
(7) Mém. de l'Acad. royale des Sc., ann. 1749, exp. 2.

pas des recherches spéciales sur cet objet, et qu'il ne regardât l'expérience que pendant très-peu de temps) ayant lié les troncs des mêmes artères à un chien vigoureux, cet animal tomba dans l'assoupissement.

25. Au milieu d'expériences si diverses, apprenez celles que Valsalva, occupé spécialement de recherches sur cet unique objet, a faites non pas une fois, mais trois fois, et a prolongées non pas peu de temps, mais plus long-temps que qui que ce soit à ma connaissance, en notant ses observations sur des chiens, soit pendant leur vie, soit après leur mort, ce que j'ai lu n'avoir été fait par aucun de ceux qui ont entrepris cette expérience dans ce but seulement, car Drelincourt (1) avait fait en même temps tant de recherches sur le même dogue, que le peu de choses qu'il a décrites paraissent devoir être rapportées plutôt à un autre objet qu'à celui-ci. Valsalva ayant donc lié les deux artères carotides au bas du cou à un chien, le mouvement des membres n'en souffrit en aucune manière ; cependant la tête restait baissée, et paraissait comme frappée de stupeur. Mais la nuit suivante, après avoir rendu par la gueule beaucoup de salive, le chien étant déjà sorti le matin de cet état, avait le regard gai, et mangeait avec avidité ce qu'on lui offrait, mais avec quelque difficulté dans la déglutition. Il vécut ainsi fort bien pendant cinq jours, en remuant avec agilité toutes les parties du corps selon leur destination naturelle, et en se promenant dans la maison. Mais pendant ce temps-là les lèvres, la tête et la partie antérieure du cou avaient commencé à se tuméfier, et, quoiqu'il rendît beaucoup de sérosité par la gueule, néanmoins la tuméfaction augmentant toujours de plus en plus, et les forces s'affaiblissant peu à peu, il périt le sixième jour. Dans la dissection du cou, il fut reconnu que quelques parties déchirées avaient commencé à être attaquées de gangrène, mais que rien n'avait pu passer vers la tête par les artères liées. Les veines jugulaires internes contenaient un peu de sang grumeleux, tandis que les autres veines qui se portent sur la tête hors du crâne, quelles qu'elles fussent, étaient engorgées d'une grande quantité de ce liquide. Mais celui-ci se trouvait peu abondant dans les vaisseaux

du cerveau, qui du reste était en bon état.

Dans le ventricule droit du cœur était un commencement de concrétion polypeuse. Enfin, la tuméfaction qui occupait toutes les parties du cou et l'extérieur de la tête dépendait d'une sérosité stagnante, qui ressemblait par sa couleur et par sa concrétion à de la gélatine. Valsalva ayant fait connaître à Malpighi par une lettre ce qu'il avait observé en dernier lieu, celui-ci le remercia peu de temps après son arrivée à Rome, dans une autre lettre qu'il lui envoya le 12 décembre 1691, et l'exhorta en même temps à recommencer l'expérience plus d'une fois, pour voir si cette espèce de gélatine se présentait constamment, et si le reste se passait de la même manière.

26. C'est pourquoi Valsalva lia les mêmes artères à un autre chien ; il observa les premiers jours la même attitude basse de la tête, qui s'était un peu tuméfiée de même que le cou, et il remarqua la même avidité en mangeant, la même difficulté dans la déglutition, et en outre une débilité manifeste des muscles. Mais il arrivait souvent qu'il s'écoulait du sang par la plaie ; et le jour où cela avait lieu, le chien refusait absolument toute espèce de nourriture, qu'il désirait avec la plus grande avidité le lendemain, lorsque, le sang s'arrêtant, il devenait plus fort. Plusieurs jours s'étant passés dans cet état, comme le sang avait entièrement cessé de couler, et que le chien était déjà presque aussi bien portant qu'avant la ligature des artères, Valsalva le tua et le disséqua vingt-deux jours après cette opération. L'une des carotides, ayant souffert une légère déchirure au-dessous du lien, avait répandu du sang par cet endroit, jusqu'à ce qu'elle se fût suffisamment fermée peu de jours avant la mort. Mais là où elles avaient été serrées par le lien, les deux carotides, dont les parois s'étaient réunies entre elles, étaient tellement endurcies en forme de ligament, comme les vaisseaux ombilicaux, qu'elles ne laissèrent passer aucune portion de liquide ni d'air injectés (vous verrez dans Van-Swieten (1) et dans Emett (2), dans quel état ces auteurs trouvèrent ces vaisseaux). Cependant aucune autre artère, et nommément

---

Bibliothèque Royale

(1) Loco modo cit.

Morgagni. T. I.

(1) Loco indicato supra, ad n. 24.
(2) Loco indicato supra, ad n. 24.

les vertébrales, n'étaient nullement devenues plus grosses. Dans le cerveau, il n'y avait rien de remarquable, si ce n'est qu'il existait autour de l'origine de la moelle épinière un liquide dont le poids égalait environ un tiers d'once, et qui paraissait être très-semblable, par sa nature, à cette humeur qui se rencontre dans la cavité des articulations.

27. Valsalva observa aussi ce qui suit sur une petite chienne, après lui avoir lié les artères carotides. Elle fut plus forte que les premiers chiens ; mais elle ne vécut que trois jours, refusant constamment toute sorte de nourriture, et se trouvant attaquée d'une espèce de rage, qui faisait qu'elle aboyait contre tout le monde. Sa dissection n'offrit rien de remarquable ; toutefois l'on trouva aussi sur elle les carotides étroitement serrées.

28. Ce n'est pas de peu d'importance en faveur de Galien, que de trois chiens sur lesquels Valsalva répéta l'expérience de cet auteur, pas un seul ne fut pris d'assoupissement ni ne perdit la voix ; car, de ce qu'il n'a point parlé de l'aboiement sur les deux premiers, ne croyez pas qu'il n'existât pas, puisque vous voyez qu'il n'en aurait pas fait mention sur la chienne elle-même, si ce n'eût été pour indiquer qu'elle était attaquée d'une espèce de rage, et puisqu'il a même noté que les deux premiers éprouvaient une certaine difficulté dans la déglutition, qui n'avait pas été remarquée par d'autres, que je sache ; preuve bien évidente qu'il aurait d'autant moins passé sous silence la diminution, et à plus forte raison la perte de la voix, qu'il est facile à tout le monde d'observer sur un chien, si elles eussent existé en quelque manière. — Du reste, parmi les choses qu'il a notées, quelques-unes paraissent appartenir spécialement à la disposition particulière de chaque chien ; je parle, par exemple, de l'aversion que la petite chienne avait pour la nourriture, et de son espèce de rage, ou de la tuméfaction aussi considérable du cou et de la tête, causée par de la sérosité stagnante, que présentait le premier chien, malgré cette grande quantité d'humeur qu'il avait rejetée par la gueule ; à moins que vous ne disiez par hasard que la petite chienne périt trop vite pour que ces phénomènes pussent avoir lieu, et que sur le second chien il était sorti par la plaie une partie de la sérosité avec le sang qui s'était écoulé à plusieurs reprises, de sorte que

la tuméfaction qui avait commencé à se former sur lui aussi, dut ne point augmenter, mais plutôt diminuer. C'est sans contredit quelque chose de semblable, ou une différente position de certains vaisseaux sur les différents animaux, qui paraissent avoir empêché qu'ils ne présentassent tous la même tuméfaction, si la véritable cause de celle-ci a été bien expliquée (1) par Valsalva sur le premier chien. Il pensait donc qu'après que l'impulsion du sang avait été détruite dans les artères, le liquide que les veines correspondantes transportaient s'arrêtait dans ces veines, d'où résultait leur énorme turgescence, et par conséquent la séparation de la sérosité et sa stagnation, attendu surtout que la force des fibres étant affaiblie par le défaut d'influence du sang, cette sérosité ne pouvait pas être poussée convenablement. Si vous objectez à cette explication que néanmoins il n'y avait point de sérosité épanchée dans le cerveau, et que ni les veines de ce viscère, ni les sinus, ni les jugulaires internes qui terminent ces derniers vaisseaux qui tous répondaient aux carotides internes, n'étaient tuméfiés par la stagnation du sang, rappelez-vous les artères vertébrales, et vous ne pourrez nier, quoique Valsalva ait noté (2) qu'elles n'étaient nullement devenues plus grosses, qu'elles ne reçussent d'autant plus de sang que les carotides en pouvaient moins recevoir, qu'elles ne le transportassent au cerveau, qu'elles ne le fissent passer dans les branches des carotides, je ne dis pas seulement dans les deux postérieures qui sont plus grosses sur les bêtes que sur les hommes, mais encore dans plusieurs autres plus petites, qui sont les plus voisines de leurs rameaux, et avec lesquelles il existe des communications, qu'elles ne conservassent de cette manière jusqu'à un certain point la circulation du sang dans le cerveau, et qu'elles n'aidassent par conséquent son retour de ce viscère par les veines.

29. Telle est la raison, quoique différemment expliquée par les différents auteurs, pour laquelle And. Vesale (3) et Christ. à Vega (4) pensèrent autrefois,

---

(1) Vid. enim. infra, n. 52.
(2) N. 26.
(3) De corp. hum. Fab., l. 7, c. 19.
(4) Vid. apud Hoffmann. Comment. in c. 10, cit. supra, ad n. 22.

aussi bien que des auteurs plus modernes, qu'il ne fallait point nier l'expérience de Galien, mais bien les conséquences qu'il en tirait. Si vous demandez
aux mêmes modernes pourquoi Drelincourt (1), répétant la même expérience, a
vu s'ensuivre une apoplexie, comme ils
le disent eux-mêmes, ou du moins une
léthargie, ils ne pourront peut-être indiquer aucune autre différence de ce
phénomène que la différente disposition
des artères sur les différents chiens. Si,
au contraire, vous demandez d'où vient
donc que la strangulation est suivie d'une
mort prompte, ils disent que cela dépend de la constriction des veines jugulaires, lesquelles ne rapportent pas le
sang qui a été porté pendant le même
temps au cerveau par les artères vertébrales qui ne peuvent pas être serrées
par la corde. Et, pour que vous ne disiez
pas que les veines vertébrales ne peuvent
pas non plus être serrées par la corde, et
que par conséquent le sang doit revenir
par ces veines, ils remarquent ailleurs
que les carotides apportent aussi alors
quelque portion de sang au cerveau,
parce que la saillie de la trachée-artère
les garantit suffisamment de la corde,
tandis que les veines jugulaires sont placées sous la peau presque nue.

Pour moi, j'avoue que les carotides
sont plus intérieures que les jugulaires
internes; j'ajoute même qu'elles résistent davantage à la compression, à raison
de l'épaisseur de leurs tuniques, et de
l'impétuosité du sang par laquelle elles
sont tendues, mais cependant ces mêmes
jugulaires internes sont aussi un peu ga-
ranties par la saillie de la trachée-artère;
et certes ce ne sont pas elles, mais les
jugulaires externes, qui sont placées sous
la peau presque nue. Or, il convient ici
d'avoir principalement égard aux jugulaires internes, puisqu'il s'agit du retour
du sang du cerveau, et non pas aux jugulaires externes. En effet, j'ai démontré
plus haut (2) que ce n'étaient pas les jugulaires externes, mais les jugulaires internes, attendu que ces dernières suivent le trajet de la trachée-artère, qui
avaient été saisies dans l'expérience d'A-
ristote; et il est permis de confirmer encore cela par la raison que Harder (3),

qui avait lié les premières sur un chien,
et qui attendait de cette ligature un assoupissement avec un accès d'épilepsie,
ne vit rien de semblable. D'ailleurs, il
existe de nos jours des auteurs qui ajoutent à cela une autre expérience de Galien, que j'ai déjà (1) citée en même temps
que la première; mais comme le but de
Galien dans cette expérience était de lier
les vaisseaux du cœur qui vont au cerveau, je ne puis me décider à croire qu'il
ait lié les veines jugulaires externes, au
lieu des jugulaires internes. Mais vous
allez sans doute dire ici : S'il avait lié
les jugulaires internes, comment aurait-
il pu se faire qu'il ne vît aucune fonction
s'anéantir évidemment par cette cause,
attendu surtout qu'Aristote a confirmé
que les sens se perdent de cette manière?
Lequel croirons-nous? ou bien ne croirons-nous ni l'un ni l'autre, comme Rolfinck (2)? D'un autre côté Harvey (3) a
avancé qu'une autre expérience particulière de Galien n'a jamais été faite sur
les vaisseaux sanguins.

Allons pas à pas, je vous prie, surtout
lorsqu'il s'agit de grands hommes, pour
ne pas leur attribuer par défaut d'attention plus ou moins qu'ils n'ont dit. Rolfinck a écrit qu'il refusait de croire, non-
seulement l'expérience de Galien, mais
encore toutes les autres. Toutefois il n'a
nié l'existence d'aucune, mais il a seulement affaibli l'autorité de quelques-
unes, en avançant ce que j'ai dit un peu
plus haut, savoir que, soit qu'on lie les
artères, soit qu'on lie les veines, il reste
toujours les vertébrales qui ne sauraient
être liées. Si Cœsalpin avait fait cette remarque, il n'aurait pas facilement objecté à cette première expérience de Galien en faveur d'Aristote, que les anciens
appelaient carotides, non-seulement les
artères, mais encore toutes les veines
qui se portent au cerveau, comme si
Aristote avait pu ainsi les saisir toutes.
Mais parlons séparément de Harvey.

30. Plût à Dieu que ce dernier se fût
contenté d'affaiblir l'autorité de cette expérience dans laquelle Galien (4) a rapporté qu'après que l'on a introduit un
tuyau dans une artère, sans exercer d'a-
bord une constriction circulaire avec un
lien, l'artère bat au-dessous du tuyau,

---

(1) Vid. supra, n. 24.
(2) N. 21.
(3) Eph. N. C., dec. 2, a. 5, obs. 115,
in schol. finc.

(1) N. 24.
(2) Dissert. anat., l. 6, c. 44.
(3) De circ. sang. exerc. 5.
(4) An sanguis in art., etc., c. 8.

2⁓.

tandis qu'elle ne bat pas quand on exerce cette constriction ! plût à Dieu, dis-je, qu'il se fût contenté d'affaiblir l'autorité de cette expérience, en faisant voir la cause de la méprise qui n'avait point été remarquée par Galien, qu'il n'eût pas écrit que Galien et Vésale, ne considérant pas ou comprenant la difficulté de cette expérience, qu'ils ne disent pas avoir vérifiée eux-mêmes, ont proposé aux autres de la faire, et qu'il n'eût pas entrepris de démontrer sur ce point l'erreur de Vésale, et l'inexpérience des autres ! Car si vous lisez attentivement Vésale (1) et surtout Galien, vous verrez que l'un et l'autre se sont exprimés avec une assurance qu'aucun homme sensé ne montre ordinairement, à moins qu'il n'ait fait l'essai de la chose, et qu'il ne soit préparé à la démontrer à tous ceux qui le désireraient. Il ne fallait pas non plus accuser de cette manière l'inexpérience des autres, comme si l'opération proposée était presque impossible, et comme si, en outre, en serrant le lien, l'artère se dilatait au-dessus, et battait au-dessous d'une manière très-obscure, à raison de l'empêchement du cours du sang résultant de cette constriction, tandis qu'au contraire, en relâchant le lien, l'effusion du liquide sautant par la plaie mettait tout en confusion. Car, pour passer sous silence qu'avant que Harvey écrivît, Sanctorius (2) avait affirmé avoir vérifié aussi cette expérience de Galien sur les animaux, il est certain que Vieussens (3) la fit très-heureusement ensuite, et qu'après avoir serré les liens, il ne vit pas que le cours du sang fût empêché, puisqu'il remarqua même que l'artère battait avec presque autant de force au-dessous qu'au-dessus du petit tube ; et bientôt après, lorsqu'il ne fit usage d'aucun lien, l'effusion du sang ne troubla pas la seconde expérience, que Sanctorius (4) dit avoir été rapportée aussi par Galien dans le même chapitre que la première, où je ne la trouve pas. Mais, direz-vous, les résultats de l'une et de l'autre sont contre l'opinion de Galien ; je l'avoue, et je n'ai jamais eu l'intention de la défendre. J'ai seulement voulu faire voir qu'il n'aurait pas fallu révo-

quer en doute la bonne foi de cet auteur, comme s'il n'eût pas pu faire lui même l'expérience que d'autres ont été capables d'exécuter. Car, relativement à ce que lui et Sanctorius ont pu se tromper en la faisant, parce qu'après la constriction du lien la cause que Harvey a remarquée, ou quelque autre analogue forçait l'artère à battre d'une manière si obscure qu'elle ne semblait point avoir de battements, je l'accorderais d'autant plus volontiers que je vois que Harvey lui-même, n'ayant pas pris toutes les précautions que Vieussens recommande dans la suite, la vit battre beaucoup moins que ce dernier.

Une seule précaution omise est quelquefois cause que les expériences ne s'accordent pas, comme je l'ai éprouvé autrefois dans celle de Pecquet (1), pour ne pas trop m'éloigner des vaisseaux sanguins et du mouvement du sang qui les traverse ; cet auteur a écrit qu'après la ligature de l'artère crurale, l'impétuosité du sang sortant par une incision de la veine correspondante qui était gonflée, s'étant entièrement éteinte, ce liquide s'écoula d'abord goutte à goutte, et finit par arrêter tout-à-fait son cours, mais qu'après que l'artère eut été relâchée, il s'échappa de nouveau de la veine avec une égale force. Toutefois, comme la plupart des objets que j'observai dans cette circonstance sur deux chiens avec Piso, médecin et professeur aussi célèbre qu'honnête à mon égard, ont été publiés et clairement exposés (2) par lui, il suffira de rappeler ici qu'aucune des deux parties de l'expérience sur ces chiens ne donna le même résultat. Car le sang sortit à la vérité de la veine, après que l'artère eut été relâchée, avec plus de force qu'il ne l'avait fait peu auparavant, lorsque celle-ci était liée, mais non pas avec autant d'impétuosité qu'avant la ligature, tandis que, pendant que l'artère fut liée (Piso remarqua ceci plus que moi), la force de l'écoulement du sang fut affaiblie, il est vrai, mais néanmoins sur le premier chien, qui était le plus fort, ce liquide ne cessa pas de couler abondamment et en formant un certain jet, et non-seulement il ne s'arrêta pas tout-à-fait sur aucun des deux, mais encore il ne sortit pas goutte à goutte : de plus, l'écoulement ne put point être

---

(1) C. 9, cit. supra, ad n. 29.
(2) Comment. in I, Fen. I, Can., Avic., Doctr., 1, c. 2, et quæst. 121.
(3) Neurog., l. 1, c. 4.
(4) Locis modo cit.

(1) Dissert. de circul. sang., c. 1.
(2) Nov. in sang. circul. inquis., c. 7.

entièrement arrêté sur le second chien avant que je ne fisse serrer étroitement autour de la cuisse le lien que nous avions fait passer sous l'artère et sous la veine, après avoir un peu élevé ces vaisseaux, comme vous le voyez dans le dessin de Valæus (1). En effet, comme je remarquais que sur celui-ci aussi le résultat de l'expérience était le même, je ne doutai pas que Pecquet ne fût tombé, par un effet du hasard, sur un chien chez lequel les autres rameaux qui naissent de l'artère au-dessus de la ligature, et qui communiquent avec la veine crurale, étaient plus petits et moins nombreux que sur les nôtres, et que ce ne fût pour cela qu'il lui était arrivé autre chose que nous; ou bien encore il est possible qu'il eût lié l'artère plus haut que nous, qui la liâmes à peu de distance de l'aine.

Vous comprenez donc que Pecquet n'aurait pas dû négliger de dire à quel endroit l'artère ou la cuisse devait être liée, si toutefois il voulait que ce qu'il avait observé lui-même fût remarqué par les autres. Au reste, c'est quelquefois inutilement que l'auteur d'une expérience, comme Valsalva, n'a rien omis en la décrivant, car ceux qui la répètent changent évidemment quelque chose, et ils sont étonnés qu'elle ne leur réussisse pas, comme s'ils n'avaient rien changé. Mais je parlerai de ceci une autre fois, ou plutôt jamais.

31. Vous croirez peut-être que je me suis éloigné du sujet plus qu'il n'aurait fallu le faire; cependant je ne m'en suis point éloigné. En effet, je m'étais proposé, après avoir considéré attentivement l'expérience de Galien sur la ligature des artères carotides, d'examiner une autre expérience du même auteur, qui consiste dans la constriction des veines jugulaires internes sans l'anéantissement manifeste d'aucune fonction. Quoique ceci parût difficile à croire, je me suis cependant appliqué à prouver que la sincérité de ses expériences ne doit pas être révoquée en doute avec trop de précipitation, mais qu'il faut voir plutôt si, en omettant quelque précaution, il a payé un tribut à l'humanité; par exemple, si après avoir à peine lié ces veines il avait bientôt ôté les liens, ou tué l'animal, certain de ce qui pouvait survenir en faisant durer l'expérience un peu plus long-temps, parce qu'il s'opposait à

une force qui, si elle était envoyée du cœur au cerveau par les veines, devrait certainement y être transmise en un moment, comme il le prétendait ailleurs (1) dans un sujet semblable. D'ailleurs, je dis ceci avec d'autant plus de confiance qu'en parlant de la ligature, soit des nerfs (2) soit des artères (3) du cou d'un animal, il a écrit positivement qu'il avait prolongé les expériences, tandis qu'il n'a rien écrit de semblable, que je sache, relativement aux veines. S'il avait parlé plus souvent de cette expérience faite sur les veines, comme il a parlé des autres, il serait plus facile de juger la chose. Mais il n'en a rien dit (4) qu'une fois, autant que je m'en souviens actuellement, et il est certain qu'il ne l'a pas rappelée une seconde fois à l'endroit que Salius (5) indique (*lib. de pulsuum usu, cap.* 2).

D'un autre côté, Galien n'a pas dit non plus sur quelle espèce d'animaux ni à quel endroit du cou il lia les veines. Or, il était convenable que ceux qui voulaient révoquer en doute son expérience eussent réfléchi à ces deux circonstances. Car, pour ce qui regarde la première, les modernes ont coutume de faire presque toujours l'expérience sur des chiens, que lui n'a disséqués que rarement, même après leur mort, ce que ne peut ignorer quiconque est versé dans la lecture de cet auteur. D'ailleurs, nous savons bien (6) de quels animaux vivants il se servait pour les expériences relatives aux nerfs, mais, si j'ai bonne mémoire, nous ne le savons pas pour celles qui ont rapport aux vaisseaux sanguins; et cependant, qui niera que la disposition des vaisseaux ou leurs communications ne puissent différer sur les différentes espèces d'animaux, puisque nous trouvons assez souvent des différences dans la même espèce, et qui plus est sur un seul et même animal, en comparant les vaisseaux du côté droit avec ceux du côté gauche? C'est pourquoi il convient d'examiner aussi l'autre circonstance, c'est-à-dire à quelle partie du cou les veines jugulaires furent liées, car il est permis de conjecturer,

----

(1) I, in Epist. I, de mot. chyl.

(1) An sang. in arter., etc., c. 8.
(2) De Hippoc. et Plat. decret., l. 2, c. 6.
(3) Vid. supra, n. 24.
(4) Cit. c. 6.
(5) De affect. particul., c. 2.
(6) Vid. de anat. admin., l. 8, c. 8, et l. de præcogn. ad posth., c. 5.

d'après les expériences du célèbre Lamure (1), qu'il y a une différence même sur les chiens, suivant qu'on lie ces vaisseaux plus haut ou plus bas, soit pour la raison qui a été indiquée tout-à-l'heure, soit pour une cause constante. En effet, ce dernier savant, occupé de la recherche d'un autre objet, et considérant les veines jugulaires internes de plusieurs chiens vivants, sur deux desquels il avait eu le soin de les lier pour un court espace de temps, ne remarqua aucun assoupissement sur le premier (2) après qu'il eut passé un lien au-dessous de leurs bifurcations, tandis que le second, (3) sur lequel la ligature avait été faite aussi près que possible de la poitrine, tomba, dit-il, dans un profond assoupissement.

Plût à Dieu que nous eussions un plus grand nombre d'observations de cette espèce qui eussent été prolongées plus longtemps, afin qu'en comparant entre elles, comme je l'ai fait pour les précédentes, les anciennes expériences de Galien et les nouvelles, nous pussions tirer de ces dernières quelque conjecture plus sûre pour les premières. Mais il ne s'en présente pour le moment à ma mémoire qu'une ou deux, que je citerai plus bas (4), et qui sont plutôt favorables que contraires a Galien. D'ailleurs, celles que j'ai indiquées plus haut (5), d'après Emett, et surtout d'après Van-Swieten, sont aussi en sa faveur, car celui-ci affirme avoir lié les veines jugulaires sans aucun mal remarquable, et même avoir vu quatre jours après le chien très-bien portant. Mais comme les artères carotides avaient aussi été liées sur ces mêmes chiens, ou en même temps ou auparavant, vous voyez très-clairement que ces expériences ne sont pas absolument les mêmes que celle de Galien.

Les autres expériences, qui ne manquent pas, appartiennent évidemment aux veines jugulaires externes, et, quoique je sache que celles-ci communiquent avec les internes, et que par là elles contribuent aussi par elles-mêmes, d'une manière assez remarquable, à rendre le retour du sang de l'intérieur du crâne plus facile, cepen-

dant je ne pense pas qu'elles soient comparables aux internes pour cet usage : et en effet, Harder, ayant lié les jugulaires externes sur un chien, non-seulement ne remarqua pas les symptômes d'une lésion du cerveau, comme cela a été dit plus haut (1), mais encore trouva, dans ce viscère disséqué, extrêmement peu de sang extravasé, sans aucun vestige de grumeaux dans les sinus, ce qui est, dit-il, la preuve la plus certaine que cette voie étant fermée, la nature s'en était préparé une autre, surtout par les veines jugulaires internes. — Dans les préleçons de Boerhaave (2), il est bien parlé des canicides de Drelincourt, qui prouvent qu'après la ligature des jugulaires externes le chien a la respiration stertoreuse, se gonfle, et est suffoqué, mais s'il s'agit d'un canicide dans une expérience qu'on y lit (3), nous voyons qu'on avait en même temps lié à l'animal quatre autres veines, savoir, les crurales et les axillaires, et de plus c'était à un chien qui avait déjà été tourmenté pendant trois jours de plusieurs manières. Au reste, peut-être faut-il entendre que Boerhaave a voulu parler d'autres canicides que je ne connais pas, de ceux, par exemple, que Drelincourt avait en manuscrit, comme cela est indiqué à la fin de ce qui a été imprimé et publié. Car les mêmes préleçons, à ce même endroit et ailleurs (4), admettent d'autres expériences de Drelincourt qui, outre les carotides, liait aussi les artères vertébrales, et je ne me souviens pas de les avoir lues dans ce qui a été mis au jour, pas plus que l'expérience de Sténon citée dans un autre passage (5), et dans laquelle l'animal parut être devenu apoplectique par la ligature des veines jugulaires, à moins que nous ne pensions par hasard que l'auteur des préleçons, homme d'ailleurs du premier mérite, mais qui les composa sur-le-champ, fut trompé par sa mémoire dans des choses de cette nature, comme cela arrive.

32. Il y a cependant des auteurs qui semblent rapporter l'expérience de Lower (6) aux veines jugulaires internes, tandis que Lower ne le dit pas du tout,

---

(1) Loc. cit. supra, ad n. 24.
(2) Exp. 3.
(3) Exp. 4.
(4) N. 32.
(5) N. 24.

(1) N. 29.
(2) In Instit. § 860.
(3) IV, n. 2.
(4) § 695.
(5) § 286.
(6) Tract. de corde, c. 2.

et que ce qu'il observa sur un chien pendant sa vie, et ce qu'il chercha après sa mort, n'indiquent aucune lésion du cerveau. Car, enfin, quelques heures après, toutes les parties placées au-dessus de la ligature se tuméfièrent extraordinairement, et dans l'espace de deux jours le chien périt comme suffoqué par une angine, après avoir rendu pendant tout ce temps-là non-seulement des larmes très-abondamment, mais encore une très-grande quantité de salive par la gueule; tandis qu'après la mort les parties tuméfiées au-dessous de la peau, savoir, tous les muscles et les glandes, furent trouvées extrêmement distendues par une sérosité limpide; en sorte qu'il semble qu'il n'y ait pas peu de ressemblance, sous la plupart des rapports, entre ce chien et le premier de ceux sur lesquels j'ai rapporté (1) que les artères carotides avaient été liées par Valsalva, et que peut-être l'observation de ce dernier ne doit pas être expliquée autrement que je ne l'indiquerai bientôt, soit à cause d'autres expériences, soit surtout à raison de celle de J. Bohn (2). Il aurait été à désirer que Peyer (3) (car lui aussi, à l'imitation de Lower, vit beaucoup d'eau accumulée çà et là sous la peau de la tête dans la membrane adipeuse et dans les interstices des muscles) eût écrit positivement quelles veines il avait liées sur le chien; car il a dit seulement qu'il avait lié les jugulaires. D'un autre côté, Harler (4), l'ami intime de Peyer, ne s'est pas exprimé plus clairement à l'endroit où il a rapporté, presque dans les mêmes termes, que d'autres avaient remarqué la même chose avec lui; quoiqu'il soit plus vraisemblable qu'il n'a pas voulu désigner d'autres veines que les externes, comme il l'avait fait positivement, quelques années auparavant, dans le passage que j'ai indiqué plus haut (5). Mais Pechlin semble avoir compris autrement Lower; car il dit, comme vous le verrez dans le *Sepulchretum* même (6) : Je reconnus déjà autrefois, après avoir lié les veines jugulaires internes sur un veau à demi mort, expérience connue, que le cerveau était

inondé d'une grande quantité de sérosité stagnante.

Enfin, le célèbre OEder (1), ayant lié les jugulaires externes sur un chien, a écrit qu'il observa ce qui suit : Les veines [ne se gonflèrent pas beaucoup au-dessus du fil; le chien ne souffrit pas beaucoup d'une manière évidente, et ne tomba point dans la stupeur, mais il resta vif pendant presque toute la journée, en aboyant sans cesse, et fut assez fort ensuite pour résister à une autre expérience. La portion placée au-dessous du fil, se vidant à chaque respiration, se remplissait de nouveau. Vous conjecturerez, d'après ce qui sera rapporté un peu plus bas (2), si par hasard il aurait écrit *inspiration*. Du reste, il regrette lui-même qu'il n'y ait pas de clarté dans le récit de Lower : lorsqu'il rapporte qu'il a lié les veines jugulaires, on ne sait pas, dit-il, si ce sont les externes seulement. Et, en effet, il semble que Novesi (3) ait compris autrefois qu'il s'agissait des unes et des autres, lui qui lia en même temps les externes et les internes. Après avoir fait cette expérience sur deux chiens, il remarqua à la vérité (ce que je ne trouve pas dans Lower) des signes d'une plus grande pesanteur de tête, et quelques larmes; mais les chiens étant morts quelque temps après, il ne trouva point du tout de sérosité épanchée à l'extérieur ou à l'intérieur du crâne : et il pensa que, même après la ligature de toutes les veines jugulaires et de leurs branches, la circulation du sang continue, quoique devenue plus lente, parce que, comme il le dit lui-même, il revient par les sinus de la moelle épinière. Mais je me souviens très-bien que Novesi, en faisant le récit de ces expériences à Valsalva et à moi, à Bologne, peu de temps avant de les publier, ajouta qu'en liant ces veines il avait surtout pris garde de ne pas lier autre chose que les veines nues, parce qu'il soupçonnait que Lower avait lié, en même temps que ces veines, les conduits de la lymphe qui leur sont adhérents, et que ces derniers s'étant rompus par un excès de plénitude, il s'en était écoulé cette sérosité limpide. Valsalva ne désapprouvait pas ce soupçon, et on pourrait le confirmer par une observation de Drelincourt (4). Quoi qu'il

---

(1) *Supra*, n. 25.
(2) *Circ. anat. progr.* 6, in cane quarto.
(3) *Meth. hist. anat. med.*, c. 6.
(4) *Apiar. in schol. ad obs.* 72.
(5) N. 29.
(6) L. 4, sect. 16, obs. 5, in addit.

---

(1) *Dissert. de derivat.*, etc., § 33.
(2) N. 33 et seq.
(3) *Lettr. de G. Desnoves* IV.
(4) *Experim. anat. canicid.* 6, n. 4, 5.

en soit, les observations de Novesi prouvent, d'une manière certaine, que Galien put ne voir aucune lésion remarquables peu de temps après avoir lié les veines jugulaires internes, puisque Novesi n'observa rien de plus après avoir lié en même temps les internes et les externes.

33. Vous demanderez peut-être ce que l'expérimentateur Valsalva observa après la ligature des mêmes veines. Quant à moi, qui avais parcouru autrefois avec soin toutes ses notes pour ce même motif, je n'y vis rien qui fût relatif à leur ligature ; mais j'y trouvai d'autres choses qui, appartenant à l'examen ou à l'incision de ces mêmes veines et des artères carotides sur des chiens vivants, font que je ne serai pas fâché de vous les décrire ici, comme je l'ai promis dans la Lettre précédente (1), et d'y ajouter en peu de mots ce que j'ai vu moi-même en répétant les mêmes observations. Valsalva ayant donc incisé la peau du cou et mis les veines jugulaires à découvert, remarqua que ces veines engorgées de sang se désenflaient pendant que le chien inspirait de l'air, mais que quand il l'expirait, surtout lorsque la respiration se rapprochait de l'état naturel, elles s'engorgeaient de nouveau : il observa la même chose ensuite sur d'autres chiens aussi, ainsi qu'une certaine systole et une certaine diastole de ces veines. En outre, en les comprimant, il vit le sang qui était au-dessous du lieu comprimé couler vers le cœur, quoiqu'il ne fût pas poussé de la partie supérieure. Il coupa sur un autre chien une artère carotide, et il vit ce à quoi il s'attendait, à cause des communications établies entre les branches plus élevées de l'une et de l'autre carotides, c'est-à-dire, le sang s'écouler aussi de la partie supérieure de l'artère avec moins d'impétuosité, mais avec non moins d'abondance que de la partie inférieure.

Toutefois, ce que Valsalva remarqua sur la carotide, et en second lieu sur les jugulaires, était généralement connu de tout le monde dans ce temps-là, mais tout le monde ne connaissait pas également, je pense, la manière dont il fit ces remarques. Quant à ce qu'il observa en premier lieu sur les jugulaires, personne peut-être ne le connaîtrait même aujourd'hui, si les observations du cé-

lèbre Schlichting (1), publiées l'an 1750, n'eussent porté à chercher la cause pour laquelle le cerveau s'élève à chaque expiration, et s'abaisse à chaque inspiration. Car des hommes très ingénieux s'occupant à Gottingue et à Montpellier de la recherche de cette cause, ont fait la même observation que Valsalva avait faite autrefois, et ont étendu d'eux-mêmes les mouvements des veines qui n'avaient été remarqués jusqu'alors, que je sache, par personne que par lui, à d'autres veines plus grosses.

J'ai voulu, en relisant cette Lettre, ajouter ici seulement cette dernière circonstance au milieu de ce que je vous avais écrit si long-temps auparavant, sans cependant omettre rien de ce qui va suivre immédiatement. Au premier abord, il est vrai, ce que je vais rapporter ne paraîtra pas du tout s'accorder avec les expériences si nombreuses et si constantes faites d'un côté par Valsalva et de l'autre par ces grands hommes que je désignais tout à l'heure (expériences que je regarde comme très-véridiques) ; mais je ne crois pas pour cela devoir l'omettre, et je pense, au contraire, qu'il ne faut pas le passer sous silence, d'abord afin que parmi tant d'expériences anatomiques de cette espèce, il s'en trouve une qui ne répugne pas à ce que la raison indique, et même à ce que les yeux voient sur les corps d'hommes vivants, c'est-à-dire qu'il est des circonstances où les veines se gonflent dans le temps de l'inspiration, et où elles se désenflent dans celui de l'expiration ; ensuite afin que les auteurs, extrêmement ingénieux, de ces expériences puissent, s'ils le veulent, établir d'une manière convenable, chacun par ses explications, quelle est la cause d'une si grande différence entre les leurs et la mienne, et examiner si cette cause est la même que celle que je vois citée (2) pour expliquer ce que je disais s'observer sur les hommes vivants, ou une autre qui s'accorde davantage avec ce que j'ai vu aussitôt que chaque inspiration commençait, comme vous le reconnaîtrez si vous lisez très-attentivement ce qui y a rapport.

34. En effet, en répétant moi-même,

<hr>

(1) N. 11.

(1) Mém. présenté à l'Acad. royale des Sc., tom. 1.

(2) Vid. Walstorff. dissert. syst. experim. circa mot. cerebri, etc., § 28.

à la fin de l'an 1723, les expériences de Valsalva que j'ai décrites un peu plus haut, j'observai ce qui suit. Après avoir divisé les téguments de la partie droite du cou sur un chien, et les avoir écartés, de manière que toute la veine jugulaire externe, qui était couverte par eux, se trouvait tout à fait apparente, un mouvement de tremblement se faisait apercevoir dans cette veine, ainsi que dans toute la partie voisine du cou qui avait été mise à découvert. Bientôt après, ayant fixé les yeux plus attentivement sur la veine, et ayant approché la main de l'abdomen, je vis très-évidemment que toutes les fois que celui-ci était élevé par l'inspiration, cette veine se tuméfiait aussitôt dans le même temps, et qu'elle ne se désenflait pas avant que l'abdomen ne s'affaissât dans l'expiration; car alors la turgescence de la veine diminuait aussi manifestement. Comme cela était en contradiction avec l'observation de Valsalva, je portai d'autant plus de soin à observer la même chose moi-même à plusieurs reprises, et à la faire observer par les assistants, savoir, par les prosecteurs Volpic et Mediavia qui ont une excellente vue, par d'autres personnes très-attentives, et par des jeunes gens : or, les choses se passèrent constamment comme je l'ai exposé; et il semblait qu'il y avait d'autant moins de danger de se tromper, que l'une et l'autre partie de la respiration, du moins l'inspiration, étaient plus grandes, longues et toujours semblables à elles-mêmes dans un ordre alternatif, de sorte qu'elles ne furent pas autres dans toute cette expérience. A la vérité, je désirais alors que la respiration revînt enfin à son état naturel, afin de comparer mon observation d'une manière plus certaine avec celle de Valsalva ; mais maintenant les causes pour lesquelles je n'ai pas passé ceci sous silence font que je suis moins fâché qu'elle n'y fût pas revenue. D'ailleurs, je ne pus voir aucune autre systole ou diastole de la veine jugulaire, et peut-être Valsalva a-t-il compris sous ces noms l'affaissement et la turgescence de cette veine, qui répondent aux temps alternatifs de la respiration.

Au reste, il n'y eut rien dans mes autres observations qui fût en contradiction avec celles de Valsalva. Car, après avoir comprimé la partie voisine de la surface de la veine en appliquant mon doigt sur elle, de manière à séparer entièrement le sang inférieur du sang supérieur, le sang qui était au-dessous du doigt s'écoula, malgré cela, dans l'espace de peu de temps, et laissa la veine vide ou presque vide. Enfin, après avoir examiné une seconde fois et plus souvent, ce qui a été dit, l'artère carotide du même côté fut mise à découvert et séparée des parties voisines, puis légèrement élevée et coupée transversalement vers le milieu de la longueur du cou. Comme j'étais incertain si, aussitôt après la section, le sang s'était écoulé de la partie supérieure, comme il l'avait fait d'une manière certaine de la partie inférieure, pour qu'il n'y eût aucun doute dans le reste de l'observation, je voulus que Volpic, qui était présent comme préparateur, retînt entre ses doigts l'une et l'autre partie de l'artère coupée, mais une de chaque main, de telle sorte qu'elles ne s'affaissassent pas, en lui recommandant, en même temps, d'incliner un peu l'une d'elles d'un côté, pour que le sang ne s'opposât pas au sang, et ne jetât pas de la confusion, et afin qu'il fût facile d'apercevoir très-clairement les différences entre celui qui venait d'en haut et celui qui venait d'en bas. Celui-ci ayant exécuté plus promptement que la parole ce que je lui dis, il fut très-évident que le sang sautait à une grande distance de l'une et de l'autre partie, quoiqu'il sortît par un filet plus petit et avec moins d'impétuosité de la supérieure ; cela dura long-temps et tant que nous voulûmes. Cependant le filet supérieur n'était pas d'une telle finesse, qu'on ne comprît pas suffisamment la cause pour laquelle Galien (1) avait averti même autrefois que dans ces expériences où l'on coupe les vaisseaux sanguins du cou, il faut, pour que l'animal ne périsse pas tout de suite, épuisé par un écoulement excessif de sang, serrer d'abord étroitement son cou, soit dans la partie supérieure, soit dans la partie inférieure, avec deux lacs passés derrière la trachée-artère, et ensuite couper par le milieu la partie placée entre les lacs.

Après avoir suffisamment examiné la chose, nous remarquâmes que la partie inférieure de l'artère s'était tellement contractée à l'endroit de la section, qu'il ne s'écoulait presque rien ; mais ayant retiré avec des pinces un peu de sang de la même extrémité, ce liquide reprit aussitôt son premier cours. Pendant ce

------

(1) Cap. illo 6, cit. supra, ad n. 31.

temps-là le muscle mastoïdien, que nous avions coupé auparavant en travers au milieu du cou , n'avait pas contracté les parties divisées vers ses extrémités , de sorte qu'on pouvait, sans employer absolument aucune violence, rapprocher ces parties l'une de l'autre en les saisissant avec les mains, de manière qu'elles se touchaient comme peu de temps auparavant. Du reste, le chien était encore tellement fort qu'après avoir suffisamment considéré tous ces objets, et fendu bientôt après l'abdomen pour voir plusieurs parties dans le ventre , et pour serrer quelques lacs autour des vaisseaux , lorsqu'enfin nous ouvrîmes la poitrine, nous vîmes le cœur battre encore alors fortement et avec un ordre constant. Mais ceci appartient à un autre sujet.

35. Maintenant, revenons à la première question (1), d'où je me réjouis de vous avoir détourné pour passer en revue et examiner des expériences avec de longs détails ; car il est beaucoup moins triste et moins affreux de s'arrêter à la pensée de chiens tourmentés par des expériences, qu'à celle d'hommes étranglés. Il faut actuellement reprendre ce dernier sujet pour juger des causes auxquelles l'on a coutume d'attribuer la mort de ces individus, puisque j'ai considéré les expériences soit anciennes, soit modernes, qui étaient nécessaires pour cet objet. — Ainsi, je ne vois de nos jours personne qui rapporte la promptitude de la mort de ces deux sujets à la constriction exercée par la corde sur les nerfs qui accompagnent les vaisseaux sanguins à travers le cou ; et si je voyais quelqu'un qui eût cette opinion, je le renverrais aux expériences anciennes et modernes qui ont été citées plus haut (2). Je pense bien qu'il n'y en a pas non plus un grand nombre qui l'attribuent à la compression des artères carotides ; toutefois, je crois qu'après avoir examiné attentivement ce qui a été rapporté et expliqué plus haut (3) en détail, ils douteront beaucoup de leur opinion.

Mais, au contraire, je sais que la plupart sont du sentiment d'un homme très-savant qui a enseigné en plus d'un endroit, après Wepfer (4), que la constriction des veines jugulaires empêche le retour du sang porté pendant le même temps au cerveau par les artères carotides qui ne sont pas entièrement comprimées, et surtout par les vertébrales ; qu'en conséquence, il survient aussitôt une apoplexie mortelle, et qu'il n'y a aucune autre raison de la mort des pendus. En effet, de cette manière, disent-ils, le sang accumulé dans le cerveau comprime ce viscère avec plus de force, ou se répand dans les ventricules et dans les anfractuosités après la rupture même des plus petits vaisseaux. Mais peut-il se porter plus de sang au cerveau que lorsqu'aucune compression n'est exercée sur les artères carotides, ou son retour peut-il éprouver plus d'obstacles que lorsqu'on serre en même temps tous les liens placés autour de toutes les veines jugulaires, et je ne parle pas seulement des internes ou des externes, comme cela a eu lieu dans les expériences de Galien, de Harder, d'OEder, et peut-être aussi de Lower, mais des internes et des externes en même temps, comme j'ai dit que Novesi l'avait fait? Cependant quelqu'un de ces auteurs vit-il, je ne dis pas une apoplexie, mais une affection soporeuse, s'ensuivre sur-le-champ ou bientôt après? Relisez, je vous prie, leurs expériences que j'ai passées en revue plus haut (1) : certes, vous trouverez qu'ils ne virent rien de semblable ; ou s'il est arrivé quelquefois à quelques autres de voir autre chose résulter de la constriction des veines, ou des artères, ou des nerfs au cou, rappelez-vous que, parlant ici de la mort des pendus, je m'occupe de la recherche des causes qui font périr, non pas quelquefois, mais toujours, ou presque toujours et promptement.

Que conclure de là ? Y a-t-il d'autres causes, outre celles qui viennent d'être examinése, que nous devions accuser préférablement, comme la luxation des vertèbres supérieures, que quelques-uns (2) admettent maintenant, et que Wepfer (3) paraissait soupçonner lorsque le bourreau saute sur les épaules des pendus, et pousse leur tête en travers avec son pied. Mais cet usage n'existe pas partout, et, là où il existe, Columbus (4) niait avoir trouvé une luxation, au point qu'il disait que la fracture des vertèbres est

---

(1) Supra, n. 20.
(2) N. 23.
(3) N. 24, et quinque seq.
(4) Exercit. de loço aff. in apopl.

(1) N. 29, 31, 32.
(2) Vid. supra, n. 14.
(3) Exercit. cit.
(4) N. 14, cit.

plus facile que la luxation ; enfin , soit que vous aimiez mieux que ce soit une luxation ou une fracture qui devienne la cause d'une lésion de l'origine même de la moelle épinière, il en résulterait cependant plutôt la mort sur-le-champ qu'une apoplexie. Et, pour que vous ne disiez point , par hasard , qu'il faut que l'apoplexie s'ensuive alors que les vaisseaux vertébraux sont aussi tellement comprimés ou lésés par la luxation ou la fracture des vertèbres, que le sang ne peut ni se porter au cerveau ni en être rapporté par ces conduits, mettons enfin de côté les cas de cette espèce, que j'ai dit n'être pas communs à tous les pendus (et ils ne le furent assurément pas à ceux qui ont été guéris après la pendaison, de l'apoplexie, ou plutôt de l'assoupissement dont ils avaient été pris), et voyons, du moins, de quelle manière nous dirons que cet assoupissement commun à tous survient ; car il n'y a pas de doute que si la même cause qui le produit augmente vite et de plus en plus, elle ne fasse périr promptement le sujet.

36. Cœsalpin (1) dit que les pendus qui ne sont pas morts rapportent qu'ils avaient été pris de stupeur par la constriction de la corde, de sorte qu'enfin ils ne sentaient rien. Wepfer (2) aussi, en parlant d'une femme et d'un homme qui avaient survécu à la pendaison, fait voir que la première, ayant perdu la mémoire de tout, était étendue comme une apoplectique, et que le second, après la constriction de la corde, n'avait pas éprouvé la moindre douleur....., et qu'il avait passé quelques heures sans sentiment et comme enseveli dans un profond assoupissement. Quant à moi, j'ai appris d'un homme grave et véridique, qu'un voleur que la corde du bourreau n'avait pas pu tuer entièrement, pour la même cause, à ce que l'on croyait, qui empêcha la mort de ceux dont parle Cardani dans le *Sepulchretum* (3), rapportait à ceux qui l'interrogeaient qu'il avait eu d'abord devant les yeux des espèces d'étincelles, et que bientôt après il ne vit rien , et même ne sentit absolument rien, comme s'il dormait. Ce cas est assez semblable à celui que raconte Bacon (4), si ce n'est que ce sujet qui s'était pendu

voyant déjà, après une apparence de feu, des ténèbres , c'est-à-dire rien du tout, fut arraché aussitôt à cette pendaison de très-courte durée par son ami présent, et commença à voir une couleur pâle : toutefois , il n'éprouva aucune douleur. Enfin , j'ai vu moi-même une femme à qui des voleurs de nuit avaient tellement serré le cou avec un mouchoir tordu, pour piller sa maison en sûreté, qu'ils ne doutaient pas qu'elle ne fût morte ; on trouva la face gonflée et livide, la bouche extrêmement écumeuse : je note cette dernière circonstance pour vous faire comprendre que l'aphorisme dont il a été fait mention plus haut (1) doit, comme plusieurs autres, être admis avec des exceptions ; car elle fut sauvée par les soins des médecins qui lui firent tirer du sang du bras et du pied , et lui administrèrent, aussitôt que possible , des médicaments qu'on appelle cordiaux (vous verrez dans Riolan (2) et dans Bacon (3) que d'autres sujets étranglés ont été rappelés à la vie par un genre de traitement analogue, aidé de fomentations et de bains chauds) : cette femme donc, qui commença à être soulagée quand on eut enlevé le mouchoir, resta couchée encore plusieurs heures avant de revenir à elle. — Vous voyez que je cite plusieurs exemples, pour que vous ne doutiez pas qu'il n'y ait quelque chose de commun entre les individus étranglés , et pour que vous puissiez en même temps remarquer , en réfléchissant aux expériences que j'ai rapportées sur les chiens, si ce quelque chose a eu lieu sur la plupart d'entre eux par la constriction des nerfs, ou des artères , ou des veines du cou. S'il n'en est pas ainsi, il faut nécessairement que vous cherchiez ailleurs la cause du phénomène.

37. Lorsque je réfléchis à tout cela, il me semble qu'il reste quelque chose qu'on aurait pu chercher au moyen des expériences : savoir, s'il en arriverait autrement aux chiens dans le cas où on serrerait au cou, avec des liens placés des deux côtés, non pas chacune de ces parties en particulier, mais toutes ensemble ; car la raison indique et l'expérience confirme que des phénomènes différents peuvent avoir lieu par la constriction de chacune en particulier, ou de toutes ensemble. En effet,

(1) L. 2, quæst. med. 15.
(2) Exercit. paulo ante cit.
(3) L. 4, s. 12, obs. 11.
(4) Hist. vit. et mort.

(1) N. 9.
(2) Anthropogr., l. 1, c. 18.
(3) Hist. modo cit.

vous pourrez apprendre dans ma lettre anatomique XIII, et dans celle-ci, ce qui arrive quand on lie seulement les nerfs ou les artères, et vous y verrez (1) quelle différence il y a dans les accidents et combien ils sont plus graves, quand on les lie ensemble. Rappelez-vous aussi ce que j'ai dit plus haut (2) de la chèvre des charlatans, des jeunes Assyriens et du jeune homme de Pise, comme les uns et les autres tombaient privés du sentiment et du mouvement, et s'endormaient. Ainsi, il est certain que la chèvre tombait de cette manière, lorsqu'on serrait les liens placés autour des vaisseaux et des nerfs qui se portent ensemble à travers le cou; or, il n'appartient point à des charlatans de distinguer les artères et les veines, de sorte qu'il est plus vraisemblable que toutes ces parties avaient été comprimées en même temps. D'ailleurs, il n'est pas possible non plus aux anatomistes eux-mêmes de comprimer telle partie plutôt que telle autre, dans un si grand voisinage, je dirai même dans une si grande adhérence des nerfs et des vaisseaux de l'une et de l'autre espèce, lorsque la peau est intacte ; et il ne paraît pas que Columbus (3) ait agi autrement. Enfin, il faudra penser la même chose des expériences d'Aristote (4), qui, bien qu'il désigne par leur nom les veines jugulaires internes, dit cependant : Saisies au dehors, les hommes tombent privés de leur sens, et les paupières fermées. Il est certain aussi que Salius (5), en parlant de ces expériences, ne doute pas que les veines, les artères et les nerfs n'eussent été liés en même temps. D'un autre côté Riolan (6), après avoir rapporté ce passage d'Aristote, dit que les auteurs anciens ne sont pas d'accord sur les vaisseaux qui, interceptés par des lacs, produisent l'assoupissement, parce que ces vaisseaux, qui sont les veines, les artères et les nerfs, sont tellement contigus, que l'un aura été pris pour l'autre.

38. En outre, comme il est manifeste que non-seulement toutes ces parties, mais encore la trachée-artère, sont comprimées dans le même temps sur les su-

jets étranglés, dont il est principalement question ici, pourquoi ne croirions-nous pas que cette cause doit surtout être ajoutée aux autres? Certes, il n'est pas nécessaire de faire des expériences pour prouver que l'effet propre de l'occlusion de ce canal est promptement mortel. Le cas s'est offert assez souvent de lui-même comme lorsque Drusus, fils de Claude César, n'ayant pas encore atteint l'âge de puberté, fut suffoqué par une poire qu'il avait jetée en l'air en jouant, et qu'il reçut dans l'ouverture de la bouche, d'après le rapport de Suétone (1), ou lorsqu'un jeune homme robuste, dont il est parlé dans le *Sepulchretum* (2), fut suffoqué avant qu'on appelât un chirurgien, par un morceau de chair qui lui tomba dans le larynx, et qui, en bouchant complètement ce canal, fit cesser subitement la respiration. Plût à Dieu que de tels accidents n'arrivassent que très-rarement et même jamais, et que le chirurgien Petit (3), et dernièrement encore l'illustre de Haller (4), pour ne pas citer d'autres auteurs, n'eussent pas eu à raconter des morts aussi promptes par une cause de cette espèce !

Ainsi, il n'est pas étonnant que plusieurs écrivains, même parmi les modernes, comme Denis (5), Langguth (6) et d'autres, aient prétendu que les pendus périssent par cela seul que la respiration est empêchée, et que la même opinion ait enfin été adoptée par des hommes très-célèbres, qui avaient cru auparavant que la mort devait être attribuée plutôt à la constriction des veines jugulaires qu'à l'interception de l'air. Et, pour que vous ne m'objectiez pas avec Wepfer (7), que les plongeurs et les hystériques vivent sans respiration, quoique cet auteur ne nie pas d'une manière absolue que ces dernières ne respirent, et qu'il prétende uniquement que leur respiration n'est pas sensible, sachez que je ne veux pas m'arrêter maintenant à ces difficultés, ni discuter sur la principale utilité de l'air inspiré, mais que je dis seulement que si la compression des vais-

---

(1) N. 31.
(2) N. 22.
(3) Ibid.
(4) Vid. supra, n. 21.
(5) De aff. partie., c. 2.
(6) Anthropogr., l. 3, c. 9.

(1) De duodec. Cæsarib., l. 5, c. 27.
(2) Sect. hac. 2, obs. 6.
(3) Mém. de l'Acad. royale des Sc., an. 1742.
(4) Opusc. pathol., obs. 7.
(5) Locis supra indic. ad n. 24, et ad n. 9, vid. § 5.
(6) Ibid.
(7) Exercit. cit. supra, ad n. 35.

seaux et des nerfs exercée en même temps n'est pas regardée comme suffisante pour produire par elle-même l'effet dont je cherche la cause, elle le produira du moins lorsque la constriction de la trachée-artère se joint à elle dans le même temps.

En effet, la circulation du sang dans le cerveau, qui, lorsque les artères carotides et toutes les veines jugulaires sont comprimées, peut à peine se conserver jusqu'à un certain point par le moyen des artères et des veines vertébrales, est elle-même facilement interceptée, si la respiration est empêchée. Car l'air reçu en dernier lieu par les poumons se dilatant, et comprimant avec plus de force les plus petits vaisseaux qui servent de passage au sang à travers ces viscères, par la raison qu'il ne peut déjà plus revenir de ce lieu chaud comme à l'ordinaire, celui-ci doit nécessairement s'arrêter en grande partie dans les poumons, dans le ventricule droit du cœur et dans la veine cave, comme en effet Tho. Cornelius (1) l'observa sur des animaux morts par l'interception de la respiration. Par là le sang que les artères vertébrales doivent porter au cerveau leur est soustrait, en même temps que les veines correspondantes rapportent plus difficilement dans les sous-clavières celui qui avait coulé dans ce viscère, parce que la veine cave, dans laquelle ces dernières se déchargent, est tellement distendue par le sang qui y est en stagnation, comme je l'ai dit, qu'elle se rompt quelquefois sur des animaux étranglés, d'après l'observation du même Cornelius (2). Au reste, je ne dis pas qu'il ne passe pas du tout de sang à travers les poumons aussitôt qu'il ne respire plus, mais qu'il en passe moins, et ensuite de moins en moins, de sorte que ce qui les traverse ne suffit pas à la conservation de la circulation ; car il n'y a pas assez de temps alors, comme dans les hémorrhagies, pour que les artères se contractent peu à peu et de plus en plus, et s'accommodent à cette médiocre quantité de liquide ; et pendant ce temps-là le ventricule droit du cœur est tellement dilaté par le sang, que bientôt après il ne peut pas se contracter, ni même pousser une petite quantité de ce dernier à travers les poumons dans le ventricule gauche et dans les artères.

Ainsi donc, si la respiration interceptée empêche par elle-même la circulation du sang en peu de temps, elle l'empêchera en très-peu de temps dans le cerveau de ceux sur lesquels les carotides et les jugulaires étant comprimées par la corde dans le même temps, ce viscère n'a qu'à peine la quantité suffisante de sang pour entretenir jusqu'à un certain point la circulation par les artères et les veines vertébrales. Mais, si quelquefois, avant que le passage du sang à travers les poumons soit entièrement empêché, il arrive par hasard que par les causes qui ont été citées plus haut (1), il continue à passer alors quelque peu de ce liquide par les carotides moins comprimées que les jugulaires, non-seulement la circulation du sang s'arrêtera dans le cerveau, mais il s'y accumulera en telle quantité, que les vaisseaux se rompront bientôt après, comme sur cette femme que deux hommes avaient étranglée, comme il a été dit plus haut (2), en lui serrant le cou avec les mains. En effet Littre trouva sur elle du sang épanché à la base du crâne et dans les ventricules : d'ailleurs, l'explication de cet auteur ne diffère pas beaucoup de la mienne, d'après laquelle on peut également concevoir pourquoi le sinus longitudinal de la dure-mère s'était rompu sur un voleur qui fut pendu, et que P. Nanni disséqua pendant que j'étais à Bologne, et beaucoup mieux encore pourquoi Lancisi (3) vit sur des sujets étranglés des points de sang tacheter en très-grand nombre la substance blanche de la moelle du cerveau, et pourquoi j'observai moi-même tout ce que je vous ai écrit ailleurs (4) sur le cerveau et sur les poumons d'un maniaque, qui avait succombé au même genre de mort, comme l'indiquaient la plupart des circonstances.

39. Ce serait ici le lieu de parler aussi des sujets dont la plupart des auteurs rapportent la mort subite à l'inspiration d'un air trop épais, ou trop rare, parce que le premier comprime, comme je le disais un peu plus haut, les plus petits vaisseaux des poumons, et que le second ne les développe pas, de sorte que ces vaisseaux, s'affaissant et se ridant, ne laissent point passer le sang ; quoique, d'a-

---

(1) Progymn. 7.
(2) Ibid.

(1) N. 29.
(2) N. 9.
(3) De subit. mort. obs. 4, in fin. ad n. 8.
(4) Epist. 8, n. 4.

près les expériences de Crenwood (1), l'air d'un puits, où périssaient très-promptement les hommes qui y descendaient, et où s'éteignaient très-vite les flambeaux qu'on y laissait aller, ne fût point trouvé différent de l'air commun, ni par sa densité, ni par sa pesanteur, ni par son humidité, ni par son élasticité. Mais, bien que les morts de cette espèce ne soient pas rares, et que j'aie répondu moi-même, l'an 1731, au nom du corps respectable des médecins de Padoue, ce qu'il fallait pour qu'il n'arrivât plus à ceux qui descendaient dans un tombeau de la ville d'Este, ce qui était arrivé dernièrement à trois personnes qui furent suffoquées sur-le-champ, cependant, comme il ne s'est offert ni à Valsalva ni a moi aucun sujet enlevé par ce genre de mort, sur lequel nous ayons pu examiner l'état des viscères et du sang, je passe pour le moment sur cette recherche. Que si par hasard vous demandez pourquoi j'ai dit que ces trois individus avaient été suffoqués, je l'ai fait parce que, cinq ou six mois auparavant, un fossoyeur qui était descendu dans le même tombeau avait été pris tout-à-coup d'une difficulté de respirer, et aussi parce que ces trois hommes moururent, l'un après avoir poussé un hurlement, les autres après avoir fait les mêmes mouvements que font ceux qui sont suffoqués, et que l'un deux avait en outre le corps livide et noir. Il en fut à peu près de même lors de la mort de ces dix personnes qui subirent le même sort l'an 1724, à Vérone, après être entrées les unes après les autres dans une cave à vin, remplie d'exhalaisons de raisins en fermentation : les unes poussèrent des hurlements ou des mugissements, et la plupart se jetèrent par terre bientôt après et s'agitèrent comme ceux qui sont suffoqués.

D'un autre côté, Léonard de Capoue (2), instruit par ses expériences, affirme aussi que, dans un antre que les Napolitains ont qualifié du nom d'antre du Chien, les animaux tombent sur-le-champ comme s'ils étaient morts, si ce n'est que la plupart agitent leurs membres, et éprouvent des contorsions affreuses. Et, pour que vous ne pensiez point par hasard que ces agitations des membres étaient plutôt des mouvements convulsifs dépendants d'une affection primitive du cerveau, que des convulsions ordinaires à ceux qui se sentent suffoqués, remarquez ce qui suit dans Léonard : que les animaux retirés de là à demi vivants, et exposés à un air pur, se rétablissent comme s'ils n'avaient souffert aucun mal ; que ceux qui, par leur nature, ne respirent pas, meurent à peine et plus tard dans cet antre ; qu'un chien et des grenouilles qui y étaient morts avaient, le premier, les poumons un peu contractés, et les secondes ces mêmes viscères affaissés et vides d'air. — J'ai voulu dire un mot de tout cela ici, afin que vous ne croyiez pas facilement ce que vous lirez dans le *Sepulchretum* (1), que ceux qui périssent par les vapeurs du moût ou par la fumée du charbon, meurent très-paisiblement ; ce qui arriva aussi aux chiens dans cet antre appelé la Grotta de Cani ; et que s'ils mouraient tous d'une affection des poumons plutôt que du cerveau, ils seraient certainement tourmentés par des mouvements des bras, par la contraction des jambes, et enfin par l'agitation et le travail de tout le corps. Voilà ce qu'il y a dans cet ouvrage. — Au reste, dans cet antre les vapeurs mortelles ne changent pas la hauteur du mercure dans le baromètre (2) ; mais cela n'a pas lieu seulement dans cette grotte, et le baromètre ne présente non plus aucun changement dans la caverne de Pyrmont (3), dont les phénomènes ont la plus grande analogie avec ceux de l'antre de Naples. D'ailleurs, le *Commercium litterarium* (4) et surtout l'histoire (5) de l'Académie Royale des Sciences de Paris vous apprendront ce qui fut observé, sans ou avec la dissection, sur les corps de ceux que des exhalaisons du charbon ou d'un puits avaient fait périr.

40. D'un autre côté, quoique nous n'ayons pas eu la faculté, Valsalva ni moi, d'ouvrir des cadavres d'hommes noyés, cependant, comme j'ai disséqué plus d'une fois anciennement des animaux de différentes espèces que j'avais fait submerger, je ne passerai pas sous silence ce que j'ai noté à ce sujet. En effet, à l'imitation de Galien (6), qui avait cou-

---

(1) Saggio delle Transaz., t. 5, n. 2.
(2) Delle mosete lez. 1.

(1) Sect. hac 2, in schol. ad obs. 15.
(2) Vid. Mead. de venen. tent. 6.
(3) Commerc. litt., a. 1737, hebd. 8.
(4) Ibid., a. 1736, hebd. 14, n. 2.
(5) A. 1710, obs. de phys., n. 5, et a. 1701, n. 4.
(6) De anat. admin., l. 1, c. 3.

tume de recevoir pour la dissection une guenon suffoquée dans l'eau, je ne craignais pas que ces corps fussent trop engorgés, et entrassent trop promptement en putréfaction ; car ceux qui ont cette crainte veulent parler, je pense, de ces cadavres qui sont restés trop long-temps dans l'eau, de sorte que, quelques-unes des causes qui maintenaient la compression de l'air intérieur venant à cesser, ce fluide s'étend et se dilate : j'aime mieux croire cela avec le célèbre Sénac (1), que de rapporter à l'eau, qui entre par les pores de la peau, cette augmentation de volume qui fait que les corps des noyés, s'élevant du fond, nagent et restent sur la surface. D'ailleurs, Jac. Sylvius (2), qui ne désirait, je crois, que des cadavres frais, préférait les corps des hommes plongés dans l'eau aux autres, parce que tout y est intact, après qu'en pressant sur l'estomac avec les mains, on en a fait sortir par l'œsophage une grande quantité d'eau ; quoique cette précaution de Silvius, d'après les observations contraires de beaucoup d'auteurs, doive vous paraître souvent moins nécessaire. Car Plater, comme on le voit dans le *Sepulchretum* (3), ayant fait quelquefois cette épreuve, ne trouva qu'une très-petite quantité d'eau dans l'estomac de ces sujets, de sorte qu'il pensait qu'ils étaient morts plutôt par l'effet de l'eau qui était tombée dans la trachéeartère en place d'air. D'un autre côté, Wepfer (4) ne rencontra pas d'eau, même dans les poumons, sur un castor submergé, et Waldschmid (5) confirma enfin qu'il n'avait jamais été possible de trouver dans l'estomac ou dans la poitrine des noyés, même une goutte d'eau, opinion qui fut adoptée ensuite par Becker (6), qui fit la même remarque sur un homme et sur des animaux, et par d'autres observateurs, jusqu'à ce que Littre (7) écrivit qu'il avait trouvé peu d'eau dans les poumons, mais beaucoup dans l'estomac.

---

(1) Hist. de l'Acad. royale des Sc., ann. 1725.
(2) Isag. anat., l. 3, c. 23.
(3) Sect. hac 2, obs. 44.
(4) Eph. N. C., dec. 1, a. 2, obs. 251.
(5) Earumd. dec. 2, a. 6, obs. 153.
(6) Tract. de submers. morte sine pota aqua.
(7) Hist. de l'Acad. royale des Sc., ann. 1719.

41. Pour moi, voici ce qu'il m'est arrivé d'observer sur les petits animaux que je vais nommer. Deux petits cochons d'Inde, mâle et femelle, dont le premier, qui était le plus gros, vécut beaucoup plus long-temps dans l'eau, ne présentèrent point de ce liquide dans l'estomac ni dans l'œsophage, ni dans le tronc de la trachée-artère ; seulement on exprimait des poumons avec la main une humeur écumeuse. Comme quelqu'un des assistants soupçonnait que peut-être, pendant qu'on enlevait les petits cochons de l'eau, le liquide qui était entré par l'œsophage, ou surtout par le larynx, s'était écoulé sans qu'on l'eût aperçu, j'ordonnai qu'on en suffoquât également un troisième, mais qu'on l'enlevât, après l'avoir saisi par la tête, de manière qu'il ne pût rien s'écouler ; cependant la chose se passa comme sur les deux premiers, et il ne sortit des poumons comprimés qu'une écume aqueuse, blanche, qui n'était pas abondante. Je ne trouvai pas l'épiglotte abaissée sur ces animaux, qui l'ont très-courte ; c'est pourquoi l'entrée du larynx était ouverte. Des hérissons, qui ont aussi l'épiglotte courte, présentèrent le larynx également ouvert. Je fis sur trois d'entre eux les mêmes recherches que sur les petits cochons. Le premier, retiré de l'eau avec la même précaution, offrit une petite quantité d'humeur aqueuse et écumeuse dans l'estomac, mais presque rien dans les poumons qui étaient mous. Comme il s'était montré vivant sous le scalpel, bien qu'il semblât être mort auparavant, je voulus qu'on en tînt sous l'eau plus longtemps deux autres, mâle et femelle ; car ils faisaient de grands efforts pour s'élever, surtout la femelle, quoique plus petite, comme le premier en avait fait. Or, pendant qu'ils étaient sous l'eau, je remarquai que tous, mais particulièrement la femelle, rendaient par la bouche des bules d'air qui se dirigeaient vers la surface du liquide. Après leur mort, je ne trouvai point d'eau dans leurs estomacs ; je pus faire sortir par expression de l'écume des poumons qui étaient blanchâtres. Ces hérissons étaient, comme aussi le premier, de l'espèce de ceux qui ressemblent aux chiens par le museau ; ce qui me fit trouver moins étonnant que les poils qui occupaient le cou, le menton, la poitrine et la partie du ventre soujacente, les aisselles et les aines, fussent remplis de puces, comme sur un chien quelconque ; or, je disséquai ces derniers vers la fin

de mai. Mais, relativement au premier que j'avais disséqué à la fin d'octobre, j'avais été un peu étonné de trouver dans l'intérieur de l'une de ses bronches un ver vivant, oblong, mince, blanc, tandis que je n'avais pu rien observer de morbide ni aucun autre ver, soit à cet endroit, soit dans le reste des poumons ou dans la poitrine, dans l'œsophage, dans l'estomac, dans les intestins, parties que j'ouvris toutes, et que j'examinai avec soin, et tandis que le hérisson était fort et aussi vif qu'aucun autre. Quoique ceci ait moins de rapport à ce sujet, cependant comme je le rencontrai alors en même temps, je n'ai point voulu le passer sous silence, afin que vous puissiez comparer ce ver avec ceux que les anciens (1) ont rapporté avoir été rejetés des poumons par la toux, soit que vous pensiez qu'ils y étaient nés, soit que vous pensiez plutôt qu'ils y étaient venus d'ailleurs.

Une taupe que l'on s'était efforcé pendant long-temps de suffoquer dans l'eau, et que je disséquai néanmoins à demi vivante, avait peu de liquide dans l'estomac ; mais j'exprimai des poumons, qui du reste étaient gonflés, non pas de l'eau, mais une humeur écumeuse. L'estomac et les poumons d'un rat domestique ne présentèrent point d'eau, quoiqu'il eût péri dans ce liquide. Je n'en trouvai pas non plus sur un loir de ce pays qui avait succombé au même genre de mort ; car, bien que l'estomac un peu flasque contînt une humeur, cette humeur n'était certainement pas de l'eau. Je remarquai également que son larynx n'était pas fermé, et que l'épiglotte était si petite qu'elle ne paraissait qu'à peine. Au reste, quoique je ne dise pas que l'épiglotte n'était point abaissée, ni le larynx fermé sur chacun des animaux noyés que j'ai disséqués, sachez cependant qu'il n'y en eut aucun de tous ceux sur lesquels je fis ces recherches, qui ne présentât la même disposition.

42. Mais, m'étant rappelé que dans une autre circonstance où je devais disséquer un petit chien et deux chats nés la nuit précédente, le premier avait vécu long-temps dans l'eau, et que les derniers qui m'avaient été apportés après qu'on se fut efforcé pendant long-temps de les suffoquer sous l'eau, et parce qu'on

______

(1) Vid. apud Schenck., obs. med., l. 2, ubi de pulmonib.

croyait qu'ils l'étaient en effet, s'étaient mis à ramper sur la table d'anatomie, je voulus faire l'expérience sur plusieurs chats nés depuis peu, pour voir combien de temps ils vivraient dans l'eau, mais surtout pour observer enfin après leur mort quelle quantité d'eau ils auraient dans l'estomac et dans les poumons. En conséquence, voyant que deux de ces animaux, nés douze heures auparavant, vivaient dans l'eau en nageant depuis environ sept minutes et demie, ennuyé de ce retard, j'ordonnai de les submerger, et de les tenir ainsi plongés. Cela ayant été exécuté pendant quelque temps, je vis bientôt après qu'ils restaient sur la surface de l'eau sans faire aucun mouvement, de sorte qu'ils paraissent entièrement morts. Mais, ayant laissé là l'un pour disséquer l'autre, je remarquai sur le premier des mouvements de tout le corps et principalement du cœur. Du reste, je ne trouvai dans l'estomac de celui-ci, ni de l'autre qui mourut quelque temps après, rien autre chose que du lait à demi coagulé, ce qui lui donnait l'apparence du fromage de la seconde fabrication. Mais, en voyant que les poumons de l'un et de l'autre étaient entièrement remplis de petites bulles très-serrées et remarquables à travers la membrane extérieure, je fus persuadé qu'il était entré de l'eau par le larynx que j'avais trouvé non fermé par l'épiglotte, et je confirmai le fait par la dissection ; car il s'exprima par les endroits divisés beaucoup d'humeur écumeuse, par laquelle les poumons étaient distendus.

Ayant entrepris de disséquer un égal nombre de chats nés depuis environ quarante heures, et qui n'avaient point été submergés avec la main, mais qui avaient été laissés dans l'eau jusqu'à ce qu'ils parussent entièrement morts, ce qui ne fut pas très-long, je reconnus bien que l'un seulement (celui qui avait été un peu plus long-temps dans l'eau) était effectivement mort, mais je vis sur tous les deux de ces petites bulles dans toutes les parties des poumons ; toutefois je trouvai ceux-ci plus remplis d'air que d'humeur. Quant à l'estomac, tandis que celui du chat qui avait été disséqué à demi vivant contenait un peu d'eau, celui de l'autre, qui n'en avait certainement pas bu avant que j'eusse ordonné de le noyer, en était extrêmement distendu: or, pour que vous ne soupçonniez point par hasard, vous aussi, comme plusieurs ont coutume de le faire, qu'il s'était écoulé quelque chose de l'estomac du premier, on me les apporta tous les deux pour les disséquer après les avoir saisis par la tête. — Comme je disséquais deux autres chats nés depuis très-peu de jours, tués de la même manière, et saisis aussi avec la même précaution, je vis dans l'estomac de l'un et de l'autre une humeur aqueuse, qui n'était pas en très-petite quantité, et j'exprimai beaucoup d'écume blanche et aqueuse des poumons. Enfin, quoique j'eusse ordonné que quatre chats, nés la nuit précédente, fussent plutôt extrêmement lassés que suffoqués dans l'eau, comme l'exigeaient certaines expériences que je devais faire, sachez cependant que l'estomac de tous était proportionnellement très-gros, et tuméfié par un peu de lait à demi coagulé, et par beaucoup d'eau.

43. D'après la comparaison établie entre toutes les observations citées, il est évident d'abord qu'il ne faut pas en définitive s'attendre que l'ouverture du trou ovale et du canal artériel soit d'un grand secours pour éviter la suffocation, et ensuite que sur des chats nés depuis peu il était descendu assez d'eau dans les poumons, et souvent aussi une grande quantité dans l'estomac, tandis que le plus souvent ni l'un ni l'autre de ces accidents n'a eu lieu sur plusieurs animaux adultes. Au reste, Littre (1) ayant fait périr plusieurs chiens et plusieurs chats en les submergeant, ne trouva quelquefois point d'eau dans leur estomac, et toujours il y en observa beaucoup moins que dans celui des hommes noyés; car il était accoutumé à rencontrer beaucoup de ce liquide sur ces derniers, comme je l'ai dit aussi plus haut (2); de sorte qu'il ne semble pas qu'il eût dû être mis par un homme très-savant au nombre de ceux qui ont enseigné le contraire, lui qui en outre plaçait parmi les cas les plus rares les observations de Becker, qui n'avait point trouvé d'eau dans l'estomac ni dans les poumons. Au surplus, je crains de ne pouvoir être de l'avis de Littre sur ce point. Car si à Becker je joins les auteurs que Charisius (3) a cités, et que j'ai moi-même nommés précédemment (4), Plater et

Wepfer, et ceux que Charisius aurait pu indiquer encore, Kulm (1) et Leprotti (2), il existe tant d'observations de ces auteurs et d'autres, qu'on ne peut pas dire qu'elles soient aussi rares, surtout depuis que l'Académie royale des Sciences de Paris a positivement reconnu dans cet avertissement extrêmement recommandable qu'elle fit publier l'an 1740, pour les secours à donner à ceux que l'on croit morts sous l'eau, que les dissections des noyés faites par des anatomistes habiles ont démontré qu'il ne se trouve, le plus souvent, que peu d'eau dans leur estomac. A ceci vous réunirez donc les observations des autres, pour ne rien dire une seconde fois des miennes : dans ce nombre il ne faut point omettre celles qui ont été recueillies par des médecins très-célèbres (3), dans le but d'examiner ce que Becker avait avancé. Or, ils ont trouvé que les choses se passent comme cet auteur l'avait indiqué, et n'ont point vu d'eau dans l'estomac de petits chiens noyés; et quoiqu'ils ne nient pas que ce liquide ne puisse quelquefois, dans certaines circonstances, entrer dans les conduits et dans les vésicules des poumons, cependant ils affirment que les noyés meurent communément sans avoir bu de l'eau. Il ne faut pas non plus passer sous silence ces paroles du grand expérimentateur de Haller (4) : il ne sera pas inutile d'avertir que de petits chiens vivants (qu'il avait lui-même submergés) avaient le poumon et l'estomac entièrement vides d'eau, même lorsqu'ils avaient ouvert la gueule sous le liquide, et qu'ils avaient tiré la langue. Tant Becker a dit vrai!

Mais, de même que j'ai rapporté cela pour vous faire comprendre qu'il ne paraît pas que des observations de cette nature puissent être mises au nombre des cas les plus rares, de même aussi je désire que vous n'oubliiez pas celles qui sont en contradiction avec elles, et que vous sachiez qu'il en existe encore d'autres que celles que j'ai citées; je parle soit des histoires qui ont été indiquées avec

---

(1) Hist. cit. supra, ad n. 40, a. 1719.

(2) Eod. n.

(3) Specim. de morte submers. § 10, ad *e* prim. et c. sec.

(4) N. 40.

(1) Obs. adject. Descript. fœt. monstr., § 2, 3.

(2) In Epist. post. Comment. de Bonon. Acad., tom. 1.

(3) Vid. Commerc. litter., ann. 1737, hebd. 37, n. 1, ad 2.

(4) De Respir. experim., p. 2, ad n 39, not. *i.*

soin par Charisius (1), soit de celles que vous pourrez réunir à celles-là, et qui ont été rapportées par Genselius (2), qui toutefois fait une exception pour les poumons, et par Ol. Borrichius (3). Car vous remarquerez que c'est à ceci que se rapporte ce que ce dernier avait écrit autrefois, qu'un jeune enfant entraîné par l'eau de la mer pendant qu'il nageait, et submergé profondément de manière qu'on ne le trouva qu'avec peine, avait bientôt été arraché à une mort subite entre les mains d'un grand nombre de personnes qui le faisaient tourner, parce que ces mouvements donnèrent lieu à un vomissement qui lui fit rejeter de l'eau salée en abondance. De plus, celui que je citais un peu plus haut, de Haller, ayant examiné les cadavres de deux femmes qui furent disséquées, l'une l'an 1747 (4), l'autre l'an 1748 (5), et qui étaient restées toutes deux fort long-temps sous l'eau, trouva en comprimant l'estomac et le poumon que de l'eau était descendue dans le premier viscère sur toutes les deux, et vit ce liquide regorger du dernier sur l'une. Au reste, quoiqu'il ne parle pas de la première femme à l'endroit où il traite (6) spécialement cette matière, de sorte qu'on peut croire que d'une seule observation il en a été fait deux par l'erreur que l'imprimeur a commise dans l'indication de l'année, cependant il y joint de nouvelles expériences qui lui sont propres sur quatre chiens et sur un chat qui furent submergés, expériences dans lesquelles il trouva de l'eau dans l'estomac de tous ces animaux, excepté dans celui du chat, tandis qu'il vit beaucoup d'écume aqueuse dans les poumons de tous, sans même excepter ce dernier. Ensuite il fait connaître d'autres expériences, dont je dirai un mot plus bas, et qui ont très-souvent été confirmées, ainsi que les premières, par son célèbre auditeur Evers (7).

Je désirerais beaucoup que les écrits de ces deux auteurs sur ce sujet eussent pu être publiés bien long-temps avant que je revisse cette lettre. En effet, je lis que les expériences furent faites avec une telle habileté et une telle adresse, que l'on pouvait reconnaître si les animaux inspiraient et avalaient sous l'eau, et qu'il n'était pas permis de douter si effectivement ils avaient fait passer de ce liquide dans l'estomac et dans les poumons, puisque l'eau avait été teinte d'une couleur particulière. Or, il fut démontré par la dissection qu'il en était passé dans l'un et dans l'autre viscère. Sur tous? direz-vous. Sur tous. Je sais que cela vous étonnera, surtout dans un si grand nombre d'expériences, vous qui regardez les observations si variées et si différentes de tant d'autres auteurs comme aussi vraies que celles-ci, qui sont très-récentes, et qui ne croyez pas facilement, je pense, que l'autorité de celles qui diffèrent de ces dernières puisse se suffisamment être éludée, en supposant qu'il en était arrivé ainsi, parce que l'eau qui était alors très-froide avait empêché la déglutition et l'inspiration. En effet, les expériences dans lesquelles de Haller ne trouva nulle part de l'eau où les petits chiens submergés ne périrent point que cette eau fût très-froide, moi-même, je ne me suis jamais servi pour les miennes que d'une eau gelée; et le petit jeune homme de le protti, pour ne pas parler d'autres sujets enlevés par le même genre de mort en Italie et en France, ne se noya point dans la saison de l'année où les eaux sont très-froides dans ce pays-ci, et cependant il avait à peine un peu de liquide dans l'estomac, et ses poumons, dans lesquels celui-ci aurait pu descendre, sinon par la bouche, du moins par le nez, n'en contenaient pas même une goutte.

44. Mais cependant à quoi faut-il attribuer ces différences qui existent entre les observations des autres, et même entre les miennes? Est-ce que les sujets qui ne présentèrent point d'eau dans les poumons et dans l'estomac avaient d'entrée du larynx et de l'œsophage fermée, tandis que ceux qui y en offrirent un peu ou beaucoup, ne l'avaient point fermée? Car je vois qu'il s'est trouvé des auteurs qui ont expliqué la chose d'après la différente détermination que prenaient les individus pendant qu'ils étaient submergés, en disant que ceux qui ont entendu dire que les noyés meurent pour avoir avalé une grande quan-

---

(1) Cit. § 10, ad *f* prim.
(2) Eph. N. C., cent. 6, obs. 85.
(3) In Bartholin. Act. Med. Hafn., a. 1671 et 1672, obs. 95.
(4) Not. *i* cit.
(5) Opusc. pathol., obs. 62.
(6) Ibid.
(7) Diss. sist. experim. circa submersos.

lité d'eau ferment très-étroitement l'entrée à ce liquide, tandis que ceux-là la lui ouvrent qui croient que la mort a lieu parce que la respiration est empêchée. Mais chez les animaux ces différentes déterminations ne peuvent pas exister, et cependant nous trouvons aussi des différences sur eux à ce sujet. Ensuite, supposez que les hommes aient une volonté différente, comment ceux qui voudront fermer le larynx le fermeront-ils? Sera-ce en resserrant la glotte? Mais comment la tiendront-ils serrée, puisque, la respiration cessant, l'afflux des esprits cesse dans les muscles constricteurs? Je réponds la même chose, si vous dites que ces individus abaissent l'épiglotte pour fermer entièrement le larynx, quoique je ne connaisse pas encore assez les muscles qui pourraient produire cet effet avec force. Il vous reste à imaginer des convulsions qui, par leur violence, maintiennent en contraction, même après la mort, les muscles de la glotte et ceux qui ferment l'entrée de l'œsophage, de la même manière que ceux qui rapprochent la mâchoire inférieure de la supérieure étaient contractés en effet sur ce petit jeune homme submergé que Planci disséqua avec Leprotti. (1); car après sa mort il conservait la bouche très-étroitement fermée, comme me l'écrivit cet homme célèbre, environ quarante jours après, c'est-à-dire au commencement du mois de mai de l'an 1722. Mais moi, je n'ai point trouvé (2) le larynx fermé ni l'épiglotte abaissée sur les animaux, dans les poumons desquels il n'était point tombé d'eau même après la mort; et Littre (3) ne trouva pas non plus autre chose sur quelques submergés, lui qui, croyant du reste que l'épiglotte était abaissée même chez ceux qui étaient jetés dans l'eau après la mort, et à plus forte raison sur les noyés dont je parle, imagina une chose qui n'était ni croyable ni d'accord avec ce qu'il avait supposé; car comment la langue pourrait-elle s'élever en arrière pour abaisser l'épiglotte après la mort, ou se maintenir dans cette position, puisqu'il avait supposé qu'elle finissait par se relâcher et par tomber en avant pendant sa vie? À cela se joint une autre considération, c'est que la langue des petits cochons d'In-

de, dans les poumons desquels j'ai dit (1) que je n'avais point trouvé d'eau, est oblongue, il est vrai, mais, à l'exception de la première partie, elle est tellement fixée à la base de la bouche, qu'elle ne peut point s'élever, et abaisser l'épiglotte, qui du reste est si courte, qu'elle ne peut couvrir qu'à peine toute l'ouverture du larynx. Que sera-ce, si la sortie de la langue est placée par Charisius (2) parmi ce qu'on a vu et noté communément sur les cadavres des noyés? Or, pour me servir des expressions connues de Palfyn (3) pour une chose également connue, l'épiglotte suit nécessairement la langue qui sort, à cause des ligaments qui les unissent.

Au reste, croyez que j'ai dit la plupart de ces choses moins à cause de l'opinion de Littre, qu'à cause de celle de Detharding (4) et de ses partisans. En effet, ces derniers ne doutent pas que l'application étroite de l'épiglotte sur l'orifice du larynx n'intercepte la respiration, et n'empêche l'eau d'y entrer, comme si elle n'y entrait jamais. Cependant il n'en est aucun parmi eux qui dise que l'épiglotte a été trouvée abaissée par eux ou par d'autres dans la dissection des noyés; mais au contraire, Evers (5), comme moi, a toujours vu la glotte ouverte et l'épiglotte élevée dans tant d'expériences qu'il a faites, ainsi que sur un enfant (6), dans le poumon et l'estomac duquel il était entré de l'eau. Toutefois, ce que j'ai dit étant supposé, Detharding a établi que les principaux secours pour les submergés sont ceux au moyen desquels l'épiglotte s'élève, ou, si la chose n'est pas possible, ceux que l'on donne en ouvrant à l'air une autre voie en place de celle que ce cartilage bouche. En conséquence, il recommande non-seulement d'irriter ce dernier, en introduisant aussitôt dans la gorge un doigt, ou plutôt une plume ou un pinceau de soies; mais encore de l'exciter même après que la trachée-artère aura été ouverte au-dessous du larynx, en plaçant de temps en temps un doigt sur la plaie ou en ordonnant au malade de tousser, afin que

---

(1) Epist. cit. supra, ad n. 43.
(2) N. 41.
(3) Hist. cit., ad n. 43.

---

(1) N. 41.
(2) § 8, specim. cit. supra, ad n. 43.
(3) Anat. du Corp. hum., tr. 3, ch. 8.
(4) Sched. de subven. submersis per laryngotom.
(5) Dissert. cit. supra, ad n. 43.
(6) § 3.

28.

l'épiglotte poussée par l'air de l'une ou l'autre manière s'élève. Si ce qu'il a supposé existait réellement, j'approuverais certainement, moi aussi, la plupart de ces recommandations, si d'ailleurs il n'y avait pas, d'après ce qui a été dit un peu plus haut, un moyen beaucoup plus prompt et beaucoup plus efficace de relever l'épiglotte, moyen qui consiste à saisir aussitôt la langue avec les doigts et à la tirer en avant.

Mais, quoique l'épiglotte ne soit pas abaissée, cependant quand les autres moyens indiqués en grand nombre dans l'Avertissement cité (1) ont été inutiles, il peut y avoir lieu à la bronchotomie proposée par Detharding, même pour le motif mis en avant dans ce même Avertissement, c'est-à-dire pour faire passer de plus près de l'air chaud dans les poumons par le moyen d'une canule, ou, si vous aimez mieux adopter l'opinion des auteurs les plus modernes, afin que l'eau tombée dans les poumons ait aussi une autre voie par laquelle elle sorte plus promptement. — Au surplus, ces auteurs avouent qu'ils ont inutilement employé ce moyen, ainsi que d'autres qui non-seulement sont usités, mais encore sont plus recherchés que ceux qui ont été proposés jusqu'ici par qui que ce soit, pour rappeler à la vie plusieurs chiens qui avaient été plongés sous l'eau pendant huit minutes seulement, en sorte qu'ils nous ôtent presque entièrement l'espoir de pouvoir secourir les hommes submergés. Si, de même qu'ils ont traité leur matière avec ordre, avec force, avec science, avec esprit, ils avaient également consacré du temps, qui certes ne devait pas être court, à la recherche de tous les exemples des submergés qui, selon leur expression, ont été rappelés à la vie, ils en auraient peut-être trouvé plus qu'ils ne semblent le croire, qui donnent l'espoir de secourir aussi dans certains cas les noyés par des moyens qui ne sont quelquefois pas recherchés, alors même que la submersion n'a pas lieu dans de l'eau gelée ou mêlée de glace, par laquelle on pourrait dire que la déglutition et l'inspiration des eaux avait été empêchée. Vous lirez, par exemple, dans une lettre (2) de Langhans publiée à Gottingue l'an 1748, qu'un homme submergé pendant environ une demi-journée, de sorte qu'il ne lui restait plus aucun signe d'existence, recouvra bientôt la vie par le seul secours de l'esprit de sel ammoniac qu'on approcha de ses narines. Vous lirez aussi dans le volume vii (1) des Actes de l'Académie des Curieux de la Nature de Vienne, d'après l'observation d'un médecin prudent de Breslau, Kundmann, que deux hommes qui avaient eu la tête plongée sous l'eau d'un fleuve, l'un pendant à peu près un quart d'heure, et l'autre pendant environ une demi-heure, furent promptement réveillés par des secours qui ne sont pas très-recherchés. Et, pour ne pas entasser un plus grand nombre d'exemples, relisez par quel moyen facile fut arraché à la mort le jeune enfant dont j'ai parlé plus haut (2) d'après Borrichius. Dirons-nous que tous ces sujets furent submergés dans de l'eau gelée, et que par conséquent ils n'en avaient point avalé ? Certes, nous ne le dirons pas pour ce jeune enfant, qui, quoique vivant dans un pays froid, ne se serait pas exercé à la nage avec ses camarades, si ce n'eût été dans une saison de l'année où l'eau était dégelée, et n'aurait pas pu, après avoir été submergé, en faire passer abondamment dans l'estomac, circonstance que l'on n'admet point quand l'eau est gelée. Du reste, je ne vois pas que l'on ait noté dans quelle saison de l'année les trois autres furent submergés, si ce n'est que Kundmann dit, relativement à l'un de ses sujets, que c'était la veille de Pâques, et relativement à l'autre, qu'une toux continuelle s'étant déclarée bientôt après, il avait souvent rejeté du sang grumeleux par les poumons ; ce que vous pourriez regarder comme un indice de la violence que l'eau inspirée aurait exercée sur les plus petits vaisseaux de ces viscères.

Vous voyez que je ne cite pas de ces exemples peu croyables, et que loin d'en rapporter plusieurs des moins connus, je n'en indique qu'un petit nombre qui sont à la portée de tout le monde ; mais vous voyez aussi qu'il n'y en a aucun qui soit tiré des pays chauds ou tempérés, où l'habitude de la nage est beaucoup plus fréquente, surtout l'été, et où par conséquent je ne doute pas que vous n'en trouviez une grande quantité si vous en cherchez. Car c'est là ce qui

----

(1) N. 43.
(2) De causa a pastu somnolentiæ.

(1) Obs. 124.
(2) N. 43.

paraît avoir porté plus évidemment un médecin de Rome, Zacchias (1), à écrire avec confiance, sur le rétablissement d'un jeune homme submergé et retiré du fleuve une heure après, qu'il doit être certain, non-seulement que cela n'est pas miraculeux, mais encore qu'il ne faut pas mettre cet événement au nombre de ceux qui excitent ordinairement un grand étonnement parmi ceux qui les entendent raconter. — Mais laissant des choses qui ont été exprimées par le seul désir de chercher la vérité dans un sujet aussi grave, et non de contredire, et revenant à ce qui précède, pourquoi donc enfin, direz-vous, si sur tous les submergés il y a un passage ouvert dans les poumons à travers la glotte non fermée et nullement couverte, au moins l'eau dégelée n'entre-t-elle pas également sur tous dans ces viscères? Vous l'apprendrez dans le célèbre Sénac (2), à qui je vous renvoie volontiers, me hâtant d'arriver à d'autres sujets. Vous y apprendrez en même temps une chose qui est la conséquence de cela, c'est que le caractère cité également par Littre (3) pour distinguer ceux qui ont été jetés dans l'eau pendant la vie de ceux qui y ont été précipités après la mort, suivant que l'eau est tombée dans l'intérieur ou non, caractère qui du reste est facile et non sans utilité dans les questions médico-légales, ne doit point être regardé comme constant d'une manière absolue.

45. Mais, quoique je me hâte, je sais que je vais être interpellé ici par vous sur un autre signe qui appartient à la fois à ces mêmes questions et à la suffocation dont il s'agit; je veux parler de celui qu'on retire des poumons d'un enfant jetés dans l'eau, pour reconnaître si cet enfant est né mort ou vivant, suivant que ces viscères tombent au fond, ou nagent à la surface. Que voulez-vous? je partage l'opinion de ceux qui se servent de ce signe, mais avec prudence et réserve; car je sais combien on a remarqué d'exceptions dans l'espace d'un nombre d'années peu considérable. En effet, quoique Galien (4) ait indiqué que la substance des poumons est non-seulement rouge et dense, mais encore pesante

sur les fœtus, c'est-à-dire le contraire de ce qu'elle est sur les sujets qui respirent, et quoique d'autres auteurs aient répété la même chose ensuite, entre autres Spigel (1), cependant je ne sais pas si quelqu'un a eu l'idée d'imaginer cette expérience d'après cette donnée, si ce n'est peu d'années avant cette époque. Ce qu'il y a de certain, c'est que je n'ai pas pu trouver dans Zacchias, et encore moins dans Fideli et dans Paré, qu'il en soit fait mention dans les passages où il aurait été le plus convenable d'en parler. — Je vois donc qu'on objecte que les poumons d'un enfant qui sera né vivant peuvent s'enfoncer dans l'eau, s'ils n'ont pas été assez distendus à raison de la faiblesse des forces, ou bien s'ils sont devenus plus pesants, soit par une maladie, soit aussi par la suffocation même; et qu'au contraire les poumons de celui qui sera sorti mort surnagent s'ils sont distendus par l'air que la putréfaction aura dégagé, ou que l'enfant même aura inspiré avant de sortir, ou que quelqu'un lui aura soufflé ensuite par la bouche pour exciter la respiration. Mais il faut connaître d'avance les dangers de ces méprises, et de quelques autres en outre, s'il en existe, et se tenir en garde contre elles à peu près de la manière qui va être indiquée immédiatement.

46. D'abord, il ne faut nullement douter de ce qu'un homme très-grave, Laur. Heister (2), affirme avoir observé (car je vois que certaines autres observations, semblables du reste pour ce qui regarde les cris, se fondent sur le témoignage non spontané des femmes au désespoir), qu'après une vie de neuf heures, débile, et passée dans de faibles cris, les poumons, sains d'ailleurs, n'étaient pas dans un autre état que ceux des fœtus qui n'ont jamais respiré, et s'étaient enfoncés dans l'eau, comme c'est l'ordinaire pour ces derniers; ce qui ne doit pas paraître très-étonnant si vous remarquez avec l'auteur (3) cité, que l'air introduit par nous dans les poumons d'un fœtus quelconque, en très-petite quantité et avec des efforts doux et extrêmement faibles, ne peut pas, comme l'expérience le démontre souvent, développer autant de vésicules que cela est absolument

---

(1) Quæst. med. leg., tom. 3, consil. 79, n. 11.
(2) Hist. cit. supra, ad n. 40.
(3) Hist. hoc. n. cit.
(4) De usu part., l. 15, c. 6.

(1) De form. fœtu, c. 18.
(2) Dissert. de fall. pulm. infant. exper., n. 10 et seq.
(3) Ibid., n. 16.

nécessaire pour que les poumons nagent dans l'eau. Puisqu'il en est ainsi, avant de conclure de l'affaissement de ceux-ci, que l'enfant est né mort, nous chercherons des indices de cette grande débilité dans les maladies antérieures ou encore présentes de la mère, dans la difficulté de l'accouchement, dans l'état même du cadavre de l'enfant et dans d'autres circonstances analogues : s'il n'existe aucun de ces indices, et que rien autre chose ne s'y oppose, nous ne douterons pas qu'il ne soit né mort. Mais, au contraire, il sera évident que nous ne pourrons point nous en rapporter au signe proposé, si quelquefois nous remarquons dans les poumons une pesanteur, non pas naturelle et propre au fœtus, mais morbide, soit qu'ils se trouvent squirrheux ou enflammés, soit qu'ils aient été affectés d'une autre maladie quelconque qui les engoue, au point que s'ils appartenaient même à un homme adulte, ils ne pourraient cependant pas rester au-dessus de l'eau, ce que la plupart des médecins ont éprouvé, et moi aussi quelquefois. Car la raison apprend et l'observation confirme qu'il peut également exister sur les fœtus quelques engouements de cette espèce ; telle cette observation qu'on trouve dans Zeller (1), et qui fut recueillie sur un veau qui avait vécu une demi-heure.

Que si enfin la suffocation elle-même peut quelquefois accabler les poumons d'un enfant d'une aussi grande quantité de sang que celle qui accable ceux des sujets adultes étranglés, comme je l'ai cité (2) d'après l'observation des autres et surtout de Harvey, cependant elle ne pourra pas se cacher elle-même sous le signe proposé. En effet, quand bien même tous les indices extérieurs d'une suffocation manqueraient, certainement l'état des poumons, différent de ce qu'il est ordinairement sur le fœtus, et surtout l'augmentation de leur volume, avertiraient, quoique ces viscères ne nageassent peut-être pas à la surface de l'eau, de ne pas se fier imprudemment à ce caractère. En outre, il est difficile que, sur les sujets qui ont respiré, quelques petites parties des poumons ne retiennent pas assez d'air pour que, les autres descendant, elles ne surnagent pas elles-mêmes. Nous devons chercher soigneusement ces parcelles dans ce cas et dans les deux précédents, soit en coupant le poumon par parties et en les jetant chacune séparément dans l'eau, soit autrement, pour que nous ne soyons pas facilement induits en erreur par l'affaissement du viscère.

47. Mais, réciproquement, pour que le même viscère qui nage n'en impose pas, il faut d'abord prendre garde de nier que, quoique des hommes savants aient vu aussi les poumons des fœtus se précipiter au fond après une grande putréfaction, ceux qui affirment avoir vu le contraire, parmi lesquels on compte le célèbre professeur Weiss, n'aient écrit la vérité. Si vous lisez une observation (1) de ce dernier, vous avouerez de vous-même que les poumons d'un fœtus putréfié qui n'avait jamais pu respirer, étaient spongieux au toucher et surnageaient après avoir été jetés dans l'eau, uniquement parce qu'ils étaient déjà attaqués de putréfaction qui dégageait de l'air. Je croirais que c'est ce même objet que Fréd. Ruisch (2) avait en vue lorsqu'il écrivit qu'un poumon en bon état ne surnagera jamais sur le liquide, si le fœtus meurt dans le sein maternel ; passage dans lequel il se plaint de ceux qui étaient autrefois en opposition avec lui sur ce sujet. Au reste, je ne sais si cette controverse est celle dont Boerhaave fait mention dans un endroit (3).

Ainsi, lorsque nous trouverons le poumon, **non pas** en bon état, mais attaqué de putréfaction, quoiqu'il nage sur l'eau, nous ne prononcerons pas pour cela que le fœtus est né vivant. Nous le prononcerons bien moins encore, toutes les fois qu'on soupçonnera avec probabilité que celui-ci a pu respirer au milieu des efforts d'un accouchement difficile après la rupture des membranes, avant de mourir dans ce retard et avant de sortir, comme Palfyn (4) entre autres en a aussi donné l'avertissement ; quoiqu'il puisse arriver à peine que nous soyons trompés par la ruse de la femme dans ce cas et dans le précédent, attendu que l'un et l'autre exigent le secours des mains, et qu'il n'est pas facile de cacher

---

(1) Disput. quod pulm. infant. in aq. etc. Vid. hist.

(2) N. 9.

(1) In medit. Behling. sup. cas. rupti in partu uteri.

(2) Thes. anat. v, n. 40.

(3) Prælect. ad Instit., § 691.

(4) Tr. 3, supra, ad n. 44, cit. c. 9.

ou de feindre suffisamment les circonstances antécédentes, concomitantes, ou consécutives.

Mais, au contraire, il n'y aurait aucune difficulté à ce que la femme imaginât une dernière chose, c'est-à-dire à ce qu'elle prétendît que l'enfant étant né mort, et le croyant à demi vivant, elle lui avait soufflé de l'air avec beaucoup de force dans la bouche pour l'exciter à respirer, et que, par conséquent, les poumons qui nageaient dans l'eau étaient distendus à cause de cet air. De plus, comme l'esprit de certains individus est enclin à toutes sortes de crimes, quelque homme ou quelque femme entre les mains de qui l'enfant né mort serait parvenu, pourrait par haine pour la mère avoir soufflé de l'air secrètement dans les poumons, pour la faire accuser injustement d'avoir tué l'enfant qui respirait. Mais s'il n'existe aucun indice intérieur ou extérieur d'une violence exercée sur l'enfant encore vivant (car ces indices sont différents de ceux de la violence exercée sur le corps privé de la vie, surtout quand cette violence n'a pas eu lieu aussitôt après la mort), il est permis de prouver par là la calomnie. D'ailleurs, on peut croire d'autant plus facilement la mère quand elle dit qu'elle a soufflé de l'air, qu'aucune des circonstances environnantes ne s'y oppose, et que la distension des poumons n'est pas plus grande que celle que l'on pourrait obtenir de cette manière sur un fœtus mort récemment ou moins récemment, en faisant des expériences avec soin à ce sujet. Toutefois, je pense qu'il faut que nous parlions de ces matières plutôt pour qu'elles ne soient pas entièrement inconnues des médecins et des juges, que pour qu'elles se répandent dans le public, de la même manière à peu près que nous devons traiter ce que l'on est obligé d'écrire sur les poisons.

48. Voilà comment vous vous servirez avec prudence et réserve de l'expérience dont il s'agit. S'il vous semble que j'aie exposé ce sujet trop succinctement, vous pourrez comparer ceci avec ce qui a été écrit plus en détail par le célèbre Mich. Alberti (1), qui pensa, comme Heister aussi (2), qu'il ne fallait pas re-

jeter cette expérience employée avec circonspection. Vous verrez que tel fut également le jugement de médecins prudents, savoir, Behrens (1), Trew (2) et autres; et, pour ne pas paraître avoir entièrement oublié les jurisconsultes, telle fut aussi l'opinion de Schœpffer (3). En lisant les ouvrages de ces auteurs, non-seulement vous connaîtrez ceux qui ont traité cette matière, mais vous apprendrez surtout ce qui appartient aux circonstances environnantes, c'est-à-dire aux autres signes de l'infanticide, ainsi que la manière dont il faut aussi examiner ces derniers pour ne pas se tromper. En effet, soit qu'ils n'existent pas, soit qu'ils existent, ils ajoutent ou ôtent de la valeur à l'expérience, qui, du reste, se vérifie le plus souvent, comme je l'ai éprouvé moi-même dernièrement sur une génisse qui avait une double tête, un double cou, un double cœur, ainsi qu'un double poumon. Car, d'après l'état de ces derniers viscères qui étaient contractés, denses, d'un noir mêlé de rouge, et qui, après avoir été jetés, même par petits morceaux, dans une quantité d'eau convenable (une petite quantité peut tromper quelquefois), gagnèrent aussitôt le fond, je compris qu'elle était née morte, quoique l'on eût écrit qu'elle s'était tenue debout après sa naissance, et qu'elle avait vécu pendant quelques heures. Des informations ayant été prises avec plus de soin, d'après ma demande, auprès de celui qui avait assisté à sa naissance, j'appris per une autre lettre qu'elle était effectivement née morte. Mais j'aurai occasion de vous parler ailleurs (4) des autres objets que j'observai dans la dissection de cette génisse. Maintenant, enfin, passant à l'autre genre de suffocation (5), c'est-à-dire à celui qui dépend des causes internes, je serai d'autant plus court pour celui-ci, que j'ai été plus long pour le premier.

49. Une vieille femme, chez laquelle un cancer, après avoir détruit l'angle gauche des lèvres, s'introduisait de là plus en avant dans la bouche, sous la langue, étant sujette à des affections de

---

(1) Dissert. de pulm. subsid. experim. prud. applic.
(2) Dissert. supra, ad n. 46, cit, n. 22.

---

(1) Act. N. C., tom. 2, obs. 28.
(2) Eorumd., t. 8, in schol., ad append. n. 3.
(3) Dissert. jurid. de pulm. infant. natant., etc.
(4) Vid. Epist. 48, n. 57.
(5) Supra, n. 2.

la poitrine, qu'elle appelait elle-même catarrhales, mourut suffoquée.

Examen du cadavre. En disséquant le cadavre, je trouvai le larynx et son voisinage intacts ; cependant il y avait un ichor purulent sous la glotte et dans la partie voisine de la trachée-artère, ainsi que dans l'intérieur de la partie supérieure du lobe supérieur gauche des poumons, et ailleurs dans ces viscères. Mais les lobes inférieurs étaient considérablement enflés. En quelque endroit que je coupasse les poumons, je les trouvais d'une couleur cendrée, et parsemés çà et là de lignes noires et de petits rameaux, c'est-à-dire de vaisseaux dans lesquels le sang était en stagnation. Le cœur aussi était rempli d'un sang noir, qui, sans être entièrement coagulé, n'était pourtant pas exempt de concrétions polypeuses, dont une, semblable à un lombric par sa forme et par sa blancheur, s'introduisait dans le vaisseau pulmonaire. Les veines coronaires étaient considérablement distendues par du sang, dont étaient aussi extrêmement remplies toutes les jugulaires et leurs ramifications à travers le cou. D'ailleurs, je trouvai un commencement d'ossification d'une valvule de l'aorte ; et je vis cette même lésion en plusieurs endroits à la face interne de la même artère jusqu'aux iliaques.

50. Cette femme me rappelle un homme dont je disséquai le cadavre vers le même temps, au même endroit, c'est-à-dire à l'hôpital des Incurables de Bologne. Car il portait lui aussi un ulcère, mais dans des parties plus profondes de la bouche ; il avait également le larynx et la partie voisine de la trachée-artère intacts, tandis que la partie du poumon correspondante à celle du même viscère de la femme était en très-mauvais état : il était mort aussi comme un homme suffoqué. Mais tout ce qui reste de son histoire, je le réserve pour l'endroit où je traiterai des lésions de la déglutition ; car j'ai indiqué ailleurs (1) les autres objets dont je viens de dire un mot, en faisant voir comment ses poumons purent être lésés de même que ceux de cette femme. Ces sujets furent donc suffoqués par une lésion des poumons, comme le furent, par un vice du larynx et de la trachée-artère, d'autres individus, dont je parlerai (2) ou dont j'ai parlé en d'autres en-

droits plus convenables (1), pour ne rien dire de ce que vous lirez sur cette matière dans Plater (2) et dans Kerckring (3). Mais ici, je n'ajouterai aucune observation, si ce n'est celle que j'appris de Santorini, médecin d'une très-grande expérience, le jour même où il l'avait recueillie. Or, elle appartient à la suffocation par une lésion de l'aorte.

51. Une fille, qui déjà depuis peu de temps perdait moins ou point de sang par l'utérus, et chez laquelle la respiration était devenue difficile quand elle se remuait, fut enfin suffoquée comme à la suite de convulsions.

Examen du cadavre. A l'ouverture de l'abdomen, on remarqua extérieurement, dans la substance même de l'utérus, un tubercule semblable à ceux que l'on appelle *nattes.* — Après que la poitrine eut été ouverte, on trouva une telle épaisseur des parois de l'aorte à son origine, qu'elle ne diminuait pas peu la capacité du vaisseau. Cette artère contenait du sang ; mais il y en avait beaucoup plus dans les poumons, qui en étaient surchargés.

52. Quelle que fût enfin la cause d'un épaississement semblable des parois artérielles, qui diminuait la capacité du vaisseau (vous en trouverez un exemple dans Littre (4) sur d'autres artères) ; il est évident qu'à raison de l'étroitesse de l'origine de l'aorte, le sang ne pouvait passer ni s'avancer à travers cette artère qu'en moins grande quantité et avec moins de force. C'est pourquoi on en trouva dans son intérieur, mais beaucoup plus dans les poumons, dans les vaisseaux desquels il devait nécessairement s'accumuler d'autant plus abondamment qu'il pouvait moins être poussé dans l'aorte. C'est donc l'étroitesse de celle-ci qui fut cause non-seulement que la respiration devenait difficile, surtout dans les mouvements du corps, mais encore que la suffocation finit par avoir lieu. — Mais en voilà assez sur la suffocation. Il me reste, afin de ne pas faire une lettre particulière pour le peu de chose que j'ai à dire sur la toux, à ajouter à celle-ci ce peu de détails, comme je l'ai promis au commencement.

---

(1) Epist. anat. 9, n. 9 et 10.
(2) Epist. 28, n. 9 et 10.

(1) Epist. 15, n. 13 et seq.
(2) Sect. hac 2, Sepulch., obs. 4.
(3) Ibid., obs. 9.
(4) Mém. de l'Acad. royale des Sc., ann. 1712.

53. Les causes de la toux, comme celles des lésions de la respiration (1), sont tantôt dans les poumons, et tantôt hors des poumons. Parmi ces dernières les unes sont dans la poitrine, et les autres hors de la poitrine ; et parmi celles qui se trouvent hors de la poitrine, les unes sont dans la tête, les autres au cou, les autres dans le ventre. Or, puisque la toux dépend de tant de causes qui ont des siéges si variés, elle est dans d'autres cas comparable aux fièvres qu'on appelle *corruptrices*, mais elle l'est seulement avec les fièvres salutaires et dépuratives lorsqu'elle dépend d'une matière qui peut être chassée par la force même de la toux. En effet, quoique la fièvre et la toux soient l'une et l'autre un mal par elles-mêmes, alors cependant elles sont toutes deux la cause du bien : c'est pourquoi l'une et l'autre dépendent d'une disposition même du corps, et d'un état que nous appelons nature ; et c'est alors dans une très-mauvaise idée qu'on les supprime, elles qu'il faudrait désirer si elles n'existaient pas. Car il y a quelquefois dans les poumons une matière peccante qui est assez abondante, et qui pourrait être rejetée ; mais la toux est nulle parce que la sensibilité est affaiblie et manque dans la tunique interne des bronches : c'est peut-être à cela que se rapportent deux observations du *Sepulchretum*, la vingt-cinquième et la vingt-septième de la première section de ce second livre. Au contraire, d'autres fois les poumons renferment une matière qui ne pourrait être rejetée par aucune espèce de toux, comme, par exemple, dans l'observation douzième de la troisième section, ou dans celle des poumons tophacés que j'ai décrite dans une autre lettre (2). Telle est aussi l'opinion que vous devez avoir des causes de la toux, situées à la partie supérieure de la voie de l'air ou ailleurs, et que la toux elle-même peut ou ne peut point faire sortir ; quoiqu'elle ne puisse expulser presque aucune de celles qui sont situées hors des voies de l'air, soit qu'elles se trouvent dans la poitrine, comme lorsque j'ai parlé de la toux qu'on observe quelquefois dans l'hydropisie (3) de cette cavité, mais qui est inutile, ou qui du moins n'amène point du tout d'eau, soit qu'el-

les existent hors de la poitrine. En effet, comme je l'ai dit, celles-ci ont leur siége dans la tête, au cou et dans le ventre. J'éclaircirai chacun de ces cas par des exemples.

54. Dabord, que la cause de la toux puisse se trouver dans la tête, cela est évident pour tout le monde, même d'après la circonstance qu'elle a lieu fort souvent à la suite d'une légère irritation du conduit auditif, produite avec un cure-oreille, soit que l'irritation se propage à travers les membranes intérieures de l'oreille, de la trompe d'Eustache et enfin du pharynx jusqu'au larynx, soit qu'elle fasse descendre aussitôt de cette trompe dans le pharynx quelque chose qui doit irriter ce dernier conduit et le larynx, soit enfin qu'elle agisse sympathiquement sur certains nerfs, comme sur ceux qui se distribuent aux membranes qui se continuent immédiatement avec la membrane interne du larynx. Et, comme je l'ai dit, l'excitation d'une toux semblable n'est inconnue de personne. Mais les anatomistes connaissent aussi celle qui a lieu par l'irritation de l'origine des nerfs, comme cela arrive quelquefois sur les hydrocéphales. Lisez, si vous voulez, dans le livre précédent (1) du *Sepulchretum*, une observation de Vésale relative à cette incommodité, et vous trouverez qu'une toux grave était aussitôt excitée à l'occasion d'un mouvement léger de la tête, tandis qu'il n'y est question d'aucune lésion dans les poumons. Vous lirez également dans une observation de Lechel (2) qu'une toux avait lieu de cette manière, lors cependant que nul autre viscère que le cerveau, et nommément les poumons, n'était en mauvais état, tandis qu'il est dit au contraire qu'on les trouva convenablement et très-bien constitués, et sans aucune lésion.

55. Mais il n'est personne qui ne sache que les causes de la toux ont souvent leur siége au cou, savoir à la trachée-artère, mais surtout au larynx, et que quelquefois elles peuvent être enlevées par la toux elle-même sans aucun secours de la médecine, comme lorsque le larynx est lésé de la manière qui a été décrite par Fantoni (3), dans un cas où une petite

---

(1) Vid. Epist. 15, n. 5.
(2) Epist. 15, n. 21.
(3) Epist. 16.

(1) I sect. 16, obs. 6.
(2) Ibid. in addit., obs. 4.
(3) De observat. med. et anat., Epist. 8, n. 8.

toux avait duré pendant un an, et où un crachement de différentes humeurs avait eu lieu. D'un autre côté, Lancisi m'a écrit dans une lettre que Malpighi et lui, s'étant entretenus autrefois de certaines toux extrêmement violentes, que d'autres mettaient mal à propos au nombre des toux convulsives, crurent qu'il fallait plutôt les placer parmi celles qui sont excitées par une humeur peu abondante, mais salée et âcre, telle que celle qui était crachée par les malades, et qui était sécrétée contre nature par les glandes du larynx, auxquelles il aurait ajouté plus tard d'autant plus volontiers mes glandes aryténoïdes, qu'il les avait trouvées un peu monstrueuses sur un cadavre. Je dis *mes*, soit parce que c'est ce médecin lui-même, homme d'une grande érudition, qui me les a attribuées (1) le premier, soit parce que je n'ai jamais eu la même opinion qu'un autre savant, d'ailleurs très-recommandable, qui a prétendu dernièrement que ces glandes avaient été découvertes par Jacques de Carpie et par Schelhammer. Ne soyez pas fâché, je vous prie, si j'examine la chose un peu plus en détail; car il faut le faire avec d'autant plus de soin que Lancisi et moi respectons davantage l'autorité de cet homme célèbre. — Jacques de Carpie avait dit (p. 393), prétend ce savant, que sur la glotte se trouve une chair glanduleuse : Schelhammer avait ajouté (l. c., p. 11), qu'une substance glanduleuse est placée sur l'aryténoïde. Mais voyez l'un et l'autre auteur; je vous indiquerai moi-même volontiers les passages, pour que vous ne perdiez pas votre temps à les chercher à ces endroits dans un grand nombre de pages, et pour que vous ne tombiez point par hasard sur un autre ouvrage de Schelhammer, qui a moins de rapport à ceci. Il faut savoir qu'il s'agit de la dissertation de ce dernier sur la voix, où (part. I, c. 3), en parlant des aryténoïdes, il dit : Elles sont le soutien d'une substance particulière, qu'on ne trouve nulle part ailleurs dans le corps, et Galien s'exprima convenablement lorsqu'il l'appela adipeuse, cartilagineuse et membraneuse; et après avoir intercalé quelques mots sur cette substance pour prouver qu'elle est similaire et qu'elle tient le milieu entre les trois que Galien a citées, il conclut

aussitôt de cette manière dans la page 11 qui a été indiquée : Ainsi cette substance est inhérente au double cartilage aryténoïde, comme une double crête molle, lâche, légère, s'éloignant davantage l'une de l'autre quand nous respirons, se rapprochant mutuellement quand nous parlons, et bouchant entièrement l'intervalle lorsque nous retenons notre haleine. On appelle fente vocale et glotte cette partie qui est au milieu. Les interprètes de Galien ont traduit par languette. Dit-il donc qu'une substance glanduleuse est placée sur l'aryténoïde? Il ne le peut même pas, puisqu'il prétend qu'elle est d'une telle nature qu'on n'en trouve nulle part ailleurs dans le corps, et qu'il le confirme (1) encore à la fin du cinquième chapitre. Laissons donc à Schelhammer ces crêtes, ou ces éminences des aryténoïdes (car il se sert de ce dernier nom ailleurs (2)), ainsi que la glotte qu'il n'a nulle part suffisamment expliquée, de quelques parties qu'il ait composé celles-là, et de quelque manière qu'il ait compris celle-ci; car ce que l'on appelle (3) muscle propre des aryténoïdes, lui croyait que c'était la substance du petit gosier lui-même. En effet il suffit qu'il soit constant et évident, comme il me semble que cela l'est, qu'une substance glanduleuse n'a point été ajoutée par lui.

56. Mais vous ne comprendrez pas moins clairement, je crois, que Jacq. de Carpie, en avançant que sur la glotte se trouve une chair glanduleuse, n'a voulu dire absolument autre chose, si ce n'est que sur l'épiglotte est placée sa glande, ce dont j'ai averti même autrefois dans la première partie de mes *Adversaria* (4). En effet, les paroles de Jacques de Carpie, qui se trouvent dans les Commentaires sur l'Anatomie de Mundinus (5), au revers de la page 393 qui a été indiquée, sont les suivantes : La nature, comme on le verra plus bas, a disposé une certaine chair glanduleuse au-dessus ou au-dessous de la langue adhérente à ce canal (de l'air) pour amollir l'épiglotte ou le larynx. Toutefois cette langue du canal n'est pas pour Jacques de Carpie ce que la languette ou la fente de

---

(1) De subit. mort. edit. Venet., l. 1, c. 18, ad n. 3.

(1) Part. I.
(2) Ibid., c. 4.
(3) Ibid., c. 3.
(4) N. 3.
(5) Comment. 29.

la glotte est pour les interprètes de Galien, comme je l'ai dit un peu plus haut d'après les paroles de Schelhammer. Mais c'est absolument cette petite langue que Celse (1), cité par Jacques de Carpie à la page précédente, avait décrite ainsi : Il y a dans la trachée-artère, au-dessous de la gorge même, une petite languette; elle s'élève lorsque nous respirons; quand nous prenons de la nourriture ou de la boisson, elle ferme l'artère; c'est-à-dire que c'est le cartilage même de l'épiglotte, comme Jacques de Carpie le fait voir dans cette même page 393, quelques lignes auparavant, en écrivant ceci : Cependant épiglotte indique plus proprement, d'après son étymologie, l'épiglotte qui est la langue du canal placée au-dessus du cartilage aryténoïde. Il le confirme çà et là dans tout le reste de ce Commentaire 29, et il l'indique surtout à l'endroit où (2) il décrit ainsi l'épiglotte proprement dite : Elle a la forme d'une langue humaine, ou d'une langue de canal faite avec art, et est située de manière que par sa partie pointue elle tend vers l'œsophage en fermant la partie supérieure du cartilage aryténoïde. Bientôt après, en décrivant ce cartilage, après avoir démontré qu'il est double, il désigne tous ceux du larynx de la manière suivante (3) : Après (c'est-à-dire outre) ces deux cartilages (aryténoïdes), il y en a trois autres, savoir : le cartilage scutiforme, le cartilage qui n'a pas de nom, et le cartilage appelé langue du canal; et après avoir indiqué ce dernier, il conclut lui-même que les cartilages du larynx sont au nombre de cinq, au lieu de trois que les autres admettaient auparavant.

Mais, quoique cela soit si clair que rien ne saurait être plus évident, ajoutez-y cependant ceci. Jacques de Carpie avait dit, comme je l'ai rapporté un peu plus haut, qu'on verrait plus bas ce qui est relatif à cette chair glanduleuse placée auprès de la langue du canal et à son utilité. Où donc en a-t-il parlé? ce n'est absolument à aucun autre endroit qu'à celui où, en décrivant (4) l'épiglotte proprement dite, il a reconnu sur elle une chair grasse, dont il a dit aussi que les usages étaient de lubréfier l'épiglotte,

c'est-à-dire le larynx et l'épiglotte proprement dite. — De même que le savant en question, qui a pensé que le premier passage appartenait aux aryténoïdes, a compris avec raison, un peu plus bas, que le dernier est relatif à la glande de l'épiglotte, de même lorsqu'il aura remarqué que c'est à celui-ci que doit être rapporté l'autre, je ne doute pas, d'après sa franchise reconnue, qu'il ne dise maintenant qu'il faut chercher les glandes aryténoïdes plutôt dans d'autres auteurs anciens que dans Jacques de Carpie, pour voir si, par hasard, il en existerait quelque indice. Ce ne sera pourtant pas dans Galien ni dans Fabricius, quoiqu'ils aient dit autrefois que la glotte même était visqueuse (*de util. part.* L. vii, c. 13, et l. c. 9, c'est-à-dire *de Larynge, parte* i, c. 9), car ces indices sont trop obscurs. Que si vous croyez, par hasard, que c'est à ceci qu'appartient plutôt ce que Galien et Fabricius ont écrit dans les mêmes passages, l'un c. ii, et l'autre c. 2, ce serait au moins dans ce sens; vous rapporteriez les paroles du premier, qui affirme positivement que le corps de la glotte est membraneux, adipeux et glanduleux, et celles de Fabricius, qui confirme la même chose, jusqu'à un certain point, sur les porcs. En effet, celui-ci prétend que Galien a dit cela parce qu'il a décrit parfaitement la glotte des porcs, qui est adipeuse, mais d'une graisse plus dure et plus dense, de sorte qu'elle ressemble aussi à la substance d'une glande. Mais ce n'est pas ici le lieu d'examiner jusqu'à quel point les glandes aryténoïdes existent sur les porcs et où elles se trouvent, ni de voir si Galien a voulu les désigner. Ce qu'il y a de certain, c'est que Fabricius affirme que la plupart des autres glottes sont presque toujours privées de ce corps adipeux et glanduleux qu'il admet sur la truie; et qu'enfin il dit que, sur aucun de ces animaux, ce corps ne se trouve à l'endroit où sont situées les glandes aryténoïdes humaines, mais tout-à-fait en avant et en bas, comme vous le comprendrez facilement en lisant la partie du chapitre cité où il décrit lui-même la glotte. — Que le savant recommandable par sa vaste érudition, et que j'estime beaucoup pour son grand mérite, juge lui-même si j'ai parlé ici pour moi ou plutôt pour la vérité, que nous cherchons à découvrir l'un et l'autre dans l'histoire de l'anatomie.

57. Maintenant revenons au siége des

____

(1) De medic., l. 4, c. 1.
(2) Pag. 396.
(3) Pag. 397.
(4) Pag. 396.

causes de la toux. Il me restait à parler de celles qui se trouvent dans le ventre. Dans ce nombre, je vois se présenter surtout celles qui sont le plus voisines du diaphragme, et particulièrement celles qui existent dans le foie et dans l'estomac ; car vous trouverez dans le *Sepulchretum* (1) qu'on a remarqué aussi de ces causes qui avaient leur siége dans le pancréas, dans la rate en partie, et même dans les reins. Soit que le diaphragme soit irrité par le contact même, soit qu'il le devienne par le tiraillement ou par une lésion du péritoine qui, comme vous le savez, est commun à ces viscères et à la face inférieure de la cloison, soit enfin que les poumons eux-mêmes éprouvent une action sympathique par l'affection des nerfs qui se distribuent aux uns et aux autres organes, ces toux, sèches par elles-mêmes et sans expectoration, sont la conséquence des affections des mêmes viscères. — La dernière des causes de cette espèce paraît surtout convenir à l'estomac, quand on considère que les nerfs que j'ai indiqués tout-à-l'heure se rendent en très-grande quantité à ce viscère, qui est le premier de ceux du ventre qui les reçoit ; quoiqu'il puisse aussi se trouver quelqu'un qui croie que l'irritation se propage quelquefois de l'estomac par l'œsophage jusqu'au tronc de la trachée-artère adhérent à celui-ci, ou même jusqu'au larynx, dans lequel la membrane interne de l'œsophage finit par s'introduire. Quoi qu'il en soit, je rapporterai un exemple d'une toux sans expectoration, dépendante, à ce qui paraît, d'une tumeur attachée à l'estomac, et aussitôt après je finirai cette Lettre déjà trop longue.

58. Une vieille femme septuagénaire, autrefois nourrice, adonnée au vin, et toujours avide de cette boisson, était devenue incapable de servir au moins depuis dix-huit mois, à cause des incommodités qu'elle éprouvait, savoir, surtout une toux sèche, de la difficulté de respirer, une douleur de tête continuelle, qui tantôt augmentait et tantôt diminuait, et, à la suite de ces incommodités, des veilles et du dégoût pour la nourriture, de sorte qu'elle mangeait peu à cause de cela. Voilà ce que j'appris des femmes qui vivaient avec elle, lorsque je pris d'autres informations à raison de ce que

je trouvai sur son cadavre, et que je demandai particulièrement si elle se plaignait d'une dureté, d'une tumeur et d'un sentiment de pesanteur dans le ventre : la réponse à ces dernières questions fut négative. Mais enfin, elle était morte après avoir éprouvé pendant peu de jours une sorte de péripneumonie.

Examen du cadavre. Le cadavre était maigre, ce qui rendit d'autant plus remarquable un paquet de graisse, de la grosseur du poing, qui fut trouvé sous la peau auprès du cartilage xiphoïde (1). A l'ouverture du ventre, il ne se présenta rien de plus remarquable qu'une tumeur un peu arrondie, du poids d'une livre au moins, qui était attachée à la face postérieure de l'estomac vers la partie moyenne. Elle offrait extérieurement des inégalités formées par l'élévation de petits tubercules blancs et hémisphériques, tandis que son intérieur était tacheté d'une couleur blanche, brunâtre, et même rouge, à cause des vaisseaux qui s'y trouvaient. Elle était partout si dure, qu'on ne balançait pas à la prendre pour un squirrhe ; mais, intérieurement, elle présentait une dureté osseuse en quelques endroits. Coupée en deux parties, l'un des diamètres des surfaces divisées avait trois travers de doigt, et l'autre quatre. Elle n'avait aucune communication avec la cavité de l'estomac ; et ce viscère ouvert offrit des rides, et était absolument tel qu'on le trouve ordinairement sur les corps sains, même dans la partie qui répondait à la tumeur, c'est-à-dire dans une étendue d'environ deux doigts. De plus, les tuniques qui couvraient la membrane interne dans cette étendue étaient saines sans être attachées à la tumeur, qui était seulement unie à l'estomac par le moyen de la tunique externe. Cette dernière semblait s'étendre sur la surface de la tumeur et y porter des vaisseaux sanguins, dont l'un, qui parut être veineux, partant de la tumeur, rampait sur la surface inférieure de l'estomac, et était presque de la grosseur d'une plume à écrire. Il était tout-à-fait facile de conjecturer que quelqu'une des petites glandes conglobées, inhérente à la tunique externe ou à la tunique celluleuse sous-jacente, ou si vous l'aimez mieux, que quelques cellules de cette dernière, ayant reçu une matière qui s'était accumulée peu à peu,

---

(1) Sect. hac 3, l. 2, obs. 27, § 7, obs. 22, § 2, obs. 50.

(1) Vid. Epist. 50, n. 24.

avaient séparé ces tuniques des autres par leur poids, et étaient parvenues à cette masse. Du reste, la rate, un peu plus volumineuse que dans l'état naturel et pâle à l'intérieur, était d'une telle mollesse qu'elle semblait plutôt contenir une espèce de bouillie que ce qu'elle contient ordinairement. La substance intérieure du foie, qui se trouvait très-long transversalement, était un peu pâle et presque tachetée, sans cependant être dure. L'aorte comme flexueuse, et surtout les artères iliaques, semblaient se tuméfier en quelques endroits pour former, pour ainsi dire, des déversoires. La face interne de ces dernières, ainsi que de la première, était blanche çà et là, et non sans des écailles osseuses, qui cependant étaient petites et peu nombreuses. Voilà pour le ventre. Quant à la poitrine et à la tête, je ne pus pas les examiner avec autant de soin, parce que j'en fus détourné par le cours public d'anatomie que je faisais l'an 1745, et pour lequel je ne manquais pas d'autres cadavres qui étaient moins mauvais que celui-là, dont les muscles se trouvaient extrêmement mous. Toutefois, je sais que le cœur n'était affecté d'aucune lésion apparente, et que les poumons, quoique adhérents à la plèvre et un peu durs, n'offrirent cependant rien qui décélât une véritable inflammation, et beaucoup moins une maladie ancienne. Mais les lettres suivantes feront voir dans quel état se présente une véritable inflammation de poumons. Adieu.

XIXe LETTRE ANATOMICO-MÉDICALE.

DE LA DOULEUR DE POITRINE, DES CÔTÉS ET DU DOS.

1. J'ai tant d'observations soit de Valsalva, soit de moi, sur la douleur de poitrine, des côtés et du dos, mais principalement sur la douleur de poitrine et des côtés, que, quoique je vous en aie déjà écrit et que je doive vous en écrire encore quelques-unes dans d'autres Lettres (1) auxquelles elles appartenaient aussi, je suis pourtant forcé de diviser celles qui me restent en deux Lettres, dont la première embrassera celles de Valsalva, et l'autre les miennes.

2. Valsalva vit donc un cocher d'environ quarante ans, qui, quoique tourmenté par des fièvres depuis une année entière, et attaqué en outre, dernièrement, d'une péripneumonie accompagnée d'une toux sans expectoration, d'une difficulté de respirer et d'un délire léger, ne voulut cependant jamais se coucher, et remplit ses devoirs comme il le put. C'est pourquoi ce ne fut que cinq ou six jours après le commencement de la péripneumonie qu'il se rendit à pied à l'hôpital, où, après avoir été extrêmement agité par les mêmes symptômes, il mourut dans l'espace de vingt-quatre heures.

Examen du cadavre. On trouva dans le ventre un peu de sérosité limpide; la rate était trois fois plus grosse qu'à l'ordinaire. Le côté droit de la poitrine contenait quelques onces d'une sérosité trouble, et le lobe supérieur du poumon, surtout vers le dos, était enflammé tout entier, puisqu'en le coupant, on observa partout çà et là à l'intérieur de très-petits abcès renfermant une matière sanieuse. La plèvre était saine. La cavité du péricarde était remplie à moitié de son humeur naturelle. Il y avait dans le cœur des concrétions polypeuses, qui étaient plus grosses dans les oreillettes, plus petites dans les ventricules près de l'origine des artères, et parmi ces dernières celles du ventricule droit étaient les plus volumineuses.

3. Un homme de quarante ans, qui, pour se faire traiter d'une légère blessure à la jambe, était couché déjà depuis longtemps à l'hôpital de Sainte-Marie de la Vie de Bologne, à côté d'un autre homme

---

(1) VI, n. 10, 12, 14; VII, n. 4; XXII, n. 10, 16, 22; XXXVI, n. 23; XXXVII, n. 29; XLV, n. 16; XLVIII, n. 52; LII, n. 15.

qu'un grand abcès de la cuisse avait enfin emporté, fut pris d'une fièvre aiguë avec de la toux : crachats teints de sang, et ensuite approchant d'une couleur verte, respiration difficile, douleur au côté droit. En proie à ces symptômes, il mourut vers le quatrième jour après le commencement de la maladie aiguë, couché sur le même côté droit, sur lequel il avait eu le décubitus facile.

Examen du cadavre. Le poumon gauche était sain et libre. Le lobe supérieur de celui du côté droit, et la partie supérieure du lobe voisin, étaient gonflés, à l'endroit qui correspondait au dos, par une tumeur enflammée et très-dure, et étaient fortement adhérents à la plèvre par des liens membraneux. Cependant celle-ci n'offrait aucun indice d'inflammation. Les ventricules du cœur contenaient chacun une concrétion polypeuse assez grosse ; mais celle du côté droit était la plus volumineuse ; et comme chacune d'elles s'introduisait soit dans les oreillettes et dans les veines, soit dans les artères, elles s'avançaient moins dans celles-ci que dans celles-là.

4. L'une et l'autre de ces histoires apprennent quelque chose qui est connu de tout le monde, il est vrai, mais qu'on ne répète jamais assez ; la première, que si on ne s'oppose pas à propos à des maladies graves, les hommes même les plus forts, et qui pour ce motif se fient trop à eux-mêmes (ce cocher était assurément de ce nombre) sont emportés plus tôt qu'on ne le croit ; la seconde, que ceux-là agissent très-mal pour eux qui restent couchés trop long-temps dans les hôpitaux pour de légères maladies, surtout s'ils se trouvent près de malades qui infectent l'air de mauvaises exhalaisons ; car ils sont disposés à contracter des affections beaucoup plus graves que ne l'était celle pour la guérison de laquelle ils y étaient entrés, comme il arriva à cet homme, qui fut pris par cette imprudence d'une inflammation très-aiguë, et d'une inflammation maligne, si l'on en croit Fontanus, qui (1) plaçait la cause des inflammations de cette espèce dans une humeur ténue et verdâtre, couleur qui se fit remarquer dans les crachats du malade en question. Au reste, pour ce qui regarde la douleur, sa cause et son siége, j'aurai plus bas une occasion favorable d'en parler. En attendant, ne soyez pas étonné que Valsalva n'ait fait mention d'aucune de ces circonstances dans la première histoire. Car, puisqu'il a dit que c'était une péripneumonie, il a indiqué par là une douleur gravative, de même que la fièvre, quoiqu'il n'ait nommé positivement ni l'une ni l'autre. Je n'ignore pas que dans cette maladie la douleur paraît quelquefois nulle, comme je le ferai voir ailleurs (1), et la fièvre légère (2) ; mais alors il ne faut pas négliger de le dire, il faut même le noter avec soin, ce que Valsalva aurait fait certainement : ici au contraire il omet de parler de la fièvre comme d'une circonstance qu'on peut facilement sous-entendre, et il l'a fait dans plus d'une histoire (3), comme surtout dans les deux que je vais rapporter immédiatement.

5. Un vieillard, âgé de soixante-cinq ans, attaqué deux ans auparavant d'une paralysie du bras droit dont il fut guéri, et accoutumé à éprouver fort souvent ensuite une douleur de tête, fut enfin reçu pour une inflammation du poumon à l'hôpital que j'ai cité un peu plus haut ; il se plaignait beaucoup d'une douleur et d'un sentiment de pesanteur dans la partie gauche de la poitrine, et il expectorait une matière purulente : l'expectoration de cette matière ayant manqué pendant plusieurs heures, il mourut subitement près du vingt-troisième jour.

Examen du cadavre. Le côté gauche de la poitrine était totalement rempli par le poumon tuméfié et dur, qui contenait un ulcère rempli de beaucoup de sanie, laquelle était répandue aussi dans la plus grande partie de ce poumon. Mais la plèvre était parfaitement saine. La cavité droite du cœur contenait une concrétion polypeuse, qui, s'étendant à travers la veine cave dans la longueur de près d'une coudée, imitait ses différentes divisions : il y en avait une autre dans la cavité gauche, mais celle-ci parvenait à peine dans l'aorte. D'un autre côté, on trouva jusqu'à une demi-livre d'eau dans les ventricules du cerveau, et l'on ne remarqua rien autre chose contre l'état naturel dans tout ce viscère, à l'exception des glandes du plexus choroïde, qui étaient extrêmement tuméfiées.

6. Rien n'accélère plus la mort dans

---

(1) Epist. 21, n. 5 et seq.
(2) Vid. infra, n. 26.
(3) Vid. infra, n. 20.

ces sortes de maladies que la suppression de la matière à expectorer. Or, cette suppression a lieu d'autant plus facilement que les forces sont plus affaiblies par la durée de la maladie, par l'âge et par une affection du genre nerveux; et vous voyez que toutes ces circonstances se trouvèrent réunies sur le vieillard en question. Quant à ce qui fut observé sur son cerveau, cela pourra vous indiquer quelle fut la cause de la paralysie antérieure, et de la douleur fréquente de la tête, si vous jetez de nouveau les yeux sur ce que je vous ai écrit ailleurs (1) relativement à l'une et à l'autre de ces affections.

7. Une femme d'environ vingt-sept ans, mariée depuis quatre ans et n'ayant jamais conçu, est prise d'une douleur à la partie gauche de la poitrine, avec de la difficulté de respirer, et une toux violente qui lui faisait expectorer quelque chose. Elle meurt.

Examen du cadavre. A l'ouverture de la poitrine, on trouve dans la cavité gauche de la sérosité teinte d'une couleur blanche, et le poumon enflammé à sa partie postérieure; en coupant celui-ci, quoiqu'il n'y eût aucun abcès apparent, il s'écoulait de la sanie avec du sang, et l'on voyait çà et là des taches noires à travers sa substance. Le ventre ouvert, on trouve dans les ovaires l'humeur des vésicules entièrement concrétée, comme si celles-ci avaient été cuites au feu : il est vraisemblable que c'est de là que dépendait la cause de la stérilité de cette femme.

8. Vous ajouterez aussi cette cause de stérilité à toutes les autres. Comme ce n'est pas ici le lieu d'en parler, je passerai à l'histoire d'une autre femme, qui avait souvent conçu, et qui approchait du terme de l'accouchement, lorsqu'elle mourut d'une inflammation du poumon.

9. Une dame noble, âgée de quarante-cinq ans, très-grasse, abondante en sérosité, qui avait toujours la respiration gênée, même en bonne santé, surtout après des mouvements, et qui était sujette à une toux légère assez souvent, à des crachats fréquents, et presque chaque matin, après un sommeil pénible pendant la nuit, à des vomissements d'une matière épaisse et visqueuse, qui semblaient la soulager, était déjà accouchée

de plusieurs enfants, et avait aussi éprouvé plusieurs avortements, lorsqu'enfin l'an 1689, après être entrée dans le neuvième mois de sa dernière grossesse, et s'être exposée imprudemment à un air trop froid, elle fut prise d'un grand frisson par tout le corps, et ensuite d'une chaleur analogue, avec une soif considérable, de la difficulté de respirer, une toux plus incommode, une douleur gravative à la partie droite de la poitrine du côté de l'épaule, un pouls fréquent, accéléré, dur, des vomissements bilieux (d'où résulta quelque soulagement en apparence), une inquiétude qui fut très-incommode aussi les jours suivants, et une agitation de tout le corps. La veine fut ouverte au bras droit, et on ne négligea pas les autres moyens de l'art. Cependant la violence de la maladie ayant augmenté, le lendemain, à ces premières lésions du pouls, se joignit aussi son intermittence, ainsi que la nécessité de respirer la tête élevée, avec des crachats d'une matière aqueuse et livide, et des déjections bilieuses. Le troisième jour, augmentation de la difficulté de respirer, râle, crachats moins nombreux, très-épais, denses, blanchâtres, et quelquefois jaunes; déjections renouvelées, inégalité encore plus grande du pouls. On tira du sang une seconde fois, et l'on mit en usage d'autres remèdes; mais ce fut inutilement. En effet, le quatrième jour tout avait empiré; mais cette douleur de poitrine, qui, comme je l'ai dit, avait été gravative, était déjà pongitive, surtout lorsque la malade toussait ou se remuait. A cette douleur s'en joignit ensuite une autre analogue au bas-ventre, de sorte qu'elle faisait soupçonner l'approche de l'accouchement. Mais la nuit suivante, au milieu de fréquentes inégalités et intermittences, le pouls commença à manquer; alors les douleurs s'étant assoupies, l'agitation continuelle de tout le corps ayant diminué, les crachats s'étant supprimés, et les forces étant épuisées, la mort eut lieu au commencement du cinquième jour.

Examen du cadavre. Le ventre ayant été ouvert sur-le-champ, on trouva l'utérus un peu enflammé, et dans sa cavité une petite fille déjà morte, dont les viscères, ainsi que les autres organes du ventre de la mère, étaient dans l'état naturel. Mais, quand la poitrine de celle-ci eût été coupée, le poumon droit présenta une énorme inflammation et de la

____

(1) Epist. 21, et I.

dureté, et au-dessous un abcès déjà commencé.

10. Quoiqu'on regrette peut-être au premier abord que Valsalva n'ait pas décrit la dissection de la poitrine de cette dame avec autant de soin que l'histoire de la maladie, cependant ni la dureté du pouls, ni la douleur devenue pongitive de gravative qu'elle était, n'indiquent nécessairement qu'outre l'inflammation du poumon qu'il a citée, il existait aussi une inflammation de la plèvre, dont il n'a fait aucune mention. Comme j'aurai plus bas une autre occasion (1) de parler de ces deux signes contre la même opinion, je dirai ici à peine quelques mots de chacun d'eux. En effet, vous verrez ailleurs (2) que le pouls était dur sur des péripneumoniques, dont la plèvre fut trouvée sans aucune inflammation; et cela n'a point été nié (3) par Galien lui-même, dont l'autorité sert principalement d'appui à ceux qui disent que le pouls n'est pas dur dans la péripneumonie; cet auteur a avoué même positivement, comme Schneider (4) l'a fait observer, qu'il l'est au moins rarement, et lorsque la matière bilieuse est abondante, comme dans le cas proposé. D'ailleurs, il n'est pas étonnant que dans une aussi grande inflammation du poumon qui existait sur cette dame, la membrane extérieure se fût enfin enflammée également, cas dans lequel Schneider (5) déjà cité ne doutait pas que la douleur ne pût devenir pongitive à cause des petits nerfs qui s'introduisent dans cette membrane, ce qui a été confirmé ensuite par Vieussens (6), qui dit qu'un très-grand nombre de fibres nerveuses se terminent à elle. Auparavant Sennert n'avait pas eu de doute à cet égard, pas plus que n'en eut ensuite (7) l'auteur de la scholie qui est ajoutée à une observation (8) de cette section quatrième du *Sepulchretum* (l'endroit où elle se trouve dans Tulpius est mal indiqué), surtout si la tension est forte ou l'inflammation grande, comme sur cette dame, à la mort de laquelle

voyez combien de choses et quelles circonstances concoururent. D'abord elle était très-grasse, ce qui indique une cause très-grave de la maladie; car les corps gras sont moins sujets à la pleurésie et à la péripneumonie, comme le remarque également Triller (1), médecin exact et savant. Lorsque je repasse dans ma mémoire tous les péripneumoniques que j'ai vus ou traités, je vois que ceci est vrai, et vous pourrez le reconnaître facilement vous-même, en lisant toutes les histoires des sujets qui ont été disséqués par Valsalva, ainsi que par moi, à l'exception de celle-ci et d'une autre (2) qui est de cet auteur. En outre, il est assez évident combien une trop grande quantité de graisse enlève de place aux poumons, surtout dans le décubitus, et combien elle rend la respiration et l'expectoration plus difficiles. A cela se joignait, pour augmenter ces symptômes, la distension de l'utérus, telle qu'elle est déjà au neuvième mois. D'ailleurs, ce viscère ne fut pas entièrement exempt d'inflammation, qui commença, je crois, lorsque cette douleur pongitive d'en-bas fit faussement soupçonner l'approche de l'accouchement. Mais vous comprendrez facilement aussi combien la gestation même de l'utérus, lorsqu'il s'y joint une péripneumonie, rend celle-ci plus grave, et réciproquement, soit que vous ayez égard aux symptômes de la maladie, soit que vous considériez les principaux remèdes : je veux parler d'une part, des secousses fréquentes de la toux, de la douleur, des veilles; et de l'autre, des évacuations de sang avec une nourriture légère, tandis qu'il ne faudrait point ôter au fœtus de quoi se nourrir, ni affaiblir ses forces ainsi que celles de la mère, au point qu'elles ne puissent point suffire à l'accouchement, surtout quand l'époque en est prochaine, comme ici.

Au reste, quoique la sentence d'Hippocrate (3), qui dit que lorsqu'une femme grosse est attaquée de quelque maladie aiguë, le cas est mortel, ne doive pas être entendue autrement qu'elle n'a été rendue en latin par Celse (4), « elle est facilement emportée par une maladie aiguë », celui-ci n'a pas toujours employé

----

(1) N. 38.
(2) Epist. 21, n. 16 et seq.
(3) De causis puls., l. 4, c. 12.
(4) Dissert. de peripneumonia, c. 2, § 26.
(5) Ibid., c. 1, § 10.
(6) Neurog., l. 3, c. 4.
(7) Medic. pract., l. 2, p. 2, c. 3.
(8) 20, § 3.

(1) Vid. Commerc. litter., a. 1741, hebd. 2, n. 2, ad aph. 14.
(2) Infra, n. 61.
(3) Sect. 5, aph. 30.
(4) De medic., l. 2, c. 6.

le mot facilement pour certainement, ou s'il l'a fait à cet endroit, il a eu égard à ces anciens traitements que les femmes enceintes ne peuvent supporter. En effet, ce qui est arrivé ensuite à tant d'autres moins rarement que quelques-uns ne le croient, m'est arrivé à moi-même en exerçant la médecine et en mettant en usage une nourriture légère et peu abondante, et même, lorsque la chose était nécessaire, la saignée, mais avec prudence ; et j'ai eu le bonheur de sauver en même temps, avec le secours de Dieu, la mère et le fœtus, même lorsqu'une affection semblable à l'angine s'était jointe à une inflammation interne de poitrine très-manifeste, comme sur Jac. Severia. Toutefois, mes femmes n'étaient pas grasses et n'avaient pas les poumons lâches et affaiblis comme cette dame dont je parle. Cette dernière étant déjà depuis long-temps sujette à de la toux et à une expectoration fréquente, était, sans aucun doute, tellement disposée à la péripneumonie, qu'elle ne put résister à sa violence extrême ; car cette inflammation n'était pas légère, et, d'après l'expression d'un auteur très-ancien, ou, si vous l'aimez mieux, d'Hippocrate (1), elle n'appartenait pas à l'espèce des péripneumonies non pernicieuses et molles, puisqu'elle offrit, non pas comme ces dernières, un petit nombre de signes parmi ceux que le même auteur passe en revue, mais la plupart. En effet, la fièvre était aiguë, la respiration fréquente et chaude ; il y avait de l'anxiété, de l'agitation, une douleur sous les épaules, une pesanteur dans la poitrine, une toux violente ; et, outre ces symptômes, il en existait d'autres encore, comme la nécessité de respirer la tête élevée, une grande soif, des lésions graves du pouls, des crachats livides, et des déjections alvines plus fréquentes, je crois, et plus abondantes qu'il ne fallait ; de sorte que l'humeur s'en allant par [en bas, comme le dit le même Hippocrate (2), la purgation des crachats ne sortait pas par en haut : ce qu'il y a de certain, c'est que par là les crachats devinrent moins fréquents et très-épais. C'est pour cela que le même auteur a prononcé ailleurs (3) que le flux de ventre qui survient dans la maladie de côté ou la pulmonie est fâcheux. Je

n'ignore pas que des médecins ont vu le contraire même assez souvent, et je sais quelles exceptions ils établissent à cause de cela, en citant certaines observations et certaines sentences d'Hippocrate lui-même. Cependant le plus souvent la diarrhée, à moins que, par hasard, elle ne soit favorable dans les premiers jours, ou qu'elle ne soit critique dans les progrès de la maladie, est nuisible dans les maladies de cette espèce. C'est ainsi, pour ne citer, au milieu de tant d'autres sujets, que deux hommes d'une naissance illustre, mes compatriotes, le marquis Th.-Aug. Stéphani, neveu de Stéphani, cardinal de la sainte Église romaine, et le comte Je. Gaddio, l'un âgé alors de soixante-cinq ans, l'autre plus vieux que lui de huit ans ; c'est ainsi, dis-je, que j'observai sur le premier, attaqué d'une péripneumonie, une diarrhée qui fut très-utile à la fin de la maladie, et qui termina entièrement la guérison ; mais sur l'autre, qui fut pris de la même affection, à laquelle s'était joint le même flux de ventre le troisième jour, celui-ci avait d'abord rendu les crachats peu fréquents, visqueux, et comme secs, et les avait ensuite suspendus en affaiblissant les forces, de sorte qu'ayant fait d'inutiles efforts pour le modérer et pour conserver ces dernières, je pus à peine obtenir de prolonger la vie jusqu'au neuvième jour. Vous apprendrez par l'histoire suivante de Valsalva, que la même chose arriva à une fille moins âgée que ce sujet de dix-huit ans.

11. Une fille de cinquante-cinq ans environ est prise d'une douleur de poitrine, surtout aux environs du sternum ; elle a de la fièvre, elle souffre de la tête, elle respire difficilement, elle crache une grande quantité de matière. Comme la diarrhée s'y était jointe, et que tous ces symptômes étaient devenus plus graves, et la difficulté de respirer tellement forte, que la respiration ne pouvait avoir lieu que la tête élevée, elle mourut vers le neuvième jour.

Examen du cadavre. Dans le ventre, on remarqua que la vésicule du fiel était engorgée de bile, et que l'un et l'autre ovaire se trouvaient très-endurcis. A l'ouverture de la poitrine, on trouva le poumon gauche tellement adhérent à la plèvre, partout où cette membrane couvrait les côtes, qu'on ne put l'en séparer sans déchirure. Mais le poumon droit, fortement adhérent à tout le médiastin et à la portion de la plèvre qui tapisse

---

(1) De morbis, l. 3, n. 16.
(2) Ibid., n. 17.
(3) Sect. 6, aph. 16.

les côtes supérieures, se rompt par suite de son altération pendant qu'on essaie, avec la main, de le séparer de cette membrane, et, en même temps, il se répand par un abcès qu'il contenait une grande quantité de matière sanieuse d'un rouge un peu pâle. Le péricarde était rempli de sérosité. Il y avait, dans le ventricule droit du cœur, une concrétion polypeuse assez grosse, qui occupait principalement l'oreillette voisine, et qui s'introduisait à travers les orifices des veines correspondantes : il n'y en avait aucune dans le ventricule gauche ; on en voyait seulement un léger commencement à l'origine de l'aorte et de la veine pulmonaire. Au reste, le sang sur ce cadavre avait perdu sa liquidité.

12. Les autres objets, que vous avez lus dans cette histoire, seront rappelés en un lieu plus convenable. Il convient de remarquer ici une chose, c'est que tandis que la douleur existait particulièrement aux environs du sternum, le poumon lésé était fortement adhérent à tout le médiastin, qui s'attache au sternum. Mais, dites-vous, il s'attache aussi aux vertèbres du dos, aux environs desquelles il n'est point dit qu'il existât de la douleur ; cela est vrai, mais il est vrai aussi que la respiration violente, à laquelle cette fille était contrainte, mettait en mouvement le sternum, et non pas les vertèbres, et que, par conséquent, les parties du médiastin qui sont attachées au sternum souffraient davantage. Quoi qu'il en soit, si vous lisez dans cette quatrième section (1) du *Sepulchretum* l'observation deuxième, et non-seulement la scholie qui se trouve après elle, mais aussi celle qui a été mise mal à propos après l'observation suivante (la troisième), tandis qu'elle aurait dû être placée aussi elle-même après la deuxième ; si, dis-je, vous lisez ce que je viens d'indiquer et l'observation vingt-neuvième, certes vous remarquerez que dans des cas où il exista une inflammation dans le médiastin même, ou dans le péricarde qui, comme vous le savez, se trouve en rapport et est uni avec celui-ci, un sentiment incommode se fit sentir, non pas aux vertèbres, mais au sternum. L'histoire suivante peut aussi être rapportée en partie à ce que j'ai dit.

13. Un boucher d'environ cinquante ans est pris d'une douleur au côté droit de la poitrine, et aussi au milieu du sternum. Il est couché en supination, il tousse beaucoup, il crache peu ; il est forcé de respirer la tête élevée ; enfin, il meurt le septième jour.

Examen du cadavre. Le poumon droit était endurci dans toute la partie supérieure, et se trouvait légèrement adhérent au sternum et plus fortement au médiastin. Le poumon gauche était teint par derrière d'une couleur noire. A gauche aussi la cavité de la poitrine contenait un peu de sérosité, dont le péricarde était rempli. On remarqua une concrétion polypeuse dans le ventricule droit du cœur. Mais le sang, sur ce cadavre, approchait plus de la liquidité que de la coagulation.

14. Dans les maladies de cette espèce, le sang tend ordinairement à la coagulation, et c'est à cela que l'on attribue les polypes, c'est-à-dire les concrétions polypeuses, que vous trouverez notées le plus souvent dans les dissections des péripneumoniques, soit de Valsalva, soit de moi. La chose est même telle, quelquefois, que le sang perd sa liquidité, ce qui fut observé sur le cadavre (1) de la fille précédente ; mais, quelquefois aussi pendant la vie, lorsque l'inflammation est extrêmement pernicieuse, il approche tellement de la coagulation, qu'après l'ouverture des veines il sort à peine par un trou assez considérable en tombant très-lentement. Je me souviens que ceci est arrivé sur d'autres sujets, et particulièrement sur Mar. Verania, qui succomba à une péripneumonie insurmontable, après que l'on eut inutilement employé tous les moyens pour faire couler le sang.

Mais, au contraire, il arrive quelquefois que le sang tend à la liquidité sur les péripneumoniques, soit qu'il existe quelque concrétion polypeuse, comme sur le boucher en question, soit qu'il n'en existe pas, comme dans les trois observations qui suivent. La première de celles-ci est d'autant plus rare, que les enfants, et à plus forte raison les nouveau-nés, sont moins sujets à cette espèce de maladie, comme le dit Arétée (2) et comme le confirme le célèbre Triller (3).

---

(1) L. 2.

(1) N. 11.
(2) De causis acut. morb., I. 1, c. 10 in fin.
(3) Loco supra, ad n. 10, indic., aph. 16.

15. Une petite fille de quatorze jours était affectée de râle avec la rougeur de la face ; elle refusait de téter, de sorte qu'il fallait lui mettre du lait artificiellement dans la bouche. Ces symptômes ayant persisté pendant huit jours, elle mourut.

Examen du cadavre. Les poumons, surtout dans la partie correspondante au dos, étaient enflammés ; leur substance était parsemée de quelques taches noires. L'estomac contenait beaucoup de bile ; mais le sang conservait sa liquidité naturelle dans les vaisseaux.

16. Une fille de vingt ans est prise d'une douleur d'abord au côté gauche, et ensuite au côté droit de la poitrine. Elle ne peut point se coucher sur celui-ci ; elle tousse ; la nuit elle délire ; elle est attaquée de convulsions, de sorte que quelques membres restent rétractés. Enfin, elle meurt.

Examen du cadavre. Le poumon droit était légèrement enflammé, surtout par derrière ; mais celui du côté gauche, qui était très-fortement adhérent de toutes parts à la plèvre qui tapisse les côtes et le diaphragme, au point qu'on ne pouvait l'enlever sans déchirure, était très-rouge. Le cœur ne contenait aucune concrétion polypeuse ; seulement le sang était noir et coagulé dans les deux ventricules. Il était également noir et épais dans les vaisseaux, mais cependant liquide. La tête et le ventre furent aussi disséqués. Dans la première, le cerveau était très sain ; il y avait seulement un peu de sérosité aux environs de sa base. Mais dans le ventre, qui avait paru légèrement tuméfié avant son ouverture, on trouva la cause de cette tuméfaction dans une grande distension de l'intestin colon produite par de l'air. Du reste, tous les viscères et le colon lui-même étaient sains, quoique ce dernier, à peine arrivé à l'estomac, se dirigeât en bas jusqu'au-dessous du milieu du ventre ; de là, il se réfléchissait de nouveau vers les parties supérieures, et continuait son chemin. L'appendice vermiforme était de la grosseur d'une plume d'oie, et de la longueur d'environ huit travers de doigt ; cette partie était étendue obliquement du côté du rein droit.

17. Un jeune homme, âgé de près de trente ans, est pris, après plusieurs travaux, d'une douleur légère et obtuse au côté gauche de la poitrine, il a de la fièvre, il respire difficilement, il ne crache rien. Ces symptômes persistent jus-

qu'au quatorzième jour, où la maladie semble éprouver une légère rémission. Mais tout-à-coup il s'y joint une grande difficulté de respirer avec le râle, et des crachats d'une matière écumeuse d'une couleur rosée, qu'il rejette en grande quantité sans toux et sans aucune difficulté. Après être resté couché pendant toute la durée de la maladie sur le côté droit, et quelquefois aussi sur le dos, il mourut le dix-septième jour en se tournant du dos sur le côté droit.

Examen du cadavre. A l'ouverture de la poitrine, on trouva la plèvre saine, et les poumons entièrement dégagés d'avec elle ; mais celui du côté gauche était enflammé partout, à l'exception de la partie supérieure, qui, quoique saine, laissait cependant échapper goutte à goutte du sang en deux endroits, de sorte que plus de quatre livres de ce liquide furent trouvées en stagnation dans la même cavité gauche de la poitrine. Le cœur ne contenait aucune concrétion polypeuse.

18. Vous voyez qu'il n'y avait point de concrétions polypeuses dans aucune de ces trois observations. Si cela est moins étonnant sur la petite enfant (1) à cet âge tendre où l'on dit qu'on en trouve très-rarement (2), et si sur la fille (3) le sang, quoique liquide, était néanmoins plus épais et coagulé dans les ventricules du cœur, il est certain qu'il ne se présente rien de tout cela dans la dernière histoire. Bien plus, le sang épanché en aussi grande quantité dans la cavité gauche de la poitrine et s'écoulant même après la mort, indique sa liquidité. Au reste, il paraît qu'il s'en accumula d'autant plus dans la partie supérieure de ce poumon, qui était saine, qu'il ne pouvait déjà être reçu qu'en moins grande quantité dans la partie sous-jacente, qui était entièrement embarrassée par l'inflammation ; que par conséquent un nouveau liquide arrivant sans cesse par derrière, quelques vaisseaux des plus petits se rompirent enfin à cet endroit dans les voies de l'air, d'où résulta cette couleur rosée des crachats, tandis que d'autres, un peu moins déliés, se rompirent dans la membrane extérieure du poumon, ce qui donna

---

(1) N. 15.
(2) Vid. tamen Commerc. litter., a. 1744, hebd. 42, n. 1, ad art. 15.
(3) N. 16.

lieu à un si grand épanchement de sang dans cette cavité de la poitrine ; et que, lorsqu'après la rupture et l'effusion du liquide par ces deux endroits, tous les symptômes se furent aggravés, la mort survint enfin après que la partie du poumon gauche, qui était saine, étant devenue aussi absolument inutile par l'épanchement intérieur et extérieur du sang qui augmentait de plus en plus, le sujet se fut tourné sur le côté droit; ce qui, d'une part, accabla l'autre poumon, qui était le seul par lequel il respirât, d'une humeur sanguinolente qui tomba de la bronche gauche dans la bronche droite; et de l'autre, donna lieu, en raison de ce que le médiastin cédait, à une compression du même poumon exercée par le poids du sang épanché autour du poumon gauche, poids qui s'ajouta à celui qui résultait de l'inflammation grave de ce même viscère. En effet, le poumon droit ne put supporter tout cela à la fois, lui qui ne supportait auparavant que ce dernier poids du poumon gauche.

19. Mais vous me ferez peut-être quelques questions sur cette dernière observation du jeune homme, et sur celle de la fille (1). Vous me demanderez d'abord pourquoi le jeune homme pouvait se coucher sur le côté sain, tandis que la fille était forcée de se coucher davantage sur le côté malade, de même que l'homme qui, comme je l'ai dit, périt (2) d'une maladie très-grave à l'hôpital où il était entré pour une affection légère, avait le décubitus facile sur le côté affecté. Il est vraisemblable que la cause de cette différence doit être attribuée à ce que le poumon pesant était libre sur le jeune homme, tandis qu'il était adhérent à la plèvre sur l'homme et sur la fille, de sorte que s'ils s'efforçaient de se coucher sur le côté sain, le poids du poumon tiraillait aussitôt la plèvre, et causait du malaise. Parmi les autres objets relatifs à la fille, les uns ne sont pas tout-à-fait hors des limites de l'état naturel, comme ce qui a été décrit dans le ventre, d'autres appartiennent à des sujets traités ailleurs, comme ce qui a été noté dans la tête, et quelques autres sont très-faciles à expliquer, comme l'invasion de la douleur qui eut lieu d'abord au côté gauche, et ensuite au côté droit. En effet, lorsque

la matière qui constitue l'inflammation se fut arrêtée en premier lieu dans le poumon gauche, qui, se trouvant très-étroitement adhérent aux côtes et au diaphragme, était moins capable de détourner cette matière, elle continua à l'appesantir davantage ; et le reste de la matière s'arrêta un peu dans l'autre qui était libre, et y produisit une inflammation plus légère. Au reste, il n'est pas étonnant que le poumon qui est attaqué le premier soit le siége d'une inflammation plus grande, soit parce qu'il est plus faible que l'autre, soit parce qu'il est affecté depuis le commencement de la maladie. Vous verrez que ceci eut lieu aussi dans le cas suivant.

20. Un prêtre, âgé de près de trente ans, est pris d'une difficulté de respirer; il crache beaucoup; il se plaint, dès le principe, d'une douleur au côté droit de la poitrine, et ensuite au côté gauche. Il meurt le dixième jour.

Examen du cadavre. Il y avait de la sérosité dans l'une et dans l'autre cavité de la poitrine, mais en assez petite quantité : une portion de cette sérosité s'était concrétée de toutes parts sur les poumons, et formait une espèce de tunique un peu pâle. Mais le poumon droit était très-rouge à la partie qui regardait le dos ; il était également devenu dur, mais moins cependant qu'il ne le devient ordinairement sur les autres péripneumoniques ; d'ailleurs, une matière purulente avait commencé à se former intérieurement vers son milieu. Le poumon gauche présentait pareillement par derrière un léger commencement d'inflammation. Le péricarde était plus épais que dans l'état naturel, et se trouvait rempli d'une sérosité jaunâtre; une portion de cette sérosité concrétée avait formé comme une espèce de corps réticulaire, soit sur la face extérieure du cœur, soit sur la face intérieure du péricarde ; en pressant cette dernière, on faisait sortir des gouttelettes de sérosité. Le ventricule droit du cœur contenait une concrétion polypeuse.

21. Cette histoire, dans ce qui est relatif au poumon droit, me fournit l'occasion d'en rapporter une autre, tandis que ce qui appartient à la sérosité contenue dans la poitrine et dans le péricarde donnera lieu à la description de plusieurs. Pour commencer par le premier point, il faut réfléchir à ces paroles : le poumon était devenu dur, mais moins cependant qu'il ne le devient or-

----

(1) Ibid.
(2) N. 3.

dinairement sur les autres péripneumo- niques. La plupart des médecins sem- blent croire que l'inflammation des poumons consiste presque toujours dans la rougeur : il ne faut pas nier que cela ne puisse avoir lieu quelquefois, comme dans les cas où elle est de l'espèce d'un érysipèle vrai ; mais dans la plupart des inflammations le poumon devient den- se et dur. Après Coiter, dont je rappor- terai ailleurs (1) les paroles, Guarinoni, entre autres, fit autrefois cette remar- que, comme on le voit dans le *Sepul- chretum* (2) : Il est rare, dit-il, qu'on ne trouve sur les cadavres des sujets morts d'une pleurésie, les poumons pleins et durs. D'un autre côté, Wep- fer (vous lirez ceci dans le même ouvra- ge (3)), après avoir écrit ce qui suit sur les poumons d'un homme : Cepen- dant cette rougeur n'était pas l'indice d'une inflammation notable, car ils res- tèrent mous à cet endroit, est allé jus- qu'à ajouter positivement : En effet, les poumons enflammés sont toujours en même temps endurcis. — Mais la dure- té et la densité sont telles le plus sou- vent, que les poumons coupés alors sem- blent (4) être tout autre chose que des poumons. C'est ainsi que dans une gran- de inflammation ils parurent à Valsal- va semblables à de la chair très-ferme, même sur beaucoup de cadavres. Il pen- sait dans un de ses écrits, qu'on pouvait avec vraisemblance rapporter cet état à un acide vitriolique qui coagulait le sang dans les vésicules pulmonaires, attendu que la chair des muscles n'est elle-même rien autre chose que des fila- ments membraneux blancs, qui prennent le nom de chair parce qu'ils retiennent du sang dans leurs sinus. Mais, quoi qu'il en soit, il confirmait qu'il avait trouvé d'une manière certaine cette disposition dans les poumons des hommes qu'une péripneumonie avait enlevés dans l'es- pace de quatre ou cinq jours ; de sorte que nous ne devons pas douter dans quel état morbide il les trouva sur les sujets qui moururent de cette maladie dans ce court espace de temps, et dont j'ai rapporté les histoires (5). Au reste, comme il avait pour but dans cet écrit

de faire voir que cela pouvait arriver au poumon en peu de jours, il ne s'en- suit pas qu'il n'observa pas la même chose sur ceux qui vécurent plus long- temps, ce qui se trouve indiqué çà et là dans d'autres histoires, et est positive- ment confirmé dans la suivante.

22. Un vieillard, âgé d'environ soixan- te ans, est pris d'une douleur au côté droit de la poitrine, il a de la fièvre, il tousse, il crache, il se couche plus faci- lement sur le dos. Les crachats devien- nent plus abondants, mais ils se suppri- ment à la suite de l'ouverture de la veine pratiquée le dixième jour ; c'est pourquoi il meurt le onzième.

Examen du cadavre. Le poumon gauche est sain, quoique adhérent à la plèvre de toutes parts. Au contraire, le poumon droit, quoique dégagé de la plèvre, est très-enflammé vers le dos, de sorte qu'il ressemble à de la chair très-ferme. On trouve deux petites con- crétions polypeuses presque égales, une dans chaque ventricule du cœur.

23. Cette observation me fournit, pour ainsi dire, l'occasion de lui en réu- nir plusieurs autres, avant de vous dé- crire celles que je vous ai promises re- lativement à la sérosité trouvée dans la poitrine et dans le péricarde. — Passons sous silence, puisque cela a déjà été dit plus haut (1), que rien n'accélère plus la mort dans la péripneumonie que la suppression des crachats. J'omets aussi de dire que cette suppression est sou- vent le résultat de saignées intempesti- ves, principalement sur les vieillards ; quoiqu'il existe beaucoup de médecins qui tuent les malades, parce qu'ils ne savent pas rester tranquilles. A ce sujet j'ai connu autrefois un vieux praticien qui, à force de répéter les saignées, abattait, il est vrai, la violence de la pé- ripneumonie, mais il enlevait tellement les forces aux malades, que la plupart ne pouvant expectorer étaient suffoqués dans le déclin même de la maladie, tan- dis qu'au même endroit, et dans la mê- me constitution, un autre médecin qui tirait du sang, mais non pas outre me- sure, sauvait presque tout le monde. — Il faut assurément tirer du sang dans cette maladie, même aux vieillards, à qui le cas heureux du maréchal de Bot- zheim plus que nonagénaire (2) pourra

---

(1) Epist. 21, n. 58.
(2) Sect. hac 4 in addit., obs. 2.
(3) L. 4, s. 3, in addit. Vid. schol., ad obs. 26, n. 8.
(4) Vid. Epist. 21, n. 20. 28.
(5) Supra, n. 3, 9, et fortasse etiam 2.

(1) N. 6.
(2) Vid. Commerc. litter.., a. 1744, hebd. 3, n. 1.

donner du courage, et j'en ai tiré moi-même, lorsque l'occasion s'est présentée et l'a permis, même deux jours de suite, comme sur une femme très-âgée, An. Mazzonia, auprès de laquelle je ne fus appelé que le cinquième jour de la péripneumonie, et dont le sang se coagulait en forme de *gélatine* en même temps que toute l'eau dans laquelle il s'écoulait (car c'était une saignée de la main); mais je n'en tirai pas plus de cinq onces chacun de ces deux jours, c'est-à-dire autant que les forces le permettaient : et je parle non-seulement des forces qui existaient alors, mais encore de celles qu'il fallait conserver pour l'expectoration, laquelle s'étant prolongée heureusement au-delà du vingt-troisième jour de la maladie déjà abattue, guérit la vieille femme. Mais passons ceci sous silence, de peur que je ne paraisse faire le contraire de ce que j'ai promis, et considérons une seule chose sur le vieillard en question, savoir : le décubitus plus facile sur le dos. — La cause de ce phénomène n'est pas toujours aussi évidente qu'elle paraît l'être dans ce cas. Car comme le poumon droit était aussi enflammé et aussi pesant vers le dos, mais dégagé de la plèvre, il ne pouvait rien tirailler, ni surcharger sa partie saine ou l'autre poumon, quand le corps était en supination. Mais le boucher dont il a été question plus haut (1), comment pouvait-il se coucher en supination, lui qui avait le poumon dur attaché au sternum? Est-ce par hasard, comme cela paraît conforme à la raison, que le poumon était moins pesant au commencement, attendu qu'une aussi grande quantité de matière n'y était pas encore accumulée? En effet, après que cette accumulation eut augmenté, alors enfin il ne put plus supporter le décubitus sur le dos; et il fut forcé, comme je l'ai écrit, de respirer la tête élevée. Mais quelle explication donnerons-nous du cas qui suit?

24. Un homme âgé d'environ quarante ans, et affecté d'une double hernie, ayant été pris d'une douleur de poitrine et d'une difficulté de respirer, se couchait d'abord plus facilement sur le côté droit et ensuite sur le côté gauche, sans pouvoir en aucune manière se coucher sur le dos. Il crachait beaucoup; il était forcé de respirer la tête élevée. Il mourut le dixième jour.

Examen du cadavre. Les deux poumons étaient adhérents à la plèvre, de telle sorte cependant qu'on pouvait les séparer sans déchirure. Ils étaient aussi enflammés vers le dos, et très-durs. Il n'y avait point d'eau dans le péricarde. Le cœur contenait trois concrétions polypeuses, dont une était dans le ventricule gauche, et les deux autres, plus épaisses et plus fermes, occupaient, l'une le ventricule droit, l'autre toute l'oreillette de ce côté. Pour ce qui regarde les hernies, qui étaient une varicocèle et une hydrocèle, celle-ci dépendait d'une sérosité qui remplissait la cavité de la tunique vaginale, dont la compression faisait écouler des gouttes d'eau, et celle-là était le résultat d'une production variqueuse des veines du scrotum, qui représentait, non sans élégance, la forme d'une chaîne.

25. Il est certainement difficile d'expliquer pourquoi cet homme se couchait plus facilement d'abord sur le côté droit, et ensuite sur le côté gauche, sans pouvoir se coucher en aucune manière sur le dos, si l'on n'a égard qu'à ce qui fut trouvé à la fin sur le cadavre. Mais comme cela avait lieu au commencement, et avant qu'il ne fût forcé de respirer la tête élevée, la raison demande que nous réfléchissions à la manière dont les choses pouvaient se passer alors dans la poitrine. Or, rien n'empêche que l'accumulation de la matière morbifique ne fût plus considérable d'abord dans le poumon droit, et ensuite dans le poumon gauche, jusqu'à ce que, devenue égale dans l'un et dans l'autre, elle forçât le sujet à s'asseoir. Mais, avant ce temps, quoiqu'il pût se coucher moins difficilement sur le côté droit, et bientôt après sur le côté gauche, cependant il ne pouvait point se coucher sur le dos, par la raison, je pense, que bien que les poumons fussent enflammés et pesants, comme celui du vieillard dont j'ai parlé (1) immédiatement, néanmoins ils n'étaient pas, comme celui-là, dégagés de la plèvre. C'est pourquoi cet homme ne pouvait pas se coucher en supination, sans que la plèvre à laquelle ils étaient attachés, étant tiraillée à la partie antérieure, ne produisît du malaise et n'empêchât cette position. Au reste, ce qui a rapport aux hernies appartient à un autre sujet. Seulement cette circonstance rap-

_____

(1) N. 15.

(1) N. 22, 23.

pelle à ma mémoire l'observation d'un autre homme affecté d'une hernie, et dans la péripneumonie duquel il y a quelque chose de relatif au décubitus, comme vous allez le voir immédiatement.

26. Un homme de cinquante ans, d'un teint naturellement brun et d'un tempérament atrabilaire, adonné aux plaisirs de l'amour, est pris, le 21 janvier, d'une difficulté de respirer, qui semblait dépendre d'un catarrhe. La chose devient insensiblement plus grave, au point que, le 22 janvier 1690, il est obligé de se coucher. Voix glapissante, expectoration d'une matière aqueuse très-abondante, respiration très-difficile avec le sentiment d'une sorte de strangulation à la gorge ; le décubitus difficile sur l'un et l'autre côté, mais plus sur le gauche, rend la respiration plus pénible. Enfin, celle-ci devient suspirieuse, et le sujet ne peut respirer que la tête élevée. Mais la maladie faisant des progrès, ces crachats aqueux et abondants deviennent peu fréquents, visqueux, épais et un peu fétides ; la respiration est plus facile, et cependant ce sentiment de suffocation persiste. La fièvre est toujours légère. Néanmoins la mort survient le 12 février.

Examen du cadavre. A l'ouverture de la poitrine, on trouve le poumon droit peu éloigné de l'état naturel ; mais celui du côté gauche était adhérent à la plèvre par toute sa surface, sans aucun espace intermédiaire, et sa substance était dure et enflammée. Il y avait une concrétion polypeuse dans chaque ventricule du cœur, et, ce que Valsalva n'avait pas encore vu, la plus grosse se trouvait dans celui du côté gauche. On ne put point examiner la gorge, où peut-être il existait une lésion plus considérable. Le ventre ayant été ouvert, on trouve la rate unie de toutes parts aux parties voisines, par le moyen de membranes intermédiaires, et les vaisseaux artériels de ce viscère étaient cartilagineux. Comme on remarquait une hydrocèle dans la partie droite du scrotum, en disséquant celui-ci, on trouva une humeur aqueuse renfermée entre la tunique albuginée et le testicule ; des gouttes limpides de cette humeur s'écoulaient de cette membrane, surtout quand on la comprimait à côté des plus gros vaisseaux. Cette humeur, soumise à l'action d'une grande force de feu, se coagulait en une substance très-blanche, et exposée à un feu plus faible elle s'évapo-

rait peu à peu, et présentait les caractères de la lymphe.

27. Pour ce qui regarde la hernie, quoique j'aie vu sous la tunique albuginée une autre petite membrane très-fine, qui embrasse immédiatement la substance du testicule, et qu'ainsi l'eau pût être enfermée entre l'une et l'autre de ces membranes, cependant, eu égard à ce qui est rapporté tout de suite après, j'aimerais mieux croire que Valsalva avait voulu écrire, non pas comme je l'ai rendu avec fidélité, mais entre la tunique vaginale et la tunique albuginée. Au reste, ce n'est pas la seule chose dans cette histoire qui tienne l'esprit en suspens. D'où dépendait ce sentiment d'une sorte de strangulation ? car on ne pouvait pas ici, comme sur certains péripneumoniques que Gagliardi cite (1) et qui ont été regardés mal à propos comme attaqués d'angines, le rapporter à une quantité de pus qui aurait été dans les poumons. Pourquoi la difficulté de respirer fut-elle moindre depuis que les crachats devinrent peu fréquents, de très-abondants qu'ils étaient ? Comment une fièvre légère se serait-elle jointe à une péripneumonie ? Car Valsalva, qui vit cet homme pendant sa vie, et qui le disséqua après sa mort, ne doutait pas qu'il ne fût attaqué de cette maladie, puisqu'il donna pour titre à cette observation : *De la Pulmonie.* Enfin, pour passer d'autres choses sous silence, pourquoi le décubitus aurait-il été difficile sur l'un et l'autre côté, tandis qu'un poumon seulement était affecté ? De plus, comme c'était le poumon gauche, pourquoi le décubitus aurait-il été plus difficile sur le côté gauche ? S'il eût existé quelque circonstance antérieure, telle qu'on pût attribuer la cause d'un obstacle qu'on ne conçoit pas suffisamment, à la lésion de quelque partie cachée, comme dans le cas que je vais rapporter immédiatement, il serait permis d'être plus hardi à hasarder des conjectures.

28. Un petit garçon, âgé de quinze ans, tombe dans une rixe, et se froisse le dos aux environs de la dernière vertèbre du dos et de la première des lombes. Son adversaire, qui était également un petit garçon, lui saute dessus pendant qu'il est couché, et lui presse la poitrine avec les genoux. Celui qui était tombé se plaint beaucoup d'une douleur vers

---

(1) Relaz de' mali di Petto.

la partie froissée, où cependant on ne voit aucune lésion qui soit digne de remarque. Il souffre beaucoup de la tête; et pendant qu'il s'efforce de remplir à la maison ses devoirs accoutumés, il est pris d'une syncope. Bientôt, ce même premier jour, on remarque que l'appétit s'est perdu; et un ou deux jours après il se déclare en outre de la fièvre. Il existait auparavant une douleur continuelle dans la poitrine. A celle-ci se joint de la difficulté de respirer et de la toux, deux symptômes qui devinrent ensuite plus graves; et en même temps les crachats étaient sanguinolents, et les déjections rougeâtres. De plus, il se manifesta du délire et des convulsions, de telle sorte que tout le corps restait comme immobile. Enfin, la mort eut lieu vers le dixième jour après la chute; et pendant tout ce temps le malade ne put jamais fléchir le dos, mais il fut forcé de le tenir étendu.

Examen du cadavre. Le cadavre ayant été disséqué, on ne trouva pas intérieurement aux environs de la partie froissée une plus grande lésion que celle qu'on voyait à l'extérieur. Peut-être en existait-il une à la moelle, ou aux nerfs contenus dans l'intérieur des vertèbres, qu'on ne permit pas de fendre. Du reste, la partie supérieure des poumons était enflammée à droite, et un peu dure à gauche; le poumon droit était fortement adhérent à la plèvre, mais le gauche était libre.

29. J'ai intercalé tant d'observations relatives au décubitus et à la situation du corps, que je pense que vous avez presque oublié celles que je vous avais promises (1) sur la sérosité accumulée dans la poitrine et dans le péricarde des péripneumoniques. La première de celles-ci appartiendra en même temps à cette sérosité et au décubitus, et fera voir en outre jusqu'à quel point l'inflammation du poumon simule quelquefois l'inflammation du foie.

30. Un ecclésiastique, qui venait d'entrer dans sa vingtième année, avait déjà eu, trois ans auparavant, une fièvre aiguë avec une éruption des parotides. Guéri de celle-ci, il avait été pris d'une autre fièvre double-tierce, qui, après l'avoir tourmenté pendant long-temps, se dissipa à la vérité, mais lui laissa un teint pâle et même de la maigreur jus-

qu'à un certain point; en outre, la respiration était pénible quelquefois, le sommeil de la nuit se troublait de temps en temps, et les urines étaient rouges presque toujours. A cela se joignit enfin une fièvre aiguë, qui fut accompagnée le lendemain d'une douleur, qu'on augmentait par le toucher, et qui se faisait sentir au-dessous des fausses côtes gauches du côté droit et du cartilage xiphoïde. Les premiers jours il y eut des vomissements, de la diarrhée, ainsi qu'une toux légèrement humide, mais qui très-peu de jours après devint sèche et sans expectoration. Le décubitus sur l'un et l'autre côté était difficile, de sorte que le malade ne pouvait se coucher qu'en supination, et qu'il éprouvait un sentiment de chaleur vive au dos vers le rein droit. Le pouls était vif, fréquent, faible, inégal, intermittent. Valsalva était fort incertain sur l'organe qu'il regarderait comme le siége de la maladie. Cependant le malade ne présentant aucun signe de douleur dans la poitrine, mais indiquant constamment de ses propres mains que sa douleur existait à l'endroit qui a été désigné, c'est-à-dire à la région du foie, il crut enfin que c'était une inflammation de ce viscère. En attendant, la maladie faisant des progrès de jour en jour, et la difficulté de respirer ayant toujours augmenté avec la faiblesse du pouls, la mort survint après le septième jour.

Examen du cadavre. L'ouverture du cadavre, dit Valsalva avec une candeur digne de lui, fit connaître l'erreur de mon jugement. Car tous les viscères étaient sains dans le ventre, à l'exception de la rate, qui était quatre fois plus grosse qu'elle n'aurait dû l'être. Mais dans la cavité gauche de la poitrine il y avait jusqu'à deux livres et plus d'une sérosité limpide en stagnation, tandis que la cavité droite était remplie d'une sérosité plus épaisse, dont quelques parties s'étaient concrétées, de sorte qu'elles représentaient des corps comme membraneux qui nageaient dans cette sérosité. Les poumons n'étaient point, il est vrai, adhérents à la plèvre; mais celui du côté droit, quoique son volume ne fût pas considérablement augmenté, était cependant fort endurci tout entier par l'effet d'une inflammation. Le péricarde, plus ample qu'à l'ordinaire, était rempli d'une sérosité qui le dilatait ainsi. Le ventricule droit du cœur, outre qu'il contenait une concrétion polypeuse, était

(1) N. 31.

plein d'un sang coagulé, par lequel l'oreillette voisine était considérablement gonflée. Il y avait aussi du sang de la même qualité, mais en moindre quantité, dans le ventricule gauche.

31. Ce qui arriva à Valsalva lui-même aurait pu arriver d'autant plus facilement à la plupart des médecins, c'est-à-dire de prendre une inflammation du poumon pour une inflammation du foie, comme je sais que le contraire est arrivé à plusieurs, c'est-à-dire de prendre une inflammation du foie pour une inflammation du poumon ou de la plèvre, méprise dont vous trouverez des exemples dans cette section du *Sepulchretum*, observ. trente-sixième; je cite celle-ci de préférence, pour que vous voyiez que les signes qui y sont énumérés comme particuliers à l'inflammation du foie, ne manquèrent cependant pas en grande partie sur l'ecclésiastique en question, tant il est facile en médecine de se tromper quelquefois par les caractères mêmes qui semblent propres à faire éviter les erreurs! Il y avait de plus sur l'ecclésiastique ce qui était resté des maladies antérieures, de sorte que si quelqu'un avait égard à cela, joint à ce qui s'était manifesté en dernier lieu, il pourrait se tromper beaucoup plus facilement. En outre, les autres choses que l'on pourrait exiger pour indiquer une inflammation du foie, ou ne manquèrent pas, quoique Valsalva les ait peut-être omises dans ce nombre d'objets, ou si elles manquèrent, elles pouvaient avoir existé d'après les seules lésions qui furent trouvées sur le cadavre; ou enfin, si vous ne faites pas facilement cette concession, il faut du moins que vous accordiez que la plupart des symptômes d'une inflammation du foie existèrent ici, et qu'il est rare qu'en exerçant la médecine nous voyions réunis tous les signes d'une maladie quelconque. Ceci doit rendre les médecins plus prudents dans cette partie qui a été déclarée difficile avec raison par Hippocrate (1), c'est-à-dire dans le jugement, surtout lorsqu'il existe plusieurs organes cachés à la même région du corps qui est affectée, comme ici.

En effet, derrière le foie se trouvait le poumon droit qui était enflammé, d'où dépendait aussi le sentiment de chaleur au dos, vers le rein du même côté, et quoique ce poumon ne fût pas considéra-blement augmenté de volume, il l'était cependant, et en outre, la sérosité épaisse dont la cavité droite de la poitrine était remplie pressait le foie en poussant le diaphragme en bas et en avant, et ce viscère, à son tour refoulé par les fausses côtes ou leurs cartilages, et par les muscles de l'abdomen, surtout pendant la respiration, et bien plus encore quand on en approchait la main, comprimait le poumon enflammé, et causait un sentiment incommode. Ajoutez à cela que la rate, étant quatre fois plus grosse qu'à l'ordinaire, serrait davantage le foie par côté. C'est de là que vous ferez dépendre aussi la difficulté du décubitus sur le côté droit, car vous comprenez qu'elle dut exister sur le gauche par le poids du poumon du côté opposé, et par une aussi grande quantité de sérosité contenue dans le même côté, qui pressaient le médiastin sur la cavité gauche de la poitrine, et qui étaient d'autant plus nuisibles à l'autre poumon, le seul par lequel le malade respirait, que ce poumon était déjà embarrassé en partie, soit par la sérosité épanchée aussi dans sa cavité, soit par le volume de la rate adjacente à la partie correspondante du diaphragme. Au reste, il paraît que ce développement de la rate existait sur cet ecclésiastique depuis le temps des fièvres antérieures de longue durée, de même que sur le cocher dont il a été parlé au commencement (1). D'ailleurs, les signes antérieurs que j'ai rapportés font soupçonner d'une manière assez fondée que la sérosité était accumulée dans la poitrine de l'ecclésiastique avant même que cette fièvre inflammatoire se déclarât. Comme ce soupçon s'élève aussi dans les deux histoires que je vais rapporter immédiatement, j'aime mieux renvoyer après elles ce que j'en pense dans chacune.

32. Une fille de seize ans, qui avait une suppression des règles déjà depuis huit mois, cachectique, crachant une matière catarrhale, éprouvant quelque difficulté de respirer en exerçant des mouvements, accoutumée à se plaindre d'une ardeur et d'une irritation à la partie gauche de la poitrine, est prise tout-à-coup d'une orthopnée laborieuse, de sorte qu'elle ne peut se coucher d'aucune manière; expectoration sanguino-catarrhale, sentiment d'un poids qui

---

(1) S. 1, Aph. 1.

(1) N. 2.

l'oppresse à la même partie gauche de la poitrine, dureté du pouls, froid des extrémités, enfin mort le quatrième jour après le commencement de l'orthopnée.

Examen du cadavre. On trouva dans l'un et l'autre côté de la poitrine une eau limpide qui, mise de côté, offrit une substance concrétée dans son milieu, semblable à de la gélatine, et distincte du reste de la sérosité, de même que le sang présente par le repos une partie rouge coagulée et séparée de la partie séreuse. Cette autre sérosité, placée aussi sur du feu, se concréta de la même manière que celle du sang. Du reste, tout le poumon gauche était très-dur. Il y avait dans le ventricule droit du cœur une très-grande concrétion polypeuse; le ventricule gauche en contenait une autre, mais plus petite. Dans le ventre, on remarqua que la vésicule du fiel avait ses tuniques épaissies, qu'elle était petite, et qu'elle ne conservait aucune trace, même légère, de bile.

33. Un vieillard âgé de soixante quatorze ans est pris d'une douleur au côté droit; celle-ci est très-incommode, plutôt par un sentiment de pesanteur que d'aucune autre manière, mais elle l'est davantage s'il se couche sur le côté opposé; c'est pourquoi il reste seulement sur le côté droit. La douleur est accompagnée d'une toux fatigante, de crachats sanguinolents, de céphalalgie, de veilles, et surtout d'une violente fièvre avec un pouls dur et fréquent, mais non pas très-plein. Il meurt le troisième jour.

Examen du cadavre. Pendant qu'on ouvre la poitrine, il s'échappe de la cavité droite de la sérosité, dont elle était entièrement remplie; cette sérosité fut-elle sécrétée par la violence d'une maladie aussi courte, ou bien était-elle accumulée auparavant? Le poumon de ce côté était noir et attaqué d'une phlogose, en outre il était dur et très-compacte; mais sa membrane extérieure se séparait très-facilement; il adhérait à la plèvre, vers les épaules, au moyen de petites membranes. A peine le poumon gauche était-il affecté. Dans le ventricule droit du cœur était une médiocre concrétion polypeuse, dont la plus grande partie appartenait à l'oreillette; le ventricule gauche en contenait une autre plus mince; la première s'étendait dans la veine cave et dans l'artère pulmonaire, et la seconde s'avançait peu dans la veine pulmonaire et beaucoup dans l'aorte : l'une et l'autre étaient accompagnées de sang coagulé.

34. Relativement à ce que Valsalva doutait dans l'histoire de ce vieillard, si la sérosité était déjà épanchée dans la poitrine avant l'inflammation du poumon, cela serait plus facile à croire s'il eût existé antérieurement quelque indice de cet épanchement, comme j'ai remarqué qu'il en avait existé plus d'un sur la fille et sur l'ecclésiastique. Ces deux derniers étaient cachectiques auparavant: la première surtout l'était au point que la vésicule ne conservait aucune trace de bile, d'où quelqu'un qui approuverait l'opinion de Drak (1), du reste inadmissible sur la bile comme cause des menstrues, pourrait tirer une preuve, eu égard à cette longue suppression des règles, pour confirmer jusqu'à un certain point cette même opinion. Quant à l'ecclésiastique, il avait les urines rouges, et le sommeil troublé pendant la nuit. Enfin, pour passer le reste sous silence, ni l'un ni l'autre n'avait la respiration parfaitement libre, et quoique cette circonstance existe le plus souvent dans la cachexie, cependant le sang dans cette affection abonde ordinairement aussi en sérosité, et la dépose facilement çà et là. Si donc vous pensez que sur ces deux sujets une partie de la sérosité était en stagnation dans la poitrine avant que la dernière maladie n'y ajoutât le reste, je serai facilement de votre avis. Cependant je ne nierai pas non plus avec opiniâtreté le même fait pour le vieillard, attendu que Valsalva put ignorer également les antécédents, par la raison que les malades déjà vieux ont coutume d'attribuer la plupart de leurs incommodités à leur âge plutôt qu'à l'affection, et par suite, de les négliger, tandis que, d'un autre côté, il paraît étonnant qu'une aussi grande quantité d'eau eût pu s'accumuler tout entière dans la poitrine durant l'espace de trois jours.

Au reste, gardez-vous de croire que ce que je ne nie pas sur ces trois sujets, soit arrivé sur tous les autres péripneumoniques, dans la poitrine desquels il y avait de la sérosité épanchée. En effet, d'une part Coiter remarque, comme je vous l'ai écrit ailleurs (2), que les péripneumonies sont du nombre des maladies que l'hydropisie de la poitrine accompa-

---

(1) Anthropol. book 1, c. 23.
(2) Epist. 16, n. 33.

gue, et de l'autre vous trouverez aussi dans les observations de Valsalva et dans les miennes tant de sujets sur lesquels ces deux affections étaient réunies, qu'il n'est pas vraisemblable que tous fussent attaqués auparavant d'une hydropisie de la poitrine et du péricarde (car cette dernière s'y joint souvent également). Il est même constant que la plupart d'entre eux étaient très-bien portants lorsqu'ils furent pris d'une inflammation du poumon, comme dans le cas où un homme d'une belle constitution s'est exposé à un air très-froid après s'être échauffé par le travail. Que si sur cet homme il résulte de là que la circulation du sang soit retardée dans les vaisseaux du poumon, et que les petites parties de l'humeur qui sortent continuellement d'une manière invisible, mais en nombre infini, par la face intérieure de la trachée-artère et par la surface de tout le corps, soient arrêtées, ces dernières s'ouvriront une issue à travers d'autres petits trous d'autres membranes, et surtout de celles qui auront alors les pores plus chauds et plus ouverts, c'est-à-dire de celles qui couvrent l'intérieur de la poitrine et ses viscères, et cette issue sera d'autant plus facile que le passage du sang à travers les poumons sera plus difficile et plus lent, et que les efforts de la poitrine pour le chasser, soit en respirant, soit en toussant, seront plus fréquents et plus forts. De cette manière, en effet, il s'exprimera en même temps par les pores des membranes une plus grande quantité d'humeur, et une fois que ces pores auront été relâchés et dilatés, ils continueront, même par eux-mêmes, à fournir une issue plus facile à la sérosité.

Mais tout cela arrivera plutôt sur les sujets dont ces membranes seront plus préparées et plus disposées à cet effet, et dont le sang en outre sera plus rempli de petites parties aqueuses, tandis que si le contraire a lieu pour ces deux dernières circonstances et pour quelques-unes de celles qui ont été indiquées tout-à-l'heure, alors l'épanchement de la sérosité dans la poitrine ou dans le péricarde sera plus léger, ou nul. Car, même dans le nombre des observations rapportées jusqu'ici, s'il en est quelques-unes dans lesquelles il soit question d'eau trouvée dans ces cavités, il en est d'autres dans lesquelles il n'en est point parlé, et il est même dit positivement dans une (1),

qu'il n'y avait point d'eau dans le péricarde. Mais je vais vous entretenir ici de deux jeunes gens sur lesquels elle était très-abondante, et dont je me souviens que je vous ai promis ailleurs (1) les histoires.

35. Un jeune homme de près de vingt-quatre ans est pris d'une douleur pongitive au côté gauche de la poitrine ; il respire difficilement ; il est fort altéré, il tousse, mais il ne crache point. Il se couche seulement sur le côté affecté, et il est moins mal la tête baissée. Enfin, la difficulté de respirer étant devenue plus grave de jour en jour, il meurt le seizième jour.

Examen du cadavre. Le poumon gauche était fortement attaché de toutes parts aux parties voisines, et se trouvait enflammé ; il était même déjà en suppuration aux environs de la clavicule. Le péricarde était dilaté par une grande quantité de sérosité, au point qu'on pouvait dire avec raison que c'était une hydropisie ; ses parois étaient très-épaisses, et à leur face intérieure, comme à la face extérieure du cœur, étaient adhérentes en quelques endroits certaines concrétions d'une substance blanchâtre. Le cœur était augmenté de volume, et pendant qu'on le coupait, il s'écoula du sang liquide de ses ventricules. Cependant, dans ces mêmes ventricules, il y avait aussi des concrétions polypeuses ; dans celui du côté droit était la plus grosse, et dans celui du côté gauche la plus petite.

36. Un autre jeune homme, qui avait environ deux ans de moins que celui dont il vient d'être parlé, s'étant plaint d'abord d'une douleur dans le ventre, est pris, après la cessation de celle-ci, d'une autre douleur dans la poitrine avec de la difficulté de respirer, de la toux et une soif incommode. Il se couche toujours en pronation, de manière cependant qu'il se tourne sur le côté droit, mais il tient la tête baissée, comme c'est l'ordinaire de la plupart de ceux chez lesquels le péricarde est rempli d'une grande quantité d'eau. Enfin, les symptômes s'aggravant, il mourut vers le même jour que le sujet précédent, c'est-à-dire le seizième.

Examen du cadavre. Il y avait en stagnation dans le côté gauche de la poitrine de l'eau limpide, dans laquelle le poumon était sain et libre de toutes parts.

---

(1) Supra, n. 24.

(1) Epist. 16, n. 45.

Mais le poumon du côté droit était endurci, et fortement adhérent aux parties voisines, surtout vers l'épaule; dans ce même côté se trouvait une humeur semblable à du serum du lait de vache, au milieu de laquelle étaient quelques concrétions qui ressemblaient à de l'albumine condensée dans de l'eau chaude. Le péricarde contenait une humeur tout-à-fait semblable, avec des concrétions semblables, qui étaient attachées à la face interne de cette membrane et à la face externe du cœur ; la quantité de ce liquide était telle que le péricarde, qui en était distendu, occupait un grand espace dans la poitrine. Les ventricules du cœur renfermaient des concrétions polypeuses, le droit la plus grosse, le gauche la plus petite.

37. J'ai extrait de ces deux observations et examiné avec soin ailleurs (1) ce qui appartient à l'hydropisie du péricarde. Mais pour les concrétions adhérentes à la face interne de cette membrane , et à la face externe du cœur, ou nageant au milieu de la sérosité épanchée dans la poitrine , et semblables à de l'albumine condensée , il ne faut pas les considérer autrement que les autres qui nagent d'autres fois sous forme de gélatine ou de membrane, ou qui, semblables à un corps réticulaire ou à quelque tunique, se trouvent à la surface des parties indiquées, et souvent aussi des poumons, et de la plèvre superposée à ceux-ci, comme je l'ai décrit dans cette Lettre (2) et dans d'autres (3), et comme je le décrirai encore. Or, j'ai dit ailleurs, et Valsalva a aussi exprimé positivement plus haut (4), qu'elles se forment d'une portion de la sérosité épanchée qui se concrète. Car de même que les pores des membranes se dilatent plus ou moins pour les motifs qui ont été indiqués un peu plus haut (5), de même des parcelles plus ou moins nombreuses, plus épaisses ou plus ténues, capables de se concréter, se répandent avec la sérosité, et forment ainsi, je pense, ces différentes concrétions, alors surtout que le mouvement du cœur, des poumons et de la chaleur même, de-

venu plus languissant, et cessant enfin tout-à-fait après la mort , agite déjà moins ou point la sérosité, et permet que ces parcelles se mêlent entre elles, ou même se déposent.

J'avais écrit cela lorsque je tombai par hasard sur l'ouvrage d'un homme savant qui a fait beaucoup de recherches sur les concrétions de cette espèce , et qui les croit de la même nature que Valsalva et moi; mais s'il y a dans son explication quelques points sur lesquels nous sommes d'accord , il y en a aussi d'autres sur lesquels nous différons; toutefois, je n'ai pas l'habitude de disputer sur ces sortes d'objets. Je dirai plutôt qu'il n'est rien de plus fréquent (tandis que lui semble croire le contraire) que de rencontrer des concrétions de cette espèce, lorsqu'on trouve beaucoup de sérosité dans la poitrine ou dans le péricarde ; comme le prouvent cette Lettre et d'autres, surtout quand le poumon est très-dur...... également, plus gros qu'à l'ordinaire et plus pesant, c'est-à-dire, selon moi, enflammé. Mais, outre mes propres observations, il en est encore d'autres en assez grand nombre appartenant à d'autres auteurs, même dans cette section du *Sepulchretum* (la quatrième), pour ne pas aller plus loin ; telles sont celle de Panaroli (1), qui a parlé d'un cœur qui était tout entier blanchâtre et rendu tomenteux par une matière adhérente à sa propre tunique, et celle de Harder (2), qui a écrit que le péricarde était velu à l'intérieur, et comme tout couvert de soies, tandis que le cœur était entouré d'une lymphe épaisse , qui s'enlevait à la manière d'une écorce environnante ; telles sont aussi , pour embrasser à la fois un grand nombre de faits, les observations de Guarinoni (3), qui assure avoir vu plusieurs sujets accablés et enlevés par une douleur de côté et une péripneumonie, sur lesquels une matière vicieuse formait une cuirasse blanche au cœur, c'est-à-dire couvrait le cœur (4) d'une sorte de duvet ou de chaux, comme il l'avait dit plus haut (5), à l'endroit où il affirme également avoir vu sur des cadavres de cette espèce non-seulement la cavité de la poitrine remplie très-sou-

----

(1) Ibid.
(2) N. 20, 30, 32.
(3) Epist. 16, n. 17, 30, 38, et Epist. seq. et aliis.
(4) N. 30.
(5) N. 34.

(1) Obs. 20, § 7.
(2) In addit., obs. 11.
(3) Ibid. obs. 2, § 2.
(4) Vid. Epist. 45, n. 16.
(5) Obs. modo cit., § 1.

vent d'une humeur aqueuse et blanche cependant, mais encore les poumons pleins et durs, comme cela a été indiqué auparavant (1), et dépouillés de leur membrane devenue très-épaisse, comme s'ils eussent été attaqués d'un érysipèle. Mais il me semble, en considérant d'après mes nombreuses observations ce qui se présente plus souvent et plus rarement, qu'on peut croire plus facilement que ce que Guarinoni observa ici était une concrétion membraniforme plus épaisse et placée sur les poumons ; et je ne suis pas sans quelque soupçon que c'était peut-être une concrétion de cette espèce, mais plus mince, ce que Valsalva a appelé plus haut (2) membrane extérieure très-facilement séparable du poumon dur du vieillard.

38. Mais peut-être désirez-vous savoir plutôt pourquoi dans quelques-unes des histoires de péripneumonie rapportées en dernier lieu, il exista certains indices de pleurésie, comme la douleur pongitive sur le premier jeune homme, et la dureté du pouls sur le vieillard dont il a été parlé immédiatement avant lui. Apprenez donc d'abord, pour ce qui regarde la douleur pongitive, que ceux même parmi les modernes qui ont soutenu avec science et avec esprit l'ancienne opinion en faveur du siége de la pleurésie, reconnaissent volontiers et indiquent plus d'un mode dont une douleur incommode et même aiguë peut se faire sentir quand les poumons sont seuls enflammés ; et que ces mêmes auteurs ne nient nullement que la pleurésie, absolument parlant, ne puisse même être accompagnée d'une douleur légère seulement, sans cette douleur aiguë et pongitive. Rappelez-vous tout cela ; car ce sont des choses vraies, et vous verrez qu'elles s'accordent avec les observations (3) de Valsalva et avec les miennes.

De même que j'ai appris cela avec plaisir en relisant ces Lettres, de même aussi j'ai vu avec satisfaction de quelle manière d'autres hommes d'un grand mérite ne doutent pas que le pouls ne puisse être tantôt dur et tantôt mou dans la péripneumonie. En effet, quoique les artères des poumons, à l'exception des bronchiques, ne se continuent pas avec l'aorte,

comme toutes les autres au nombre desquelles sont les intercostales, pour pouvoir communiquer leurs irritations à toute cette dernière artère, cependant les vaisseaux irrités des poumons peuvent pousser le sang dans le ventricule gauche du cœur avec une force telle, que ce ventricule irrité chasse violemment le sang dans l'aorte, et l'irrite ainsi elle-même, jusqu'à ce que les vaisseaux des poumons comprimés et embarrassés par les progrès de l'inflammation poussent le sang avec moins de force et en moins grande quantité dans ce ventricule, et celui-ci dans l'aorte, et jusqu'à ce qu'ainsi cette artère étant de moins en moins irritée le pouls devienne moins dur et par conséquent mou.

J'ai voulu vous rappeler ici tout cela, soit sur la douleur pongitive, soit sur la dureté du pouls dans la péripneumonie, afin que vous puissiez ajouter ce qu'il est permis d'en tirer aux raisons par lesquelles je me suis efforcé de vous expliquer l'un et l'autre symptôme sur la dame dont j'ai décrit l'histoire beaucoup plus haut (1), ainsi qu'à celles par lesquelles j'expliquerai maintenant d'une autre manière chacun d'eux sur le vieillard, et sur le jeune homme en question. Car la dureté du pouls sur un vieillard de soixante-quatorze ans peut paraître devoir être attribuée peut-être plus à l'âge où tout est dans un état de rigidité, qu'à la maladie. Mais si sur le jeune homme je rapporte cette douleur pongitive à la forte adhérence du poumon enflammé avec la plèvre, ne pourrai-je pas exposer la chose de telle sorte que vous compreniez que la plèvre, quoique non enflammée, est tiraillée toutes les fois que le poumon déjà distendu par l'inflammation, mais non pas au dernier degré, l'est davantage par l'air inspiré, et s'efforce par cela même d'écarter les uns des autres tous les points de sa surface, et par conséquent d'arracher pour ainsi dire la plèvre qui lui est adhérente. C'est à peu près ainsi que vous verrez expliqué dans le *Sepulchretum* (2) un cas semblable à celui-ci. Est-ce donc, dites-vous, que la douleur pongitive affecte tous ceux dont le poumon enflammé est adhérent à la plèvre ? Non certes pas tous, ce que prouvent plusieurs observations même dans

---

(1) N. 21.
(2) N. 33.
(3) Vid. hist. seq. et Epist. 21, n. 17, et histor. seq.

(1) N. 9 et 10.
(2) Sect. hæ 4, in schol. ad § 10, obs. 20.

cette Lettre; car en supposant que Valsalva eût oublié de parler de cette douleur pongitive dans quelqu'une d'entre elles, il n'est pas croyable qu'il l'eût oublié dans tant d'autres. D'où cela vient-il donc? peut-être sur les uns l'adhérence de la plèvre et du poumon est moins forte; sur d'autres le poumon est tellement embarrassé et endurci par l'inflammation vers sa surface, qu'il ne peut point être distendu à cet endroit par l'air inspiré; sur quelques-uns enfin il peut y avoir une autre cause qui fasse, en admettant même cette adhérence, qu'il n'y ait cependant point de douleur pongitive. Car quelquefois la cause pour laquelle celle-ci existe ou n'existe pas est évidente; et d'autres fois, pour avouer la vérité, elle ne se présente pas très-facilement. Vous pourrez comprendre l'un et l'autre de ces deux cas par les observations suivantes.

39. Un homme d'environ soixante-six ans, après avoir craché pendant long-temps une matière catarrhale, s'étant exposé aux injures d'un air froid, est pris enfin d'une douleur pongitive au côté gauche; il tousse beaucoup, il a de la fièvre. Ayant expectoré constamment depuis le commencement de la douleur une grande quantité de matière épaisse, jaune, et parsemée d'un petit nombre de lignes de sang, les crachats se suppriment enfin. Il meurt le septième jour.

Examen du cadavre. La cavité gauche de la poitrine contenait une eau semblable au serum du lait de vache; mais le poumon, qui était très-dur, adhérait fortement au médiastin et à la plèvre qui recouvre les côtes. Le poumon droit était uni de la même manière au médiastin, et à la plèvre là où cette membrane tapisse le diaphragme et surtout l'extrémité antérieure des côtes. A ce dernier endroit était caché dans le poumon un ulcère cancéreux, qui était peut-être le siège d'une maladie ancienne. Il y avait une petite concrétion polypeuse dans le ventricule gauche du cœur; mais le ventricule droit en contenait une beaucoup plus grosse, à laquelle était adhérente une certaine quantité de sang coagulé. On remarqua dans le ventre que la couleur de la rate tendait au rouge.

40. Si vous approuvez la conjecture de Valsalva sur le siège de la maladie ancienne, vous comprenez sûrement ce qui en impose quelquefois aux malades sous le nom de matière catarrhale; et plût à Dieu que certains médecins eux-mêmes

ne s'en laissassent pas imposer à cet égard! Mais je dis ceci en passant. Je désire plutôt que vous fassiez attention ici à une chose, savoir que le côté où existait la douleur pongitive était aussi celui où le poumon enflammé adhérait fortement à la plèvre; je dis enflammé, quoique Valsalva ait négligé de parler de la difficulté de respirer qui, comme on le conçoit, ne manque pas entièrement dans une maladie de cette espèce, de même qu'il n'a pas nommé la fièvre dans la suivante, et dans d'autres, qu'il avait intitulées, ainsi que celle-ci, de la Pulmonie.

41. Une femme, âgée de soixante ans, est prise d'une douleur pongitive au côté droit de la poitrine, de sorte qu'elle ne peut en aucune manière se coucher sur cette partie. Elle est tourmentée par la toux; elle crache peu; elle respire difficilement, il est vrai, mais non pas très-difficilement; il y a une prostration totale des forces. La douleur diminue ensuite, de manière qu'elle peut déjà se coucher sans aucune difficulté sur le côté droit. Mais pendant ce temps-là le pouls manquant de plus en plus chaque jour, la malade s'éteint aussi.

Examen du cadavre. A l'ouverture de la poitrine, on trouve l'un et l'autre poumon adhérents à la plèvre; mais celui du côté droit l'était plus étroitement. Ce dernier était dur tout entier, mais surtout à la partie supérieure, dans laquelle se trouvait un abcès, qui, après avoir été incisé, laissa échapper une grande quantité de sérosité d'une couleur brune. La substance voisine du poumon était teinte aussi de cette même couleur, et attaquée en quelque sorte de sphacèle. Le poumon gauche composé, non pas d'un seul lobe comme le droit, mais de plusieurs, était légèrement enflammé dans la partie qui regardait le dos, et parsemé çà et là de taches noires dans tout le reste de sa surface extérieure. Le péricarde contenait beaucoup d'eau. Il y avait dans les deux ventricules du cœur de grandes concrétions polypeuses; mais celle du ventricule droit était beaucoup plus volumineuse. Le ventre ayant également été disséqué, on trouva dans la partie extérieure de la rate un corps osseux, d'une forme tout-à-fait sphérique. Du reste, le sang était presque tout entier coagulé dans les vaisseaux de cette femme.

42. Passant ici sous silence l'os de la rate, et le nombre des lobes plus considérable dans le poumon gauche que dans

le poumon droit (ce qui est le contraire de ce que l'on trouve ordinairement), parce que ces états appartiennent à d'autres sujets, si ce n'est peut-être que par l'effet de l'inflammation les trois lobes du poumon droit paraissaient s'être réunis en un seul, vous comprenez très-clairement que lorsque cette inflammation commença à dégénérer en sphacèle, il s'ensuivit cette rémission de la douleur, qui en a quelquefois imposé grossièrement à certains médecins qui n'étaient pas attentifs aux autres symptômes, comme vous le voyez aussi dans cette section du *Sepulchretum* (1). Mais avant que les fibres fussent relâchées jusqu'à un certain point par le sphacèle, le poumon enflammé qui adhérait le plus fortement à la plèvre tiraillait tellement celle-ci, que la femme, à cause de la force de la douleur, ne pouvait presser ce côté en se couchant sur lui, ce que les autres péripneumoniques, et surtout ceux chez lesquels le poumon est également adhérent à la plèvre, peuvent faire le plus souvent, lorsque la violence de la douleur n'est pas aussi grande. De plus, ceux qui dans les temps anciens et modernes ne doutaient pas que l'inflammation de la plèvre n'ait lieu la plupart du temps sans inflammation du poumon, ont enseigné que chez les pleurétiques le décubitus est facile sur le côté enflammé, car elle (la plèvre) se trouve à sa propre place; tandis que le décubitus sur la partie opposée excite de la douleur, car la douleur s'étend à toutes les parties continues de la membrane (de la plèvre).... par le poids, par le phlegmon et par la suspension. Ces paroles et cette explication sont d'Arétée (2). A cette dernière, on en a encore ajouté une autre; c'est que de même qu'il est certain que le côté comprimé dans le décubitus est beaucoup moins agité pendant la respiration que le côté opposé qui est libre, de même il paraît que la plèvre qui est adhérente au côté comprimé est moins agitée ou moins tendue que celle qui adhère au côté libre.

Vous voyez jusqu'à quel point il est permis de transporter ces explications à la plèvre, à laquelle le poumon enflammé serait adhérent. Mais cependant ces mêmes auteurs ont remarqué qu'il en est quelquefois autrement à l'égard du dé-

cubitus, comme on le voit clairement dans Cœlius Aurelianus (1), qui propose encore une autre explication. Toutefois, si vous examinez celle-ci, vous comprendrez qu'elle convient à ceux qui se couchent plus facilement sur le côté affecté, et non pas à certains sujets qui ne peuvent se coucher sur le côté souffrant; en sorte qu'il paraît même d'après cela que le cas des derniers se rencontre plus rarement, et celui des premiers très-fréquemment. Car ce qu'on lit plus haut (2) dans Cœlius ne doit pas s'y opposer: Les malades ont aussi de la difficulté à se coucher sur le côté, et ils éprouvent de la douleur lorsqu'ils se sont tournés sur le côté opposé. En effet, quoique par ce côté je ne puisse pas entendre avec d'autres celui qui est sain, soit parce que Cœlius n'avait pas nommé le côté sain, mais le côté malade, soit aussi parce que de cette manière je devrais, contre l'observation la plus fréquente, entendre par côté opposé qu'il désigne aussitôt après, celui qui est malade, cependant ou je soupçonne qu'il y a là une faute dans les manuscrits, du reste très-inexacts, comme par exemple si la dernière syllabe de *jacendi* (se coucher), répétée par des copistes négligens, eût formé le mot *difficultas* (difficulté), au lieu de *facilitas* ou *facultas* (facilité); ou bien s'il faut lire *difficultas*, j'entends par là un malaise résultant à la vérité du décubitus même sur le côté malade, mais nullement comparable néanmoins avec cette douleur que cause le décubitus sur le côté opposé.

Ainsi je vois bien que Valsalva a indiqué sur la femme en question l'impossibilité du décubitus sur le côté affecté, mais je ne croirais pas pour cela que la douleur ne fût pas beaucoup plus grande quand elle essayait de ce coucher sur le côté sain; car il ne nie pas que ceci n'eût pas lieu: ou s'il n'en fut pas ainsi, je suis forcé de revenir à ce que j'ai avoué plus haut (3) de moi-même, savoir que les causes de la difficulté du décubitus ne sont pas toujours évidentes; comme, par exemple, si non-seulement la plèvre, mais encore le périoste qui entoure les côtes de toutes parts, eussent été tellement tiraillés sur cette femme à cause de

---

(1) Obs. 22.
(2) Morb. acut., l. 1, c. 10.

(1) Acut. morb., l. 2, c. 16, n. 98, edit. Almelov.
(2) L. eod., c. 14, n. 91.
(3) N. 23.

l'adhérence très-étroite du poumon distendu, soit par l'inflammation soit par l'abcès, qu'ils n'auraient pas pu être comprimés par le poids du corps ainsi couché, sans qu'il en résultât une extrême douleur. — Quoi qu'il en soit, bien que je me souvienne qu'Albertini disait que le décubitus dans la péripneumonie était plus facile tantôt sur le côté affecté, tantôt sur le côté opposé, néanmoins je me rappelle aussi que Valsalva, tout en l'avouant, faisait une distinction de manière qu'il prétendait qu'il avait remarqué le premier cas sur un grand nombre de sujets, et le second sur quelques-uns seulement; ce qui est suffisamment confirmé par la comparaison des observations qu'il a laissées par écrit.

43. Une fille âgée de vingt-deux ans est prise d'une douleur pongitive fixe au côté droit avec de la toux, des crachats, de la difficulté de respirer et de la fièvre. Elle ne peut se coucher sur aucune partie, si ce n'est sur le côté droit. La maladie faisant des progrès, les crachats se teignent de sang, qui s'y trouve en assez grande quantité pendant un jour. Quelques jours avant de mourir elle est tourmentée par des douleurs aux flancs. Mais le neuvième jour des mouvements convulsifs survenant, elle meurt en se couchant sur le côté gauche.

Examen du cadavre. On remarqua de la sérosité dans la cavité du ventre; la rate était très-grosse, et la plus grande partie des intestins grêles enflammée. A l'ouverture de la poitrine, on trouva le poumon droit fortement adhérent à la plèvre, et toute sa substance affectée d'une grande inflammation, et attaquée d'un ulcère en un certain endroit du côté de la plèvre; et entre cet ulcère et la plèvre était une matière séreuse. Mais le poumon gauche, outre qu'il approchait d'une couleur noire, était aussi parsemé çà et là de taches noires. Dans la cavité gauche de la poitrine également étaient quelques onces de sérosité. Le cœur contenait deux concrétions polypeuses : la plus petite était cachée dans le ventricule gauche ; la plus grosse remplissait entièrement la cavité de l'oreillette droite, qui était extrêmement dilatée.

44. Il arrive assez souvent sur ceux dont le sang est propre à former des inflammations, que plusieurs parties, surtout de la poitrine et du ventre, s'enflamment à la fois, ou les unes après les autres. D'autres exemples de cela, outre

celui de cette fille, semblent être indiqués même dans cette Lettre; car sur l'homme dont il a été question un peu plus haut(1), la couleur de la rate placée au-dessous du poumon enflammé tirait sur le rouge, et sur le jeune homme (2), avant que le poumon ne s'enflammât, une douleur dans le ventre avait annoncé de quel mal était menacé quelqu'un de ses viscères. Au reste, la douleur pongitive paraît avoir été plus légère chez cette fille que chez la femme dont j'ai exposé l'histoire en dernier lieu (3). Car la première se couchait sur le côté affecté, ce que la seconde ne pouvait faire, quoique celle-là finît aussi par se coucher sur l'autre après que la matière séreuse de l'ulcère eût relâché les fibres de la plèvre, qui par là supportait plus facilement le tiraillement exercé par le poumon suspendu. Ainsi il a été permis de rapporter dans ces trois observations la cause de la douleur pongitive à l'adhérence de ce viscère et de la plèvre, de la manière qui a été indiquée plus haut (4); mais dans un égal nombre d'histoires qui suivent il ne sera pas permis de la rapporter à cela, si ce n'est peut-être par conjecture.

45. Un homme de cinquante ans est pris, le 26 février, d'une fièvre aiguë, d'une respiration laborieuse, d'une douleur s'étendant depuis le sternum jusqu'au milieu à peu près des muscles de l'abdomen, d'une toux très-incommode qui excite une grande douleur à la région de la mamelle gauche et des fausses côtes. Il ne peut se coucher ni sur l'un ni sur l'autre côté; il ne crache pas; il meurt le cinquième jour de la maladie.

Examen du cadavre. En coupant le sternum il s'écoula un peu de sérosité brune de la cavité gauche de la poitrine. Le poumon contenu dans la même cavité était extrêmement endurci, approchait d'une couleur verdâtre, et était parsemé de taches noires; quand on le coupait, il s'échappait un amas de sérosité putride mêlée avec du sang. Dans les ventricules du cœur étaient des concrétions polypeuses.

46. Certes il est évident dans ce cas en quelle maladie mortelle l'inflammation du poumon avait dégénéré. Mais il n'est pas évident pourquoi le décubitus

---

(1) N. 29.
(2) N. 36.
(3) N. 41, 42.
(4) N. 38.

ne pouvait être supporté sur aucun côté, ni pourquoi la douleur s'étendait depuis le sternum jusqu'au milieu à peu près des muscles de l'abdomen ; à moins que vous n'accusiez par hasard cette toux très-incommode et sans expectoration, qui était regardée comme la cause certaine de cette grande douleur à la région de la mamelle gauche et des fausses côtes. Si cette douleur, comme cela est vraisemblable et ordinaire, était pongitive, on ne conçoit pas suffisamment sa cause, à moins qu'on ne soupçonne que Valsalva ait négligé par hasard de parler de l'adhérence du poumon enflammé à ces endroits. Cette adhérence admise, on verrait plus facilement comment, pendant qu'on coupait le sternum, ni l'une ni l'autre cavité de la poitrine n'étant remplies de liquide, cette petite quantité de sérosité brune put s'écouler du côté gauche du thorax, ce qui aurait dépendu de la déchirure de la surface du poumon adhérent et regorgeant d'un amas de sérosité putride. Mais ce n'est là qu'une conjecture. Que si nous lisions que l'inflammation de la plèvre était jointe à cette péripneumonie, il serait possible de comprendre plus facilement la plupart des symptômes, qui ont lieu en effet sur certains pleurétiques, et qui sont également notés pas Cœlius Aurelianus (1), comme une douleur à la poitrine et au flanc, l'impossibilité de se coucher, et toute position incommode.

47. Un jeune homme d'environ vingt-six ans est pris d'une douleur pongitive au côté droit de la poitrine, avec de la fièvre et de la toux ; il crache peu. Vers le huitième jour, à ces symptômes se joint du délire, surtout la nuit. La douleur se dissipe, mais la difficulté de respirer devient toujours plus grave. Le décubitus est facile sur l'un et l'autre côté ; enfin il meurt le dixième jour.

Examen du cadavre. Les deux poumons étaient endurcis tout entiers ; tous les deux étaient adhérents à la plèvre vers le dos, et le gauche l'était aussi par côté. En outre, quoiqu'une substance blanche, comme membraneuse, se trouvât placée sur toute la surface de la plèvre et sur les poumons, semblable à une espèce de corps réticulaire, lâche et mou, cependant, au moyen de cette substance, la plèvre et les poumons étaient fortement unis entre eux en quelques endroits.

L'une et l'autre cavité de la poitrine, mais surtout la droite, contenaient une grande quantité de liquide semblable par sa couleur au serum du lait de vache ; et bien que ce liquide mis de côté ne présentât aucune séparation, comme on l'avait aussi remarqué d'autres fois, néanmoins placé sur le feu il se concréta comme le serum du sang. Le péricarde était tuméfié par de la sérosité. Des concrétions polypeuses se trouvaient dans les ventricules du cœur, la plus grosse dans celui du côté droit, la plus petite dans celui du côté gauche.

48. Comme le cerveau ne fut pas examiné, on ne peut pas savoir s'il y avait dans ce viscère aussi, d'après ce qui a été dit un peu plus haut (1), quelque chose d'inflammatoire, à quoi l'on dût attribuer le délire. Mais c'est par celui-ci que j'explique pourquoi la douleur se dissipa sans motif, et par suite pourquoi le décubitus devint plus facile sur l'un et l'autre côté. Car Celse (2) a averti, après Hippocrate (3), comme vous savez, que ceux chez lesquels il existe une cause de douleur, sans qu'ils la sentent, ne jouissent pas de leur raison. Mais pourquoi la douleur pongitive s'était-elle fait sentir au côté droit de la poitrine, tandis que ce n'était pas le poumon droit, mais le gauche qui était adhérent à la plèvre par côté ? car il ne faut pas considérer l'adhérence au dos, parce qu'il n'y avait point de douleur à cet endroit, et que l'adhérence y était commune aux deux poumons. Faut-il donc avoir plus d'égard ici à ces adhérences assez fortes qui étaient cachées sous cette espèce de membrane molle, sur l'origine et la nature de laquelle il a été suffisamment parlé plus haut (4) ? Mais ces adhérences sont indiquées comme ayant existé en quelques endroits, et, à ce qui paraît, des deux côtés. Il reste donc à conjecturer que celles qui se trouvaient dans la cavité droite, où on rencontra aussi plus de sérosité épanchée, étaient les plus considérables, les plus fortes, et existaient avant le délire.

49. Une femme âgée d'environ soixante ans, d'une constitution maigre et d'un tempérament sanguin, est prise d'une fièvre violente, d'une toux sèche et

---

(1) Acut. pass., l. 2, c. 14.

Morgagni. T. I.

(1) N. 44.
(2) De medic., l. 2, c. 7.
(3) S. 2, Aph. 6.
(4) N. 37.

d'une douleur pongitive au côté gauche, de manière cependant que si elle se couche sur ce côté, elle ne souffre pas beaucoup. Après une saignée la douleur diminue tellement, qu'elle peut déjà se coucher sur une partie quelconque. Seulement la fièvre et la soif la tourmentent. Elle crache épais quelquefois. La respiration devient plus difficile. Enfin elle meurt le treizième jour.

Examen du cadavre. Le poumon gauche était entièrement dégagé de la plèvre, qui se trouvait parfaitement saine; il était un peu blanchâtre, parsemé de points noirs, plus dur que la chair, et il présenta quelques tubercules remplis de sanie. Le poumon gauche (tel est le mot employé par Valsalva) était adhérent par lui-même à la plèvre supérieurement; mais sa lésion était beaucoup moins considérable, puisque parsemé seulement de taches noires et plus dur vers le cou, il ne contenait qu'un petit abcès. Il y avait une once de sérosité dans le péricarde. Le ventricule droit du cœur renfermait une grande concrétion polypeuse, dont la majeure partie cependant remplissait l'oreillette et s'étendait de là dans les vaisseaux. Il y en avait une autre dans le ventricule gauche, mais elle était plus petite.

50. Mais ici de quelle conjecture me servirai-je? de celle que fournit une erreur manifeste mais facilement pardonnable, et qui appartient moins à Valsalva qu'à sa plume. En effet, comme en décrivant chaque poumon il ne nomme le droit ni à l'un ni à l'autre endroit, et qu'il désigne dans tous deux le gauche, il m'est libre de soupçonner que celui dont il a fait la description en premier lieu était le droit, et que celui qu'il a décrit en second lieu était le gauche. De cette manière la chose s'expliquera facilement. Jusqu'à présent j'ai été obligé de déduire par conjecture la cause de la douleur pongitive, de l'adhérence de la plèvre et du poumon. Mais il est quelques histoires dans lesquelles, outre cette adhérence, il existait aussi quelque inflammation de la plèvre, tandis qu'il n'y avait point de douleur pongitive, que plusieurs auteurs rapportaient néanmoins à l'inflammation de cette membrane. Les deux qui suivent, sans en compter une autre que je décrirai ailleurs (1), sont de cette espèce.

(1) Epist. 45, n. 26.

51. Un jeune homme âgé de plus de vingt ans, qui avait eu auparavant une fièvre chronique, est pris d'une autre fièvre aiguë avec une douleur de poitrine, de la difficulté de respirer, de la toux, et une expectoration d'une petite quantité de matière teinte d'une couleur rouge. Dans les premiers jours de la maladie aiguë il était couché le plus souvent sur le côté gauche, et dans les derniers il l'était constamment. Il mourut vers le seizième jour.

Examen du cadavre. Dans le ventre, la rate était trois fois plus grosse qu'à l'ordinaire. Tout le côté gauche de la poitrine était exactement rempli par son poumon, tant celui-ci était tuméfié! Il était dur tout entier et enflammé, et adhérait de toutes parts à la plèvre; celle-ci, teinte seulement d'une légère rougeur, présentait un commencement d'inflammation. Le péricarde non-seulement était rempli d'un liquide semblable au sérum du lait de vache, mais encore il en était considérablement distendu, et quelques parties concrétées de ce liquide étaient étendues sur la surface du cœur. Dans chaque ventricule de celui-ci était une concrétion polypeuse petite et flasque; cependant celle du ventricule droit était un peu plus grosse, et l'une et l'autre envoyaient des productions plus considérables dans les oreillettes et dans les veines que dans les artères.

52. Voilà déjà le troisième sujet, dans cette seule Lettre (1), qui eut la rate grosse après une fièvre de longue durée. Mais j'en citerai encore (2) d'autres ailleurs. C'est ainsi également que vous lirez dans Kramer (3) qu'on observe constamment en Hongrie la rate engouée après toute fièvre chronique, surtout après une fièvre quarte, et vous verrez en outre que des rates squirrheuses ont été trouvées par Hoyer (4) sur les cadavres de certains sujets morts de fièvres intermittentes. Or, le savant Fantoni (5) a fait connaître avec quelle plus grande facilité sont attaqués d'une péripneumonie ceux qui éprouvent des maladies de la rate de cette nature. C'est ce qui ar-

(1) Vid. supra, n. 2 et 50.
(2) Epist. 31, n. 2, et Epist. 56, n. 17, 18.
(3) Vid. Commerc. litter., a 1758, hebd. 15, n. 2.
(4) Act. N. C., tom. 5, obs. 68.
(5) Schol. ad Patris obs. anat. med. 27.

riva au cocher (1) et à l'ecclésiastique (2), de même qu'à ce jeune homme. Vous voyez bien que sur celui-ci il y avait une adhérence du poumon enflammé avec la plèvre , et qu'en outre cette membrane n'était pas entièrement exempt d'inflammation ; cependant vous ne voyez pas qu'il soit question d'une douleur pungitive. Que si vous faites par hasard peu de cas de l'inflammation de la plèvre parce qu'elle était très-légère ici, du moins aurez-vous égard à l'adhérence extrêmement étendue du poumon avec cette membrane. Comment donc cela se fait-il ? cette grosseur si considérable du même poumon qui remplissait entièrement sa cavité, jointe aussi à la dureté de la surface (3), était cause peut-être que ni le poids du viscère qui était appuyé de toutes parts, ni sa distension par l'air inspiré qui ne faisait point céder sa surface , ne pouvaient donner lieu à du malaise ; et cet effet était d'autant moins possible que sa grosseur et sa dureté augmentaient davantage par les progrès de la maladie. C'est pour cela que le malade se couchait sur le côté affecté le plus souvent dans les premiers jours, et constamment dans les derniers.

53. Le domestique d'un chevalier, âgé d'environ cinquante-cinq ans, se plaint d'une douleur au milieu de la poitrine ; il ne peut se coucher que sur le dos et un peu sur le côté gauche. Il est forcé de respirer la tête élevée. Il meurt le sixième jour.

Examen du cadavre. Le poumon gauche vers le dos était très-dur partout ; il était aussi très-fortement adhérent à la plèvre qui présentait un peu de rougeur, même là où cette membrane couvre le diaphragme. Le poumon droit était sain, quoiqu'on remarquât dans ce côté de la poitrine un peu de matière séreuse semblable à du pus. Il y avait de l'eau trouble dans le péricarde. Le sang était formé en grumeaux dans le ventricule droit du cœur avec une concrétion polypeuse ; il conservait ailleurs quelque liquidité.

54. Cette histoire, pour ce qui regarde le sujet, étant assez semblable à la précédente, si vous entendez de la même manière soit ce qui appartient à l'observation , soit ce qui est relatif à l'explication , il n'y a pas de raison pour que

j'en dise davantage. Mais peut-être désirez-vous savoir si la douleur pongitive se fait sentir alors du moins que l'inflammation de la plèvre est entière. Je vais rapporter deux cas de cette espèce, et vous verrez que dans l'un elle existait, mais que dans l'autre elle n'existait pas.

55. Cette fille dont j'ai décrit assez en détail dans la troisième lettre anatomique (1) les diverses et longues incommodités qui se rapportaient ordinairement au ventre , et la lésion trouvée dans son foie, fut prise en outre à la fin d'une douleur pongitive au côté gauche de la poitrine , et d'une difficulté de se coucher sur cette partie, tandis que le décubitus était facile sur l'autre côté ; il existait aussi de la toux , et un peu d'expectoration dans le principe. Les crachats s'étant supprimés, elle mourut vers le dixième jour après le commencement de cette douleur.

Examen du cadavre. Toute la partie supérieure du poumon gauche était endurcie en forme d'une tumeur qui comprimait les parties voisines de toutes parts, et qui était adhérente à la plèvre en quelques endroits par des filaments déliés ; cette membrane était elle-même également enflammée. Mais le poumon droit, qui du reste se trouvait étroitement uni à la plèvre, au point qu'on pouvait à peine l'en séparer sans déchirure , était sain. Le péricarde contenait une médiocre quantité d'eau. Dans les cavités du cœur étaient des concrétions polypeuses ; celle du côté gauche qui était petite s'étendait dans l'aorte , et celle du côté droit plus grosse s'introduisait dans la veine cave et dans l'artère pulmonaire.

56. Un homme d'environ cinquante ans, qui avait eu déjà pendant plusieurs années une lèpre à la cuisse droite, est pris d'une angine. Celle-ci ayant duré à peu près deux jours , se termina par une douleur du dos , à laquelle se joignirent ensuite une toux sèche, une grande soif, le décubitus sur le côté gauche parce qu'il ne pouvait pas être supporté sur le côté droit , ainsi qu'une douleur gravative qui se faisait sentir au bas de la poitrine en forme de ceinture. Quoique la fièvre parût légère dans les derniers jours, et qu'il n'eût point existé d'autres signes que ceux que j'ai nommés, qui indiquassent une inflammation de la poi-

____

(1) N. supra indic. 2 et 30.
(2) Ibid.
(3) Vid. supra, n. 38.

(1) N. 9.

30.

trine, cependant le malade mourut neuf jours après qu'il se fût couché pour la première fois.

Examen du cadavre. La cavité gauche de la poitrine fut trouvée remplie d'une sérosité purulente ; cette sérosité avait donné lieu à la concrétion d'une espèce de membrane qui, par son adhérence à la plèvre, simulait la putréfaction de celle-ci. Cependant la plèvre placée au-dessous d'elle était enflammée ; et les poumons avaient souffert quelque chose de semblable, quoique très-légèrement. Du reste, de petites concrétions polypeuses étaient cachées dans les gros vaisseaux près du cœur.

57. Vous ne voyez pas qu'il soit fait mention de douleur pongitive dans cette histoire, comme dans la précédente, quoique vous lisiez que la plèvre était aussi enflammée, et même qu'elle était affectée d'une telle inflammation, relativement à celle des poumons, que c'est par elle que le sujet peut paraître avoir surtout été enlevé. Mais cette observation est si rare, même à cause de cette circonstance, que je ne me souviens pas d'en avoir trouvé une semblable, soit parmi les miennes, soit parmi celles que Valsalva a laissées par écrit. D'ailleurs Nanni (1) ayant ouvert plusieurs sujets morts d'une inflammation de la poitrine, et ayant trouvé la lésion principale dans les poumons de tous les autres, put à peine en rencontrer un ou deux, dont la plèvre avait été seule attaquée d'inflammation, et que la maladie avait enlevés dans l'espace de deux jours sans crachement de sang. Cette rareté, et la difficulté de concevoir la mort d'après cette cause seulement, firent que je doutai alors, et que je doute encore si les sujets ne périrent pas plutôt d'une fièvre de mauvais caractère jointe à cette inflammation, attendu surtout que Nanni disait qu'il n'avait trouvé sur eux qu'une certaine partie de la plèvre enflammée. En effet, s'il eût vu toute cette membrane enflammée depuis les aisselles jusqu'au diaphragme, cas dont vous verrez un ou deux exemples seulement rapportés dans le *Sepulchretum* (2), d'après Diemerbroeck, j'aurais douté un peu moins, quoique dans la première observation de ce dernier il existât en outre une suppuration de la plèvre, et qu'un abcès de

cette membrane eût donné lieu à un épanchement de pus dans la poitrine, et quoique dans la seconde il soit question d'une cause antérieure, qui, même seule, peut causer une prompte mort, je veux parler d'une grande quantité de bière froide bue pendant que le corps est échauffé. Si on lisait quelque part dans cet ouvrage toutes les observations de Willis et de Rivière décrites de cette manière, et non pas indiquées par un mot, comme elles le sont à cet endroit (1), nous pourrions enfin connaître et juger combien il y en a, et quelles sont ces histoires. Il est certain que dans ce pays ce serait une chose extrêmement rare, si quelqu'un trouvait le siége de la maladie dans la plèvre, ou s'il voyait cette membrane seule altérée et putréfiée, sur ceux qu'une inflammation interne de la poitrine aurait enlevés.

58. Mais il faut aussi qu'il y ait parmi nous très-rarement des pleurésies, telles que celles que Diemerbroeck rencontrait si souvent, qu'il a écrit (2) que sur beaucoup de pleurétiques qu'il avait ouverts, il n'avait jamais trouvé une pleurésie sans une lésion de la plèvre ; mais que sur ceux chez lesquels le poumon était adhérent à la plèvre, il avait vu aussi en même temps le poumon affecté dans la partie par laquelle il était uni à la plèvre ; tandis que sur ceux chez lesquels le poumon était dégagé de la plèvre, ce viscère n'était nullement affecté......, et qu'il arrivait au tiers ou au quart seulement, non pas des pleurétiques, comme quelques-uns l'ont entendu, mais des sujets, d'avoir le poumon adhérent à la plèvre. En effet, lisez toutes les vingt-neuf observations de Valsalva que j'ai rapportées jusqu'ici ; lisez aussi les dix-huit qui me sont propres et que je vous enverrai bientôt. Nous avons disséqué sans distinction les cadavres de ceux qui étaient morts d'une inflammation interne de la poitrine, suivant qu'ils se présentaient à nous. Vous verrez (3) ce que j'ai trouvé moi-même. Quant à Valsalva, il n'a jamais parlé d'aucune lésion de la plèvre dans vingt-cinq de ces histoires, ainsi que dans deux qui vont être bientôt rapportées (4) ; il a même formellement averti que la plèvre était intacte dans quelques-

---

(1) Vid. Comment. de Bonon., Sc. Acad., tom. 1, inter medica.
(2) Sect. hac. 4, obs. 14, § 8 et 9.

(1) Ibid., § 1 et 4.
(2) Ibid., § 10.
(3) Epist. 21
(4) N. 59 et 61.

unes où l'on aurait pu soupçonner qu'il en était autrement. A peine trouva-t-il une inflammation de cette membrane sur les quatre sujets dont j'ai parlé en dernier lieu; mais elle était si légère sur deux (1) , relativement à l'inflammation des poumons auxquels elle était adhérente, qu'on croirait qu'elle avait passé du viscère dans la membrane , et non pas de la membrane dans le viscère. Il est vrai que sur le troisième (2), de même que sur le quatrième (3), elle n'était pas aussi légère; mais sur celui-là néanmoins elle était très-grave dans le poumon, qui pourtant n'était adhérent à la plèvre qu'en quelques endroits par le moyen de filaments déliés ; et sur celui-ci , dont il est question , il n'est parlé d'aucune adhérence de la plèvre et des poumons, lesquels cependant n'étaient pas tout-à-fait exempts d'inflammation. Si vous me demandez de quoi je pense donc qu'il mourut, je n'accuserai ni la plèvre ni les poumons, mais la sérosité purulente qui remplissait l'une des cavités de la poitrine, ainsi que la partie, quelle qu'elle fût, d'où le pus était sorti. En effet, quoique Hippocrate (4) enseigne que chez tous ceux qui sont délivrés d'une angine (savoir : tout-à-coup, comme Celse (5) l'a rendu , et comme cela paraît être arrivé à ce malade), elle se tourne du côté du poumon, et qu'ils périssent en sept jours; mais que s'ils dépassent ce temps, ils tombent en suppuration, et cela, d'après l'expression de Celse , dans quelque partie; moi , qui vois qu'on trouva du pus sur le malade survivant après le septième jour, mais qui ne vois pas la partie d'où il s'écoula (quoique, si l'histoire le permettait, j'accusasse volontiers le poumon) , je vous donne la liberté d'interpréter Hippocrate de telle sorte que vous pensiez qu'en nommant le poumon , il a indiqué aussi les parties voisines de ce viscère, habitué qu'il était à une extrême concision. Or, cette douleur du dos qui succéda tout-à-coup à l'angine , de même que cette autre douleur gravative qui se faisait sentir au bas de la poitrine, en forme de ceinture, vous fourniront peut être, sinon quelque conjecture, du moins quel-

que soupçon; à moins que vous n'aimiez mieux par hasard rapporter la dernière à la sérosité purulente qui pesait sur le diaphragme. Pour moi, ne formant point de conjecture , je vous avertirai d'une chose en attendant, c'est de faire attention dans l'histoire en question (1) à cette fausse membrane, qui, adhérente à la plèvre, simulait la putréfaction de celle-ci. En effet, c'est à cela que se rapporte une autre observation de Valsalva, que voici.

59. Une femme âgée de soixante-quatre ans est prise d'une douleur au côté gauche de la poitrine , de sorte qu'elle ne peut se coucher qu'avec difficulté sur cette partie, ni la toucher sans douleur. La respiration est fréquente, la toux sans expectoration, le pouls vif, fréquent, petit, faible. Le septième jour une sueur se manifeste aux environs de la tête. Les forces s'affaiblissant, elle meurt vers le neuvième jour.

Examen du cadavre. A l'ouverture de la poitrine, le poumon se présenta extrêmement tuméfié dans la cavité droite, au point qu'il la remplissait tout entière ; il adhérait légèrement à la plèvre, au moyen d'une espèce de membrane interposée entre lui et elle. Cette membrane n'était en effet rien autre chose que de la sérosité, qui, après être sortie par les pores du poumon et de la plèvre, s'était tellement concrétée et étendue, qu'elle simulait au premier aspect une membrane remplie de sanie, et même la plèvre putréfiée. Une apparence de cette espèce, dit Valsalva, semble en avoir imposé à Rivière (2), qui affirmait avoir trouvé la plèvre putréfiée dans la pleurésie. Mais ici, en cherchant plus attentivement, on trouva cette membrane ellemême dans un état sain, tandis que le poumon, dans la partie qui regardait le dos, était enflammé et présentait une grande dureté. Du reste, l'autre poumon était adhérent à la plèvre en plusieurs endroits, mais il était sain. Dans les cavités du cœur étaient cachées plusieurs concrétions polypeuses; il y en avait une plus grande dans l'oreillette droite, et une plus petite dans le ventricule correspondant ; la première d'entre elles s'introduisait dans les veines caves, et la seconde dans l'artère pulmonaire; d'ailleurs, le ventricule gauche en contenait

---

(1) N. 51 et 53.
(2) N. 55.
(3) N. 56.
(4) S. 5, aph. 10.
(5) De medic., l. 2, c. 7.

---

(1) N. 56.
(2) Vid. supra, n. 57.

deux plus petites, d'un volume inégal, et dont la plus grosse s'étendait dans l'aorte, et la plus petite dans l'oreillette gauche.

60. Je n'oserais décider si Rivière s'est mépris ou non, et dans le cas où cela serait, si ce fut de cette manière seulement. En effet, je sais qu'il peut y avoir aussi quelquefois une autre cause d'erreur, que je ferai connaître, lorsque vous aurez lu l'histoire suivante.

61. Une femme âgée de plus de soixante ans, d'une constitution pléthorique et grasse, fut prise, à la fin de novembre, d'une douleur de poitrine, surtout à la partie gauche, avec une fièvre violente, une grande soif, une lassitude ulcéreuse du corps; elle ne pouvait point respirer sans douleur. On lui tire du sang, et on lui administre d'autres moyens de l'art, mais inutilement. Bien plus, cette lassitude augmente, l'esprit s'engourdit, il y a même un peu de délire. Enfin les crachats, qui auparavant étaient médiocres sans être glutineux, sont ronds et purulents; la respiration devient plus laborieuse; il s'y joint du délire, et la mort survient le dix-huitième jour de la maladie.

Examen du cadavre. A l'ouverture de la poitrine, pendant qu'on séparait le poumon droit de la plèvre à laquelle il était adhérent, il s'écoula beaucoup de matière purulente qui provenait d'un abcès situé dans une partie de la substance pulmonaire, autour de laquelle existait une grande inflammation; cependant la plèvre était intacte. Le poumon gauche était sain. Le ventricule droit du cœur contenait une médiocre concrétion polypeuse; dans l'autre il y avait seulement un commencement de concrétion de la même espèce.

62. Maintenant si vous relisez ce que j'ai écrit également plus haut (1) dans la dissection d'une fille, savoir, que, pendant qu'on essayait avec la main de séparer le poumon de la plèvre à laquelle il était fortement adhérent, ce viscère se rompit à cause de sa putréfaction, et qu'en même temps il se répandit d'un abcès qu'il contenait une grande quantité de matière sanieuse, vous comprendrez sans peine avec quelle facilité peut arriver ce sur quoi je donnai il y a cinquante ans, dans l'Académie des Sciences de Bologne, un avertissement qu'un prince, mon souverain, le protecteur

(1) N. 11.

bienfaisant des lettres dont il était lui-même un bel ornement, Benoît XIV, grand-pontife, ne jugea pas indigne de citer avec une extrême bienveillance dans ses immortels écrits (1). En effet, supposez, comme je l'ai vu plus d'une fois, que quelques médecins même célèbres parmi le peuple, très-habitués à voir des malades, mais peu ou point exercés à faire l'examen des cadavres, assistent à la dissection d'un homme mort non sans avoir présenté des signes d'une pleurésie, dissection qui sera faite par un chirurgien inexpérimenté, ce qui a lieu souvent, et qu'il arrive, pendant que ce dernier fait effort pour écarter le poumon de la plèvre, ce qui arriva sur cette femme (2), ou sur la fille (3) précédente, qu'un abcès se rompant tout-à-coup dans la partie du poumon qui serait fortement unie à la plèvre, il s'échappe du pus, tandis qu'une portion de celui-ci et les débris du poumon adhérent restent, comme c'est l'ordinaire, encore attachés à la plèvre; supposez en outre que cette dernière adhérence persiste lors même que le reste du poumon s'affaissant aussitôt après la sortie du pus aura rapetissé et presque caché la cavité de l'abcès, ou que, s'il en laisse voir quelque chose, il semble présenter plutôt l'effet de la suppuration d'une partie d'une tumeur voisine dans la plèvre : ne doutez pas qu'on ne prononce sur-le-champ qu'on a fait assez de recherches, qu'on a vu évidemment la plèvre putréfiée, altérée, et laissant écouler un amas de pus, parce que le préjugé ne laisse aucun soupçon d'erreur! Et cette erreur aurait pu être évitée avec la plus grande facilité, si la main d'un prosecteur prudent et exact ayant enlevé ces restes, avait montré au-dessous d'eux la plèvre très-légèrement affectée, ou même parfaitement saine et absolument intacte, comme cela est arrivé à Valsalva (4). — Cependant je ne nie pas pour cela que des anatomistes habiles et exercés n'aient trouvé quelquefois une grande lésion de la plèvre elle-même après des inflammations internes de la poitrine. Seulement je ne cache pas ce que je soupçonne relativement à des observations répandues par-

(1) Vid. ejus Comment. loco cit. supra, ad n. 57.
(2) N. 61.
(3) N. 11.
(4) N. 61.

mi ceux qui ont trop peu d'expérience. Maintenant, comme j'ai remarqué que la plupart de ceux qui s'efforcent de rapporter le siége de ces inflammations à la plèvre et de le refuser au poumon, n'accordent presque aucune sensibilité à ce viscère, je n'ajouterai qu'une seule observation bien courte de Valsalva, qui pourrait confirmer le contraire.

63. Une vieille femme de soixante-dix ans se plaint pendant environ deux mois d'une douleur interne de la poitrine; elle ne tousse pas, elle ne crache pas, elle ne peut se coucher sur aucun côté. Enfin elle meurt.

Examen du cadavre. L'un et l'autre poumons étaient parsemés de taches noires ; en outre, celui du côté droit était dur et ulcéré dans la partie qui regardait les vertèbres, quoiqu'il n'y eût point de matière sanieuse apparente. Un polype d'une extrême grosseur, qui se trouvait dans le ventricule droit du cœur, s'étendait de là, par les deux orifices de cette cavité, dans les vaisseaux et dans les branches de ces vaisseaux, et avait considérablement dilaté l'oreillette droite par son volume.

64. Si vous concevez (1) que le polype, ou plutôt (puisqu'on n'avait pas même remarqué les signes d'un polype que l'on met communément en avant, non plus que ceux de la dilatation de l'oreillette) que la concrétion polypeuse que Valsalva avait coutume d'indiquer encore alors sous les noms de polype, se forma dans les derniers temps de la vie, de même que ces taches noires des poumons, et dilata l'oreillette, lâche par elle-même, et offrant alors moins de résistance à cause de l'extrême affaiblissement de ses forces, il reste à regarder cette douleur interne de la poitrine comme n'ayant eu son siége pendant deux mois dans aucun autre endroit que dans le poumon ulcéré.

65. Maintenant que vous avez une très longue série d'observations de Valsalva (car j'en ai rapporté trente-une avant cette dernière), si par hasard vous cherchez de quel côté de la poitrine l'inflammation exista le plus souvent, vous trouverez qu'il en arriva bien autrement à cet auteur qu'à ces hommes savants qui ont écrit que la partie droite en était affectée plus souvent, et la gauche plus rarement : car, lorsque vous aurez mis de côté les cadavres sur lesquels Valsalva les rencontra l'une et l'autre enflammées, vous trouverez dans le reste presque autant de sujets qui eurent l'inflammation à gauche qu'à droite. Vous apprendrez à peu près la même chose dans mes dix-huit observations que je vais vous décrire immédiatement. Mais, direz-vous, ces auteurs ont dit cela, non-seulement pour l'inflammation des poumons, mais aussi pour celle des poumons et de la plèvre en même temps. Vous trouverez que les observations de Valsalva ne s'accordent même pas sous ce rapport avec eux ; et comme il n'est question (1) de cette complication des deux inflammations que dans quatre de ses histoires, il est dit dans toutes celles-ci que leur siége était à gauche. Quant aux miennes, si une (2) d'entre elles s'accorde avec leur opinion, il y en a une autre (3) qui ne s'accorde pas assez avec elle. Ainsi, il semble qu'il faut une suite d'observations et beaucoup plus nombreuses et plus étendues pour établir quelque chose de certain à cet égard, et pour entreprendre d'expliquer par l'anatomie pourquoi la pleurésie est plus fréquente mais plus bénigne à droite. Relativement à l'explication de ce dernier problème, qui a été donnée par des hommes d'un grand mérite avec autant de modestie que d'esprit, lorsqu'elle paraîtra moins précoce, vous jugerez vous-même si l'anatomie pourrait l'éclairer davantage et la perfectionner. Mais en attendant, adieu.

___

(1) N. 51, 53, 55, 56.
(2) Epist. 21, n. 33.
(3) Ibid., n. 34.

___

(1) Vid. Epist. 24.

XXI° LETTRE ANATOMICO-MÉDICALE.

FIN DE LA DOULEUR DE POITRINE, DES CÔTÉS ET DU DOS.

1. Devant vous écrire aussi mes observations à peu près dans le même ordre que celles de Valsalva, je commencerai par celles dans lesquelles l'inflammation interne de la poitrine avait son siége dans les poumons, tandis que la plèvre était parfaitement saine.

2. Une femme était morte d'une péripneumonie, et non sans des inégalités du pouls, à l'hôpital de Sainte-Marie de la Mort de Bologne, l'an 1706, au mois de mars, lorsque je disséquais les cadavres dans l'amphithéâtre d'anatomie à la place de Valsalva, qui avait été appelé à Parme.

Examen du cadavre. La substance des poumons était compacte comme celle du foie. Le péricarde contenait beaucoup d'eau. La face externe du cœur, au premier aspect, paraissait corrodée dans une très-grande étendue; cependant elle ne l'était pas, et cet état était simulé par des concrétions inégales qui lui étaient adhérentes. Ces concrétions ayant été enlevées sans aucune difficulté, la membrane extérieure du cœur se montra (1) lisse et intacte. A la face interne du péricarde adhéraient aussi d'autres concrétions entièrement distinctes des premières, mais de la même espèce; de sorte que l'on conjecturerait facilement que les unes et les autres avaient été pareillement formées par la réunion de petites parties plus épaisses qui se seraient séparées de cette eau. Les ventricules du cœur et l'oreillette droite contenaient de grandes concrétions polypeuses blanches, qui cependant n'avaient pas une structure très-ferme. — Dans la vésicule du fiel étaient deux calculs noirs, assez durs, approchant de la forme cubique, d'une grosseur inégale; mais ni l'un ni l'autre n'étaient petits.

3. Un jeune homme bien musclé, âgé de dix-huit ans, ayant été enlevé à Venise par une péripneumonie, dans l'espace d'environ huit jours, des savants, mes amis, me prièrent d'en faire la dis-

section au mois de décembre de l'an 1708, beaucoup plus pour connaître avec plus d'exactitude la plupart des objets qui étaient dans l'état naturel, que pour voir ce qui appartenait à la maladie. Cependant je leur fis la démonstration des choses relatives à cette dernière; les voici.

Examen du cadavre. Le poumon droit était très-fortement adhérent de toutes parts à son voisinage par le moyen d'une membrane fine; son lobe supérieur était très-dur et très-pesant : car il ressemblait au foie par sa substance, et cette ressemblance se voyait jusqu'à un certain point dans le reste de ce poumon, et dans la plus grande partie de celui du côté gauche. La cavité gauche de la poitrine contenait beaucoup d'eau sanguinolente et comme noirâtre; une eau de la même qualité se trouvait aussi en assez grande quantité dans le péricarde. Beaucoup de sang qui était en stagnation dans les derniers temps, à ce que je pensai, dans l'oreillette droite du cœur, l'avait considérablement dilatée, parce qu'elle cédait facilement. Ce sang était noir et grumeleux, et non sans une concrétion polypeuse tenace et volumineuse, dont une partie appartenait au ventricule sous-jacent; une autre, qui ne différait pas de celle-là par sa substance, mais qui était cylindrique, se trouvait dans l'artère pulmonaire. D'ailleurs, il ne s'en trouvait aucune dans le ventricule gauche ni dans l'oreillette du même côté, cavités dans lesquelles il n'y avait point de sang, à moins que peut-être il ne se fût écoulé pendant la dissection. — Le ventre contenait quelque quantité d'eau; le foie était livide à sa base; les intestins, rougeâtres en quelques points, exhalaient une forte odeur.

4. Un vieillard de soixante-quatorze ans, d'une petite stature, accoutumé à fréquenter les cabarets, sujet, dans ces dernières années, à l'inflammation des poumons, était mort enfin de cette maladie, dans l'espace de huit jours, à l'hôpital de Padoue. Il n'y eut personne qui racontât avec assez d'exactitude les symptômes particuliers observés pendant

---

(1) Vid. Epist. 25, n. 24.

ce temps ; c'est pourquoi je ne les rapporte pas , comme je n'en ai pas rendu compte non plus dans les deux histoires précédentes pour la même raison. Il est une seule chose que je pus savoir d'une manière certaine ; je ne la passerai pas sous silence. Cet homme n'avait éprouvé absolument aucun symptôme qui appartînt spécialement à la description d'une lésion du cœur, ni des syncopes, ni des palpitations, ni des inégalités du pouls , qui du reste était petit, ni d'autres signes analogues : car je m'informai de cela avec plus du soin, après m'être servi de ce cadavre pour terminer le cours public d'anatomie l'an 1730.

Examen du cadavre. Les poumons étaient adhérents à la plèvre de toutes parts. La partie supérieure de celui du côté droit était dure et noirâtre, et les vaisseaux sanguins du même poumon se trouvaient très - étroitement unis aux bronches ; et parmi ces vaisseaux j'en remarquai un qui était dilaté dans une étendue de quelques doigts , mais après ce trajet il revenait à son diamètre naturel. Je vis aussi le tronc d'une artère bronchique présenter , en sortant de l'aorte, une ampleur extraordinaire , de sorte que son diamètre était presque trois fois plus grand que dans l'état habituel. Mais, à la surface postérieure du ventricule gauche du cœur, à un intervalle de deux travers de doigt au-dessus de la pointe, proéminait en dehors un tubercule de la grosseur et de la forme d'une cerise moyenne , dont une moitié formait saillie, et dont l'autre moitié s'enfonçait dans la substance du cœur. Il était semblable à une de ces hydatides qui se développent dans l'intérieur d'autres viscères, comme des poumons ou des reins, de telle sorte cependant qu'elles proéminent par quelqu'une de leurs parties. Mais, après qu'il eut été piqué, il laissa écouler un peu d'eau, et il conserva une humeur plus trouble. On en retira cette humeur, lorsqu'il fut entièrement ouvert, avec une petite membrane dont quelques endroits étaient blancs et muqueux, et dont une petite partie présentait une dureté comme tendineuse. Cette petite membrane parut tenir lieu d'une tunique interne dans le tubercule, car il y en avait une autre extérieure , qui était dense et blanchâtre, rude intérieurement et inégale , et qui enveloppait le tubercule en entier ; de sorte que ce dernier paraissait devoir être rapporté , sous un certain rapport, à ces tumeurs, qui, com-

me le dit Celse (1), commencent par être très-petites, croissent long-temps et peu à peu, et sont enfermées dans leur tunique. Pendant que je séparais cette tunique de la chair environnante, je trouvai que celle-ci était saine, soit tout autour, soit à l'endroit où elle était placée entre le tubercule et la cavité du ventricule : car ce tubercule ne s'étendait pas beaucoup au delà de la moitié de l'épaisseur de la paroi dans laquelle il s'était développé. Enfin, l'oreillette gauche du cœur était beaucoup plus longue qu'à l'ordinaire, et l'on voyait, dans la face interne de l'aorte, de nombreuses écailles osseuses, principalement à sa courbure et près du cœur, de telle sorte cependant qu'elles ne semblaient en être que des commencements derrière les valvules semilunaires. Du reste, il y en avait aussi quelques-unes ailleurs, et nommément à l'orifice de la céliaque.

5. Je dirai d'abord ici sur le tubercule du cœur ce que je dis aux auditeurs en le leur montrant, savoir, qu'on comprend aussi par cette observation que les paroles suivantes de Pline (2) ne s'accordent pas assez avec la vérité : Celui-ci seul (le cœur) parmi les viscères n'est pas consumé par des affections, et ne traîne pas le supplice de la vie ; aussitôt qu'il est lésé, il produit la mort. Maintenant j'ajoute que l'opinion de la plupart des auteurs n'est pas non plus assez d'accord avec la vérité, quand ils prétendent que le cœur ne saurait être lésé sans quelqu'un ou sans plusieurs des symptômes, dont je n'ai rapporté aucun dans l'histoire de ce vieillard. Mais Rhodius (3) ayant publié une observation de Vesling, qui est plus rare par son siége, et qui appartient cependant à la même espèce que la mienne, a négligé de dire d'une manière particulière quels furent les symptômes de l'affection. En effet, autant il est certain qu'on retira de cette oreillette droite du cœur, non pas quelque chose de polypeux, comme je soupçonne que cela a eu lieu dans certaines autres observations, mais un véritable follicule dans lequel il n'y avait point de pus, et auquel de petites veines étaient attachées pour la nutrition, autant il est évident aussi que l'hydropisie et le pus rendu au commencement de la maladie ne peuvent

---

(1) De medic, l. 7, c. 3.
(2) Nat. hist., l. 11, c. 37.
(3) Cent. 3, obs. med. 4.

point être regardés comme des signes particuliers de cette lésion. — Du reste, pour ce qui regarde la question présente, le commencement de ce tubercule et son accroissement doivent-ils être attribués aux inflammations des poumons, auxquelles notre vieillard avait été sujet? Car vous avez vu, d'après la Lettre précédente, et même d'après les dissections rapportées aussi dans celle-ci, combien il est fréquent que pendant une péripneumonie il s'accumule, dans le péricarde, de la sérosité épaisse et remplie de petites parties hétérogènes, qui, en se séparant, peuvent s'attacher au cœur, on nuire de quelque autre manière, même après que l'inflammation est finie. Vous verrez en outre ce que je dirai plus bas (1) de la dilatation du cœur sur un assez grand nombre de sujets à la suite d'une inflammation des poumons; et vous pourrez conjecturer de là que de même qu'il avait évidemment été fait violence à l'oreillette gauche dans ce cas, de même il put en être fait à la substance du ventricule sous-jacent, quoique ce ne soit pas aussi manifeste. Mais ce qui paraît devoir être facilement attribué aux péripneumonies qui avaient souvent existé antérieurement, ce sont la grosseur beaucoup plus considérable de l'artère bronchique, les varices de l'un des vaisseaux qui accompagnent les bronches, l'union beaucoup plus étroite qu'à l'ordinaire de ces vaisseaux avec les bronches, et peut-être aussi l'adhérence des poumons avec la plèvre par toute leur surface. En effet, le cours du sang étant retardé et empêché en partie dans ces viscères, par la fréquence des inflammations, il faut nécessairement que les vaisseaux et les poumons eux-mêmes se distendent, et qu'ils s'appliquent d'une manière plus étroite, les premiers contre les bronches, les seconds contre la plèvre, et que les parcelles qui s'expriment alors plus souvent du sang, qui est visqueux par lui-même, et qui le devient davantage par la stagnation, réunissent les parties entre elles comme du gluten. Mais, comme j'ai suffisamment expliqué, dans la Lettre précédente (2), pourquoi il s'exprime alors plus d'humeur, pourquoi elle est plus épaisse, et pourquoi, outre les poumons, d'autres parties, même dans le ventre, sont souvent attaquées d'inflammation, et que j'ai donné d'au-

tres explications analogues, n'attendez pas que je les répète ici ; et c'est là le motif pour lequel je n'ai ajouté aucune remarque aux deux histoires que j'ai décrites avant celle-ci. Quant à ce que je n'ai pas rapporté en particulier, dans ces trois observations, les signes qui avaient accompagné la péripneumonie, ce n'est pas que j'aie mis de la négligence à les rechercher ou à les décrire, mais, comme je l'ai dit, c'est une omission de la part de ceux qui avaient vu les malades; quoiqu'il existe quelquefois des causes qui ne permettent pas assez, même à ceux qui examinent ces derniers, de reconnaître la plupart des symptômes, ou du moins quelques-uns. Je vais rapporter ici deux histoires relatives à deux causes de cette espèce que j'indiquerai, en commençant par une dissection que je fis à Bologne dans les mêmes jours où j'avais fait la première (1), et pendant que j'étais occupé du même travail.

6. Un constructeur, ou, comme on dit vulgairement, un maçon d'environ trente ans, est pris de fièvre après son travail. Il s'y joignit des frissons périodiques chaque jour, pendant lesquels il commença enfin à délirer. Mais lorsque le délire, qui ordinairement se terminait bientôt après tous les jours, eut fini par devenir continuel, dès lors le malade fut plus mal. C'était un délire triste et plaintif ; le pouls était égal ; il y eut quelquefois un écoulement de sang par le nez. Quoiqu'on eût ouvert la veine une première, une seconde et une troisième fois, et qu'on n'eût pas négligé les autres moyens qu'on croyait convenir à l'état du malade, celui-ci néanmoins, allant toujours insensiblement plus mal, mourut.

Examen du cadavre. Les viscères du cadavre, qui fut disséqué neuf heures après la mort, étaient encore alors fumants et chauds ; et il s'écoulait du sang liquide et chaud de leurs veines incisées, quoique des concrétions polypeuses eussent ensuite été retirées, non-seulement des veines crurales, mais encore du cœur, d'où elles s'étendaient dans les vaisseaux pulmonaires, au moins d'un côté. Les poumons, à l'exception de leur partie antérieure, qui était blanchâtre et saine, étaient presque partout plus durs que dans l'état naturel; mais à droite, et surtout dans le lobe supérieur, leur substance était très-dure, très-pesante; ten-

----

(1) N. 34.
(2) N. 34, 37, 44.

(1) N. 2.

due, rouge et compacte. Dans le ventre, la rate était grosse.

7. Quand la péripneumonie se joint au délire, quels symptômes pourrez-vous apprendre du malade d'une manière satisfaisante, surtout relativement à la nature et au siége de la douleur? Or, l'une et l'autre de ces affections peuvent facilement se réunir (ce que démontrent tant d'exemples cités et rapportés dans la septième Lettre et dans la précédente), soit à cause des petites parties polypeuses du sang qui sont disposées à s'arrêter, soit aussi parce que le délirant oublie souvent et pendant long-temps de respirer, et par conséquent de pousser le sang à travers les poumons, tandis que sur le péripneumonique chez lequel le cours du sang est moins libre à travers ces viscères, il y a par cela même un obstacle déjà préparé au passage facile de ce liquide qui revient des différentes parties ; j'ajoute surtout des parties supérieures lorsque la veine cave supérieure est comprimée par le poumon distendu comme sur le maçon en question. C'est pourquoi nous voyons très-souvent, dans cette maladie, les parties supérieures rougir et s'engorger à l'extérieur, de sorte qu'il est facile de concevoir ce qui arrive aussi aux parties de l'intérieur, ou du moins ce qui les menace. Cela a fait que je trouvai moins étonnant, soit en d'autres circonstances, soit surtout l'an 1730 lorsque j'enseignais publiquement l'anatomie du cerveau, que, sur plusieurs têtes que j'avais ouvertes, il n'y en eût pas une dans laquelle les vaisseaux de ce viscère ne fussent distendus par du sang, car le hasard avait fait qu'elles appartenaient toutes à des hommes qu'une péripneumonie, qui régnait alors, avait enlevés : il ne manqua pas non plus d'eau épanchée dans cette partie sur chacun de ces sujets, comme nous en voyons fréquemment aussi de répandue dans la poitrine des péripneumoniques. Mais relisez, relativement à ces objets, la septième Lettre, car je ne veux pas répéter ici ce qui y a été dit à cet égard, surtout dans les numéros 11 et 12.

8. Il est aussi une autre cause pour laquelle les malades ne sentent quelquefois aucun malaise dépendant d'une inflammation du poumon : c'est l'affaiblissement de la sensibilité qui résulte d'un relâchement soit du cerveau, soit des nerfs, soit du poumon ou de la plèvre adhérente. Pour le cerveau et pour les nerfs, vous en avez des exemples sur les deux vieillards dont j'ai décrit les histoires dans la sixième Lettre (1), et dans la onzième (2). L'un et l'autre avaient une inflammation du poumon. Mais l'un, à demi endormi et lent à comprendre, disait qu'il ne sentait point de malaise dans la poitrine, alors même qu'il aurait dû en éprouver beaucoup. Quant à l'autre, qui était devenu hémiplégique à la suite d'une apoplexie, et qui ne sentait rien dans toute la partie droite du corps, il n'est pas étonnant qu'il ne jouît absolument d'aucune sensibilité dans le poumon qui était enflammé de ce même côté. Il me reste à faire voir, par un exemple, que la même chose peut avoir lieu par le relâchement du poumon ou de la plèvre adhérente.

9. Un laboureur âgé de trente-cinq ans, s'étant fait une contusion au côté droit en tombant d'un lieu élevé, avait été reçu à l'hôpital de Sainte-Marie *de la Mort* de Bologne. L'emploi d'un traitement convenable ayant remis la respiration et le reste en assez bon état, le sujet paraissait être déjà sur le point d'être renvoyé, lorsqu'il se mit à se gorger en secret de pain et d'autres aliments grossiers, au point qu'il fut pris d'une fièvre ardente, et bientôt après d'une difficulté de respirer, qui pourtant n'était accompagnée d'aucune douleur de poitrine. On lui administra les moyens que la maladie semblait réclamer, et entre autres deux saignées. Mais tout fut inutile. En effet, le malade couché comme à son ordinaire sur le dos, râlant, et ayant le pouls vibrant et très-fréquent, tandis qu'il l'avait eu grand auparavant, traîna son existence pendant les derniers temps avec ces symptômes, et mourut dans l'espace de huit jours après l'invasion de la fièvre ardente, vers le milieu du mois d'avril de l'an 1706.

Examen du cadavre. Le lendemain je disséquai le cadavre, et je remarquai auparavant qu'il était en bon état, mais que la face et le cou étaient livides comme après la strangulation, et que le ventre l'était aussi, non-seulement aux flancs, mais encore au loin vers la partie moyenne. Les poumons étaient adhérents à la plèvre de toutes parts, soit par des membranes, soit par eux-mêmes, comme cela semblait être au premier aspect ; mais quand on examinait avec plus

(1) N. 12.
(2) N. 13.

de soin, on reconnaissait qu'il existait entre la membrane des poumons qui était saine, et la plèvre, une concrétion jaune et mince, tellement disposée, qu'elle simulait une autre membrane. La plèvre suivait d'elle-même avec cette concrétion, quand on arrachait les poumons. Le lobe inférieur du poumon gauche était très-gros et pesant, dur dans son entier, et semblable à la substance du foie. Les autres parties des poumons n'étaient pas en mauvais état. Le péricarde contenait beaucoup d'eau jaunâtre et trouble. Dans chaque orifice du cœur et dans les oreillettes, étaient des concrétions polypeuses; la plus grosse d'entre elles, qui se trouvait dans l'oreillette droite, envoyait de là des rameaux jusque dans les veines jugulaires elles-mêmes. Dans le ventre, les gros intestins se présentèrent avant le reste, parce qu'ils étaient gonflés par de l'air. Mais je dus considérer davantage la partie inférieure de l'iléum, qui dans de longs trajets était de toutes parts d'un noir rougeâtre, tandis que ses vaisseaux sanguins se trouvaient très-apparents comme quand on les a injectés avec de la cire colorée; d'ailleurs, son odeur était forte, telle que celle qu'exhalent ordinairement les intestins enflammés. Le foie était blanchâtre, si ce n'est qu'il présentait de la lividité à son bord, et qu'à l'intérieur il était tacheté comme du marbre. La vésicule du fiel contenait peu de bile, qui n'était pas tout-à-fait naturelle. La rate était grosse, blanchâtre, mollasse.

10. Si vous admettez que la plèvre qui suivait très-facilement les poumons adhérents était relâchée, vous pourrez, je crois, en déduire la raison pour laquelle ceux-ci ne sentaient pas le poids du lobe enflammé. Mais, quoique je pense que l'on peut quelquefois, non sans vraisemblance, mettre en avant cette cause ou d'autres encore, pour expliquer pourquoi certains péripneumoniques n'ont pas le sentiment du poids du poumon augmenté à ce point, cependant j'avoue que sur quelques-uns d'entre eux je ne vois pas une cause de ce phénomène qui me satisfasse, et que je conçois bien moins encore la raison pour laquelle les autres symptômes de cette maladie manquent aussi eux-mêmes en partie, et en partie sont si légers et si obscurs, que lorsque la mort inévitable est déjà imminente, la gravité du cas est à peine aperçue, par les médecins, qui même ne la voient pas

quelquefois alors, et ne la reconnaissent qu'après la dissection. Vous comprenez que je parle d'une chose de la plus grande importance, dont les caractères et les indices doivent être cherchés et examinés avec la plus scrupuleuse attention, afin que si elle a lieu quelquefois, on puisse la reconnaître et la prévenir assez à temps. Plût à Dieu que Valsalva, de qui j'ai appris ce qu'il a dit le premier sur cet objet, en eût parlé aussi dans ses notes, et qu'il eût indiqué le danger par quelques signes. Mais, soit qu'il ne pût point remarquer ces derniers à cause de la rareté des cas, si ce n'est quand les malades étaient déjà dans un état désespéré, soit qu'il les eût remarqués, mais dans les dernières années, c'est-à-dire lorsque, empêché par des occupations continuelles, il ne confiait presque plus rien de semblable au papier, il est certain que je n'ai pu rien trouver dans ses écrits qui appartînt à ceci. Ainsi, je communiquerai ce que j'ai appris de lui et ce que j'ai vu moi-même, en commençant par une histoire courte, dont la partie relative à la maladie me fut racontée par Valsalva, et dont j'observai moi-même ce qui regarde la dissection, parce que je disséquai le cadavre avec lui.

11. Franc. Coralli de Bologne, déjà vieux, était retenu par une affection catarrhale, ordinaire aux hommes de cet âge, mais tellement légère en apparence, qu'il ne croyait pas qu'elle valût la peine qu'il fît appeler un médecin. C'est pourquoi il arriva par hasard que, comme il songeait à sortir de chez lui le lendemain, et qu'il semblait aux gens de sa maison que c'était trop tôt, ceux-ci prièrent Valsalva de le voir en passant comme un homme qu'il connaissait et comme son ami, et de le détourner de ce projet. Celui-ci y alla donc le lendemain matin, et remarqua des symptômes qui, observés par lui dans certains autres cas analogues, avaient annoncé une mort prochaine contre l'attente des assistants. En conséquence, ayant tiré à part les gens de la maison, qui ne soupçonnaient rien de tel, il leur découvre aussitôt le danger, et quoique le malade n'éprouve dans la poitrine aucune douleur, soit gravative, soit pongitive, et même qu'il lui semble être assez bien, cependant il confirme qu'il est attaqué d'une inflammation du poumon, qui déjà ne laisse aucun espoir. Sa prédiction fut justifiée par l'événement; car la mort eut lieu dans l'espace de douze heures, ou plus tôt.

D'ailleurs, la dissection du cadavre confirma le diagnostic de la maladie.

Examen du cadavre. En effet, à l'ouverture de la poitrine, nous trouvâmes le lobe supérieur du poumon droit tuméfié, dur, engoué de sang.

12. Je ne doute nullement ici que vous ne me demandiez deux choses : d'abord, de quelle manière Valsalva expliquait le phénomène ; ensuite, par quels signes il fut conduit à porter ce diagnostic et ce pronostic. Pour ce qui regarde la première question, je me souviens que comme je m'étonnais qu'il pût arriver que le poids du poumon engoué ne se fît sentir en aucune manière, il ne me répondit qu'une chose qui excitait également mon étonnement, c'est-à-dire qu'il savait qu'une boule de plomb qui pesait deux onces, lancée par une machine de guerre que nous appelons *moschetto* (mousquet), s'arrêta dans le poumon sans y avoir produit un sentiment de pesanteur. Quant aux symptômes, de même que j'ai parlé dans l'histoire de ceux qui n'existaient pas, de même je n'aurais pas omis ceux qui existaient si Valsalva me les eût également racontés. Mais comme il gardait le silence, et que j'espérais qu'il les publierait lui-même, je ne voulus pas alors paraître importun en renouvelant mes demandes. Cependant le hasard a fait que je crois pouvoir les conjecturer d'après ceux que je remarquai ici l'an 1730, non sans une grande douleur, sur le célèbre professeur Ant. Vallisnieri, que je pense avoir été enlevé par le même genre de maladie.

13. Dans cette constitution épidémique des fièvres catarrhales que je vous ai décrite dans la treizième Lettre (1), Vallisnieri fut pris le 12 janvier de la maladie commune, qui régna d'une manière légère et salutaire presque pour tous, mais qui fut mortelle pour lui, quoique légère aussi en apparence, soit qu'il eût les poumons trop mous, soit qu'une matière visqueuse y abondât alors en grande quantité, soit aussi que, bien qu'il fût âgé de soixante-neuf ans, ayant néanmoins une vieillesse verte et vigoureuse il fît peu de cas de la maladie à son commencement même, et plus d'une fois aussi dans ses progrès. Et en effet, cette affection était telle qu'elle semblait pouvoir être méprisée. Car (pour passer sous silence ce que j'appris de deux médecins qui l'avaient vu par hasard le

second jour, l'un vers midi, et l'autre sur le soir, savoir, que le pouls n'était presque point fébrile, et qu'il se trouvait même plus rare vers le soir, et pour ne vous raconter que ce que je vis et remarquai moi-même) étant allé le quatrième jour chez lui comme pour le féliciter de sa convalescence, et l'ayant trouvé assis sur son lit lorsqu'il avait déjà pris de la nourriture, je trouvai la face, la respiration, la force de la voix, et les autres fonctions de cette espèce dont on peut juger par la vue ou par l'ouïe, dans l'état où elles sont ordinairement sur un homme en bonne santé. Alors lui qui était affable me dit : Vous voyez quelle a été ma maladie, et je n'ai pas besoin de me justifier auprès de vous, si je ne vous ai pas fait appeler pour cela. Lorsque je me fus assis, comme il toussait quelquefois, je regardai la matière qu'il avait crachée facilement, et je vis qu'elle était assez cuite. Il me montra sa langue ; elle était un peu visqueuse et blanche. Il me tendit les bras ; les chairs étaient comme celles d'un homme en bonne santé, et le pouls égal, et d'une grandeur et d'une force modérées ; l'intervalle entre les pulsations était naturel, si ce n'est qu'il se trouvait quelquefois plutôt un peu trop long, de sorte que le pouls se rapprochait de la rareté. Voilà, comme je l'ai dit, l'état des choses le quatrième jour de sa maladie. Le lendemain, j'envoyai quelqu'un le saluer en mon nom ; celui-ci me rapporta qu'il était même plus gai, au point qu'étant assis sur son lit il dictait une lettre. Le sixième jour, bien que les affaires publiques du gymnase m'occupassent beaucoup, je voulus cependant voir mon ami le matin en passant. Mais voilà que je le trouve dans un état bien différent de celui où il était l'avant-veille. La face est décolorée, abaissée et abattue, la respiration difficile, la voix faible, languissante, et tirée pour ainsi dire d'un lieu profond ; la matière expectorée est très-peu abondante, un peu crue, et mêlée çà et là d'un sang d'une couleur sale. Mon esprit fut aussitôt frappé d'un aussi grand changement, et il le fut plus encore lorsque Vallisnieri me répondit, quand je lui demandai comment il se trouvait et pourquoi il était ainsi assis sur son lit à cette heure (car il était dix heures du matin, et la température était très-froide), qu'il se trouvait dans le même état et même mieux que l'avant-veille où je l'avais vu. Alors je lui dis ;

(1) N. 4.

Éprouvez-vous quelque sentiment de pesanteur ou de douleur, ou quelque chaleur dans la poitrine? Il me répondit positivement que non. Il ajouta seulement qu'il ressentait à la partie extérieure gauche de la poitrine ce malaise produit par la toux, que tout le monde ressent ordinairement, et que par conséquent il le méprisait; que, quoiqu'il fût tourmenté par la soif, comme il l'avait été souvent aussi les jours précédents, je ne soupçonnasse pas pour cela qu'il éprouvât aucune chaleur interne, attendu que le siége de sa soif était si peu dans les viscères, qu'il sentait que tout ce qu'il était obligé de boire d'aqueux était repoussé par l'estomac; que ce siége n'était pas au-dessous de la gorge; et qu'en effet celle-ci était assiégée par une matière visqueuse, qui lui faisait perdre aussi le goût de ce qu'il mangeait, ainsi que du vin, dont il disait avoir bu une très-petite quantité la veille, parce que la maladie était produite par une matière visqueuse. Quoique l'intelligence fût en bon état, comme vous le comprenez d'après ces paroles, qu'il ne prononça cependant pas d'une manière continue, et quoique la langue, les chairs et le pouls (si ce n'est que ce dernier se trouvait moins fort) fussent comme le quatrième jour, et qu'il confirmât lui-même que les urines, que je ne vis pas, avaient toujours été et étaient encore parfaitement bonnes, cependant, outre la qualité et l'extrême diminution de la matière expectorée, la respiration, la voix et la face me donnaient de l'inquiétude de plus en plus et presque à chaque moment, au point que mon visage même trahit un peu ma douleur, quelque soin que je prisse de la cacher. Il me dit alors : Que soupçonnez-vous? en somme il faut s'en rapporter à ce pouls; or, il touchait son carpe avec les doigts. Mais moi cependant qui n'ignorais pas que la nature est traîtresse dans certaines affections, et qui me souvenais fort bien de Coralli (1), j'éprouvais une crainte d'autant plus certaine qu'il ne sentait point la gravité de sa maladie, et que quelques symptômes, entre autres les urines et surtout le pouls, ne s'accordaient pas avec d'autres mauvais signes. En effet, pourquoi celui-ci était-il plutôt rare que fréquent? Je lui demandai donc si dans l'état de santé il avait par hasard le pouls habituellement plus

rare. Après m'avoir dit que non, il ajouta qu'il avait commencé à l'avoir intermittent à sa soixantième année, comme c'est l'ordinaire d'un assez grand nombre de vieillards, et que ces intermittences avaient cessé pendant ces jours, ce qui était un indice de quelque mouvement un peu plus violent. Je ne trouvai que cet état du pouls et la soif comme symptômes de quelque fièvre dans une maladie qui était déjà avancée au point que, dans l'espace de vingt-quatre heures à partir de ce moment, elle emporta un homme bien digne d'une vie beaucoup plus longue.

14. Ne vous étonnez pas si par hasard vous recevez ici de moi quelque chose qui diffère un peu de ce qui a été rapporté dans la vie de Vallisnieri. En effet, les médecins avec lesquels il était lié d'amitié, ainsi que son épouse qui l'aimait tendrement et ses excellents enfants, avaient été attaqués pendant ce temps-là, les uns après les autres, de la fièvre épidémique; de sorte que, comme ils gardaient tous le lit dans ces derniers jours, ils ne purent pas donner à l'illustre et savant écrivain de sa vie une connaissance assez exacte de ce que je vis et de ce que j'observai moi-même. Dans cet état de choses, je m'occupai aussitôt de faire appeler les médecins les plus expérimentés, pour savoir si par hasard ils voyaient autrement que moi, et si un malade d'un aussi grand mérite pouvait encore être sauvé par quelque moyen. Et plût à Dieu que je me fusse trompé moi-même! Mais c'en était déjà fait, et tous les symptômes continuaient toujours à empirer même plus manifestement, la face étant déjà devenue absolument telle qu'elle est ordinairement sur un cadavre, la respiration se trouvant plus difficile, enfin les crachats s'étant entièrement supprimés. Cependant (tel était le caractère de cette maladie trompeuse) le malade répondit lui-même à l'un des médecins qui revint vers le soir et qui lui demandait ce qu'il faisait, qu'il se trouvait mieux. Et quoiqu'il eût été tourmenté toute la nuit par le râle et par une grande difficulté de respirer, à peine enfin reconnut-il le matin très-peu d'heures avant de mourir, lorsque le pouls était déjà devenu fréquent et petit, que la maladie lui en avait imposé, ce qu'il avoua avec franchise, selon son habitude, à ceux qui étaient présents. C'est de ces derniers que j'appris moi-même ces détails; car dès que je vis que la perte de mon col-

____

(1) Supra, n. 11.

lègue et de mon intime ami était inévitable, et même déjà très prochaine; je ne pus rester à cause de ma douleur. J'aurais encore bien moins assisté à la dissection du cadavre si elle eût été faite, quoiqu'il ne fût point douteux, ni pour moi, ni pour les médecins savants qui le visitèrent après moi, qu'il n'eût été emporté par une inflammation du poumon d'autant plus pernicieuse, qu'elle se développa d'une manière plus latente et plus cachée, de sorte que lorsqu'on put enfin la reconnaître, il ne fut plus possible de la guérir.

Ceci doit porter davantage les médecins à noter soigneusement les symptômes d'une maladie très-insidieuse, toutes les fois qu'elle a lieu, pour voir si par hasard il se trouve quelque caractère qui se joigne constamment, ou du moins plus fréquemment à l'affection lorsque déjà elle commence d'une manière très-cachée. Car, quoique les signes qui accompagnent la maladie, après qu'elle est tout-à-fait confirmée, ne soient pas non plus sans utilité non-seulement pour que nous ne nous laissions pas tromper par la confiance du malade et par quelques indices qui ne seraient pas mauvais, mais encore pour que nous prédisions que la mort est imminente, cependant il est beaucoup plus utile de reconnaître le danger caché, s'il ne se présente aussitôt de lui-même, et d'attaquer la maladie dès le principe.

Mais peut-être vous viendra-t-il maintenant à l'esprit de soupçonner que les symptômes que je désire ont déjà été remarqués par Sydenham (1) et par Boerhaave (2), et qu'ils les ont fait connaître à l'endroit où ils ont décrit la péripneumonie, que l'un et l'autre appellent *fausse*. Mais, si vous comparez entre elles, avec un peu plus d'attention, les descriptions de ce qu'ils ont vu eux-mêmes, et de ce que j'ai noté sur Vallisnieri, vous douterez fort si elles appartiennent à la même maladie; et d'un autre côté ces auteurs ne s'accordent pas non plus assez entre eux. Car le vomissement de toutes les boissons, l'urine trouble et d'un rouge intense, cette céphalalgie tellement violente après la toux, qu'il semble que la tête se sépare en par-

ties, ainsi que la douleur de toute la poitrine, et quelques autres symptômes que Sydenham met en avant, Boerhaave n'en parle même pas; il dit en outre qu'on voit à peine dans l'urine quelque chose qui doive inspirer de la crainte. Au contraire, il enseigne lui-même que presque tout mouvement de l'esprit est déjà abattu dès le commencement, c'est-à-dire, d'après l'interprétation donnée par un homme très-célèbre qui connaissait la pensée de Boerhaave, qu'il existe une stupeur extraordinaire, que ces sortes de malades ne sont plus affectés de presque aucun mouvement de l'esprit, et que les sens externes et internes sont engourdis; ce que vous chercherez en vain dans Sydenham. Mais l'un et l'autre sont d'accord sur ce point, que si des sujets un peu trop gras, gros ou pituiteux, froids, catarrheux, se sont adonnés avec excès aux liqueurs spiritueuses, principalement à l'esprit de vin, ou à l'ivresse dépendante surtout de liquides très-échauffants, ils sont plus exposés que les autres à cette maladie; que les malades ont tantôt chaud et tantôt froid, ou qu'ils sont pris d'horripilations vagues; qu'ils sont essoufflés, c'est-à-dire qu'ils respirent souvent et vite; qu'ils ne sont pas exempts d'une oppression de poitrine, ou d'un resserrement des poumons, et qu'ils éprouvent en outre un ou deux symptômes que j'examinerai bientôt avec attention. — Maintenant, si vous comparez les objets sur lesquels ces deux médecins très-habiles diffèrent ou s'accordent entre eux, avec ce que j'ai rapporté, et que vous sachiez en outre que le teint de Vallisnieri était excellent, qu'il avait une constitution serrée, et qu'il était accoutumé à faire un bon usage des aliments et des boissons, vous comprendrez facilement combien sa maladie différait de celle qu'ils ont décrite. Mais, direz-vous, il y avait de l'analogie en ce que les indices de la chaleur ou de la fièvre avertissaient à peine du danger, qui n'était presque point présagé par l'urine et par le pouls. Il y en avait certainement; néanmoins, quoique Sydenham ne présente rien sur le danger inattendu de la maladie, et qu'il avoue en outre qu'il n'existe presque aucun symptôme de fièvre, principalement sur les sujets trop gras attaqués de cette affection; cependant, à l'endroit où il a enseigné comment nous distinguerons cette fausse péripneumonie de l'asthme sec, il dit que dans la première la fièvre est évidente, et que les

____

(1) Obs. circa morb. acut. hist. S. 6, n. 4.

(2) Aphor. de cogn. et cur. morb., § 867 et seq.

signes de l'inflammation se manifestent, bien qu'ils soient beaucoup plus faibles et plus obscurs que dans la péripneumonie vraie.

Toutefois, supposez que ces deux auteurs s'accordent parfaitement entre eux aussi sur ces points, mais moi je disais qu'il fallait chercher des signes, au moyen desquels, si la même maladie qui enleva Vallisnieri d'une manière si insidieuse revenait, nous pussions prévoir de bonne heure, ou du moins au milieu de son cours, son issue funeste : or, vous voyez déjà suffisamment si nous le pouvons au moyen de ceux qu'ils ont indiqués. En effet, un grand nombre de maladies sont trompeuses dès le commencement ; mais elles se distinguent par différents caractères. Ainsi, pour ne pas m'éloigner de l'inflammation des poumons, vous pourrez voir sous quelle trompeuse apparence commença, et de quelle manière funeste se termina celle qui a été décrite par le célèbre Jc. Gesner (1). Dans celle-ci également, le pouls, l'urine, et quelques autres symptômes n'étaient pas mauvais en apparence ; mais il ne manquait pas d'indices particuliers qui faisaient assez connaître que ceux-là étaient trompeurs. Que si je connaissais la description de la maladie qui enleva (2) subitement à la science médicale, dans le même temps à peu près que Vallisnieri, mais l'année suivante, Guill. Hald. Waldschmid, après quelques légères incommodités catarrhales, j'y lirais évidemment certains symptômes autres que ceux que je vis sur le premier. En effet, la maladie était si légère, au jugement et au sentiment de ce médecin, qu'il continua à voir ses malades jusqu'au dernier jour ; et ce même jour, après s'être levé assez gai, il fut bientôt obligé de se coucher, à cause d'un grand affaiblissement des forces qu'il n'avait pas ressenti jusqu'alors, et dont les personnes de sa maison ne s'étaient pas aperçues, et il mourut peu d'heures après, lorsque les médecins reconnurent en vain la grandeur du danger. — Pour moi, quand je réfléchis principalement aux signes au moyen desquels la maladie de Vallisnieri, ou une autre semblable à elle, pourrait peut-être être reconnue

dans les commencements, il me semble qu'on peut chercher, d'après ce que j'observai sur lui le quatrième jour, et même d'après ce que j'ai dit avoir été remarqué le second, si, par exemple, quelqu'un n'ayant pas, avec tous les autres symptômes d'une fièvre catarrhale, le pouls plus ou moins fréquent, mais au contraire plus rare qu'il n'avait coutume de l'avoir étant bien portant, une inflammation du poumon de cette espèce se manifeste bientôt sur lui. Il est certainement digne de remarque que, même après que celle-ci se fût décelée, le pouls était encore alors trop rare. Ajoutez à cela que, dans ce catarrhe suffocant décrit par Schneider (1) et par Ettmüller (2), la rareté du pouls est mise aussi au nombre de ses symptômes ; et, quoique ce catarrhe ne doive pas être confondu avec la maladie que j'ai décrite, comme le démontrent même ses autres caractères, cependant ces deux auteurs disent qu'il a lieu lorsque le sang, rendu surtout pituiteux, ou plus visqueux, ou plus épais de quelque manière que ce soit, s'arrête dans les poumons. Mais vous jugerez mieux vous-même de cela ; car moi, je ne détermine rien encore. Je dis seulement une chose, c'est qu'il est vraisemblable que les symptômes varient suivant la différente disposition du sang, des corps et surtout des poumons, et suivant la différente manière dont la congestion de ce liquide s'opère dans ces derniers ; de telle sorte que, tantôt tous les principaux indices d'une inflammation ou la plupart se présentent, ce qui est le plus ordinaire, et tantôt il n'y en a presque aucun, ou même il s'en trouve qui sont en opposition avec cet état, comme lorsque le pouls est rare ; enfin, quelquefois il n'en existe aucun, mais cependant le pouls est plus ou moins fréquent, comme dans l'histoire que je vais rapporter immédiatement.

15. Un vieillard nonagénaire, qui était couché déjà depuis quelque temps dans cet hôpital pour une contusion de la cuisse, ayant été pris enfin d'une petite fièvre sans aucune cause extérieure apparente et sans aucun symptôme remarquable, et ayant le pouls assez fréquent et faible, mais jamais intermittent, mourut insensiblement en peu de jours, vers la fin de novembre de l'an 1741.

_____

(1) Commerc. litt., a. 1743, hebd. 8, n. 1.

(2) Eod. Comm., a. 1731, specim. 25, n. 2.

(1) De Catarrh., etc., l. 5, s. 2, c. 4.

(2) Prax., l. 1, s. 14, c. 3, art. 4.

Examen du cadavre. Les deux cavités de la poitrine contenaient une eau rougeâtre, mais peu abondante. La plèvre qui était parfaitement saine partout adhérait au poumon gauche en quelques endroits, mais presque nulle part à celui du côté droit. Ce dernier néanmoins était tuméfié et dur dans son lobe inférieur par l'effet d'une inflammation. Le cœur avait presque toute sa face antérieure couverte de graisse, le vieillard étant du reste très-maigre. Comme en disséquant j'avais remarqué que toutes les valvules qui sont aux orifices du ventricule droit étaient devenues non-seulement raides mais encore plus épaisses, et qu'au contraire celles qui appartiennent à l'artère pulmonaire m'avaient parut plutôt formées d'une membrane plus mince qu'à l'ordinaire, lorsque je fus arrivé à l'autre cavité, je trouvai les valvules mitrales plus épaisses que dans l'état naturel, et en outre toutes les valvules sémi-lunaires ossifiées, inflexibles et saillantes en dedans, de telle sorte qu'elles étaient éloignées des parois de l'artère par leur face interne, et qu'au milieu de leur bord elles présentaient un petit corps épais, semblable au plus gros de tous ceux que j'ai dessinés à cet endroit dans la première partie de mes *Adversaria* (1), et qui non-seulement était ossifié, mais encore augmenté de volume. Cependant l'aorte, depuis le cœur jusqu'à la partie par laquelle elle adhère aux vertèbres, les carotides et les sous-clavières, n'offrirent point de petites écailles osseuses, tandis qu'on en voyait dans le reste du trajet de l'aorte pectorale. Dans le ventre aussi, la même artère et les iliaques ne manquaient point de ces petites écailles. L'orifice du pylore était garni de ce qu'on appelle sa valvule dans une portion seulement, et dans tout le reste, qui formait la partie la plus considérable, il n'y avait rien de semblable, et il ne paraissait pas qu'il y eût jamais rien eu ; en outre, l'orifice parut être par lui-même beaucoup plus ample qu'à l'ordinaire. La substance du rein gauche était creusée en deux endroits, plus dans l'un et moins dans l'autre ; ces cavités contenaient une humeur comme aqueuse, enfermée par-dessus dans la tunique propre du rein. La vessie urinaire, saine du reste, formait, comme je l'ai décrit ailleurs (2), une hernie hémisphé-

rique, d'une grosseur médiocre, dans laquelle elle s'ouvrait par le relâchement de ses tuniques, au moyen d'un petit orifice existant au-dessus de l'extrémité de l'uretère gauche. Mais une autre hernie véritable, qui paraissait avoir contenu autrefois une partie de quelque intestin, ou une plus grande portion d'épiploon qu'elle n'en contenait alors, se présentait au scrotum. Le sac n'était pas très-petit, s'étendant presque depuis ce qu'on appelle l'anneau droit de l'abdomen, jusqu'au testicule, entre la tunique qui s'enlève avec le muscle crémaster, et la membrane (saine à ce qu'il semblait) qui couvre les vaisseaux spermatiques, au côté interne desquels il était adjacent. Car, à ce même côté, le péritoine s'enfonçait depuis l'endroit que j'ai indiqué par un orifice capable de recevoir un doigt ; il se dilatait ensuite en forme de sac, et était devenu plus épais. D'ailleurs un lambeau d'épiploon, petit et mince, tombé par cet orifice dans ce sac, était très-étroitement uni à ses parois.

16. Des différentes parties de cette dissection, qui appartenant à d'autres sujets seront rappelées à un autre endroit, il suffit de considérer ici ce qui regarde les poumons. Après avoir rapporté des exemples de l'inflammation de ces viscères sans qu'elle fût accompagnée de ses symptômes, je passe actuellement aux cas où vous verrez qu'elle l'était au moins des signes d'une pleurésie, qui n'existait nulle part.

17. Un vieillard âgé de plus de soixante ans avait été pris en même temps de fièvre et d'une douleur pongitive à la partie antérieure du côté droit. Il était couché sur le dos. La langue était sèche, le pouls grand et fréquent. Après quelques jours d'un traitement ordinaire suivi à l'hôpital de Sainte-Marie *de la Mort* de Bologne, il paraissait déjà tellement délivré de la fièvre et de la douleur, que le médecin, vieux praticien, lui accorda une nourriture trop copieuse, et lui fit prendre, trois jours après, selon sa coutume, un purgatif pour chasser les restes de la maladie. Comme après l'effet de ce médicament le sujet avait beaucoup mangé, la fièvre et la douleur de cette même partie revinrent la nuit suivante. Le pouls était dur, fréquent, grand ; il fut aussi vibrant jusqu'au dernier jour, et même jusque peu d'heures avant la mort. En effet, comme la respiration était fréquente, sans cependant être très-mauvaise, et qu'il s'était levé

(1) Tab. 4, fig. 3.
(2) Advers. 3, animad. 36.

de lui-même dans son lit sur son séant,
ce qui semblait faire croire qu'il vivrait
quelques jours, le râle étant survenu
bientôt après, il mourut vers le milieu
d'avril de l'an 1706.

Examen du cadavre. Le cadavre, qui
fut disséqué le même jour, n'était pas
en bon état, et se trouvait décharné; les
cuisses étaient galeuses, et l'abdomen
affaissé. A l'ouverture de la poitrine, le
lobe supérieur du poumon droit qui était
grand et dur se présenta. En le coupant,
je vis que sa substance était devenue
semblable à celle du foie, et que du pus
ou du moins une matière qui n'en différait pas, s'écoulait en même temps qu'u-
ne humeur écumeuse. Dans la cavité
gauche de la poitrine était une médiocre
quantité d'eau d'un jaune vert. Le poumon adhérait à la plèvre par la partie
correspondante au diaphragme, ainsi que
par le côté supérieur, où il lui était plus
fortement attaché; ces adhérences avaient
lieu par l'intermédiaire d'une espèce de
petite membrane jaune et mince. Cependant la plèvre ne parut lésée nulle part
dans toute cette poitrine. Mais, pour revenir au poumon gauche, son lobe inférieur, noir postérieurement et dur, était
composé à cet endroit de la même substance que celle qui fut observée à droite, et il ne manqua pas non plus de pus,
que je vis s'en écouler avec une couleur
blanche, pendant que j'enlevais les poumons de la poitrine. Le péricarde contenait beaucoup d'eau semblable à celle
qui a été décrite un peu plus haut. A
tous les orifices du cœur étaient des
concrétions polypeuses, dont la plus petite s'étendait jusqu'à l'oreillette gauche,
et dont la plus grosse se continuait à
travers l'aorte. Je remarquai que cette
artère était extrêmement large, mais inégalement, et non sans des indices d'une
ossification qui allait commencer au-dessus des valvules. À l'ouverture du ventre, une forte odeur, telle que celle qui
s'élève ordinairement des intestins enflammés, se fit sentir; et en effet, les intestins grêles étaient rouges tout à l'entour dans de longs trajets. Le foie, dont
la vésicule avait teint considérablement
le pylore placé au-dessus d'elle et l'intestin duodenum, sans néanmoins que
la couleur fût parvenue jusqu'aux membranes intérieures, présentait de la lividité à son bord et dans une petite étendue de la face concave voisine de ce
bord. Mais la face convexe de la rate
était extrêmement noire, et le pancréas
un peu dur.

18. Vous voyez donc que les signes
de la pleurésie existèrent dans une péripneumonie. En effet, Hippocrate en décrivant cette dernière maladie dans son
livre sur les affections internes (1), a
dit que quelquefois aussi il y a de la
douleur au côté, et non-seulement Baillou a remarqué ce passage, comme vous
le verrez dans le *Sepulchretum* même
(2), mais encore il l'a confirmé par ses
observations, principalement sur ceux
dont la poitrine est attaquée d'une hydropisie, ou dont le poumon un peu dur
est rempli de beaucoup de sanie. Or,
c'est avec sagesse qu'il a écrit cela non
pas pour ces sujets seulement, mais principalement pour eux, comme le feront
voir même les deux observations suivantes que je recueillis peu de semaines
avant la précédente dans le même hôpital.

19. Un boucher âgé de soixante-dix-
huit ans, grand, d'un teint brun et pâle,
qui avait éprouvé autrefois un crachement de sang, avait commencé à ressentir déjà quatre jours auparavant une
douleur interne et pongitive au-dessous
de la mamelle gauche, lorsqu'il fût admis à l'hôpital. Le pouls était non-seulement inégal, mais encore souvent intermittent, et fréquent, et peu résistant
aux doigts de ceux qui l'exploraient; la
toux était fréquente et accompagnée d'un
son presque semblable à un aboiement;
les crachats étaient épais et présentaient
de petites parties blanches comme polypeuses; la respiration était difficile; le
décubitus n'avait lieu que sur le dos. Le
sang tiré ce jour là, qui était le cinquième de la maladie, à la quantité de huit
onces, n'offrit pas plus de sérosité qu'il
ne pouvait en être reçu dans une cuiller; cette sérosité était trouble, tandis
que la couenne était jaune et parsemée
de points livides à sa surface qui se trouvait concave; cette couenne était haute
de deux doigts, et résistait quand on la
divisait; toutefois la partie épaisse placée au-dessous se séparait comme en autant d'espèces de petits grumeaux. Ensuite le sang se montra dans les crachats.
Comme la maladie n'éprouvait aucune
rémission, la veine fut ouverte de nou-

----

(1) N. 4.
(2) Schol. ad § 4, obs. 20, sect. hujus.

veau le septième jour. Alors la couenne parut mince; mais la sérosité, qui était d'une couleur d'or, se trouvait en quantité convenable, et la partie épaisse avait sa fermeté naturelle. Les crachats ayant diminué, et tout le reste persistant, comme le sujet ne pouvait plus parler, et qu'il s'était tourné sur le côté droit, il mourut paisiblement et sans râle le huitième jour, couché sur ce dernier côté.

Examen du cadavre. En disséquant la poitrine le lendemain, je trouvai le poumon droit adhérent presque de toutes parts à la plèvre, de telle sorte cependant qu'il pouvait facilement en être séparé, sa membrane restant intacte, à l'exception de la partie supérieure de son lobe supérieur. En effet, cette partie était confondue avec la plèvre, et contenait dans l'intérieur de sa substance qui était d'un noir livide plusieurs cellules rondes, petites, renfermées chacune de toutes parts dans un follicule qui leur était propre, de sorte que, autant qu'il fut possible de l'observer, il n'y avait aucune issue; ces cellules étaient lisses à l'intérieur et entièrement vides, et je pensai qu'elles étaient des traces de l'ancienne maladie dont il a été dit un mot. Cette partie du poumon ayant été incisée, il s'éleva une odeur telle que celle qui s'exhale d'une sérosité acide, ou de la bouche des enfants qui sont maltraités par des lombrics. D'ailleurs le lobe supérieur du poumon gauche ne présenta aucune lésion; seulement il était rempli d'une trop grande quantité d'humeur séreuse : mais le lobe inférieur, qui était pesant, rouge, dur, avait toute sa substance changée en un tissu semblable à celui du foie. Ce même lobe était adhérent à la plèvre en quelques endroits, mais il était couvert çà et là de portions larges et blanches d'une espèce de membrane muqueuse, et la face du diaphragme qui répondait à ce lobe était aussi tapissée, au-dessous d'une très-petite quantité d'eau trouble, par une membrane semblable, mais rouge. Au reste, il était facile d'écarter des membranes de cette espèce de la face intacte de ce lobe ou de celle du diaphragme, et surtout de cette dernière, attendu que la plèvre qui recouvre les parois de la poitrine et même le diaphragme non-seulement était d'une dureté cartilagineuse ou osseuse (exemple rare), mais encore se trouvait composée çà et là de grandes lames assez épaisses et véritablement osseuses, et qu'il s'élevait de la surface de

cette membrane qui regardait la cavité de la poitrine, principalement aux endroits où étaient les lames osseuses, des tubercules osseux très-nombreux, hémisphériques, de la grosseur de grains de vesce. Quoique tous ces objets se remarquassent plus dans la cavité droite de la poitrine que dans la cavité gauche, cependant dans celle-ci la plèvre se rapprochait également en plusieurs endroits de l'état que j'ai décrit, tandis que dans quelques points elle était déjà parvenue à cet état, et que dans aucun elle n'était même pas rougeâtre, loin d'être enflammée. Le péricarde contenait une médiocre quantité d'eau un peu rouge : le ventricule droit du cœur renfermait une concrétion polypeuse d'une couleur de chair, d'une surface égale, mais épaisse, et s'étendant jusque dans l'oreillette voisine; il en contenait encore une autre cylindrique et plus dense, qui s'introduisait dans l'artère pulmonaire : une concrétion semblable à cette dernière passait du ventricule gauche dans l'aorte : la plus petite de toutes, qui ne différait pas d'une couenne, appartenait à l'oreillette gauche. Il y avait en outre du sang noir et à demi coagulé dans l'un et l'autre ventricule et dans l'aorte.

Enfin, je tournai mes regards du côté du ventre, et surtout vers sa partie inférieure. En effet, au flanc droit l'abdomen s'élevait en une tumeur flasque et un peu livide. En voyant, après avoir mis les parois de côté, que cette tumeur appartenait à l'intestin colon distendu par de l'air à cet endroit, je continuai aussitôt à en examiner d'autres. Je remarquai qu'une d'entre elles, petite et qui se trouvait dans l'aine gauche, dépendait d'une glande inguinale, laquelle était épaisse d'un travers de doigt, longue de deux, large d'un et demi : en l'incisant je trouvai qu'elle était, il est vrai, dans une très-grande portion d'une couleur et d'une substance naturelles, mais que dans le reste elle était blanche et telle qu'elle paraissait composée de très-petites part es comme globuleuses. Ensuite, en disséquant le scrotum, qui était tuméfié de part et d'autre, mais surtout à gauche, et rouge dans le fond à droite, je rencontrai trois hernies. La première située à gauche consistait en un petit sac étendu depuis la cavité du ventre jusqu'à la partie supérieure du testicule; ce sac, à la vérité, était rugueux alors, et ne contenait qu'un lambeau fort long d'épiploon qui pouvait s'enlever avec facilité ; mais ces rides et surtout les circonvolutions extraordinaires et les entrelacements formés dans le ventre par l'ileum et un peu aussi par le colon, indiquaient qu'il avait été distendu d'autres fois par un intestin qui s'y était introduit. Quant aux deux autres hernies, qui étaient d'une autre espèce, elles étaient formées par une eau jaunâtre renfermée dans chaque tunique vaginale, devenue plus épaisse. Je pensai que cette eau s'était facilement épanchée à cet endroit après la rupture d'une hydatide, parce qu'il me semblait reconnaître les restes de celle-ci dans une sorte de petite vésicule, formée par des parois épaisses comme si elles étaient contractées sur elles-mêmes, et par cela même déjà presque solide et d'une couleur de chair ; elle était suspendue par un pédoncule à la tunique albuginée, à l'endroit où cette dernière couvre le corps du testicule près de la plus grosse partie de l'épididyme ; c'était là absolument le siége qu'occupait (1) la vésicule qui était attachée soit au testicule droit, soit au testicule gauche. Les petits canaux qui servent à l'élaboration du sperme, et surtout les vaisseaux destinés à transporter le sang, étaient gros outre mesure, au point qu'il semblait qu'il y eût aussi de chaque côté comme un commencement de hernie variqueuse, qui devait plutôt être rapportée aux autres hernies qu'à la lubricité du sujet, puisque le prépuce était serré au-delà du gland sans aucune trace de maladie antérieure, comme on le trouve sur les petits garçons honnêtes qui n'auraient encore eu aucune connaissance des plaisirs vénériens.

20. Tout ce que vous avez lu dans cette longue histoire n'appartient pas à ce sujet ; cependant j'ai tout décrit en même temps, comme je le fais presque toujours, pour ne pas obscurcir ce qui était réuni par l'observation, en le divisant dans le récit. Parmi les objets qui ont rapport à ceci, se trouvent ces petites parties blanches comme polypeuses qui étaient rendues pendant la vie avec les chachats. Elles étaient certainement polypeuses par le fait même. Car puisque dans l'utérus et dans les intestins des concrétions de cette espèce se forment quelquefois de petits corps visqueux réunis ensemble, pourquoi cela n'aurait-il pas lieu aussi dans la trachée-artère ? Bien plus, de même que j'en ai vu qui avaient la forme de l'utérus et des intestins, de même j'ai observé une conformation analogue pour celles de ce dernier conduit, principalement sur un jeune homme qui était couché, l'an 1704, à l'hôpital de Sainte-Marie-de-la-Vie de Bologne, pour une péripneumonie dont il mourut aussi en peu de jours, mais après laquelle je me souviens qu'il ne fut pas disséqué, quelle qu'en fut la cause. En effet, comme il rendait des crachats très-abondants, et tels que ni ceux qui avaient servi longtemps les malades, ni le médecin lui-même qui avait beaucoup d'expérience, ne se rappelaient d'en avoir vu de semblables en d'autres circonstances, attendu qu'ils étaient formés de petits morceaux blancs, mêlés de sang et d'écume, quelqu'un de nous jugea à propos d'agiter ces crachats jetés dans de l'eau pour les examiner, et pendant cette agitation nous vîmes un petit morceau se séparer en trois rameaux, et chacun de ceux-ci en plusieurs autres plus petits, lesquels finissaient par avoir la finesse d'un cheveu.

D'ailleurs j'ai vu plus tard dans Cheselden (1) le dessin d'une concrétion de cette espèce rejetée par la trachée-artère, et présentant ce mode de division. Alors je me rappelai les auteurs dans lesquels j'avais vu auparavant d'autres dessins de ces sortes de concrétions, et d'abord Ruisch (2), qui a représenté de petits rameaux même capillaires ; mais comme en avertissant que les polypes de cette espèce en forme de vaisseaux ne diffèrent en apparence des artères et des veines par rien autre chose que par la seule absence de la cavité, attendu qu'ils sont solides et durs partout, il a sans le vouloir confirmé dans une erreur qu'il cherchait à détruire quelques médecins dont il faut épargner le nom, et qui rencontrèrent peut-être de ces polypes qui étaient creux. Car Bussier, dont j'avais également vu un dessin dans les actes des Erudits qui se publient à Leipsick (3), non-seulement a enseigné comment ils peuvent se former avec une cavité, mais encore en a retiré un, qui était creux, de toute la longueur de la trachée-artère d'un petit enfant, que l'on

____

(1) Vid. Epist. 43, n. 16 et seq.

(1) Anat. of the hum. body, tab. 19.
(2) Resp. ad Epist. prob. 6, fig. 4.
(3) A. 1701, tab, 4, fig. 5.

croyait mal à propos avoir rejeté par la toux pendant la vie un vaisseau veineux des poumons. D'un autre côté aussi, le célèbre Nicholls (1), qui donna ensuite pareillement le dessin de deux concrétions rendues par un asthmatique, remarqua que toutes deux étaient rameuses et creuses. Je ne doute pas non plus que ce ne fût au même objet qu'appartînt, quoiqu'elle ne fût pas rameuse, une masse charnue rouge comme de la chair d'un animal récemment immolé, sans aucune fétidité, de la longueur d'un article, de la grosseur du petit doigt, et semblable dans son intérieur à un vaisseaux veineux; car cette masse ayant été rejetée par la toux, l'enfant de douze ans (2), qui toussait beaucoup et long-temps chaque hiver, et qui expectorait des matières visqueuses, fut de suite soulagé.

Au reste, des concrétions rameuses rejetées par la toux ont été observées par plusieurs auteurs, et entre autres par l'illustre Sénac (3). De son côté Pasta, médecin d'une très-grande expérience (4), non-seulement a fait connaître trois exemples de ce genre qu'il avait vus, mais encore a partagé avec beaucoup de raison l'opinion de ceux qui ont rapporté au même objet deux cas décrits par Tulpius (5) comme des exemples d'un véritable vaisseau pulmonaire rejeté par la toux. Vous croirez facilement que c'est à cela qu'il faut rapporter pareillement non-seulement le fait cité par Bartholin (6), qui a aussi donné un dessin de même que Tulpius, mais encore tous les autres que vous lirez dans Moellembrock (7), dans Mack (8), et peut-être dans d'autres auteurs. A ce sujet je cite d'autant plus volontiers ce petit morceau de veine rejeté du poumon par la toux, dont Marcellus Donatus parle d'après Nicolus de Florence, que l'on connaissait moins dans ce temps-là ce que l'on connaît dans celui-ci : toutefois l'on est porté à s'étonner que Donatus (9), qui dit n'avoir

pas voulu omettre ce fait parce qu'il arrive très-rarement, n'ait pas fait mention à cet endroit de Galien, dans la lecture duquel il était très-versé; or ce dernier écrit (1) qu'il avait vu rendre par la toux un morceau de vaisseau qui n'était pas très-petit, et les professeurs de l'art de la dissection, qui n'étaient pas des ignorants, comprirent parfaitement qu'il avait été rejeté des poumons; car les vaisseaux qui parviennent jusqu'à la trachée-artère au cou ont tous presque l'apparence de cheveux.

Mais Hippocrate dans cette histoire des épidémies (2) qui commence ainsi : Phérécide ayant été pris après le solstice d'hiver, pendant la nuit, d'une douleur du côté droit, et qui finit par ces paroles, comme Valois (3) l'a bien reconnu, rejeta en toussant, avant de mourir, comme des fongus composés de mucus; mais il avait craché auparavant aussi de petites parties blanches et laiteuses : Hippocrate, dis-je, aura-t-il indiqué par ces paroles des concrétions de ce genre? c'est ce que je laisse d'autant plus volontiers à décider, que le même savant interprète ne doute pas que cette histoire n'ait été altérée de mille manières, et cela à cause de l'ancienneté et de la corruption des manuscrits. Il suffit de pouvoir comprendre, d'après ce qu'il a dit, qu'il se forme des concrétions de cette espèce dans les cavités des bronches par la stagnation soit d'un sang polypeux qui y pénètre comme dans l'utérus, soit aussi d'une sérosité polypeuse qui s'y fixe comme dans les intestins. Cela posé, je pense qu'on peut aussi concevoir une chose, savoir d'où il arrive que la substance d'un poumon entièrement enflammé ressemble à celle du foie. Je m'explique; là où non-seulement les vaisseaux sanguins, mais encore les rameaux des bronches, et tous les ramuscules appartenant à un certain endroit du poumon, ainsi que les vésicules qui communiquent avec eux, sont engoués et remplis par des concrétions polypeuses, là, dis-je, il est nécessaire qu'il arrive au poumon ce qu'on lit de la manière suivante dans le livre sur l'ancienne médecine (4) : Lorsque le poumon a reçu une humeur en lui-même, les parties vides, rares et petites, sont

----

(1) Vid. Commerc. litter., a. 1733, hebd. 37, et tab. 2, fig. 1.
(2) Act. N. C., tom. 1, obs. 196.
(3) Traité du Cœur, l. 4, c. 3, n. 2.
(4) Epist. de Cord. polyp., n. 11.
(5) Obs. med., l. 2, c. 12, 13.
(6) Cent. 3, hist. anat. 98.
(7) Eph. N. C., dec. 1, a. 2, obs. 91.
(8) Earumd., dec. 2, a. 10, obs. 102.
(9) De medic. hist. mirab., l. 3, c. 10.

----

(1) De loc. affect., l. 1, c. 7.
(2) L. 7.
(3) Comment. in eumd., l. n. 82.
(4) N. 40.

complètement remplies, et au lieu d'être rare et mou il devient dur et dense, et il ne cuit ni ne chasse cette humeur. Ainsi vous comprenez très-clairement d'où vient cette nouvelle dureté à la place de la mollesse et de la rareté de ce viscère, et comment cette densité comme hépatique est le résultat de la réplétion de tous les petits conduits et de toutes les vésicules très-ténues qui étaient naturellement vides, et par conséquent aussi comment la légèreté est également remplacée par un poids qui conviendrait au foie. Quant à la couleur, elle est tantôt plus rouge ou noire, tantôt plus pâle, suivant que la partie rouge du sang est tantôt moins ou plus épaisse, et tantôt s'arrête en quantité moindre ou absolument nulle avec la partie polypeuse dans l'une et l'autre espèce de vaisseaux ; car ce n'est pas toujours le sang qui en faisant violence à ses petits vaisseaux distille dans la trachée-artère, c'est au contraire, même souvent, la sérosité qui provient uniquement des glandes de ce conduit, et qui est remplie de petites parties polypeuses en très-grande quantité, parce que ces dernières dans ces sortes de maladies circulent abondamment avec le sang comme le démontre la couenne polypeuse assez épaisse et plus souvent remarquable à la surface de ce liquide que l'on a tiré et qui est déjà coagulé; telle était celle qui se fit apercevoir aussi chez ce vieillard dont je parle lorsqu'on lui tira du sang la première fois.

21. Mais penserons-nous que la cause pour laquelle la couenne était mince sur le sang qu'on tira deux jours après, dépendait de ce qu'une grande partie de la matière polypeuse s'était arrêtée pendant ce temps-là dans le poumon en augmentant son engouement? Si par hasard vous ne rejetez pas cette explication, vous comprenez assurément combien c'est mal à propos que quelques médecins se réjouissent lorsque, ne faisant pas attention au reste, ils remarquent seulement que la couenne, qui avait été épaisse auparavant, est déjà devenue plus mince ou même nulle sur le sang. Prenez garde cependant d'un autre côté d'adopter en général l'opinion de ceux qui ont quelquefois prononcé en ma présence que si, dans les maladies de cette espèce, le sang tiré pour la seconde fois n'a pas de couenne, c'est un si mauvais signe, que si on en tire une troisième fois les malades périssent. C'est qu'il y a un grand nombre de circonstances fortuites qui peuvent faire qu'il n'existe pas de couenne, laquelle d'ailleurs aurait existé si ce à quoi on ne fait pas souvent attention n'était pas arrivé. Sydenham (1), qui fleurit en Angleterre dans un temps bien différent de celui où vivait l'auteur qui, comme le disent Marc. Donatus (2) et Vinc. Baroni (3), a avancé que la pleurésie est une maladie...., qu'on voit très-rarement chez les Anglais, au point que c'est une affection presque nouvelle pour eux ; Sydenham, dis-je, n'ayant certainement pas rencontré d'autre maladie plus fréquemment que celle-là, a noté, comme vous savez, sur la même affection, plusieurs choses dans quelques-unes desquelles il n'a point été imité par les médecins de notre pays ; je parle, par exemple, de sa recommandation, quand la maladie dure....., d'enlever chaque jour le malade de son lit, et cela pendant quelques heures : cependant il y a d'autres points de vue qui sont bons, et entre autres ce qu'il a remarqué sur la couenne du sang, observation qui se vérifie, sinon toujours comme d'autres (4) l'ont noté, du moins si fréquemment que Boerhaave (5) l'a regardée comme véritable.

Lorsque vous aurez réfléchi à ces objets, vous comprendrez facilement combien on est exposé à se tromper quand cette couenne paraît mince ou nulle, à moins que le médecin en voyant le sang coagulé, ne sache si pendant la saignée le liquide dégouttait à travers la peau, puis s'il sortait par un filet moins plein, et enfin s'il a été agité pendant qu'il était encore chaud. Mais combien y en a-t-il qui, en examinant le sang, s'informent de ces circonstances surtout en certains lieux, ou qui cherchent à savoir si celui-ci s'était coagulé dans un air froid ou chaud, outre toute mesure? Car le savant Sénac (6) a fait connaître que ces deux états de l'air empêchent la séparation de la sérosité. Ainsi, comme ces remarques sur le sang dont j'ai fait

(1) Sect. 6, cit. supra, ad n. 14, c. 3.
(2) De hist. cit. supra ad n. 20, l. 6, c. 4.
(3) De pleuripneum., l. 1, c. 2.
(4) Vid. apud Swieten Comment. in Boerh., aph. § 890.
(5) Aph. § 314 et 901.
(6) Tr. cit. supra, ad n. 20, l. 3, ch. 4, n. 8.

la description dans l'histoire du vieillard en question, ne se trouvent pas dans mes notes; quoique j'eusse peut-être pris alors des informations, je n'ai rien voulu dire de positif un peu plus haut, relativement à la cause du changement de ce liquide, attendu surtout qu'il ne changea pas seulement sous ce rapport, et que je n'ignore pas que beaucoup de choses qui appartiennent aux observations sur le sang qu'on a tiré, et à la recherche des causes de toutes les circonstances si nombreuses et si variées auxquelles on a égard pour ce liquide, manquent encore et manqueront sans doute long-temps parmi les médecins.

22. Pour ce qui regarde la plèvre trouvée osseuse après la mort, la chose est certainement beaucoup trop rare, pour qu'on doive la rapporter à l'âge seul. J'ai disséqué plusieurs sujets plus vieux que celui-là, entre autres cet homme dont il a été question plus haut (1), et qui était plus âgé que lui d'environ douze ans, et je n'ai jamais vu d'autres fois pareille disposition. A peine remarquai-je, l'an 1741, qu'il existait une lame osseuse (dont je conserve encore une partie) entre les côtes et le poumon, sur un vieillard d'une constitution médiocre, qui était mort d'une diarrhée, et du cadavre duquel je me servis pour faire à mes élèves la démonstration de plusieurs parties qui étaient dans l'état naturel, tandis qu'il ne fut pas possible d'arracher l'un des poumons du dos sans déchirure. Cette lame était adhérente, de manière cependant à pouvoir en être séparée, à quelques côtes et aux espaces interposés entre elles, très-près des vertèbres, rapport de voisinage que vous remarquerez également dans l'histoire suivante. Mais, outre que je soupçonnai qu'elle dépendait moins de la plèvre que de la membrane des poumons, elle ne dépassait pas de beaucoup un pouce en largeur, ni dix travers de doigt en longueur, et l'on ne voyait rien de semblable ailleurs que dans cet endroit. Du reste, le grand de Haller (2) observa quelquefois la callosité de la plèvre, surtout sur un voleur qui avait été pendu, et chez lequel elle occupait un espace grand comme la main. Elle existait également

sur ce sujet à l'endroit où la plèvre couvre les côtes postérieurement; toutefois ce n'était pas un os, mais un calus. D'un autre côté, le célèbre Hottinger (1) trouva les poumons attachés au côté gauche, et la plèvre couverte d'une matière qui ne différait pas du cartilage, et il pensa que cet état dépendait d'une pleurésie que la femme avait éprouvée quelques années auparavant. Peut-être aussi sur ce voleur et sur les vieillards dont il a été parlé, cette membrane était-elle devenue calleuse et osseuse à la suite d'une inflammation qui avait existé autrefois. Mais, passant ceci sous silence pour revenir à la première proposition (2), la plèvre n'était pas enflammée dans l'histoire dont j'ai parlé jusqu'ici, le poumon n'était pas rempli d'une grande quantité de sanie, la poitrine n'était pas le siége d'une hydropisie, et cependant une douleur pongitive s'était fait sentir au-dessous de la mamelle. Maintenant passons à une autre observation assez semblable à celle-là sous tous ces rapports.

23. Un homme d'environ quarante ans fut pris d'une douleur pongitive au côté droit, avec de la fièvre et une grande chaleur. Lorsqu'on le transporta à l'hôpital, de sa maison où on lui avait tiré du sang, c'est-à-dire au commencement du quatrième jour de la maladie, le pouls était petit, fréquent, et un peu inégal; la respiration était également fréquente et faible. Il était couché en supination. Son visage était celui d'un homme assoupi. Ses facultés intellectuelles étaient peu sûres. Il passa une nuit sans repos et avec de la difficulté de respirer. Celle-ci était déjà très-considérable le matin. Le râle s'y étant joint, il mourut dans cet état vers la fin de ce même quatrième jour.

Examen du cadavre. En disséquant la poitrine la nuit suivante, je ne vis dans la plèvre rien qui fût contre l'état naturel, si ce n'est qu'elle était rendue inégale, près du côté gauche de l'épine, par trois ou quatre tubercules d'une couleur blanche et d'une dureté semblable à celle de l'os. Le poumon de ce côté, qui était presque sain, se trouvait du reste imprégné d'une humeur brune dans quelque partie qu'on le coupât. Mais cette

---

(1) N. 15.
(2) Progr. de indur. corp. hum. partibus, § 2.

(1) Eph. N. C., dec. 1, a. 10, obs. 231.
(2) N. 18.

humeur s'écoulait du poumon droit, même en plus grande abondance. Toutefois, ce dernier viscère qui était et plus grand, et plus pesant, et plus dur, ressemblait partout à la substance du foie, excepté dans certaines parties assez étendues où son tissu était blanchâtre et semblait tourner à la putréfaction. Dans tous les orifices du cœur il y avait quelque concrétion polypeuse; la plus petite était dans l'oreillette gauche, une beaucoup plus grosse se trouvait dans l'oreillette droite, et de part et d'autre il y avait en même temps du sang grumeleux; ce qui s'étendait de polypeux dans l'artère pulmonaire et dans l'aorte tenait le milieu entre ces deux concrétions.

A l'ouverture du crâne, je trouvai un léger engorgement des vaisseaux qui se portent à travers la pie-mère; et au-dessous de cette membrane il y avait de l'eau, dont quelque portion, mais d'une couleur rougeâtre, se trouvait dans les ventricules latéraux. Les plexus choroïdes n'étaient nullement pâles, quoiqu'ils ne fussent pas sans hydatides. — Enfin, à l'ouverture du ventre, les intestins grêles se présentèrent avec un léger commencement d'inflammation en quelques endroits très-peu nombreux. Le foie parut être un peu dur; il était aussi livide, soit à son bord, soit dans une grande étendue des parties voisines de la face concave; mais, à ce dernier endroit, la lividité n'était que superficielle, ce qui n'avait pas lieu à l'autre. Enfin, la rate était tellement mollasse, qu'on la déchirait sans aucune difficulté en la touchant avec les doigts.

24. Une femme à la force de l'âge mourut la même année (1706), dans le même hôpital, peu de temps avant les trois sujets dont j'ai parlé en dernier lieu; sa maladie se passa de la manière suivante. Étant enceinte déjà depuis trois mois, elle avait fait une fausse-couche. Après cela, quoiqu'il se fût écoulé par l'utérus une quantité de sang qui lui paraissait convenable à elle-même, et quoiqu'on lui eût en outre ouvert la veine, cependant elle fut prise le huitième ou le dixième jour après l'avortement, sans aucune cause antérieure qui fût à sa connaissance, d'une inflammation interne de la poitrine, pour laquelle elle resta couchée d'abord chez elle, et ensuite à l'hôpital, jusqu'au dernier jour, qui était le trentième environ après la fausse-couche. Toujours placée sur le côté droit (car elle ne pouvait rester ni sur le côté gauche ni sur le dos), outre qu'elle avait de la fièvre et qu'elle éprouvait de la difficulté à respirer, elle se plaignait d'une douleur de poitrine, qui était intérieure à la vérité, sans s'exaspérer par le toucher, mais dont elle ne pouvait pas assez bien indiquer le siége. Elle toussait, mais elle ne crachait point, ou si elle crachait quelque chose, ce n'était assurément rien qui eût rapport à la maladie. La surdité s'y était jointe, ainsi qu'une douleur dans les oreilles; ce fut pour cela, je crois, qu'après lui avoir tiré du sang du bras, on lui en tira aussi du pied. Mais tout fut inutile.

Examen du cadavre. Je ne pus disséquer que trois jours après la poitrine, la tête et le ventre. Dans la première, je trouvai des deux côtés une petite quantité d'eau trouble et jaunâtre; mais il y en avait un peu moins à droite. En faisant effort pour arracher les poumons adhérents presque partout à la plèvre, on faisait suivre une pellicule blanchâtre et facile à déchirer, qui n'était certainement pas la membrane des poumons, puisque au-dessous de cette pellicule se trouvait cette dernière parfaitement saine et intacte; mais était-elle une dépendance de la plèvre, comme cela semblait être? C'est ce que je n'établis point alors d'une manière satisfaisante, et ce que je ne regarderais pas comme certain maintenant, lorsque je me rappelle ces concrétions membraniformes dont j'ai souvent parlé. En effet, il a été évident pour moi très-fréquemment que celles-ci n'appartenaient ni à la plèvre ni aux poumons, non-seulement lorsqu'elles étaient encore fraîches et molles, mais après qu'elles s'étaient desséchées par un long retard et par le temps; cela, dis-je, a été évident pour moi sur les cadavres de quelques sujets qui avaient échappé autrefois à des maladies de cette espèce, comme sur un homme que je disséquais en écrivant ceci. Car comme en arrachant le poumon droit qui adhérait très-étroitement, sans laisser aucun intervalle, à presque tout le côté et à la partie voisine du dos, je voyais qu'il restait dans tout cet espace une membrane continue égale, sèche, dense, qui n'appartenait pas au poumon puisqu'il était couvert de la sienne propre qui était entière, je remarquai également qu'elle n'appartenait nullement à la plèvre, parce que j'observai que celle-ci se trouvait parfaitement saine au-dessous de cette membrane qui suivait facilement, et que j'enlevais d'un seul trait. Mais, pour revenir à la femme, ses poumons étaient enflammés, surtout vers le côté postérieur; car ils présentaient une substance plus dense, un peu dure, et même noirâtre en quelques endroits. Le péricarde contenait une certaine quantité d'eau rougeâtre et trouble. Dans l'un et l'autre ventricule du cœur étaient des concrétions polypeuses, composées d'une sorte de mucus qui tenait le milieu, pour sa couleur, entre le blanc et le jaune.

Après que la voûte du crâne eut été coupée, je vis une autre petite concrétion de la même nature dans le sinus supérieur de la faux, et une médiocre quantité d'eau au-dessous de la pie-mère; il n'y avait presque point de ce liquide dans les ventricules. Le cerveau n'était pas non plus entièrement mou, et les plexus choroïdes se trouvaient en bon état. Cependant la glande pinéale était d'une telle grosseur qu'elle égalait presque un grain de raisin ordinaire, et à peine fut-elle touchée légèrement avec le scalpel, qu'elle laissa écouler une eau trouble et un peu de matière jaunâtre et muqueuse, après quoi elle se désenfla. Ensuite, ayant examiné l'intérieur des oreilles, la membrane de l'un et de l'autre tympan me parut noirâtre et très-flasque, et les cellules mastoïdiennes les plus voisines étaient trop humides : il y avait même dans l'un des tympans une matière comme purulente; mais extérieurement, dans les parties voisines de l'occiput, surtout du côté gauche, tout ce qui se trouvait de cellules dans les téguments communs était distendu par une eau comme muqueuse. Néanmoins la glande parotide et le méat auditif étaient sains des deux côtés.

Enfin il parut convenable d'ouvrir le ventre, parce qu'il était tuméfié au-dessous de l'épigastre, et que quand on comprimait ces parties tuméfiées, il sortait aussitôt des vents par la bouche. Or, le foie qui était plus gros que tous ceux que j'avais vus jusqu'alors, avait poussé l'estomac à la région ombilicale. Ce dernier était gonflé par de l'air. Mais l'autre viscère était dur partout, et cependant d'une couleur qui, quoiqu'elle se rapprochât du blanc, n'était pas, en définitive, très-éloignée de ce qu'elle est ordinairement. La vésicule du fiel contenait une bile comme noirâtre. La rate était grosse; mais cette grosseur n'était rien en comparaison de celle du foie. Les parois de l'utérus parurent un peu épaisses,

quoique privées de sang, soit que je les coupasse en travers, soit que je m'efforçasse, avec les doigts appliqués par dessous ce viscère, d'exprimer du sang de la surface intérieure de son fond, qui était livide. L'une des trompes présentait des hydatides suspendues aux franges, de telle sorte qu'on pouvait croire que son plus grand orifice était bouché. Toutefois, l'une et l'autre étaient remplies d'une grande quantité de cette humeur puriforme blanche qui leur est naturelle, de manière qu'en comprimant la partie la plus épaisse du côté de l'orifice, cette humeur sortait et faisait voir celui-ci. D'un autre côté, au milieu de l'une des trompes, était intérieurement un petit corps noir, de la forme d'un grain de raisin, et avec une espèce de pétiole; il semblait que c'était un grumeau de sang, et peut-être était-ce cela. Les ovaires, qui étaient d'une surface inégale, présentaient deux taches noires. Au-dessous de ces taches était un petit kyste occupé par un globule noir. Mais au milieu du globule, d'un côté il y avait une autre espèce de cavité plus petite d'une couleur noire mêlée de jaune. Du reste, l'odeur de l'utérus et des parties annexes était forte comme celle d'un sphacèle, tandis que la cavité du ventre contenait un peu d'eau rougeâtre et trouble.

25. Je remarquai ces derniers objets, en faisant des recherches relatives à l'avortement antérieur. Ce qui a été noté sur la glande pinéale confirme que quelques-uns des usages qu'on lui attribue ne sont pas fondés. Ce qui appartient aux oreilles doit être rapporté à ce que j'ai dit ailleurs (1) sur la cause de la surdité dans les maladies aiguës. Ce qui fut observé sur les poumons a rapport à ce sujet. Cependant ce n'est pas de leur lésion que vous ferez dépendre l'impossibilité du décubitus sur le côté gauche, mais plutôt de cette grande masse du foie, qui surchargeait moins l'estomac lorsque la femme se couchait sur le côté droit. Au reste, le *Sepulchretum* vous apprendra ailleurs (2) combien l'estomac est susceptible d'être poussé en bas dans certains cas par un foie très-volumineux.

26. Maintenant, de cette espèce d'inflammation des poumons qui régnait alors à Bologne d'une manière comme épidémique, je vais passer à celle de Padoue,

---

(1) Epist. 6, n. 5.
(2) Vid. l. 2, s. 7, obs. 61.

qu'on observa l'hiver de l'an 1788, et qui n'exerça ses ravages nulle part plus que dans certaines communautés de religieuses, surtout dans une, où toutes celles qui en étaient attaquées mouraient, quelques-unes même dans l'espace de quatre jours. Cela fut cause que, comme il en était déjà mort neuf, je reçus la commission publique de chercher la nature de la maladie, même par la dissection. Il n'était pas difficile de concevoir qu'il n'y avait rien de contagieux dans cette affection, puisqu'aucune des religieuses qui étaient restées auprès des malades ne l'avait contractée, et que même celles qui s'en étaient éloignées avaient été prises de la maladie, non sans une cause et une disposition particulières à chacune : ainsi, chez l'une, c'était un vieux ulcère qui s'était fermé à la jambe ; une autre avait fait antérieurement une chute sur la poitrine, et avait craché beaucoup de sang dans cette dernière affection ; une troisième était déjà prédisposée à la phthisie ; sur d'autres, enfin, différentes causes avaient affaibli les forces de la poitrine et des poumons, je parle, par exemple, de celles d'un âge très-avancé. Mais, cependant, comme pas une de celles qui avaient été malades alors n'avait pu être sauvée, comme je l'ai dit, quoique trois médecins assez connus eussent été appelés les uns pour les unes, les autres pour les autres, beaucoup de personnes, et surtout les religieuses, attribuaient cela moins à la violence de la maladie qu'à sa nature qui n'était pas bien connue. Vous apprendrez, par l'histoire suivante, de quelle manière je détruisis cette opinion. En effet, comme la dixième était déjà morte, et que nous nous étions rassemblés, ces médecins et moi, pour la disséquer, je demandai, avant de commencer la dissection, que l'on racontât ce qu'on avait observé et ce que l'on avait fait dans sa maladie. Le plus âgé, qui l'avait traitée, le fit avec soin de la manière que je rapporterai bientôt ; et les autres deux confirmèrent qu'ils avaient vu et fait les mêmes choses sur les autres, avec la différence que l'un qui avait administré de l'huile fraîche d'amandes douces, ajouta avec franchise que la malade s'en était trouvée plus mal. Mais arrivons à celle que nous étions alors sur le point de disséquer.

27. Une fille, âgée d'environ quarante-deux ans, sujette tous les ans, pendant l'hiver, à une toux assez forte, d'une excellente constitution, ayant beaucoup de sang, accoutumée à des travaux considérables et continuels pour le service de sa communauté, fut prise, pendant la nuit, d'une fièvre qui lui causa d'abord des frissons dans tout le corps, et bientôt après de la chaleur. Vingt-quatre heures après, à la fièvre se joignit une douleur de poitrine dans l'un des côtés avec de la difficulté de respirer, une toux entièrement sèche, un pouls un peu dur ; celui-ci résista à la pression des doigts presque jusqu'à la mort. La maladie faisant des progrès, la douleur passa de cette partie au côté opposé de la poitrine. Il existait un sentiment de pesanteur dans l'intérieur du thorax. Le décubitus n'était possible ni sur l'un ni sur l'autre côté. La sérosité du sang que l'on tira était verdâtre, et la couenne se trouva polypeuse, tandis que l'autre partie, placée au-dessous de celle-ci, était extrêmement noire et dure. Or, on pratiqua la saignée aussitôt que la douleur se fit sentir, et ensuite à plusieurs reprises, en quantité convenable pour un corps de cette espèce, soit des bras, soit aussi le même jour des pieds, comme cela se fait toujours ici chez les femmes. On ne négligea non plus rien de ce que l'on a coutume de mettre en usage le plus souvent dans ce pays contre les maladies de cette espèce. Cependant, elle mourut au commencement du septième jour. Lorsque j'eus entendu ce récit, fort de ce que j'avais toujours vu après les principaux de ces symptômes, je dis : Allons, qu'on dissèque le cadavre, on trouvera certainement une nature de maladie telle que la substance du foie semblera être dans les poumons.

Examen du cadavre. La poitrine ayant donc été ouverte par un chirurgien, il n'y avait point de liquide épanché, et il n'existait aucune adhérence des poumons avec la plèvre, excepté au côté gauche, et encore cette adhérence n'était-elle pas très-forte, et ne s'étendait-elle pas bien loin. Pendant que le chirurgien la détruisait, et que, pour cet effet, il comprimait le poumon, il s'écoula une sérosité trouble qui n'était pas en très-petite quantité. Il fut d'autant plus incertain si cette sérosité venait du poumon, comme il le sembla, ou bien de l'interstice existant entre lui et la plèvre en dedans des bords de l'adhérence, que ni le poumon ni la plèvre ne présentaient, à cet endroit, aucune lésion particulière : toutefois, le viscère était couvert, là même où il était libre, d'une espèce de petite membrane blanchâtre, un peu épaisse, telle que celles que j'ai souvent décrites dans les histoires précédentes ; quant à la plèvre correspondante, une sorte de sédiment rougeâtre, semblable à celui qui s'enfoncerait dans une eau où l'on aurait récemment lavé de la chair, adhérait à sa surface seulement. Dans un autre endroit où il n'y avait aucune adhérence, la surface du poumon s'élevait en une sorte de tubercule, qui laissa écouler après son incision une sérosité blanchâtre comme du pus. Je fis alors enlever les poumons. Non-seulement ils étaient pesants, mais encore durs en plus d'un endroit. Ces viscères disséqués présentèrent dans de grands espaces intérieurement, depuis leur surface, une substance dense, compacte, et, comme je l'avais prédit, semblable à celle du foie ; ailleurs, ils étaient presque partout plus rouges qu'à l'ordinaire et remplis de cette sérosité blanchâtre qui avait été trouvée dans le tubercule ; de sorte qu'il était évident que l'inflammation des deux poumons, qui dégénérait déjà en suppuration, avait causé la mort. Du reste, à peine y avait-il un peu de sérosité dans le péricarde, et l'on n'observa rien de polypeux dans le cœur ; en outre, le ventricule gauche renfermait à peine quelque peu de sang, et le ventricule droit en contenait un peu plus, qui était noir et nullement liquide.

28. Après cet examen, étant retourné avec les autres à l'endroit où l'abbesse nous attendait, je lui dis : Ce n'est pas une maladie inconnue et rare, comme vous le craigniez, qui a emporté tant de religieuses, mais la violence d'une affection très-connue et très-fréquente. La preuve de cela pour vous, c'est que j'ai prédit avant la dissection du cadavre qu'on trouverait les poumons tels qu'ils ont été trouvés en effet ; car je n'aurais pu le faire si je n'avais ouvert très-souvent des sujets morts de cette même maladie : or, je l'ai prédit à dessein, afin que vous pussiez parfaitement comprendre que ce que j'ai avancé tout à l'heure est vrai. C'est ainsi que la crainte et cette idée se dissipèrent. Puis la conversation fut amenée à la proposition d'un moyen (qui réussit très-heureusement), pour que les autres religieuses pussent se garantir de la maladie : je parle surtout de celles qui avaient les poumons trop relâchés et faibles ; car il ne me paraissait pas douteux que ce ne fût principalement pour ce motif qu'on n'avait pas pu triompher de la péripneumonie sur celles qui étaient mortes. — Vous me demanderez peut-être ici deux choses : d'abord, quels furent les premiers qui remarquèrent autrefois sur ceux que cette inflammation enleva, que la substance des poumons ressemblait à celle du foie ; ensuite, si après des inflammations mortelles de la poitrine, ayant vu les poumons affectés de cette manière, je n'ai jamais rencontré également de grandes lésions de la plèvre. Pour ce qui regarde la première question, je ne me souviendrais pas facilement maintenant si quelqu'un avant Lœlius à Fonte avait exprimé la chose d'une manière aussi positive ; mais il faut que vous lisiez son ouvrage. En effet, quoique son observation ait été rapportée trois fois au moins dans le premier volume du *Sepulchretum*, savoir une fois là où il est question des lésions de la respiration (1), et une seconde et une troisième fois dans cette section sur la douleur de poitrine (2), cependant ce dont je parle est omis partout. A peine enfin le trouverez-vous dans le quatrième livre du troisième volume sous le titre des Fièvres où les lecteurs sont renvoyés, si après avoir feuilleté avec soin cette première section qui est très-étendue, vous tombez sur le § 6 de l'observation quarante-cinquième. Au reste, vous lirez à cet endroit que la chair du poumon fut trouvée dense, dure et rouge, comme la chair du foie l'est ordinairement ; mais cependant vous n'y lirez pas que la maladie après laquelle la substance fut trouvée dans cet état, ait été regardée par Lœlius sans aucun doute comme une péripneumonie, ce que les symptômes indiquaient réellement. Il faut donc que vous voyiez la consultation de cet auteur qui n'est point désignée dans le *Sepulchretum*, ou si elle l'est, cette indication est telle qu'on croirait que c'est la centième, tandis que c'est la quatre-vingt-dix-huitième. Mais quoique je n'ignore pas qu'après lui d'autres auteurs, même parmi ceux de ce siècle, entre autres Je.-Bapt. Fantoni (3), Dom. Gagliardi (4), Fréd. Hoffmann (5), ont

------

(1) L. 2, s. 1, obs. 24.
(2) Obs. 9, § 10, et obs. 16.
(3) Obs. anat. med. 27.
(4) Relaz. de' mali di petto.
(5) Medic. rat. syst., tom. 4, p. 1, s. 2, c. 6, thes. path., § 12.

observé la même lésion comme on le verra ensuite (1) plus en détail, cependant je ne me rappelle pas facilement à qui il est arrivé de trouver toujours cet état, comme il est certain que cela arriva à Valsalva, autant qu'on peut en juger, et à moi-même excepté dans une seule dissection. Quant à l'autre question relative à la lésion remarquable de la plèvre, qui pourrait être comparée avec celle que j'ai décrite dans le poumon, si vous lisez en entier toutes les observations de Valsalva et de moi, qui appartiennent aux inflammations mortelles de la poitrine, vous verrez clairement qu'il ne nous est jamais arrivé d'observer la première sans la seconde, ni même avec la seconde. Or, les miennes sont non-seulement celles qui ont été rapportées jusqu'ici, mais encore celles qui l'ont été dans d'autres lettres (2), et qui le seront en outre immédiatement dans celle-ci. Vous trouverez, il est vrai, dans quelques-unes des premières et dans toutes celles qui suivent, que la lésion de la plèvre était jointe à celle des poumons, mais vous jugerez vous-même qu'elle n'était pas assez considérable pour avoir pu produire la mort par elle-même, ou du moins pour l'avoir pu plutôt que celle des poumons.

29. Une servante de dix-neuf ans, fille un peu trop grasse et pléthorique, étant dans ses règles, qui déjà depuis trois mois avaient coutume de couler moins abondamment qu'auparavant, fut prise, après avoir été exposée à un vent froid, d'une douleur pongitive à la poitrine et d'une difficulté de respirer. Cette douleur restait fixe au-dessous de la mamelle gauche, et elle augmentait par le toucher, de sorte que le décubitus sur ce côté était impossible. Elle fut transportée à l'hôpital de Sainte-Marie-de-la-Mort de Bologne, après qu'on lui eut ouvert chez elle la veine du bras du même côté. Les symptômes que j'ai indiqués persistaient. Elle était couchée sur le dos : le pouls était fréquent, petit, et peu résistant aux doigts quand on pressait l'artère; il n'était pourtant pas inégal. On entendait le bruit d'une sorte d'ébullition d'un liquide dans la trachée-artère; la toux était profonde et absolument sans expectoration, la langue sèche, le ventre relâché, mais modérément. A cela se

joignit un peu de délire par intervalles. Le sang tiré du bras droit présenta, lorsqu'on l'examina six heures après, une petite quantité de sérosité d'une couleur d'or et un peu trouble, tandis que la couenne avait une épaisseur de deux doigts et était d'une couleur jaune, de sorte qu'elle ressemblait à du lard rance; d'ailleurs, sa circonférence qui formait une saillie touchait tout autour les côtés du vase. Cette couenne, quand on inclina le vase, se sépara d'elle-même en plusieurs lames, et la partie du sang placée au-dessous d'elle se divisa en plusieurs grumeaux, de la même manière qu'une bouillie quelconque. Après cette dernière saignée il s'écoula le même jour par l'utérus un peu de sang, ou plutôt un peu de sérosité très-légèrement sanguinolente. Tout allant plus mal, et le pouls étant devenu plus profond comme si l'artère avait éprouvé une rétraction en dedans, elle mourut au commencement du septième jour, en rendant par la bouche une humeur semblable à de l'eau écumeuse dans laquelle on aurait récemment lavé de la chair.

Examen du cadavre. Je disséquai le cadavre le lendemain, qui était le 19 mars de l'an 1706. Les poumons étaient adhérents partout aux parois de la poitrine, même à celles que forme le diaphragme; cette adhérence avait lieu en un petit nombre d'endroits au moyen de membranes, et par ces viscères mêmes sur un bien plus grand nombre de points, surtout aux côtés et au dos, où leur membrane intacte était unie à la plèvre, qui était seulement un peu plus épaisse qu'à l'ordinaire et facilement séparable en deux lames. Le lobe supérieur du poumon gauche avait toute sa substance dure, compacte et semblable à celle du foie, et était d'une couleur tirant sur le blanchâtre. Tous les autres lobes des poumons, quoique distendus au dernier degré par une humeur écumeuse, conservaient l'état naturel de leur substance : après que celle-ci eut été coupée, cette humeur s'écoulait, et il sortait en même temps d'un assez grand nombre de petits rameaux des bronches une matière blanche, parfaitement semblable à du pus; cependant l'un d'eux, à moins que ce ne fût par hasard un petit vaisseau sanguin, poussait au dehors, quand on le comprimait, une matière blanche, il est vrai, mais non pas liquide, que je pris pour une concrétion polypeuse. Je vis dans le tronc même de la trachée-ar-

----

(1) N. 40.
(2) VI, n. 12, et VII, n. 11 et 13.

tère et des grosses bronches qui forment les premières divisions de ce conduit, une matière d'un blanc cendré accumulée çà et là et concrétée, dont était également couverte la langue; mais j'en exprimais une autre qui était blanchâtre et un peu épaisse, des orifices des petites glandes qui sont inhérentes à ces troncs par derrière. Quant aux glandes plus grosses qui se trouvent à cette première division, et qu'on appelle bronchiques, elles ne parurent pas toutes saines. D'ailleurs, il y avait entre les divers lobes des poumons en certains endroits de ces membranes blanches, qui ont été souvent décrites plus haut, et qui étaient ici un peu dures et un peu épaisses; mais cependant c'étaient des fausses membranes. Le péricarde contenait une certaine quantité d'eau rougeâtre. Dans les ventricules du cœur il n'y avait point de sang, mais on y voyait des concrétions polypeuses, solides en très-grande partie, et composées comme de membranes charnues; néanmoins elles étaient muqueuses aussi dans quelques endroits. Parmi celles qui étaient dans le ventricule droit, l'une se dilatait dans l'intérieur de l'oreillette voisine et s'étendait dans les veines caves, tandis que l'autre qui était cylindrique s'introduisait dans l'artère pulmonaire et dans ses branches. Mais une seule, également cylindrique, traversait uniquement le ventricule gauche, et entrait d'un côté dans l'aorte, et de l'autre dans l'oreillette gauche et la veine pulmonaire. Les membranes celluleuses qui enveloppent les troncs cités des gros vaisseaux sortis du péricarde, semblaient être muqueuses à raison d'une accumulation d'eau.

Les parois de l'abdomen ayant été mises de côté, il s'exhala une forte odeur, telle que celle qui s'élève des viscères enflammés et qui passent déjà à la gangrène. Mais le foie était blanchâtre, tandis que la rate était atteinte d'une noirceur gangréneuse, mais assez peu profondément et dans une étendue médiocre, et cela à la partie inférieure, de sorte qu'elle ne touchait point par cette partie le diaphragme qui était sain. Au reste, l'odeur fétide s'exhalait surtout de l'utérus et des parties qui lui sont unies des deux côtés et par derrière. Aux environs de ces parties était une médiocre quantité d'eau rougeâtre, et elles se trouvaient toutes livides extérieurement par l'effet d'une inflammation antérieure qui se manifestait encore également par de

la rougeur à la partie inférieure du rectum et de la vulve, où même les plus petits vaisseaux étaient remarquables comme s'ils eussent été injectés avec de la cire rougeâtre. Comme je coupais toutes ces parties en même temps pour les examiner chacune en particulier avec plus d'attention, le dedans des cuisses se présenta à mes yeux tacheté d'une manière très-hideuse par le feu que cette fille avait coutume de mettre sous elle pendant l'hiver en grande quantité et souvent. Je note ceci en passant, parce que d'après l'opinion de quelques auteurs il pouvait sembler que le sang pour ce motif aurait dû s'écouler par l'utérus, non pas moins, mais plus abondamment dans les derniers mois de l'hiver. Les ovaires qui n'étaient pas plus petits que des testicules d'hommes d'une grosseur médiocre, étaient mous et présentaient, au milieu d'un très-grand nombre de vésicules plus ou moins grosses, remplies d'humeur comme à l'ordinaire, et très-abondamment fournies de ramuscules de petits vaisseaux sanguins qui s'offraient en quantité innombrable dans ces organes; présentaient, dis-je, chacun deux cellules, dont l'une contenait un petit corps noir parfaitement sphérique et très-semblable à un grumeau de sang desséché, tandis que l'autre, composée elle-même d'une petite membrane ridée d'une couleur verdâtre mêlée de blanc et de jaune, ne renfermait rien; cette dernière était très-voisine de la surface, du moins sur un ovaire, qui, s'il n'était pas entr'ouvert à cet endroit, n'était certainement pas sans des indices d'une lésion antérieure. Après avoir ouvert l'utérus et le vagin, je vis encore dans celui-ci, aux environs de l'orifice de celui-là, des grumeaux de sang qu'il n'était possible en aucune manière d'exprimer de la partie intérieure du col de ce viscère, et surtout de son fond, dont la surface, qui n'était point tendue ici, représentait au premier aspect une sorte de mucus qui la couvrait. Mais ceci n'est nullement de ce sujet, pas plus que la situation des trompes, la nature et le siége des rides du vagin, les caroncules globuleuses placées derrière l'hymen, qui, dans ce cas, était tout-à-fait intact, et d'autres objets analogues que j'ai notés sur cette fille et sur d'autres, et que certains savants ne paraissent point avoir observés, ou dont ils ne semblent point se rappeler que j'aie parlé autrefois. L'absence des sinus pituitaires, maxillaires et sphénoïdaux, remarquée sur cette fille, n'appartient point non plus suffisamment à ceci, parce que leurs fonctions étaient suppléées par l'agrandissement et le nombre des autres. Mais le reste que je vais rapporter est relatif à ce dont il s'agit ici.

En effet, à la tête, la gorge et son voisinage commençaient à sentir mauvais, comme après une inflammation. Le crâne ayant été ouvert, il en sortait, pour ainsi dire, cette odeur acide qui s'exhale ordinairement de la bouche d'un enfant qui a des vers. Dans le sinus supérieur de la faux, il y avait des concrétions polypeuses blanchâtres. Les vaisseaux rampants à travers la pie-mère étaient un peu engorgés. Entre cette membrane et le cerveau se trouvait de l'eau, mais en quantité médiocre; il y en avait également dans les ventricules latéraux, où elle était rougeâtre. Les plexus choroïdes un peu pâles contenaient des hydatides en petit nombre, mais un peu grosses. Enfin le cerveau était un peu plus mou qu'à l'ordinaire, tandis que le cervelet l'était beaucoup plus.

30. Un homme âgé de cinquante-six ans, d'une constitution moyenne, d'une taille élevée, d'une vie déréglée en beaucoup de choses, après avoir supporté depuis peu de temps un travail immodéré en sonnant les cloches des églises, métier qu'il exerçait pour gagner sa vie, avait éprouvé déjà pendant quelques jours une douleur légèrement pongitive à la partie interne et inférieure du sternum, lorsqu'enfin cette douleur augmenta considérablement, avec de la fièvre qui s'y joignit bientôt après le même jour, et avec de la difficulté de respirer. Cependant il y eut deux ou trois déjections alvines spontanées, d'une humeur écumeuse, bilieuse et chaude. Enfin il fut transporté si tard au même hôpital où était morte deux semaines auparavant la fille dont il a été parlé en dernier lieu, qu'on put à peine lui tirer du sang du bras avant la fin du quatrième jour depuis le commencement de la fièvre. Ce liquide présenta peu de sérosité, mais la couenne était épaisse de deux doigts, et d'un jaune mêlé de blanc. Le cinquième jour le pouls était plein et dur; l'insomnie dura presque toute la nuit; le malade ne pouvait pas respirer. Avant la fin de ce jour, l'urine examinée était d'une couleur foncée, sans être très-transparente; pouls fréquent, égal, sans dureté; respiration difficile, accompagnée de gémissements; douleur au même endroit;

décubitus possible sur l'un et l'autre côté; crachats épais, écumeux, tachetés de jaune. La nuit suivante, la douleur et la toux tourmentèrent le malade. Le matin, rémission de la douleur; même état du pouls et des crachats, ainsi que de l'urine, si ce n'est qu'elle était rougeâtre; plus abondante et légèrement trouble. Près de la fin de ce jour, qui était le sixième, on tira du sang de la main droite; mais comme il fut répandu en totalité dans l'eau, il ne put pas être examiné convenablement dans cet état. Au commencement du septième jour le malade paraissait un peu mieux. Néanmoins vers la fin de ce jour, la douleur devint plus forte, le pouls plus petit, et plus fréquent, de même que la respiration; la langue sèche. Au commencement du huitième jour, il y eut une sueur abondante, que le médecin, qui jusque-là avait employé intérieurement et extérieurement ce que la plupart des praticiens mettent ordinairement en usage, voulut exciter légèrement; mais ce fut sans soulagement. Bien plus, la nuit ne fut point tranquille, et vers la fin de ce jour la respiration était très-fréquente, le pouls petit et peu résistant à la pression; les crachats étaient d'une matière crue, jaune, liquide, et sans écume; l'urine se trouvait dans le même état. Au commencement du neuvième jour, comme il pouvait tirer ses bras de dessous les couvertures, et qu'il parlait encore, quoique avec difficulté, il expira sans que les domestiques crussent à raison de ces circonstances qu'il allait mourir alors.

Examen du cadavre. La poitrine contenait de part et d'autre de l'eau, qui était jaune et trouble, au moins à droite. L'un et l'autre poumon étaient adhérents à la plèvre supérieurement, et cette membrane était épaissie à cet endroit, ainsi que dans d'autres points du côté droit du thorax. De ce même côté, des morceaux de plèvre étaient placés comme des membranes sur la surface du poumon, qui du reste était saine. Ce dernier extrêmement pesant était composé tout entier d'une substance semblable à celle du foie, mais blanchâtre et dure, mais moins qu'elle ne l'est ordinairement lorsqu'elle est aussi dense; en sorte qu'elle semblait être à demi putréfiée, attendu surtout qu'il s'écoulait des orifices des bronches divisées, en plusieurs endroits, une humeur blanchâtre et trouble. Sur la surface du poumon contiguë à la partie du médiastin qui renferme le péricarde, et sur celle du médiastin à cet endroit, était étendue une espèce de réseau un peu épais, jaunâtre, qui n'était pas sans élégance, et qu'on pouvait enlever facilement, de même qu'un autre d'une couleur rouge qu'on voyait en outre au même endroit sur le médiastin. Rien de tout cela n'existait à gauche, et même le poumon y était sain ou presque sain. Le péricarde contenait une assez grande quantité d'eau de la même qualité que celle que j'ai dit se trouver dans la cavité droite. Le cœur gros même pour la taille du sujet, mais extrêmement mou, contenait des concrétions polypeuses, dont l'une qui commençait dans l'oreillette droite, s'étendait de là à travers le ventricule correspondant dans l'artère pulmonaire, et dont l'autre était un peu plus dense et beaucoup plus grosse, puisqu'elle occupait presque tout le ventricule gauche, et qu'elle entrait ensuite dans l'aorte. Retirée de cette artère, elle fut suivie d'un cylindre de sang très-coagulé de la longueur d'un empan. Le sang qui était contenu dans les vaisseaux, au moins dans les supérieurs, comme je le vis très-bien en disséquant le cou, n'était pas moins coagulé. Les vaisseaux du larynx et du pharynx étaient engorgés. La face était d'un rouge livide. Dans l'oreille droite se trouvait du sang à demi coagulé. Cependant je n'ouvris pas la tête, occupé que j'étais d'autres choses, au point que je pus à peine disséquer la poitrine et le ventre un jour après la mort.

Le ventre était livide extérieurement vers les flancs. Néanmoins, rien ne répondait à cela intérieurement, si ce n'est l'intestin colon, qui était sain, mais distendu par de l'air. Le foie, qui se trouvait tellement étendu en travers, qu'il couvrait totalement la partie supérieure de la rate, qui lui était étroitement unie, présentait de la lividité à sa base dans un grand trajet. Une lividité, qui du reste ne pénétrait pas profondément, existait aussi à la partie voisine concave dans une étendue d'environ trois doigts. D'ailleurs le foie n'était pas trop dur, mais seulement un peu trop blanchâtre. La vésicule du fiel contenait jusqu'à vingt calculs au milieu d'une petite quantité de bile, qui cependant avait teint la face externe de l'antre du pylore placée au-dessous d'elle; ces calculs étaient de différentes grosseurs, mais petits pour la plupart; un seul était très-gros, et noi-

râtre, ainsi que les autres, en dedans et en dehors, comme si c'eût été un charbon, auquel il ressemblait encore par la rareté et la friabilité de sa substance. Aucun d'eux approché d'un flambeau ne prit feu, ou ne jeta des étincelles; seulement ils rendirent de temps en temps quelques bruits légers. La rate était grosse, même en la comparant à la stature du sujet; elle était mollasse et blanchâtre extérieurement. Enfin l'estomac avait extérieurement, dans toute sa partie gauche, l'une et l'autre face parsemées de grandes taches, comme rameuses, et d'un noir livide. On en voyait aussi à l'intérieur qui s'étendaient jusqu'à l'œsophage, et qui offraient tout autour, entre les tuniques, de petites gouttes de sang arrêtées; de sorte qu'après avoir examiné tous ces objets, on ne doutait pas qu'une inflammation de l'estomac ne fût survenue à la fin.

31. Si à ces deux longues histoires j'ajoutais des remarques également longues, soit sur la maladie ou sur son traitement, soit sur ce qui fut trouvé dans la dissection, quel serait le terme de cette Lettre, attendu surtout qu'il me reste encore plusieurs objets qui ne doivent nullement être passés sous silence? Il suffit de remarquer dans chacune d'elles deux choses: l'une relative à la maladie, et l'autre à la dissection. A la maladie appartient la couleur jaune de la couenne du sang. Je me souviens qu'Albertini me disait que cette couleur indiquait d'après ses propres observations une inflammation plus mauvaise et plus dangereuse; ce qui est d'accord avec les miennes aussi, autant que je puis me le rappeler. Car j'ai fait cette remarque non-seulement sur ces deux sujets, mais encore sur le boucher dont l'histoire a été décrite plus haut (1); et sur d'autres encore, même lorsque je n'eus pas la faculté de faire la dissection; tel principalement un ivrogne qui, pris en même temps d'une douleur pongitive à la poitrine et d'une fièvre aiguë pendant cette même constitution qui régnait à Bologne, but du vin, au lieu de se faire saigner, jusqu'à ce que, reçu au même hôpital le quatrième jour de la maladie, on lui tira du sang du bras d'abord ce même jour, et bientôt après une seconde fois le cinquième jour. Celui qui fut tiré le quatrième jour résistait beaucoup à la sec-

(1) N. 19.

tion, et était couvert d'une couenne légère, tachetée de points livides, et qui ne pouvait se couper que difficilement ; tandis que celui qui fut tiré le cinquième jour étant couvert d'une couenne également tenace, mais épaisse d'un doigt, et jaune, se sépara en grumeaux pendant qu'on le retournait : tant les choses paraissaient changées dans l'espace d'un jour ! J'ai parlé aussi de cette même facilité qu'avait le sang épais à se dissoudre en grumeaux chez la servante (1), et chez ce boucher chez lequel vous remarquerez le changement qui s'opéra en deux jours, mais dans un ordre opposé. Tous ces sujets moururent, de même que cet ivrogne dont j'avais commencé à parler, et qui expira sur le soir du même jour où on lui tira du sang pour la seconde fois le matin. Il fut toujours couché sur le dos, et déjà depuis le quatrième jour il y avait des vertiges, du délire ; la langue était noire, le pouls fréquent et intermittent, quoiqu'il résistât assez à la pression des doigts : à ces symptômes se joignirent peu d'heures avant la mort le râle et une respiration haute.

Mais actuellement, pour ce qui regarde la dissection, vous voyez sans doute, après avoir lu ces dernières histoires, qu'il s'en faut bien que les lésions de la plèvre, qu'il m'arriva d'observer dans les maladies de cette espèce, puissent être regardées comme la cause de la mort. Ainsi je trouvai cette membrane épaissie, mais non pas au point (comme cela est écrit dans Riolan, et cité dans le *Sepulchretum* (2)), qu'elle fut deux fois plus épaisse qu'à l'ordinaire ; je ne la trouvai point non plus livide, ni gangrenée, ni même rougie par l'inflammation. Mais cet auteur, dites-vous, et d'autres l'ont vue ainsi affectée, et même le premier a ajouté que c'est pour cela qu'Hippocrate a écrit que les cadavres des pleurétiques semblent, à la dissection, avoir été foudroyés, ce qui doit s'entendre des parties internes de la poitrine. Pour moi, je ne nie pas les observations des autres, et même je les confirmerai volontiers autant que possible par les miennes que je rapporterai bientôt (mais ici je ne fais que passer en revue celles que je vous ai décrites jusqu'à présent) ; cependant si Riolan,

moins confiant en sa mémoire, eût relu le passage d'Hippocrate ; qui se trouve, je crois, dans le livre intitulé *du Régime dans les maladies aiguës* (1), il aurait vu qu'il ne s'agit nullement à cet endroit de dissection ; car les anciens passent pour avoir cru que certains pleurétiques étaient frappés de la foudre par la raison qu'on trouve après leur mort leur côté livide, de sorte que l'on voit quelque chose de semblable à une plaie : il aurait même reconnu avec Galien (2) dans l'explication de ce passage qu'il se manifeste sur la peau une noirceur semblable à celle que l'on observe sur ceux qui sont affectés d'une plaie de cette manière. —Mais ce qu'il eût été plus convenable que Riolan eût fait, je le ferai, et je produirai un passage de Cœlius Aurelianus (3) qui est très-manifestement en sa faveur. En effet, en parlant des pleurétiques et de la plèvre, cet auteur dit : On la trouve noire sur les malades qui expirent souvent. Mais vous ne croirez pas qu'il ait dit cela d'après peut-être une conjecture tirée de la lividité des parties externes du côté qui résulte du décubitus des malades, surtout s'il était arrivé par hasard que les sujets fussent couchés au moment de la mort sur le même côté comme ils le sont ordinairement dans la maladie. D'ailleurs vous n'ajouterez pas contre cette idée qu'il ne l'a sûrement pas dit de tous, et qu'il a placé aussitôt après ces paroles qui indiquent une lividité externe : Enfin quelques-uns regardèrent ces sujets comme empoisonnés. Si par hasard vous croyez pouvoir surtout confirmer cette dernière opinion par la raison que du temps de Cœlius on ne disséquait pas des cadavres humains, d'abord voyez si du temps d'Hippocrate, que vous objectiez tout à l'heure avec Riolan, on avait réellement commencé à en disséquer ; ensuite jetez les yeux sur Cœlius, et vous verrez que, dans le chapitre où il a dit cela, il a mis aussi en avant des preuves en faveur de la plèvre d'après Erasistrate, qui, très-certainement, disséqua des cadavres humains ; enfin, relisez les premières paroles mêmes de Cœlius que j'ai rapportées, et vous reconnaîtrez qu'elles conviennent, non pas à une conjecture, mais à l'observation. Si donc vous pensez par

---

(1) N. 29.
(2) L. 2, s. 4, obs. 14, § 2 et 3.

(1) N. 8.
(2) Comment. I, ad l. 35, l. cit.
(3) Acut. pass., l. 2, c. 16.

hasard qu'on puisse faire seulement à cet auteur cette première objection, c'est-à-dire celle du décubitus des mourants dont je parlais, comme si la descente du sang vers les parties les plus déclives avait donné lieu aussi à la lividité de la plèvre qui n'existait pas auparavant, en distendant non-seulement les vaisseaux extérieurs du côté, mais encore les vaisseaux intérieurs et leurs petits rameaux; si, dis-je, vous pensez ainsi, voyez d'abord si les pleurétiques ont coutume de se coucher sur le côté dont ils souffrent, et prenez garde ensuite qu'on ne vous objecte des cas de pleurétiques, qui, comme le duc de la Rochefoucault (1), forcés de respirer jusqu'à leur mort la tête élevée, avaient cependant la peau et la plèvre livides à l'un des côtés. — Mais vous verrez cela vous-même; car il n'est pas nécessaire pour moi d'expliquer la chose de cette manière. Au reste, quand même j'aurais vu sur la plèvre de ceux dont je parle ici cette lividité et les autres états que Riolan a indiqués, je ne ferais cependant pas dépendre de là la cause de la mort plutôt que de cette énorme lésion du poumon; et je pense bien que dans les histoires qui suivent, et où je trouvai la plèvre rougeâtre, livide de temps en temps, quelquefois à demi putréfiée, et extrêmement épaisse, vous n'aurez pas vous-même une autre opinion.

32. Une femme âgée de quarante-cinq ans était maltraitée par un vieux ulcère à l'une des jambes, par une gale sèche sur tout le corps, et par une petite fièvre lente qui s'était jointe à cette gale. Celle-ci se dissipant, mais l'ulcère la tourmentant d'une manière plus vive, elle prend la résolution de se faire recevoir à l'hôpital des incurables de Bologne. Avant d'y entrer, prévoyant peut-être de quoi elle y serait privée, elle se gorge de vin généreux, de sorte que pendant trois jours elle ne prend presque rien autre chose. C'est pourquoi la première nuit qu'elle coucha à l'hôpital, elle fut inquiète, et éprouva une très-grande chaleur. Le matin elle fut mieux. Cependant le pouls était fréquent, vif, dur, vibrant, sans présenter beaucoup de résistance aux doigts, et sans être grand. La chaleur revient à la même heure; il s'y joint une douleur pongitive à la région de la dernière vraie côte

du côté gauche, et quoiqu'elle n'augmentât point par le toucher, ni par le décubitus sur ce côté, ce dernier était cependant plus commode sur le côté droit, parce que sur le gauche il excitait la toux; ceci se fit constamment observer dans cette maladie de courte durée. La douleur se dissipa ensuite et ne revint plus, en sorte que la malade paraissait tant soit peu mieux, attendu surtout que le pouls, quoique conservant les autres lésions, était néanmoins devenu moins fréquent. Mais, le quatrième jour, après des frissons elle éprouve de la chaleur, se trouve plus mal, et rend par la toux, qui jusqu'alors avait été sèche, un pus cendré, livide, fétide, non mêlé de sang. Elle ne peut respirer que la tête élevée. Le pouls devient plus petit et plus faible, et le pus expectoré prend une couleur noirâtre. Il s'y joint un léger délire. La fièvre augmente plus tard dans ces derniers jours. Elle mourut au milieu du sixième jour comme subitement suffoquée; c'était dans l'automne de l'an 1705.

Examen du cadavre. La poitrine contenait des deux côtés une médiocre quantité de sérosité fétide et cendrée; mais les poumons étaient légèrement et lâchement adhérents à la plèvre. Celle-ci était rude çà et là, du côté gauche, aux endroits où elle était unie au poumon, et elle se trouvait inégale par des espèces de petits tubercules rouges. Au-dessous du poumon du même côté (car celui du côté droit qui était sain n'offrit rien de ce que le gauche présenta), là où il touchait le diaphragme, étaient deux fausses membranes, petites et jaunes, dont l'une adhérait à ce viscère même, et l'autre au diaphragme. Le poumon n'était pas rouge, mais livide et plus dur que le foie. Après avoir été coupé, il présenta intérieurement du pus de la même qualité que celui qui avait été expectoré, principalement dans certaines espèces de sinus, qui contenaient aussi quelque quantité d'un autre pus jaune. Ces sinus n'étaient entourés par aucune membrane dure, ou particulière, et il n'y avait rien dans la trachée-artère. La veine cave et l'artère pulmonaire renfermaient de petites concrétions polypeuses; il y en avait une plus grosse dans l'oreillette gauche. Tout était sain dans le ventre. Je ne disséquai pas la tête.

33. Un soldat dans la force de l'âge, d'une constitution moyenne et tendant plutôt

____

(1) Sepulchr., s. 4, cit. obs. ult.

Morgagni. T. 1r.

à la maigreur, étant mort à l'hôpital de Padoue vers le commencement de mars de l'an 1743, son cadavre me fut offert pendant que j'expliquais dans ce même endroit aux jeunes étudiants quelques objets relatifs à l'anatomie. Avant d'en commencer la dissection, je demandai, comme j'en ai l'habitude, de quoi le malade se plaignait. Quand on m'eut répondu que les premiers jours il s'était plaint d'une douleur pongitive à l'un des côtés, avec de la fièvre, de la toux, et de la difficulté de respirer, jusqu'à ce que devenu presque assoupi et éprouvant un léger délire, avec un tremblement des doigts, il était mort n'ayant déjà plus de pouls dans ces derniers jours, je n'hésitai pas à prédire à cette assemblée très-nombreuse d'élèves et de docteurs qu'on trouverait certainement dans le poumon une substance semblable à celle du foie, des concrétions polypeuses dans le cœur, un engorgement des vaisseaux et une humeur aqueuse aux environs du cerveau.

Examen du cadavre. Ayant donc fait tout de suite à cet endroit l'ouverture de la poitrine, et bientôt après celle de la tête, tout le monde vit que les poumons, qui étaient très-fortement adhérents presque partout à la plèvre, excepté à leur face antérieure qui avait aussi sa couleur presque naturelle, présentèrent, après qu'ils eurent été enlevés, une très-grande différence entre eux. En effet, celui du côté droit s'étant considérablement agrandi était pesant et dur en entier, excepté dans une petite portion du sommet, et dans la face que j'ai indiquée; en outre, sa surface était égale et polie, comme celle du foie, de sorte qu'on n'y voyait pas même un réseau de petits vaisseaux, tandis qu'à l'intérieur se trouvait cette substance compacte qui ressemblait à un foie cuit et disséqué. Mais le poumon gauche différait à peine d'un poumon naturel, et paraissait, après avoir été coupé, un peu plus dur, et d'un noir plus rouge qu'à l'ordinaire. De plus, la plèvre, qui était pâle ou plutôt blanchâtre à gauche, se trouvait rougeâtre dans presque tout le côté droit par l'effet d'une inflammation manifeste. Il n'y avait point de liquide épanché dans la poitrine; mais après que les poumons eurent été séparés de la trachée-artère qui était très-grosse sur cet homme, et qui était fournie aux environs de sa division de glandes bronchiques plus nombreuses et plus volu-

mineuses qu'à l'ordinaire, il s'écoula bientôt après insensiblement une eau sanguinolente et écumeuse en quantité assez considérable à droite, et en quantité médiocre à gauche. Il y avait dans le péricarde de l'eau d'un jaune très-légèrement rougeâtre qui n'était pas très-peu abondante. Les deux ventricules du cœur contenaient des concrétions polypeuses blanches, qui de là s'étendaient au loin dans les gros vaisseaux avec un sang noir et grumeleux qui leur était adhérent de toutes parts. J'en trouvai même ensuite dans les vaisseaux iliaques quelques-unes semblables à des tœnias, et j'en vis dans le commencement du sinus longitudinal d'autres qui ressemblaient à des ascarides.

Mais je vais décrire en outre par ordre, comme j'en ai l'habitude, les autres objets que je remarquai contre nature dans la tête et dans le ventre. Pendant qu'on coupait le crâne, il s'écoula une assez grande quantité d'eau. Bientôt après je remarquai à travers la pie-mère que la plupart des vaisseaux étaient gorgés de sang, et je vis de petites gouttes de ce liquide sortir çà et là plus ou moins grosses de la substance médullaire du cerveau pendant la dissection, tandis que je trouvai dans les ventricules latéraux beaucoup d'eau un peu trouble, et tandis que les plexus choroïdes n'étaient point pâles à la vérité, mais contenaient un grand nombre de vésicules dont quelques-unes un peu grosses étaient remplies d'eau. La voûte était molle, ainsi que la moelle allongée. — A l'ouverture du ventre, après avoir dégagé l'épiploon qui était adhérent au commencement de l'intestin colon, et l'avoir retiré vers les parties supérieures, la position de cet intestin me parut extraordinaire, et par cela même elle ne doit point être passée ici sous silence. En effet, à peine avait-il touché le foie, qu'il descendait de là au-dessous de la région ombilicale, d'où il se portait obliquement en haut dans l'hypochondre gauche. Toute cette partie seulement n'était pas peu distendue par de l'air. Enfin, le foie, la rate, le pancréas, n'étaient pas dans l'état naturel; car ce dernier était un peu dur, la rate beaucoup plus grosse qu'à l'ordinaire et par conséquent plus basse, et le foie également gros et blanchâtre dans sa plus grande partie, sans qu'il se montrât parfaitement sain, surtout à droite, quand on le coupait; le conduit biliaire de ce viscère était plus large qu'il ne devait l'être à la partie qu'on appelle commune.

34. Le cadavre d'un autre homme me fut aussi offert au même endroit à la fin de mars de l'an 1744. Le sujet avait exercé un métier qui est bien funeste aux poumons , celui de cribler du blé. C'est pourquoi, ayant éprouvé auparavant une pleurésie, il était mort d'une rechute le onzième jour de cette maladie. Il se plaignait d'une douleur gravative à la poitrine, surtout du côté droit, et il était forcé de s'asseoir sur son lit pour respirer ; il toussait beaucoup , sans expectorer une grande quantité de matière , qui était visqueuse et sanguinolente; face rouge ; pouls dur, extrêmement confus, inégal , intermittent, et non sans quelques tremblements convulsifs de temps en temps. On avait tiré deux ou trois fois du sang, qui présentait à sa surface une couenne polypeuse épaisse. En apprenant ces détails de ceux qui avaient visité très-souvent le sujet dans cette dernière maladie, et en voyant le ventre du cadavre un peu tuméfié , et les pieds et les extrémités des jambes affectés d'œdématie , je leur dis aussitôt, ainsi qu'au reste des auditeurs, que nous verrions sûrement ici de l'eau épanchée non-seulement dans le ventre, mais encore dans la poitrine et dans le péricarde, et peutêtre aussi des concrétions polypeuses dans le cœur, et une rougeur ou une autre lésion de la plèvre, ou une adhérence du poumon avec celle-ci, mais plus certainement une turgescence dans le même viscère , ainsi que la dureté et la densité de sa substance.

Examen du cadavre. On se mit aussitôt à ouvrir la poitrine. Pendant ce temps-là il s'écoulait de l'eau par les incisions des cartilages qui unissent les côtes au sternum ; cette eau se trouva en grande quantité, trouble, et jaunâtre dans les deux côtés, mais principalement à droite, non sans quelques concrétions telles que celles qui nagent ordinairement dans le vin au fond d'un tonneau. Après qu'elle eut été enlevée, ni l'un ni l'autre poumon ne présentèrent d'adhérence avec la plèvre ; mais cette membrane parut un peu trop rouge sur les côtés, surtout à gauche, partie où peutêtre cette pleurésie antérieure avait eu son siége. Les poumons , presque mous ailleurs, avaient la partie inférieure dure et engorgée ; cette partie coupée présenta une substance plus dense, et d'un rouge brun. De l'une et de l'autre bronche il

s'exprimait une humeur sanguinolente dans le tronc de la trachée-artère. Avant que le péricarde ne fût incisé , il parut être plus ample que dans l'état naturel ; mais après son incision , il fut évident que cette ampleur dépendait moins de l'eau (quoique celle-ci ne s'y trouvât pas en petite quantité , et qu'elle fût de la même qualité que celle qui était contenue dans la poitrine et dont j'ai parlé) que de la grosseur du cœur, dont les parois n'étaient pas à la vérité plus épaisses, mais dont les ventricules, surtout le droit, étaient dilatés , et contenaient une grande quantité de sang noir. Il est certain que ce sang n'était pas trop liquide, et il ne présenta cependant là ni ailleurs aucune concrétion polypeuse, excepté une couenne mince dans le ventricule droit ; en sorte que je ne me repentis pas de n'avoir pas annoncé d'avance d'une manière affirmative l'existence de concrétions ou d'une adhérence des poumons avec la plèvre, quoique je n'ignorasse pas qu'on avait toujours remarqué de ces concrétions épaisses dans le sang tiré à cet homme, et que la plupart des auteurs admettent cette adhérence dans les cas d'une pleurésie, et quoique j'eusse moi-même fait ces remarques très-souvent. Si quelqu'un avait pu rendre compte des symptômes de la dilatation du cœur et de l'hydropisie commençante de la poitrine, qui avaient sûrement existé avant cette dernière maladie , et du moins après la première pleurésie, j'aurais sans aucun doute attribué une partie des accidents qui avaient tourmenté le sujet aussi violemment dans la dernière inflammation , à autre chose qu'à la maladie des poumons, qui en définitive se trouva telle qu'elle avait été prédite par moi, mais non pas aussi considérable que les symptômes le comportaient.

Au reste , j'ai dit qu'après la première pleurésie il put y avoir des symptômes d'une dilatation du cœur ; car plus d'une dissection rapportée plus haut fait voir que cette dilatation a lieu assez souvent à la suite d'une pleurésie, ou d'une inflammation des poumons. C'est ainsi que cet homme dont j'ai parlé (1) immédiatement avant celui-ci, et ce vieillard dont il a été question au commencement (2), avaient , le premier le cœur trop gros

----

(1) N. 30.
(2) N. 4,

relativement à sa stature quoique élevée, et le second l'oreillette gauche du cœur beaucoup plus longue qu'à l'ordinaire. C'est ainsi que ce jeune homme, le second des sujets dont j'ai décrit l'histoire (1) parmi les observations de Valsalva, présenta une augmentation du volume du cœur. D'ailleurs, cela n'est pas étonnant, si les voies du sang étant comprimées et resserrées à travers les poumons enflammés, ce liquide, en distendant ou en irritant à l'excès le cœur et ses propres vaisseaux, fait violence aux parois du premier et à la substance intime des derniers. Et quoique la distension doive être plus grande dans les cavités droites, par la raison qu'il existe alors dans les poumons un obstacle qui s'oppose à leur évacuation, cependant il faut nécessairement que les veines soient distendues aussi dans la substance intime des cavités gauches, parce que le sang dont les cavités droites sont excessivement remplies s'oppose à celui qui doit revenir également du côté gauche par l'ouverture de la veine coronaire. D'ailleurs, l'irritation qui résulte d'une excitation trop violente du sang doit être plus grande à gauche, tant que l'inflammation n'étant pas encore parvenue à son dernier degré les voies sont plus ouvertes à travers les poumons irrités. En outre, une partie du cœur peut être proportionnellement moins ferme sur les différents sujets, soit dès la naissance, soit après la naissance, en sorte qu'elle résiste moins que les autres à une cause égale, capable de léser ce viscère en le distendant ou en l'irritant. Ainsi, il n'est nullement étonnant de trouver quelquefois après des inflammations des poumons, graves ou répétées, une dilatation du cœur tout entier sur quelques sujets, et de quelqu'une de ses parties sur quelques autres, mais surtout à droite. Quoique je pusse confirmer cela par des observations d'autres auteurs, j'aime mieux citer celles que je lisais par hasard en revoyant ceci et qui appartiennent à l'illustre Sénac (2), qui, comme vous le verrez dans son ouvrage même, n'explique point autrement la chose, et affirme avoir vu souvent, après des inflammations de cette espèce, une dilatation du cœur, surtout à droite, comme cela arriva sur l'homme en question, chez lequel, pour

ne point omettre les autres objets qu'il présenta contre nature, le ventre contenait de l'eau assez abondante et semblable à celle qui a été décrite dans la poitrine et dans le péricarde. Le foie était dur, d'une lividité pâle à l'extérieur, tandis qu'à l'intérieur il était tacheté par un grand nombre de petites parties blanches. Détourné par d'autres occupations, je ne pus disséquer la tête.

35. Je disséquai dans le même endroit, le même mois, mais l'année suivante, le cadavre d'un autre homme à la force de l'âge, d'une bonne constitution, mais plutôt maigre que gras; je voulais, selon mon habitude, reconnaître sur lui plusieurs objets que j'avais trouvés dans l'état naturel sur d'autres sujets, et en faire la démonstration à un grand nombre d'auditeurs. Le médecin adjoint de l'hôpital était présent avec les autres. — Ce dernier racontait à ceux qui l'interrogeaient, que le cadavre qu'on allait disséquer alors était celui d'un tailleur de pierres; or, la raison enseigne et l'observation (1) confirme combien les poumons de ces sortes d'ouvriers sont exposés à des maladies à cause de la poussière qui s'élève dans l'air. Cet homme, disait-il, fut d'abord pris de fièvres, bientôt après d'une douleur pongitive du côté gauche, puis d'un cours de ventre, de sorte qu'il rendait huit fois en vingt-quatre heures des matières liquides sans être jaunes et sans un sentiment douloureux, et ensuite d'une douleur gravative dans la poitrine. On le transporta à cet endroit trop tard, comme cela arrive souvent dans la classe du peuple, et sans qu'on lui eût administré aucun secours chez lui; c'était sur le cinquième jour de la maladie, et déjà il éprouvait tous les symptômes que j'ai indiqués et qui persistèrent jusqu'à la fin. Le sang qu'on tira à cause de la nature et de la violence de la maladie principale, était à la vérité trop dense, mais ne présentait cependant pas une couenne polypeuse. Les crachats n'étaient pas exempts de quelques teintes de sang; mais ce symptôme ne fit pas de progrès. Enfin, les idées étant devenues confuses avec un peu de délire, et bientôt le pouls qui avait été tendu et intermittent manquant insensiblement, il mourut au commencement du onzième jour. Quand nous eûmes tous entendu ce récit, je dis : Vous savez déjà ce que

______

(1) Epist. 20, n. 35.
(2) Traité du Cœur, l. 4, ch. 8, n. 3.

(1) Vid. Act. N. C., tom. 5, obs. 85.

vous avez coutume de trouver avec moi au poumon dans les maladies de cette espèce. Vous avez vu en outre quelquefois aussi une légère lésion dans la plèvre; moi, à la vérité, j'en ai remarqué(1) dans quelques cas une également dans le diaphragme, lorsque les facultés intellectuelles d'un péripneumonique avaient été affaiblies; mais souvent j'ai trouvé de l'eau dans la poitrine, et beaucoup plus souvent des concrétions polypeuses dans le cœur et dans les vaisseaux qui lui sont unis. Cependant ces concrétions et cette eau peuvent facilement manquer dans cette affection: celle-ci, lorsqu'une aussi grande quantité de sérosité a été évacuée par un cours de ventre; celles-là, lorsqu'il n'y a point eu de couenne dans le sang qu'on a tiré.

Examen du cadavre. Lorsque j'eus dit cela, la poitrine, ouverte aussitôt sous les yeux de tout le monde, ne contenait point d'eau. La face antérieure des deux poumons était engorgée, et d'une mollesse et d'une couleur naturelles; les faces postérieure et inférieure, et, en outre, presque toute la face latérale du côté gauche, étaient étroitement adhérentes aux parois de la poitrine. Partout où l'adhérence existait, la plèvre était inégale, noirâtre vers le dos, épaissie du côté gauche et d'une couleur non naturelle. Le diaphragme également était d'un brun rougeâtre dans les parties, soit charnues, soit tendineuses, par lesquelles il était uni aux poumons, et il avait ses vaisseaux sanguins plus apparents qu'à l'ordinaire. Les poumons arrachés étaient très-pesants et noirs dans toute l'étendue des faces postérieure et inférieure; cette noirceur s'étendait profondément à travers la substance, qui était un peu dure et compacte; mais celle-ci se trouva plus dure, plus compacte et dense à la partie gauche dans une grande étendue, tandis qu'à la partie antérieure, surtout à droite, une substance molle et rare et d'une couleur rosée se présentait à l'anatomiste. Il y avait dans le péricarde un peu plus d'eau qu'à l'ordinaire. Les vaisseaux propres du cœur, principalement à sa face plane, étaient engorgés de sang. De même, l'une et l'autre veine cave et l'oreillette droite étaient distendues par ce liquide, qui, du reste, était très-noir, mais sans aucunes concrétions polypeuses; il n'y

(1) Epist. 7, n. 13.

en avait point non plus dans les ventricules du cœur, ni nulle part dans aucun vaisseau; à peine vit-on quelque chose de demi-grumeleux dans ce sang, et encore était-ce peu considérable. — Le ventre disséqué aussi, à cause de la diarrhée, présenta quelques parties des intestins grêles comme enflammées. Mais le colon, qui s'était aussitôt offert à la vue, parce qu'il était tuméfié par de l'air, quoique d'une manière peu remarquable, était en bon état, si ce n'est qu'au milieu du trajet qu'il parcourt ordinairement en travers, il se réfléchissait du côté de l'ombilic, d'où il revenait de bas en haut, mais sans beaucoup monter. Le foie était pâle à l'intérieur et à l'extérieur; la vésicule se trouvait vide, ou du moins ne contenait à peine que quelques gouttes de bile, qui teignit d'une couleur jaune, brune et sale, du papier qu'on en frotta. La rate était et plus grosse et plus flasque que dans l'état naturel. — L'ouverture du crâne fut différée jusqu'au cinquième jour, à cause d'autres observations qui furent faites dans cet intervalle; en sorte que ce fut peut-être pour cela aussi que je trouvai tout dans un état de relâchement. Sur l'une des faces de la faux était un osselet d'une figure irrégulière, mais d'une surface plutôt plane qu'inégale; il n'était pas très-mince, et n'égalait pas en grandeur l'ongle du petit doigt. Sous la pie-mère, dans les anfractuosités, il y avait quelque chose de semblable à de la gélatine. A travers cette méninge, on voyait que la plupart des troncs des vaisseaux sanguins et leurs plus petits rameaux étaient manifestement engorgés çà et là. Les vaisseaux des plexus choroïdes, et ceux qui rampent à travers la moelle allongée, étaient également remplis de sang; l'on remarquait aussi un grand nombre de points rouges partout où l'on coupait la substance médullaire du cerveau.

36. Un jeune homme, âgé de vingt-cinq ans, d'un teint un peu pâle, qui avait été affecté auparavant des écrouelles, et aussi, à ce que l'on disait, d'une maladie vénérienne, fut pris, après s'être échauffé par un excès d'exercice (c'était un domestique), de frisson et de fièvre, avec une douleur pongitive, qu'il disait ressentir dans presque toute la poitrine proprement dite, mais plus vers la partie inférieure. Il souffrait également du dos, et même de toute la périphérie du corps, de sorte qu'en quelque endroit qu'on le touchât, il préten-

dait que le contact même augmentait sa douleur. Il ne pouvait se coucher que sur le dos. Le pouls était fréquent et petit, la soif nulle, la chaleur interne, la respiration difficile, les crachats liquides et roux. Le quatrième jour de la maladie, il eut des déjections bilieuses. Mais, le huitième jour, après avoir beaucoup uriné, il mourut, le corps couvert d'une sueur mortelle, vers la fin du même jour, à l'hôpital de Bologne, que j'ai cité très-souvent, au milieu du mois de janvier de l'an 1706.

Examen du cadavre. Il y avait dans la cavité droite de la poitrine une sérosité trouble et sanieuse. De l'un et de l'autre côté, les poumons étaient presque partout adhérents aux parois, même à celles qui sont formées par le diaphragme; le gauche l'était par sa face antérieure, uniquement au moyen de filaments; mais ce même poumon et celui du côté droit étaient non-seulement très-étroitement attachés, mais encore continus, pour ainsi dire, avec ces parois dans presque tout le reste de leur surface, par l'intermédiaire d'une espèce de membrane épaisse. Cette membrane blanche, tenace, et en quelques endroits presque aussi épaisse que le petit doigt, à droite (car à gauche elle était beaucoup moins blanche et beaucoup moins épaisse), suivait les poumons, qu'il fallut arracher de force. Cependant, quand on la séparait de ces viscères, ce qui était facile, on voyait que la membrane de ceux-ci, placée au-dessous, était intacte et entière. C'est pourquoi on aurait dit que c'était la plèvre, si on n'eût remarqué que cette dernière, saine et entière à gauche, était restée à sa place, tandis qu'à travers elle on voyait la partie contiguë des muscles intercostaux, qui étaient rouges. Cependant à droite, à la place de la plèvre, il y avait une autre membrane qui ressemblait à celle qui avait déjà été enlevée en même temps que le poumon, si ce n'est qu'elle était un peu moins épaisse; quand on arrachait cette autre membrane, on voyait au-dessous d'elle les muscles intercostaux qui étaient blanchâtres; en sorte qu'à cet endroit la plèvre pouvait paraître avoir été rendue plus épaisse par la violence de la maladie. Mais ce qu'il y a de certain, c'est qu'elle était à demi putréfiée, et se déchirait quand on la frottait légèrement avec les doigts, là où elle couvrait le muscle triangulaire droit de la poitrine. Ce

muscle était enflammé; et en outre la partie charnue du diaphragme, qui était la plus proche de son centre de part et d'autre, semblait également être enflammée en quelques points, aux endroits où les poumons lui étaient adhérents. Quant aux poumons, ils étaient dans l'état suivant. Celui du côté gauche présenta dans l'un de ses lobes une substance blanche, et comme composée de grains *tartarisés* pour ainsi dire, tandis que, presque partout ailleurs, elle n'était que dure, dense et pesante, mais moins antérieurement. D'ailleurs, celui du côté droit était même plus dur, plus dense et plus pesant que celui du côté gauche. Le péricarde contenait un peu plus d'eau que dans l'état naturel, et elle était trouble. Une concrétion polypeuse d'un blanc jaune, mais molle, s'étendait du ventricule droit du cœur à travers ses deux orifices. Des concrétions semblables s'avançaient pareillement à travers les deux orifices du ventricule gauche. Ces dernières s'introduisaient dans la veine pulmonaire, et celles qui sortaient du ventricule droit entraient dans l'artère du même nom; elles se divisaient en branches, et imitaient les ramifications de ces vaisseaux. — A l'ouverture du ventre, l'estomac et les intestins, surtout le colon, se présentèrent considérablement distendus par de l'air. La partie inférieure de la rate était teinte d'une noirceur particulière, de même que si la gangrène eût succédé à une inflammation; cette noirceur s'étendait à l'intérieur jusqu'à la profondeur d'un doigt et demi. Au contraire, le foie était blanchâtre et très-gros : je trouvai dans la vésicule du fiel, avec un peu de bile d'un blanc jaunâtre, plus de soixante-dix calculs, dont les plus volumineux, qui étaient très-peu nombreux, ne dépassaient pas la grosseur d'une fève, et dont les plus petits n'étaient pas moindres qu'un grain de poivre; les premiers approchaient de la forme ovale, mais déprimée en plus d'un endroit; les autres présentaient jusqu'à un certain point la forme cubique. Ils étaient humectés par de la bile intérieurement, et ils semblaient être formés comme de certains petits grains, qui étaient renfermés de toutes parts dans une croûte au moins double, qui était verdâtre dans la plupart, et blanche en partie dans quelques-uns. Tous entretenaient la flamme une fois qu'ils avaient pris feu, et alors ils jetaient des étincelles de temps en temps en crépitant légèrement. Le rein droit était très-mou. Le tronc de l'aorte parut trop étroit soit dans le ventre, soit dans la poitrine jusqu'à sa courbure, en comparaison de la grandeur du corps qui, d'ailleurs, n'était pas petit, et de la plupart des viscères. Je ne touchai pas à la tête.

37. Il ne m'est point arrivé de voir dans les inflammations de la poitrine une lésion de la plèvre plus grande que dans cette histoire que j'ai conservée exprès pour la fin. Cependant croyez-vous que ce jeune homme mourut de cette lésion ou de la maladie des poumons qui y était jointe? Maintenant si vous relisez toutes mes observations et celles de Valsalva, et que vous les compariez avec d'autres histoires d'autres auteurs, soit anciens soit modernes, que je nommerai plus bas, vous comprendrez facilement que je serais bien plus porté (s'il était absolument nécessaire de suivre l'un ou l'autre parti) à adopter l'opinion de ceux qui enseignent qu'une pleurésie mortelle consiste dans la seule inflammation du poumon, ce que j'ai vu souvent, que celle des médecins qui disent qu'elle dépend de la seule inflammation de la plèvre, ce que je n'ai jamais trouvé. Et en effet, Hippocrate, pour passer sous silence Praxagoras, Hérophile, Euriphonte de Gnide, peut-être plus ancien qu'Hippocrate, et d'autres auteurs, qui, d'après le témoignage de Cœlius Aurelianus (1) qui rapporte également leurs raisons, ont enseigné que le poumon est le lieu souffrant chez les pleurétiques; Hippocrate, dis-je, dans son livre *de locis in homine* (2) avait positivement placé dans le poumon non-seulement le siége de la péripneumonie, mais encore celui de la pleurésie, de celle-ci lorsque l'une des parties de ce viscère est tuméfiée par une certaine quantité d'une humeur chaude qui s'y rend, et de celle-là lorsque les deux parties le sont en même temps. Au reste, je ne prétends pas qu'il faille recourir à cette différence; je dis seulement qu'il aurait mieux valu (ce que Démétrius (3) Hérophile avait fait) s'en servir que d'obscurcir par d'autres passages d'Hippocrate ce qu'il y avait de vrai dans celui-ci. Toutefois, je ne chercherai pas ici si Marlianus a donné lieu à cette obscurité. Mais vous pourrez voir même dans le *Sepulchretum* (1), si en discutant sur ce même passage d'Hippocrate il a eu raison d'affirmer contre Joubert (2) qui s'appuyait de l'ouverture d'une infinité de cadavres, qu'il arrive rarement qu'une partie du poumon s'enflamme, l'autre restant intacte ; ou que la douleur a lieu non point à raison de l'inflammation du poumon, mais à cause de celle du côté : vous verrez également si, après avoir objecté aux observations de ceux qui avaient écrit qu'ils avaient toujours trouvé les poumons lésés dans la pleurésie, qu'il n'est pas étonnant qu'ils aient observé cela à Rome, où presque toutes les pleurésies et péripneumonies sont du nombre de celles dont il est question dans ce passage d'Hippocrate, c'est avec raison qu'il ajoute aussitôt après qu'on observe tous les jours à Rome, à l'hôpital du Saint-Esprit, des cadavres de pleurétiques qui ont été transportés du territoire romain, et sur lesquels on trouve le côté lésé et putréfié, sans faire aucune mention des poumons. Mais, de votre côté, rappelez-vous ces observations que Hoffmann (3) dit avoir été faites dans ce temps-là au même hôpital du Saint-Esprit par Pi. Servius, sur trois cents pleurétiques, chez lesquels il vit constamment un lobe du poumon putréfié et rempli de matière, tandis que la plèvre n'avait absolument aucune lésion sensible, ou n'était en quelque sorte que légèrement altérée. Ensuite voyez combien presque toutes mes observations s'accordent plus avec celles-ci qu'avec celles-là ; or, pour que Martianus ne vous inspire aucun scrupule, il est certain que je les ai recueillies en différents lieux et en différents temps Les mêmes observations feront voir en particulier, et non point en général comme Joubert l'a exposé, s'il est plus rare que l'un des poumons s'enflamme seul ou tous les deux, et si la douleur pongitive dépend toujours de l'inflammation du côté. Malgré cette douleur, non-seulement on trouve souvent le côté non enflammé, mais encore quelquefois sans aucune adhérence avec le poumon enflammé ; ce qui du reste, comme vous savez, diffère des observations de Die-

---

(1) Acut pass., l. 2, c. 16.
(2) N. 24.
(3) Apud eumd. Cœlium, l. cit., c. 25.

(1) Schol. ad § 5, obs. 14, hujus sect.
(2) Sect. ead., obs. 24.
(3) Medic. rat., t. 4, p. 1, s. 2, c. 6, § 2.

merbroeck (1), et s'accorde moins avec les opinions de quelques modernes. Que sera-ce si vous jetez les yeux sur les histoires que je vous ai décrites dans la seizième Lettre (2)? Vous y trouverez que la plèvre n'était pas quelquefois exempte de toute inflammation, quoiqu'il n'eût existé aucune douleur de côté; en sorte que j'omets de chercher si les pleurésies sans une douleur pongitive du côté, notées d'après plus d'un auteur dans Ettmüller (3), appartiennent entièrement à ce sujet.

38. Mais actuellement si vous faites attention à toutes mes observations, et en même temps à celles de Servius, vous comprendrez tout de suite que vous ne pourriez point adopter facilement l'opinion de ceux qui croient que dans une pleurésie mortelle, très-souvent la plèvre seule est enflammée, le poumon restant intact, quoique Sydenham (4) fasse cause commune avec eux, lui qui pense que la matière peccante se dépose sur la plèvre et quelquefois sur les poumons. Qu'il est différent le sentiment de ces médecins, qui ont cherché même autrefois par l'anatomie ce qui arrive le plus souvent! tel Coiter (5) dont je rapporterai ici toutes les paroles, non-seulement parce qu'elles s'accordent avec mes observations, mais aussi parce que je les ai inutilement cherchées dans cette section du *Sepulchretum*. L'an du salut 1563, comme pendant l'automne les toux, les péripneumonies et les pleurésies malignes régnaient dans presque toute l'Italie, semblables à des maladies épidémiques, et qu'elles faisaient périr beaucoup de monde, je trouvai, dit-il, sur tous ceux que je disséquai, les poumons presque tout entiers remplis d'un sang à demi putride, engorgés et endurcis d'une manière étonnante; l'espace que les poumons n'avaient pas rempli était plein d'une eau semblable à de la lavure de sang; les têtes aussi étaient remplies d'une grande quantité d'eau limpide. Vous voyez que, tout en parlant d'autres parties, il ne dit rien de la plèvre.

Mais à votre tour vous pouvez m'ob-

jecter Vésale (1) qui a également été omis dans le *Sepulchretum*, et qui en faisant mention de deux femmes dont il conjecturait que l'une était morte d'une douleur de côté, et dont l'autre avait succombé à une inflammation le troisième jour, parle de la plèvre, mais non pas des poumons. En effet, il écrit que sur la première une inflammation occupait presque toute la partie gauche de la membrane qui tapisse les côtes, mais surtout près de la racine des côtes; tandis que sur la seconde elle occupait toute la partie postérieure de la poitrine, le long de la direction de la veine-azygos et de ses prolongements, ce qui lui avait fourni une grande preuve pour reconnaître l'essence de la maladie latérale. Pour moi, je ne dirai pas ici que Vésale, occupé alors d'un autre objet, et rapportant ces choses en passant, avait pu omettre la lésion des poumons avec d'autant plus de facilité, que cette controverse était moins agitée dans ce temps-là; mais j'accorderai, si vous le voulez, que les poumons étaient sains sur ces deux femmes, pourvu cependant que vous m'accordiez aussi que, sur tous ces sujets que Coiter cite assurément en bien plus grand nombre, la plèvre était sans aucune lésion, ou avec une lésion qu'on pouvait négliger. — D'ailleurs, je cherche ici ce qui arrive le plus souvent, et non pas ce qui a lieu quelquefois. Car je ne nie pas qu'on ne rencontre de temps en temps des observations, même dans la Lettre précédente (2), qui sont semblables à celles-là de Vésale. J'ajouterais de plus que de même qu'on a omis dans cette section du *Sepulchretum*, ces histoires de Vésale, de même on a commis une omission à l'égard d'une autre observation de Harder (3), si, outre que celui-ci a mis en avant une autre cause de mort siégeant dans la substance corticale du cerveau devenue purulente, il n'avait pas indiqué avec trop peu de clarté le siège d'une grande quantité de pus qu'il trouva épanché dans la cavité de la poitrine. En effet, il faut déterminer avec soin les sièges de cette espèce, et l'on ne doit point, comme vous verrez que cela a été fait quelquefois, rapporter pour ainsi dire à sa fantaisie, tantôt au poumon, tantôt à la plèvre, le même

____

(1) Vid. Epist. 20, n. 58.
(2) N. 30, 31, 40.
(3) Prax, l. 1, s. 18, art. 9.
(4) Obs. med. circa morb. acut., s. 6, c. 3.
(5) Obs. anat.

(1) Epist. de Rat. chyn.
(2) N. 57, 58.
(3) Apiar., obs. 53.

foyer dans lequel a été ou est encore le pus. —Ainsi, je ne nie pas les observations qui ne sont point douteuses relativement à de grandes et graves lésions de la plèvre, le poumon restant intact, dans la pleurésie; mais je dis qu'elles sont certainement très-rares, si on les compare avec le nombre infini de celles qui ont été recueillies par Coiter et Servius, par Barth. Vicary (1), qui a observé la même chose que Servius sur vingt pleurétiques, par Gagliardi (2), qui a disséqué environ trente sujets, par Nanni (3), et enfin, pour ne rien dire ici des autres que je nommerai plus bas ni de moi, par Valsalva, qui a ouvert ainsi que ce dernier, un grand nombre de cadavres. En effet, aucun de ces auteurs n'a jamais rencontré, dans un si grand nombre de dissections, une lésion très-grave et très-grande de la plèvre, les poumons étant intacts.

39. Bien plus, l'inflammation de la plèvre ne se trouve pas jointe à l'inflammation des poumons sur les cadavres aussi souvent que des hommes, du reste très-savants, semblent le croire. Vous comprendrez très-bien si cela est vrai ou non, en considérant une grande série d'observations. Si vous examinez avec beaucoup d'attention celles que Coiter, Servius, Vicary ont citées, vous en trouverez beaucoup que vous réunirez à celles de Valsalva et aux miennes. Joignez-y encore celles qui suivent, sans en compter d'autres qu'on lit dans le *Sepulchretum*. Zwinger (4) et Dillen (5) ont vu les poumons endurcis et déjà affectés de gangrène; et tout en décrivant le mauvais état des autres parties sur ces cadavres, ils ne nomment point la plèvre, tandis que le premier ajoute positivement que le poumon n'était cependant adhérent nulle part sur le malade qui avait craché du sang avec une douleur pongitive intolérable du côté; quant à l'autre sujet, il avait été emporté par une pleurésie franche, qui dégénéra en péripneumonie. Lanzoni (6) trouva aussi sur un homme mort d'une forte pleurésie un abcès du poumon pour cause de la maladie et de la mort; et il ne dit pas un mot de la plèvre; et même, dans la constitution épidémique de la même année, comme la plupart des médecins pensaient, d'après les symptômes d'une pleurésie, que la plèvre était enflammée, tandis que d'autres prétendaient le contraire, le cadavre ayant été ouvert pour terminer (1) un si grand différent, cet auteur trouva l'un des poumons attaqué d'érysipèle, tuméfié et tacheté de blanc, sans aucune lésion de la plèvre. En outre, le célèbre Fischer (2), ayant ouvert un cadavre dans une autre constitution pour voir ce qu'il fallait penser dans la controverse si vivement agitée par quelques médecins sur le siège de l'inflammation, raconte qu'il ne trouva rien autre chose si ce n'est une inflammation du poumon droit, et des concrétions polypeuses dans les gros vaisseaux pulmonaires. D'un autre côté, le grand Gesner, dans cette constitution trompeuse d'un bourg de la Pouille que j'ai citée plus haut (3), et dans laquelle une douleur pongitive se faisait sentir aux côtés, ou sous l'épaule, rapporte n'avoir trouvé, après avoir disséqué un, deux et plusieurs cadavres, aucune lésion de la plèvre, tandis qu'il dit que les poumons étaient certainement enflammés, ou affectés d'une autre manière, intérieurement ou extérieurement. Enfin, pour omettre d'autres auteurs, je ne puis passer sous silence l'illustre de Haller (4), qui, en publiant quatre observations de pleurésie et de péripneumonie qui lui sont propres, a rapporté à peine dans une d'elles qu'il y avait des signes d'inflammation dans la plèvre, et a écrit dans toutes que les poumons avaient été viciés par un grand abcès, que ces viscères étaient pesants, soit par le sang qui avait distillé dans l'intérieur de leurs vésicules ou de leurs cellules, soit par une humeur blanche accumulée dans leur substance, et qu'ils se trouvaient durs et solides en partie, comme j'ai exposé plus haut (5) que cela arrive très-souvent dans leurs inflammations.

Puisqu'il en est ainsi, vous concevez très-clairement que l'inflammation de la plèvre se trouve jointe à l'inflammation des poumons moins souvent qu'un médecin très-célèbre de nos jours semblait

---

(1) Vid. in obs. 87, cent. 1, N. C.
(2) Cit. supra, ad n. 28.
(3) Vid. Epist. 20, n. 57.
(4) Eph. N. C., dec. 3, a. 5, obs. 8.
(5) Ead. dec., a. 10, obs. 241.
(6) Ibid., a. 5, obs. 122.

(1) Ibid., obs. 120.
(2) Cent. 9, N. C., obs. 80.
(3) N. 14.
(4) Opusc. pathol., obs. 13 et seq.
(5) N. 20.

le croire, puisqu'il a écrit que la péripneumonie naît rarement d'elle-même, et qu'elle survient à une pleurésie et à une parafrénésie. Ces paroles me rappellent un passage d'Hippocrate, qui a été rendu par Duret (1) de la manière suivante : La péripneumonie qui succède à la pleurésie est plus sûre que celle qui est primitive. Ce passage a mis à la torture l'esprit des interprètes et des médecins, soit pour d'autres causes citées dans Cœlius Aurelianus (2) et dans Baillou (3), soit surtout parce qu'il est dit dans les Aphorismes (4) : La péripneumonie après la pleurésie est fâcheuse. Martianus (5) et Sennert (6), qui, peut-être, trouvaient que les autres avaient été trop hardis en corrigeant le texte, imaginèrent un moyen avec lequel ils croyaient que, sans faire aucun changement dans les mots, on pouvait aisément comprendre la chose; c'est, dit Sennert, de réfléchir qu'une partie de la matière étant déposée primitivement sur les parois de la poitrine, le reste se porte sur les poumons en moins grande quantité et avec moins d'impétuosité; ou, d'après l'opinion de Martianus, c'est de ne pas prendre le mot ἀσφαλεστέραι, comme on le fait communément, pour désigner des péripneumonies plus sûres ou moins dangereuses, mais plus stables, c'est-à-dire moins changeantes. Je n'admettrai pas la première de ces interprétations à cause de l'Aphorisme que j'ai cité tout-à-l'heure, et avec lequel je ne vois pas comment je pourrais la concilier d'une manière satisfaisante; je n'adopterai pas non plus la seconde par cela même que ce mot, autant que j'ai pu le reconnaître, a été constamment employé dans les Coaques, ainsi que ses analogues, pour désigner (7) positivement, non pas une plus grande stabilité, mais une plus grande sécurité, c'est-à-dire moins de danger.

Dans cet état de choses, j'avais eu l'intention autrefois de chercher si, par ha-

sard, il serait permis de rejeter du mot en question la première lettre α, comme ayant été ajoutée par la négligence des copistes, afin que, par le plus petit de tous les changements, nous lussions (ce que la raison semblait demander) que les péripneumonies qui succèdent à la pleurésie sont, non pas plus sûres, mais plus dangereuses ; ou, si cela n'était pas permis, de voir si l'on pourrait admettre le moyen de conciliation proposé ou du moins approuvé par Petit (1), qui consiste à entendre l'aphorisme pour la péripneumonie qui se joint à une pleurésie persistante, et le passage des Coaques à la péripneumonie en laquelle la pleurésie se change. Mais vous verrez vous-même si, dans ce passage, ces deux péripneumonies sont comparées entre elles, ou plutôt si celle en laquelle la pleurésie se change est comparée avec celle qui est primitive. Si cette dernière supposition est la véritable, et elle l'est évidemment, nous en revenons à chercher la raison pour laquelle Hippocrate prononce que les péripneumonies qui surviennent à des malades déjà affaiblis par une pleurésie et par le traitement même de cette affection, sont plus sûres que celles qui, sans aucune pleurésie antérieure, attaquent des hommes bien portants et robustes. Certes, vous verrez dans Baillou (2) que les premières sont regardées comme mortelles ; et cela est fondé non-seulement sur la raison, ou sur l'autorité de Galien, mais encore sur les exemples de la mort très-prompte de la reine de Navarre et de madame Dupuy, qui y sont rapportés. A ces exemples les médecins en ont souvent ajouté ensuite un grand nombre d'autres qui ont été funestes; tels sont ceux qui ont été publiés depuis assez peu de temps par le célèbre Gianella (3) : tant s'en faut que ces péripneumonies, si nous considérons ce qui arrive le plus souvent, puissent être regardées en général comme plus sûres que les primitives !

40. Mais, pour revenir des péripneumonies secondaires à celles qui existent en même temps que la pleurésie, il est démontré non-seulement par mes observations, mais encore par celles des autres, que ces dernières, sans être aussi

---

(1) Coacar. prænot., l. 2, c. 16, n. 28.
(2) Acut. morb., l. 2, c. 25.
(3) Annot. 6, ad consil. 27, l. 1.
(4) Sect. 7, aph. 11.
(5) Ad Coac., sect. 2, n. 277.
(6) Medic. pract., l. 2, p. 2, c. 16.
(7) Vid. apud Duret. cit., cap. n. 17, cui adde n. 16, et cap. 17, n. 1, adde cap. 15, n. 4, et l. 1, n. 149.

(1) Comment in Aret. de morb. Acut., l. 1, c. 10.
(2) Annot. 6, cit.
(3) De success. morb., l. 2, c. 6.

fréquentes (ce que vous avez déjà assez remarqué), ne se rencontrent cependant pas très-rarement. Mais il est certain qu'on observe beaucoup moins souvent celles auxquelles une inflammation très-grave de la plèvre se trouve jointe : témoin, avant tous les autres, un de mes compatriotes qui a publié un volume particulier sur la complication [de l'une et de l'autre affection, et qui, s'il n'a pas imposé le premier le nom de pleuropneumonie à toutes les deux, l'a du moins confirmé de telle sorte qu'il est cité maintenant aussi par les plus modernes comme très-connu ; je parle de Vinc. Baroni, dont les observations, livrées à l'impression déjà depuis l'an 1636, ne sont pas rapportées, je ne sais pourquoi, dans cette section du *Sepulchretum*, où du reste, quelques autres, outre celle que j'ai citée plus haut (1), se trouvent décrites, non-seulement une fois, mais deux fois ; telles sont celles qu'on lit dans le § 7 de l'observation neuvième et dans le § 2 de l'observation quarantième, à la fin de la scholie de l'observation trente-troisième et dans le neuvième article de l'appendice de l'observation vingt-cinquième, dans le quatrième article de cet appendice et dans le second de la scholie de l'observation trente-huitième.

Baroni (2), en disséquant lui-même trois sujets morts de cette maladie dans l'hôpital de ma patrie, lorsqu'une péripneumonie régnait épidémiquement dans ce pays, ne put voir dans aucun de leurs côtés aucun abcès, ni aucun autre vestige d'inflammation ou de tumeur sur la membrane qui tapisse les côtes, excepté seulement chez une femmelette, sur laquelle néanmoins il trouva cette membrane non point enflammée, mais putréfiée, en sorte qu'elle suivait le poumon qui lui était fortement adhérent lorsqu'on arrachait celui-ci. Or, il paraît, d'après la description de l'affection de chacun des sujets qu'il place avant celle de la dissection, que tous avaient été tourmentés par une douleur de côté aiguë et pongitive. Bien plus, il rapporte après ses histoires, comme leur étant semblables, les observations de Plater et de Zecchi, dont le premier trouva sur deux pleurétiques une tache livide, seulement sur la plèvre, tandis que les poumons eux-mêmes, qui étaient adhérents à cette membra-

ne, se trouvaient plutôt en mauvais état ; et, de son côté, Zecchi remarqua sur un plus grand nombre de sujets une lésion non pas de la plèvre, mais des poumons, comme vous verrez que cela est noté dans le *Sepulchretum* (1) : toutefois, à la fin du Traité sur la douleur de côté, placé après la Méthode sur les urines et avant la dernière des Consultations, qui furent publiées à Venise, le même Zecchi écrit que sur les pleurétiques, avec une grande lésion des poumons, la plèvre a été trouvée quelquefois parfaitement saine, et quelquefois un peu changée. A cela, ajoutez les paroles suivantes de Jacot (2) : Nous observons, par expérience, dans la dissection des pleurétiques que la plèvre est rarement tuméfiée ; et, pour ne pas citer trop souvent les dissections de Valsalva et de moi, joignez-y ces trois cents observations de Servius (3), qui trouva la plèvre sans absolument aucune lésion, ou seulement altérée en quelque sorte légèrement.

Mais, de même que lorsque je faisais voir plus haut (4) la rareté des grandes et graves lésions de la plèvre lorsque les poumons sont sains, ou celle de l'inflammation de cette membrane jointe à l'inflammation de ces viscères, vous n'aurez pas cru, sans doute, que j'étais du nombre de ceux qui (la plupart ont été nommés par Titmann (5)) ont prétendu qu'aucune pleurésie n'est produite par l'inflammation de la membrane qui couvre les côtes, de même vous aurez raison de croire également ici que je ne nie pas que des inflammations graves de la plèvre ne se soient jointes à l'inflammation des poumons, quoique je fasse voir qu'on en a trouvé très-rarement dans un très-grand nombre de dissections. Car je n'ai pas oublié celles qui sont passées en revue dans le *Sepulchretum* ; et à celles-là je puis en joindre d'autres, comme celles que Gagliardi (6) indique, et qui, sur plusieurs sujets, s'étaient étendues du poumon à la plèvre ; je puis encore citer ce que dit Hoffmann (7), qu'il a vu

---

(1) N. 28.
(2) De pleuripneum., l. 1, c. 1.

(1) Sect. hac, obs. 20, § 1 et 29.
(2) Comment. in Hipp., Coac. sect. 2, l. 1, aphor. 1.
(3) Supra, n. 37.
(4) N. 38, 39.
(5) In procem. mechanismi venæ azyg. pleurit. causæ.
(6) Cit. supra, ad n. 28.
(7) Cit. ibid.

la plèvre enflammée et sphacélée adhérer au poumon vicié par de petits abcès. Cependant Hoffmann a ajouté avoir vu cela aussi, comme pour dire quelquefois, après avoir rapporté en général de la manière suivante ce qui est le plus fréquent : Dans la dissection on trouve les poumons enflés, durs comme le foie et gagnant le fond de l'eau. Il a confirmé ceci également par une très-belle observation (1), en décrivant l'énorme pesanteur de ces viscères, leur distension, leur dureté, ce qui dépendait de ce qu'ils avaient leurs vésicules remplies d'une substance comme charnue, épaisse, rougeâtre; et, quoiqu'il n'ait omis aucune partie interne de la poitrine, il n'a même pas cité la plèvre. Quant à Gagliardi, ayant disséqué trente sujets, comme il a été dit plus haut (2), il trouva sur les uns la substance des poumons tellement changée en un tissu semblable à celui du foie, qu'on ne pouvait distinguer le poumon d'un étudiant en chirurgie, de son foie, après la division de ces viscères, tandis que sur d'autres cette substance était noire, et sur quelques-uns attaquée pêle-mêle de cette double lésion, dont il appelle la première phlegmoneuse et la seconde gangréneuse. Le grand Sénac (3) aussi, en écrivant en général que la substance du poumon « s'endurcit dans les pleurésies et forme une masse semblable au foie », établit pourtant une exception ailleurs (4) pour les pleurésies d'une certaine constitution, dans lesquelles il accuse un principe gangréneux ; et il ne passe pas sous silence ce qu'il observa pendant la maladie et après la mort. Vous verrez, en comparant l'un et l'autre auteur, quelle différence exista entre la constitution de Paris et celle de Rome. Car Gagliardi assigne à chacune de ces trois lésions ses symptômes et ses remèdes particuliers ; mais, de même qu'il fait voir assez clairement les progrès de la lésion phlegmoneuse se changeant en suppuration sur les sujets morts un peu tard, de même vous exigeriez plus de clarté dans la description de la lésion gangréneuse, et de celle qui est mêlée de l'une et de l'autre. En effet, il n'est pas possible de comprendre si les parties du poumon que la gangrène attaquait étaient

affectées d'un phlegmon, d'un érysipèle, ou ni de l'un ni de l'autre genre d'inflammation.

Vous verrez d'ailleurs que j'ai noté, moi aussi, soit dans cette Lettre (1), soit dans d'autres (2), les progrès de cette substance comme hépatique vers la suppuration, ainsi qu'une noirceur (3) dans la partie dure et dense, ce que Valsalva a vu également, puisqu'il a écrit que le poumon d'un vieillard (4) mort le troisième jour, était noir, affecté d'une phlogose, dur et extrêmement compacté, qu'il a parlé d'une partie brune et attaquée, pour ainsi dire, de sphacèle dans le poumon endurci d'une femme (5) qui était couchée avec une prostration totale des forces, et chez laquelle la douleur diminua ensuite, et qu'il a rapporté que le poumon d'un homme (6), mort le cinquième jour, était extrêmement endurci, tirant sur la couleur verdâtre, et parsemé de taches noires. Mais je ne sache pas que Valsalva ait trouvé sur des péripneumoniques les poumons noirs sans être endurcis, et moi-même, je n'ai pas observé ce cas, si ce n'est sur un seul homme, dont j'ai parlé dans la treizième Lettre anatomique (7) : toutefois, étant principalement occupé de la tête, j'examinai ces viscères en courant, et je me rappelle bien qu'ils étaient gravement lésés, mais cependant je n'ai pas noté si cette noirceur dépendait de la gangrène ou du sang qui ne se serait pas arrêté dans leurs vaisseaux d'une manière assez considérable pour former gangrène ; et à ce sujet, je ne comprends pas non plus si les poumons étaient durs ou relâchés par le sphacèle et mous, dans les cas où Lancisi a écrit que dans cette péripneumonie épidémique (8) de Rome les parties voisines du cœur étaient rouges jusqu'au diaphragme, et rendues noirâtres par du sang accumulé, c'est-à-dire, comme il s'exprime un peu plus bas (9), rouges et attaquées de sphacèle. — Mais, quoiqu'il en soit, toutes ces affections des

---

(1) I. In enarr. morb., cap. ibid. cit.
(2) N. 38.
(3) Traité du Cœur, l. 4, c. 3, n. 2.
(4) L. 3, c. 8, n. 9.

(1) N. 17.
(2) Epist. 6, n. 11.
(3) Supra, n. 4 et 24.
(4) Epist. 20, n. 33.
(5) Ibid., n. 41.
(6) Ibid., n. 45.
(7) N. 23.
(8) Epidem. Rheum., a. 1709, c. 2, n. 6.
(9) C. 4, s. 1, n. 7.

poumons par la citation desquelles vous croirez peut-être que j'ai été détourné de mon sujet, vous paraissent-elles être d'une nature telle que si elles se joignent quelquefois à des lésions de la plèvre, même graves, vous deviez attribuer la mort des malades plutôt à celles-ci qu'à celles-là ? Certainement ce n'est pas ainsi que Lancisi a vu la chose, lui qui m'a écrit (1) que ceux mêmes sur lesquels les rameaux de la veine azygos, du côté enflammé en premier lieu, s'étaient changés en varice, étaient morts à la vérité d'une pleurésie cruelle, mais d'une pleurésie dégénérée en une péripneumonie et en une inflammation du diaphragme. Bien plus, la vérité arracha à Rivière lui-même, qui défendait l'opinion contraire, ces paroles que vous trouverez aussi dans le *Sepulchretum* (2), et qui doivent nous suffire : Les pleurésies trop violentes, qui ordinairement amènent la mort, dégénèrent le plus souvent en péripneumonie. D'ailleurs, Triller (3), médecin d'un très-grand mérite, assure en général que, dans une véritable pleurésie, il existe non-seulement une affection de la plèvre, comme on l'a cru imprudemment jusqu'ici, mais encore une altération simultanée de la substance même des poumons, comme l'anatomie, l'unique lumière de la médecine, l'a enseigné très-clairement, et il reconnaît qu'il n'y a point de véritable pleurésie aiguë sans péripneumonie. Enfin, pour ne pas citer ici d'autres auteurs, il suffira de dire que le grand anatomiste de Haller (4) dit qu'il n'a jamais cru que la plèvre seule eût fait périr un homme par son inflammation.

41. Du reste, je ne crains pas que, pendant que je m'arrête long-temps sur cette controverse relative au siége de la véritable pleurésie, vous croyiez peut-être, à l'imitation des empiriques que Galien (5) a traités avec trop de ménagement, pour ce qui regarde cet objet, que je dise tant de paroles sur un sujet inutile. Car, si les dogmatiques de ce temps-là se défendaient contre eux par une réponse peu convenable, du moins en consultant les deux plus célèbres médecins dogmatiques de nos jours, Boer-

haave (1) et Hoffmann (2), vous ne croirez pas facilement que ces empiriques soient parvenus, au moyen du seul empirisme, à une connaissance assez exacte, méthodique et claire des différences de traitement, que ceux-ci et surtout Boerhaave ont proposées, en prenant l'anatomie et la raison pour guides. Vous serez fâché aussi qu'un vieux médecin de notre temps ait écrit que tous les praticiens emploient le même traitement, soit que la maladie attaque la plèvre ou les poumons, oubliant ainsi cette différence que ne nient même pas ceux qui s'efforcent d'affaiblir tout le reste, que quand l'inflammation tourne à la suppuration, elle exige une méthode différente de traitement, au moins alors, suivant que le pus est dans la plèvre et dans les muscles voisins, ou dans les poumons, cas dans lesquels il faut le retirer par des voies bien différentes. Je n'ignore pas qu'il a existé aussi de nos jours d'autres médecins beaucoup plus habiles que celui-là, qui ont enseigné qu'une méthode de traitement presque la même, et, qui plus est, absolument la même, convient à l'une et à l'autre maladie. Mais ces derniers pensaient que le siége de toutes les deux était dans les poumons, ou qu'elles existaient l'une et l'autre en même temps ; et l'on comprend suffisamment quels remèdes ils ordonnaient également avec raison pour les deux affections, tandis que le premier affirmait la même chose sur le traitement général, pour dire que tous les soins des anatomistes étaient inutiles dans cette recherche, comme s'il n'existait pas au moins une vérité, savoir que le médecin qui saura que le siége de la maladie est extrêmement fréquent dans les poumons et plus rare dans la plèvre, aura plus de sollicitude sur l'affection et sur la prompte administration des grands secours.

Quant à vous, si je connais bien votre amour pour la science, et la préférence que vous accordez à la connaissance de la vérité sur toutes les autres choses, non-seulement vous ne serez pas satisfait de ce que j'ai dit avoir vu jusqu'à présent sur cette maladie, mais encore vous désirerez peut-être qu'ayant rencon-

---

(1) Dissert. de vena sine pari.
(2) Sect. hac, obs. 14, § 4.
(3) Vid. Commerc. litter., a. 1741, hebd. 2, n. 2.
(4) Opusc. pathol., obs. 15.
(5) De loc. aff., l. 3, c. 2.

(1) Aphor. de cog. et cur. morb., tum. § 849 et seq., tum. § 886 et seq.
(2) C. 6, cit. supra, ad n. 28, § 2 et seq.

tré la membrane des poumons intacte et saine tant de fois, je l'eusse trouvée dans quelques cas affectée seulement d'une espèce d'érysipèle, la substance plus profonde restant sans lésion et sans aucun engouement, afin d'apprendre de moi tous les siéges de ces inflammations de la poitrine reconnus par l'anatomie. Mais ne soyez pas fâché que je laisse aussi quelque chose à d'autres auteurs plus zélés ou plus heureux que moi ; en attendant, qu'il vous suffise de concevoir beaucoup plus facilement, soit d'autres difficultés, soit surtout les suivantes, d'après le siége que j'ai confirmé être le plus fréquent de tous : 1° Pourquoi l'empième ne s'ensuit pas aussi souvent qu'il faudrait qu'il s'ensuivît, si le pus s'accumulait dans la plèvre d'où il n'existe naturellement aucune issue pour s'en aller au dehors. 2° Comment une si grande quantité de pus est expectorée par certains pleurétiques, ou se répand dans leur poitrine ; ce qui, si elle provenait de la plèvre, membrane mince et ténue, pourrait certainement être regardé comme un grand miracle par d'autres aussi bien que par Arétée (1) ; car, relativement à ce que cette membrane devient si épaisse par l'inflammation, qu'elle peut contenir une aussi grande quantité de matière, il n'est jamais arrivé de la voir d'une manière certaine dans cet état, ni à Valsalva ni à moi, ni à aucun de ces anatomistes dont le nombre des observations est extrêmement considérable, comme il a été dit plus haut (2) ; d'un autre côté, vous voyez qu'à la plèvre il n'est pas permis d'ajouter la graisse pour concevoir que la quantité de la matière ne doit pas manquer, puisque la graisse extérieure appartient à une fausse pleurésie, et non pas à la pleurésie véritable et cachée dont je parle ici, tandis que vous n'ignorez nullement combien en définitive est peu abondante celle qui est intérieure sur les sujets qui ne sont pas gras ; or, j'ai reconnu ailleurs (3), avec un médecin très-exact, Triller, que les individus gras sont moins sujets à la pleurésie. 3° Enfin, une fois admis le siége de cette maladie que j'ai prouvé être le plus fréquent, vous devez comprendre plus facilement comment des crachats sanguinolents se manifestent

aussi souvent, même dans les commencements.

42. Je n'ignore pas combien de moyens des hommes très-ingénieux ont imaginés pour expliquer ce dernier phénomène, lors même que l'inflammation était placée dans la plèvre seulement. Le plus ancien de ces moyens est celui d'Erasistrate, dont les paroles nous ont été conservées par Galien (1) qui les réfute. Ce moyen, quoique admis par Sennert (2), qui a caché le nom de son auteur, serait cependant ignoré aujourd'hui de la plupart des praticiens, si un médecin savant d'Italie, qui a bien mérité du traité de la pleurésie, ne l'eût placé dans un jour favorable, et ne l'eût même rendu probable, non-seulement en accommodant les paroles d'Erasistrate à la circulation du sang connue aujourd'hui, mais encore en parlant en particulier de l'artère bronchique qu'Erasistrate et Galien connaissaient et distinguaient de la veine correspondante, comme les paroles de l'un et de l'autre (3) le prouvent suffisamment. Cependant on pourrait peut-être désirer dans cette exposition différentes choses, et entre autres ceci, que l'auteur eût entendu par artère concave, non pas l'artère bronchique, mais l'aorte ; car la veine cave est appelée cave par cela même qu'elle est très-grosse, comme Galien le dit ailleurs (4).

Mais, parmi les moyens nouveaux d'expliquer ces crachats sanguinolents, pour en passer sous silence d'autres anciens que Schneider (5) a déjà suffisamment réfutés, et pour ne rien dire des rameaux veineux qui passent de la plèvre aux rameaux veineux des poumons, et qui ont été indiqués par quelqu'un à ce sujet ; pour ne rien avancer, dis-je, sur ces rameaux, si ce n'est que, quand même ils seraient continus, tout ce qu'ils apporteraient de sang ne s'arrêterait nullement dans les poumons, parce que ce liquide, passant de veines petites à des veines toujours plus grosses pour continuer son chemin avec le reste du sang de ces viscères, doit être transporté à un autre endroit, je ne puis certes omettre

_____

(1) De caus, diuturn., l. 5, c. 9.
(2) N. 38 et seq.
(3) Epist. 20, n. 10,

_____

(1) De loc. aff., l. 5, c. 3.
(2) Cap. 16 cit. supra, ad n. 39, qu. 3, in fine.
(3) Cap. 3 modo cit. infra medium.
(4) De venar., etc., dissect., c. 2.
(5) Dissert. de pleuripneum., c. 1, 33, 34.

sans éloge le moyen, peut-être applicable dans certains cas, que Lancisi (1) me fit connaître autrefois relativement à de petits conduits découverts par des injections entre la veine azygos et la trachée-artère. Mais, quoique je loue l'esprit et le zèle d'un aussi grand homme, toutes les fois que je saurai d'une manière certaine que le poumon lui-même est attaqué d'inflammation, je ne chercherai pas facilement la cause de l'expectoration du sang dans la plèvre, et je n'abandonnerai pas la voie directe et la plus large pour suivre des sentiers obliques et étroits, surtout tant que je me rappellerai ces observations que Nanni rapporta autrefois à l'Académie des Sciences de Bologne, dans une discussion amicale qu'il eut avec moi comme à son ordinaire, et qui se trouvent indiquées trop succinctement sur une ancienne feuille de papier, qui est la seule pièce d'après laquelle un homme du reste aussi recommandable pas son zèle que par sa science, aujourd'hui secrétaire de cette Académie à raison de son grand mérite, a pu les décrire dans les Mémoires (2) de celle-ci. En effet, Nanni racontait, comme je le notai ce même jour pour me le rappeler, que dans une épidémie de pleurésies pendant laquelle il trouva à peine, avec une lésion de la plèvre seulement, un ou deux sujets qui étaient morts sans crachement de sang, comme cela est écrit dans les Mémoires, tous les autres (vous n'y lirez nullement ceci) sur lesquels il avait principalement observé une lésion des poumons, et qui certes furent très-nombreux, étaient morts après avoir rendu des crachats sanguinolents. Vous comprenez donc maintenant non-seulement pourquoi il crut ne devoir point omettre que des crachats de cette espèce avaient manqué sur les deux premiers, mais encore en quoi il me semble que ses observations se rapportent au sujet actuel.

43. Je me souviens que le même jour je communiquai à l'Académie ce que j'avais vu moi-même à l'hôpital de Sainte-Marie de la Vie sur deux jeunes gens, mais en des temps différents. L'un avait été pris d'un froid extérieur avec une douleur perforante vers le milieu du côté droit; celle-ci semblait se mouvoir et se porter tout autour dans le lieu peu étendu qu'elle occupait; elle ne diminuait

point par l'approche de linges chauds, mais elle augmentait par le toucher, de sorte que le malade ne pouvait pas se coucher sur ce côté. La nuit, la fièvre s'y joignit en commençant par du froid et en se terminant par de la sueur; et bien qu'elle fût intermittente, cependant comme elle revenait chaque nuit, et que la même douleur persistait, le jeune homme vint à l'hôpital, où, après une saignée du bras et une onction faite avec de l'huile chaude exprimée de semences de lin, la douleur changea de place, et jusqu'à un certain point de nature, en sorte qu'elle causait du malaise plutôt parce qu'elle était gravative que perforante; du reste, le cartilage xiphoïde (car elle s'était transportée à cet endroit) ne pouvait supporter la main de celui qui le touchait. Comme les choses en étaient là le neuvième jour après le commencement de la douleur, une toux s'étant déclarée inopinément, le malade rejeta un grumeau de sang fétide, du volume d'une grosse châtaigne. Ce grumeau une fois rejeté, tous les symptômes que j'ai indiqués se dissipèrent, de manière que la fièvre n'eut pas lieu la nuit suivante, pendant laquelle les sueurs revinrent, mais pour ne pas reparaître ensuite. Je cherchais donc d'où était venu ce grumeau, car il me semblait que, gros comme il était, il n'était pas sorti par la trachée-artère; d'un autre côté, le malade niait constamment qu'il fût venu de l'intérieur du nez, quoiqu'il se fût écoulé du sang depuis assez peu de temps par l'extrémité des narines; et d'ailleurs, ce qui avait précédé, ainsi que la cessation subite de ces phénomènes, et d'autres circonstances en outre, faisaient que je le croyais. Il restait à supposer qu'il était venu de l'estomac, bien qu'aucun malaise ne se fût manifesté, surtout les premiers jours, à la région de ce viscère, et qu'aucune nausée, aucune propension au vomissement, n'eussent précédé la sortie même du grumeau. — Mais ce qui avait eu lieu sur l'autre jeune homme appartenait certainement à l'estomac. En effet, attaqué d'une douleur de côté, de toux et autres indices d'une pleurésie, et ne s'étant plaint que de ces symptômes, si ce n'est pourtant qu'il éprouvait en même temps des nausées, il se trouva même plus mal après l'administration des moyens qui soulagent ordinairement les autres pleurétiques, et enfin, après avoir rejeté un lombric cylindrique au milieu d'un vomissement de sang, il fut

---

(1) Dissert. de vena sine pari.
(2) Tom. 1, inter medica.

aussitôt délivré de tous les accidents qui ont été indiqués.

Au reste, en rapportant cette observation ce jour-là, je ne pensais pas qu'elle fût rare; car je n'ignorais pas combien d'histoires de cette espèce avaient été publiées (depuis que Gabucinus (1) avait décrit la sienne qui avait paru étonnante à Donatus (2)) soit par les auteurs qu'indique Ettmüller (3), soit par ceux qui sont cités dans le *Sepulchretum* (4); et vous savez qu'à celles-là on peut en ajouter d'autres, surtout d'après Harder (5), Rayger (6) et d'autres hommes illustres, et nommément d'après J.-B. Verna (7), et Jos.-Ant. Pujati (8), autrefois mon auditeur, aujourd'hui mon digne collègue, qui en a décrit plusieurs ensemble avec science et avec soin selon son habitude. Mais je citais ce fait parce qu'on dissertait ce jour-là à l'Académie sur la pleurésie, à l'occasion d'une lettre qu'un médecin de Crémone, très-recommandable par son expérience du temps qu'il vivait, et qui avait été mon condisciple, Ign. Pedratti, m'avait adressée, et dans laquelle il décrivait, avec le plus grand soin, les pleurésies vermineuses qui régnaient épidémiquement l'hiver de l'an 1705 à Farnèse, où il exerçait alors la médecine, et dans le voisinage. Ainsi, pour démontrer premièrement que des vers donnent lieu, quelquefois, à une apparence de pleurésie qui se dissipe aussitôt qu'ils sont rejetés, et secondement qu'une véritable pleuro-pneumonie en résulte de temps en temps s'ils continuent à causer de l'irritation, laquelle transmet à la poitrine, non pas je ne sais quelles vapeurs, mais des crispations spasmodiques continuelles des membranes qui finissent par retenir le sang, surtout celui qui était épais, dans l'étroitesse des petits vaisseaux, je jugeai à propos de confirmer la première supposition par une observation récente de moi, comme on pouvait comprendre la

seconde d'après les observations également récentes de Pedratti.

44. Mais, comme je ne trouve dans le *Sepulchretum* aucune dissection qui fasse voir que dans une pleurésie vermineuse l'intérieur de la poitrine peut réellement s'enflammer, tandis que dans celles qui y sont rapportées (1) d'après Quercetanus (du Chesne), il est seulement question de pelotons de lombrics trouvés dans l'estomac et dans les intestins, je décrirai ce que Pedratti vit alors dans la poitrine des sujets morts, après avoir toutefois fait connaître succinctement ce qu'il nota pendant leur vie, soit d'après ce qu'il avait écrit, soit d'après ce qu'il ajouta ensuite en notre présence, parce qu'il avait fait plusieurs remarques après avoir envoyé la letttre. En effet, on aime à lire et à comparer entre elles plusieurs constitutions de maladies trompeuses observées en différents endroits. Voici donc ce qu'il remarqua.

Avant tout, il existait une douleur de côté plutôt obtuse que pongitive; cette douleur, outre qu'elle avait quelques intermittences, était supportable au commencement. Mais, cependant, il se manifestait des symptômes de vers nichés dans le ventre, et même quelques-uns d'entre ceux-ci étaient rejetés par la bouche le plus souvent, ou bien se faisaient remarquer dans les déjections alvines. Mais, en même temps, il existait une toux violente accompagnée de crachats blancs, non cuits, et déjà teints comme de filaments de sang. La fièvre, qui avait commencé avec des frissons, persistait presque toujours d'une manière continue et n'avait qu'un cours. Le pouls était, non pas comme il l'est ordinairement dans la pleurésie, dur ou tendu, mais faible, petit, inégal. Jusqu'au cinquième jour, ou tout au plus jusqu'au septième, la maladie non-seulement ne semblait pas augmenter, mais plutôt décroître, et même elle paraissait déjà presque vaincue, la douleur et la toux se dissipant et la fièvre elle-même n'ayant pas peu diminué. Mais, ensuite, tous ces symptômes devenaient tellement plus considérables qu'auparavant, et il s'y joignait une si grande difficulté de respirer et un tel abattement des forces, que les malades tourmentés d'une manière déplorable, brû-

------

(1) Comment. de lumbric., c. 15.

(2) De medic. hist. mirab., l. 4, c. 6.

(3) Prax., l. 1, s. 18, art. 9.

(4) Schol. ad obs. 38, hujus sect.

(5) Apiar., obs. 96.

(6) Vid. Act. Lips., a. 1691, M. Januar. in fin., ad obs. 26.

(7) Princ. morb. acut. pleurit., p. 5, c. 11, n. 19 et seq.

(8) Dec. rar. medic., obs. 7.

------

(1) Obs. 38, paulo ante cit., et schol. ad eamd. in fin.

lants à l'intérieur, mais glacés sur toute la périphérie du corps, et (ce qui était le signe le plus certain de la mort) livides comme des cadavres, mouraient dans l'espace de vingt-quatre heures sans qu'aucun moyen fût alors de quelque utilité. Toutefois, au commencement de la maladie, comme on le remarqua enfin, il fut avantageux d'administrer à ceux dont les forces étaient en bon état, des vomitifs, et spécialement celui qu'on appelle eau bénite de Ruland, de laquelle voyez ce que pensait Quercetanus dans les pleurésies de cette espèce, car vous le trouverez même dans le *Sepulchretum* (1). Mais on ne retirait pas un grand avantage dans cette affection en provoquant des évacuations alvines avec de l'huile fraîche d'amandes, ou avec ce qu'on appelle mercure doux, qu'on mêlait avec un peu de myrrhe et de coraline pour chasser plus sûrement les vers. En effet, quoique les lombrics fussent merveilleusement expulsés par ce dernier remède, cependant bientôt après les déjections donnaient lieu à une exacerbation de la douleur et à l'augmentation de l'inflammation. D'un autre côté, bien que cette huile parût d'abord rendre l'expectoration plus facile, néanmoins, peu de temps après, elle accélérait la mort en augmentant la difficulté de respirer, comme si elle eût relâché les poumons ; en sorte qu'il fallut entièrement l'abandonner. D'ailleurs, il fallait s'abstenir de la saignée, parce qu'elle abattait les forces, de manière qu'elle fût à peine pratiquée quelquefois, lorsque l'inflammation était très-pressante, et encore le fut-elle en différents temps et avec modération.

Ainsi, soit que cette maladie dût être expliquée comme il a été dit un peu plus haut (2) (cette explication étant confirmée par les avantages de l'eau de Ruland, qui, administrée dans les commencements, faisait rejeter aussitôt ce qui devait rendre le sang plus épais), soit aussi que regardant cette même eau avec Quercetanus et d'autres comme un antidote, vous aimiez mieux croire que cette affection avait quelque chose de pestilentiel, par la raison que des vers l'accompagnaient plutôt qu'ils ne la produisaient (car on a observé aussi quelquefois des pleurésies pestilentielles, et c'est à elles que se rapportent celles qui ont

été décrites par Baillou (1), au commencement de la constitution du printemps de l'an 1571, et qui sont citées d'une manière trop succincte dans le *Sepulchretum* (2)) ; il est une chose certaine, c'est qu'en disséquant à Farnèse ou dans les petits bourgs voisins les cadavres de beaucoup de sujets que la maladie décrite avait enlevés, il est vrai qu'on trouva les viscères du ventre dans un état différent sur les différents individus, comme le comportaient les affections propres à chacun, c'est-à-dire squirrheux, obstrués, ou lésés d'une autre manière, et qu'on observa surtout que l'estomac, considérablement affecté, était enflé en forme de tambour, et surchargé d'une saburre d'humeurs putride et fétide, mais la lésion principale existait sur tous, dans l'intérieur de la poitrine, et c'était à peu près la même que celle qui va être décrite à cause de cela, d'après un sujet seulement.

45. Un homme avait été enlevé d'une manière plus cruelle et plus prompte que les autres par la violence de la maladie que je viens de décrire.

Examen du cadavre. Les poumons étaient tellement tuméfiés qu'ils remplissaient toute la cavité de la poitrine. Mais celui du côté gauche, où la douleur avait existé, était entièrement enflammé et noirâtre, et, de plus, engoué vers les parties inférieures par un ichor blanchâtre, qui formait une espèce d'abcès. Partout la plèvre était enflammée, livide et parsemée comme de quelques points de sang. Les muscles intercostaux, surtout les internes et ceux du côté gauche, avaient contracté une telle inflammation, qu'ils semblaient avoir été meurtris, Enfin, dans les ventricules du cœur et dans les gros vaisseaux de l'une et de l'autre espèce attachés à ce viscère, étaient des grumeaux d'un sang noir et semblables à des concrétions polypeuses.

46. D'après ce que j'ai dit de la pleurésie vermineuse, en y joignant toutefois ce que les auteurs cités plus haut (3) ont écrit sur la même affection, vous verrez maintenant facilement qu'il n'est aucun signe d'une véritable pleurésie qui n'ait été observé quelquefois aussi dans celle-là, non-seulement lorsque déjà elle avait dégénéré en pleurésie véritable,

---

(1) In cod. schol.
(2) N. 43, in fin.

---

(1) Epidem., l. 1, adnot. 1.
(2) Schol. ad obs. 28 hujus 4 sect.
(3) N. 43 et seq.

mais aussi lorsqu'elle n'en avait que l'apparence. C'est une raison de plus pour que les médecins prennent garde, principalement sur les enfants et sur d'autres individus sujets à être tourmentés par des vers, de même que dans les constitutions qui produisent ces insectes, de confondre par hasard avec une véritable pleurésie quelque affection qui n'est encore autre chose qu'une apparence de cette maladie, laquelle doit être traitée par les seuls anthelmintiques. Mais en voilà assez sur les inflammations vraies ou fausses du poumon, de la plèvre, et de l'une et de l'autre partie.

Quant à l'inflammation du diaphragme, ou du médiastin et du péricarde, comme tout ce que j'ai vu à cet égard était léger et coexistait avec l'inflammation des poumons, j'en ai déjà parlé en même temps que de cette dernière dans cette Lettre (1) et dans d'autres aussi (2). Vous pourrez donc consulter les auteurs, qui, d'une part, ont observé des inflammations particulières de ces membranes, et qui, de l'autre, en ont noté les symptômes; car aucune de ces deux choses ne suffit elle seule. C'est ainsi qu'autrefois Avenzoar, dont Zacutus (3) a rapporté et considéré plus en détail avant Freind (4) un passage assez long, avait décrit les signes de l'inflammation du médiastin, qu'il croyait, sans aucun doute, avoir éprouvée lui-même. C'est ainsi également que Jacob (5) n'a point passé sous silence les caractères qu'il regarda comme propres à la même maladie, d'après la sentence d'Avicenne. C'est ainsi enfin que vous lirez d'après quels indices Heurnius (6) le père conjecturait qu'un jeune homme était mort de la même affection. Au contraire, Nic. Massa (7), qui a écrit avoir vu aussi des apostèmes dans le médiastin, n'a rien ajouté sur leurs symptômes, après avoir décrit avec soin ceux qui avaient accompagné un abcès pleurétique sur un noble Florentin, dont la maladie et la dissection ne sont nullement mentionnées, à ce que je vois, dans le *Sepulchretum*, et quoiqu'il dise qu'il a vu aussi beaucoup d'autres su-

jets morts d'un apostème pleurétique, qui avaient de grands apostèmes, cependant je n'ai pas cité ces derniers plus haut, dans l'incertitude où j'étais si de grands abcès de cette espèce appartenaient à ceux dont je traitais, ou plutôt, comme sur ce Florentin dont il parlait, à ceux qui occupent aussi les muscles voisins, et qui sont froids, anciens, et très-incommodes pendant plusieurs années, par une petite toux continuelle et par une douleur gravative.

Il est donc nécessaire que l'on ait des signes confirmés par les dissections, pour pouvoir reconnaître la maladie et la guérir par une prompte administration des secours, ou, si cette dernière circonstance n'est pas possible, d'avertir au moins de la gravité du danger, et de prédire ce que l'on doit trouver sur le cadavre, afin de ne pas paraître s'être trompé. Or, les deux choses que je disais être requises pour cela en même temps, sont fournies par un médecin d'un très-grand mérite, Salius (1), qui était d'un pays voisin du mien. Celui-ci, dans sa jeunesse, ayant vu le premier de tous, dans un médiastin, une tumeur inflammatoire assez grosse, et ayant noté avec soin quels symptômes le malade avait présentés, ne cessa jamais dans la suite de comparer habilement ceux-ci avec des symptômes semblables qui se manifestaient sur d'autres malades. Ainsi, il a établi les signes de la maladie, et il a publié sur elle un traité complet, qu'il a écrit avec science et avec art, et qui est le premier que les médecins aient eu. Vous trouverez, dans cette quatrième section du *Sepulchretum* (2), l'observation qui donna lieu à la composition de ce traité. Vous lirez aussi, dans la première section de ce livre second, une autre histoire (3) que Panaroli écrivit le siècle suivant, et qui n'a pas été remarquée par les auteurs dont j'ai vu les traités sur cette maladie; mais il eût été à désirer que, dans cette dernière histoire, d'autres symptômes qui, je crois, ne manquèrent pas, eussent été décrits, et que le siége de l'inflammation qui atteignait peut-être le péricarde eût été clairement exposé. Vous ne regretterez pas, il est vrai, l'une de ces deux choses, dans une observation du fils de Heurnius, également rapportée dans le

---

(1) N. 35, 56.
(2) Epist. 7, n. 11.
(3) De medic. princ. hist., l. 2, hist. 23.
(4) Hist. medic., ad a. 980.
(5) Comment. in Coac., sect. 2, l. 5, aph. 65.
(6) Enarrat. Hipp., l. 5, aph. 24.
(7) I, introduct. Anat., c. 27.

(1) De affect. particul., c. 6.
(2) Obs. 2.
(3) Obs. 125.

Sepulchretum (1), mais vous n'y trouverez noté aucun des signes qui auraient été particuliers à cette inflammation, avant qu'elle ne dégénérât en vomiques, ni même après cette dégénération.

Tous les exemples d'une inflammation et d'un abcès du médiastin et du péricarde que j'ai vus cités, je vous les indiquerai dans le *Sepulchretum*, afin que vous puissiez les lire plus promptement. Ainsi vous verrez d'abord cette même observation que j'ai dit être de Salius, parce qu'il y est question d'une tumeur inflammatoire appartenant aussi en partie au péricarde ; d'où il est certain que Salius traita de l'inflammation de l'une et l'autre membrane avant qu'il n'eût pu lire l'observation de Rondelet (2), puisque celle-ci fut publiée à Lyon la même année (1583) où Salius écrivait sa préface le 15 mars à Faenza pour la mettre à la tête de son livre. Quant aux histoires rapportées dans le siècle suivant, et que vous verrez citées d'après Fabrice de Hilden, et d'après Zacutus, sachez, de crainte que par hasard vous ne vous trompiez, qu'il y en a deux indiquées d'après chacun de ces auteurs. En effet, vous trouverez la première de Fabrice de Hilden dans le *Sepulchretum* (3), non loin de celle de Rondelet, qui a été citée tout à l'heure, et la seconde dans la quatrième section (4). Dans cette même section est aussi l'une de celles de Zacutus (5) ; cependant si par hasard vous voulez comparer (et certes l'auteur l'a décrite d'une manière un peu différente), il ne faudra pas la chercher dans le livre second de celui-ci, que l'imprimeur a indiqué dans le *Sepulchretum*, mais dans le livre premier. Pour l'autre histoire de Zacutus, elle n'appartient certainement pas au péricarde ; ce n'est même que la description de la maladie d'Avenzoar faite par lui-même. Or, comme Freind (6) avertit que ce dernier a parlé de l'inflammation et des abcès du péricarde aussi bien que du médiastin, comment excuserons-nous Salius et Rondelet qui n'en font aucune mention, attendu surtout que celui-ci a écrit que personne à sa connaissance n'avait noté cette affection, et que Salius a avancé qu'il est étonnant comment ceux qui enseignent la pratique ont négligé l'une et l'autre maladie, au point qu'ils n'en ont pas dit le moindre mot ? Toutefois ce dernier a suffisamment déclaré dans sa préface qu'il entendait parler des médecins les plus modernes, et il a fait voir dans cette même préface pourquoi il ne pouvait pas accorder lui-même à Avicenne (comme Jacot avait pensé qu'on devait le faire, non pas en enseignant le traitement de toutes les maladies à l'imitation des praticiens ordinaires, mais en interprétant les Coaques) la connaissance de l'inflammation du médiastin, devant l'accorder d'autant plus volontiers à Avenzoar, qu'il avait confirmé de cette manière la plupart de ses symptômes par l'autorité d'un ancien médecin, comme c'était la coutume dans ce temps-là. Mais une chose que je voudrais dire aussi en faveur de Rondelet, c'est que la réputation d'Avicenne était tellement au-dessus de celle des autres médecins de l'école des Arabes, qu'on pouvait croire qu'on cherchait en vain dans les autres auteurs ce qui ne se trouvait pas dans son grand ouvrage.

Il est bien plus difficile d'excuser Lou. Mercatus, qui a pris dans Salius tout ce qu'il a écrit sur ces affections (1), comme vous le reconnaîtrez aussitôt si vous le comparez avec le traité de ce dernier, qu'il ne nomme même pas. Mais moins quelques-uns de ceux qui vivaient dans le même temps ont été reconnaissants envers Salius, comme cela arrive souvent, plus un écrivain célèbre de ce siècle, Freind (2), a eu de gratitude ou de justice, ainsi que deux grands médecins que je lisais dernièrement en revoyant ceci, comme on le voit dans ce qu'ils ont écrit sur ces maladies : bien plus, l'un d'eux a positivement confirmé l'observation de Salius par la sienne propre, et l'autre a fait voir comment et quand l'inspiration d'un air très-froid ou une boisson glacée peut facilement enflammer le médiastin, qui est embrassé par les poumons, et qui embrasse l'œsophage. — Néanmoins je ne croirais pas qu'un homme, du reste savant, ait été ingrat envers Salius, lorsqu'il s'est plaint, en publiant son écrit dix ans après que l'Histoire de la médecine de Freind eut paru, que

____

(1) Sect. 4, obs. 27.
(2) Sect. 8, l. hujus 2, obs. 4, § 12.
(3) Obs. ead., § 5.
(4) Obs. 4.
(5) Obs. 29.
(6) Hist. et a. cit.

____

(1) De intern. morb. curat., l. 2, c. 6.
(2) Loco modo indicato.

l'inflammation du médiastin avait été méconnue par tout le monde jusqu'à ce temps, maladie dont il a cependant rapporté quelques symptômes qui se rencontrent parmi ceux que Salius avait proposés; car ce dernier n'oublia même pas la syncope, quand l'inflammation atteignait le péricarde. Je penserais donc que cette plainte venait plutôt de ce que nous ne pouvons pas tous lire tous les ouvrages, ni nous rappeler tout ce que nous avons lu.

Du reste, en relisant les signes observés par Salius, vous serez peut-être étonné qu'ayant remarqué un malaise à la région du sternum, il ne l'ait pas noté à celle dès vertèbres du dos, ou qu'en donnant pour raison de ce malaise que le médiastin s'attache au sternum, il n'ait pas réfléchi qu'il s'attache aussi aux vertèbres, ou que du moins il n'ait pas averti (ce qui peut-être était vrai) que ces inflammations étaient plus près du sternum que des vertèbres, différence dont le célèbre Verna (1) a dit un mot dans quelques passages d'Hippocrate sur la pleurésie du dos, qui ont été expliqués d'une manière différente dans le *Sepulchretum* (2); toutefois, j'ai indiqué moi-même dans la Lettre précédente (3) une autre raison pour laquelle il peut quelquefois arriver, dans une affection du médiastin, que le sternum souffre plus que les vertèbres. — Mais, en parlant des vertèbres, on est porté à s'étonner aussi pourquoi, quand on explique si souvent dès douleurs de tête par l'impétuosité ou la stagnation du sang dans les méninges, ou par quelque autre lésion ou irritation de ces dernières, il n'est question que très-rarement, pour expliquer des douleurs du dos dont il s'agit spécialement dans cette section du *Sepulchretum*, des méninges qui couvrent la moelle épinière, lesquelles, en définitive, ne sont que ces méninges supérieures qui se prolongent dans la cavité des vertèbres. Dans cette même section, il y a aussi des exemples de douleurs de poitrine dépendantes d'un anévrisme. Bien que j'aie écrit longuement sur cette affection, dans une Lettre particulière, et que je doive en parler encore dans une autre, j'en rapporterai ici séparément deux exemples, le premier, parce que je pus à peine découvrir un autre indice de l'anévrisme qu'une douleur dans l'intérieur de la poitrine, et le second, parce que cette douleur de la poitrine me parut devoir être attribuée, non-seulement à l'anévrisme, mais encore à la pesanteur du foie.

47. Une femme dans la force de l'âge, quiavait été autrefois à l'hôpital de Padoue pour une douleur dans la partie gauche intérieure de la poitrine, y revint avant le milieu du mois de janvier de l'an 1717, se plaignant de cette même douleur, jointe actuellement à une grande fièvre. Le pouls était vibrant, et la maladie paraissait extrêmement grave, mais non pas assez pour faire croire que la mort était déjà prochaine. Elle l'était cependant, car le lendemain de son entrée à l'hôpital, la femme mourut inopinément.

Examen du cadavre. A l'ouverture de la poitrine, il semblait, au premier abord, qu'il existait une sorte d'hydropisie de cette cavité; mais, comme il se présenta au-dessous de l'eau une grande quantité de sang coagulé, on comprit que c'était le sérum de celui-ci qui formait l'apparence de l'hydropisie. En cherchant d'où le sang était sorti, je remarquai un grand anévrisme de l'aorte qui était rompu. Voici ce que j'observai en regardant attentivement cette artère. Déjà, dès son origine, elle était plus grosse que dans l'état naturel, et inégale à l'intérieur. Cependant elle ne se dilatait pas en un anévrisme très-manifeste, avant d'avoir fourni la sous-clavière gauche. A partir de cet endroit, le tronc se développait, non pas en un sac latéral, mais dans tous les sens, de manière à former une grande cavité qui approchait de la forme sphérique. A la partie inférieure de cette cavité, il se contractait de nouveau en forme d'artère, en descendant, comme à l'ordinaire, le long des vertèbres inférieures du dos. Mais plus supérieurement, à l'endroit où j'ai dit que l'aorte était dilatée, d'un côté cette artère comprimait la partie la plus élevée du poumon gauche, et de l'autre elle pressait à gauche également quelques corps des vertèbres et leurs apophyses latérales, ainsi que la partie voisine des côtes. En effet, tous ces os étaient extrêmement creusés à cet endroit, tandis que la partie du poumon que j'ai indiquée était noire, et tellement dure et compacte, qu'elle remplissait ici d'une manière admirable l'office dont

***

(1) P. 3, c. 8, n. 9 et 12, libri cit. supra, ad n. 43.
(2) Sect. hac 4, append. ad obs. 30.
(3) N. 12.

j'ai dit un mot dans la seconde partie des Adversaria (1). Je m'explique : la face interne de l'anévrisme, qui n'était couverte d'aucunes écorces polypeuses sur cette femme, tout en présentant un tel relâchement dans la substance intérieure de l'artère en quelques endroits, quoique très-rares et peu étendus, qu'on pouvait en arracher sans aucune difficulté des espèces de petites écailles, faisait voir que cette même substance intérieure, ainsi que l'extérieure, étaient corrodées et manquaient entièrement dans l'étendue de deux doigts à l'endroit où l'anévrisme était très-étroitement uni avec le poumon, tandis que cette partie de la paroi artérielle était suppléée (chose étonnante, mais évidente) par le poumon, de telle sorte qu'il ne pouvait point sortir de sang ni par les bords de cet espace, à cause de cette adhérence très-ferme et large, ni par la substance du poumon, qui était aussi compacte à cet endroit et dans le voisinage ; et c'est pour cela que les crachats de la femme n'avaient point été sanguinolents, et que je trouvai moi-même la face interne de la trachée-artère et des bronches absolument dépourvue de sang. Du reste, aucune lésion dans le cœur, aucune concrétion polypeuse, à l'exception d'une seule, qui était un peu longue à la vérité, mais mince, et qui s'étendait du ventricule gauche à travers l'aorte jusqu'à la courbure de celle-ci ; au contraire, le sang était liquide autant que noir dans le cœur et ailleurs.

Après que les parois abdominales, qui ne manquaient pas de rides, eurent été mises de côté, outre la situation et le détour singulier du commencement du gros intestin que j'ai décrits assez longuement d'après cette femme dans la troisième partie des Adversaria (2), et outre la pâleur du foie, les parties destinées à la génération présentèrent quelques objets dignes de remarque. En effet, l'un et l'autre ovaire étaient noirs, mais de plus celui du côté gauche était dur et rempli en partie de sang coagulé. Tous les deux étaient tellement unis aux trompes et aux parties voisines, qu'on ne pouvait savoir d'une manière certaine auxquelles de ces différentes parties appartenaient principalement des hydatides environnantes, qui étaient beaucoup

plus petites à droite ; mais à gauche il y en avait une grosse, tandis que d'autres, qui se trouvaient adhérentes à ses parois, étaient si nombreuses et si volumineuses, que l'on estima qu'elles contenaient toutes ensemble jusqu'à quatre onces d'eau. Cette eau était jaunâtre, et chaque hydatide avait une double tunique, dont l'intérieure était plus mince et fournie de petits vaisseaux blanchâtres, comme on les voyait alors. L'une et l'autre trompe étaient impénétrables au milieu de ces hydatides et plus bas, tandis que près de l'utérus elles étaient épaissies, et non-seulement pénétrables, mais encore dilatées. De plus, à cet endroit, celle du côté gauche était remplie d'un mucus presque limpide. D'ailleurs, à la face interne du col de l'utérus, qui était très-long ici, il y avait un mucus jaune mêlé de noir, et très-tenace. La circonférence du petit orifice utérin qui proémine dans le vagin, et le vagin lui-même tout entier, étaient enduits d'une matière blanchâtre, comme si la femme (ce qu'on ne put savoir positivement) avait eu un écoulement qui n'aurait pas eu une origine plus élevée ; supposition qui est indiquée par la couleur bien différente du mucus qui a été décrit dans le col et de celui de la trompe. Je désirai aussi inutilement savoir si la femme s'était plaint des mamelles. Car, comme j'examinais celles-ci extérieurement et intérieurement, et que je remarquais qu'elles étaient çà et là plus dures que l'état naturel ne semblait le comporter, attendu surtout qu'elles se trouvaient rugueuses et pendantes, j'en exprimai, en les comprimant, une sérosité qui sortait trouble de quelques petits trous des papilles, et qui avait une couleur affaiblie, mais approchant beaucoup de celle qu'on appelle couleur de tabac ; tandis que celle qui sortait des autres trous était tout-à-fait d'un vert noirâtre. De plus, après l'incision de la substance glanduleuse des mamelles, il s'échappait d'un côté une sérosité verte, et de l'autre une sérosité noire ; cependant, après avoir essuyé cette sérosité, la substance paraissait blanche et assez saine. Enfin, ayant reconnu qu'il y avait de l'eau dans le canal vertébral, j'examinai en dedans et en dehors les vertèbres du dos que j'ai dit avoir été creusées auprès de l'anévrisme, et il fut évident que leur lésion n'était nullement parvenue jusqu'à la cavité du canal.

48. Je dirai quelque chose dans un autre

<hr>

(1) Animad. 39, ad fin.
(2) Animad. 14.

endroit (1) de cette sérosité verte et noire des mamelles, pour ne pas m'écarter maintenant de mon sujet. Mais si vous vous étonnez par hasard ici qu'un anévrisme dont la violence avait creusé ces os, n'eût pas pu vicier également la substance du poumon qui est infiniment plus molle, ou du moins détruire cette adhérence qui existait tout autour des bords de l'ouverture, je vous engagerai à lire une observation de Malouet (2), qui rapporte que, quoiqu'un anévrisme fût adhérent au tronc de la trachée-artère et que quelques cartilages de celle-ci formassent une partie de la paroi de l'anévrisme, comme le poumon la formait sur mon sujet, néanmoins cette violence du sang qui avait brisé et corrodé en partie ces cartilages, n'avait pas détruit l'adhérence qui existait circulairement, ni produit une érosion ou une perforation sur les autres parois de l'anévrisme qui étaient si molles et si minces. C'est que les parties qui cèdent davantage aux pulsations sont susceptibles d'une moindre lésion, et que celles qui résistent avec plus de force éprouvent un préjudice beaucoup plus grand. C'est ainsi également, pour me servir d'un exemple plus récent parmi beaucoup d'autres, que vous apprendrez dans une observation (3) du célèbre Schreiber que bien qu'un grand anévrisme de l'aorte, situé sous les muscles pectoraux grand et petit, se fût rompu de telle sorte que le trou pouvait recevoir le poing, et qu'il eût détruit trois côtes à cet endroit, cependant il n'avait point lésé en dedans le poumon qu'il avait repoussé ou le diaphragme avec lequel il s'était réuni, ni vicié en dehors les muscles pectoraux par lesquels il était fermé. Mais arrivons maintenant à la dernière observation.

49. Un jeune homme adonné à la boisson de vin pur, qu'il buvait en quantité d'autant plus grande, que sa profession de cuisinier excitait sa soif, avait commencé, après des travaux immodérés de son état, à souffrir, un mois auparavant, de la poitrine et de l'estomac, et à respirer difficilement ; bientôt après il s'y était joint aussi une dureté à l'ombilic. Tout cela était sans fièvre. Après deux

saignées du bras, mais modérées, et après l'administration de remèdes adoucissants et expectorants, il se trouva tellement mieux, qu'il se croyait parfaitement guéri. Mais huit jours après, quoiqu'il dît qu'il n'avait commis aucune autre imprudence que de s'être trop promené, parce que ses jambes étaient encore alors trop faibles, tous ces symptômes revinrent, et d'une manière beaucoup plus grave. Je le vis, moi, lorsqu'enfin il eut été transporté à l'hôpital de Sainte-Marie *de la Vie* de Bologne, le 30 avril 1703, c'est-à-dire le huitième ou neuvième jour après la rechute; la face était blanchâtre et un peu tuméfiée, les pieds étaient froids, et présentaient de la tuméfaction déjà depuis trois jours, de même que les cuisses. Il urinait peu et il avait une grande soif. Il éprouvait une égale difficulté à se coucher dans toutes les positions; mais s'il essayait de lever la tête, une sueur se répandait sur son front. Bien qu'il se plaignît de ces derniers symptômes et de ceux qui ont été indiqués plus haut, ses plaintes portaient surtout alors sur une oppression du thorax, et particulièrement sur un grand poids, comme si, d'après ce qu'il disait, il avait une meule de moulin à blé dans la poitrine. Comme je voulais explorer le pouls, je touchai inutilement l'un et l'autre carpe; il n'était sensible ni à l'un ni à l'autre, tandis que le sujet était bien pour ce qui regarde la tête, et que, autant que le permettait la difficulté de la respiration, il racontait assez facilement tout ce que j'ai dit : il ajoutait en outre qu'il était pris actuellement chaque nuit d'une fièvre, durant laquelle cependant son corps s'échauffait dans la moitié supérieure seulement. Comme je désirais savoir si le pouls, qui était caché pendant le jour, était au moins sensible alors, tous ces symptômes s'aggravèrent tellement qu'il mourut le lendemain, et que je n'eus la faculté de faire des recherches sur cet objet ni sur d'autres qu'au moyen de la dissection du cadavre, par la bouche duquel il s'était écoulé beaucoup de sang.

Examen du cadavre. Il y avait de l'eau dans la poitrine et dans le ventre, mais non pas en grande quantité. Toutefois, dans la première cavité, le cœur était des plus gros que j'aie jamais vus; ce viscère, de même que son oreillette droite qui était extrêmement dilatée, et les vaisseaux coronaires, qui étaient gros, étaient remplis d'un sang noir et pres-

----

(1) Epist. 50, n. 47.
(2) Mém. de l'Acad. royale des Sc., ann. 1733.
(3) Nov. Comment. Acad. Sc. Imp. Petropol., tom. 3, in physic., obs. 4.

que liquide, sans aucune concrétion polypeuse. Les fibres de ce cœur volumineux étaient très-lâches, de sorte que les colonnes mêmes qui proéminent dans les ventricules suivaient très-facilement les doigts de celui qui les tirait. Dans le ventre, la portion des intestins grêles qui répondait à l'ombilic paraissait être comme enflammée dans l'étendue d'un palme (environ huit pouces). Mais la rate, qui était très-étroitement unie au diaphragme, présentait réellement une couleur contre nature, de même que le foie ; ces deux viscères en outre étaient durs, mais le foie l'était davantage ; il l'était même d'une manière si grave, que je ne doutai nullement que son poids, ajouté à celui de ce cœur volumineux et rempli de sang, ne surchargeât davantage le diaphragme et ne le poussât en bas, et que celui - ci ne pressât dans la même direction le foie et les autres viscères voisins. Mais comme le temps de faire des recherches plus exactes me manqua, je ne trouvai point d'où

et par quelle voie le sang était parvenu dans la bouche du cadavre.

50. Au reste, il est facile d'expliquer ce qui avait existé pendant la vie d'après ce que j'ai dit avoir été trouvé après la mort. Je ne le ferai cependant pas, de peur que si j'ajoutais un plus grand nombre de choses, je ne parusse avoir voulu vous envoyer non pas une lettre, mais un livre. Pour vous, si vous comparez cette observation avec celles que je vous ai écrites ailleurs (1) sur la véritable chute de l'anévrisme du cœur, et la précédente avec celles dans lesquelles il est question des anévrismes de l'aorte (2), vous ne ferez pas quelque chose d'étranger au sujet, et vous trouverez que j'ai réuni dans les unes et dans les autres la plupart des objets que j'omets ici à dessein. Adieu.

(1) Epist. 17, n. 28.
(2) Epist. ead. et 18.

XXIIᵉ LETTRE ANATOMICO-MÉDICALE

DE J.-B. MORGAGNI A SON AMI.

DU CRACHEMENT DE SANG, ET DES CRACHATS PURULENTS ET SORDIDES ; DE L'EMPYÈME ET DE LA PHTHISIE.

1. Il est juste de compenser enfin la longueur de tant de Lettres par la brièveté d'une seule. Ainsi celle-ci ne sera point longue, quoiqu'elle embrasse les maladies qui sont traitées dans trois sections du *Sepulchretum* dont une entre autres est très-étendue. Cependant, pour que vous ne croyiez pas que cela dépende de quelque négligence et d'une trop grande précipitation, apprenez avant tout les causes de la prolixité des autres, et de ma brièveté.

2. Vous trouverez sans doute dans ces trois sections du *Sepulchretum* (cinquième, sixième, septième) beaucoup de passages qui méritent même de grands éloges, soit que vous lisiez les observations, soit que vous parcouriez les scholies ; mais cependant vous y trouverez

en même temps des choses que vous n'approuverez certainement pas. Soit pour exemple ce qu'on lit dans la cinquième, (1) substance du cœur rejetée par des crachats (2), hémoptysie par la rupture de quelque vaisseau du suspensoire du foie dans le côté droit (3), rupture de la veine cave dans les poumons, et dans la septième (4), phthisie ordinaire produite par une sorte d'adhérence des reins, surtout de celui du côté droit, avec le foie, au moyen de membranes particulières dont ils étaient couverts. Que sera-ce, si

(1) Obs. 21.
(2) In schol. ad obs. 24.
(3) In addit., obs. 1.
(4) Obs. 126.

quelques passages sont répétés, comme ce premier l'a été dans une autre section (1), et s'il y a également des répétitions dans les scholies (2)? Et pour m'arrêter seulement à la section septième, comparez, je vous prie, l'observation soixante-neuvième avec le § 2 de la vingt-quatrième, le § 1 avec le § 2 de la cent trente-unième, et enfin la cent quarante-quatrième avec la cent cinquante-quatrième, vous verrez qu'on y rapporte six fois ce qu'il suffisait d'avoir décrit trois fois; vous comprendrez d'ailleurs que ces répétitions troublent les lecteurs, qui croiront qu'on cite dans la troisième de ces observations deux livres de Tho. Bartholin, tandis qu'on n'en indique qu'un seul et le même, et qui ne sauront relativement à la seconde si le fait arriva à Francfort sur le Mein, ou plutôt à Francfort sur l'Oder, où l'histoire fut véritablement recueillie; enfin de quel étonnement croyez-vous qu'ils soient frappés dans la première, lorsqu'ils remarqueront, chose incroyable! que dans la dissection du cadavre de Christ. Richter il est question de l'utérus, je ne sais par quel hasard? Je passe sous silence que l'observation (3) d'une phthisie par une glande adhérente au pylore n'est pas une observation, mais une conjecture, et que cette conjecture n'est point assez fondée, si l'on réfléchit que j'ai vu un état semblable au même endroit sans phthisie. Je ne dis pas non plus que la scholie de l'observation trente-septième ne peut appartenir en aucune manière à cette observation, dans laquelle il n'est parlé ni de dame ni de cerveau (cette erreur a été commise aussi ailleurs (4)); et je ne pense pas que ce que Diemerbroeck imagina autrefois sur l'action du foie, de la rate et du pancréas, soit assez important pour qu'on dût en remplir plusieurs pages dans la scholie ajoutée à l'observation cent cinquante-cinquième.

Mais que dirai-je des suppléments de la même septième section? Je ne parle pas de plusieurs pages occupées par des consultations (5), ni des observations

dans lesquelles on ne nomme même pas l'affection dont il s'agit, la phthisie, comme on le voit dans la neuvième. Mais il est certain que l'observation troisième et une partie de sa scholie avaient déjà été décrites auparavant, même un peu plus longuement, dans la section elle-même, et qu'on avait déjà dit dans les observations quatre-vingt dix-huitième et cinquante-unième ce que l'on répète dans les suppléments aux observations dixième et trente-unième, si ce n'est qu'il y a quelques mots de plus dans la première de celles-ci, et qu'il s'en trouve plusieurs dans l'autre, que Blancard a omis ou changés selon son habitude, comme si cette observation était non pas de Tho. Bartholin, mais de lui-même, point sur lequel Bonet a été plus prudent, quoiqu'il ne l'ait pas été sous tous les rapports, même dans cette histoire. — Si à toutes ces fautes, et à d'autres de cette espèce, que vous remarquerez peut-être vous-même en cherchant avec plus de soin, on ajoute ce grand nombre d'observations que Bonet ne passe point absolument sous silence ici, bien qu'il avoue qu'elles appartiennent à d'autres titres, ainsi que d'autres à l'égard desquelles il ne fait pas le même aveu, quoiqu'elles se rapportent aussi à un autre sujet, et enfin la grande quantité de celles que l'on voit jetées, quel que fût le siége de la cause de la maigreur, dans la septième section, où d'après le titre de ce second livre, des *Affections de la Poitrine*, aucune autre phthisie n'aurait dû trouver place, si ce n'est celle dont les causes sont dans l'intérieur du thorax (car il ne faut pas avoir de la phthisie la même opinion que des lésions de la respiration, lesquelles constituent toujours une affection évidente de la poitrine, en quelque endroit qu'en soit la cause); si donc vous faites attention à tout ce qui a été dit, vous comprendrez facilement comment il se fait que ce qui a été rapporté dans le *Sepulchretum* à l'occasion des maladies en question occupe un si grand nombre de pages.

3. Pour moi, au contraire, tant s'en faut que je veuille vous rapporter dans cette Lettre une première et une seconde fois quelques observations, ou placer à cet endroit des dissections qui n'appartiennent pas spécialement à la poitrine, je ne rappellerai même pas ici par un mot celles que j'ai eu ou que j'aurai occasion de décrire ailleurs, bien qu'elles

---

(1) Sect. 6, obs. 14.
(2) Ibid. secundum, ad obs. 9 et ad 31, in sect. 7.
(3) CXXVIII.
(4) Ut sect. 5, obs. 10, schol. quod attinebat ad 9.
(5) Obs. 17.

soient relatives aussi à ce sujet. Il y a plus, c'est qu'il y en avait peut-être quelques unes qui avaient plus de rapport à la phthisie qu'à la péripneumonie, et cependant j'ai mieux aimé les rapporter à cette dernière, en traitant de cette affection dans les deux Lettres précédentes. En effet, quoique quelquefois les crachats ou la fièvre fussent de telle nature qu'ils appartenaient plutôt à la phthisie qu'à la péripneumonie, ou que la lésion trouvée dans les poumons parût ne point être très-récente, néanmoins comme Valsalva, qui avait examiné les malades et les cadavres, a écrit positivement que les sujets étaient morts d'une péripneumonie, ou que j'ignorais absolument moi-même les incommodités de la poitrine qui avaient précédé, tout en connaissant celles qui avaient existé en dernier lieu, j'ai rapporté ces histoires de préférence, et d'après son avis, à l'endroit auquel elles appartenaient certainement en quelque partie, et d'où cependant vous pourriez, si vous l'aimiez mieux, les transporter à ceci. — Outre cela, apprenez le principale motif de ma brièveté. Valsalva, ayant couru dans sa jeunesse le danger de devenir phthisique, comme cela a été écrit dans sa vie, fit moins de recherches, à ce que je crois, sur les cadavres de ceux qui furent enlevés par des maladies de cette espèce. Quant à moi, afin de m'ouvrir à vous, j'ai évité ces sujets à dessein pendant que j'étais jeune, et je les évite encore dans ma vieillesse, alors pour veiller sur moi, aujourd'hui pour veiller sur la jeunesse studieuse qui m'entoure, précaution dont la nécessité est peut-être exagérée, mais qui du moins est plus sûre (1). Ainsi lui n'en a pas beaucoup disséqué, et moi j'en ai à peine disséqué un seul. Actuellement je vais décrire par ordre les histoires de ces sujets, en commençant par ceux dont Valsalva fit la dissection.

4. Un homme âgé de cinquante ans, après avoir éprouvé un grand nombre de fatigues dans des voyages, de retour enfin chez lui, se plaignait beaucoup d'une douleur de poitrine, et d'une toux à la suite de laquelle il expectorait une matière extrêmement peu abondante ; il était couché plus commodément la tête basse ; il avait le ventre et les pieds tuméfiés ; il était fort altéré ; il respirait en haletant ; il était extraordinairement appesanti après le repas. A cela se joignit un crachement de sang. Mais ce dernier symptôme s'apaisa, et tous les autres persistèrent, si ce n'est que presque un mois avant de mourir il fut délivré de sa douleur de poitrine. Néanmoins, les trois ou quatre derniers jours il ne pouvait point se coucher sur le côté droit. Enfin, il fut suffoqué par une grande quantité de sang qui s'échappa des poumons avec impétuosité.

Examen du cadavre. Le ventre était entièrement rempli d'une eau jaunâtre, qui ne différait pas de la sérosité que nous voyons autour du sang qu'on a tiré et qui est déjà coagulé. On n'apercevait nulle part les conduits de la lymphe. La rate égalait la masse naturelle du foie, et elle était si étroitement unie aux parties voisines, qu'on ne pouvait l'en séparer qu'avec difficulté. Le foie paraissait un peu contracté, et il était pâle à l'intérieur et à l'extérieur ; les tuniques de sa vésicule étaient épaissies. D'ailleurs, plusieurs concrétions cartilagineuses étaient inhérentes çà et là aux membranes de la vessie urinaire. Dans le côté droit de la poitrine, le poumon était sain, si ce n'est qu'il se trouvait très-rouge à sa partie inférieure. Mais, dans le côté gauche, tout le poumon était pâle, contracté et dur, et contenait une matière sanieuse ; en outre, il était tellement uni aux parties circonvoisines, qu'il semblait pour ainsi dire faire corps avec elles, et qu'on ne pouvait l'en séparer qu'en employant la force. Le péricarde était aussi adhérent au cœur de toutes parts. Les ventricules de celui-ci étaient entièrement vides.

5. Vous demanderez peut-être dans quel sens il est dit que le poumon gauche était contracté, et en même temps adhérent à ce point aux parties circonvoisines ? C'est que, ou bien il n'était pas uni à toutes ces parties de toutes parts, mais à quelques-unes ; ou bien, s'il l'était à toutes, il ne se trouvait pas contracté à sa circonférence, mais dans sa substance intime ; et ce qui fait qu'il est dit qu'il était contracté et dur, c'est que tout l'espace qui restait dans l'intérieur de la substance contractée était d'autant plus rempli par la matière sanieuse, que la toux pouvait en rejeter une moins grande quantité du viscère endurci et adhérent de tous côtés. Comme la douleur de la poitrine et la toux indiquent que ces dernières lésions du poumon

____

(1) Vid. Epist. 40, n. 32.

n'avaient pas commencé après le premier crachement de sang, et comme l'absence de cette même douleur pendant le dernier mois avant la mort fait voir que la dureté du poumon était considérablement augmentée avant que l'autre crachement de sang beaucoup plus abondant ne survînt, il est vraisemblable que l'hémoptysie, dans les deux circonstances, fut extrêmement favorisée par cette dureté, qui, en opérant une constriction d'abord sur une partie des vaisseaux et en dernier lieu sur tous, aura forcé ce liquide, premièrement à distendre outre mesure et à rompre quelque vaisseau dans le même poumon gauche, et, enfin, à produire le même effet dans le poumon droit. Car, d'une part, cette impossibilité de se coucher sur le côté droit dans les derniers jours, et, de l'autre part, cette grande rougeur vers la partie inférieure du poumon du même côté, qui du reste était sain, semblent indiquer que celui-ci avait éprouvé une violence de la part du sang presque exclu du poumon gauche, qui était contracté et déjà dur en entier, et par cela même pâle. Il est certain, d'ailleurs, que Wirsung (1) et Ingrassias (2) ont trouvé une dureté des poumons, non-seulement sur des phthisiques, tels que cet homme, qui avaient rejeté du sang par la bouche, mais encore sur d'autres sujets, dont les crachats n'avaient jamais été purulents, mais toujours sanguinolents, de même que cela a été observé par Willis (3), dont j'ai presque partout suivi ici l'explication, pour en suivre ailleurs une autre, lorsque je croirai la chose plus convenable.

Du reste, quelque explication que l'on veuille adopter à l'égard d'un crachement de sang, pour lequel je fus consulté par un jeune prêtre de la Société de Saint-Dominique, il ne sera pas facile de dire la raison pour laquelle cet accident survient principalement sur les individus dont il me parla. En effet, comme je lui demandais si son père, ou sa mère, ou si des parents ou des aïeux de l'un ou de l'autre côté avaient éprouvé ce crachement de sang, il me répondit positivement que non ; mais il ajouta aussitôt qu'il était né d'un père arménien et d'une mère italienne ; qu'on avait remarqué, à

Venise, que dans trois autres familles les enfants qui avaient pour père un Arménien et pour mère une Italienne, avaient été sujets à une incommodité de cette espèce, dont leurs parents et leurs aïeux avaient été exempts, et que déjà trois ou quatre de ses frères avaient été attaqués de cette affection. Au reste, ce crachement de sang me paraissait, ainsi qu'à lui, dépendre d'une affection scorbutique. Mais passons aux observations des sujets attaqués d'un empyème.

6. Un jeune homme d'environ dix-huit ans, paraissant déjà guéri d'une inflammation du poumon droit, par les moyens convenables, est pris une seconde fois d'une fièvre avec de la toux, des crachats purulents et de la soif. Cependant la face se tuméfie. Il se couche constamment sur le côté droit, et il ne peut supporter un autre décubitus, même pour un peu de temps. Le ventre est gonflé. Enfin, après avoir été tourmenté pendant deux mois et plus par ces symptômes, il meurt.

Examen du cadavre. Le ventre, qui semblait s'être désenflé sur le cadavre, ayant été ouvert, il s'en écoula une assez grande quantité de sérosité limpide ; néanmoins ses viscères ne présentèrent aucune marque de lésion. A l'ouverture de la poitrine, on trouve le côté droit de cette cavité entièrement rempli de pus, au milieu duquel le poumon était tellement contracté, qu'il semblait manquer au premier abord. Mais, comme auparavant, en remuant le cadavre, on avait fait sortir du pus par la trachée-artère, on chercha si par hasard ce pus était passé de la cavité de la poitrine dans les bronches à travers les pores de la tunique du poumon, ou à travers un ulcère qui aurait produit une érosion sur cette membrane. Mais on ne put trouver aucun ulcère sur celle-ci, autant que la fétidité insupportable du cadavre permit de le chercher. D'ailleurs, en disséquant la substance contractée du poumon, on n'en rencontra non plus aucun qui fût très-remarquable intérieurement, mais on observa seulement à quelques endroits de petits tubercules qui rendaient une petite quantité de pus. Du reste, la plèvre était saine, et le péricarde plein d'eau.

7. Il aurait été à désirer qu'on eût eu la possibilité d'examiner l'état de la membrane du poumon plus long-temps et avec plus de soin, afin de pouvoir établir quelque chose sur le passage du

<hr>

(1) Sepulchr., l. 2, s. 7, obs. 6.
(2) Ibid., obs. 102.
(3) L. 1, Sepulchr., s. 21, obs. 7.

pus, non pas tant de la cavité de la poitrine dans le poumon, que du poumon dans la cavité de la poitrine. En effet, comme la plèvre était saine, il ne restait que la supposition que cette quantité de pus s'était répandue du poumon dans la cavité ; et bien qu'on n'eût trouvé dans ce viscère aucun grand ulcère, mais seulement de petits tubercules, d'où il faut croire que le pus qui s'était écoulé par la bouche du cadavre était sorti et s'était accumulé peu à peu dans les bronches , néanmoins la substance contractée du poumon put non-seulement diminuer considérablement la cavité d'un abcès qui aurait existé auparavant dans son intérieur, mais encore la cacher. Car il n'en était pas ici comme sur l'homme dont il a été parlé un peu plus haut (1), et sur ce jeune homme la substance du poumon n'était pas contractée de telle sorte que sa circonférence n'en fût nullement diminuée ; elle l'était même au point que le poumon semblait manquer au premier abord.

Cette extrême diminution du poumon put avoir une double cause, premièrement une grande destruction de la substance intime du viscère par la suppuration , et en second lieu la compression de sa circonférence par une telle quantité de pus épanché dans la poitrine, qu'il remplissait entièrement cette cavité. Or, on peut comprendre d'après ces sections même du *Sepulchretum* ce que peuvent l'une et l'autre cause. En effet, vous y lirez un assez grand nombre d'observations (2), qui appartiennent à plusieurs auteurs, et d'après lesquelles il est constant que la substance des poumons, surtout de l'un, avait été détruite par la suppuration, non-seulement en grande partie, mais encore complètement. A celles-là, on peut en ajouter d'autres ; car le grand Sénac (3) a vu quelquefois tout un lobe du poumon détruit et réduit en pus, et Laubius (4) a observé la destruction de plus de la moitié du poumon droit au milieu d'une quantité presque incroyable de pus épais. C'est à cela qu'il semble que l'on doit rapporter aussi une observation d'un

vieillard extrêmement honnête , Dom. Passeri, premier médecin de Pésaro , qui me l'écrivit la même année où elle fut publiée (1734) , ainsi qu'une histoire plus étonnante de Mar. Gerbez (1) , qui trouva le même poumon droit tombé tout entier en bouillie par la putréfaction avec la trachée-artère. Et quoique J. Tack (2) ait vu ce viscère entièrement putréfié , au point qu'il a écrit qu'il n'existait pas du côté droit, cependant je serais encore plus étonné du cas du célèbre Ritter le jeune (3), qui rapporte que, dans le côté gauche à demi rempli d'une matière blanche purulente, les orifices des vaisseaux de ce poumon , qui était presque entièrement détruit , se trouvaient ouverts, si le grand anatomiste de Haller (4) ne confirmait qu'il avait trouvé à la place du poumon gauche également, qui avait totalement disparu , une grande quantité d'eau un peu fétide, semblable à de l'albumine visqueux, et au milieu d'elle la trachée-artère et les plus gros vaisseaux artériels et veineux qui étaient comme coupés , et dont l'extrémité était ouverte, de sorte qu'on aurait eu beaucoup de peine à reconnaître ce qui arrêtait l'écoulement du sang. Car Plater, qui avait remarqué plus d'une fois sur des phthisiques qu'il ne restait absolument rien de la substance des poumons dans l'un des côtés , vit au moins les vaisseaux du cœur qui s'étendaient jusque-là, et les branches de la trachée bouchées par quelque callosité , comme vous le lirez dans cette section septième (5) du *Sepulchretum*.

Quand vous aurez examiné vous-même avec soin tout cela relativement à la première des deux causes de la diminution du poumon, que j'ai indiquées, je désire, pour ce qui regarde la seconde, que vous jetiez les yeux sur la fin de la première partie de la scholie placée après l'observation quatrième de la sixième section, afin de remarquer que par la suppuration du poumon il se fait dans la poitrine un épanchement provenant non-seulement du pus qui résulte de la dégénération de la substance pulmonaire, mais encore d'une bien plus grande

(1) N. 4.
(2) S. 6, obs. 4, 11, et in addit., obs. 1, § 2, et obs. 4, et s. 7, obs. 20, 55, 103, etc.
(3) Traité du Cœur, l. 4, ch. 3, n. 2.
(4) Act. N. C., tom. 2. obs. 107.

(1) Eorumd. Eph., dec. 3, a. 3, obs. 6.
(2) Dec. ead., a. 8, obs. 155.
(3) Eorumd. Act., tom. 6, obs. 14.
(4) Opusc. pathol., obs. 17.
(5) Obs. 55.

quantité de celui qui est formé en grande partie par ce qui est porté dans ce poumon par les vaisseaux. Il est donc nécessaire que, cette cavité de la poitrine étant remplie, le poumon diminue d'autant plus que le pus augmente encore davantage, et qu'il presse avec plus de force le reste de la substance de ce viscère, qui se laisse facilement resserrer, soit parce que les vésicules membraneuses dont cette substance est composée la rendent naturellement molle, soit parce que des cavités formées dans son intérieur par la suppuration la font encore céder davantage. Bien plus, je pense que c'est pour ces causes, ou pour quelque autre de cette espèce, que le poumon entouré d'une grande quantité d'eau a quelquefois été tellement comprimé, qu'il semblait presque manquer. C'est ainsi que Colombus (1) dit : Je trouvai qu'une partie de la poitrine était privée de poumon, c'est-à-dire qu'une très-petite portion du poumon existait; quant au reste de la cavité, il était rempli par une humeur aqueuse. C'est ainsi que, dans une autre circonstance, Valsalva, dont je rapporterai ailleurs (2) l'observation, crut aussi au premier aspect que le poumon n'existait pas, tant il était contracté sous une grande quantité d'eau ! C'est ainsi, pour ne pas être trop long, que de Haller (3), déjà cité, vit dans une hydropisie de la poitrine les poumons tellement comprimés et adhérents à la plèvre, qu'il semblait, quand on n'y faisait pas attention, qu'ils n'existaient pas, et qu'il était certain qu'ils avaient à peine plus de trois lignes d'épaisseur. Au reste, le même auteur (4) pense qu'il est très-probable que c'est par la même cause qu'eut lieu une erreur de cette espèce dans une observation qu'il indique (5) dans une dissertation. Toutefois il cite des histoires qui sont insérées çà et là dans cette dissertation, et qui appartiennent à des vomiques des poumons et des glandes voisines. Je voudrais que vous les lussiez en entier, car vous en trouverez, autant que j'ai pu le voir, un assez bon nombre que vous réunirez à celles du *Sepulchretum*. Pour moi, il m'a été impossible d'en indiquer aucune

dans cette Lettre, parce que je reçois cette dissertation si tard, que j'ai pu à peine intercaler ici ces réflexions, ayant déjà non - seulement revu, mais encore transcrit presque toutes mes Lettres. Mais passons à d'autres observations de Valsalva, dans lesquelles la masse du poumon était diminuée.

8. Un homme âgé de près de quarante-cinq ans, qui avait vécu dans des lieux marécageux, commença à se plaindre de certaines incommodités de la poitrine, et entre autres d'une respiration pénible, que le mouvement rendait plus difficile. Quelques mois après, il est pris d'une fièvre violente avec une douleur gravative et pongitive du côté gauche, qui fait qu'il se couche difficilement sur ce côté, une grande soif, une toux incommode, des crachats quelquefois rougeâtres, et un pouls dur et fréquent: Lorsque ces symptômes eurent diminué, il se retire chez lui après être resté couché à l'hôpital pendant un mois ; la soif persiste, la douleur est plus légère, et les crachats séreux sont abondants. Environ dix jours après, la fièvre se rallume plus ardente avec une soif plus grande, et avec le sentiment d'un poids dans toute la poitrine, des crachats abondants et une toux incommode. Les hypochondres sont douloureux, comme s'ils étaient entourés d'une bande. Enfin il meurt.

Examen du cadavre. On ne remarqua rien autre chose dans le ventre, si ce n'est que la rate était trop molle. Mais dans la cavité gauche de la poitrine la face antérieure du poumon adhérait à la plèvre, tandis que le reste qui se rapprochait du dos, étant séparé de celle-ci, embrassait, entre elle et sa propre membrane, devenue très-épaisse, une sorte de cavité sinueuse, remplie d'une grande quantité de matière séreuse, dans laquelle nageaient de petits morceaux de membrane, semblables à de la gélatine, et tels que ceux qui étaient fortement attachés à la tunique du poumon en quelques endroits. Ce poumon était parsemé à l'intérieur de taches noires, et présentait un si petit volume, qu'il égalait à peine le quart d'un poumon naturel. Au contraire, le poumon droit compensait suffisamment par sa grosseur augmentée la petitesse de l'autre. Le sang, à l'exception de quelques grumeaux trouvés dans le ventricule droit du cœur, conservait presque la même liquidité qu'il a ordinairement pendant la vie.

(1) De re Anat., l. 15.
(2) Epist. 50, n. 4.
(3) Ad Boerh. prælect., § 102, n. 17.
(4) In tabula disputation., volum. 2.
(5) Disp. LVI, inter Pract. ab ipso coll. § 65.

9. Bien que Valsalva ne semble décrire dans cette dissection , en parlant du liquide contenu dans le côté gauche de la poitrine , aucune autre sérosité que celle qu'il décrit souvent après une pleuropneumonie , cependant il faut qu'elle fût sanieuse puisqu'il a donné à cette maladie le nom d'*empyème*. En effet cette sérosité succéda à l'inflammation du poumon, qui ne se jugea pas d'une manière assez heureuse ; et l'on entrevoit par l'extrême diminution du volume de ce viscère ce qu'il avait souffert après cela. Quant aux taches noires dont il était parsemé à l'intérieur, si vous croyez ici ce que dit Ol. Borrichius dans l'observation cent seizième de la septième section (1), elles étaient des preuves véritables d'une putréfaction actuelle, ou qui devait bientôt avoir lieu ; car il écrit qu'il a souvent remarqué cet état sur les poumons des individus morts qui avaient été attaqués de catarrhes. Au surplus, comme Valsalva a parlé tant de fois de ces taches dans les histoires décrites dans la vingtième Lettre et ailleurs, vous pourrez juger s'il est vraisemblable que tous ces sujets ou la plupart d'entre eux avaient été attaqués de catarrhes , comme Borrichius semble le conjecturer dans cette observation, quand on la lit en entier.

10. Un homme d'environ trente ans , habitant des lieux marécageux , devenu sujet, à la suite d'une maladie vénérienne, à des affections de la poitrine, avait été long-temps couché à l'hôpital de Ferrare, où il avait été parfaitement guéri d'une fièvre ardente, mais non pas d'une anxiété de la poitrine. Celle-ci était devenue insensiblement plus incommode. De plus, les jambes, le ventre , et enfin la tête elle-même, avaient commencé à se tuméfier, avec une fièvre légère , de la soif, une plus grande difficulté de respirer , une douleur du côté gauche sur lequel il se couchait plus volontiers , une toux fréquente, et une expectoration continuelle de matière séreuse. Cependant l'œdème de la tête avait fait de si grands progrès à raison du décubitus, qu'il s'écoulait une assez grande quantité d'ichor par l'oreille gauche, jusqu'à ce que, le pouls s'affaiblissant enfin au point qu'on pouvait à peine le sentir à la fin du second jour, la mort arriva.

Examen du cadavre. Pendant qu'on coupait avec le scalpel les téguments et les chairs du cadavre pour pénétrer à l'intérieur, il s'écoulait de la sérosité. On trouva également dans le ventre de la sérosité transparente, mais d'une couleur jaune ; celle-ci placée sur du feu s'évapora presque entièrement , c'est-à-dire qu'il ne resta qu'une pellicule et quelques stries. Les intestins étaient tout-à-fait pâles et gonflés par de l'air. Mais le foie était noir. A l'ouverture de la poitrine, comme on coupa par hasard la veine médiastine, le sang sauta avec presque autant d'impétuosité que lorsqu'on ouvre une veine pendant la vie. D'ailleurs, dans toutes les parties de ce cadavre le sang était extrêmement liquide et comme délayé, sans aucune concrétion polypeuse, même dans le cœur. Le poumon droit était adhérent aux côtes supérieurement au moyen de membranes fines ; il était enflammé par derrière. Mais la partie supérieure de celui du côté gauche était dure, et semblait être devenue comme charnue à la suite d'une inflammation, tandis que sa partie inférieure était divisée en petits morceaux, qui nageaient dans une sanie, laquelle ressemblait à une substance comme gélatineuse, et se trouvait en grande quantité dans ce côté gauche. Le péricarde était si fortement adhérent au cœur de toutes parts, qu'il semblait ne former qu'un corps avec lui : il était cartilagineux en quelques points, et tellement épaissi dans quelques autres, qu'il égalait la moitié d'un pouce ; mais cet épaississement était dû à ses filaments devenus plus gros et comme charnus, et interceptant entre eux quelques corps ovales, qui après avoir été incisés laissaient écouler une sérosité jaune, et qui après l'expression de celle-ci représentaient des cavités semblables à de petites vessies.

11. Ces deux sujets eurent cela de commun, qu'ayant habité un pays marécageux ils avaient le sang liquide à ce point, mais surtout ce dernier qui était attaqué non-seulement d'un empyème, mais encore d'une hydropisie : cette dernière maladie, jointe peut-être aussi en quelque partie à l'empyème sur le premier, aura été cause que le liquide trouvé dans la poitrine semblait être plutôt séreux que purulent. Mais sur cet autre chez lequel l'hydropisie fut d'autant plus considérable dans le reste du corps, dirons nous que c'était pour cela que, quoiqu'une nouvelle inflammation des poumons se fût jointe aux autres maladies ,

____

(1) L, 2, Sepulchr.

la fièvre paraissait néanmoins légère parce que le péricarde, d'une structure plus épaisse que celle que Malpighi a fait connaître, et très-fortement adhérent au cœur de toutes parts, s'opposait à une trop grande agitation de ce viscère? Au reste, la maladie vénérienne, qui avait rendu d'abord ce dernier homme sujet à des affections de la poitrine, paraît avoir disposé davantage le poumon à cette extrême altération. Certes ceux qui pratiquent soit la médecine, soit l'anatomie, n'ignorent pas que la phthisie finit par se joindre assez souvent à cette affection. C'est ce que peut apprendre ce que je vous ai écrit ailleurs (1) sur la dissection d'un homme chez lequel je trouvai en même temps les parties génitales en très-mauvais état, et le poumon purulent. Mais de plus, en disséquant (2) le cerveau d'une femme errante à la suite d'une démence, et se tenant par là moins en garde contre une populace infectée de cette maladie, je vis le corps déjà accablé de maigreur, et j'ai su que le poumon était en grande partie rempli de pus. C'est ainsi que j'ai appris que ce viscère était attaqué d'une très-grande lésion sur une fille publique, dont j'examinai quelques autres parties vers la fin de l'an 1716. Celle-ci avait expectoré du pus, et avait été amaigrie par une petite fièvre vénérienne de longue durée, au point que sur le cadavre il ne restait point de vestiges des mamelles, et que l'on ne voyait que les papilles, d'après l'expression d'Arétée(3) lorsqu'il fait la description d'un corps phthisique. C'est ainsi que vous verrez bientôt (4) dans quel état Valsalva trouva les poumons sur une autre fille publique, après des indices semblables de phthisie. Car maintenant, avant de passer aux histoires des phthisiques, il me reste une autre observation d'empyème, que je vais décrire immédiatement.

12. Un homme était regardé comme guéri de certaines fièvres antérieures. Mais ensuite il commença à se plaindre de soif, d'une respiration difficile, en sorte qu'il était forcé de respirer la tête élevée, et du sentiment d'un poids au milieu de la poitrine. Il ne pouvait pres-

que en aucune manière supporter le décubitus sur le côté gauche. Si en outre les pieds eussent été tuméfiés par une œdématie (mais ils ne présentaient aucune tuméfaction), on n'aurait pas été éloigné de soupçonner une hydropisie de la poitrine.

Examen du cadavre. Après la mort on trouva un empyème, c'est-à-dire du pus remplissant le côté gauche de la poitrine. Le lobe supérieur du poumon gauche était un peu endurci; et à l'endroit correspondant à la clavicule, il présentait un agrandissement extraordinaire des vésicules dont il est composé, au point que quelques-unes égalaient la grosseur d'une aveline; les autres étaient beaucoup plus petites. Quelques-unes avaient une forme globuleuse, les autres une forme oblongue et ovale; toutes étaient remplies d'air et fournies tout à l'entour extérieurement de petits vaisseaux sanguins, dont les anastomoses étaient apparentes sur une ou sur deux. De plus, l'une d'elles laissa voir quelques pores extrêmement petits et ouverts à sa face interne.

13. Il n'est pas évident pourquoi ce malade ne pouvait pas se coucher sur le côté affecté, ce que la plupart des sujets précédents pouvaient faire, attendu surtout qu'il n'est question d'aucune douleur existant à ce côté, comme il en existait une sur le premier (1) des deux individus dont les histoires ont été décrites immédiatement. Mais à l'égard de cet homme par qui j'ai commencé à rapporter les observations de Valsalva dans cette Lettre (2), comme outre les causes qui se trouvaient dans le ventre il n'en manquait pas d'autres dans la poitrine qui rendaient la respiration difficile, il n'est pas aisé de concevoir non plus pourquoi il se couchait plus commodément la tête non pas élevée, mais basse. Au reste, on peut trouver beaucoup plus difficile l'explication d'une observation du célèbre Capper (3) sur un homme qui, ayant les poumons putréfiés et corrompus, put enfin se coucher en supination pendant les cinq dernières heures de sa vie, tandis qu'auparavant il était forcé de s'asseoir sur son lit le corps tellement fléchi, qu'il semblait pour ainsi dire cacher sa tête entre ses genoux. Or,

----

(1) Epist. 27, n. 25.
(2) Epist. 8, n. 9.
(3) De caus. et not. diuturn. aff., l. 1, c. 8.
(4) N. 15.

(1) N. 8.
(2) N. 4.
(3) Act. N. C., tom. 4, obs. 47.

celui-ci est l'un des deux phthisiques chez lesquels l'équitation si vantée par Sydenham (1) accéléra la mort ; ce qui a fourni à l'illustre président Buchner l'occasion de faire une scholie, qui vous fera comprendre les cas où ce genre d'exercice doit être défendu dans la phthisie, et ceux où on doit le recommander avec quelque espoir. C'est que, dans cette maladie comme dans toutes les autres, tous les moyens ne sont pas utiles à tout le monde. C'est pourquoi si quelque médecin ordonnait à ceux qui sont disposés à la phthisie de parler en public, ou de discourir d'une autre manière avec véhémence et d'une voix élevée, ou de chanter, parce que Sanctorius (2) non-seulement a donné cette recommandation, mais encore l'a justifiée par l'exemple d'un célèbre orateur sacré qui, prédisposé à cette maladie dans sa jeunesse, était parvenu à une bonne santé en prêchant presque chaque jour à haute voix, et si toutefois ce médecin ne considérait pas dans quel état étaient les poumons sur cet orateur et sur tous les autres sujets pour lesquels Sanctorius recommandait le même moyen, combien d'individus croyez-vous en définitive qu'il précipiterait dans le mal même d'où il voudrait les retirer ! En effet, Cicéron étant dans sa jeunesse, comme il l'a rapporté lui-même dans le livre intitulé *Brutus*, d'une extrême maigreur et d'une faible complexion, et ayant le cou long et mince, constitution et habitudes du corps qui sont regardées comme n'étant pas éloignées du danger de la mort si le travail et une grande action des côtés s'y joignent, et lui-même parlant avec de très-grands efforts de la voix et de tous le corps, ses excellents amis et les médecins l'exhortèrent à cesser de plaider ; c'est pourquoi il se retira du barreau, et n'y retourna que deux ans après, presque changé ; car les efforts trop considérables de la voix s'étaient calmés, la déclamation avait perdu pour ainsi dire de sa chaleur, et les côtés avaient pris de la force, et le corps une constitution moyenne.

Mais, au contraire, Ramazzini (3) fera voir ce qui arrive souvent aux poumons des orateurs, des lecteurs, des chanteurs qui ne se modèrent pas ; et Duissing (1) cité ailleurs ainsi que Stegmann (2) apprendront comme ces mêmes viscères étaient ulcérés, purulents, entièrement putrides, sur un jeune homme qui jouait de la flûte, et sur un certain musicien. En outre, je me rappelle moi-même qu'un jeune homme de Forli, qui avait chanté à la cour de Vienne au milieu de grands applaudissements, avait les organes de la respiration tellement ulcérés, qu'une lésion étendue depuis le larynx jusqu'à la gorge l'empêchait déjà de rien avaler, et qu'il périt suffoqué en voulant faire passer peu à peu un jaune d'œuf. D'ailleurs vous lirez bientôt (3) ce que Valsalva vit sur les poumons d'un autre sujet, qui pendant long-temps avait cultivé le même art et joué des instruments de musique. Car je dois auparavant ajouter ce peu de mots à l'histoire de celui dont j'ai parlé en dernier lieu (4), savoir, qu'il n'est pas évident d'où était sorti le pus qui remplissait le côté gauche, et qu'on ne voit pas s'il s'était transporté d'ailleurs à cet endroit, où s'il s'était épanché de cette partie supérieure du poumon, qui était un peu dure, et qui s'était dilatée en forme de grosses vésicules. En effet, si l'on savait d'une manière certaine quels symptômes avaient accompagné ces fièvres antérieures, ou quelle autre partie du corps conservait quelque trace de lésion, il pourrait y avoir lieu à là première conjecture. Mais dans l'état actuel, quoique ces cavités du poumon parussent telles qu'elles semblaient pouvoir être prises pour ses vésicules agrandies, cependant le siége élevé où elles se trouvaient, et la dureté qui se joignait à elles, peuvent peut-être faire naître quelque soupçon favorable à l'autre conjecture, surtout dans l'esprit de ceux qui croient que ce n'est pas par hasard qu'il est arrivé à Valsalva d'observer dans les dissections des phthisiques la principale lésion dans la même partie des poumons, comme le fera voir l'observation suivante, et comme le confirmeront les deux qui seront rapportées après elle.

14. Un homme habile dans la musique et sachant jouer des instruments de cet art, déjà à la force de l'âge, avait éprouvé

---

(1) In dissert. Epist. ad G. Col.
(2) Comment. in art. med. gal., c. 67, partic. 2.
(3) De morb. artific., c. 37.

(1) Commerc. litt., a. 1741, hebd. 44, n. 1.
(2) Eph. N. C., dec. 3, a. 4, obs. 109.
(3) N. 14.
(4) N. 13.

trois ans auparavant un crachement de sang, auquel succéda de la toux avec une expectoration de matière catarrhale, comme on le dit vulgairement. Plusieurs mois s'étant écoulés, le crachement de sang revint, et il reparut ensuite aussi d'autres fois, jusqu'à ce qu'il laissât après lui une expectoration de matière abondante, épaisse et de mauvais caractère. Le décubitus était facile, il est vrai, sur l'un et sur l'autre côté, et il n'y avait nulle douleur à la poitrine ; mais la toux était incommode la nuit, surtout après le souper. La respiration était également pénible, principalement après le mouvement, quoique léger. A cela se joignait une grande soif, et après le repas une pesanteur d'estomac. Quelques semaines avant la mort, les sueurs nocturnes étaient fréquentes, et comme les pieds avaient eu coutume de se tuméfier quelquefois et de se désenfler ensuite entièrement, ils ne se désenflaient plus les derniers jours. D'un autre côté, une diarrhée qui donnait lieu à des évacuations d'une grande quantité de matière séreuse s'étant déclarée, il mourut après avoir commencé de s'habiller pour se lever.

Examen du cadavre. Les poumons de cet homme étaient remplis de beaucoup de tubercules. De plus, le lobe supérieur du poumon gauche, dans la partie la plus élevée, vers le sternum, était très-dur à l'extérieur, et contenait intérieurement un ulcère assez grand, dans lequel se trouvait une sanie semblable à de la bouillie. Mais ici Valsalva remarque que chez les phthisiques qu'il avait disséqués jusqu'alors l'ulcère et la lésion des poumons existaient à la partie supérieure. Au reste, ce sujet avait environ une demi-livre de sérosité dans le côté droit de la poitrine ; on en trouva autant dans le péricarde. Cette sérosité du péricarde placée sur du feu s'évapora totalement, si ce n'est qu'elle laissa une pellicule au fond du vase.

15. Une fille publique d'environ vingt ans avait éprouvé déjà pendant plusieurs mois une fièvre lente, de la toux, des crachats de mauvais caractère, et un amaigrissement de tout le corps. Elle se plaignait d'une douleur à la partie gauche de la poitrine, sur laquelle elle pouvait à peine supporter le décubitus. Elle était tourmentée par une difficulté de respirer. A cela se joignit un crachement de sang abondant ; celui-ci s'étant arrêté, elle mourut deux jours après pendant une constitution australe, sous l'influence de

laquelle ceux qui sont attaqués d'une maladie semblable périssent la plupart du temps.

Examen du cadavre. Le poumon droit était à peine adhérent aux côtes. L'un et l'autre étaient remplis de tubercules durs, tirant sur la couleur blanche, et simulant des corps glanduleux. En outre, les lobes supérieurs de tous deux avaient dans leur partie la plus élevée d'autres lésions ; car celui du côté droit contenait, vers le sternum, un grand ulcère creux qui renfermait une matière purulente, et celui du côté gauche, vers la partie latérale, présentait une substance dure du volume d'une grosse poire, qui ressemblait en quelque sorte à la substance du pancréas endurci, et au milieu d'elle un petit ulcère rempli de pus. Il y avait peu de sérosité dans le péricarde ; dans le ventricule gauche du cœur était une petite concrétion polypeuse, et dans celui du côté droit il s'en trouvait une autre d'une grosseur médiocre, qui s'introduisait par son plus grand prolongement dans l'oreillette voisine.

16. Une fille âgée de vingt-quatre ans est tourmentée par de la toux après un crachement de sang ; elle expectore une matière catarrhale qui ressemble en dernier lieu à de la sanie ; elle a de la fièvre ; elle souffre de la poitrine, surtout de la partie gauche, sur laquelle elle ne peut pas se coucher ; elle maigrit de tout le corps, excepté des pieds, qui sont tous deux légèrement tuméfiés, et dont le droit est attaqué en outre d'un érysipèle quelques jours avant la mort.

Examen du cadavre. On trouve la cavité gauche de la poitrine remplie de sérosité, et de petites portions de sang coagulé adhérentes en quelques endroits, soit à la plèvre, soit au bord inférieur du poumon. Cette membrane était très-rouge, comme si elle eût été enflammée. Le viscère était aussi très-dur, comme l'est ordinairement un poumon enflammé. D'ailleurs l'autre cavité contenait à la vérité peu de sérosité, et sa plèvre était saine ; mais son poumon était un peu dur dans la partie qui correspondait à la clavicule, et il cachait un ulcère dans le centre de cette dureté. Le péricarde présenta à peine quelques vestiges de son humeur naturelle. Les ventricules du cœur étaient entièrement remplis de sang coagulé.

17. Mettant de côté la pléro-pneumonie, qui paraît s'être jointe en dernier lieu à une phthisie sur cette fille, deux

circonstances communes à elle et à l'homme (1) furent la tuméfaction des pieds et l'eau renfermée dans la poitrine, tandis que ni l'une ni l'autre n'existèrent sur la fille publique (2). Mais il est une ancienne observation de Coiter (elle est citée aussi dans cette section du *Sepulchretum* (3)) relative à l'eau épanchée dans la poitrine des phthisiques ; et quoique ce qu'il dit, qu'il trouva l'épanchement à droite parce que ce côté est plus exposé à ces maladies, n'ait pas été avancé avec moins de vérité d'après ses observations que ce qu'on lit dans la même page (4) du *Sepulchretum* d'après Bontius, qu'il n'avait jamais vu le lobe gauche du poumon seulement attaché aux côtes, mais bien tous les deux ou celui du côté droit, cependant d'autres voient assez souvent le contraire de ce qu'il arriva à ces auteurs d'observer. C'est ainsi que vous croirez que ce fut également par hasard que Valsalva trouva sur les phthisiques qu'il avait disséqués jusqu'à ce temps (5) la lésion principale des poumons à la partie supérieure (où il est certain qu'elle existait sur les trois cadavres dont je viens de faire la description, de même que sur un autre dont parle Hoyer (6)), à moins qu'à raison du plus grand éloignement du diaphragme & des côtes inférieures, et par conséquent d'un mouvement moins considérable, il ne s'arrête un peu plus facilement à la partie supérieure des poumons des corps qui finissent par ulcérer ces viscères. Car pour les tubercules qui sont une cause assez fréquente de phthisie, d'après les observations de Fr. Sylvius (7) et d'autres, de même que vous aurez remarqué qu'il en existait sur l'homme et sur la fille publique, de même on en trouve souvent sur d'autres sujets dans une partie quelconque des poumons indifféremment. Et, bien que Valsalva (8) en ait observé à la partie supérieure de ces viscères sur un enfant dont une sœur et un frère étaient morts phthisiques, néanmoins sur une fille dont je vais rapporter immédiatement l'histoire il ne dit

pas lui-même que les tubercules eussent un siége déterminé dans le poumon, pas plus que sur le jeune homme dont il a été parlé plus haut (1). Quant à la femme dont la dissection a été décrite ailleurs (2), il observa que son poumon gauche contenait çà et là de petits tubercules, dont quelques-uns étaient en suppuration.

18. Une fille fut prise, à la suite d'une frayeur, d'une fièvre lente, avec une douleur à la poitrine. Les parotides et presque toutes les glandes du cou étaient tuméfiées. Elle meurt.

Examen du cadavre. Le ventre contenait un peu d'eau limpide. L'épiploon était adhérent au mésentère et au péritoine au moyen d'espèces de petits ligaments. Ces trois parties, et en outre la surface des intestins, de l'utérus et des vessies biliaire et urinaire, présentaient des corps saillants épars çà et là, qui les rendaient inégales ; ces corps étaient de forme et de grosseur différentes ; de telle sorte cependant qu'ils étaient plus petits à la partie supérieure de l'épiploon, et beaucoup plus gros, serrés et contigus à sa partie inférieure. Dans le poumon gauche il y avait non-seulement un ulcère et un ichor sanieux renfermé dans cet ulcère, mais encore des corps de la même espèce que ceux qui existaient sur le mésentère et sur les autres parties du ventre. Quelques-uns d'entre eux contenaient du pus, certains autres une matière comme pultacée, et d'autres encore plus solides simulaient pour ainsi dire la nature des glandes conglobées.

19. Morton (3) a remarqué avec raison qu'il n'est pas étonnant que les scrofuleux, qui sont fréquemment sujets à des tumeurs glanduleuses dans d'autres parties, soient affectés aussi assez souvent de tubercules de cette espèce dans les poumons eux-mêmes ; et que même le diagnostic le plus certain d'une phthisie scrofuleuse doit être tiré des tumeurs glanduleuses qui l'accompagnent sur l'habitude extérieure du corps. Cette raison et ce point de doctrine confirmé par l'observation d'autres auteurs, et entre autres par celle de Laubius (4), furent admis par moi-même à l'égard d'une jeune religieuse dont je voyais le cou présenter des inégalités formées par des glan-

---

(1) N. 14.
(2) N. 15.
(3) Sect. 7, obs. 40.
(4) In schol., ad obs. 38.
(5) N. 14.
(6) Act. N. C., tom. 4, obs. 118.
(7) Sepulchr., sect. 7 cit., in schol., ad obs. 30.
(8) Epist. 1, n. 2.

(1) N. 6.
(2) Epist. 17, n. 5.
(3) Phthisiolog., l. 3, n. 1.
(4) Act. N. C., tom. 2, obs. 106.

des de même que sur la fille de Valsalva ; et comme j'attribuais chez elle de graves incommodités de la poitrine semblables à celles de la phthisie, aux poumons qui étaient sans doute occupés par des tumeurs analogues, attendu surtout que j'en sentais d'autres aussi dans le ventre, son père, homme noble, me dit après avoir entendu mon opinion : Je crois que vous ne pensez que trop vrai ; car ayant perdu une petite fille qui était la sœur de celle-ci, et qui succomba à de semblables incommodités, j'ordonnai qu'on fît l'examen de ses poumons, et j'appris qu'ils étaient parsemés çà et là de tubercules.

Les observations de ce même Morton, qui se trouvent aussi dans le *Sepulchretum* (1), feront voir combien souvent il rencontra des tubercules çà et là dans toutes les parties des poumons des phthisiques. Dans l'une (2) de ces observations, il est question d'une triple variété de matière contenue dans ces tubercules; les uns étaient remplis de pus, d'autres d'une substance mielleuse, et la plupart (c'étaient les plus petits) d'une matière stéatômateuse, semblable peut-être à celle que Valsalva vit, dans un gros tubercule, sur cet enfant dont il a été fait mention un peu plus haut (3), et qui ressemblait, par sa couleur et par sa mollesse, à la substance médullaire du cerveau. Mais ils contiennent quelquefois encore d'autres choses, par exemple, pour ne pas trop m'éloigner de la fille de Valsalva, dont il s'agit, une matière comme pultacée. Au reste, ils se présentent de telle ou telle manière dans les progrès de la maladie, suivant la différence des causes et des sujets, mais primitivement ce sont des tubercules solides qui simulent des glandes conglobées, comme vous le comprenez, même d'après l'examen de cette fille. Il y a plus, c'est qu'ils peuvent échapper aux sens en grande partie les premières années, et se manifester par les progrès de l'âge, puis croître et parvenir à leur maturité d'autant plus vite, que des causes s'y seront jointes avec plus de promptitude ; je parle, par exemple, sur la même fille, de cette frayeur qui aura retardé dans les poumons le mouvement des humeurs, d'ailleurs épaisses et visqueuses.

20. Toutefois, je pense avec Sylvius (1) que c'est principalement de cette manière que la phthisie constitutionnelle se déclare, comme elle l'aurait fait sur l'enfant que j'ai cité, mais que dans différentes circonstances, et sur différents sujets, elle se manifeste différemment, suivant la différente disposition des parties solides et liquides des poumons. En effet, nous voyons qu'en raison de cette différence, la phthisie accidentelle elle-même, en admettant les mêmes causes contingentes qui ne sont point nuisibles, ou qui ne le sont que peu et lentement chez la plupart des individus, se déclare au contraire avec facilité sur quelques-uns, et fait de grands et de rapides progrès. Il n'est pas douteux non plus qu'un sujet, s'il est très-sain, ne résiste davantage aux causes qui doivent produire une phthisie dans son poumon. Or, les causes de cette espèce sont les inflammations et les blessures de ce viscère, si les unes et les autres sont mal guéries; il en est encore d'autres, parmi lesquelles il faut compter les corps étrangers, comme la petite boule qui entra dans la trachée-artère d'un enfant de six ans (2), dont l'histoire, quand vous l'aurez lue, vous fera facilement soupçonner qu'il y a quelque faute commise par la négligence des ouvriers, car une petite boule un peu moins grosse qu'une noix ne serait point entrée par ce conduit, et aurait donné lieu à une suffocation très-prompte, et non à une maladie lente qui permit aux poumons de se remplir de pus. Il existe aussi une autre cause de phthisie, savoir, une grande quantité de boisson très-froide avalée pendant que le corps est échauffé à la suite d'un exercice immodéré, imprudence presque toujours extrêmement pernicieuse, quoiqu'elle ne le soit pas seulement par la lésion du poumon. En effet, pour ne rien dire des conduits du sang voisins de l'œsophage, Lentilius (3) prétendait, non sans quelque raison, que l'estomac qui reçoit la boisson avait aussi été primitivement lésé par cette cause sur un enfant phthisique. Quoique je ne contredise pas cet auteur dans ce cas, ni peut-être dans d'autres, où l'on remarque des

---

(1) Addit. ad sect. 7, l. 2, obs. 34, 36, 37, 38, 40 et 43.

(2) 58.

(3) N. 17.

(1) Cit. supra, ad n. 17.

(2) Vid. Eph. N. C., cent. 4, obs. 121, in schol.

(3) Earumd. dec. 3, a. 7, in append., n. 10, ad obs. 7.

lésions de l'estomac beaucoup plus tôt que des affections des poumons produites par cette cause externe, qui donne lieu à une mauvaise digestion des aliments, d'où résultent des sucs visqueux et âcres, lesquels excitent la toux en agaçant l'estomac, et causent la phthisie en s'arrêtant enfin dans les poumons et en les irritant, explication qu'il aurait peut-être admise de préférence, sinon pour l'observation de Vater (1), du moins pour celle de Heister (2); quoique, dis-je, je ne contredise pas Lentilius dans quelques cas, néanmoins on ne saurait nier que, même alors, les parois minces de la trachée-artère et des premières divisions des bronches adhérentes à l'œsophage par devant, ainsi que les parties les plus proches des poumons de l'un et de l'autre côté ne soient aussitôt lésées, ou ne soient extrêmement disposées à contracter des lésions (disposition qui ne peut avoir lieu elle-même sans quelque préjudice) lorsqu'une grande quantité de boisson très-froide coule auprès d'elles ou entre elles pendant que le corps est échauffé.

Ainsi ces causes et d'autres, soit constitutionnelles, soit accidentelles, donnent lieu à la phthisie, et font périr de différentes manières, suivant leur propre différence, et suivant celle des sujets et de leur force : c'est ce que vous reconnaîtrez en jetant les yeux, soit sur les observations rapportées dans le *Sepulchretum*, soit sur d'autres que j'ai indiquées de temps en temps, ou que je vais indiquer immédiatement. Vous trouverez que sur la plupart des cadavres il y avait du pus, et qu'assez souvent il était en telle quantité qu'il remplissait et engouait (3) le poumon ; qu'au contraire, sur quelques-uns il y en avait à peine des vestiges (4), et que même il n'en existait pas du tout sur un très-grand nombre, qui furent disséqués par un certain chirurgien, comme vous l'aurez lu dans le *Sepulchretum* (5). Si vous croyez avec Sylvius (6) que ce dernier état dépendait de la même cause qui fait que les ulcères externes se sèchent également sur les

moribonds, je ne m'y opposerai pas, ce que je ferai au contraire si vous dites en général, avec le même auteur (1), que si quelqu'un dissèque des cadavres de phthisiques, il ne trouvera pas dans leurs poumons beaucoup de pus..., qui puisse faire croire que le malade en a été suffoqué. Car cette assertion est contredite par les dissections des autres, par exemple, pour en passer d'autres sous silence, parmi celles qui ont été citées tout-à-l'heure, par celles de Rod. a Fonseca (2), et de J. Gorizz (3). Dans l'observation de ce dernier, il est question d'une matière purulente qui engouait les poumons et les bronches, et qui était en partie blanche, en partie un peu verte, en partie enfin comme du marc de bière; d'un autre côté, le célèbre Dan. Hoffmann (4) en vit qui était brune, et enfin l'illustre de Haller (5) trouva du pus semblable à de l'encre.

Quant aux cas dans lesquels il s'écoula du sang mêlé avec du pus et de la sanie quand on coupa les poumons; il est inutile de les rappeler. Cependant, comme Tozzi (6) a écrit avoir observé plus d'une fois que ceux qui étaient morts de phthisie étaient parvenus à une si grande consomption de sang, qu'il ne restait de ce liquide dans les artères et dans les veines que ce qui était à peine suffisant pour sa circulation, le reste étant entièrement épuisé, pour que vous ne croyiez point par hasard que cela soit constant, je ne dois pas négliger de dire que, sur une phthisique (7) chez laquelle il semblait qu'il ne restait qu'une peau très-mince sur les os, à cause de l'extrême maigreur et de la grande consomption de tout le corps, les poumons incisés répandirent une grande quantité de sang mêlé avec du pus et de la sanie. Je dois même ajouter que, quoique deux sujets (8) dont l'un avait expectoré du pus, tandis que tous deux en avaient beaucoup dans leurs poumons ulcérés et putrides, eussent rendu plus d'une fois une quantité énor-

---

(1) Dec. ead., a. 10, obs. 161.
(2) Eorumd. Act., tom. 1, obs. 174.
(3) Eorumd. cent. 4, obs. 116 et 118, et Act., tom. 1, obs. 59, et tom. 2, obs. 19, et Haller, opusc. pathol., obs. 15.
(4) Act. N. C., tom. 4, obs. 47.
(5) Sect. hac 7, obs. 77.
(6) Ibid. in addit., schol. ad obs. 2.

(1) Obs. ead.
(2) Comment. in Hipp., l. 7, aphor. 16.
(3) Eph. N. C., cent. 8, obs. 19.
(4) Eorumd. Act., tom. 2, obs. 2.
(5) Obs. cit. 15.
(6) Comment. in Hipp., l. 7, aphor. 16.
(7) Eph. N. C., cent. 7, obs. 83.
(8) Eorumd. Act., tom. 1, obs. 173, et cent. 10, obs. 56.

me de sang par la bouche et par le nez, et que l'autre en eût perdu en outre par toutes les parties par lesquelles il se fait des hémorrhagies, néanmoins, le cadavre du second présenta dans le rein gauche une grande stagnation de sang, et un engorgement et un gonflement considérables des vaisseaux sanguins à la région lombaire, et celui du premier avait les mêmes vaisseaux très-engorgés de sang, dans l'épiploon, l'estomac et le mésentère.

Au reste, pour revenir à ce point, le pus et la sanie diffèrent sur les différents sujets par leur nature et par leur odeur, et se trouvent tantôt séparés des parties endurcies des poumons, et tantôt avec elles. Vous comprendrez cela, soit par la plupart des observations que j'ai citées, soit aussi par celles que je continuerai à citer. C'est ainsi que sur un jeune homme (1), la partie concave des poumons était remplie de pus, tandis que la partie convexe était presque totalement tophacée, et que sur un homme (2), le poumon droit contenait du pus liquide, et le gauche une matière endurcie. En outre, tandis que l'on a trouvé sur certains sujets (3) les poumons pleins de squirrhes cartilagineux, ou assiégés de stéatômes durs, et que sur d'autres ils étaient remplis d'abcès peu étendus, purulents, graveleux, ou souillés par une vomique ou par des vomiques (4), on les a vus dans d'autres cas calleux et compactes, et en même temps assiégés çà et là de vomiques, et entièrement obstrués (5) et ulcérés, ou (6) remplis d'une infinité de stéatômes et de vomiques en différents endroits, ou enfin (7) souillés par des apostèmes nombreux, et par des tubercules, dont quelques-uns paraissaient enflammés, tandis que d'autres ne semblaient pas être encore parvenus à leur maturité, comme ceux dont j'ai parlé dans l'histoire de la fille (8) de Valsalva, dont il s'agit.

---

(1) Commerc. litter., a. 1731, specim. 46, n. 5.

(2) Eph. N. C., cent. 3, obs. 2.

(3) Vid. Halleri cit., obs. 15.

(4) Commerc. litter., a. 1743, hebd. 30, n. 11, et a. 1745, hebd. 24, n. 1, ad V.

(5) Act. N. C., tom. 2, obs. 8.

(6) Eorumd. dec. 3, a. 9, obs. 243.

(7) Dec. ejusd., a. 7, obs. 9.

(8) N. 18.

21. Mais, quoique la différence des causes et des effets paraisse si grande, dans tant d'exemples que j'ai indiqués, et dans d'autres qui sont presque infinis, parce que la maladie est extrêmement fréquente; cependant, si, rapportant cette différence à différentes circonstances sur les différents sujets, en raison des états particuliers de chacun, vous ne cherchez que l'origine commune de tous les effets que vous voyez, vous reconnaîtrez facilement que cette origine consiste dans quelque humeur qui, se fixant dans les poumons par une cause quelconque, soit constitutionnelle, soit accidentelle, tantôt s'y endurcit, si elle est trop épaisse et que ses petites parties les plus ténues se dissipent, et fait par là qu'il s'arrête quelquefois une humeur corrosive plus nuisible qu'elle-même, et tantôt commence plus tôt ou plus tard à corroder les cellules membraneuses des poumons, si elle est déjà âcre par elle-même, ou si elle le devient par la stagnation et par son mélange avec d'autres humeurs. Or, une de ces cellules étant attaquée d'une érosion, la lésion se propage aux voisines, et il se forme, après la destruction de plusieurs, une cavité ulcéreuse manifeste, que les petites membranes des cellules environnantes, comprimées par le pus et devenues par là plus épaisses, peuvent renfermer tout autour dans des parois dures, comme nous le voyons dans les ulcères externes, surtout dans les ulcères fistuleux. Il ne faut cependant pas nier que les humeurs épanchées, et surtout celles qui abondent en petites parties qu'on appelle fibreuses, ne se forment, en déposant ces parties qui s'agglutinent aux parois de la cavité, un kyste qui a la fausse apparence d'une membrane de cette espèce, comme le célèbre Malouet (1) l'a fait voir. D'un autre côté, Valsalva ne doutait pas dans un écrit italien, d'après ce qu'il avait remarqué dans les blessures du poumon, que la nature ne produisît quelquefois des filaments membraneux qu'il avait vus deux ou trois fois, et qui, augmentant avec le temps, se changeaient en follicule ferme, lequel embrassait le pus épanché, comme il croyait l'avoir reconnu sur d'autres sujets qui avaient vécu plus long-temps.

Quoi qu'il en soit, la phthisie pulmo-

---

(1) Mém. de l'Acad. royale des Sc., ann. 1732.

naire, comme vous l'avez suffisamment compris, peut dépendre aussi d'autres causes que de la suppuration des tubercules ; et si l'on trouve du pus ou un ulcère renfermé dans une tunique particulière, il ne faut pas juger tout de suite que cette lésion soit due à un tubercule dont la tunique existe encore. Mais croirons-nous que ces tubercules soient de véritables glandes, telles que celles qui existent naturellement sur tout le monde, et, qui plus est, que ce soient celles-là même que l'on décrit çà et là aux divisions des bronches ou dans l'intérieur du poumon, et que l'on appelle bronchiques, lesquelles, se trouvant petites dans la substance de ce viscère, augmenteraient par des causes qui s'y joindraient sur des sujets qui seraient prédisposés à cet effet, surtout par un vice héréditaire ? Et sommes-nous portés à croire cela par le signe d'une phthisie à venir, que Morton (1) a exprimé de la manière suivante ? Pendant long-temps, le matin, crachement d'une pituite noire et visqueuse, qui provient des glandes situées dans les poumons près de la trachée, et remplies d'une humeur noirâtre. De même que ce symptôme est familier aux scorbutiques et aux scrofuleux, de même il indique qu'une phthisie asthmatique doit survenir par les progrès du temps.

En effet, dernièrement un homme savant a pensé aussi que, dans l'état naturel, ces glandes font passer les humeurs dans les bronches, par la raison que les crachats noirâtres sont de la même couleur que l'humeur de ces mêmes glandes. Mais naturellement les crachats ne sont pas noirâtres, et je croirais qu'il serait préférable d'adopter l'opinion du même auteur à l'endroit où il avait affirmé que ces glandes sont très-certainement du genre des conglobées, et où il avait dit pour ce motif qu'elles ne répandent point leur humeur dans la trachée-artère, ainsi qu'au passage où il avait remarqué avec raison que, comme quelques-unes d'entre elles sont éparses sur les deux surfaces du péricarde jusqu'au diaphragme, elles sont éloignées de tout commerce avec la trachée-artère. Pour moi, ayant disséqué quelques-unes de ces glandes prises à la première division de la trachée-artère, en faisant l'examen de quatre cadavres successivement et sans interruption,

et ayant remarqué que du papier, avec lequel je frottai les parties divisées, avait pris trois fois une teinte fuligineuse semblable à celle d'une solution de charbon pilé dans une grande quantité d'eau, tandis que je n'obtins qu'une couleur jaunâtre extrêmement affaiblie et sans éclat sur le quatrième cadavre appartenant à un sujet qui était dans la force de l'âge ainsi que tous les autres, et qui n'avait ces glandes, ni moins saines ni moins noirâtres intérieurement et extérieurement, j'observai que, sur les trois premiers, la partie voisine du tronc de la trachée-artère que j'avais ouvert et les premières divisions des bronches présentaient la même teinte que sur le quatrième, c'est-à-dire qu'il n'y avait pas une couleur même légèrement noirâtre. — Ainsi, quelque couleur que ces glandes aient à l'intérieur, je ne pense pas que je doive encore abandonner l'opinion que j'ai toujours eue ; mais je persiste encore à ne pas croire facilement qu'elles communiquent avec la cavité de la trachée-artère, attendu surtout qu'il ne manque pas d'autres glandes dont l'humeur se décharge (1) manifestement dans cette cavité et dans les premières divisions des bronches, et qui peuvent y permettre l'entrée d'un sang épais de cette espèce, d'après l'expression de Willis (2), qui connaissait aussi des sujets qui rendaient des crachats noirâtres comme de l'encre, de même que Salius, comme on le voit dans ses Commentaires sur ces paroles d'Hippocrate (3) : On rejette par la toux une salive épaisse et fuligineuse. Du reste, de même que je ne nierais pas que les glandes bronchiques ne communiquent quelquefois contre nature avec les bronches par quelque érosion qui se serait opérée, de même je ne décide pas si ce sont les mêmes que celles qui forment les tubercules dans les poumons des phthisiques ; je ne le décide pas, dis-je, pour le motif dont j'ai parlé (4), c'est-à-dire parce que je me suis déterminé à peine quelquefois à disséquer des poumons de cette espèce, loin d'avoir comparé entre eux avec soin et exactitude ces tubercules et ces glandes,

____

(1) Phthisiolog., l. 2, c. 2, ad n. 10.

(1) Vid. Advers. 1, tab. 1, ad F, et tab. 2, fig. 1, ad o, o, o.
(2) Sepulch., l. 2, s. 1, in schol., ad obs. 9, et ad § 2, obs. 105, hujus 7, sect.
(3) De morbis, l. 2, t. 117.
(4) N. 3.

surtout relativement à leur siége. C'est pourquoi vous ne recevrez ici de moi qu'une seule observation, qui a été recueillie avec un peu plus d'attention.

22. Une femme de la campagne, âgée d'environ quarante ans, portait au côté interne du calcanéum du côté droit une tumeur qui avait fait de si grands progrès, qu'elle égalait une petite tête d'homme. La grosseur de cette tumeur et sa dégénération de la nature du stéatôme en celle du cancer avaient fait recevoir la femme à l'hôpital des Incurables de Venise, et sa tumeur avait été extirpée. Mais, celle-ci étant revenue, la femme qui avait déjà passé un an à cet hôpital, sans se plaindre jamais d'aucune affection qui appartînt à la poitrine, fut prise d'une douleur pongitive au côté gauche de cette partie avec de la fièvre et de la difficulté de respirer. On lui tira une ou deux fois du sang qui se couvrit d'une couenne blanche ; on lui donna de l'huile fraîche d'amandes douces, et on ne négligea aucun des moyens que l'on met ordinairement en usage dans une pleuro-pneumonie. Tous les symptômes parurent détruits par ces remèdes, quoiqu'il n'y eût eu aucune expectoration. Mais le quarantième jour depuis le commencement de la pleuro-pneumonie, n'était pas encore arrivé, qu'une difficulté de respirer commença à avoir lieu avec un sentiment d'anxiété et de suffocation, de sorte que la malade était déjà forcée de se coucher sur le dos et la tête élevée ; d'ailleurs le pouls, qui avait été intermittent pendant l'inflammation, le redevint encore davantage. Cependant point de douleur, point de toux, point de crachats, point de fièvre, si ce n'est que, dans les derniers jours, il se manifesta enfin un petit mouvement fébrile. Celui-ci et la difficulté de respirer étant plus considérables de temps en temps, mais surtout la nuit, la femme maigrit, et ses forces étant extrêmement affaiblies, au point qu'elle se plaignait à peine, d'une voix faible, d'une érosion de la gorge où l'on ne pouvait apercevoir rien de semblable, elle mourut quinze jours après avoir éprouvé la dernière difficulté de respirer. Mes amis et moi ayant appris ces détails de Rinaldi de Segna, médecin de l'hôpital, homme zélé et probe, je fus prié par tout le monde de disséquer le cadavre, avec l'aide de Rinaldi lui-même, vers le commencement d'avril de l'an 1708.

Examen du cadavre. Comme j'avais commencé à ouvrir la poitrine, et que je coupais les cartilages qui unissent les côtés au sternum, de l'eau sanguinolente s'écoula du côté gauche du thorax, et je vis bientôt qu'il en était rempli. Quoiqu'il ne s'élevât aucune forte odeur de cette eau ni du poumon, je ne doutai cependant pas qu'il n'y eût du pus mêlé avec elle, parce que je voyais que le poumon était putréfié et détruit au bas de sa partie antérieure, où une grande cavité se présentait d'elle-même à nos regards. Mais de plus ce viscère disséqué offrit çà et là, dans des endroits assez étendus, une substance qui, au premier aspect et au premier examen, ressemblait, il est vrai, à un stéatôme par sa blancheur et par une certaine fermeté, mais, dès qu'on la coupait avec le scalpel, elle était plus semblable à une matière purulente. Le reste du poumon, qui n'était nullement dur, se trouvait teint d'une couleur rougeâtre, comme s'il y eût eu du sang en stagnation. Le poumon droit était beaucoup moins altéré que le gauche ; car au milieu de sa substance qui, sans être saine, ne présentait cependant qu'une légère lésion, il cachait de ces sortes de stéatômes moins nombreux et plus petits, qui semblaient être renfermés dans une tunique particulière. Du reste, l'un et l'autre poumons étaient adhérents presque de toutes parts aux parois de la poitrine, mais celui du côté droit l'était plus étroitement. Il y avait beaucoup d'eau trouble et jaunâtre dans le péricarde. Dans toutes les cavités du cœur étaient des concrétions polypeuses, qui s'étendaient à travers les gros vaisseaux, et toutes avaient une fermeté médiocre ; mais la plus petite était celle qui appartenait à l'oreillette gauche. — Le ventre, qui était livide en grande partie extérieurement, fut ouvert également ; mais cette lividité parut dépendre des intestins, qui étaient extraordinairement gonflés par de l'air. Il y avait à peine quelques restes d'épiploon. Le foie était un peu dur, blanchâtre, tacheté, et sa vésicule se trouvait extrêmement pleine de bile. La rate était très-grosse et plus dure que dans l'état naturel, le pancréas était aussi endurci. Les ovaires étaient durs, blancs et gros, et au milieu d'eux, il y avait quelques cellules noires. D'un autre côté, quoique j'eusse rencontré, à la partie supérieure de l'intérieur du vagin, un anneau qu'on appelle pessaire, en sorte qu'il paraissait que la femme avait été sujette à la chute de l'utérus ou du vagin, néanmoins, après avoir enlevé cet anneau, je ne trouvai pas le vagin assez relâché pour qu'il semblât qu'il pût facilement se renverser en bas, et d'ailleurs j'avais vu l'utérus à sa place : c'est pourquoi je pensai que cet anneau et le décubitus avaient été fort utiles à la femme. Du reste, de l'eau trouble, mais qui n'était pas très-abondante, se trouvait en stagnation dans le ventre.

23. Voilà en même temps un exemple d'un empyème et d'une indisposition phthisique dans les poumons. Je vous en donnerai un autre d'une phthisie dans laquelle un osselet fut rejeté ; ce n'est pas que j'aie disséqué moi-même le cadavre (car ceux qui entreprirent de le faire, à l'insu des parents du sujet, ne purent y parvenir entièrement eux-mêmes), mais je connaissais la bonne foi de ces médecins, et le malade, pendant que j'étais à Bologne, était très-connu, et ses incommodités l'étaient également.

24. Un médecin dans la force de l'âge, qui déjà pendant long-temps avait eu une face cachectique, et qui était ensuite devenu essoufflé et enroué, commença enfin à rendre des crachats diversement colorés, au milieu desquels il rejeta un morceau assez gros d'un osselet courbé, qu'il me montra aussi, et qui, poli à sa partie concave, présentait des aspérités à sa partie convexe. Cependant il était pris, même assez souvent, d'un sentiment de suffocation. Enfin, une certaine nuit, on le trouva mort quelques heures après qu'il eut dit qu'il était mieux, sans que celui qui dormait dans la même chambre et même près de lui pour le servir eût entendu absolument rien.

Examen du cadavre. Les poumons étaient assiégés, soit en dedans, soit en dehors, de vésicules remplies d'un pus blanc et inégales, de manière que les plus volumineuses n'excédaient pas la grosseur d'un grain de raisin. Le péricarde contenait beaucoup d'eau trouble. Il y avait à peine une petite concrétion polypeuse dans le cœur. On ne put point disséquer la partie supérieure de la trachée-artère ni le larynx, pour le motif qui a été indiqué.

25. Cependant c'étaient principalement ces parties qu'il fallait examiner, afin de reconnaître d'où l'osselet était sorti. Car les avis avaient été partagés relativement à ce dernier, quelques-uns le regardant mal à propos comme une petite partie de l'os hyoïde, et d'autres le prenant pour une portion d'un anneau ossifié de la trachée-artère. Ces derniers approchaient peut-être davantage de la vérité, puisque Blasius (1) trouva dans le poumon d'un phthisique également, même une petite branche de ce conduit changée en os. D'ailleurs j'ai observé moi-même, comme je vous l'ai écrit ailleurs (2), que non-seulement des anneaux de la trachée-artère, mais encore de petits morceaux qui se réunissent en grand nombre dans l'intérieur des poumons en place d'anneaux, étaient devenus osseux de cartilagineux qu'ils étaient. Quant à des fragments des bronches, on en trouva qui étaient séparés du poumon putréfié sur un phthisique, et qui se voyaient au milieu d'une sanie dans l'intérieur de la poitrine, et Bontius (3) assure que le sujet avait coutume d'en cracher de semblables en grande quantité. Hippocrate (4) n'ignora pas cela non plus, puisqu'il a écrit : Il crache du pus et des substances semblables à des vers d'ulcère, c'est-à-dire des parties cartilagineuses des bronches du poumon. Voyez, si vous voulez, ce que Salius (5) a écrit sur ces paroles relativement à notre sujet. De plus, Arétée (6), en parlant de ceux qui ont des abcès des poumons, s'est rapproché même davantage du cas dont j'ai parlé. Car il dit qu'ils s'enrouent, et qu'ils ont la respiration courte, et que quelqu'un d'entre eux est quelquefois suffoqué par une attraction subite de beaucoup d'humeur, parce que la trachée-artère, étant obstruée par une quantité de pus, ne reçoit point d'air ; mais que ces mêmes sujets crachent quelquefois, à cause de la différence de l'ulcère, des bronches, c'est-à-dire des anneaux de la trachée-artère, si l'abcès pénètre profondément ; quelquefois aussi ils rendent des fragments du viscère. Du reste, cet auteur, comme le prouvent les dernières paroles, a parlé aussi des petits morceaux des bronches cachés dans l'intérieur du poumon.

Mais ce morceau d'os qui avait été rejeté par le médecin ne pouvait être comparé avec ces petits fragments des bronches, ni pour la forme, ni pour la gran-

---

(1) Sepulchr., l. 2, s. 7, obs. 164.
(2) Epist. 15, n. 18.
(3) Sepulchr., s. 7, modo cit. obs. 12.
(4) De morbis, l. 2.
(5) Comment. in ejusd., l. t. 119.
(6) De caus. et not. diuturn. affect., l. 1, c. 10.

deur, en sorte qu'on devait le rapporter à des anneaux plus grands de la trachée-artère. Bien plus, Valsalva soupçonnait qu'il était sorti du larynx même, dont nous savons que les plus gros cartilages s'ossifient assez souvent, et il faisait dépendre aussi d'une lésion grave de cet organe la mort inopinée et subite du médecin, parce qu'il avait vu mourir deux malades à l'hôpital des Incurables, l'un d'un ulcère du larynx, l'autre d'un carcinôme de la même partie, et tous deux subitement et pendant qu'on s'y attendait le moins. C'est à cet objet que vous pourrez rapporter également le cas de la fille que je vous ai décrit ailleurs (1).

26. En parlant du larynx, je me rappelle ce point de doctrine connu et vulgaire parmi les anciens médecins, relativement à une matière âcre qui s'écoule de la tête dans cet organe et dans les poumons, et qui finit par donner lieu à la phthisie. Je ne nierai pas que cette opinion ne s'accorde quelquefois avec la vérité, si l'on veut entendre seulement par le nom de tête, la voûte du pharynx et l'intérieur du nez : car la tunique glanduleuse dont ces parties sont tapissées, sécrète quelquefois une humeur qui jouit d'une force corrosive, comme les érosions qui surviennent à ces mêmes parties semblent le prouver suffisamment; et nous en avons vu provenir quelquefois, d'autres et moi (2), un crachement de sang, qui, provenant également de ce qu'on appelle hémorrhoïdes de la bouche, pourrait en imposer, pour une hémorrhagie pulmonaire, à des médecins qui ne feraient pas attention aux symptômes proposés autrefois par Hippocrate (3), Aristote (4) et Cœlius Aurelianus (5), et savamment éclairés par Helwich (6), qui n'a pas manqué de rapporter à ce sujet des observations auxquelles on pourrait en ajouter une autre de Détharding (7). Par conséquent, si l'humeur jouissant d'une propriété corrosive et tombant des parties plus élevées que j'ai nommées, n'est pas détournée du larynx par le palais mobile sous-jacent et par le voile réuni à celui-ci, rien n'empêche qu'elle n'entre dans ce conduit et ne finisse par le corroder et le vicier ainsi que les poumons. C'est ainsi que ceux dont cette partie du palais a été détruite avec le voile, par la maladie vénérienne ou par une autre cause, deviennent enfin sujets à la toux et à la phthisie, comme le démontrent les observations de plusieurs médecins et anatomistes, ce que vous apprendrez par les écrits du célèbre J. Zach. Petsche (1), et par les miens (2) également : car de ce qu'il m'est arrivé de voir la chose d'une autre manière en partie, ou de ce que j'ai dit que ce que j'ai vu peut aussi s'expliquer autrement, ne croyez pas que l'explication que j'ai rappelée tout-à-l'heure et dont je parlai aussi alors, ne me satisfasse en aucune manière. Au contraire, j'avoue qu'en l'admettant on comprend plus clairement la raison qui porta Mercuriali (3) et Gavasseti (4) à ordonner le décubitus en supination et la tête basse, pour détourner plutôt dans l'œsophage et dans l'estomac les fluxions très-graves et de longue durée qui se feraient de la tête dans la poitrine. En effet, par ce seul moyen, le premier guérit une Allemande, et le second soulagea tellement, de la même manière, une fille qui crachait déjà du sang par cette cause, qui était abandonnée des médecins les plus célèbres, et dont tout le monde désespérait, qu'il parvint aussi à la guérir parfaitement dans la suite.

27. Mais Aétius (5) a enseigné à traiter les ulcères de la trachée-artère en faisant coucher le malade en supination, et en élevant davantage ce que l'on met au-dessous de sa tête ; c'était, je crois, lorsque rien ne s'écoulait dans le larynx. D'ailleurs, il a prétendu, fort aussi de ses expériences, que ces ulcères, situés très-près de l'extrémité de la trachée, ou à cette extrémité même, sont tout-à-fait curables. Il faut donc prendre garde que quelques exemples de guérison de phthisie n'aient appartenu plutôt à des ulcères de la trachée-artère qu'à des ulcères du poumon même. Je désire que ceci soit dit, non pas tant des guérisons obtenues par les autres que d'une cure opérée par moi, et qui me fit beaucoup d'honneur dans ma jeunesse, lorsque

(1) Epist. 15, n. 13.
(2) Epist. anat. 9, n. 14.
(3) Prædict., l. 2, n. 27.
(4) De partib. animal., l. 3, c. 5.
(5) Morb. chron., l. 2, c. 11.
(6) Eph. N. C., dec. 3, a. 9, obs. 118.
(7) Earumd. cent. 7, obs. 75.

(1) Syllog. anat., obs. § 87.
(2) Epist. anat. 9, n. 9 et 10.
(3) De indicat. curat., c. 52.
(4) Ibid.
(5) Medic. tetrabibl. 3, serm. 1, c. 61.

j'exerçais la médecine dans mon pays. Or, voici comment les choses se passèrent. Un habitant de Lucques, nommé Et. Cheli, d'une taille élevée, d'une habitude de corps sèche, adroit et industrieux, était en proie à des chagrins continuels, et s'occupait d'affaires importantantes, ce qui le rendait aussi hypochondriaque. Une petite toux, qui était accompagnée de crachats teints de sang, le maltraitait déjà depuis long-temps. De vieux médecins ayant essayé de le guérir, tantôt avec des sucs d'herbes adoucissantes qui passent pour soulager les poumons, tantôt avec du lait d'ânesse, tantôt avec les substances qu'on appelle gelées et le bouillon de tortue, de temps en temps avec des décoctions délayées de bois, quelquefois avec des astringents tirés du fer et de l'hématite, et de plus avec les eaux de Lucques prises à l'intérieur, avec des bains d'eau de rivière et d'autres moyens de cette espèce, avaient obtenu si peu de succès, qu'ils rendaient le malade plus maigre et la maladie plus grave : car les astringents semblaient diminuer les urines, et les bains augmenter le sang dans les crachats, tandis que les eaux de Lucques durent être entièrement abandonnées dès les premiers jours, parce qu'elles ne passaient en aucune manière, et qu'enfin l'estomac avait de la répugnance pour la plupart des substances. Comme le malade était aussi ennuyé des médecins que les médecins de la maladie, on vint vers moi ; mais, par respect pour de vieux praticiens, et par l'opinion que tout le monde avait que le sujet était déjà dans un état désespéré, je donnai plusieurs excuses jusqu'à ce que, vaincu par l'autorité et par le crédit de ceux qui avaient à cœur sa conservation, je me rendis de telle sorte que l'on sût partout que c'était malgré moi et sans rien promettre que j'obéissais à la volonté des autres, non pas tant pour guérir le malade que pour ne pas l'abandonner. Il était exténué ; ses forces étaient déjà affaiblies, son sommeil court et interrompu. Cependant, comme je voyais qu'il n'y avait pas de fièvre, du moins qu'elle n'était pas continue, et que, d'après l'expression d'Aétius (1), peu de matière purulente et sanguinolente était rejetée par les crachats, et qu'aucun sentiment de douleur n'était manifestement perçu ailleurs que près du lieu ulcéré de la trachée-

artère, c'est-à-dire un peu au-dessous du larynx, et comme je trouvais que de tous les moyens qui avaient été employés, deux qui sont cités par cet auteur (1) pour ces ulcères avaient produit quelque soulagement, je veux parler d'une part des artériaques qu'on retient sous la langue afin qu'en se liquéfiant peu à peu ils tombent dans la trachée-artère, et, de l'autre part, de la boisson journalière de lait fraîchement trait d'un animal encore présent, je commençai à nourrir quelque espoir, mais en secret, et à chercher un moyen de faire que ce qui avait été un peu utile produisît enfin une guérison complète. On avait fait usage des trochisques de l'espèce de l'adragant froid, qui fondaient dans la bouche, et du lait d'ânesse, comme il a été dit ; or, dans le temps où on employait ces moyens, le sentiment de piqûres dans la trachée-artère s'était presque dissipé, et les forces avaient un peu augmenté avec le sommeil. Comme je demandais au malade pourquoi donc il n'avait pas persisté dans l'usage des remèdes qui l'avaient soulagé, il me répondit que les trochisques étaient nuisibles à son estomac, et que, quoique le lait eût paru d'abord produire ce soulagement, tous les premiers accidents étaient pourtant revenus bientôt après. Mais avez-vous évité, lui dis-je, pendant ce temps-là, le vent et le soleil ? car je me souvenais que cela avait été positivement ordonné par Hippocrate (2), à ceux chez lesquels le conduit du poumon était affecté d'un ulcère chaud appelé aphthe ; or, j'appris qu'il ne les avait point évités ; et, d'un autre côté, je concevais que ces trochisques eussent été nuisibles à l'estomac d'un hypochondriaque par leur nature et par leur douceur. Après donc que j'eus réglé ce qui devait être fait, et ce qui devait être évité, il arriva par hasard que je pus communiquer ma pensée à P. Piella, médecin distingué parmi ceux de Bologne, qui traitait alors avec moi, pour une maladie très-grave, le comte J.-B. Ursio, celui qui devint dans la suite pontife de Césène. Mais, quoique Piella ne désapprouvât point les moyens proposés par moi ; néanmoins, après avoir examiné attentivement les crachats, et avoir appris que le plus souvent ils étaient dans cet état, c'est-à-dire non épais et

<hr>

(1) C. 64 cit.

(1) Ibid.
(2) De morb., l. 2, t, apud Salium 112 et 114.

peu abondants, et qu'ils devenaient un peu sanguinolents, non pas toujours à la vérité, mais cependant quelquefois, il me dit : Je crains beaucoup que vous ne puissiez pas guérir ces ulcères, qui, outre qu'ils occupent peut-être un lieu très-profond, se rapprochent certainement, si j'y vois quelque chose, de cette espèce de dartre qu'on ne conduirait à la cicatrisation qu'avec la plus grande difficulté si elle existait même sur la peau. Ce jugement d'un maître expérimenté autant que qui que ce soit, surtout en chirurgie, fit que je me réjouis de n'avoir rien promis, sans m'empêcher toutefois de tenter l'essai de ce que j'avais réglé. C'était la saison de l'année où il fallait éviter, avec le plus grand soin, les injures de l'air, et où l'on ne pouvait pas espérer grand'-chose de l'usage du lait des animaux, parce que le pâturage n'était pas bon. Ainsi, avant tout, j'ordonne au malade de s'enfermer dans une chambre où régnerait une douce température, mais qui ne serait ni basse ni étroite, et là, libre de tous soucis, d'écouter ses amis et ses parents plutôt que de parler lui-même, et quand il parlerait, de le faire d'une voix basse et nullement animée. Ensuite, après avoir prescrit des remèdes qui pouvaient adoucir la trachée-artère, sans cependant nuire à l'estomac, et, après avoir préparé ce viscère à l'usage du lait, j'ordonne celui de femme, d'abord en assez petite quantité pour en faire l'essai, et plus tard, comme il réussissait très-bien, je recommandai au malade, homme spirituel et attentif, d'en téter matin et soir quatre ou cinq heures avant le dîner et le souper, jusqu'à ce qu'il lui semblât qu'il en avait pris environ une demi-livre. Ces deux repas étaient peu copieux, mais surtout le souper : l'un et l'autre se faisaient sans vin et sans les autres choses qui pouvaient être nuisibles, mais non pas sans une bouillie préparée avec de la farine d'orge, qui, mêlée avec de la poudre de racine de squine à la dose d'une once pour chaque livre, mais sans sucre, avait été pour ainsi dire calcinée par un feu lent, et avec du lait fraîchement trait d'une vache que l'on nourrissait avec de l'orge et de la paille, et non point avec des fèves et du foin. J'avais aussi averti la nourrice, qui était très-saine, de faire usage d'aliments convenables, et d'éviter autant que possible la variété des mets. La négligence de cette dernière

précaution semble elle seule contribuer surtout à ce que souvent en médecine le lait de la femme ne l'emporte pas sur celui des autres animaux, quoiqu'il fût préféré aux autres pour les affections phthisiques, comme nous étant familier et comme ayant la même nature que nous, même par les anciens médecins, et principalement par Euriphon et Hérodote, qui ont été cités à ce sujet par Galien (1). Le malade se rétablit si bien par ce traitement suivi avec la plus grande exactitude depuis la fin de novembre jusqu'au milieu de mai, qu'il jouit encore d'une bonne santé pendant seize ans. Après ce temps, son sang rempli de nouveau de petits corps rongeants, les déposa pendant deux ans sur la peau sous forme de dartres. Mais celles-ci s'étant dissipées tout-à-coup, le bas des pieds fut pris de douleurs très-vives avec une certaine tuméfaction, et d'une rougeur très-considérable. Ces symptômes ayant disparu inopinément vingt jours après, voilà qu'il est attaqué pendant deux jours d'une rétention d'urine; et après celle-ci d'une tuméfaction des jambes qui se dissipait et revenait souvent; ensuite il eut des fièvres, enfin une protubérance dure se manifesta intérieurement entre l'ombilic et le pubis, et, après avoir éprouvé en outre d'autres incommodités du ventre, il finit par succomber. Mais tout ceci arriva pendant mon absence, et je ne l'ai rappelé que pour vous faire comprendre que cette guérison était parfaite et achevée, puisque le sujet non-seulement se porta bien pendant aussi long-temps, mais encore ne fut jamais attaqué de cette première affection au milieu de tant d'autres après qu'il eut commencé à être malade pour la seconde fois. Comme on croyait communément que cette maladie était une phthisie, il n'y eut aucun phthisique dans la ville qui ne se soumît au même genre de traitement, et cependant aucun d'eux ne guérit.

28. Il est aussi d'autres affections de la trachée-artère encore beaucoup plus profondes, qui sont confondues souvent par le vulgaire, et quelquefois par les médecins, avec la phthisie, et dans lesquelles cependant les poumons eux-mêmes sont sains. C'est ainsi, pour ne pas répéter ici des observations que je vous ai écrites ailleurs (2); c'est ainsi, dis-je,

(1) De succor. bonit. et vit., c. 4.
(2) Epist. 4, n. 21, et Epist. 10, n. 11.

que je me souviens que Valsalva racontait qu'il n'avait jamais vu des poumons plus beaux que ceux de Zani, évêque d'Imola, bien qu'on les crût altérés à cause d'une grande quantité d'humeurs qu'il expectorait ; c'est que ces humeurs étaient sécrétées par les glandes propres des bronches. — Quoique ces humeurs ne soient pas réellement purulentes, elles ont cependant quelquefois une telle apparence, que si quelqu'un prétendait qu'elles le fussent, il trouverait facilement, au milieu de tant de formes et d'espèces de pus qu'Arétée (1) a énumérées en disant qu'il y en a presque une infinité, quelqu'une de ces espèces à laquelle il paraîtrait pouvoir les rapporter jusqu'à un certain point. Et plût à Dieu que lorsqu'il existe quelque doute dans certains cas il y eût toujours alors des caractères et des signes positifs qui fissent reconnaître le pus véritable, et sur lesquels tout le monde fût d'accord ! Car, relativement à la distinction que Jacot (2) établit, par exemple, entre le pus et la pituite, en disant que celui-là est cendré, et que celle-ci est blanche, que le premier est fétide au moins médiocrement, et que la seconde ne l'est pas du tout, que l'un se sépare en partie surtout si on le jette dans l'eau, et que l'autre est glutineuse, je ne sais pas trop comment il concilie tout cela avec la doctrine d'Arétée qui a placé aussi positivement le pus glutineux et celui qui n'a pas d'odeur parmi ses espèces, attendu surtout qu'Arétée l'a fait à l'endroit où Jacot le cite, parce qu'il pensait qu'il fallait reconnaître au seul aspect le pus après le crachat, et qu'une grande connaissance relative à la suppuration n'est point acquise par ceux qui examinent les humeurs par le moyen du feu ou de l'eau. Cet auteur fait allusion par là à ceux qui abusent d'un aphorisme (3) d'Hippocrate répété dans les Coaques (4), et d'une autre sentence qui se trouve dans ce dernier (5) ouvrage, pour distinguer le pus ; car aucun des deux passages, comme Jacot en donne l'avertissement avec raison, n'a été écrit pour le diagnostic du pus, mais l'un et l'autre l'ont été évidemment pour le pronostic de la mort, soit que les crachats d'un phthisique placés sur du feu répandent une mauvaise odeur, soit qu'ils s'enfoncent après qu'on les a jetés dans de l'eau de la mer contenue dans un vase d'airain. Quoique Duret (1) et Jacot lui même se soient efforcés d'expliquer pourquoi Hippocrate requiert un vase de cette espèce, cependant je crains non-seulement qu'ils ne vous aient pas satisfait, mais qu'ils ne se soient pas satisfaits eux-mêmes. Ce qu'il y a de certain, c'est que celui-ci finit par imiter Houllier (2), et par croire qu'il importe peu dans quel vase cette eau soit reçue : vous verrez vous-même si ceci s'accorde avec la pensée d'Hippocrate exprimée d'une manière si courte. Au reste, comme J.-Jér. Zanichelli, qui avait fait beaucoup d'expériences soit en médecine, soit en chimie, s'entretenait avec moi à Venise de notre ami commun, le savant Vict.-Franç. Stancario, qui avait déjà commencé à être attaqué de phthisie à Bologne à la suite d'une toux et d'un crachement de sang, il me nomma deux phthisiques qui avaient été guéris avec des loochs, l'un avec celui qu'on appelle rob de noix, et l'autre avec le rob de baies mûres d'hièble confectionné d'une certaine manière, sans passer sous silence ce qu'il regardait lui-même comme un secret, c'est-à-dire le baume de soufre (sulfure d'huile volatile), préparé avec le baume de copahu ; et comme ensuite il vint à parler par hasard, comme cela arrive, de ce passage d'Hippocrate, il dit qu'il croyait que le vase d'airain enlève quelque chose à l'eau de la mer, de sorte que de cette manière elle résiste un peu moins à la descente des crachats que si elle était contenue dans un vase autre qu'un vase d'airain ; car, ajouta-t-il, pour faire cette expérience plus facilement et plus sûrement, l'eau pure n'est pas convenable, comme beaucoup de personnes le croient, parce qu'elle résiste trop peu, et celle de la mer ne l'est pas non plus parce qu'elle résiste un peu trop. Or, il confirmait que la prédiction d'Hippocrate avait toujours répondu à ses nombreuses expériences qu'il avait faites de la manière que cet auteur propose, et que les sujets dont les crachats avaient nagé n'étaient pas morts aussi promptement

---

(1) De caus. et not. diuturn. affect., l. 1, c. 9.
(2) Comment. I, in l. 6, sect. 2, aph. 9, Coac.
(3) Sect. 5 et 11.
(4) Aph. modo cit.
(5) Aph. 10.

(1) In Coac., l. 2, c. 17, n. 3.
(2) Comment. in cit., aph. 10.

que ceux dont les crachats s'étaient enfoncés ; en sorte qu'il ne doutait pas que si l'expérience eût été renouvelée plus tard sur les premiers, c'est-à-dire lorsque la maladie était devenue plus grave, les crachats ne fussent tombés au fond. Mais il ne voulait pas que ceux-ci, recueillis dans un bassin, fussent jetés de ce bassin dans l'eau, mais que, d'après la recommandation d'Hippocrate, le malade lui-même les y jetât de sa bouche, même de son poumon, et cela fort souvent, sachant bien que les crachats ne viennent pas toujours de la partie la plus affectée du poumon, et que le retard peut leur enlever quelque chose après qu'ils ont été rendus, au point que dans l'expérience ils paraissent différents de ce qu'ils auraient été d'abord par eux-mêmes.

29. Au reste, Cœlius Aurelianus (1), à l'endroit où il cite plusieurs médecins qui jetaient les crachats des malades dans l'eau (il ne dit pas que ce fût de l'eau de la mer), ou qui les mettaient sur des charbons, non pas pour prédire la mort, mais pour reconnaître la matière purulente ; et Corn. Celse (2) dans le passage où il fait mention de ceux qui se servaient de ce dernier signe lorsqu'ils avaient des doutes sur une phthisie, semblent approuver d'une manière non équivoque les précautions de cette espèce ; mais le premier écrit positivement, que les crachats, de livides ou de verts qu'ils étaient, deviennent blancs et purulents chez les phthisiques après qu'ils ont rejeté du sang, ce qui est en contradiction avec la première différence établie par Jacot (3) entre le pus et la pituite. En outre, ces deux anciens médecins, dont l'opinion est adoptée par la plupart des auteurs, et suivie par moi-même presque partout dans cette Lettre, de manière cependant que je ne désapprouve pas ceux qui pensent autrement, n'ont point appelé phthisie cette consomption dans laquelle les crachats ne sont point sanieux et purulents, alors même que du pus se serait accumulé dans la poitrine, et même dans le poumon. Ainsi, le premier a enseigné qu'il existe une différence entre la phthisie et l'empyème, même quand dans celui-ci le pus est rejeté avec les crachats, non pas peu à peu, mais par tas. D'un autre côté, Celse (1) n'aurait pas dit que les phthisiques crachent du pus, s'il eût voulu qu'on prît les sujets attaqués d'empyème pour des phthisiques. En effet, en faisant la description (2) des individus atteints d'un empyème, et en ajoutant de lui-même aux symptômes qu'Hippocrate avait fait connaître quelque chose relativement aux veines situées sous la langue, comme le remarque Rousseus (3), il n'a pourtant rien changé pour les matières expectorées. Car il voyait qu'Hippocrate a mis constamment, non-seulement dans le passage des pronostics (4) que Celse avait principalement en vue alors, mais encore dans les Coaques (5), a mis, dis-je, au nombre des signes que présentent les sujets en suppuration le caractère suivant : « Ils ne crachent rien de notable. » Que si, dans un autre livre intitulé *De Locis in homine* (6), il a dit avant d'enseigner à conjecturer qu'un individu est en suppuration parce qu'il a la respiration fréquente et que sa voix est un peu rauque, etc. etc., que le même individu crache du pus ; il comprenait par là que ce sujet rejette un pus différent de celui des phthisiques, ou qu'il le crache après avoir rejeté des matières différentes de celles que rendent ces derniers, comme vous l'apprendrez par la lecture de Cœlius que j'ai cité. Et en effet, il est manifestement démontré qu'Hippocrate établit dans ce même passage une différence entre les phthisiques et ceux qui sont en suppuration par la sentence qu'il a émise un peu plus haut (7), que la consomption, ou, comme on dit en grec, la phthisie se change en suppuration quand le corps est devenu trop humide ; et qu'au contraire, quand il est devenu trop sec, la suppuration se change en consomption.

30. Mais, pour revenir au sujet d'où il vous semble peut-être que je me suis écarté ; vous comprenez certainement combien les hommes peuvent se tromper facilement, puisque la difficulté de reconnaître et de juger le pus est si grande quelquefois, que, quoiqu'on fasse consister la phthisie non pas dans la seule ul-

---

(1) Morb. chron., l. 2, c. 14.
(2) De medic., l. 3, c. 22.
(3) Vid. n. 28.

(1) C. cit.
(2) L. 2, c. 7.
(3) Enarrat. ejusd., c. 7.
(4) N. 16, apud Marinell.
(5) N. 3, ante med.
(6) N. 28.
(7) N. 27.

cération cachée des poumons, mais aussi dans l'expectoration d'un pus évident au milieu des crachats, on croit néanmoins avoir raison de croire que dans certains cas il a existé une phthisie, tandis qu'il n'en a point existé. Je dis ceci, sans toutefois nier que de véritables phthisiques n'aient quelquefois été guéris, surtout dans les commencements, et lorsque le pus était accumulé en assez petite quantité dans un endroit d'où il avait une issue ouverte et facile dans les bronches; mais je pense que cela est arrivé plus rarement que ne le croient ceux qui n'ont nullement éprouvé combien les soins du médecin et la docilité du malade sont nécessaires en même temps, même pour détruire ces affections qui ne sont peut-être pas de véritables phthisies, quoiqu'elles leur ressemblent beaucoup sous la plupart des rapports. Je veux vous décrire ici une affection de cette espèce, afin que si je ne puis pas vous satisfaire dans cette Lettre par l'histoire des dissections des cadavres, selon mon habitude, je vous satisfasse du moins par celle des observations des maladies décrites plus longuement et avec plus de détails, comme je sais que vous le désirez. Quand vous aurez lu en entier l'histoire de cette affection et le traitement qui la guérit, vous jugerez alors de quel nom il faut l'appeler.

31. Un comte de Feltre, sujet tous les ans non-seulement à des maux des gencives et des dents, comme ses nobles frères, mais encore à des ulcérations des narines, et à des affections prurigineuses de la peau de l'espèce des dartres, s'étant souvent exposé au froid de très-grand matin pendant l'automne en se livrant au plaisir de la chasse, avait été pris d'un rhume grave, auquel se joiguirent de la toux, et enfin un crachement de sang dans le mois de novembre. C'est pourquoi on lui ouvrit la veine, et comme le crachement de sang était revenu, on la lui ouvrit une seconde fois; on lui donna aussi du lait de chèvre, et de la gélatine d'ivoire et de pied de veau préparée dans de l'eau où l'on avait souvent éteint du fer chaud, et où l'on avait en outre fait cuire des substances jouissant de la propriété astringente et agglutinative. Ces moyens ayant déjà été mis en usage pendant tout le mois de décembre, la maladie parut se calmer; cependant la toux revenait de temps en temps. Mais au mois de mars tous les symptômes s'aggravèrent. C'est pourquoi on lui fit pren-

dre le matin la décoction des bois et des racines que plusieurs médecins ont coutume de louer contre les fluxions, et à laquelle on avait ajouté des herbes antiscorbutiques et vulnéraires, et le soir on lui donna le médicament qu'on appelle anti-hectique de Potier, d'abord avec une émulsion de semences froides, et ensuite avec de l'eau de bardane. Après avoir fait usage de ces remèdes et d'autres analogues depuis le milieu de mars jusqu'au mois d'avril tout entier, il prit de nouveau du lait de chèvre, et en même temps jusqu'à douze gouttes de baume du Pérou, pendant environ quarante jours. Cependant l'un des membres supérieurs fut cautérisé avec un fer chaud, et l'ulcère entretenu. Quoiqu'il eût retiré de temps en temps quelque soulagement de ces traitements, néanmoins la toux et l'enrouement le tourmentaient d'une manière extrêmement opiniâtre; la première était devenue même plus violente, et semblait partir du fond de la poitrine. Quant aux crachats, après avoir été blanchâtres et catarrheux, ils avaient déjà commencé à être d'une couleur, d'une pesanteur et d'une ténacité différentes. À cela s'était joint le sentiment d'une anxiété et d'une constriction dans la poitrine, et d'une chaleur interne à la région du sternum, symptômes dont le dernier excitait souvent les plaintes du malade, et le premier continuellement. Tout cela inspirait d'autant plus de crainte, que la gorge, qui avait été auparavant le siége du rhume, se trouvait en meilleur état depuis que ces accidents étaient survenus, et qu'en même temps les taches de la peau étaient devenues pâles, et ne donnaient lieu à aucun prurit; en sorte qu'il paraissait que toute la violence de la maladie s'était tournée du côté de la poitrine. Aussi déjà tout le monde s'apercevait de l'affaiblissement de la voix elle-même, et à plus forte raison de la diminution des forces du reste du corps chez un homme qui n'avait pas encore trente-deux ans, ainsi que des progrès de la maigreur, et de l'accablement de la face, des yeux et du courage.

Tel était l'état des choses, lorsqu'on me demanda conseil par lettres vers la fin de juin; le malade me fut vivement recommandé par celui qui pouvait agir par ordre, le grand sénateur de Venise, alors gouverneur et propréteur de Padoue, Ang. Emi. Il y avait, comme vous voyez, plusieurs circonstances qui inspiraient de la crainte ; cependant il en existait aussi d'autres qui me faisaient penser qu'il ne fallait pas encore perdre tout espoir ; c'étaient la facilité du sommeil pendant la nuit, la possibilité du décubitus sur l'un ou sur l'autre côté à volonté, la conservation de l'appétit, la non-augmentation de la fréquence du pouls après le repas, l'absence de la fétidité dans les crachats, d'un sentiment de pesanteur dans la poitrine et de l'essoufflement. Et, quoique aussitôt après que tout cela m'eut été écrit, le malade, tourmenté par une toux profonde, eût expectoré cinq ou six crachats sanguinolents et putrides, tels qu'il n'en avait jamais rendu auparavant, je ne changeai pas pour cela d'opinion, par la raison surtout que j'appris que depuis que ces crachats avaient été rejetés, il ne s'était pas plaint de ce sentiment de chaleur et de constriction. C'est pourquoi je résolus de recommander différents moyens, comme la saison de l'été et les différentes causes et les différents effets de la maladie l'exigeaient, de telle sorte que l'un pût être inspiré par l'autre. Il n'est pas nécessaire de vous faire ici le dénombrement de tous ces remèdes et des choses que je substituais les unes aux autres, si, par hasard, il s'en trouvait quelques-unes qui ne fussent pas supportées ; il suffit de vous indiquer parmi ces remèdes ceux qui furent principalement mis en usage.

Chaque matin le malade prenait un peu de résine de térébenthine, et il assurait qu'elle soulageait d'une manière remarquable sa gorge et sa poitrine. Après cela, pendant les vingt premiers jours, il but de ce qu'on appelle aujourd'hui eau de lait, dans laquelle on avait fait macérer auparavant du mouron aquatique, du lierre terrestre, des fleurs de millepertuis, et un peu d'écorce de sassafras : la boisson de cette eau fut aussi constamment renouvelée cinq heures après le repas ; mais, après ces vingt jours, on lui substitua, pour le matin, le bouillon de vipère préparé avec des grenouilles et des queues d'écrevisses de rivière. Après qu'il eut commencé à faire usage de ce bouillon, il parut se trouver mieux d'une manière plus évidente ; car les taches de la peau, comme je l'avais espéré, reprirent leur couleur et devinrent de nouveau prurigineuses, et en même temps le teint de la face s'améliora, les forces augmentèrent un peu, l'habitude du corps était un peu moins

maigre, la toux plus rare, l'enrouement plus léger, les crachats moins abondants. Il ne prit jamais pour nourriture que des poulets femelles, qu'on appelle ici poulardes (nom que Varro (1) leur a peut-être donné aussi), et qu'on faisait bouillir après leur avoir farci le ventre avec les herbes que j'ai indiquées plus haut, et qu'une bouillie que l'on composait avec du riz ou du gruau et avec des amandes. A table, il faisait constamment usage pour boisson d'une eau extrêmement légère de racine de squine et d'écorce de sassafras, et hors de table des eaux de Brandula, qu'il prenait même un peu plus abondamment quand la chaleur de l'été était forte et quand il était pressé par la soif.

Ce traitement fit que le malade put se transporter de son pays à Venise après le milieu du mois d'août, et venir me trouver à Padoue vers le commencement de septembre, espérant bien qu'ayant diminué la gravité d'une affection que je ne connaissais que par lettres, je la détruirais après l'avoir vue et examinée par moi-même. J'eus beaucoup de plaisir à voir que cette confiance avait succédé à la grande crainte qu'il avait conçue. D'ailleurs, ayant observé avec plus de soin le sujet pendant deux jours qu'il passa ici, je fus content aussi, d'abord, de ce que tout ce qui m'avait donné de l'espoir subsistait encore, et, ensuite, de ce que la conformation de la poitrine ne présentait rien qui pût me faire conjecturer qu'il existât une disposition à la phthisie (car cette cavité était telle qu'elle touchait de très-près les os larges des épaules, et ce rapprochement faisait que ces os ne proéminaient pas en forme d'ailes) ; puis je voyais avec plaisir qu'il n'existait aucune chaleur hectique, aucune fréquence dans le pouls, aucune soif, aucune difficulté de respirer, même lorsqu'il montait des lieux en pente, et, enfin, que cet enrouement de longue durée et très-opiniâtre était déjà entièrement dissipé depuis plusieurs jours. Néanmoins, la toux, les crachats, la maigreur me tenaient encore dans l'inquiétude. En effet, je voyais le sujet plus maigre que je ne l'avais cru d'après les lettres. Pour les crachats, bien que depuis qu'il avait expectoré ceux dont j'ai parlé et qui étaient sanguinolents et putrides, il n'en eût jamais rendu de cette espèce,

_____

(1) De re rust., l, 3, c. 9.

cependant ils n'avaient point encore perdu, surtout ceux du matin, leur couleur cendrée et jaunâtre, ni leur goût un peu salé. Enfin la toux, quoique devenue beaucoup plus rare dans le reste du temps, était encore incommode le soir et le matin, et elle semblait dépendre d'une irritation dans l'intérieur de la poitrine, mais à la partie supérieure. Ce qui augmentait mon inquiétude, c'est que la saison où la maladie avait commencé approchait déjà, et plus d'une circonstance forçait le malade à aller la passer, ainsi que l'hiver, dans son pays. Or, la position et la situation de ce pays m'indiquaient combien les froids y sont hâtifs, long et rudes, ce qui était confirmé par cet ancien vers qu'on croit de César :

Feltria perpetuo nivium damnata rigori. (1)
Feltre est condamnée à la rigueur éternelle des neiges.

En effet, du temps de Celse (2), dans les maladies de cette espèce, on allait d'Italie à Alexandrie. D'après cela, je répétai à plusieurs reprises au malade avec quel soin et quelle précaution il devait veiller sur lui dans ce pays, et faire usage des remèdes que je lui recommandai alors. Comme le principal de ces remèdes était le lait, d'abord celui d'ânesse, et ensuite celui de vache, de retour chez lui, il prit le premier pendant un mois, et, après ce temps, il vit ses crachats tellement changés en mieux,

qu'ils étaient déjà presque dans l'état naturel par leur quantité, par leur couleur et par toutes les autres qualités. Passant ensuite au lait de vache, et en ayant continué l'usage plus long-temps, comme je l'avais ordonné s'il trouvait qu'il lui réussît assez bien, en sorte qu'il en prit jusqu'à la fin de décembre, il rendit des crachats absolument tels qu'ils doivent être dans l'état naturel : toute irritation et affection fâcheuse, soit de la poitrine, soit de la gorge, se dissipèrent, la face recouvra son premier teint, le reste du corps reprit sa force et son état primitifs, ensuite la santé fut parfaite, et elle l'était encore dans le temps où je revoyais ceci, c'est-à-dire dix-huit ans après la guérison ; tant eut d'efficacité, dans un lieu et dans une saison défavorables, avec l'extrême bonté de Dieu, une seule espèce de remède, le lait, aidé du très-grand soin que le malade mettait à s'observer, et du zèle et de la vigilance non moins grands qu'apportait, dans l'une et l'autre partie du traitement qui devait être établi d'après mon opinion, Lo. Alberti, médecin très-habile de Feltre, et digne d'une vie beaucoup plus longue, dont une lettre qu'il m'écrivit au commencement de janvier de l'an 1740, m'annonça le rare bonheur de ce succès, que la plupart des personnes n'espéraient pas ! Le printemps suivant, la vue de celui même qui avait été malade, et que je n'aurais plus reconnu qu'avec peine, s'il n'eût dit qui il était, me fut extrêmement agréable et me confirma cette nouvelle. Voilà ce que j'avais promis. Adieu.

(1) Apud Bembum in Rer. Venetar. hist., l. 9.
(2) De medic., l. 3, c. 22.

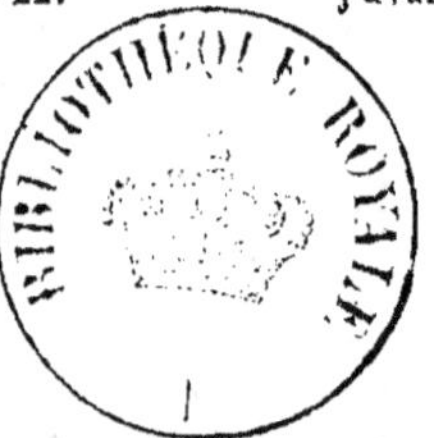

CH
UR
ES
lor
nt·
fac
tre

ma
Le
-F
d
Le
e l'
opl
Le
in
Le
e l'
Let
e l
ain
Let
es a
Le
e la
du
e L
De
de

TABLE DES MATIÈRES

CONTENUES

DANS CE VOLUME.

PAG.

RECHERCHES ANATOMIQUES SUR LE SIÉGE ET LES CAUSES DES MALADIES, par J.-B. MORGAGNI.   1

Avant-propos du traducteur.   ib.

Préface.   v

Épître dédicatoire.   16

LIVRE PREMIER.   19

Des maladies de la tête.   ib.

Ire LETTRE ANATOMICO-MÉDICALE de J.-B. Morgagni à son ami. — De la douleur de tête.   ib.

IIe LETTRE ANATOMICO-MÉDICALE. — De l'apoplexie en général, et de l'apoplexie sanguine en particulier.   31

IIIe LETTRE ANATOMICO-MÉDICALE. — Fin de l'apoplexie sanguine.   45

IVe LETTRE ANATOMICO-MÉDICALE. — De l'apoplexie séreuse.   68

Ve LETTRE ANATOMICO-MÉDICALE. — De l'apoplexie qui n'est ni sanguine ni séreuse.   94

VIe LETTRE ANATOMICO-MÉDICALE. — Des autres affections soporeuses.   114

VIIe LETTRE ANATOMICO-MÉDICALE. — De la frénésie, de la parafrénésie et du délire.   121

VIIIe LETTRE ANATOMICO-MÉDICALE. — De la manie, de la mélancolie et de l'hydrophobie.   133

IXe LETTRE ANATOMICO-MÉDICALE de J.-B. Morgagni à son ami. — De l'épilepsie.   167

PAG.

Xe LETTRE ANATOMICO-MÉDICALE. — Des convulsions et des mouvements convulsifs.   186

XIe LETTRE ANATOMICO-MÉDICALE. — De la paralysie.   200

XIIe LETTRE ANATOMICO-MÉDICALE. — De l'hydrocéphale et des tumeurs aqueuses de l'épine.   210

XIIIe LETTRE ANATOMICO-MÉDICALE. — Du catarrhe et des affections des yeux.   233

XIVe LETTRE ANATOMICO-MÉDICALE. — Des maladies des oreilles et du nez. Quelques mots sur le bégaiement.   262

LIVRE SECOND.   295

Des maladies de la poitrine.   ib.

Épître dédicatoire.   ib.

XVe LETTRE ANATOMICO-MÉDICALE de J.-B. Morgagni à son ami. — Des lésions de la respiration, produites principalement par des causes situées hors de la poitrine, mais aussi par des causes placées dans l'intérieur des poumons, surtout par des calculs.   298

XVIe LETTRE ANATOMICO-MÉDICALE. — Des lésions de la respiration par des causes situées dans l'intérieur de la poitrine, et d'abord par l'hydropisie de cette cavité, ou du péricarde.   315

XVIIe LETTRE ANATOMICO-MÉDICALE de J.-B. Morgagni à son ami. —

PAG.

Des lésions de la respiration par des anévrismes du cœur ou de l'aorte pectorale. 353

XVIIIe Lettre anatomico médicale. — Fin des lésions de la respiration par des anévrismes du cœur ou de l'aorte pectorale. 377

XIXe Lettre anatomico-médicale. — Longs détails sur la suffocation. Quelques mots sur la toux. 405

PAG.

XXe Lettre anatomico-médicale. — De la douleur de poitrine, des côtés et du dos. 445

XXIe Lettre anatomico-médicale. — Fin de la douleur de poitrine, des côtés et du dos. 472

XXIIe Lettre anatomico-médicale de J.-B. Morgagni à son ami. — Du crachement de sang et des crachats purulents et sordides, de l'empyème et de la phthisie. 519

FIN DE LA TABLE DU PREMIER VOLUME DE MORGAGNI.

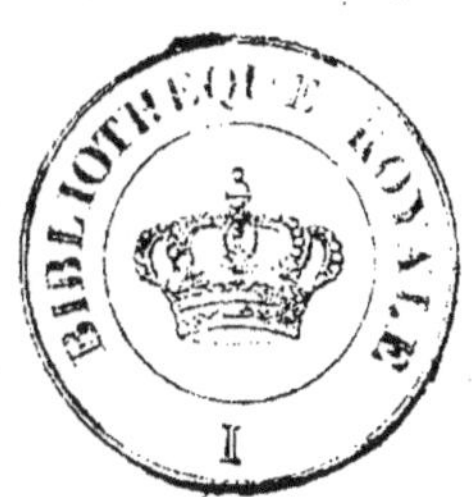

www.ingramcontent.com/pod-product-compliance
Lightning Source LLC
LaVergne TN
LVHW050822060726
842527LV00001BA/92